龙江医派现代中医临床思路与方法丛书

总主编　姜德友　李建民

骨伤疾病辨治思路与方法

主　编　张晓峰　姜益常

科学出版社

北　京

内 容 简 介

本书是“龙江医派现代中医临床思路与方法丛书”之一，介绍了龙江中医骨伤的起源和发展，整理了龙江代表性骨伤医家的学术思想。本书阐述了骨伤科常见病与多发病的治疗经验、方法、辨证思路，可帮助广大临床医生建立中医思维方式，掌握骨伤疾病的辨证治疗要点，从而提高临床疗效。体现了龙江医派骨伤科的学术特点。

本书适用于中医药研究者及骨伤临床工作者，亦可供中医院校学生及广大中医爱好者阅读、参考。

图书在版编目（CIP）数据

骨伤疾病辨治思路与方法 / 张晓峰，姜益常主编. —北京：科学出版社，2019.1

（龙江医派现代中医临床思路与方法丛书 / 姜德友，李建民总主编）

ISBN 978-7-03-060049-3

Ⅰ. ①骨… Ⅱ. ①张… ②姜… Ⅲ. ①中医伤科学–辨证论治 Ⅳ. ①R274

中国版本图书馆 CIP 数据核字(2018)第 276594 号

责任编辑：刘　亚 / 责任校对：邹慧卿

责任印制：张欣秀 / 封面设计：北京图阅盛世文化传媒有限公司

科 学 出 版 社出版

北京东黄城根北街 16 号

邮政编码：100717

http://www.sciencep.com

北京建宏印刷有限公司 印刷

科学出版社发行　各地新华书店经销

*

2019 年 1 月第　一　版　　开本：787×1092　1/16

2019 年 1 月第一次印刷　　印张：30

字数：725 000

定价：158.00 元

（如有印装质量问题，我社负责调换）

《龙江医派现代中医临床思路与方法丛书》

学术委员会

《龙江医派现代中医临床思路与方法丛书》

总编委会

《骨伤疾病辨治思路与方法》

编委会

主　编

张晓峰　姜益常

副主编

徐西林　程永志　葛明富　张　杰　王树人

编　委

（按姓氏笔画排序）

王　波　王树人　刘　畅　杨方军　杨福彪

李洪涛　宋寒冰　张　杰　张晓峰　胡　海

姜益常　高　曦　唐　瑞　徐西林　徐炜明

宿　慧　程永志　葛明富

主　审

董清平　刘　昱

总　序

龙江医派群贤毕至，少长咸集，探鸿蒙之秘，汇古今之验，受三坟五典，承金匮玉函，利济苍生，疗民之夭厄，独树北疆，引吭而高歌。

昔亘古洪荒，有肃慎油脂涂体，至渤海金元，医官设立，汇地产药材朝贡贸易，明清立法纪医馆林立，民国已成汇通、龙沙、松滨、呼兰、宁古塔、三大山六大支系；后高仲山负笈南渡，学成而还，问道于岐黄，沉潜力研，访学于各地，汇名家于一体，广纳龙江才俊，探讨交流，披荆斩棘，开班传学，筚路蓝缕。至于现代，西学东渐，人才辈出，中西汇通，互参互用，承前辈实践经验，融现代诊疗技艺，参地域气候特点，合北疆人群体质，拼搏进取，承前启后，自成一派，独树北疆。

《龙江医派丛书》集前辈之经验，付梓出版，用心良苦，《龙江医派现代中医临床思路与方法丛书》承先贤之技艺，汇古通今，蔚为大观。二者相辅相成，互为经纬，一者以名家个人经验为体系，集史实资料，有前辈幼承庭训、兼济苍生之道途，有铁肩担道、开派传学之事迹，又有临证心得、个人经验之荟萃；另者以临床分科为纲领，汇中西之论，有疾病认识源流、历代论述之归纳，有辨证识病、处方用药之思路，又有地产药材、龙江经验之心悟。二者相得益彰，发皇古义，探求新知，集龙江之学，传之于世。

丛书收罗宏博，取舍严谨，付梓出版，实为龙江中医之幸事。其间论述，溯本求源，博采众长，述前人之所未逮；提纲挈领，珠玉琳琅，成入室之津梁，临证思考跃然纸上，嘉惠后学功德无量。

忆往昔命途多舛，军阀迫害，日伪压迫，国医几近消亡，吾辈仗义执言，上书言志；中华人民共和国成立，国泰民安，大力扶持，蒸蒸日上；时至今朝，民族自豪，欣欣向荣，百花齐放，虽已年近期颐，逢此盛世，亦欢欣鼓舞，然中医之发展任重道远，望中医后学，补苴前贤，推陈出新，承前启后，再接再厉！

爰志数语，略表心忱，以为弁言！

張琪

2017年9月

总 前 言

中医药学源远流长，中华版图幅员辽阔，南北气候不同，地理环境有别，风俗习性各异，加之先贤探索发挥，观点异彩纷呈，各抒己见、百花齐放，逐渐形成了风格各异的诊疗特色和学术思想，共同开创了流派林立的学术盛况，中医学术流派的形成和发展是中医学的个体化治疗特点、师承学习的结果，是中医学理论和实践完善到一定程度的产物，同时也是中医学世代相传、得以维系的重要手段。

龙江医派作为我国北疆独树一帜的中医学术流派，受到北方寒地气候特点、多民族融合、饮食风俗习惯等多种因素的影响，加之北疆地产药材、少数民族医药观念与经验汇聚，结合中医三因制宜、辨证施治等理念，共同酝酿了学术思想鲜明、诊疗风格独特的北疆中医学术流派——龙江医派。针对外因寒燥、内伤痰热、气血不畅等病机，积累了以温润、清化、调畅气血为常法的诊疗经验和独具特色的中医预防养生方式，体现了中医学术流派的地域性、学术性、传承性、辐射性、群体性等诸多特点。

回首龙江医派的发展，由荆棘变通途，凝聚了无数人的汗水和努力，在前辈先贤筚路蓝缕、披荆斩棘，皓首穷经，沉潜力研等龙医精神的感召下，当代龙江中医人系统传承前辈学术经验，结合现代医学临床应用，立足黑土文化特色，荟萃龙江中医学术，付梓出版《龙江医派现代中医临床思路与方法丛书》，本集作为《龙江医派丛书》的姊妹篇，从现代医学疾病分科的角度，对龙江中医临床诊治的经验进行系统的总结与荟萃，覆盖内、外、妇、儿等各科常见疾病，并囊括针灸、推拿、护理等专业，共分 24 册。丛书遴选黑龙江省在相关领域具有较高学术影响力的专家担任主编，由临床一线的骨干医生进行编写，丛书广泛搜集并论述黑龙江省对于常见病、疑难病的治疗思路，吸纳国内当代中医名家的学术精华，系统整理中医在各科疾病治疗中的先进理念，承前辈经验，启后学医悟，博采众长，汇古通今。

在编撰过程中，丛书注重对学术经验的总结提炼，强调对龙江地域特色学术观点的应用，开阔思路，传递中医临床思维，重视对龙江地区常见病、多发病的诊疗思路，在对患者的辨证处方过程中，在对疾病的分型治疗等方面，着重体现北方人群体质特点与疾病的关系，在养生防病的论述中也突出北疆寒地养生防病特征，在用药经验中更是强调道地药材、独创中成药和中医特色诊疗技术的应用，着力体现龙江人群的体质特点和处方用药的独到之处。

中医药学博大精深，龙江医派前辈先贤拼搏进取的精神鼓舞着一代代龙江中医人前赴后继、砥砺前行，在丛书出版之际，向为龙江中医前辈经验传承和编撰本部丛书付出辛劳、作出贡献的各位同仁致以谢意，同时感谢科学出版社对本丛书出版的大力支持。

由于水平所限，时间仓促，虽几易其稿，然难免有疏漏之处，希望广大读者在阅读过程中多提宝贵意见，以便修订完善。

《龙江医派现代中医临床思路与方法丛书》总编委会

2017年9月

前　言

龙江医派是近现代我国北疆崛起的中医学术流派，是在黑龙江省独特的历史、文化、经济、地理、气候等诸多因素作用下逐渐形成的，有着鲜明地域和黑土文化特色。龙江骨伤流派是龙江医派中重要的分支，它体现了地域性、学术性、继承性、辐射性、群体性特点。龙江医派是骨伤流派发展和传承的土壤；是黑龙江省中医从业者的凝聚中心；是黑龙江中医学术探讨的平台和学术园地；是黑龙江省中医药人才培养与成长的核心动力；是引领、传承、传播黑龙江中医学术的主体力量；是黑龙江省中医文化的品牌和精神家园。

为了让广大读者更加全面深入了解龙江骨伤流派的历史发展和学术传承，本书收集了龙江医派中骨伤科学院派、民间代表性医家的人物事迹，以及各医家对骨伤疾病认识的思想精髓、独到的治疗手段和方法，其中较为详细地介绍了各医家对骨伤科疾病的发病病因、病机、诊断要点、治疗方法等认识，包括正骨、手法复位、推拿、练功、手术、外敷及内服药物等。希望读者在阅读本书时能够领会各医家对骨科疾病的认识，并在临床工作中有所帮助。

本书编写过程中，不仅参阅了有关专著期刊等资料，还得到了有关人员的大力支持，在此表示衷心的感谢！由于龙江医派涉及骨伤科医家及思想流派较多，尽管编者做了很大努力，但水平能力有限，难免存在不足之处，恳请广大读者朋友不吝赐教，使其更趋完善。

《骨伤疾病辨治思路与方法》编委会

2017年10月

目 录

第一章　龙江医派骨伤流派简介

第一节　龙江医派骨伤发展简史

一、龙江骨伤科的萌芽与孕育

黑龙江地域以平原、山区和草原为主，气候条件恶劣，是古代生活艰难之地，这样的自然条件使东北地区很早就形成了相应的生产方式和文化特点，以农耕文化、游牧文化和渔猎文化为主，黑龙江地域为多民族聚居地带，各民族文化相互融合，早期的文化具有鲜明的少数民族特色和地域特色，主要包括高句丽、契丹族、蒙古族、肃慎族、女真族、乌桓族、达斡尔族等民族。早在周代内地就把疡医列为医学四科（食医、疾医、疡医和兽医）之一，而黑龙江地域文化开发较中原和内地各省要晚，中医发展也较为缓慢，但在漫长的历史过程及生活、生产的过程中，难免碰撞跌伤，黑龙江地域各少数民族医家也摸索出一些简易的理伤治疗手法，发现了具有止血、止痛、生肌、敛疮作用的外用药物，逐渐形成了以民族医药经验为主的早期中医骨伤科萌芽。

二、龙江骨伤科的发展

在两汉至元明时期，我国历史上内地中原战乱频发，导致伤科疾病多发，因此促进了骨伤科诊疗技术的进步。晋代葛洪著的《肘后救卒方》记载了用竹片夹板固定骨折，手法整复颞颌关节脱位，采用桑白皮线缝合腹部创伤断肠，还记载了烧灼止血法，抢救猝死患者的复苏术。南齐龚庆宣整理的《刘涓子鬼遗方》，对创口感染、骨关节化脓性疾病采用外消、排脓、内托、生肌等治法，运用虫类活血药治疗金疡。隋代巢元方等著的《诸病源候论》中“金疮病诸候”论述了金疮化脓性感染的病因病理，提出清创要早、要彻底、要正确地分层缝合、要正确包扎，为后世清创术奠定了理论基础。唐代《仙授理伤续断秘方》是我国第一部骨伤科专著，分述骨折、脱位、内伤三大类证型，总结了一套诊疗骨折、脱位的手法。宋代太医局编辑的《圣济总录·伤折门》总结了宋代以前的伤科经验，记载了用刀、钩、针、镊等手术器械，宋代《太平圣惠方》提出“补筋骨、益精髓、通血脉”的骨折治疗思想，用柳木夹板固定骨折，元代《回回药方》载有“金疮门”和“折伤门”，据《明史》记载，明代医术分为十三科，包括正骨科与金镞科，明代薛己《正体类要》记录治疗跌仆、金疮、烫火伤医案65则。明代朱棣《普济方·折伤门》列骨折脱位复位固定法，“膏药门”载治杖伤方30余首，“金疮门”载方480首，明代异远真人著《跌损妙方》“用药歌”在伤科广为流传。明代王肯堂《证治准绳·疡医准绳》对骨折有较精辟的论述，其中“跌打损伤”方75首，“金疮”方48首，是继《普济方》后对伤科方药进行的归纳和整理。

这些都标志着中原内地中医骨伤科诊疗技术的发展与兴盛。在当时，主要形成了以《难经》和《黄帝内经》(以下简称《内经》)为学术思想的蔺氏学派，阐发气血学说在骨伤病变中的应用，并继承了葛洪的《肘后救卒方》等骨伤科方面的学术成就，哈市姚氏正骨先人肖月英就精于《仙授理伤续断秘方》与《内经》。薛己学派强调八纲辨证施治与整体观点。以葛洪、孙思邈、异远真人为代表的道家（武当）伤科流派，治疗上强调正骨、针灸、推拿手法、点穴疗法，重视“武当导引功法”锻炼。

在此时期，特别是汉代，由于以山东、河北、山西为主的流民、移民、谪戍增多，汉文化渐成为文化的主流，给东北地区注入了新的文化，即中原文化、齐鲁文化、岭南文化、吴越文化。到唐代，接受唐王朝册封后，渤海国多次派遣人员赴唐学习，中原文化亦成规模输入北方渤海国，而中原医学的学术思想和临床经验也传播到了黑龙江地区，从而促进了黑龙江的中医经验逐步积累，龙江医派龙沙系起源于此时。黑龙江地域也形成了以中原文化为基础，吸收、融和其他文化的医学流派，并有次序地传承下来。到金代女真人攻陷北宋汴梁，掳中原人十余万，其中包括大批医药人员与医药器具、医药典籍，北宋所铸造的针灸铜人就在其中。这也极大地促进了中医药在黑龙江的传播和发展，龙江骨伤科也同时得到了发展。

三、龙江骨伤科发展中的滞后

我国骨伤科在清代是发展的兴盛时期，出现了许多骨伤科大家，骨伤科专著不断涌现，学术流派成形。以清代江考卿、赵廷海为代表的少林伤科学术流派，又称佛家伤科，著有《江氏伤科方书》《龙源洪氏家传跌打秘方》《救伤秘旨》《秘传伤科集验良方》等书籍，龙江夏氏正骨先人夏日举年幼剃度为僧，对红伤与接骨两项尤精。嘉庆六年（1801年）将正骨科划归上驷院蒙古医生长兼任，逐渐形成了宫廷正骨流派。正骨科划归上驷院蒙古医生长兼充，是因为蒙古医生正骨技术有独到之处。清代旧制，选上三旗蒙古士卒中谙熟正骨技术者，每旗十人，隶属上驷院，称为“蒙古医士”，负责医治宫廷内禁、寺院僧人中有跌打损伤者，逾期无效，则给予惩治。乾隆、嘉庆年间，最著名的蒙古医士是觉罗伊桑阿。哈市夏氏正骨先人夏恒茂曾为一名“蒙古医士”。清代吴谦等编辑的《医宗金鉴·正骨心法要旨》系统地总结了清代以前的伤科经验，强调手法整复、器具及固定。钱秀昌著《伤科补要》论述了全身各处骨折、脱位的临床表现及诊治方法。胡廷光著《伤科汇纂》阐述了各种损伤的证治，介绍大量伤科处方及用药方法，记载了骨折、脱位、筋伤的检查及复位法。

但此时黑龙江地域，因清政府为保护“龙兴之地”及满族文化不被汉化，康熙七年，清政府用柳树修筑了一条长城，将柳条边外设为满族渔猎区和蒙古族游牧区，严禁关内汉族居民进入，开始了对东北地区的封禁政策。封禁期间，东北文化主要依赖以流人为主体的文化。当时清廷指定发遣流人的地区多在东北。黑龙江地域的宁古塔（黑龙江宁安）、卜魁（齐齐哈尔)、三姓（依兰）等地则是主要流放地。清朝政府将大批思想犯和政治犯遣送到荒凉寒冷的地区。流人多是江南或中原的文人，他们给东北带来了大量的汉文典籍及文化。宁古塔系即起源于宁安市一带，古为渤海国，此系军医官较多。1664 年（清顺治十二年），流徙宁古塔的周长卿擅长医术，为居民治病，为宁古塔中医的创始人，1880 年（清光绪六年），有退役军医黄维瑶，持将军衙门的龙旗执照在宁古塔城设四居堂诊所。此时城里还有专治黑红伤的中医刘少男、串乡游医李芝兰等。再如顺治年间流入黑龙江的史可法药酒，吕留良的子孙在齐齐哈尔行医等，这些都是南方医学在黑龙江传播的证明，对龙江医派的学术特点影响深远。但封禁政策严重阻碍了东北地区的发展进程，同时也关闭了中原与东北正常文化交流的大门。与中原内地中医及骨伤科兴盛发展相比，中医骨伤在黑龙江的传播和发展较为滞后。

四、龙江骨伤科动荡中的发展

在鸦片战争以后，中国沦为半殖民地半封建的国家，随着西方文化的全面侵入，中医的生存与发展受到了西方医学的强大冲击，废除中医呼声不断。而在黑龙江地域，以阎德润为代表的龙江医派汇通系形成。阎德润先生是西医学博士，热爱中医，著有中医专著《伤寒论注释》等。他是近代西医界唯一以肯定态度研究中医又成就卓著者，是黑龙江近现代中西医汇通派的优秀代表医家。同样，骨伤科也面临危机，多数人醉心西化，鄙视中医，称骨伤科医师为“接骨匠”，但中医骨伤科的延续多以祖传或师承为主，全国各地伤科流派的学术思想与宝贵的经验借此得以流传下来。

19 世纪六七十年代，国家面临着严重的危机，迫使清政府不得不抛弃封禁政策，实行移民实边。1753～1911 年，东北人口从 22 万激增了 80 多倍达到了 1841 余万。这使得东北地区在受到外来移民文化的影响下而得到迅速发展。民国时期和伪满时期，受战乱和自然灾害的影响，山东、河北、河南等地大量居民迁移到东北地区，加之日本占领东北期间的劳工招募、强征强掳和诱骗，导致了史上著名的“闯关东”移民潮。到中华人民共和国成立前，东北三省人口已增加到约 3854 万人，其中有近 1000 万人是移民。此时的移民在农业和传统手工业等方面对东北的社会经济产生了影响，促进了东北地区的近代化发展。大量中医也随移民进入龙江地区，起源于山东的夏氏正骨先人夏日泰、夏日举于光绪年间分别从北京和五台山来到了现今的五常市拉林地区行医。樊氏正骨樊春洲于 1936 年到哈尔滨行医。起源于河北的陈氏正骨陈占魁于 1936 年到哈尔滨行医，起源于河北的张氏正骨张步营于 1936 年到哈尔滨行医，起源于河北的姚氏正骨先人肖月英、杨氏中医传人杨振江先后到哈尔滨行医。龙江医派三大山系亦兴于此时，三大山系属走方铃医性质，串雅于东北各地区。哈尔滨道外区北五道街有“王麻子药店”，以王麻子膏药著称，此人即为三大山系人物之一。

五、龙江骨伤科的壮大

中华人民共和国成立后，随着国家的重视，中医伤科从分散、个体开业形式转化为集中的医院形式。1958 年以后，全国各地多数省、市、县均相继成立了中医院，设立了伤科、正骨科或骨伤科，很多地区建立了专门的骨伤科医院，如中国中医科学院望京医院、洛阳正骨医院等。各省市也先后成立了中医药研究院、中医学院，原来散在民间的一批著名中医骨伤科流派的代表医家先后进入中医学院任教，如樊氏正骨樊春洲受聘于黑龙江中医学院。中医骨伤科理论和方法得到了系统总结，先后有十余所中医学院成立骨伤系，招收骨伤科本科、硕士研究生、博士研究生，《中医骨伤科学基础》《中医骨伤学》《中医骨病学》《中医筋伤学》

等骨伤科系列教材相继出版。中华人民共和国成立后，各地著名老中医的正骨经验得到整理。如石筱山的《正骨疗法》，郑怀贤的《伤科疗法》，郭春园的《平乐郭氏正骨法》，杜自明的《中医正骨经验概述》，陈占魁整理的《陈氏正骨学》，李国衡整理的《魏指薪治伤手法与导引》，武春发、孙树椿整理的《刘寿山正骨经验》，张安桢、林子顺整理的《林如高正骨经验》，梁铁民《正骨学》等。而我国一些骨科专家方先之、尚天裕等针对中、西医两大骨科学派特点提出，中西医结合是中国骨科发展的必然趋势。许多西医骨科专家学习研究中医正骨，使骨折治疗提高到一个新的水平，黄殿栋教授就是黑龙江省杰出代表。自 1986 年成立中国中医药学会骨伤科专业委员会以后，许多省市分别设立了骨伤科专业委员会，定期进行学术交流，而《中医正骨》《中国骨伤》《中国中医骨伤》等专业杂志创办发行，使骨伤科学的理论和经验得到广泛的交流与学习。卫生部主持编写了《中国医学百科全书·中医骨伤科学》分卷，中国中医研究院骨伤科研究所编写了《中医骨伤科荟萃》《中医骨伤历代医萃》《伤科集成》等中医骨伤科学术著作，进一步促进了中医骨伤科事业发展。

传承至今，较有影响力的中医骨伤科流派已达 30 余家，如河南郭氏正骨、上海石氏伤科、北京刘氏正骨、福建林氏正骨、上海魏氏伤科等；如从地理位置来分，可以分为北方流派和南方流派；从伤科流派与武术的渊源来分，又分为少林（佛家）伤科和武当（道家）伤科；从学业出身来分，又有西学中，或中学西而结合形成的汇通伤科，有学者提出了十大学术流派的观点（经典伤科、儒家伤科、道家伤科、佛家伤科、兵家伤科、民族伤科、汇通伤科、流派伤科、导引伤科、杂家伤科）。2012 年有 13 家中医骨伤科学术流派被国家中医药管理局确立为首批 64 家全国中医学术流派传承工作室建设单位，大大促进了中医骨伤科的发展。

作为龙江医派一部分，中华人民共和国成立后，黑龙江中医骨伤人才辈出。中医学院中涌现了黄殿栋、樊春洲、陈占魁、夏静华、邓福树、王春来、董清平等大批中医、中西医结合名医。民间，起源于山东的徐氏中医的传人吴树生在道外区开设了诊所，形成于乾隆年间的庄氏骨科传人庄艳秋、庄殿国姐弟于吉林迁至五常行医，许多民间中医骨伤医师开设了诊所，这些名医是龙江医派骨伤流派发展的中坚力量。学术上，老一代中医专家也都各自著书立说，为龙江医派的学术建设做出了可贵的贡献。黄殿栋著有《骨科临床检查法》《骨外固定学》《腰痛病》《中医伤科学》《骨折安全疗法》。樊春洲著有《中医伤科学》《正骨经验荟萃》《中国医学百科全书·骨伤科分卷》。黑龙江中医学院于 1985 年成立骨伤系，编著了《实用骨伤科学·正骨分册》《实用骨伤科学·手外科学》《骨伤科各家学说》等系列教材。

六、龙江医派骨伤科学术特色

龙江医派的学术来源具有多元化的特点，既有全国南北各地的医药传入，又有地方民族医药观念和经验。黑龙江地区冬季寒冷，气候以寒燥、寒湿为主，民众风寒湿痹普遍，地域性特点对骨伤科学发展的影响尤为明显，龙江地区冰雪天气频现，外伤骨折、脱位高发。历代骑射兴盛，外伤疾病也尤为多见，故龙江医家对此类疾病的诊治经验丰富、方法独到，同时融汇吸收北方满蒙等少数民族的骨伤整复、治疗方法，或以手法称奇，或以药功见著，既有整体观，又讲辩证法，既有家传师授的临床经验，又有坚实的中医理论基础，形成了独树一帜的龙江医派骨伤科学术特色。龙江医派骨伤医家也多善用针灸、奇方、外治、秘术。黑龙江是北方少数民族聚集之地，本地区少数民族医药虽然理论不系统，经验零散，但是在漫长的历史中积累了许多治病捷法。此外，常用的外用膏药、针挑放血、拔罐火攻等治疗方法在龙江医派中也是临床常用特色之一。

第二节 龙江医派骨伤科学院派代表性医家

一、黄殿栋教授简介

黄殿栋，男，1921～2015年，籍贯辽宁新民人，主任医师、教授、硕士研究生导师。其为原哈尔滨医科大学附属医院外科主任、黑龙江中医学院附属医院骨伤科主任、黑龙江省重点专业带头人、国家重点专科学术带头人；曾任中华医学会骨科专业委员会委员、中华骨科学会黑龙江分会副主任委员、黑龙江省骨伤学会顾问，是我国现代著名中西医结合骨伤科专家。

黄殿栋教授于1973年参加黑龙江中医学院“西医离职学习中医班”第5期，系统地学习了中医骨伤科的理论，结合西医的学术思想，形成了具有中国现代中西医结合特点，符合中国国情的骨伤科学术观念，从诊断方法到治疗手段形成了一套完整的思想体系。

黄殿栋教授主张在诊断方面不机械追求影像作为诊断依据，应当注意从病史、查体、辅助检查三个方面入手，将骨科疾病归纳为五大类，再按人体形态、功能、疼痛部位三个方面对照，进行诊断，黄殿栋教授在《半月板损伤的诊断与治疗问题》一文中对我省基层医院对半月板损伤诊治的现状进行了分析，他明确反对许多骨科医生把确诊的希望过分地寄托在造影这一检查方法上，他提出：医生要提高诊断能力，首先是基本功的训练。对半月板损伤诊治技能的提高，重点还是加强基本功的训练。

黄殿栋教授对腰痛进行了深入的研究，他明确提出祖国医学的理论和实践是我们研究腰痛病的借鉴，历代医家所称的劳伤腰痛，就类似于椎管外系软组织的疼痛性疾病。通过对第三腰椎横突综合征的病理形态学研究，黄殿栋教授提出，第3腰椎横突在站立、行走及劳动过程中起着重要的杠杆作用，因此在横突附着处的软组织结构容易产生积累性损伤。肌腱、韧带等软组织在第3腰椎横突附着处的病变是以增生为主的病理变化，即纤维组织明显增生，玻璃样变性，甚至发生软骨化或者骨化。患者腰2神经后外支与第3腰椎横突的接触处发生粘连后，其位移受限，在肌肉收缩时，分布于第3腰椎横突附近的肌肉与肌腱连接处的本体感受器，因感受强的牵张性刺激而引起疼痛的感觉。针对此病温经止痛中药注射液和“横突根部离断术”两者疗效都较满意。

黄殿栋教授总结国内外学者对髓核摘除的径路，分析了优缺点，创立半棘突半椎板切除髓核摘除术治疗腰椎间盘突出症，该方法适用于中央型突出或旁侧型突出，该径路暴露面积可达1.2cm×1.5cm左右。神经拉钩可将整个硬膜拉过椎管中线，探查椎间盘方便、安全。该径路视野清楚，视角宽广，可避免造成术中神经损伤。下半棘突两侧部分椎板切除并不影响腰椎的功能。至于部分椎板切除，亦不影响腰椎功能，疗效显著，已经成为经典术式。

黄殿栋教授在长期医疗实践中，在对西医AO认识的基础上，深入研究中医接骨术，对骨折的手术与非手术、内固定与外固定进行了剖析，因此应使用简单易学、取材方便、操作无难度、疗效满意又能预防感染的方法。由此形成了以外固定为主的骨折安全疗法，先后发明了“穿针双夹板治疗胫骨骨折”“齿状铝板固定牵引架治疗股骨干骨折”“腋杖式牵引架治疗肱骨髁上骨折”等方法，在当时应用广泛，产生了巨大的影响。

黄殿栋教授重视骨折过程中的练功，按照方先之提出的动静结合的指导思想，根据生物力学，骨折端的压应力尤其是间歇性压应力是刺激骨细胞形成骨小梁极为主要的动力。不但骨愈合需要压应力，骨正常代谢也需要压应力。

黄殿栋教授一生著有《骨科临床检查法》《骨外固定学》《腰痛病》《中医伤科学》《骨折安全疗法》。黄教授主持的“双夹板穿针外固定器治疗复杂性胫腓骨干骨折的研究”获黑龙江省政府科技进步奖二等奖；“第三腰椎横突综合征临床与基础研究”，获黑龙江省科技进步奖三等奖；“闭式针锯截骨术治疗膝内外翻畸形”获黑龙江省科技进步奖二等奖；“内翻背伸固定夹治疗外翻外旋型踝部骨折的临床与实验研究”获国家中医药管理局科技进步奖三等奖；“肩肘带治疗锁骨骨折和肩锁关节脱位”获黑龙江省科技进步奖三等奖。

二、樊春洲教授简介

樊春洲教授，男，汉族，1913～2001年，辽宁辽阳人，中共党员，主任医师、教授、硕士研究生导师。其为原黑龙江中医学院附属医院骨伤科主任、骨科教研室主任；曾任黑龙江中医学会理事、黑龙江省中医外科学会主任委员、黑龙江省骨伤学会顾问、黑龙江省骨伤科学会主任、全国首批老中医药专家学术经验继承工作指导老师，是我国现代著名中医骨伤科专家。

樊春洲教授早年师从家乡名医梁子厚学习伤科，后迁往哈尔滨行医，1960年毕业于山东医学院骨科师资班，在伤科诊治方面逐渐形成了自己的治疗特点。樊春洲教授临床上善于运用中医传统理论、方法与技术治疗骨科疾病。在骨伤手法整复和对骨折固定器械的研究方面颇有造诣。

樊春洲教授认为“手法”简而言之就是手的技巧。“手法”在伤科治疗中有着重要地位，若想用手法治疗有效，就必须平时熟练掌握人体解剖，认识到损伤的具体部位和变化情况，有了这样一个前提条件，才能得心应手地施展“手”的技巧，从而直达病处以至痊愈。诊断正确了，就能发挥手法治伤的作用。其次选择适应证是治疗任何疾病的先决条件，从病因中选择适应证，从损伤部位中选择适应证，从症状中选择适应证，要熟悉手法的作用。在应用手法治伤时也应用辨证，根据损伤的原因、症状、时间、程度、部位和类型不同，施以不同手法。立法，应针对某一损伤的具体性质，要求和目的为准则，而设计出合理手法和处方来处理不同损伤。处方：就是把各种不同手法，互相搭配起来，成为某一伤病的独立治疗手法，称为“手法处方”。如手法有轻重、缓急、表里、动静之分；有屈伸、扭转、牵拽、抖摇、推按等法。每治一病，各种方法的使用应有主有次，有多有少，有持久使用，有短暂配合，把各种手法的前后顺序安排得有条不紊，即可在治疗中收到事半功倍的效果。

他把诸家手法六言概括为“正骨总法是拔牵，手要轻巧性勿烦，横断骨折加大角，斜行骨折靠中间，螺旋边牵边扭转，粉碎骨折不颓偏”。此外他还编写了骨折治疗难易歌，“两端骨折甚骨干，关节最怕骨折线，闭合总比开放好，肿小治疗有条件，老人骨折需三秋，小儿骨折需三周”。

樊春洲教授对骨伤科领域疑难问题进行深入研究，20世纪60年代初，首次提出骶髂关节半脱位，并从骶髂关节的生理解剖着手，认为骶髂关节错缝是客观存在的，发病年龄应该在18～50岁。经过临床验证：骶髂关节半脱位，此病被国内同道们所认识，并于1985年以

“骶髂关节错缝”为名编入《中医骨伤科学》。此外，他又总结出 20 个部位的“骨错缝”，其中对肘关节、膝关节及胸小关节等半脱位的特点做了系统的描述。

樊春洲教授对骨折整复后的固定极为重视，先后研制出了数种固定器具，如“牵引固定活动床”“木槽牵引固定”“自控活动牵引固定床”等。在治疗关节和关节内骨折时，他又将小夹板改为“连体夹板”，加强了关节的固定作用，简化了固定过程。在治疗肱骨髁上伸直型骨折时，他又研制出“弹力固定器”，并逐渐将此固定器扩大应用到桡骨远端伸直型骨折、踝部骨折、前臂骨折、肘部骨折、髌骨骨折等，疗效可靠，有一器多用的优点，为骨折的外固定治疗摸索出一条新路。

樊春洲教授伤科用药颇具特色，认为中药是中医伤科中整体疗法的一个有机组成部分，促进伤势的恢复，骨折的愈合，他推崇中医“伤从血论”的学说。骨折后伤血的病理变化主要有血瘀、血虚、亡血等情况。樊春洲教授认为：瘀血可导致骨质疏松，而缺血可引起骨密度增高。骨折愈合“活血化瘀”当贯穿于骨折治疗的始终。在骨折后期，因骨折之时气血耗损过甚而致气血亏虚，兼以“补气养血”“健脾强肾”。骨折患者使用健脾治疗，并不悖于从肝肾论治之原则。经过长期临床反复实践，制订了许多方药，如初伤血肿期用的活血丸；新伤腰痛用的腰痛宁冲剂；晚期疼痛用的疏络丸；体弱用的壮骨丸；骨质增生用的骨增丸。

樊春洲教授著有《正骨经验荟萃》《中医骨伤科学》《中医骨伤科图谱》《中医骨伤科治疗学》《实用临床骨伤科学》《中国医学百科全书·骨伤科分卷》等专著。“连体夹板固定四肢骨折弹力固定器”获黑龙江省卫生厅科技成果奖二等奖。

三、邓福树教授简介

邓福树教授，男，汉族，1936～2002 年，籍贯辽宁省凌海市，为原黑龙江中医学院附属第一医院副院长，骨科主任，主任医师、教授、硕士研究生导师，黑龙江省第一批名中医、中医骨科学术带头人、享受国务院特殊津贴；曾任中华全国中医学会骨伤科学术委员会委员、黑龙江中医学会理事、黑龙江省中医学会骨科学术委员会主任、黑龙江省中西医结合骨科专业委员会顾问，是我国现代著名中西医结合骨伤科专家。

邓福树教授于 1956 年考入黑龙江中医学校中医专业，后跟随樊春洲教授和陈占奎主任医师学习和工作。1967 年进入骨外科病房工作，在张述刚教授、刘述言主任医师、黄殿栋教授的指导下，掌握西医骨外科基础理论、手术操作，擅长中西医结合骨伤理论的临床应用，精于手法、手术、内治、外治等法，在临床实践中，形成了中西医结合治疗骨科疾病的理论与临床应用模式。

邓福树教授临证中十分重视中医经典的应用，根据《素问·痹论》提出：临床中治疗痹痛方面，重视调和营卫、实卫固表，并对《名医类案》中黄芪防风汤倍为推崇。邓教授依据《内经》中虚邪贼风，避之有时的思想，提出此类患者应注意保暖，佩戴护膝、腰围、围巾或高领衣服。

邓福树教授重视处方的动静配伍，更重视骨折、手术等治疗过程的制动与活动的辩证关系。在运用骨增灵治疗老年性骨质疏松症时，用淫羊藿、枸杞、骨碎补等补益药，医生应适当稍加陈皮、砂仁等理气醒脾之药，不仅可防止过用补药，壅滞气机，郁而化热，还可调动脾胃后天。另外，邓教授依据动静之道，十分重视术后康复锻炼，指导患者行早期功能活动，肌肉主动锻炼，认为功能恢复才是衡量手术、治疗效果的理想标准。整体把握，重视后天，善用消法是邓教授的临证治疗中取得卓效的另一法宝。所以邓教授认为创伤、骨折的修复都需要气血的参与，故而其十分重视健脾和胃，临床中或使用生姜、大枣保护胃气，或使用山楂、砂仁消食运脾，或使用白术、山药调和脾胃，或使用柴胡、麦芽疏肝调达气机，对于痰饮、瘀血阻滞则重用消法，并根据疾病特点，分别研制出脊痛消Ⅰ号和Ⅲ号治疗颈腰痛，前方由当归、川芎、延胡索、丹参、杜仲、地龙、红花、芍药等组成，以活血化瘀，理气止痛，少佐补肾强筋药，适用于颈椎病、腰椎间盘突出症早期轻症、早期椎管狭窄、神经根炎等；后方由杜仲、三七、蒲黄、大黄、茜草、蒲公英、黄芩等组成，侧重于活血化瘀止血、清热解毒，主要用于预防术后感染。而对于急性期的患者，受《金匮要略·妇人妊娠病脉证并治》篇应用当归芍药散治疗妇人腹中痛，茯苓、泽泻利水药占方中一半的启发，并参考术中所见急性期一般神经根水肿较重，自制成脊痛消Ⅱ号胶囊，用于治疗椎间盘突出的急性神经根水肿和疼痛明显者。

邓教授认为骨伤科疾病应重视局部治疗，对于急性闪挫扭伤、软组织缺损、慢性筋骨劳损，当局部用药直达病所，用药应侧重于通、行。由此其研制出消瘀膏，该药不仅适用于外伤跌打损伤（皮肤完好），还可以用于痈疽流注等。朱红膏，用于治疗胫骨结节骨骺炎、桡骨茎突狭窄性腱鞘炎、“网球肘”等疾病。骨筋贴治疗颈椎病、腰椎间盘突出症、股骨头坏死、骨性关节炎、肩周炎、强直性脊柱炎、骨痨等疾病。生肌玉红膏，用于开放性骨折，局部皮肤、肌肉破损等疾病的治疗。另外，邓教授使用电脑中频理疗仪，利用离子透入原理，与中医熏洗方法相结合，使药效直达病所。这在当时也是一项独特的治疗颈背筋膜炎、腰肌劳损、骨关节炎等的有效方法。其中骨科熏洗药物临床应用最多，效果最显著。

邓福树教授重视病因病机，并研制创新药物，认为股骨头坏死属于中医学“痹证”“骨痿”“骨蚀证”范畴。中医学认为该病发生与风寒湿邪痹阻、劳损外伤、瘀血内停、先天禀赋、房室不节、肾精亏虚有关，致使气血紊乱，瘀血停滞，可见瘀是该病病机的核心。邓教授根据该疾病虚实夹杂的复杂情况，研制了骨宝系列和骨蚀灵胶囊（每次6粒，每日3次口服）。骨宝Ⅰ号胶囊由木瓜、延胡索、地龙、威灵仙、秦艽等组成，共奏活血通脉、除湿消肿止痛之功，主要用于该病的初期未见明显瘀血者。骨宝Ⅱ号胶囊由土鳖虫、三七、延胡索、乳香、没药、丹参等组成，该方明显增加了活血化瘀去瘀生新的力度，故而常用于该病外伤型、酒精型患者。骨宝Ⅲ号胶囊则重用补肾强骨生髓药物少佐活血药，由杜仲、山药、熟地黄、淫羊藿、枸杞、蛤蚧、山茱萸、鹿角霜等组成，适用于因血管和血液本身病变和激素应用引起的股骨头坏死的治疗。而骨蚀灵胶囊（每次6粒，每日3次口服）主要适用于无明显诱因发病者，该方主要作用为活血行气、疏通经络、去瘀生新、健骨，由血竭、儿茶、乳香、没药、苏木、红花、白芍、当归、土鳖虫、香附等组成。中医学认为同病异治，异病同治。由于骨折、骨关节炎、股骨头坏死有相似的痰瘀阻络、不通则痛病机，故而邓教授使用骨宝Ⅰ、Ⅱ号胶囊治疗股骨头坏死、骨折、骨关节炎疼痛。同样道理，骨蚀灵胶囊（每次6粒，每日3次口服）还可以治疗儿童骨骺炎、骨折，骨宝Ⅲ号胶囊治疗骨质疏松症。

邓福树教授认为骨伤科也应该有自己的中药针剂，提出病变处直接给药的治疗方法。该系列有“脊痛舒”注射液注入硬膜外腔治疗脊柱疾病，如颈椎病、腰椎间盘突出症、腰椎管狭窄症，药效迅速。“骨筋宝”注射液治疗股骨头缺血性坏死。“骨增灵”注射液注入关节腔或痛点处治疗膝骨性关节炎。骨炎灵注射液主要用于慢性骨髓炎术后的循环灌注。

邓福树教授从中医角度结合现代病理生理，提出以点推法为核心，结合其他手法对筋伤进行治疗，点法以点按关节周围肌腱、韧带附着点及髌骨周围等常见的痛点为主，作用点小而且集中，作用力可达深层组织，具有开通闭塞、通经止痛、调理脏腑的作用。该治疗方法常用于肌肉或骨缝深处的陈伤或宿弊之顽痛点，符合现代医学“以痛止痛”的原理。经过长期摸索，配合其他手法是治疗筋伤最直接有效的方法。

理伤手法是中医骨科临床的优势所在，集合中医骨科临床和西医现代思路，邓福树教授创造性地发挥各自的长处，并进行有机结合，通过传统解剖结构、生物力学机制和复位标准的指导，结合中医正骨手法，将骨折的手法复位提高到了新的高度。经过长期的临床观察，邓教授证实了所创立的一系列手法的实用性，如按压翻屈法整复外翻外旋型踝部骨折，四种手法连续有序，动静结合，有利于踝部骨折解剖复位。在整复手法单一和不健全的时代背景下，此法兼顾了主次轻重，中西结合，应运而生。此法的施行反映邓教授对外翻外旋型踝部骨折的认识集中体现在：对踝部骨折的受伤机制、生物力学原理和复位次序的深刻理解；手法的连贯性、兼容性和多向性；对预后的预测。足踏法矫治桡骨远端伸直型陈旧性骨折的畸形愈合，该手法的优点在于，与传统松解手法相比，增加了折旋的稳定性。治疗腰骶小关节扭挫的三步法的核心思想在于恢复小关节之间的脱位和纠正关节面内软组织的嵌顿，此法对诊断正确的单纯腰骶小关节扭挫可以收到立竿见影的效果。陈旧性踝部骨折距骨移位手法治疗注重恢复踝关节间隙的正常解剖关系，不论是手法复位、石膏外固定，还是钢板内固定或外固定架结合有限内固定，都是复位的基本要求也是最终要求。对于两个月以内的陈旧性骨折，只要复位手法得当，即可折断纤维骨痂，达到骨折及距骨复位。胸椎小关节错缝的手法复位：胸脊肋关节脱位的病理改变为 3 个关节单一或多个共同发生扭挫，或关节滑膜嵌入引起局部或放射性疼痛。只要使关节恢复正常位置，疼痛就会完全消除，邓福树教授主张用以下三种方法进行治疗，牵引按压法、旋转扳推法、封闭疗法。

邓福树教授充分利用骨痂都具有一定的可塑性这一性质设计了弧弹板以矫治骨折成角畸形，弧弹板的设计则集可塑性、弹性、稳固性、轻便性、合体性等优点于一体，免除了用传统方法治疗成角畸形时折骨以松动骨端的步骤，减轻了患者折骨的痛苦，并且减少了许多并发症的发生，其弹性、可塑性、稳固性、轻便性、合体性始终是运用的亮点。弧弹板的设计充分展示了小夹板外固定的发展应用。其研制肩肘带治疗锁骨外 1／3 骨折，可有效沿肱骨纵轴上提上肢，控制肩胛带、肱骨干、骨折远段自身重量牵拉力下压锁骨的作用，使锁骨外 1/3 骨折保持对位，矫正向上成角，肩锁关节分离复位，骨折断面接触紧密，可防止断端发生分离，有分离者可得到矫正，避免了“8”字绷带等固定的缺点。

邓福树教授临床中以标准的术式为基础，发明了新术式，后路减压椎间楔状植骨术治疗椎体滑脱症，主要治疗Ⅱ度以内腰椎滑脱，该术式增加了椎间植骨融合率，同时降低了植骨后的风险。其成功解决了Ⅰ度和Ⅱ度内腰椎滑脱传统手术中的几大难题。手背部大面积瘢痕挛缩及伸指肌腱缺损的治疗修复瘢痕挛缩和重建缺损肌腱，对改善患肢功能有决定性的意义。

邓福树教授发表学术论文近 20 篇，获得黑龙江省级科技成果奖 3 项；主编黑龙江中医药大学骨伤科专业教材 3 部。

四、董清平教授简介

董清平教授，男，汉族，生于 1942 年。其为著名中医骨伤科专家，二级教授，主任医师，博士生导师，博士后合作导师，第三、四届全国老中医药专家学术经验继承工作指导老师，全国中医骨伤名师，黑龙江省名中医，省干部保健专家；现任世界中医药联合会骨伤学会副会长、世界中药联合会脊柱健康学会副会长、世界手法医学会常务副主席、省中西医结合学会骨伤专业委员会名誉主任、省中西医结合学会脊柱专业委员会名誉主任等职；曾任黑龙江中医药大学骨伤系副主任、黑龙江中医药大学附属第一医院副院长、世界中医骨伤联合会常务副主席、加拿大网中医顾问委员会委员、马来西亚国际针灸骨科研究院研究员、《中国骨伤》杂志和《中国组织工程研究与临床康复》杂志编委等职；曾任黑龙江省重点学科（中医骨伤）带头人，享受国务院特殊津贴，是我国现代著名中医骨伤科专家。

董清平教授自幼随父亲（黑龙江省骨伤科名老中医董占一）学习中医正骨。1965 年毕业于哈尔滨医科大学医疗系。1979 年调入黑龙江中医学院附属医院，曾于北京积水潭医院骨科、日本国共立病院骨科进修。董清平教授行医五十余年一直工作在临床第一线，认真继承家传骨伤科经验，同时取诸家之所长，既重视传统医学又将现代医学的先进技术融入其中。

董清平教授勤于学习、不懈钻研，他不仅有精湛的手术功底，还着眼于探索和研究骨科疑难疾病的中医特色疗法。他对颈椎病、腰椎间盘突出症、股骨头缺血性坏死、膝骨性关节炎、肩周炎、足跟痛、大骨节病、强直性脊柱炎、骨折延迟愈合、椎间盘术后痛等骨科疑难疾病都有自己行之有效的治疗方法，形成了一套比较系统的学术思想。

他善于总结、勇于创新，他认为虽然进入了 CT、MRI 诊断时代，但是临床骨科检查法仍然是骨科医生的基本功，具有筛选和排他作用，是传统医学“望闻问切”四诊在骨科临床的补充和发展。根据他多年临床经验总结，在国内首次发表两个骨科检查法：坐位摸趾屈颈试验用以检查根性坐骨神经痛、俯卧持续髋后伸试验（持续 Yeoman 试验）用以检查神经根管狭窄，得到同道的广泛应用。

他在临床发现一组以髌旁痛性条索状物为主要特征的膝痛患者，称为“髌旁滑膜皱襞痛”，用手法治疗获得比较满意的效果，著文《髌旁滑膜皱襞痛及手法治疗》，得到国内同道的认可。

他重视临床量化检查，设计用《50 分加减法评价膝关节功能》，经北京积水潭医院骨科主任王亦聪教授推荐，刊登在《创伤骨科学报》（1986 年第三期），该学报为北京积水潭医院内部刊物，仅本院医师或进修医师的论文方可录用。后又改为更适用的评价方法，使评分更客观。为了和前者区别，将本法命名为《新 50 分加减法评价膝关节功能》，刊登于《颈腰痛杂志》。

我国著名骨科专家黄殿栋教授曾对他评价说，“董清平医师善于思考和独立钻研。对待诊断和治疗方法上有所发明和前进，如对腰椎间盘突出的摸趾屈颈试验，对腰椎管狭窄诊断的持续性 Yeoman 试验，膝关节疗效 50 评定法，膝滑膜皱襞的中药、封闭疗法等，这都是我国骨科界的小发明。董清平是我院骨科使用中医中药治疗疾病最多的一人，他使用中药的理论根据，不单是源于传统的活血化瘀的理论，而且也有经过现代药理学试验的报道为依据，所以可以认为是在中医院校不可多得的发展中医中药的人才”。

董清平教授对我国常见病、多发病——腰椎间盘突出症有着比较深入的研究。从非手术疗法到手术治疗，进行了多方面的探索，以寻求简便易行、安全可靠的疗法。其中董氏疗法治疗腰椎间盘突出症在 2006 年被评为国家中医药管理局第一批中医临床适宜技术推广项目，纳入国家中医药管理局新源计划并将其制成光盘，董清平教授作为技术负责人，由北京协和医学音像出版社出版发行。

董清平教授在临床擅用中药治疗颈肩腰膝痛，尤其在治疗腰椎间盘突出症方面擅用化瘀止痛、利水消肿、解痉通络等中药，依据传统医学的通则不痛、通则不痛的病机理论，他认为腰椎间盘突出症患者的腰痛和下肢放射痛，是由于腰部劳损、经络瘀滞所致，在用药方面选用活血化瘀兼能止痛的中药，常用乳香、没药、苏木、当归、川芎、姜黄等中药。若血不利，则为水，血水同病是本病重要的病机之一，故其认为选用利水药与活血药相配伍，尤其是同时具有化瘀利水作用或通经利水作用的中药，常用泽兰、猪苓、泽泻、防己等，若筋骨劳伤、拘紧不利，日久有肌肉挛急，选用解痉通络、舒筋缓急的中药，常用伸筋草、透骨草、木瓜、白芍等。

董清平教授在临床上擅用针刺疗法，将传统中医经络学和现代解剖学相结合，根据自己长期临床实践体会，提出了“内夹脊穴”“髂后上嵴穴”和“大粗隆顶穴”等新的穴名。实践证明其取穴安全，临床效果显著。

董清平教授认为手术疗法不是现代医学的专利，中医不一定要求会做手术，但应懂得什么时候应该采用手术疗法，他强调要严格掌握手术适应证。他运用改良术式提高了手术成功率。手术的改进点：①对巨大型突出提出“釜底抽薪”法，先从对侧取出间盘，使患侧巨大间盘变小，对神经根起到保护作用。②用骶棘肌代棘间韧带，加强术后腰部稳定性。

董清平教授重视“治未病”。他说：“研究腰痛病的诊治是一个重要的课题，但是比它更重要的是如何预防腰痛。”他在专著中单设一章“腰痛预防——上工治未病”，提出从姿势入手预防腰痛并坚持合理练功，自编了《腰椎保健功》。

董清平教授获国家中医药管理局科研成果奖 1 项，省部级二等奖 1 项、三等奖 2 项、国家专利 3 项。著作 6 部：《董氏疗法治疗腰椎间盘突出症》《脊柱外科学》《临床中医骨伤科学》《腰痛预防与治疗》《中医骨病学》《骨伤生物力学》。

五、于雪峰教授简介

于雪峰，男，生于 1958 年，为二级教授、主任医师、医学博士、博士研究生导师，享受国务院政府特殊津贴。现任南昌大学第四附属医院副院长；其为中国首届百名杰出青年中医、世纪骨伤科杰出优秀人才、江西首届有突出贡献中青年专家、江西省名中医、江西省医学会骨质疏松和骨矿盐疾病专业委员会常务委员、骨科专业委员会常务委员、中西医结合学会骨伤科专业委员会副主任委员。

1982 年于雪峰教授毕业于黑龙江中医学院中医专业，并留校从事骨伤科医疗、科研、教学工作，师从我国著名骨科专家黄殿栋教授、著名针灸学家孙申田教授。于雪峰教授精于骨与关节疾病、创伤及颈肩腰腿疼痛的诊断与治疗，在颈椎病、腰椎间盘突出症、腰椎管狭窄、股骨头坏死、骨质疏松症、痛风等诊疗方法与机制研究领域取得了丰硕成果。近年来，在脑瘫康复方法与机制研究领域亦有新的突破。

于雪峰教授对骨折处理原则中“动”与“静”的辩证关系进行了论述。他认为：整复、固定、功能锻炼，这是处理骨折的三个基本步骤，包含着“动”与“静”的对立统一观点。正确处理好“动”与“静”的辩证关系，是取得最佳的骨折治疗效果的保证。整复和固定的关系，即整复是治疗骨折的首要步骤，整复和固定分别是“动”与“静”的概念。在骨折处理原则中存在着“动”与“静”的辩证关系，整复的“动”是总趋势，是绝对而必要的；固定中的“静”是主体，固定中的功能锻炼仍以“静”为首要。因此，整复、固定、功能锻炼三者之间总的动静关系是“动”转化为“静”，“动”与“静”在矛盾的动态中获得新的平衡和统一，获得最佳的临床治疗效果。

于雪峰教授认为痛风是一种难以治愈、容易复发的代谢性疾病，从大量的中医典籍对“痛风”的定义、病因、病机及症状描述方面来看，中医痛风包括了现代医学的痛风性关节炎及其他一些疼痛性疾病。而急性痛风性关节炎应属中医学“湿热痹证”的范畴，由于风热湿邪侵袭，痹阻经络，流注关节，导致局部气血运行不畅，关节红肿、灼热、疼痛，入夜尤甚，治宜清热利湿、通络止痛，所研制的具有清热解毒、祛风除湿、通络止痛功效的中药复方豨莶草胶囊治疗急性痛风，疗效显著。

于雪峰教授认为脂代谢紊乱是股骨头坏死发病机制中的重要环节，而基于血清脂质和脂蛋白生化分析及股骨头骨组织形态学的观察是有效预防激素性股骨头坏死的新思路。因此，他主张从传统中医的“整体”观念出发，应用代谢组学技术，在股骨头局部病理改变之前寻找导致股骨头坏死的风险因子，并尽早地给予药物干预，纠正机体脂质代谢缺陷，真正达到预防激素性股骨头坏死，实现治“未病”的目的，并进行了多项实验研究，取得了多项成果。

于雪峰教授获省部级科技进步奖二等奖 1 项，三等奖 2 项，四等奖 1 项，省中医药科技进步奖一等奖 1 项、二等奖 7 项。于雪峰教授主持完成国家自然科学基金项目 5 项，主持在研国家自然科学基金项目 2 项；主持省部级科研项目 4 项、厅局级科研项目 3 项。于雪峰教授主编出版专著 10 部；发表重要学术论文六十余篇。

六、张晓峰教授简介

张晓峰，男，生于 1962 年，医学硕士，主任医师，二级教授，博士研究生导师，享受国务院政府特殊津贴，现任黑龙江省卫生和计划生育委员会副主任兼黑龙江中医管理局局长。张晓峰教授为第六批全国老中医药专家学术经验继承工作指导老师，国家中医局重点专科带头人，黑龙江省省领军人才梯队中医骨伤科学学科带头人，黑龙江省名中医，中华中医药学会骨伤分会副主任委员、世界中医联合会骨伤分会副会长、黑龙江省中医药学会骨伤专业委员会主任委员，黑龙江省医学会骨科专业委员会副主任委员，黑龙江省第十、十一届政协委员。

1985 年张晓峰教授于黑龙江中医学院毕业留校工作，师从我国著名骨科专家黄殿栋教授、孙树椿教授、于雪峰教授。张晓峰教授重视中西医结合治疗骨病，提出针对病情采用不同的治疗方式进行“阶梯式”治疗的指导思想。在四肢创伤骨折、骨与关节感染、骨不连及骨不愈合、股骨头坏死、退行性膝关节病、腰椎间盘突出症、颈椎病等方面形成了保守与手术、药物与非药物、中药与西药相结合的治疗骨科疾病的特色。

在医疗实践中，张晓峰教授始终坚持走临床与科研相结合之路，他立足于中医，结合临床，勇于创新，取得了创造性成果，其中运用中药复方注射液关节腔注射治疗股骨头坏死及退行性膝关节病，开创了中药复方制剂局部注射治疗骨病的先河。他主张对于轻中度股骨头坏死及退行性膝关节病患者，采用中药注射液关节腔内注射，符合解剖结构特点，疗效显著。对重度退行性膝关节病患者，采用关节清理术后中药注射液关节腔内注射，延缓了关节置换的时间。对严重股骨头坏死及退行性膝关节病患者，采用关节置换术。近年来张晓峰教授瞄准“中药注射剂局部应用治疗股骨头坏死及退行性膝关节病”这一热点，开展了基础与临床研究，在该领域中居国内外领先水平。其多项立题，取得了许多阶段性研究成果，完成了治疗股骨头坏死药物“三七活骨丸”的研制。

张晓峰教授善于发挥中医药优势，治疗疑难疾病，如慢性骨髓炎，采用中药内服与生肌灵软膏外用，解决了慢性骨髓炎治疗病程长、难愈合的问题，有效地避免了慢性骨髓炎因病程长久而致截肢的情况。

张晓峰教授善于博采创新，继承与发展，对传统中医骨伤精华加以发展，他总结中西医治疗经验，优化脊柱疾病治疗体系，总结出一套治疗腰、颈椎疾病行之有效的“阶梯式”治疗体系。对于轻度的膨出突出及部分脱出和游离型，采用电脑持续、间歇牵引及手法复位，有利于椎间盘复位，同时配合针灸、按摩，理疗效果明显。对于不适合保守治疗的腰椎间盘突出，其所在科室采用椎间盘镜微创手术或手术治疗。对于不适合保守治疗且不能手术者，采用椎管内给药的方法，可有效缓解症状。对于颈椎病，他根据颈椎病各型特点及发病原因，提出了以符合生物力学特点的卧位持续、间歇牵引及手法整复为主，恢复颈椎的生理曲度及椎间隙高度，并配以针灸、按摩理疗及中西药缓解肌肉痉挛，恢复神经功能，疗效显著。对于严重颈椎病患者，其指出应早期手术，避免长时间压迫而形成脊髓的不可逆损害，完成了治疗腰椎间盘突出症、颈椎病“芪芍通痹胶囊”的研制。

张晓峰教授获省部级科技进步奖一等奖 1 项，二等奖 2 项，黑龙江省中医药科技进步一等奖 2 项、二等奖 2 项。主持国家自然科学基金项目 2 项；主持省部级科研项目 2 项。张晓峰教授出版专著 7 部，发表学术论文二十余篇。

七、其他教授简介

此外，还有一大批中医、中西医结合骨伤专家，如王春来教授、李贵教授、张兰亭教授、田培久教授、王长胜教授、李骞教授、高元嘉教授、刘昱教授、姜益常教授、舒旭教授、李洪波教授、程永志教授、吴兴杰教授等，在中医药大学骨伤专业的建立、发展、壮大过程中做出了巨大的贡献，他们的努力也为龙江医派骨伤流派的发展写下了浓重的一笔。

王春来教授擅长腰椎间盘突出“小开窗”手术，其手术入路、方法在当时已经具备椎间盘镜手术的雏形，对后来的发展产生了一定的影响。

李贵教授和黄殿栋教授对扩大棘突椎间入路治疗腰椎间盘突出症进行了总结：①扩大棘突椎板间入路，采用俯卧位，正中切口，术野宽敞、视角大，显露充分，操作方便。显露突出物时可将硬膜囊和神经根一并拉过棘突中线，神经根看得清楚，操作安全，静脉丛不受损伤，避免出血，术野干净，突出物显露完全，切除彻底。②扩大棘突椎板间入路，对中央型、巨大型突出，可将套覆的硬脊膜拉起，用特制管状凿先从一侧斜行切入，取出部分突出物，然后再用神经剥离器将中央部突出内容推入凿成的柱状凹陷内，用髓核钳子取出。如不能彻底切除，再从对侧用同样的方法切取，从双侧进行可全部完成手术。这样避免了剖开前后硬脊膜切取突出物，也避免了损伤马尾神经。③横贯型、双侧型、松动型、软骨板剥脱型等突出，为扩大棘突椎板间入路的主要适应证。④腰椎间盘突出症往往合并很多其他因素，如黄韧带增厚、神经根粘连、神经根管狭窄等。在做手术的同时必须进行神经根松解术，才能彻底达到治疗的目的。扩大棘突椎板间入路就很方便，可使手术顺利完成。⑤此手术入路，因能显露腰椎间盘在椎管内的全部，对突出范围大小和表面是否平整都能观察清楚，即能看出是小面积的纤维环破裂型还是大面积的软骨板剥脱型。

李贵教授与舒旭教授还根据临床实际工作的开展，在大量的医疗过程中逐步提出一种对于实际治疗更为实用、更有参考价值的四型分型施治法：第一型，盟发型。患者全部为首次发病，发病突然，病程较短，多发于中老年人，其肝肾渐虚，在劳动中、生活中活动多、受力大的椎间软骨盘易发生退变损伤。第二型，典型发作型。在这些患者中，有相当一部分是在经历盟发型阶段时没有得到正确的处置而越发加重了椎间软骨盘的损伤，另一部分则是椎间软骨盘遭受到超过其承受能力的外力而出现较严重的损伤。第三型，反复发作型。其病理机制是在典型发作型的基础上，病变软骨盘退变逐渐加重，呈现受不良压力时即可突出变形，加重局部经筋的阻滞进而累及膀胱经脉，不良外力解除后突出又可回纳，局部及膀胱经脉受累症状又可逐渐缓解的状态。第四型，持续发作型。患者从开始发病或最后一次发作以来，症状持续2个月以上无明显缓解者即为持续发作型。此型患者往往是椎间软骨盘的损伤、突出持续得不到改善，局部经脉阻滞和膀胱经脉受累的状况也就始终得不到缓解。

张兰亭教授、王春来教授、田培久教授首次命名了“胫骨内侧髁炎”，分析了发病病因与劳动强度有关，过劳加重、休息减轻，时轻时重，长期慢性劳损是其发病的主要原因。其症状有膝关节屈伸活动时内侧疼痛，疼痛部位局限在胫骨内侧髁骨凸部，无外伤史，上楼梯（或高抬脚步）疼痛明显，病情劳累加重、休息减轻。临床检查：膝关节外形正常，关节屈伸活动无障碍、无交锁，患膝胫骨内侧髁骨凸部可有轻微肿胀。压痛点局限于膝关节之胫骨内侧髁如小指腹大，距关节间隙1～2cm处，患者通常能明确指示痛点所在。诊断时应注意邻近处的疾病如胫骨内侧髁炎应与膝关节内侧半月板损伤相鉴别，有时会误诊为半月板损伤给予手术治疗。局部封闭疗法、中药熏洗治疗效果明显。

田培久教授等还对腋下牵引治疗肩锁关节脱位进行了观察：肩锁关节脱位后，由于锁骨受胸锁乳突肌的牵拉，使锁骨远端向上翘起高凸，加之胸大肌及背阔肌等的牵拉，使整个肩部向内移位。该方法利用沙袋的重量通过绷带形成的持续牵引和上肢自然下垂的重量，以腋下沙袋为支点，以肱骨为力臂的杠杆作用，来对抗胸锁乳突肌向上和胸大肌及背阔肌向内的拉力，以保持肩锁关节固定。因此，既可保持肩锁关节手法复位后的理想对位，又可使手法复位后残留的轻度移位进一步矫正。无论是卧床还是直立行走，任何姿势下都能起到上述作用。它既避免了因绷带及胶布固定松弛而引起的再移位，也避免了石膏或钢针固定因肩部活动或肿胀消退后的松动。该法简便易行，固定牢固而舒适，不会造成压疮。

李骞教授对退行性关节炎的骨内压变化和骨皮质开窗术的临床应用进行了综述。许多退行性关节炎和所谓“老年肩”患者，不仅存在着活动痛、负重痛，还存在着“安静时痛”。这种疼痛本人不能控制，有时向周围其他部位扩张甚至影响睡眠。普遍存在着退行性关节炎的骨内压变化。骨皮质开窗减压及骨髓腔搔爬术，对有“安静时痛”的老年肩和退行性关节炎病例，有极为明显的除痛效果。手术简单，易行，全部可在门诊局部麻醉下施行。手术侵袭小，对伴有高血压、糖尿病、心脏病、风湿性关节炎等全身性疾病的中年和高龄患者，仍然能够施行，是一种效果确切、易于推广的方法。

高元嘉教授对大黄、芒硝冲剂治疗创伤后腹胀进行了观察，创伤后腹胀是一种损伤内证。《素问·缪刺论》曰：“人有所堕，恶血留内，腹中胀满，不得前后，先饮利药……”这精辟论述不仅阐明了损伤后腹胀的病因病机，而且明确地指出了其治疗原则。由外伤后瘀血内蓄，壅塞于腑，腑气不通，发为腹胀。瘀血内蓄日久，化热灼津，出现身热、便秘、脉数、舌苔黄腻等一系列内热症状。大黄，苦寒沉降，善荡涤胃肠、峻下实热，走而不守，主入阳明经，攻积导滞，泻热通便。现代药理研究证明，大黄的有效成分能刺激大肠增强蠕动而排便，并指出大黄生用可导泻，芒硝味咸、苦寒，归胃、大肠经。本品咸能软坚，苦寒清热，有泻热通便、善除燥屎的功效。现代药理研究认为，本品含硫酸钠，其硫酸离子不易被吸收，存留肠内引起高渗，使肠内水分增加，产生机械刺激，促进胃肠蠕动而排稀便。创伤后腹胀为瘀血内蓄之实证，遵“先饮利药”之古训，采用大黄、芒硝冲剂，攻下逐瘀，通调脏腑，泻热通便，因大黄不能久煎，所以采用开水浸泡大黄，冲服芒硝。此法简便、易行，疗效确切。

刘昱教授对酒精性、激素性股骨头坏死的病理基础与临床进行了研究。他认为酒精性股骨头坏死，中医学称之为“骨蚀”，属“痹证”范畴。中医学认为，肾主骨生髓，气运血行，本病多因患者素体肾气亏虚，复由长期饮酒而发。酒乃五谷之精所生，其性大热而有毒，因长期大量饮酒，易致湿蕴痰聚，日久化热，痰热相搏，阻塞经络，则气血不通，筋骨失养而致病。纵观酒精性股骨头坏死的发病，虚、瘀两大病机贯彻始终，气虚体弱、肾气不足为其发病的基础，而血、痰湿之邪闭阻经脉，气血不通为发病的条件。因此我们以补益肝肾、活血化瘀、益气通络为治则，使用补益肝肾、活血化瘀药治疗股骨头坏死，可改善微循环，降低骨内压，特别适用于早期坏死。通过口服活骨通络汤临床观察证明，活骨通络汤为一种治疗早、中期酒精性股骨头坏死较理想的药物。

姜益常教授对针刀疗法治疗颈源性眩晕进行了临床研究。姜益常教授认为颈源性眩晕属中医学“眩晕”范畴，以肝肾亏虚、气血衰少为本，风寒湿邪侵袭、痹阻经络、气滞血瘀为标。现代医学认为，颈椎失稳是导致颈源性眩晕发病的主要原因之一。影响颈椎稳定性的因素是附着于颈椎上的韧带和肌肉，因为它们保持着一定的张力，维持着颈椎的协调运动与力线。参考朱汉章教授提出的理论“椎体周围软组织肌肉、韧带急慢性损伤后的动态平衡失调以及由此而造成的颈椎生物力学平衡失调是颈椎发病的根本原因”，从而认为颈源性眩晕的发病与下面因素有关：颈部遭受寒凉刺激，长期的劳损及不正确的姿势，引起局部无菌性炎症、组织间的粘连及条索状瘢痕形成，可刺激卡压穿行其间的血管、神经而引起症状；粘连的椎体周围软组织失去其力线而导致颈椎生物力学平衡失调，使颈椎椎体整体或局部发生失稳，在人体自我修复机制作用下椎体骨质增生而寻求稳定，增生的骨质、移位的椎体会刺激压迫颈部周围神经、血管、脊髓而产生相应的临床症状。所以欲解除眩晕必须从根本上纠正颈椎生物力学平衡。针刀是将针刺疗法的针和手术疗法的刀融为一体，具有针刺和手术刀的双重作用。所以针刀疗法治疗颈源性眩晕时，首先通过针刀的针刺作用，调和阴阳，疏通经络，镇定止痛；另外针刀的刀对粘连的肌肉、韧带、筋膜和挛缩的瘢痕进行松解剥离，局部减压，改善局部血液循环，排出致炎物质，促进无菌炎症的消退。使颈椎椎体周围软组织恢复力学平衡，从而重新建立颈椎生物力学平衡。恢复颈椎曲度，使颈椎趋于稳定，避免了椎动脉因椎体微移、牵拉造成椎动脉狭窄。再者从椎动脉的走行过程看，椎动脉除了通过颈椎横突孔外，还穿过椎旁软组织组成的肌肉通道，当椎旁软组织挛缩使椎动脉相对狭窄时，会引起椎基底动脉供血不足，发生眩晕，通过针刀疗法解除颈部软组织的痉挛状态，能改善椎动脉供血。

第三节 龙江医派骨伤科地方性代表性医家

一、陈占魁个人简介

陈占魁（奎），男，汉族，苑县张登镇人，出生于五世祖传正骨之家，原哈尔滨陈氏正骨院任院长，哈尔滨市中医院任骨科医师，是我国著名的中医骨伤科专家。

陈氏正骨起源于乾隆末年保定府。第五代传人陈占魁幼年随父陈栋学习，继承了祖传的正骨技术。1934 年，陈占魁医师在哈尔滨道外区傅家甸（现纯化街）创建了当时哈尔滨第一家正骨专科诊所。1957 年，陈占魁医师受聘于哈尔滨市中医院主持骨科工作。他不但继承了祖传的正骨手法和用药经验，并在长期的医疗工作中，结合自己的实践，形成了独特的陈氏正骨风格。

（1）极为重视诊法。陈氏认为“诊法不明，如人之无目，房之无窗，对症临床，难免手足相乱，不知从何入手”。因此，他十分讲究诊断骨伤的方法，除了遵循四诊大法之外，自己还创建了“五部检查手法”（局部按压法、互相推动法、触摸骨端法、肢端提动法、徐徐摇摆法）。五法娴熟后，就可做到手摸心会，治法即来。在没有 X 线辅助检查的年代，陈氏凭借双手就能做出正确的骨折诊断。

（2）重视传统的正骨八法。正骨八法即摸（诊法）、接（使骨折对和）、端（使脱臼复位）、提（牵引法）、按、摩、推、拿八法，后四法多用于跌、打、损、伤、肿胀瘀结、肌肉痉挛、闪腰岔气等症状。

（3）陈氏有祖传正骨 3 个基本手法。①“放置法”，骨折经手法整复后，放置时要顺乎肌肉自然，并与骨折线吻和，以免在骨折复位后再被肌肉牵拉而移位。固定后的放置法，仍让患者采取侧卧位，膝关节呈半屈曲方式，两边用沙袋固定下肢，此法有利于松缓肌肉，使血运良好，关节不强直。②“副木固定法”，骨折复位后用副木固定，固定方法：新鲜骨折在 7 日血肿期内，固定时宜松不宜紧，不影响肢体血运循环为主。骨折 7 日后血肿开始吸收，此时副木固定松弛，要经常调整绑扎的紧度，使骨折对位良好。③“局部加压法”，骨折复位后，在治疗中发现骨有凸出或变形时，将叠好的小纱布块，放在突出变形处，外加副木局部固定，如此一周，凸出变形之骨可恢复原位。

（4）在祖传整骨手法的基础上，总结为正骨经验八法。①“肩脱髁折、脚踏整骨法”，适用于肘关节肱骨髁上骨折后方移位、肩关节下方脱位及肘关节陈旧性后脱位。②“造角旋转、折回对位法”，专用于桡骨远端向桡侧移位者，接骨者痛苦较小。③“骨折复位、固定牵引法”，用于斜行骨折、粉碎性骨折、不稳定性骨折。骨折后虽经手法复位和小夹板固定，但因局部肌肉收缩力强，极易再度移位，故需在手法复位后，立即用固定法皮牵引加以维持固定，必要时采取骨牵引。④“功能复位、功能固定法”，手指、足趾骨折，须用屈曲功能复位法。此法的特点是保持肌肉筋腿的自然位置，手部的伸肌、屈肌能够在松缓无牵拉收缩的情况下“整复”。复位后，在手指屈曲的功能位置上固定，其愈后功能恢复较好。⑤“相对牵引、造角整复法”，对于横断骨折而重叠移位，单靠拔伸、端提手法不能复位者，可用相对牵引，使两骨折端加大成角，双手拇指用力按压骨折断端，使两断端的骨皮质相顶接触，再徐徐伸直折回原位，即可复位。⑥“提上压下、提下压上法”，在骨折有搭迭错落、前凸后移、粉碎分离时，必须运用灵活的手法治疗，以提上压下或提下压上两种手法为宜。⑦“悬吊牵引、夹板固定法”，适用于婴儿股骨上段横断骨折，或股骨干斜行骨折有严重移位者。在经手法复位后，以小夹板固定，同时再作双下肢悬吊牵引，保持轴线，防止骨折再移位和成角畸形。⑧“旋回挫挤、牵引复位法”，如遇斜行骨折而受到了较强的外力扭转，致使骨折断端滑向背侧，两断端骨皮质相互依靠者，可用此法，从原来滑出的方向，使用回旋法，再配合相对牵引，使骨折端滑回原位。

陈氏对骨折复位后的固定也十分重视，除了运用传统的竹帘、小夹板进行固定外，他还创用了骨折瓦形固定器，用厚纸壳或工业用厚纸，依据骨折部位和患者肢体形态不同，现用现裁制作而成的外固定器具。

（5）总结出整复八法治疗脱臼。①“端法”，下颌骨脱位必须用端法，肩关节胸前脱位和髋关节脱位者，也必须使用端法向内端、向外端或直端，直到复位完成为止。②“提法”，髋关节后脱位须用提法（提有牵引之意）。③“牵法”，人体各个关节脱位均离不开牵法。④“压法”，对于脱位之骨头突出者，须用压法。如踝关节脱位变形，一方面牵引踝关节；另一方面用双手大拇指向回推压突出部分，使其归还原位。⑤“抬法”，即用木杠抬之意，如肩扛法治疗髋关节脱位，抬法治疗髋关节陈旧性脱位，能将粘连之纤维组织撕开，强使脱位还原。⑥“踏法”，脚踏法是一种单独使用的手法，当端、提、压等法不能奏效时，则须用脚踏法来配合牵引拉提等法治疗，如治疗肱骨髁上陈旧性骨折，只需一人即可完成骨折的整复。⑦“推法”如胸锁关节前脱位、踝关节前方脱位，均可用推法将向前移位之突出部推归原位。⑧“屈法”，是指向回推（向外拉称为伸），小儿桡骨头半脱位、膝关节半脱位均须用屈法。

（6）药治法。陈氏正骨已祖传五世，家传不少治伤的秘方。临床常用的有活血散（乳香、没药、杜仲、川断、红花、骨碎补、儿茶、三七、赤木、当归各 15g，广木香、赤芍、冰片各 9g，上药等共为细末，每服 3～4.5g，有活血、止痛、消肿的功能，主治跌打损伤、筋伤骨断、瘀血作痛、肿胀不消）、接骨散（乳香、没药、川断、木瓜、自然铜、朱砂、三七各 15g，血竭、红花各 21g，当归、地龙、大黄、冰片各 12g，土鳖虫、螃蟹各 30g，炙马钱子、瓜子、儿茶、桂枝、无名异、杜仲、牛膝、川芎各 18g，麝香 0.9g，全牛胎 60g 等，共为细末，每次服用 3g，有散瘀活血、接骨续筋、消炎镇痛、益肝补肾、通经络、活筋骨的功能，主治一切跌打损伤、伤筋断骨、瘀血作痛，（骨折早期尤宜）、止痛散瘀膏（乳香、没药、大黄、当归各 90g，白芷 60g，元柏、山栀子各 180g，梅片 9g，炒白面 500g，共为细末，用白酒调成糊状，贮于瓷罐内备用。用时将此膏敷于患处，药干后可再往上加酒，有散瘀结、活血脉、消炎镇痛的功能。主治跌打损伤、骨折脱臼、瘀血作痛等）。

陈占魁医师著有《陈氏祖传正骨手法》《陈氏正骨学》等专著，把二百余年秘不外传的医术毫无保留地公之于世。

二、夏静华个人简介

夏静华，男，1924～1992 年，黑龙江省双城市人，主任医师，原哈尔滨骨伤科医院副院长兼骨科主任医师，是我国著名的中医骨伤专家。

夏静华医师原是京都满洲旗人，为夏氏正骨的第三代传人，被称为“西大桥夏大夫”，在哈尔滨声名远播。夏静华医师自幼跟随伯父夏文昭学习医术，1952 年，夏静华医师走进哈尔滨中医进修学校（中医药大学前身）学习，后受聘于哈尔滨市骨伤科医院，夏氏正骨源于少林寺，具有少林伤科的特色。夏氏尤善于正骨手法，讲究快速而无痛。他认为正骨秘诀，古书中早有记载，如“一旦临证，机生于外，巧生于内，手随心转，法从手出。以手摸之，自悉其情，法之所施，使患者不知其所苦，方称为手法也”，夏氏即按此要求来治伤，从而练就了瞬间无痛的整复技术。

对于骨折的治疗，夏静华医师主张早期复位、早期固定、早期功能锻炼的“三早”治疗原则，并且注重内治与外治并重，局部与整体兼顾。他强调根据骨伤的不同时期和特点，进行内外同时辨证治疗。在药物治疗上，骨伤早期投用以活血化瘀、消肿止痛的方剂为主；中期以接骨续筋、调养脾胃的方剂为主；后期则以强筋壮骨、培肝补肾的方剂为主。

夏静华医师虽有家传正骨治伤的优势，但能博采众长，特别能摒弃门户之见，善于吸取新的治伤方法和治伤器械。如在骨折复位固定上，即采用了孟氏的骨折复位外固定器。

夏静华医师学术思想在《中国少林正骨秘术》一书详述，使正宗少林正骨秘术首次公之于世。这本书系统阐述了中国少林正骨秘术，成为骨伤科医学方面的难得力作。

三、滕义和个人简介

滕义和，汉族，生于1936年，吉林省长岭县人，黑龙江省中医研究院研究员、教授，主任医师，黑龙江省名中医，国务院政府特殊津贴获得者，第四批、第五批全国老中医药专家学术继承工作指导老师，原黑龙江省中医研究院副院长、曾任黑龙江省骨伤科学会副主任委员，黑龙江省传统手法学会常务理事，中国未来医学会理事，是我国著名的中医骨伤专家。

滕义和教授1956年毕业于佳木斯医学院，分配到黑龙江省祖国医药研究所。1970年就读于黑龙江中医药大学“西医离职学习中医班”，之后一直在省中医研究院骨伤科任职，并从事中医、中西医结合及骨伤科临床与实验研究工作。滕义和教授善于总结临床经验理论，结合现代医学进展，综合运用药物、手法及针灸等保守治疗方法治疗骨质疏松症、骨性关节炎、颈椎病、腰腿痛等骨伤科杂病。注重整体观念和辨证论治，以“肾主骨生髓”“正气存内，邪不可干”“急则治其标，缓则治其本”等为理论，分期辨证论治各种骨科杂病，获得了良好的疗效。

滕义和教授认为骨质增生不是一个独立性疾病，如骨关节病、类风湿关节炎、创伤性关节炎和大骨节病等，皆具有骨质增生的病理改变。此病一般表现为腰腿疼，功能受限。祖国医学认为“腰为肾之府，肾主骨藏精，精生髓，故肾亏则骨萎”“肝主筋，筋附骨，筋靠肝血濡养，肝血不足则筋失所养”，这是形成该病的内在因素。加之日常慢性劳损及反复外伤刺激，而致气滞血瘀，不通则痛，腰疼、筋拘、屈伸不利等，多符合血瘀型，相当于骨性关节炎（或外伤性关节炎）。若风寒湿邪，乘虚侵入肌表，流注经络，导致气血运行不畅，引起肌肉、筋骨、关节出现疼痛麻木、发凉等症状多符合寒湿型，相当于类风湿关节炎。滕义和教授将骨质增生患者分为血瘀型，多有外伤史，痛有定处，局部疼痛，或者麻木，一个姿势过久往往加重，关节僵硬，伸屈不利，舌质紫暗，脉弦或沉涩；寒湿型，多有受潮受凉史，局部沉重，自觉发凉，得温则减，活动受限，舌苔白滑，脉沉缓。研制骨筋丹系列制剂治疗骨质增生，在临床上已应用三十余年，为万余例患者解除了疾苦，经鉴定为黑龙江省医药卫生科技成果，并取得了新药证书和生产许可证，至今，二十多家药厂仍在大量生产。

滕义和教授认为股骨头缺血性坏死在中医学中属于“骨痹”等范畴。根据肾主骨的理论认为多因先天不足，久病体虚，肾气亏损，或有所伤，或因药毒（激素的副作用），或因寒邪使局部气血瘀阻经脉不通，股骨头缺少正常的气血温煦和濡养，最终导致骨坏死。滕义和教授认为寻找疾病的致病原因及其主要病机施行治疗，这正是辨证论治的实质所在，因此我们通过四诊对股骨头缺血性坏死的患者进行分析综合概括，分为三种证型即肾阳虚型、血瘀型、气血两虚型。证型和证型之间也是有共性和互相联系的，如肾阳虚型的患者以肾虚为主同时兼有瘀证，治宜补肾壮骨，活血通络；反之血瘀患者以瘀证为主者也兼有虚证，不过有主有次而已。

滕义和教授在研究方剂组成时，坚持以治主证为主，治兼证为辅的原则。补中寓攻，攻补兼施，相得益彰，据此拟定了治疗股骨头缺血性坏死的代表方剂——补肾健髓汤，方中用熟地黄、肉苁蓉为主药补肾壮骨，辅以山药加强补肾之功，佐以郁金、木香、地龙、鸡血藤行气活血，通经止痛。黄芪补气力专，增强行气活血之动力，牛膝既能纳药入骨，又能补肝肾强筋骨，共奏补肾壮骨、活血通络之功效。

四、苏恩亮个人简介

苏恩亮，男，1961 年出生，中共党员，医学硕士，硕士研究生导师，现任哈尔滨市骨伤科医院院长。其为国家中医药管理局中医骨伤重点专科带头人，国家中医药管理局康复重点专科带头人，第六批全国老中医药专家学术经验继承工作指导老师，黑龙江省中青年名中医。苏恩亮教授担任中国中西医结合学会骨科微创专业委员会常务委员，黑龙江省中医药学会中医骨科专业委员会副主任委员，黑龙江省中西医结合学会骨科微创专业委员会主任委员，黑龙江省医学会骨科专业委员会副主任委员，黑龙江省医学会创伤学分会副主任委员。

苏恩亮教授于 1984 年在哈尔滨医科大学毕业后进入黑龙江省结核病医院工作，1987 年调入哈尔滨市骨伤科医院工作，2001 年晋升主任医师任骨科主任，2003 获黑龙江中医药大学硕士学位，师从著名针灸学家孙申田教授，2004 年任哈尔滨市骨伤科医院院长、党总支书记，2008 年获哈尔滨市劳动模范称号，2010 年获哈尔滨市创建群众满意医院先进个人，2011 年获全国中医医院业务管理优秀工作者，2014 年哈尔滨市厂务公开民主管理工作先进行政领导，1984 年苏恩亮教授哈尔滨医科大学毕业，1987 年调入哈尔滨市骨伤科医院工作，2001 年晋升主任医师任骨科主任，师从著名针灸学家孙申田教授，苏恩亮教授从事骨科临床工作三十余年，积累了丰富的临床经验，主要研究方向为骨创伤与修复重建的研究。苏恩亮教授擅长应用中西医结合治疗各种疑难骨创伤与骨病，主要研究方向：骨科外固定与 Ilizarov 技术，包括骨延长、骨搬移、“手风琴”技术、Ilizarov 髋等，对 Ilizarov 技术有着独到的见解和应用，发明和改进多种外固定器械及支具应用于临床；率先应用“手风琴”技术治疗骨不连，处于行业相关领域领先地位；创造性地应用 Ilizarov 外固定技术结合鼻式引流治疗慢性骨髓炎，取得良好效果。多次参加国内外技术研讨和交流，在第 15 届日本创外固定、骨延长学会上作为国际专家做专题发言，将中国医生的技术成果向世界展示；在国内 COA 等学术会议上多次就 Ilizarov 髋等主题做学术报告，对国内骨外固定及 Ilizarov 技术的传承和发展贡献颇丰。

苏恩亮教授获哈尔滨市医疗卫生新技术引进应用奖二等奖 1 项，2016 年获黑龙江省医疗卫生新技术应用奖一等奖 1 项。苏恩亮教授主编、参编著作 4 部，主持黑龙江中医药管理局课题 3 项。

五、其他医家个人简介

另外，还有一大批民间的著名中医骨伤科流派的代表活跃于龙江各地，对龙江各地的中医骨伤医学发展做出了巨大的贡献。

董占一，男，汉族，毕业于河北省永平府中学，师从当地名医王云桥先生，20 世纪 50 年代初考取中医师并成立“董氏正骨诊所”，1958 年在哈尔滨东莱医院参加工作，创建该院骨伤科，擅长中医骨伤科和中医外科，尤其以治疗腰腿痛和开放性手外伤著称省内外。

吴树声，男，汉族，与当时的夏氏、陈氏传人齐名，为哈尔滨骨伤科三大名医。吴氏中医源自山东徐氏祖传世医。吴树声熟读《内经》《备急千金要方》《神农本草经》等中医名著，其研制的“三日跌打散”颠覆了民间“伤筋动骨一百天”的说法，对于一些轻微的筋骨损伤，能达到快速治愈的效果。吴树声于 1955 年在道外区北十二道街开设了徐氏骨科诊所。他大胆创新中医骨科，开创了“吴氏正骨术”，吴树声还在总结前辈经验的基础上，结合自己多年行医的实践，编纂了治疗脱臼、骨折的学术资料《中医正骨实用手册》，该手稿采用大道至简的方法，阐述了中医正骨的精髓要领，将中医理论与具体实践有机结合，同时运用大量实例和图解，使之通俗易懂、方便实用。

何子敬，黑龙江省依兰县人，1915 年拜师杨勇中医，学习中医正骨，精通医理，手技娴熟，1921 年行医，1931 年于佳木斯市开设何氏正骨诊所。1956 年成立佳木斯中西医结合医院，任骨科主任。何子敬医师从医四十余年，整复技术精湛，创造出何氏接骨法，研制“五灵丹”，1956 年，他首先开展骨牵引技术、髓内针、铁帘式骨折外固定器治疗骨折，疗效满意。他撰写《正骨经验论》《关于骨髓炎治疗》的论文，培养 9 名徒弟。佳木斯市第 1～5 届人大代表，佳木斯市第 1～5 届政协委员、常委，曾任黑龙江省骨科学会理事、合江地区骨科学会理事长。

李洪飞，男，1928～2005 年，汉族。其为李氏正骨第六代传人，现代中医骨伤科专家。其医名流传于七台河市三区一县。李氏正骨手法通过眼观、手摸、心会达到手随心转骨折整复的目的。李氏正骨祖传十大手法：摸触法、拔牵法、屈伸法、端提按法、夹挤分骨法、成角折顶法、牵引回旋法、扣推法、摇触法、抱挤合骨法。医者借用其手通过触摸控对病情做出正确的判断。李氏中医在长期的医疗实践中形成了一套独特的理论体系和完整的治疗原则及方法，积累了丰富的治疗经验。治疗药物主要有李氏祖传接骨丹、李氏祖传大黑膏药。李氏祖传接骨丹是李氏正骨传承人运用百年历史的祖传秘方，配方独特，选药道地，工艺精确。药配方合理，无明显副作用，对跌打损伤、骨折患者确有明显活血化瘀、消肿止疼及促进骨折愈合的作用。主治新伤骨折、陈伤骨折，跌打损伤。对骨折具有消肿止痛快、骨痂生长快、功能恢复快三大特点。李氏祖传大黑膏药是传统膏药，源于嘉庆年间，功效活血散瘀、温经止痛，主治跌打损伤、风湿痹痛，广泛适用于治疗各种骨科顽症、颈肩腰腿疼等骨科病症。

商国友，河北大名人，主任医师、教授、硕士研究生导师，原哈医大二院骨科主任，黑龙江省骨科学会委员，黑龙江省创伤协会主任委员，黑龙江省中西医研究会常务理事，中国中西医结合研究会黑龙江骨伤科学会名誉主任，中国外固定学会黑龙江分会顾问。他擅长用中西医结合技术治疗小儿麻痹后遗症、肩周炎、颈椎病、股骨头无菌性坏死、腰椎间盘突出症、椎管狭窄症等各类骨科疾病。他发明了专治肩周炎的“商氏穴”，获黑龙江省科技进步奖一等奖，发明了创伤擦剂软膏，获黑龙江省科技进步奖二等奖。他擅用“商氏穴”治疗肩周炎、急性腰病、小儿骶髂关节半脱位等各种疑难骨病，撰写论文三十余篇，编写著作《小儿麻痹后遗症外科疗法》《骨科正误》等。

陈占元，陈氏正骨第五代传人，河北苑县张登镇人，1935 年，与其兄陈占魁在哈尔滨市首创了以中医手法正骨的第一家专科医院——陈氏正骨院，1947 年陈占元获解放区人民政府颁发的“第 2 号中医正骨营业执照”，1957 年，实行公私合营，正骨院被改造成集体所有制。陈占元响应国家号召，“师带徒”三十余人。1962 年，与其兄编辑出版了《陈氏祖传正骨手法》一书。1980 年，又出版了《陈氏正骨学》专著，把二百余年秘不外传的医术毫无保留地公之于世。1985 年在景阳街重正陈氏正骨院老字号。其子陈新国，规范了陈氏正骨的传统验方，陆续生产出“陈氏正骨丸”“续筋接骨丸”“舒筋活血散”“活血化瘀膏”“祛风膏”“排毒生肌膏”等一系列内服外用中成药。

夏重余，夏氏正骨第五代传人，夏氏正骨源自山东。夏重余 1954 年到哈尔滨平房公社行医，1955 年成立了“夏重余骨科诊所”。公私合营，诊所被合并到南岗区一洲卫生所，夏重余任卫生所的骨科医师。夏氏正骨讲究的是“七分手法，三分药”。家传方剂，可煎煮，可丸散，可汤（熏、洗、泡、搓），可膏（蜜膏、油），因症而调，因人而异。其善治各种跌打、损伤、骨折、骨裂、骨坏死、骨质、腰椎病、风湿，自成一派。

于德江，于氏第五代传人，于氏中医源自山东登州，1921年，在黑龙江明水县城创建了自己的药铺“万泉堂”开始坐堂行医，成了独当一面的坐堂先生。于德江技艺精湛，尤擅治疗风湿、疗毒、儿科、骨科诸疾，在当地口碑频传。他根据祖传秘方研制了木耳丸、于氏拔毒膏、于氏万应膏、养胃散、接骨丹等数十种方剂。

杨振江，杨氏中医传人，杨氏中医源自河北安国，历代以治骨病为主，将其家传医学精髓与自身行医经验相结合，不断考究、验证，积累总结杨氏正骨八法和散手。

肖月英，肖氏正骨传人，肖氏正骨源自河北省乐亭，肖氏正骨以《内经》《仙授理伤续断方》为基础，归纳出一套正骨心法，“临证气定、手触于外、法生于心、手随心动”。在药物治疗上，以活血化瘀为主。1934年，肖氏正骨传人肖月英随丈夫姚连山来到哈尔滨市，创立了“姚氏中医骨科医院”。

（宿　慧）

第二章　骨折总论

骨折是各种原因导致的骨的完整性或连续性遭到破坏的疾病的总称，包括皮质骨或松质骨骨小梁的破坏。因外伤导致骨质发生破坏者，称为外伤性骨折，其中包括儿童因外伤导致的骨骺分离。由于骨骼的病变，如结核、肿瘤、炎症等疾病，导致骨质破坏者，称为病理性骨折。

“骨折”这一病名出自唐代医家王焘所著的《外台秘要》。传统祖国医学治疗骨折拥有丰富的临床经验，在复位、固定、功能锻炼和药物治疗等方面皆有独到之处。

第一节　病因病机

一、引起骨折的主要原因

引起骨折的主要原因有外伤因素和病理因素两类，能够辨明骨、关节及其附属软组织损伤的病因，才能对损伤的性质和程度做出正确的判断，从而对治疗、功能锻炼及预后有重要的指导意义。

（一）外伤因素

外伤因素可归纳为生活损伤、工业损伤、交通损伤、农业损伤、运动损伤、火器伤、自然灾害损伤七种类型。

（1）生活损伤是指在日常生活中发生的损伤，如滑倒、摔倒、跌落等。老人因骨质疏松摔倒后易引起股骨颈骨折、粗隆间骨折、桡骨远端伸直型骨折等；青年冲动好动，常因追逐嬉闹、斗殴、登高跌落而导致肱骨髁上骨折、锁骨骨折、桡骨远端伸直型骨折、踝部骨折等。

（2）工业损伤是指从事工业操作时发生的损伤。如操作机械时产生的压轧、切割、撕脱等损伤，手部损伤的发生率最高，多可造成血管、神经和肌腱等损伤，致残率较高。矿工、建筑工人因塌方、高处坠落易发生骨盆骨折、脊柱骨折、颅脑外伤等，其中多数损伤较为严重，可合并多脏器损伤，严重可危及生命。

（3）交通损伤是指因交通事故所造成的损伤。如交通工具碰撞时产生的撞击、挤压伤；交通工具紧急制动时，乘客因惯性作用发生碰撞或颈部暴力闪挫而发生颈椎挥鞭伤；交通损伤大多伤势严重，多为多发骨折，合并烧伤、多脏器损伤，严重者可危及生命。

（4）农业损伤是指从事农业劳动时发生的损伤。农业损伤有很明显的季节性，多发于农耕播种或收获季节。或因农业机械操作不当，或牛、马、骡等牲畜受惊后失去驾驭，或因堆砌谷仓、高处采摘跌落等，致其损伤，以肋骨骨折、四肢骨折为多。

（5）运动损伤是指运动员、军人、学生等在体育运动时所发生的损伤。如长期负重行军导致的足部疲劳骨折；未完善准备运动，突然暴力诱发撕脱骨折，如胫骨结节撕脱骨折；跳高、跳远等导致股骨干骨折等。

（6）火器伤是指军事活动中被火器击伤所致的损伤。火器伤多为严重开放性复杂性损伤，感染率高。

（7）自然灾害损伤是指台风、地震、滑坡等自然灾害所致的损伤，患者多为多发骨折、骨盆骨折、脊柱损伤、多脏器损伤，严重者可危及生命。

（二）病理因素

由于原发或继发的骨骼病变，导致骨质破坏，或引起骨骼强度减弱，遭受轻微的外力，就能导致骨折。如原发性或继发性骨肿瘤、骨结核、骨囊肿、化脓性骨髓炎、先天性脆骨症等。

二、暴力形式和受伤机制

作用于人体的致伤暴力，通常可分为直接暴力、间接暴力、筋肉牵拉、持续性劳损四种形式：

（1）直接暴力：作用于骨骼某一部位而致该部骨折，这类损伤骨折处的软组织损伤较严重，如撞击伤、辗压伤、火器伤等。

（2）间接暴力：作用时通过纵向传导、杠杆作用或扭转作用使远处发生骨折，如从高处跌下足部着地时，躯干因重力关系急剧向前屈曲，胸腰脊柱交界处椎体受折刀力的作用而发生压缩性骨折。

（3）筋肉牵拉：是由于肌肉突然暴力收缩，牵拉骨骼引发的骨折，如跌倒时股四头肌剧烈收缩可导致胫骨结节撕脱骨折、髌骨骨折等。

（4）持续性劳损：长期、反复、轻微的直接或间接损伤可致使肢体某一特定部位骨折，如远距离行军易致第 2～3 跖骨及腓骨下 1/3 骨干骨折。这种骨折多无移位，但愈合缓慢。

外力作用于人体后，是否发生骨折与年龄、健康状况、解剖部位、受伤姿势、骨骼是否存在病变等内在因素有关。例如，跌倒时手掌撑地，老年人因骨质疏松，骨质强度较弱，多发为桡骨远端伸直型骨折或肱骨外科颈骨折，而儿童则多发尺桡骨青枝骨折或骨骺分离。因此，外力是外因，而受伤机制则是外因和内在因素的综合作用。

（杨方军）

第二节 骨折分类

根据骨折分类可以决定其治疗方法，掌握其发展变化规律，对治疗有很大的指导意义。骨折分类的方式很多，现将常见的骨折分类方式总结如下。

1. 根据骨折移位分类

骨折移位的程度和方向，一方面与暴力的大小、作用方向及搬运情况等外在因素有关；另一方面还与肢体远侧段的重量、肌肉附着点及其收缩牵拉力等内在因素有关。骨折移位方式有下列五种，临床上常合并存在。

（1）成角移位：骨折断端轴线交叉成角，以角顶的方向称为向前、向后、向内或向外成角。

（2）侧方移位：两骨折端移向侧方。四肢按骨折远段、脊柱按上段的移位方向称为向前、向后、向内或向外侧方移位。

（3）缩短移位：骨折段互相重叠或嵌插，肢体的长度因而缩短。

（4）分离移位：两骨折端互相分离，且肢体的长度增加。

（5）旋转移位：骨折段围绕骨之纵轴而旋转（图 2-1）。

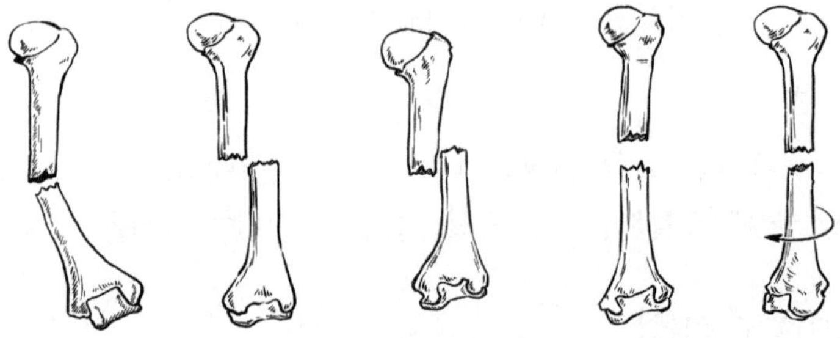

图 2-1　骨折的移位

①成角移位；②侧方移位；③缩短移位；④分离移位；⑤旋转移位

2. 根据骨折处是否与外界相通分类

（1）闭合骨折：骨折断端不与外界相通，不易感染。

（2）开放骨折：有皮肤或黏膜破损，骨折处与外界相通，容易感染。

3. 根据骨折的损伤程度分类

（1）单纯骨折：无神经、血管、肌肉、肌腱或脏器损伤。

（2）复杂骨折：合并神经、血管、肌肉、肌腱或脏器损伤。

（3）不完全骨折：骨小梁或皮质骨的连续性部分中断者。

（4）完全骨折骨：骨皮质或骨小梁的连续性全部中断。

4. 根据骨折线的形态分类

（1）横断骨折：骨折线与骨干纵轴接近垂直。

（2）斜行骨折：骨折线与骨干纵轴斜交成锐角。

（3）螺旋形骨折：骨折线呈螺旋形。

（4）粉碎骨折：骨折断端碎裂成三块以上。骨折线呈“Y”形或“T”形时，又称“Y”形或“T”形骨折。

（5）嵌插骨折：发生在长管骨干骺端皮质骨与松质骨交界处。骨折后，皮质骨嵌插入松质骨内，可发生在股骨颈和肱骨外科颈等处。

（6）压缩性骨折：松质骨因压缩而变形，如椎体及跟骨等。

（7）裂缝骨折或称骨裂骨折：间隙呈裂缝或线状，形似瓷器上的裂纹，常见于颅骨、肩胛骨等处。

（8）青枝骨折：多发生于儿童。仅有部分骨质和骨膜被拉长、皱折或破裂，骨折处有成角、弯曲、畸形，与青嫩的树枝被折时的情况相似。

（9）骨骺分离：发生在骨骺板部位，使骨骺与骨干分离，骨骺的断面可带有骨组织，故骨骺分离亦属于骨折中的一种，见于儿童和青少年（图 2-2）。

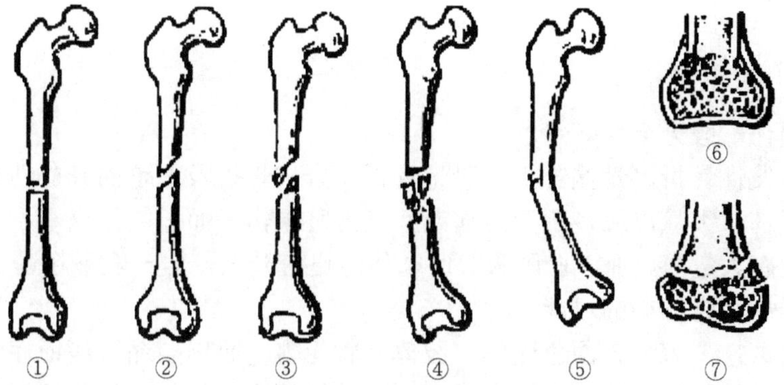

图 2-2　骨折的种类

①横断骨折；②斜行骨折；③螺旋形骨折；④粉碎骨折；⑤青枝骨折；⑥嵌插骨折；⑦骨骺分离

5. 根据骨折整复后的稳定程度分类

（1）稳定骨折：复位后经适当外固定不易发生再移位者，如裂缝骨折、青枝骨折、嵌插骨折、横断骨折等。

（2）不稳定骨折：复位后易于发生再移位者，如斜行骨折、螺旋形骨折、粉碎骨折等。

6. 根据骨折后就诊时间分类

（1）新鲜骨折：伤后 2 周以内就诊者。

（2）陈旧骨折：伤后 2 周以后就诊者。

7. 根据受伤前骨质是否正常分类

（1）外伤骨折：骨折前，骨质结构正常，纯属外力作用而产生骨折者。

（2）病理骨折：骨质原已有病变（如骨髓炎、骨结核、骨肿瘤等），经轻微外力作用而产生骨折者。

（杨方军）

第三节　诊 断 要 点

《伤科补要》明确指出“凡视重伤，先解开衣服，遍观伤之轻重”。对骨伤科患者进行诊查时，要暴露足够的范围，一般采用患侧与健侧对比的方式，进行形态、功能活动的动态观察。在骨折及脱位诊查过程中，要防止只看表浅伤而忽略骨折；只看到一处伤而忽略多处伤；只注意骨折局部而忽略全身状态。通过详细询问受伤过程，仔细的体格检查，必要时做影像学检查，方可得到正确诊断，以确定损伤的部位、性质和轻重。

一、受伤史

应了解引发外伤的暴力方式、方向（如火器伤、高处坠落、撞击、机器绞轧等）、损伤部位、受伤姿势状态等，以根据上述情况充分地评估伤情。

二、临床表现

（一）全身情况

（1）轻微损伤一般无全身症状。

（2）对于多发性骨折、骨盆骨折、股骨骨折、脊柱骨折及严重的开放性骨折，患者常因广泛的软组织损伤，大量出血，剧烈疼痛或并发内脏损伤等而引起休克。

（3）骨折处有大量内出血，血肿吸收时，体温略有升高，但一般不超过38℃，开放性骨折体温升高时，应考虑感染的可能。

（4）骨折日久，多表现为面色无华、肢体痿软无力、肌肉萎缩等痿证症状。

（5）恶性骨肿瘤、结核等病理性骨折可出现精神萎靡、低热、消瘦等内科疾病症状。

（二）局部情况

1. 一般症状

（1）疼痛：在损伤后，伤处经脉受损，气血瘀滞，经络阻塞，不通则痛。肝、肾气瘀滞，疼痛多在筋骨，营卫气瘀滞，疼痛多在皮肉。若损伤处在胸部，可出现胸胁疼痛，深呼吸、咳嗽时牵拉疼痛加重。所以骨折部可出现不同程度及部位的疼痛、直接压痛和间接压痛（骨盆、胸廓挤压痛和纵轴叩击痛等）。

（2）肿胀：肢体损伤后，气血瘀滞，血离经脉，血行之道不得宣通，血有形，病故肿，血液透过撕裂的筋膜与肌肉间隙存于皮下，短时间不能吸收时可形成瘀斑。肢体肿胀严重，皮肤张力过大时可形成张力性水疱。

（3）活动功能障碍：骨折后骨骼失去杠杆和支柱作用及疼痛导致的反射性肌痉挛，导致躯干、肢体、关节活动不灵，引发不同程度的功能障碍。一般来说，嵌插骨折、不完全骨折造成的功能障碍程度相对较轻；有移位骨折、完全骨折造成的功能障碍程度相对较重。

2. 骨折的特征

（1）畸形：骨折时，因外力作用、肌肉及韧带牵拉、肢体远端重力作用或搬运不当而使骨折断端移位，出现肢体形态改变，产生畸形。

（2）骨擦音（骨擦感）：骨折断端移动时相互触碰摩擦而产生，一般在局部检查时用手触摸骨折处能感觉到。

（3）异常活动：无嵌插的完全骨折，特别是在四肢骨干部，可出现类似关节一样能屈曲或旋转的不正常活动，又称假关节活动。

畸形、骨擦音（骨擦感）和异常活动只要有其中一种出现，就可以初步诊断为骨折。但在临床检查时不可主动寻找骨擦音（骨擦感）或异常活动，以免加重患者痛苦、加重损伤或导致其他并发症。如果骨折处移位明显，但无骨擦音（骨擦感），则骨折断端可能有软组织嵌入。

3. 脏腑损伤的特殊症状

脏腑损伤后，因损伤的部位不同，可表现一些特殊体征。例如，颅底骨折损伤硬膜时可出现眼眶周围迟发性瘀斑、鼻孔或外耳道出血或脑脊液外溢等；多根肋骨骨折时，可出现反常呼吸；肺部损伤导致气（血）胸时可出现呼吸困难、咯血甚至休克；腹腔内脏器破裂时，疼痛位置固定并伴有反跳痛和腹肌紧张等腹膜刺激征；肾脏损伤时，可出现肉眼或镜下血尿等。

三、影像学检查

借助影像学检查和诊断骨折，是临床常用的方式，具有重要的临床参考价值。影像学检查更直观地将骨折部位和骨折情况展现给临床医生，同时能显示临床检查难以发现的损伤和移位，避免漏诊及误诊，常用的影像学检查方式有 X 线检查、CT 检查、磁共振（MRI）检查等。

（一）X 线检查

X 线检查时应包括邻近关节，必要时加拍特定位置或与健侧相应部位的 X 线片对比。有些无移位骨折，如股骨颈骨折、腕舟骨骨折、肋骨骨折，X 线检查时不容易发现。当 X 线检查结果与临床体征不一致时，应行进一步检查或与健侧 X 线片对比；若临床仍不能排除骨折，应定期复诊，再行 X 线检查以明确诊断。

（二）CT 检查

CT 检查能够从横断水平位图像上观察人体脏器、骨骼、关节及软组织的解剖部位和病变，现代 CT 扫描可以通过技术手段，将检查部位构建出 3D 画面，能够更直观地展现出病变部位、移位情况及损伤程度。CT 扫描可以发现 X 线片很难辨认的骨折线，如嵌插入股骨头的股骨颈骨折、肋骨骨折等，同时应用 CT 扫描可以清晰地显示椎体压缩骨折时椎体破坏程度及骨折碎块是否进入椎管压迫脊髓等，为选择治疗方式和制订治疗方案提供重要依据。

（三）磁共振（MRI）检查

MRI 也就是磁共振成像，医疗用 MRI 原理是人体中氢原子核质子在磁场中的共振运动而形成射电信号，把这许多信号检出，并使之能进行空间分辨，得到运动中原子核分布图像，从而成像。在 MRI 检查中皮质骨缺乏信号，显像能力不如 X 线检查和 CT 扫描，由于骨折处常有血液、组织液或骨髓渗出，所以骨折线可显示。MRI 对于侵蚀骨质的肿瘤、感染和代谢病等成像明显，还可显示病变侵入软组织的程度。

（杨方军）

第四节　骨折的全身影响

传统祖国医学认为人体是一个统一的有机整体，人体的气、血、津液、脏腑等各有不同的功能，通过经络、血脉联系全身的皮肤、肌肉、筋骨等，协调运行，构成复杂的生命活动。它们之间互相依存，保持相对平衡，在生理和病理上都有着密不可分的关系，局部与整体之间是相互作用、相互影响的。《正体类要》指出“肢体损于外，则气血伤于内，营卫有所不贯，脏腑由之不和”，人体的皮肉筋骨受损后，可引起体内营卫、气血、津液、脏腑、经络等功能变化，从而使人体整体功能出现异常。在治疗骨伤的过程中，既要重视局部皮损伤，又要对整体功能出现的异常辨证论治，局部与整体的统一观，是治疗骨伤的重要原则。

现代医学研究表明，人体内各系统功能活动之间是通过神经、体液（内分泌）调节，使各组织器官相互调节配合统一，从而保持机体的协调和与外界环境的统一。创伤不仅可以造成局部组织的损害和功能障碍，还可以引起机体一系列的内环境变化，这种变化是机体为维正常生理功能而对创伤做出的应激防御功能。反应过程与损伤程度和部位有密切关系。如果是轻微损伤，则没有全身性反应或反应很小；若有严重的损伤，则可能发生严重的全身性反应甚至不能逆转。全身性创伤反应包括神经应激反应、内分泌系统反应、代谢反应、血循环系统反应、脏器反应、免疫反应等，它们互为因果，有着紧密的联系，不可孤立看待。

一、神经应激反应

机体受到严重创伤后，刺激通过自主神经系统，神经内分泌系统迅速做出反射性生理反应，加强或抑制器官的功能，使内环境迅速稳定，从而修复损害组织，保护主要器官的生理功能，以维持生命。除此之外，疼痛、恐惧等强烈神经刺激可引起神经内分泌和代谢等变化，诱发冷汗、呕吐、眩晕、低血压甚至休克。

二、内分泌系统反应

创伤后内分泌变化与调节功能主要受神经系统控制，同时受体液成分变化的影响，在三者的共同作用下，内分泌腺功能在生理上达到动态平衡，使机体能够适应创伤所致的内环境变化，从而维持和调整内环境的稳定。例如，创伤后血液中促肾上腺皮质激素分泌增加，从而促进体内脂肪的利用，减少葡萄糖与蛋白质的分解，以适应创伤代谢的需要；创伤还可以促使抗利尿激素释放，减少尿量，增加体内水的储存。以维持血容量和细胞内环境，这也可能导致外伤后水潴留，因此伤后过量输液可能会引起循环系统负荷过重或导致水中毒；创伤后血液中肾上腺素和去甲肾上腺素分泌量的增加，使血液较多分布于心、脑等重要器官，同时增强心肌收缩，升高血压和提高心率，维持生命体征；创伤和低血容量休克时，胰岛素分泌受到抑制，胰岛素分泌量减少，从而维持血液中血糖含量，以维持器官能量需求等。

三、代谢反应

创伤时由于出血、排尿、出汗及胃肠道运动和吸收功能减退，体内水分流失严重。创伤后抗利尿激素分泌增加，抑制水的排出，维持血容量和细胞环境。创伤后，体内钠、钙、磷大量随尿排出，导致骨骼出现脱钙；细胞破坏释出钾离子，可能导致血钾升高；创伤后短期内可有血清锌降低，血锌对肉芽组织生长及创口愈合起到关键作用，所以创伤后建议适当补锌，以促进组织修复。创伤后维生素 C、维生素 B_1 和烟酸自尿内排出量减少，说明这类维生素在创伤修复方面起到重要作用。

创伤后在神经和内分泌系统作用下，能量代谢显著增加。机体骨折及其他损伤时，血液中肌酸、肌酸醇升高，尿内尿素增加；说明伤后蛋白质分解代谢增加；创伤和出血时，为主要器官和创面提供营养和能源，多伴有血糖的快速升高，升高程度和创伤程度多成正比，从而形成所谓创伤性糖尿病；创伤后血浆内的游离脂肪酸浓度立即升高，这也是严重创伤后形成脂肪栓塞的原因之一。

四、血循环系统反应

创伤后常伴有失血、体液流失，同时因摄入不足，导致血容量不足甚至发生休克。神经、内分泌系统和体液之间互相调节，以保持主要器官的血供和细胞内环境。体液流失时通过血管收缩、心搏加速维持血压，组织间隙中的细胞外液进入血循环，保持一定的血容量。同时，血钾从尿和汗中排出，引起肌肉无力、肠蠕动缓慢、食欲减退，导致内脏区域的血管收缩增加。

五、脏器反应

创伤后唾液和胃液分泌减少，胃肠道蠕动迟缓，功能减退，吸收时间延长。严重创伤者可能出现胃、十二指肠应激性溃疡，胃肠道出血，创伤后可出现不同程度的肝脏功能减退，当伴有休克和缺氧时，变化更为明显；创伤后，尤其是腹部创伤，可能诱发无胆结石性胆囊炎，甚至可能发展成为坏死性胆囊炎。

创伤后早期血小板大量减少，可减少 30%～50%，常发生凝血障碍，血液中凝血酶原和易变因子减少，血液凝固性降低。4～5 天后血小板可增加，可超过受伤前水平 50%以上。

六、免疫反应

严重创伤、大手术、烧伤等创伤均可出现免疫功能抑制现象，并可导致患者对感染的敏感性。

（杨方军）

第五节　骨折并发症

受暴力打击后，除发生骨折外，还可能有各种全身或局部的并发症。有些并发症可于短时间内影响生命，必须紧急处理；另一些需要与骨折同时治疗；有的则需待骨折愈合后处理。因此，必须做周密的全身检查，确定有无并发症，然后决定处理方法。

一、外伤性休克

外伤性休克多见于严重创伤，如大量失血或重要器官损伤，病情急剧，发展迅速，若处理不及时，可危及生命。

二、感染

开放性骨折如不及时清创或清创不彻底，可能发生创口感染，甚至诱发败血症。

三、内脏损伤

（1）肺损伤：肋骨骨折可损伤肺实质或肋间血管，从而引起气胸、血胸、血气胸等。

（2）肝、脾破裂：上腹部创伤时可能发生肝、脾破裂，形成严重内出血和休克，甚至危及生命。

（3）膀胱、尿道、直肠损伤：耻骨和坐骨同时骨折时，容易引起尿道损伤；若膀胱处于充盈状态，则可能被移位的骨折断端刺破，造成膀胱损伤；骶尾部骨折可能并发直肠损伤。

四、重要动脉损伤

严重的开放性骨折和移位较大的闭合性骨折可能伤及重要的动脉，如肱骨髁上骨折可伤及肱动脉（图 2-3），股骨髁上骨折可伤及腘动脉。

五、缺血性肌挛缩

《诸病源候论·金疮病诸候》说："此由伤绝经筋，荣卫不得循行也，其疮虽愈，筋急不得屈伸也。"重要动脉损伤，包扎过紧且超过一定时间，肢体肿胀过重，肌肉、筋膜内压力过大，可影响肢体远端血运，从而导致肢体远端肌群因缺血而坏死。四肢神经麻痹、肌肉坏死后，经过机体吸收和机化，形成瘢痕组织，并逐渐挛缩形成畸形，如爪形手、爪形足（图 2-4）。

六、脊髓损伤

脊髓损伤多发生于颈段、胸和上位腰椎脊柱骨折或脱位时（图 2-5），往往形成脊髓震荡或损伤平面以下肢体截瘫。

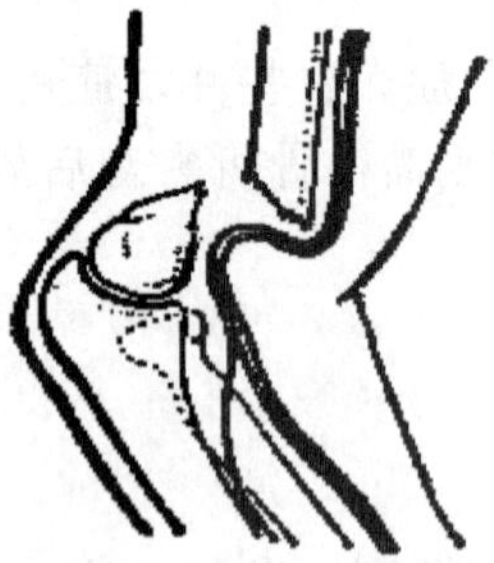

图 2-3 损伤肱动脉的肱骨髁上骨折

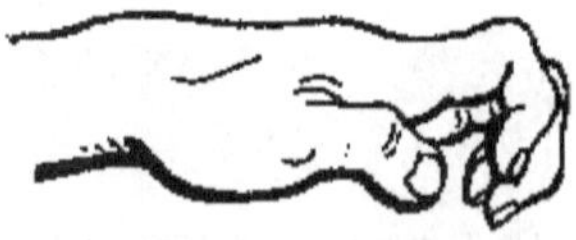

图 2-4 缺血性肌挛缩典型畸形

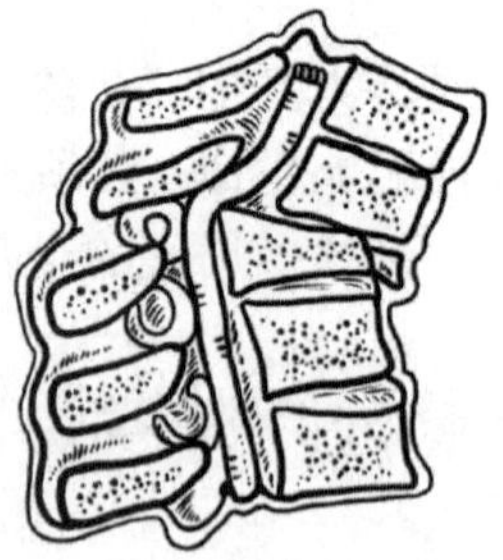

图 2-5 脊柱骨折或脱位时损伤脊髓

七、周围神经损伤

骨折时神经受牵拉、肌肉或骨折断端压迫、挫伤、外固定物压迫、骨痂包囊或肢体畸形牵拉均可所致周围神经损伤。如肱骨髁上骨折可导致桡神经（图 2-6）、正中神经损伤（图 2-7）；尺骨鹰嘴骨折可导致尺神经损伤（图 2-8）；腓骨小头近端骨折可导致腓总神经损伤（图 2-9）

等。神经损伤后，可出现所支配的肢体发生感觉和运动障碍，日久可出现神经营养障碍，如支配区神经失养性溃疡。

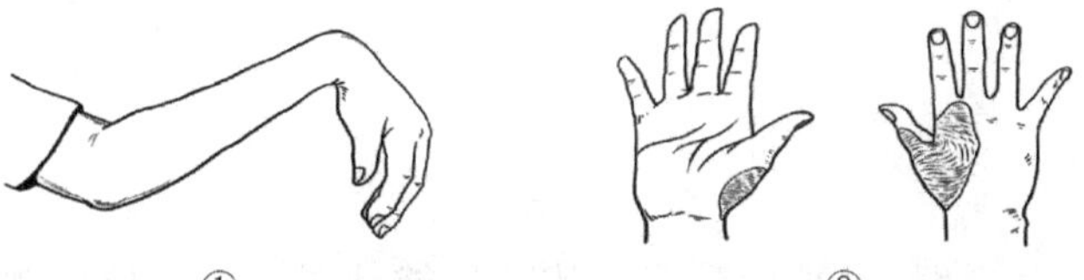

①　②

图 2-6　桡神经损伤

①下垂，拇指不能外展和背伸；②感觉障碍区

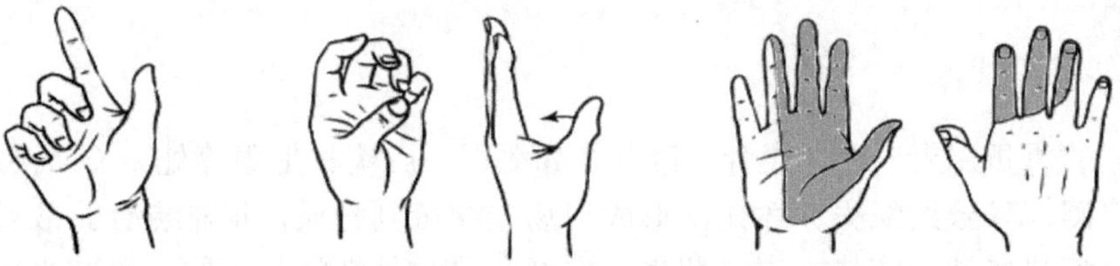

①　②　③

图 2-7　正中神经损伤

①拇指、食指不能屈曲，中指屈曲不全；②拇指不能对掌，不能向掌侧运动；③感觉障碍区

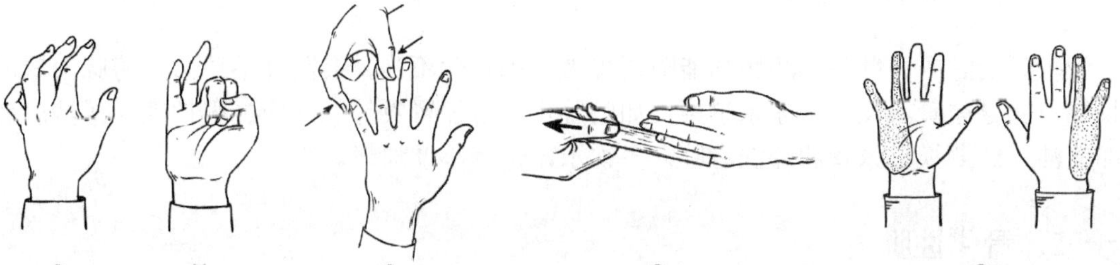

①　②　③　④　⑤

图 2-8　尺神经损伤

①爪形手；②第四、五指屈曲不全；③第四、五指不能外展和内收；④第四、五指不能夹紧纸片；⑤感觉障碍区

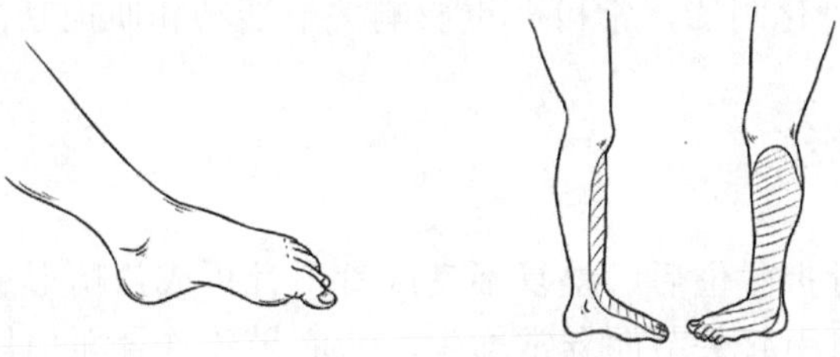

①　②

图 2-9　腓总神经损伤

①足下垂；②感觉障碍区

八、脂肪栓塞

脂肪微粒进入血液循环后堵塞重要血管，如肺循环障碍、脑血管栓塞等，引起重要脏器

或组织的缺血，危及生命，是非常严重的骨折并发症。脂肪栓塞的发病机制并不明确，一般认为和创伤后血液中游离脂肪酸增高，以及髓腔内血肿张力过大，可能使骨髓脂肪侵入血流有关。

九、坠积性肺炎

部分骨折患者在治疗期间须长期卧床，致肺功能减弱，肺内分泌物无法排出，引起呼吸系统感染，体弱的老人常因此而导致呼吸衰竭，危及生命。故需长期卧床患者，应加强护理，多翻身叩背，多作深呼吸促进肺内分泌物排出，以预防感染。

十、压疮

长期卧床的骨折患者，因体表骨性隆起（如骶尾、后枕和足跟等处）长期接触床面受压，致局部循环障碍，导致组织失养坏死，形成溃疡，深可到骨质，很难愈合。故长期卧床患者应加强护理，如垫气动褥疮垫，定时翻身、按摩和热敷骨性隆起部位，以减少压迫预防压疮发生。

十一、尿路感染及结石

骨折长期卧床、截瘫、膀胱功能障碍患者，因护理不当、会阴部不清洁、膀胱内尿潴留或长期留置导尿管，发生泌尿系感染，如膀胱炎、肾盂肾炎等。故应加强护理，保持患者会阴部清洁，定期换导尿管和冲洗膀胱，多饮水，保持小便通畅。

十二、骨化性肌炎

因损伤严重、反复粗暴的整复或不适当固定，使骨折局部反复出血，血肿扩散渗入被破坏的肌纤维之间，血肿机化后，通过附近骨膜化骨的诱导，逐渐变为软骨，然后再钙化、骨化。在 X 线上可能见到骨化阴影，常可严重影响关节活动和肌肉功能。

十三、创伤性关节炎

关节内或关节附近骨折脱位后，整复不良或骨干骨折成角畸形愈合，以致关节面不平整或关节生物力学改变，可引起关节面异常增生，从而导致软骨面损伤。

十四、关节僵硬

严重的关节内骨折因血肿机化粘连可引起关节僵硬；长期外固定也可引起关节周围软组织粘连和肌腱挛缩，从而致关节功能障碍。

十五、缺血性骨坏死

骨折断端的血供障碍继发骨的缺血性骨坏死，多见于股骨颈骨折继发股骨头坏死、腕舟骨骨折继发舟骨坏死。

十六、迟发性畸形

少年儿童骨骺损伤后，可影响该骨的生长和发育，若干年后逐渐出现肢体畸形。

十七、骨折畸形愈合

骨折固定不确切或复位不合理情况下可导致骨折畸形愈合。

在治疗骨折时，对这些并发症应以预防为主，如果已经出现，则应及时诊断和妥善治疗，这样才可以避免或治愈大多数并发症。

（杨方军）

第六节　骨折的愈合

一、骨折愈合过程

骨折愈合过程为“去瘀、新生、骨合”，可分为血肿机化期、骨痂形成期和骨痂塑形期。

（1）血肿机化期：骨折断端及周围软组织出血，在骨折断端周围部形成血肿，血肿在外伤后6～8小时凝结成血块，局部损伤所致的坏死组织引起自体免疫的无菌性炎性反应。骨折断端约有数毫米，因血液循环中断，逐渐发生坏死。随着血肿中纤维蛋白的渗出、毛细血管的增生、成纤维细胞和吞噬细胞的侵入，血肿逐渐机化，形成肉芽组织，并进而演变成纤维结缔组织，使骨折断端初步连接在一起，这称作纤维连接，这个过程在骨折后2～3周内完成。

（2）骨痂形成期：同时，骨折断端附近骨外膜的成骨细胞在伤后不久开始活跃增生，1周后就开始形成与骨干平行的骨样组织，并逐渐向骨折处延伸增厚，稍后骨内膜亦发生同样改变。骨内膜和骨外膜的成骨细胞增生，在骨折端内、外形成的骨组织逐渐骨化，形成新骨，称为膜内化骨。随着新骨的不断增多，紧贴骨皮质内、外面逐渐向骨折端生长，彼此会合形成梭形，称为内骨痂和外骨痂。骨折断端及髓腔内的纤维组织亦逐渐转化为软骨组织，并随软骨细胞的增生、钙化而骨化，称为软骨内化骨，并在骨折处形成环状骨痂和髓腔内骨痂，两部分骨痂会合后，这些骨痂不断钙化，逐渐加强，当其达到足以抵抗肌收缩及成角、剪切力和旋转力时，骨折达到临床愈合，这个过程一般需4～8周。此时X线片上可见骨折处四周有梭形骨痂阴影，但骨折线仍隐约可见。

骨折愈合过程中，膜内化骨与软骨内化骨在其相邻处互相交叉，但前者远比后者为快，故应防止在骨折处形成较大的血肿，以减少软骨内化骨的范围，加速骨折愈合，且骨性骨痂主要是经膜内化骨形成，并以骨外膜为主。因此，骨外膜在骨痂形成中具有重要作用，任何对骨外膜的损伤均对骨折愈合不利。

（3）骨痂塑形期：骨痂中新生骨小梁逐渐增加，且排列逐渐规则和致密，骨折断端经死骨清除和新骨形成的爬行替代形成骨性连接，这一过程一般需8～12周。随着肢体活动和负重，应力轴线上的骨痂不断得到加强，应力轴线以外的骨痂，逐渐被清除，并且骨髓腔重新沟通，恢复骨的正常结构，最终骨折的痕迹从组织学和放射学上完全消失。

二、骨折的临床愈合标准和骨性愈合标准

掌握骨折的临床愈合和骨性愈合的标准，有利于确定外固定的时间、练功计划和辨证用药。

（一）骨折的临床愈合标准

（1）局部无压痛，无纵向叩击痛。

（2）局部无异常活动。

（3）X线片显示骨折线模糊，有连续性骨痂通过骨折线。

（4）功能测定：在解除外固定情况下，上肢能平举1kg达1分钟，下肢能连续徒手步行3分钟，并不少于30步。

（5）连续观察2周骨折处不变形，则观察的第一天即为临床愈合日期。（2）（4）两项的测定必须慎重，以不发生变形或再骨折为原则。

（二）骨折的骨性愈合标准

（1）具备临床愈合标准的条件。

（2）X线片显示骨小梁通过骨折线。

三、影响骨折愈合的因素

（一）全身因素

（1）年龄：骨折愈合速度与年龄关系密切，小儿的组织再生和塑形能力强，骨折愈合速度较快，如股骨干骨折的临床愈合时间，小儿需要1个月，成人往往需要3个月左右，老年人则更慢。

（2）健康情况：相同部位的骨折，身体强壮、气血旺盛的人，骨折愈合相对较快；反之，气血虚弱，患有慢性消耗性疾病，如糖尿病、骨软化症、骨结核、创口感染、恶性肿瘤或骨折后有严重并发症者，则骨折愈合迟缓。

（二）局部因素

（1）断面的接触：骨折断面接触大则愈合较易，骨折断面接触小则愈合较难，故整复固定后对位对线良好的愈合较快，对位对线不良的愈合缓慢。螺旋形、斜行骨折若固定确切，往往也较横断骨折愈合快。若骨折断端有软组织嵌入骨折线或因过度牵引而致断端分离，则愈合更为困难。

（2）断端的血供：组织的再生，需要足够的血液供给，血供良好的松质骨部骨折愈合较

快，而血供不良的部位骨折则愈合速度缓慢，甚至发生延迟愈合、不愈合或缺血性骨坏死。例如，胫骨干下 1/3 部的血供主要依靠由上 1/3 部进入髓腔的营养血管，故下 1/3 部骨折后，远端血供较差，愈合迟缓；股骨头的血供主要来自关节囊和圆韧带的血管，故头下部骨折后，血供较差，就有缺血性骨坏死的可能；腕舟骨的营养血管由掌侧结节处和背侧中央部进入，腕部骨折后，近段的血供就较差，愈合迟缓（图 2-10）。

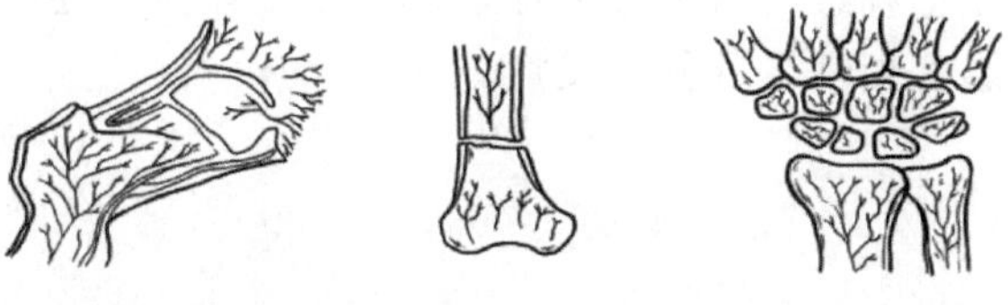

① ② ③

图 2-10 因血液供应差而影响愈合的常见部位

①骨颈囊内骨折；②胫骨下 1/3 骨折；③舟状骨骨折

（3）损伤的程度：骨折断端有大块骨缺损、断端附近软组织损伤严重、断端周围形成巨大血肿、骨折处骨膜损伤严重等，骨折的愈合比较困难。

（4）感染的影响：骨折处感染引起局部长期脓液、组织破坏、代谢产物堆积，不利于骨折的修复，容易造成骨折迟缓愈合和不愈合。

（5）固定和运动：固定可以维持骨折端整复后的位置，防止骨折移位、骨折断端软组织再次损伤和血肿扩大，保证骨折修复的顺利进行。但固定过度可导致局部血运不佳，骨代谢减退，不利于骨折愈合。如果固定不够牢固，则可导致骨折移位，无法完成修复。如果能在保证骨折不发生移位的前提下，进行邻近关节功能锻炼，使患肢血循环通畅，可加快骨折愈合。

成人常见骨折临床愈合时间须根据临床愈合的标准而决定，表 2-1 仅供夹板固定时参考。

表 2-1 成人常见骨折临床愈合时间参考表

骨折名称	时间（周）
锁骨骨折	4～6
肱骨外科颈骨折	4～6
肱骨干骨折	4～8
肱骨髁上骨折	3～6
尺桡骨干双骨折	6～8
桡骨远端骨折	3～6
掌、指骨骨折	3～4
股骨颈骨折	12～24
股骨转子间骨折	7～10
股骨干骨折	8～12
髌骨骨折	4～6
胫腓骨干骨折	7～10
踝部骨折	4～6
跖部骨折	4～6

（杨方军）

第七节　骨折的急救

正确的骨折急救可以有效地挽救伤者生命、保护患肢，避免进一步损伤，从而使伤者安全顺利地运送至医院，进行进一步治疗。创伤急救应该止血、包扎、固定后，行正确搬运和及时转送。同时应保持注意观察伤员生命体征，优先救治休克昏迷等危重患者，采取正确措施应对和防治休克与多器官衰竭等各种并发症。

现场急救技术

急救医学把保持呼吸道通畅、止血、包扎、固定、搬运与转送合并称为外伤现场急救的五大技术。

（一）保持呼吸道通畅

使伤员仰卧，头后仰，清除口、鼻、咽喉中的血块、分泌物、呕吐物或其他异物，解开伤员衣领和腰带，保持呼吸道通畅。有窒息危险的伤员，可急用大针头穿刺环甲膜通气，气管内插管或气管切开插管。对呼吸骤停者，可行人工呼吸及心肺复苏术。对下颌骨骨折、昏迷伤员等，因舌后坠而阻塞呼吸道时，应将舌牵出并固定，防止后坠，同时将伤员置于侧卧位。

（二）止血

失血性休克是导致创伤死亡的重要原因之一，所以创伤出血时，应进行准确有效地止血，然后再作其他急救处理。常用的止血方法如下。

1. 加压包扎止血法

先用大量无菌纱布覆盖或填塞伤口，再绷带进行加压包扎。松紧以能够止血为度，使肢体远端保持有血液循环。加压包扎后，应抬高患肢，并迅速送至医院作进一步处理，适用于躯干、四肢血管损伤的止血。

2. 指压止血法

当肢体主要动脉破裂、出血迅猛时，可用手指紧急压迫出血动脉的近心端，并把血管压向深部骨骼。同时应及时更换其他有效的止血方法。指压止血法仅适用于四肢及头面部的动脉出血急救，止血效果较差，也不便于伤员的搬运和转送。

3. 止血带止血法

四肢血管出血应用加压包扎法无效时，常采用止血带止血法。止血带应用不当可导致肢体疼痛，引起肢体缺血性坏死而致残，或导致神经麻痹坏死甚至危及生命。

（1）操作方法：上肢取上臂上 1/3 处，下肢取大腿中、上 1/3 处，前臂和小腿禁用止血带。应用敷料包扎创口，并在扎止血带部位用 1～2 层软敷料垫好，将患肢抬高，尽量使静脉血回流，用止血带环绕肢体扎紧并固定，以不出血为度。

（2）注意事项：严重挤压伤和远端肢体严重缺血者，要忌用或慎用止血带，使用止血带，以出血停止、远端无血管搏动为度。要明确标明止血带包扎时间。应用止血带止血时间应越短越好，不应超过 2 小时，如需延长止血时间，应将止血带每隔 1～1.5 小时放松一次，待远端肢体组织有新鲜血液渗出后，重新包扎。

4. 钳夹止血法

应用止血钳夹在创口内夹住破损的大血管断端，并连同止血钳一起包扎在伤口内，并迅速送至医院做进一步处理。在不能辨明受损组织时不可盲目钳夹，以免损伤神经。

5. 血管结扎法

当无血管修复条件且需长途运送的伤者，可不上止血带，初步清创后结扎血管断端，并缝合皮肤，迅速转送。

（三）包扎

合理的包扎可以达到压迫止血、保护损伤组织、减少创口污染、减轻患者疼痛、方便搬运和转送的效果。包扎时应准确严密地包住伤口，松紧适宜，密切关注肢体远端血运。包扎伤口时，伤口内表浅异物可去除，但对血凝块和大血管附近的骨折不要轻易移动，以免再次出血。

对颅脑外伤，应将创口周围毛发清除，以生理盐水冲洗创口，清除污染物，以无菌纱布覆盖伤口并包扎。开放性气胸，应及时进行密封包扎，防止气胸进一步加重，改善呼吸。腹部开放性损伤，腹腔脏器膨出时，不可将污染的脏器回纳腹腔，应用无菌敷料做成环状保护圈，并以无菌敷料覆盖包裹膨出的脏器，再行包扎。避免脏器进一步脱出、干燥或受压等。开放性骨折外露的骨折端等组织亦不应还纳，以免将污染物带入体内，应用消毒敷料进行严密的保护性包扎。

（四）固定

现场救护时，对于严重软组织损伤、肢体挤压伤，怀疑有骨折、脱位的伤者进行可靠的临时固定，目的是缓解患者疼痛，限制骨折断端或脱位肢体再移位等，避免产生二次损伤和其他并发症。

临时固定应包括损伤处上下的两个关节、脱位的关节和严重损伤的肢体。对于开放性外伤，应止血、包扎后固定。常用的急救固定器材有夹板、绷带、三角巾、棉垫等，若无夹板，也可采用树枝、木板等代替。在临时固定时，肢体与固定物之间应加软垫，以防压伤皮肤。固定应松紧适度，固定四肢时要露出远端肢体，密切观察血液循环情况。

（五）搬运与转送

经止血、包扎、固定等处理后，应根据患者伤情选择搬运的方式，如对疑似脊柱骨折的伤者，应由采用平卧式搬运法，搬运时两人或数人在伤员同一侧，分别托住伤员的头颈、背、腰、臀和下肢，协调一致地将伤员托起，并平放于担架上。禁止背送或一人抬肩一人抬腿式地移动伤员，以免加重脊髓损伤；运送时昏迷伤员应采用半卧位或休克位；骨折患者未做临时固定时，禁止搬运。运送途中密切观察伤者生命体征，需要时应给予补液、生命支持及抗感染药物，预防休克和感染的发生，应尽快转送到医院进行治疗。

（杨方军）

第八节 骨折的治疗

运动系统创伤的治疗目的是恢复其生理功能。所以恢复肢体运动功能是骨伤科治疗的目标，由于严重、复杂的创伤可能难以让肢体恢复正常解剖结构，所以在治疗时应首先恢复患肢的主要功能。对于形成肢体功能障碍或伤残者，应采取适当的康复手段、人工智能机械、支具等固定器械、人工关节等达到部分甚至完全恢复其肢体功能。在长期的医疗实践中，传统祖国医学吸收和综合现代医学的进展，对于骨伤科疾病的治疗遵循以医患合作、整体观念（生理、心理及社会环境的协调）、内外兼治（局部与整体兼顾）、筋骨并重（骨与软组织并重）、动静结合（固定与功能锻炼的统一）为原则，形成了包括手法整复、手术治疗、功能锻炼、内外用药等一整套治疗方法体系。

一、复位

复位是将移位的骨折断端恢复正常或近乎正常的解剖结构，重建骨骼的支撑和杠杆作用。复位是治疗骨折的首要步骤。

（一）骨折复位标准

临床骨折复位标准包括解剖复位和功能复位。

（1）解剖复位：对位（两骨折断端的接触面）和对线（两骨折段在纵轴上的力线关系）良好，骨折的畸形和移位完全纠正，恢复骨的正常解剖结构。

（2）功能复位：骨折复位后对位和对线尚可，但未完全纠正骨折移位和畸形，但骨折愈合后，肢体功能无明显异常，称为功能复位。

功能复位的标准：①对线，由于骨痂改造塑形需要一定的矫正和适应，骨折部的旋转移位必须完全矫正，成角移位与关节的活动方向一致，成人不宜超过 10°，儿童不宜超过 15°。②对位，长骨干骨折，对位至少应达 1/3 以上，干骺端骨折对位至少应达 3/4。③长度，儿童下肢骨折短缩应不超过 2cm；成人下肢骨折短缩应不超过 1cm。

（二）骨折复位的时机

尽早地整复固定，可以减轻局部损伤，减少并发症的发生。但是由于伤者身体综合情况及局部肢体损伤情况，可能需要优先治疗并发症或局部损伤，因此复位的时机应根据以下因素决定。

（1）复位成功的可能性：不完全骨折、嵌插骨折、横断骨折等骨折端移位较小，局部肿胀较轻，复位成功概率大。

（2）引起并发症的风险大小：前臂及小腿在肿胀严重时进行手法复位，可能加重断端出血，加重局部肿胀，引起并发症的风险大，如骨-筋膜室综合征等。

（3）对重要组织、器官威胁能否解除：骨折断端对附近神经、血管或脏器构成严重威胁时，须尽快解除威胁，如果手法复位成功概率较小，应考虑手术复位。对于部分不能早期复位的伤者，在伤处临时固定后，针对局部损伤情况及并发症积极治疗，争取尽快满足手法复位及固定条件，以利于延期复位。

（三）复位的方法

复位方法分为闭合复位和切开复位两类。闭合复位分为手法复位和持续牵引。持续牵引既有复位作用，又有固定作用。

1. 手法复位

应用整复手法进行骨折复位的方法称为手法复位。《医宗金鉴·正骨心法要旨》指出“夫手法者，谓以两手安置所伤之筋骨，使仍复于旧也。但伤有重轻，而手法各有所宜。其痊可之迟速，及遗留残疾与否，皆关乎手法之所施得宜，或失其宜，或未尽其法也。盖一身之骨体，既非一致，而十二经筋之罗列序属，又各不同。故必素知其体相，识其部位，一旦临证，机触于外，巧生于内，手随心转，法从手出。或拽之离而复合，或推之就而复位，或正其斜，或完其阙，则骨之截断、碎断、斜断，筋之弛、纵、卷、挛、翻、转、离、合，虽在肉里，以手扪之，自悉其情。法之所施，使患者不知其苦，方称为手法也”。大多数骨折可以通过手法复位获得满意的效果。手法复位的要求是在不增加损伤的前提下及时、准确、轻巧地完成复位，并且争取一次手法整复成功。

（1）复位前准备

1）镇痛或麻醉：骨折复位应采用镇痛或麻醉，便于手法复位操作，镇痛或麻醉方法在传统祖国医学中应用历史悠久且广泛。《三国志·魏书方技传》中记载，汉代医家华佗运用麻沸散内服麻醉后施行手术；唐代医家蔺道人在《仙授理伤续断秘方》中指出正骨都要先服麻醉药。元代医家危亦林所著《世医得效方》中记载“草乌散治损伤骨节不归窠者，用此麻之，然后用手整顿”“颠扑损伤，骨肉疼痛，整顿不得，先用麻药服，待其不识痛处，方可下手”，说明了麻醉在传统祖国医学及骨折及脱位的手法整复中应用，在此方面有着丰富的临床经验。随着现代医学的发展，临床中可以选择的镇痛或麻醉方式更为广泛，如口服或肌内注射镇痛药物、局部麻醉、神经阻滞麻醉、硬膜外麻醉等，还可配合应用肌肉松弛剂。根据受伤情况，选择合理有效的镇痛或麻醉方法。受伤时间短、骨折不复杂、无严重并发症，可选用局部浸润麻醉、口服或肌内注射镇痛药；受伤时间较长、骨折复杂、复位困难者，上肢常采用臂丛神经阻滞麻醉，下肢采用腰麻或坐骨神经阻滞麻醉，尽量不用全身麻醉。对简单骨折，完全有把握在极短时间内获得满意复位者，也可以不用麻醉。对儿童必要时可采用氯胺酮麻醉或全身麻醉。

2）摸诊：《医宗金鉴·正骨心法要旨》指出“摸者，用手细细摸其所伤之处，或骨断、骨碎、骨歪、骨整、骨软、骨硬、筋强、筋软、筋歪、筋正、筋断、筋走、筋粗、筋翻、筋寒、筋热，以及表里虚实，并所患之新旧也。先摸其或为跌扑，或为错闪，或为打撞，然后依法治之”。在麻醉显效后，用手细摸其所伤之处，认真地检查患肢局部的伤情，触摸宜先轻后重，由浅及深，从远到近，根据触摸所得，结合肢体畸形和X线透视影像，决定施术方案，“知其体相，识其部位，一旦临证，机触于外，巧生于内，手随心转，法从手出”。

3）X线检查：整复前及整复后，即进行X线检查，以了解患肢损伤情况及整复、固定效果。

（2）基本手法：骨折手法复位一般选用“以子求母”的方式，即以远端向近端靠近的复位原则。复位时移动骨折远端（子骨）来切合近端（母骨），反过来难以达到复位的目的。常用的复位手法有拔伸、旋转、折顶、回旋、端提、端挤、分骨、屈伸、纵压。

1）拔伸：主要是矫正骨折重叠移位，纠正肢体短缩，术者和助手分别握住患肢的远段和近段，对抗用力牵引，沿肢体纵轴恢复肢体的长度。肌肉丰厚部位，可以利用器械，如复位床等辅助，以手法拔伸与器械配合进行。拔伸时用力应由轻到重，稳定而持久，常需持续数分钟，以达到促使变位的骨折断端分开的目的。拔伸手法是骨折复位的第一步，为下一步手法创造条件，且在其他手法实施时仍需维持一定的拔伸牵引，直至骨折固定妥善后方可停止（图2-11）。

2）旋转：用于矫正有旋转移位的骨折，尤其是靠近关节的骨折。操作时术者手握住骨折远端在拔伸下，以远端对近端，围绕肢体纵轴内旋或外旋，恢复肢体的正常生理轴线（图2-12）。

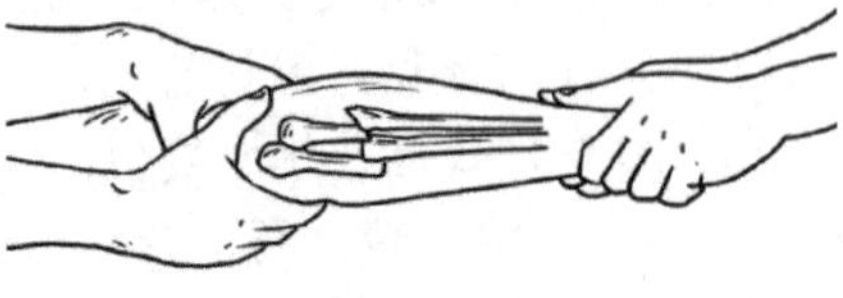
图2-11 拔伸手法

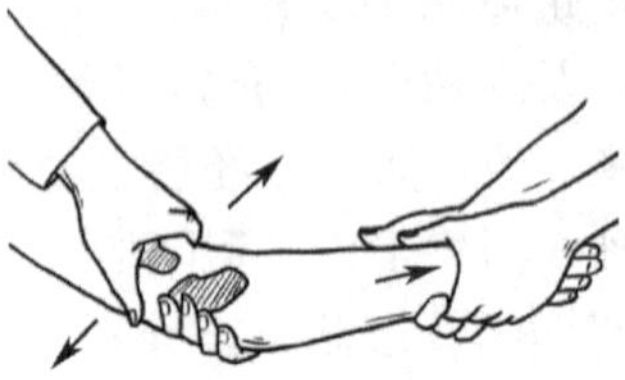
图2-12 旋转手法

3）折顶：用于矫正横断、锯齿形骨折或拔伸手法无法矫正的重叠移位。术者两手拇指向下抵压突出的骨折端，其他四指重叠环抱于下陷的另一骨端，加大成角拔伸，至两断端同侧骨皮质相遇时，骤然将成角矫直，使断端对正。反折时环抱于骨折另一端的四指将下陷的骨折端猛力向上提起，而拇指仍然用力将突出的骨折端继续下压，这样较容易矫正重叠移位畸形，用力大小根据原来重叠移位的多少而定。折顶手法要慎用，操作时要仔细，以免骨峰损伤重要的软组织（图2-13、图2-14）。

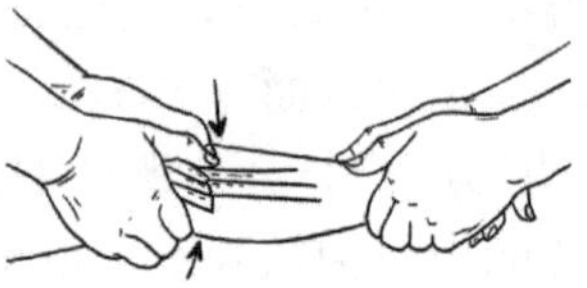
图2-13 折顶加大成角

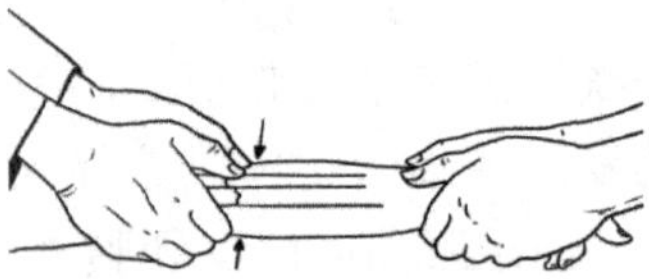
图2-14 折顶反折对位

4）回旋：有背向移位，即两骨折面因旋转移位而反叠或螺旋形骨折，拨伸法难以复位，应根据受伤机制和参照影像学检查结果判断发生背向移位的旋转途径，然后施行回旋手法。术者可一手固定近端，另一手握住远端，按移位途径的相反方向回旋复位。如操作中感到有软组织阻挡，即可能对移位途径判断错误，应改变回旋方向，使骨折端从背对背变成面对面。施行回旋手法不可用力过猛，以免伤及血管、神经。两骨折断端间有软组织嵌入时，亦可用回旋手法解除。施行此手法时，应适当减少牵引力，使肌肉稍松弛，否则不易成功（图2-15）。

5）端提：重叠、成角及旋转移位矫正后，还要矫正侧方移位。上、下侧（即前、后侧或背、掌侧）方移位可用端提手法。操作时在持续手力牵引下，术者两手拇指压住突出的远端，其余四指捏住近侧骨折端，向上用力使“陷者复起，突者复平”（图2-16）。

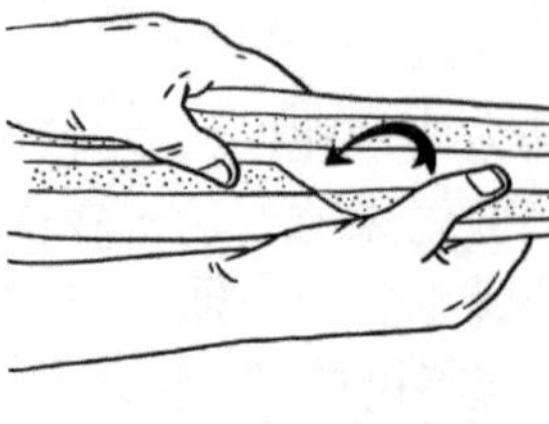
图2-15 回旋手法

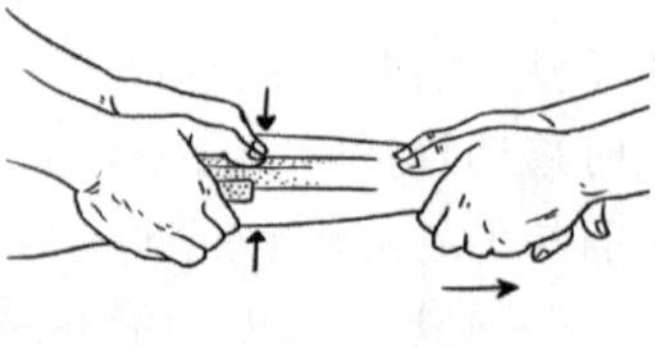
图2-16 端提手法

6）端挤：用于纠正横向移位，在保持持续牵引的前提下，术者借助掌、指按压骨折断端的远端和近端，横向用力夹挤以矫正横向移位（图2-17）。

7）分骨：尺、桡骨及掌骨、趾骨骨折时，骨折端因成角移位及侧方移位而互相靠拢时，术者可用手指分别挤捏骨折背侧及掌侧骨间隙，矫正成角移位及侧方移位，将靠拢的骨折端分开（图 2-18）。

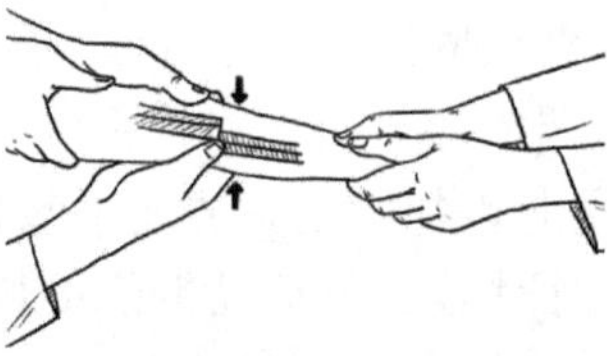

图 2-17　端挤手法

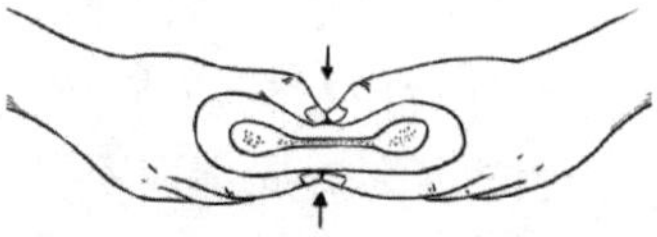

图 2-18　分骨手法

8）屈伸：多用于整复有移位及成角畸形的关节附近骨折或关节内骨折。术者一手固定关节的近端，另一手握住远端沿关节摆动肢体，以整复骨折脱位，如肱骨髁上骨折，伸直型需在拔伸牵引下屈曲肘关节，而屈曲型则需在拔伸牵引下伸直肘关节（图 2-19）。

9）纵压：在横断型、锯齿型骨折复位过程中，为了检查复位效果，可由术者两手固定骨折部，让助手在维持牵引下稍稍向左、右、上、下摆动骨折的远端，术者双手可感知到骨折的对位情况，然后沿纵轴方向挤压，若骨折处不发生短缩移位则说明骨折对位良好，也可使骨折断端紧密嵌插，使复位更加稳定。此手法操作时，要求力度轻柔，避免骨折端再移位（图 2-20）。

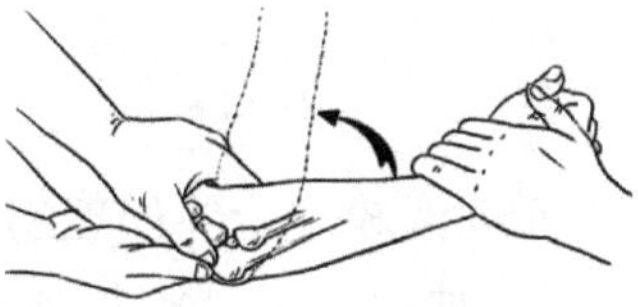

图 2-19　屈伸手法

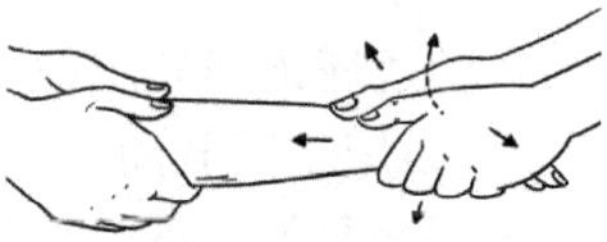

图 2-20　纵压手法

2. 切开复位

以手术的方式切开骨折部的软组织，暴露骨折段，在直视下将骨折复位。切开复位力求解剖复位。

二、固定

《医宗金鉴・正骨心法要旨》指出“跌仆损伤，虽用手法调治，恐未尽得其宜，以致有治如未治之苦，则未可云医理之周详也。因身体上下正侧之象，制器以正之，用辅手法之所不逮，以冀分者复合，欹者复正，高者就其平，陷者升其位，则危症可转于安，重伤可就于轻，再施以药饵之功，更示以调养之善，则正骨之道全矣”。固定是复位后骨折治疗的重要手段，起到主导和决定性作用。已复位的骨折必须持续地固定在良好的位置，防止再移位，直至骨折愈合为止。目前常用的固定方法分为外固定和内固定两类。

（一）外固定

外固定分为常见的夹板固定、石膏绷带固定、持续牵引、外固定器固定，以及龙江医家根据临床经验独创的石膏夹板配合固定、双夹板穿针外固定等（此部分将在各论中详细介绍）。

1. 夹板固定

夹板固定是用扎带或绷带把木板、竹板、硬纸或塑料制成的夹板固定在骨折已复位的肢体上，以利于骨折断端在相对静止的条件下愈合，同时配合以循序渐进的功能锻炼，促进骨折愈合和恢复肢体功能的一种治疗方法，又称夹缚疗法。夹板固定法开创于公元4世纪，《葛氏方》已载有竹简固定法，隋代巢元方《诸病源候论》强调治疗骨折要“善系缚”。唐代蔺道人治骨折，骨干骨折用杉树皮固定；关节处骨折用绢帛麻绳包扎固定，固定后要时时做关节屈伸运动。这种固定骨折局部而不固定上下邻近关节，并时时做关节活动锻炼的原则与方法，成为夹板固定法的独特技术。宋代《永类钤方》治疗前臂骨折用4块长短不一的夹板固定，与现代的固定方法相同，提出了扎带松紧应根据骨折类型而定，有紧有松。横断骨折宜两头紧中间松；斜行骨折宜中间紧两头松。髌骨骨折采用竹箍固定，为后世抱膝器的前身。明代王肯堂《证治准绳》论述束缚敷贴用药甚详，载有杉树皮、竹皮双重固定法。清代吴谦《医宗金鉴》记载用牛皮制披肩固定肩部骨折，用杉木板制的通木固定脊柱损伤，用小竹片、小杉条制的竹帘杉篱固定四肢骨折，用抱膝治疗髌骨骨折等。1949年以来，夹板固定法经过整理提高，当前的研究侧重于固定理论、应用范围、固定材料、固定方法的改进。

夹板固定大多不超上、下关节，只固定骨折局部，利于进行早期练功锻炼，肌肉收缩可以加强骨折断端纵向挤压，加快局部血液循环，有利于骨折愈合。此法应用于长骨干骨折，缩短平均治愈日数约1/3，并可防止关节强直、肌肉萎缩、失用性骨质疏松、骨折迟缓愈合、不愈合等并发症的发生。

（1）夹板固定的适应证和禁忌证

1）适应证：主要用于四肢闭合性骨折、开放性骨折而创面较小或经处理创口已愈合者。陈旧性骨折适合于闭合复位。下肢长骨骨折或某些不稳定的骨折，使用夹板固定的同时常加用牵引、支架等其他外固定方法。某些关节附近骨折或关节内骨折，如股骨颈骨折、肱骨内上髁骨折等，因夹板不易固定，可用其他方法。

2）禁忌证：①不能按时复查的患者；②开放性骨折患者；③皮肤广泛损伤者；④肢体严重肿胀者；⑤骨折手法复位效果不佳者；⑥有神经、血管损伤者；⑦过度肥胖患者。

（2）夹板固定所需器械主要是夹板、衬垫、固定垫和扎带。

1）夹板：要求具有可塑性、有一定强度和弹性三种性能。其材料有柳木、杉树皮、竹片、塑料板、三合板、马粪纸、工业硬纸等。但用于股骨部位则需再加其他夹板双重固定。夹板的规格、长度视骨折的部位不同，分为不超关节和超关节夹板两种。不超关节夹板长度以不超过骨折处上、下两个关节为准；超关节夹板用于关节附近或关节内骨折，超过该关节。夹板宽度可按肢体形状分为大致相等的四块或两宽两窄的四块，包扎时夹板间留有0.5～1cm的空隙。夹板两端和边缘要呈圆角钝边。木制、竹制或塑料板的一面衬以毛毡并用棉织套包裹夹板。树皮类夹板，两端应锤成向上翘起的刷状软边，使用时下衬棉花垫。三合板或硬纸类夹板应用时也要衬棉花垫。

2）衬垫：为了不使坚硬的固定器材直接压迫皮肤，可在接触皮肤的那一面贴上衬垫，并在外表封一层外套。衬垫应有一定的吸水性，可散热，质地柔软，对皮肤无刺激，常用棉花、海绵、棉毡为原料制造，其厚度为0.3～0.5cm，平整、厚薄均匀，要覆盖夹板的面及其边缘。外套以绷带或具有一定弹性的针织布料制造较好。

3）固定垫：安放在夹板内，利用它所产生的加压或杠杆作用，增加局部的固定力量，补充夹板塑形上的不足，以维持骨折断端在整复后的良好位置，常选用质地柔软、能吸潮、透气、维持一定形态、对皮肤无刺激性的材料制作，如毛头纸、棉花、毡垫等，按需要折叠或剪裁成不同形状和大小备用。常用压垫的种类有平垫、塔形垫、梯形垫、高低垫、抱骨垫、葫芦垫、大头垫、横垫、合骨垫、分骨垫、空心垫等（图 2-21）。压垫的面积要足够大，过小易在局部形成压迫性溃疡。

平垫：适用于肢体平坦的部位，方形或长方形，其宽度可稍宽于夹板，长度可根据固定部位而定，一般 4～8cm；其厚度可根据患肢局部软组织情况而定，一般 1.5～4cm。

塔形垫：适用于肢体凹陷关节附近。做成中间厚、两边薄像宝塔形的固定垫。

梯形垫：适用于肢体斜坡处，做成一边厚、一边薄像梯形踏步式的固定垫。

高低垫：适用于锁骨骨折，做成一边高、一边低的固定垫。

抱骨垫：适用于髌骨骨折，呈半月状，可用绒毡剪成。

葫芦垫：适用于桡骨头脱位，做成两头大、中间小，像葫芦状的固定垫。

大头垫：适用于肱骨外科颈骨折，将棉垫包扎于夹板的一头，做成蘑菇状的固定垫。

横垫：适用于桡骨远端骨折，一般长 6～7cm，宽 1.5～2cm，厚约 0.3cm。

合骨垫：适用于下尺桡关节分离。

分骨垫：适用于前臂尺、桡骨骨折。骨折复位后，用石膏棉卷成直径 1～1.5cm，长 6～10cm 梭形分骨垫，石膏棉中心放入一根铅丝（便于 X 线检查时了解分骨垫位置），置于尺、桡骨骨间隙背侧、掌侧。分骨垫不宜卷得过硬和过粗，避免出现压迫性溃疡（图 2-22）。

空心垫：适用于内踝骨折、外踝骨折。骨折复位后须在内、外踝处放置固定垫时，为了适应内、外踝的骨隆突外形防止局部产生压迫性溃疡，可在平垫中央剪一圆孔，即成空心垫。

4）扎带：用 1～2cm 宽的布带或绷带折叠成扎带 3～4 条，其长度以能在夹板外环绕两周并打结为度，依次缠扎中间、远端、近端。活结结扎在前侧或外侧板上。扎带的松紧度以包扎后能在夹板面上下移动 lcm 为宜。

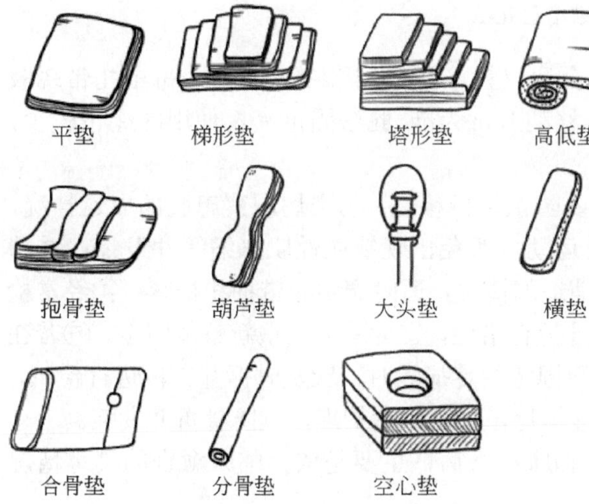

图 2-21 固定垫种类

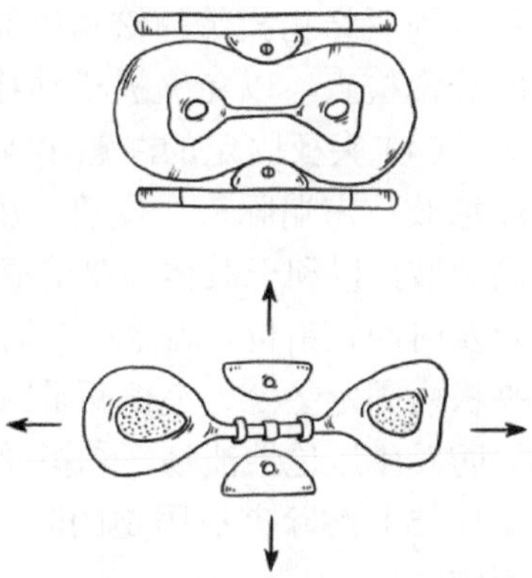

图 2-22 分骨垫示意图

（3）夹板固定的方法

1）手法复位后骨折局部涂敷油膏，以活血化瘀、清热解毒、消肿止痛、疏通经络，涂敷范围可大一些，表面应平整，从患肢远端开始向近端包扎绷带或石膏棉 1～2 层。

2）根据骨折的类型、移位的情况，选用大小合适的夹板和安置固定垫。常用的有两垫、

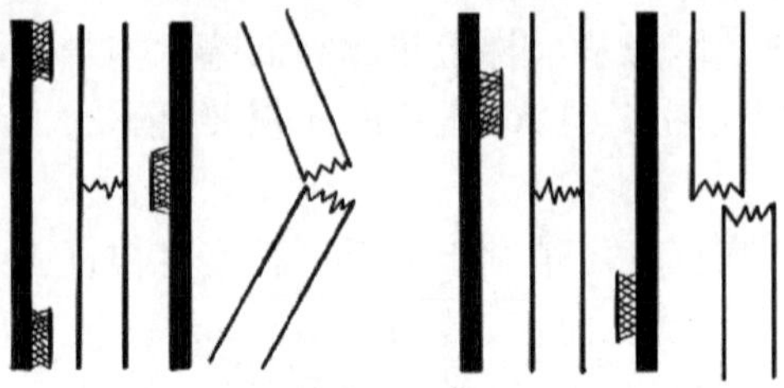
图 2-23 固定垫放置法

三垫固定法（图 2-23）。

两垫固定法：适用于有侧方移位的横断骨折。骨折复位后两垫分别置于两骨折端原有移位的一侧，以骨折线为界，两垫不能超过骨折线，以防骨折再发生侧方移位。

三垫固定法：适用于有成角移位的骨折。骨折复位后，一垫置于骨折成角移位的角尖处，另两垫置于尽量靠近骨干两端的对侧，三垫形成杠杆力，防止骨折再发生成角移位。

3）包扎固定：夹板固定时在腋窝、腘窝等血管、神经丰富部位，不可扎缚过紧，应适当加用棉垫包护，包扎既要起到有效的固定作用，也要防止出现皮肤压迫性坏死、缺血性肌挛缩等并发症。常用的包扎方法有续增包扎法和一次包扎法两种。

续增包扎法：放置固定垫，安放对骨折起主要固定作用的两块夹板，以绷带包扎两圈后，再放置其他夹板。在夹板外再用绷带包扎覆盖，以维持各块夹板的位置。然后从近侧到远侧缚扎带 3～4 根，每根扎带绕肢体两周后结扎扎带的松紧以能在夹板面上上下移动 1cm 为准（图 2-24）。此法之优良是夹板不易移动，较为牢靠。

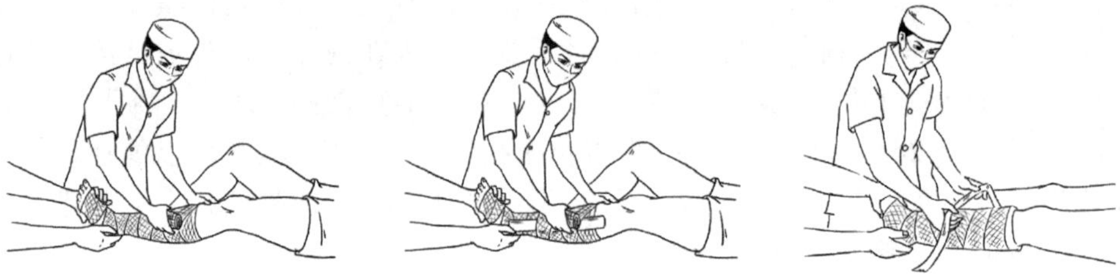
图 2-24 续增包扎法

一次包扎法：将选好的夹板一次性安置于合适位置，用 3～4 根扎带捆扎，每根扎带绕肢体两周后结扎扎带的松紧以能在夹板面上上下移动 1cm 为准。此法固定夹板使用的绷带较少，应经常检查，以免夹板松动移位。

（4）夹板固定的注意事项：①搬动患者时要防止骨折移位；②密切观察患肢的血运情况，注意肢体末端脉搏、皮色、皮温、皮肤感觉及运动，避免出现缺血性肌挛缩等并发症；③抬高患肢，以利于肢体肿胀消退，根据患肢肿胀消退的情况，适时调整布带捆扎松紧；④经常检查及时纠正错位，固定后一周内 X 线复查，如骨折有错位，宜拆除夹板重新整复固定；⑤若在夹板内固定垫处、夹板两端或骨骼隆突部位出现固定的疼痛点时，应及时拆开夹板进行检查，以防发生压迫性溃疡；⑥指导与协助患者做功能锻炼，加强生活护理，预防骨折并发症。

（5）解除夹板固定的时间应在骨折端达到临床愈合后，主要是依据临床愈合的具体情况而定。

2. 石膏绷带固定

生石膏（$CaSO_4 \cdot 2H_2O$）加热到 107～130℃，失去 3/4 的结晶水即为熟石膏，熟石膏接触水分后可较快地重新结晶而硬化，石膏干固定型后，如接触水分，可以软化，由于石膏有吸水后再硬固及再柔软的可塑性，在骨科领域中，常补用作维持骨折或手术修复后的固定，封闭伤口，做患部的牵引或伸展，治疗矫正关节畸形等。石膏固定的种类较多，按形状可分为石膏托、管型石膏、石膏围领等几种，按有无衬垫又可分为有垫石膏与无垫石膏两种，按固定部位可分上臂石膏、前臂石膏、上肢肩人字形石膏、小腿石膏、大腿石膏、下肢髋人字形石膏等。石膏绷带厚度：上肢一般是12～14层，下肢14～16层，也可根据患者体型及患处分析。石膏托固定宽度：包围肢体周径2/3为宜。

（1）石膏固定适应证：稳定性骨折复位后；脊柱压缩性骨折；关节脱位复位后；关节扭伤、韧带撕裂及撕脱；术后促进愈合及防止病理骨折，如神经吻合、肌腱移植，韧带缝合、关节融合固定、截骨术、骨移植、关节移植、显微外科、骨髓炎等术后；骨折开放复位内固定后；纠正先天性畸形，如先天性髋关节脱位、先天性马蹄内翻足等；慢性骨关节病、骨关节感染、颈椎伤病等；脊柱手术前、后所用的石膏床和背心等。

（2）禁忌证：全身情况差，尤其心肺功能不全之年迈者，不可在胸腹部包扎石膏绷带；孕妇、进行性腹水等忌做胸腹部石膏；有直接妨碍病情观察的特殊情况时；开放性骨折；皮肤广泛损伤；严重肿胀；骨折手法复位效果不佳；有神经、血管损伤者。

（3）石膏固定优点：良好的塑形性能；石膏干固后，十分坚实，固定可靠；在石膏管型中，通过楔形切开矫正骨折残存的成角畸形。

（4）石膏固定缺点：创伤后的进行性肿胀，容易引起压迫而致血运障碍甚至肢体坏死；肢体肿胀消退后，又因石膏过松而致骨折再移位；长期固定可以引起关节僵硬，肌肉萎缩甚至严重的功能障碍。

（5）石膏固定准备：向患者交代包扎时注意事项，并向家属和本人说明石膏固定的必要性；皮肤的护理，肢体皮肤清洁，但不需剃毛。若有伤口，则用消毒纱布、棉垫覆盖，避免用绷带环绕包扎或粘贴橡皮胶；骨突部加衬垫，常用棉织套、纸棉、毡、棉垫等物，保护骨突部的软组织，保护畸形纠正后固定的着力点，预防四肢体端发生血循环障碍。

（6）石膏固定时注意事项

1）先将肢体置于功能位，用器械固定或专人扶持，并保持该位置直至石膏包扎完毕、硬化定型为止。扶持石膏时应用手掌，禁用手指。

2）缠绕石膏时要按一定方向沿肢体表面滚动，切忌用力抽拉绷带，并随时用手抹平，使各层相互黏合。

3）在关节部位应用石膏条加厚加固，搬动时要防止石膏折断，过床后要用枕头或沙袋垫平。

4）石膏包扎后应注明日期及诊断。

5）石膏未干固以前，注意凸出部分勿受压，以免凹陷压迫皮肤，引起压迫性溃疡。

6）为加速石膏凝固，可在温水中加放少许食盐，天气潮湿可用电炉、电吹风等方法烘干。

7）石膏固定应包括骨折部位的远近端两个关节。肢体应露出指（趾）端以便于观察。

（7）石膏固定后注意事项

1）抬高患肢，注意有无受压症状，随时观察指或趾端血运、皮肤颜色、温度、肿胀、感觉及运动情况，尤其最初6个小时。如有下列情况，应及时切开或拆除石膏：①肢体明显肿胀或剧痛；②肢体有循环障碍或神经受压；③不明原因的高热，疑有感染可能的病例。

2）石膏松动、变软失效，应及时更换。

3）应鼓励患者活动未固定的关节，固定部位的肌肉应做主动收缩、舒张的锻炼，以促进血液循环，防止肌肉萎缩及关节僵硬。

4）手术后及有创口的患者，如发现石膏被血或脓液浸透，应及时处理，并注意病室卫生，消灭蚊蝇，严防创口生蛆。

5）生活上给予帮助，防止粪、尿浸湿石膏，经常保持被褥平整、清洁及干燥，防止发生压疮。每日用温水或乙醇按摩骨突出部位，并用手指蘸乙醇伸入石膏边缘按摩皮肤。

6）冬季应对肢体远端外露部位（指、趾等）用棉花包扎保温，但切忌直接烘烤，尤其在血循环不佳的情况下。

3. 持续牵引

传统祖国医学应用牵引方法治疗骨折历史悠久。《世医得效方》中记载，对脊柱骨折治疗“须用软绳从脚吊起坠下身直，其骨使自归窠，来直则未归窠，须要坠下，待其骨直归窠”。《普济方》中记载，对颈椎骨折脱位治疗应“用手巾一条，绳一茎，系在房上，垂下以手巾兜缚颏下，系于后脑，杀缚，接绳头，却以瓦罂一个，五六寸高，看捺入浅深，斟酌高低。令患人端正坐于罂上，令伸脚坐定，医者用手掣按平正，说话令不知觉，以脚一踢，踢去罂子”等手法。

持续牵引可以对抗肌肉的缩力，纠正骨折重叠移位和肢体挛缩，并因骨折周围的软组织被牵紧，对骨折断端形成四周压力，使骨折断端稳定，从而达到固定的目的。

持续牵引有皮肤牵引、骨牵引及布托牵引等。不稳定骨折或移位较大的骨折，若骨折部肌肉丰厚，肌力强大，单纯的手法复位、夹板固定或持续牵引都不能达到固定效果，可选用夹板固定和持续牵引结合的方法。如对新鲜闭合性股骨干骨折可先行手法复位、夹板固定，再作持续牵引。股骨、胫骨开放性骨折清创术后，为方便观察创口和换药，可用持续骨牵引治疗。

持续牵引需长期卧床，所以应用持续牵引治疗时必须注意患者年龄、骨折的部位及类型、软组织损伤的情况、全身状况等，并加强护理，防止卧床并发症的发生。同时，牵引重量应随时调整。牵引重量过大，易导致骨折端发生分离移位，牵引力过小，不能达到复位和固定的目的，容易致骨折畸形愈合。

（1）持续牵引的注意事项：①注意皮牵引带有无松脱，扩张板是否在适合角度，是否有折断。②经常检查牵引架的位置，如有错位或松动，应及时纠正。③注意牵引绳是否受阻，注意牵引重量是否合适。重锤应离地面 30cm 左右。④骨牵引注意牵引针出入口处有无感染，有否移位，每天用 75%乙醇滴在纱布上，以防感染。⑤患肢牵引轴线是否符合要求，有否旋转，成角畸形。⑥注意肢体皮温、色泽，是否有血液循环不良或神经受压现象。⑦骨折或脱位病例，除上述各项外，还应注意每天测量并记录肢体长度变化情况；应按患者具体情况、不同类型骨折，及时调整牵引重量；视情况有规律地指导患者做肌肉运动及关节功能锻炼；按术前或术后要求，及时调整牵引角度。

（2）皮肤牵引：其牵引力量直接加于皮肤，间接牵拉肌肉和骨骼，多用于下肢骨关节损伤和疾病，如 12 岁以下的儿童股骨骨折、老人股骨转子间骨折，肱骨外科颈骨折有时亦可用上肢悬吊皮肤牵引。

方法：把患肢放在牵引架后，利用皮牵引带固定患肢远端皮肤，装上滑轮和牵引重物，借助重物重量牵引，皮肤牵引重量一般不超过 5kg，时间一般不超过 4～6 周，伴有软组织损伤、下肢动脉闭塞、静脉曲张、局部慢性溃疡、皮肤病者禁用。

（3）骨牵引：适用于需要较大力量才能整复的不稳定性骨折、开放性骨折及脊柱骨折脱位等，利用克氏针或牵引钳穿过骨质进行牵引，牵引力直接作用于骨骼。骨牵引可以承担较大重量，牵引后便于检查患肢情况，骨牵引必须严格遵守无菌技术操作，防止穿刺部位发生感染，同时应注意穿刺安全，避免损伤穿刺入关节囊或主要神经血管。小孩易损伤骨骺，应慎用。

1）骨牵引适应证：成年人下肢不稳定型骨折者；骨盆环（主指后环）完全断裂及移位者；学龄儿童股骨不稳定型骨折者；小儿肘部骨折（髁部）不能立即复位而需牵引下观察、消肿与维持对位者；皮肤牵引无法实施的短小管骨骨折者，如掌骨、指骨等；髋臼中心性脱位、错位严重者；其他需牵引治疗而又不适于皮肤牵引者。

2）操作方法：放好体位，划好标记，常规消毒，铺无菌巾；手术者在牵引针进出口处，采用局部浸润麻醉方法，由皮肤直至骨膜下，助手固定患肢，皮肤轻向近心端牵拉；手术者用骨钻，将牵引针直接穿入皮肤，按进出口位置，垂直于骨干钻入，皮外的两段钢针长度相等；用酒精纱块保护针的进出口；安装牵引弓、牵引架，按所需重量进行牵引，床脚抬高（图 2-25）。

3）穿针部位：股骨髁上或胫骨结节骨牵引体位，膝关节屈曲 40°，足尖向上，平置于牵引架上。股骨髁上穿针部位，内上髁内收肌结节上方一横指处进入，由内向外，注意勿损伤动脉。胫骨结节穿针部位，由胫骨外侧自腓骨头和胫骨结节连线的中点，由外向内侧穿入，注意勿损伤腓总神经（图 2-26）。

一般股骨髁上牵引用骨圆针，胫骨结节牵引用细钢针，适用于股骨骨折、骨盆骨折、髋臼骨折等致患肢缩短者。一般牵引重量为体重 1/8～1/7。

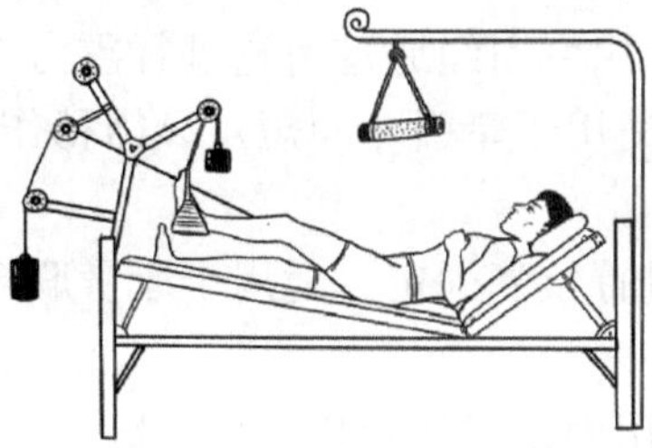

图 2-25　骨牵引

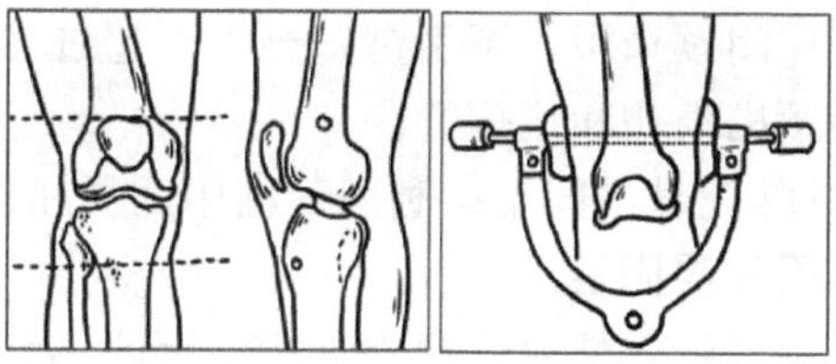

图 2-26　股骨髁上及胫骨结节骨牵引穿针部位

跟骨穿针部位：在小腿下方垫一沙袋使足跟抬高，患肢前足部，维持踝关节于中立位，将内踝与足跟顶连线之中点作为穿针点（图 2-27）。穿针时应注意穿针方向，胫腓骨骨干骨折时，进针点内侧处低，外侧出口处高，针与踝关节面略成倾斜 15°，有利于恢复胫骨的正常生理弧度。牵引重量一般为 3～5kg。

尺骨鹰嘴骨牵引体位：患者取仰卧位，屈肘 90°，前臂中立位。尺骨鹰嘴骨折穿刺点，尺骨鹰嘴尖端下 2cm、尺骨嵴旁开一横指处（图 2-28），多用于肱骨骨折。牵引重量一般为 2～5kg。颅骨牵引：患者取仰卧位，剃光头发，头枕沙袋，以颅骨中线和两乳突的头顶部连线交点为中点，向两侧旁开 3.5cm，在局部麻醉下分别作 1～2cm 的皮肤切口，用带有安全螺丝的骨钻，与颅骨成 45° 角钻穿颅骨外板（成人约 4mm，儿童约 3mm），注意防止穿过颅骨而伤及硬膜、脑组织。然后将颅骨牵引弓钉尖插入骨孔内，旋紧固定螺丝，以酒精纱布覆盖伤口，抬高床头，通过滑轮进行牵引，适用于颈椎骨折脱位（图 2-29）。第一、二颈椎用 4kg，每下一椎增 1kg，复位后用 4kg 维持。

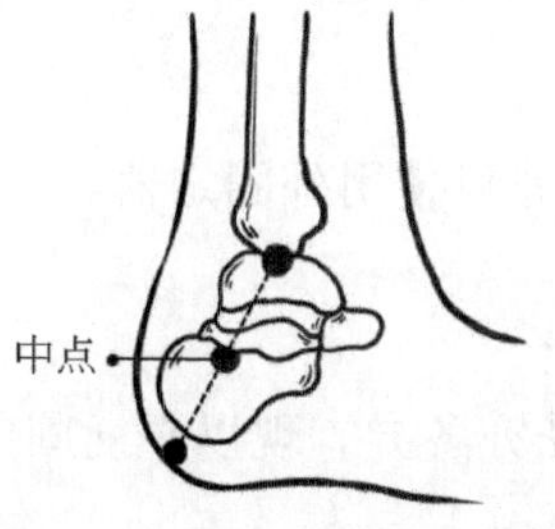

图 2-27　跟骨牵引穿针部位

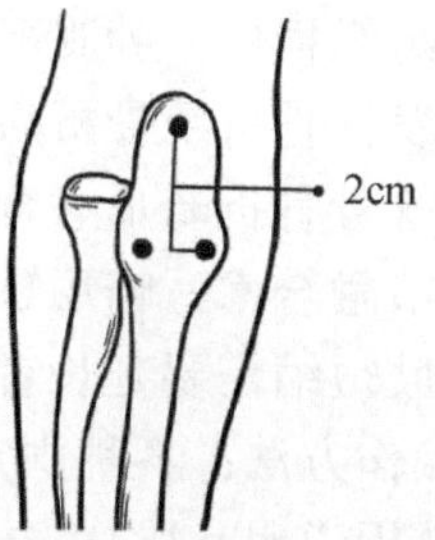

图 2-28　尺骨鹰嘴牵引穿针部位

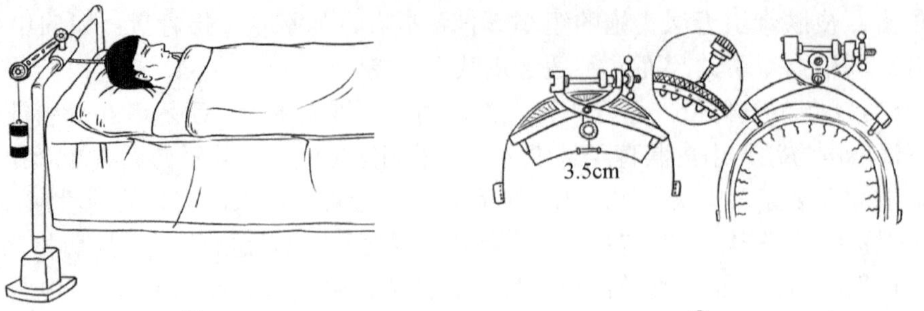

①　　②

图 2-29　颅骨牵引

①牵引法；②牵引器

（4）布托牵引：根据局部体形制成各种布托，兜住患部，再用牵引绳通过滑轮进行重力牵引。常用的布托牵引有枕颌布托牵引和骨盆兜悬吊固定。

1）枕颌布托牵引：将枕颌布带套后枕部及下颌部，用牵引绳通过滑轮进行重力牵引。3周后亦可作间歇牵引。牵引重量一般不超过 5kg。此法适用于牵引时间短，只需稍作固定的无移位的颈椎损伤和疾病等。

2）骨盆兜悬吊固定：利用其向中间挤压的作用而进行整复固定，适用于耻骨联合分离。

4. 外固定器固定

应用骨圆针或螺纹针穿入骨折远近两端骨干上，外用固定器使骨折复位并固定，称为外固定器固定。

（1）外固定器的类型

1）单边架：在骨折的一侧上下端各穿一组钢针，穿过两层骨皮质，但不穿越对侧的软组织。

2）双边架：钢针穿过对侧软组织，肢体两侧外露钢针，通过连接杆加以固定。

3）环形架：外固定器呈环形，把肢体完全环绕。

4）三角形架：将穿针设在两个或多个平面上，以增加其稳定性。

5）半圆形架：外固定器呈半圆形，安装在肢体一侧，既能固定，又起复位作用。

6）梯形架：外固定器呈梯形，用于骨盆骨折。

7）平衡固定牵引架：用一枚斯氏针穿过股骨髁上，在大腿根部套一固定圈，内外侧连接伸缩杆，治疗股骨干骨折。

（2）外固定器的适应证

1）肢体严重的开放性骨折伴广泛的软组织损伤，需行血管、神经、皮肤修复者；或需维持肢体的长度，控制骨感染的二期植骨者，如小腿开放性骨折等。

2）各种不稳定性新鲜骨折，如股骨、胫骨、髌骨、肱骨、尺桡骨等。

3）软组织损伤、肿胀严重的骨折。

4）多发性骨折及骨折后需要多次搬动的患者。

5）长管骨骨折畸形愈合、延迟愈合或不愈合，手术后亦可使用外固定器。

6）关节融合术、畸形矫正术均可用外固定器加压固定。

7）下肢短缩需要延长者。

（3）操作方法：各种固定器因结构不同，故其操作方法亦各异。现以平衡固定牵引架治疗股骨干骨折说明其操作方法。其构造由三部分组成。

1）支撑套：由 1～2mm 厚铝合金板制成类似斜喇叭口状的圆圈，分前、后两叶，同时可汇拢以螺丝固定，内外侧设有固定栓，备安装牵引杆用，上缘包绕海绵，以防压伤大腿部皮肤，内侧有鸭形凹陷，嵌入耻骨联合处，加上大粗隆、坐骨结节三点支撑和夹板与皮肤摩擦阻力，有效地防止支撑套的旋转，达到牵引治疗股骨干骨折的目的。

2）牵引杆：以尼龙棒或合金铝制成，其中两条长 10～12cm、直径 1cm 的全长螺丝合金铝棒，其中部分别套一长 18～20cm、两端带有反正螺丝的伸缩调节合金铝管，以此来调节牵引杆的长短，即调节牵引力的大小。

3）骨圆针：以直径 3～4mm 为宜。

操作方法：在股神经和坐骨神经阻滞麻醉下，股骨下端常规皮肤消毒、铺巾，于股骨髁上穿一根骨圆针，横贯骨干，两侧外露针相等，该针的方向须与骨的横切面平衡，并在股骨的轴线上，以纱布覆盖针孔处。先以手法进行牵引复位，复位满意后，根据骨折移位情况，将压垫放于适当的位置，小夹板外固定。将支撑套安装在大腿的根部，将两条牵引杆的上端安插在固定栓内，并拧紧上下螺母。支撑杆的远端固定在骨圆针上，拧紧螺母，调节中间的伸缩管，使牵引力恰好维持在骨折断端良好的对位上。牵引力一般为 4～6kg。

注意事项：术后抬高患肢，注意血液循环，主动练习足背伸运动及股四头肌收缩活动；每日检查支撑套、牵引杆及夹板的松紧度；及时进行 X 线检查，如骨折端向内成角或移位，可将外侧牵引杆延长，内侧牵引杆缩短。出现前后成角或移位，可均衡延长两侧牵引杆，并以压垫来矫正；保护针孔以防感染；一般牵引固定后 7～8 天扶双拐下地行走。

（二）内固定

《世医得效方》叙及“诸骨碎骨折出臼者，每服（麻药）二钱，好红酒调下，麻倒不识痛处，或用刀割开，或用剪去骨锋者，以手整顿骨节归元、端正、用夹夹定，然后医治，或箭镞入骨不出，亦可用此麻之，或用铁钳拽出，或用凿凿开取出，后用盐汤或盐水与服立醒”。切开复位、开放性骨折清创术后，可以选用对人体无害的内固定物（如接骨板、螺钉、髓内针、克氏针、钢丝、人工假体等）或用自体或异体植骨片固定骨折，从而达到解剖复位和固定的要求。对于内固定不能完全达到固定效果的骨折须加用外固定。临床有两种置入方法：一是切开复位后置入固定物；二是闭合复位，在 X 线透视下将克氏针插入骨质，透过骨折端，固定骨折。

1. 切开复位内固定的适应证

（1）手法复位与外固定未能达到功能复位的标准，而影响肢体功能者。

（2）骨折端有肌肉、肌腱、骨膜或神经、血管等软组织嵌入，手法复位失败者，如肱骨下 1/3 骨折伴有神经损伤。

（3）某些血液供应较差的骨折，而闭合复位与外固定不能稳定和维持复位后的位置，应采用内固定，以利于血管长入血液供应不佳的碎段，促进骨折愈合。

（4）有移位的关节内骨折，手法不能达到满意复位，估计以后必将影响关节功能者，如肱骨外髁翻转骨折、胫骨髁间隆突骨折等。

（5）撕脱性骨折，多因强大肌群牵拉而致，外固定难以维持其对位，如移位较大的髌骨骨折、尺骨鹰嘴骨折等。

（6）血管、神经复合损伤。骨折合并主要神经、血管损伤者，须探查神经、血管进行修复，并同时采取内固定，如肱骨髁上骨折合并肱动脉损伤。

（7）开放性骨折，在6～8小时之内需要清创，如伤口污染较轻，清创彻底，可直接采用内固定。

（8）多发骨折和多段骨折。为了预防严重并发症和便于患者早期活动，对多发骨折某些重要部位可选择内固定。多段骨折难以复位与外固定，如移位严重应采用内固定。

（9）畸形愈合和骨不连造成功能障碍者。

（10）骨折伴有关节脱位，经闭合复位未能成功者，如孟他其（Montazzia）骨折。

（11）肌腱和韧带完全断裂者。

（12）颅脑、脊柱骨折合并中枢神经损伤，胸部、骨盆骨折合并脏器损伤等。

2. 切开复位内固定的缺点

（1）切开复位内固定，必然切断部分血管及软组织，剥离骨膜，影响骨折部的血液供应，导致骨折迟缓愈合或不愈合。

（2）手术中可能损伤肌腱、神经、血管，术后可能引起上述组织粘连。

（3）术后发生感染。骨折处周围软组织因暴力作用已有严重的损伤，手术可增加创伤和出血，致使局部抵抗力下降，如无菌技术不严格，易发生感染，影响骨折愈合。

（4）内固定器材质量不高，可因生锈和电解作用，发生无菌性炎症，也可产生螺钉松动，骨折端固定不牢，造成骨折迟缓愈合和不愈合。

（5）技术条件要求较高，内固定材料和手术器械要求较严，如选择不当，可在手术过程中产生困难，或影响固定效果。

（6）手术创伤和出血，甚至发生意外。

（7）骨折愈合后，有些内固定物还须手术取出，造成二次创伤和痛苦。

3. 内固定物的材质

内固定物的材质须可与人体组织相容、耐酸碱腐蚀、无磁性、有一定的机械强度（不因长时间使用而发生疲劳性折断）、不易老化等。同一部位使用的接骨板和螺钉，必须为同一材质，否则会产生电位差而形成电解腐蚀；内固定物光洁度要求很高，不宜临时折弯，将其变形，否则将损坏钢材内部结构。常用的内固定种类有钢丝内固定、螺钉内固定、钢板螺钉内固定、髓内钉内固定等（图2-30、图2-31）。

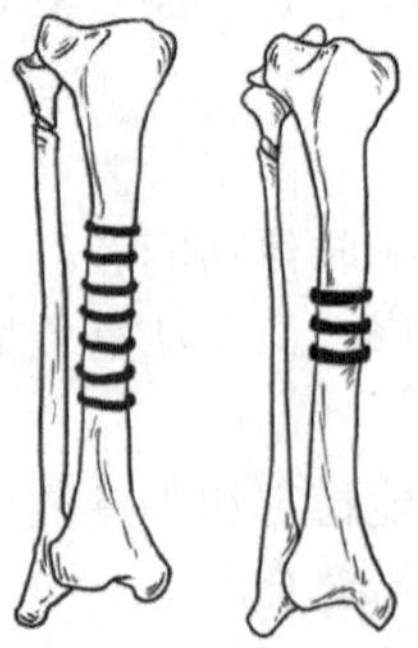

图2-30　接骨板、螺钉内固定

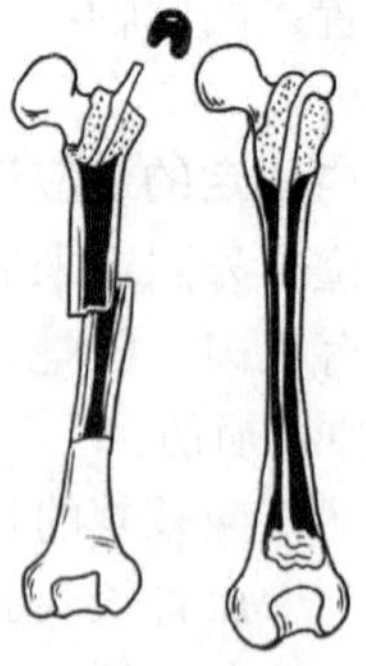

图2-31　髓内钉内固定

（杨方军）

第九节　骨折并发症治疗

一、创伤的处理

（一）伤口

创伤常造成伤口，从伤口的部位、大小、深浅、是否与骨折断端或内脏相通可判断创伤的轻重程度。伤口一般分为创面、创缘、创腔和创底四部分。根据伤口情况可判断损伤的性质，如创缘不整齐，多为钝器伤；边缘整齐，多为利器伤；创口小而深，多为锐器刺伤；创口周围有褐色的灼伤迹象，多属火器伤。伤口若出血急促，血色鲜红，呈搏动性喷射状，为动脉出血；若出血呈暗红色，流出缓慢，为静脉出血。出血多少与创伤部位、程度、深浅有关。创伤轻微仅有毛细血管破裂出血，出血量较少。创伤严重，致较大动、静脉血管破损，可造成大出血，伤员会出现肤色苍白、四肢厥冷、心烦口渴、胸闷呕恶、尿少脉数等休克现象。

（二）清创术

清创术就是清除伤口内的异物、坏死组织和细菌，使污染伤口转变成干净伤口，缝合后使之能一期愈合。伤后6～8小时内的伤口经彻底清创后可一期缝合，战伤及火器伤除外。伤后8～24小时（或超过24小时）的伤口，如果尚未感染，配合抗生素的有效使用仍可清创，是否缝合或延期缝合应根据伤口情况而定。如就诊时伤口已感染，不能清创或不能彻底清创者，应予敞开伤口，清除坏死组织、血块和异物，冲洗和切开引流，更换敷料，等待延期缝合或植皮。气性坏疽和某些颅骨开放骨折除外。

清创术的步骤如下。

1. 准备

在麻醉下进行伤口的清洗和消毒。麻醉后先用无菌纱布覆盖伤口，剃去伤口周围的毛发，清洗污物，肥皂水刷洗伤口周围皮肤3次。除去纱布，用生理盐水反复冲洗伤口，尽量清除伤口内异物和细菌，对较大、深或污染严重的伤口，应用过氧化氢溶液浸泡，再用大量生理盐水冲洗，对怀疑有异物黏附于深部组织的，可用脉冲冲洗法。深藏的弹片可留待以后处理，一般不会影响伤口的愈合。擦干皮肤后，严格消毒伤口周围皮肤，铺无菌巾。

2. 清创

清创时，如无大出血不宜使用止血带，以免健康组织缺血，同时增加识别坏死组织与健康组织的困难及伤口感染的机会。

（1）充分显露创腔：是清创能否彻底的关键之一，也是引流、减压、消肿、改善血循环、减少组织继发性坏死的必要措施。主要方法有扩大创腔出入口、典型手术切口及辅助性切口，切口要大到能充分显露创底，切开筋膜要使肢体骨筋-膜室得到充分减压。

（2）彻底止血：活动性出血要止住，但各部位的主要血管尽量不结扎。对于四肢主要血管的损伤，有条件时应尽量修复或吻合。

（3）彻底切除坏死组织：清除或切除创腔内的血凝块、异物和碎裂坏死组织，粉碎性骨折中与骨膜相连的骨片及大的游离骨折块不应清除，以防发生骨缺损。如伤口边缘不整齐，可切除伤口内缘1～2mm，颜面、手指、关节附近和会阴区等部位的皮肤要尽量保留。

（4）充分冲洗和引流：清创后用3%过氧化氢溶液、1∶1000苯扎溴铵或无菌生理盐水反复冲洗，进一步清除微小碎片及表面污染。冲洗后根据需要，另行切口放置引流条（管），伤口内尽量不放置引流条（管），尤其是关节腔内不宜放置引流条（管），以免发生关节僵硬。

3. 修复创口

尽量保护和修复重要的神经、血管等，恢复其正常的解剖关系。神经、血管、肌肉、肌腱和皮肤等组织要逐层对应吻合，不可错乱吻合，避免愈合后出现或加重功能障碍；神经和肌腱因缺损不能一期吻合者，应原位固定覆盖，不可裸露，留待以后修复。清创彻底的胸腹部伤口，应一期缝合。关节附近、头面颈部、外生殖器、阴囊与手部的伤口因属功能部位（且头面、外生殖器、阴囊血循环丰富），尽量一期缝合，必要时可放置皮下引流，以免瘢痕挛缩，影响功能。伤口大而深、边缘不整齐和组织损伤严重及可能继发感染者，应延期缝合。肢体深筋膜可以不缝合，术后如发生软组织肿胀则有减压作用，防止血循环障碍。缝合时不能留有无效腔，否则易出现积液感染等；皮肤应在无张力下缝合，防止缺血坏死，如张力过大，可行减张缝合。

（三）术后处理

（1）有效固定：骨折、关节损伤、血管和软组织严重损伤等清创后都应适当固定，可减轻疼痛、防治休克和预防感染。一般情况下，严重污染的开放性骨与关节损伤、火器伤骨折初期不宜进行内固定，为方便更换敷料，固定器械可选用石膏、骨牵引或外固定支架等。

（2）适当抬高患肢和更换敷料：抬高患肢与心脏位于同一水平线上，有利于消肿，又不会导致组织缺血。换药时，要按常规无菌操作。未感染的伤口，不必过多更换敷料；伤口若发生感染，应及时打开敷料检查，伤口小而感染轻者，可用生理盐水或0.2%呋喃西林液等湿敷；感染重脓液多者，应拆除伤口缝线充分引流，用生理盐水或敏感抗生素溶液冲洗，清除坏死组织，争取二期缝合或植皮修复。

（3）密切观察患肢远端血循环和神经功能：防止骨-筋膜室综合征的发生，一旦出现，及时解开敷料，对症处理，必要时拆除缝线或重新切开，彻底减压，延期缝合。

（4）正确使用抗生素：早期使用破伤风抗毒素，预防破伤风的发生；根据伤口污染程度、清创情况、机体抵抗力的强弱和脓液的细菌培养及药物敏感试验决定抗生素的种类、是否联合用药、用药剂量和给药途径（局部和全身）。用药时间：一期缝合者7～10天，其他持续到二期处理之后。

（5）术后感染的处理：一方面根据伤口感染程度和全身情况进行抗菌治疗，防治感染性休克；另一方面要按照感染伤口拆开缝线，充分引流、冲洗和换药，争取二期缝合或植皮修复伤口。

（四）内治

通过药物治疗，调和脏腑阴阳，使之气血流畅，纠正因受伤和（或）感染而引起的局部器官乃至全身组织的生理紊乱，积极治疗原发病、并发症与继发症，促进创伤的痊愈。

（1）预防伤口感染：使用抗生素，防治感染。联合使用五味消毒饮和黄连解毒汤合方加减，以清热解毒，化瘀通络。

（2）伤口瘀肿疼痛：用复元活血汤或活血止痛汤等化裁，以活血化瘀，消肿止痛。

（3）伤口感染：按痈和附骨疽分三期“消”“托”“补”，可配合使用抗生素抗感染。

（4）防治休克、并发症和继发症：输液防治休克，可根据患者具体情况，辨证施治。

二、周围血管损伤

四肢血管损伤无论平时或战时都较多见，常与四肢骨折脱位和神经损伤同时发生。血管损伤中动脉损伤多于静脉，亦可见伴行的动静脉合并损伤和静脉的单独损伤。四肢血管损伤常导致致命的大出血和肢体缺血性坏死或功能障碍。过去，四肢血管损伤常用结扎止血法以挽救生命，截肢率高达50%以上。近三十多年来，随着血管外科技术的发展、休克和多发性损伤诊疗技术的提高，使四肢血管损伤的死亡率和截肢率明显下降。

（一）病因病机

直接暴力和间接暴力均可导致血管开放性与闭合性损伤，但开放性损伤明显多于闭合性损伤；动脉损伤多于静脉损伤。间接暴力所致损伤中，要注意胸部降主动脉和腹部肠系膜动脉的疾驰减速伤，若救治不及时，常可导致伤员失血性休克和死亡。

（二）损伤分类

根据损伤原因和机制，血管损伤常见的病理类型有血管不全和完全断裂、血管痉挛、血管内膜损伤、血管受压、创伤性动脉瘤和动静脉瘘。

（1）血管断裂

1）完全断裂：四肢主要血管完全性断裂，多有大出血，可合并休克或肢体缺血性坏死。因血管壁平滑肌和弹力组织的作用，血管裂口收缩促使血栓形成，同时因为大出血或休克使血压下降，血栓较易形成，而闭塞管腔，从而可减少出血或使出血自行停止。肢体缺血的程度决定于损伤的部位、范围、性质和程度，同时与侧支循环的建立有关。

2）部分断裂：可有纵形、横形或斜形的部分断裂，动脉收缩使裂口拉开扩大，不能自行闭合，常发生大出血，因此有时比完全断裂出血更多。部分出血可暂时性停止，但要警惕再次发生大出血；部分可形成创伤性动脉瘤或动静脉瘘。

（2）血管痉挛：多发生于动脉，可表现为节段性或弥漫性痉挛，是血管因拉伤或受骨折端、异物（如弹头、弹片等）的压迫，寒冷或手术的刺激而引起的一种防御性表现。此时，血管呈细条索状，血流受阻，甚则闭塞。通常情况下痉挛可在1～2小时后缓解，部分可持续24小时以上，长时间血管痉挛常导致血栓形成，血流中断，可造成肢体远端缺血甚至肢体坏死。

（3）血管内膜损伤：血管内膜挫裂伤或内膜与中层断裂，由于损伤刺激或内膜组织卷曲而引起血管痉挛或血栓形成，还可因血管壁变薄而发生创伤性动脉瘤，动脉内血栓脱落堵塞末梢血管。

（4）血管受压：因骨折、脱位、血肿、异物、夹板、包扎或止血带止血等引起。动脉严重受压可使血流完全中断，血管壁也因此受伤，引起血栓形成，导致肢体远端缺血性坏死。

（5）创伤性动脉瘤和动静脉瘘：当动脉部分断裂加之出口狭小时，出血被局部组织张力所限而形成搏动性血肿，6～8周后血肿机化形成包囊，囊壁内面被新生血管内膜覆盖，成为假性动脉瘤，可压迫周围组织使远端血供减少。伴行动静脉同时部分损伤，动脉血径直流向静脉而形成动静脉瘘。

（三）诊查要点

根据外伤史和临床检查，应对血管损伤做出及时准确的诊断，防止漏诊或误诊。

1. 临床表现

（1）患者有明显的外伤史：如骨折、脱位、挫伤、火器伤或切割伤时，均应考虑是否合并血管损伤。

（2）出血、血肿、低血压和休克：肢体主要血管断裂或破裂均有较大量出血。闭合性动脉伤或伤口小而深的开放性血管伤，在伤口被血块或肿胀的软组织堵塞时，可因内出血而形成搏动性血肿。如受伤部位有交通性血肿，可在该处听到收缩期杂音并触到震颤。如有动静脉瘘，可听到血流往来的连续性杂音。出血较多者因血容量减少，可出现低血压和休克，约40%的血管损伤患者伴发失血性休克。

（3）肢体远端血供障碍：主要动脉损伤、栓塞或受压，肢体远端可出现血供障碍，应注意与健侧肢体进行对比。①患肢远端动脉搏动减弱或消失。②远端皮肤因缺血或血供不足表现为苍白、皮温下降。③毛细血管充盈时间延长。④远端肢体疼痛，疼痛是神经缺血的早期反应，约在缺血 30 分钟后出现。⑤感觉障碍，随着缺血时间延长，肢体由疼痛转入感觉减退、麻木，最后感觉可完全丧失。感觉障碍多呈手套或袜套状，而与神经损伤所致感觉障碍和神经纤维分布相一致的情况不同，应注意鉴别。⑥运动障碍，肌肉对缺血很敏感，缺血时间稍长，肌力即下降甚至完全消失。

（4）静脉回流障碍：主要表现在 12～24 小时内出现肢体严重水肿，皮肤发绀和温度下降。

2. 检查

（1）X 线检查：了解有无导致血管损伤的骨折、脱位或异物等。

（2）动脉造影术：血管损伤根据外伤史和细致检查，一般可明确诊断损伤的部位和类型等。当诊断和定位困难时，可做动脉造影。动脉造影可显示动脉多处伤、晚期动脉伤、创伤性动脉瘤或动静脉瘘等。但动脉造影可引起严重并发症，应谨慎进行。通过造影可了解血管有无断裂、狭窄、缺损或造影剂溢出等损伤的表现。

（3）其他：多普勒（Doppler）血流检测仪、彩色多普勒血流图像（color flow Doppler imaging）、双功能超声扫描（duplex Doppler scanning）和超声波血流探测器等方法，对血管损伤的诊断有一定帮助。

（四）治疗

四肢血管损伤的处理首重及时诊断与止血，抗休克，挽救患者生命；其次是做好伤口的早期清创，正确修复损伤血管，尽早恢复肢体的血供，保全肢体，降低致残率；同时，认真处理好骨关节和神经等并发性损伤，密切观察和防治感染、继发性出血和血栓形成等继发症，最大限度地恢复肢体功能。血管损伤中动脉损伤是其主要矛盾，必须修复，大静脉要尽量修复。

1. 急救止血

（1）常用止血法：四肢血管损伤大多可用加压包扎法止血，止血效果良好。紧急情况下，无消毒敷料和设备时，可用指压法。使用止血带止血要注意记录时间，防止并发症。

（2）血管钳止血法和血管结扎法：在医院检查创伤时，如有明显的动脉出血，可用血管钳夹住出血的动脉，送手术室进一步处理，但要防止钳伤血管邻近的神经和正常血管。对无修复条件而需长途运送者，经初步清创后，结扎血管断端，疏松缝合皮肤，不用止血带，立即转送。

2. 休克和多发性损伤的处理

四肢血管损伤因严重出血常伴有低血压与休克而威胁着伤员的生命，故应首先止血和输血输液，补充血容量与抗休克，纠正脱水和电解质的紊乱；同时迅速处理危及生命的内脏伤和多发性损伤。

3. 血管痉挛的处理

以预防为主，如用温热盐水湿纱布覆盖创面，减少创伤、寒冷、干燥和暴露的刺激，及时解除骨折断端与异物的压迫等。无伤口而疑有动脉痉挛者，可试用普鲁卡因阻滞交感神经，也可口服或肌内注射盐酸罂粟碱。经上述处理仍无效者，应及早探查动脉。

4. 清创与探查术

对于开放性血管损伤，创口清创后再进行损伤血管的清创、探查和修复。及时彻底的清创是防治感染与成功修复血管的基础及重要环节，应争取在6～8小时内尽快清创。

探查术的指征：①肢体远端动脉搏动消失，皮温下降，皮肤苍白或发绀，感觉麻木，肌肉瘫痪、屈曲挛缩，伤口剧痛；②伤肢进行性肿胀，伴有血液循环障碍；③伤口反复出血，骨折已整复，但缺血症状仍未消除者。

5. 手术治疗

血管损伤一般都需要在4～6小时内手术治疗，否则易发生血栓蔓延、缺血区域扩大和远端肢体严重缺血或坏死。手术方法有血管结扎术、端端吻合术、端侧吻合术、侧面修补术和移植修补术等。

（1）手术治疗原则：①血管损伤，如伤口曾有搏动性出血与血肿、内出血伴休克、交通性血肿和患肢远端有缺血性表现等诊断明确者应立即手术。不明确者可限时动态观察，必要时早期手术探查，以确定诊断和治疗方法。②对于血肿或创伤性动脉瘤术前应钳夹血管远近断端，防止术中大出血。③应修复所有大的或主要的血管，根据动脉的重要程度可将其分为三类。第一类动脉，结扎后必将引起严重并发症的血管，如主动脉、头臂干动脉、颈总动脉、肾动脉、髂总动脉、股动脉和腘动脉等，一定要修复。第二类动脉，结扎后可能产生严重后果的动脉，应力争修复而不能轻易结扎，如锁骨下动脉、腋动脉、肱动脉及大部分腹腔内的动脉等。第三类动脉，除上述以外的动脉，如单纯的尺动脉或桡动脉、胫前或胫后动脉、腓动脉、颈外动脉和髂内动脉等，因条件所限可结扎。④大静脉损伤如股静脉和腘静脉，宜修复；尤其有严重软组织损伤和浅静脉损伤者，应同时修复动静脉，避免因血液回流不足，肢体肿胀，血肿形成，肌肉坏死而致肢体坏死。⑤创伤性动脉瘤与动静脉瘘切除后，行血管移植修复。⑥同时妥善处理血管周围的组织损伤，如骨折、肌腱和神经断裂等。⑦防治伤肢筋膜间隔区综合征，根据需要可早期行筋膜间隔区切开减压。

（2）血管部分损伤修复术：适用于血管被锐器整齐切割不超过血管周径1/2，无须扩创者；不适用于火器伤与需清创的锐器伤或挫伤。先用无创血管夹分别将受损血管两端夹住，再用肝素溶液（每100ml生理盐水加肝素10mg）冲洗血管腔，去除凝血块，切除少许不整齐边缘，根据管径大小选用3-0～7-0的聚丙烯单丝缝线和缝针做纵行或横行连续缝合，尽量不要缩小管径。

（3）血管裂口修复术：适用于伤口比较整齐清洁的锐器伤。如裂口较小，可用5-0或7-0的聚丙烯单丝缝线和缝针，间断或连续缝合裂口，缝合口应与血管长轴垂直。如裂口较大，直接缝合将导致管腔狭窄者，可取伤口附近自体小静脉一段，纵向切开制成片状，缝补在裂口上。

（4）血管端端吻合术：重要血管断裂，有条件者应努力行端端吻合，要求吻合处无张力。如血管缺损 2cm 左右，游离血管上下各一段即可。如长度仍不足，可屈曲关节克服不足和消除张力。吻合方法是用无创动脉夹夹住血管两断端，切除血管两端多余的外膜，用肝素溶液冲洗断端血管腔去除血栓。为防止血栓形成，术中应不停冲洗血管腔，同时保持血管组织的湿润度。

（5）血管移植术：如缺损过大不能行端端吻合者或估计端端吻合时张力过大者，即用自身静脉或人造血管行移植术，取用静脉血管的长度应较缺损部长 1cm，不能选用伤侧静脉，以免影响伤侧静脉回流。

6. 血管损伤的术后处理

术后最常发生的主要问题有血容量不足、急性肾衰竭、伤肢血液循环障碍、伤口感染和继发性出血等。

（1）密切观察患者全身情况：包括温度、呼吸、脉搏、血压、神志和血尿常规检查，尤其有合并损伤者更应密切注意，发现异常情况，及时对症处理。积极防治急性肾衰竭，纠正水电解质紊乱，补充血容量。

（2）固定：用石膏托或管形石膏固定患肢关节于半屈曲位 4～5 周，务必使吻合处无张力。以后逐渐伸直关节，但不可操之过急，避免缝线裂开引起大出血或创伤性动脉瘤等。

（3）体位：保持伤肢与心脏处于同一水平面，不可过高或过低。如静脉回流不畅，可稍抬高。

（4）密切注意患肢血循环：术后 24 小时内密切观察患肢脉搏、皮肤温度、颜色、感觉、肌肉活动和毛细血管充盈时间等是否正常，每小时记录 1 次。如患肢远端皮肤苍白、皮温骤降、脉搏减弱或消失而肿胀不明显，多为动脉栓塞或局部血肿压迫，应立即行手术探查。如患肢肿胀与发绀明显，血液回流不良，抬高患肢而不能改善者，多为静脉栓塞，应手术探查，处理同上。若患肢软组织广泛挫伤，静脉与淋巴回流受阻，患肢肿胀严重，应立即行患肢两侧深筋膜纵向切开减压术，改善患肢血供。若上述循环危象处理及时得当，血管修复术常获成功；若不及时得当可致血管修复失败。

（5）预防感染：血管损伤修复术后感染率一般为 5%。感染可引起血管栓塞导致血管修复失败，还可引起继发性大出血而危及伤者生命，故应积极防治。具体方法是正确使用抗生素，认真处理伤口，保持引流通畅。

（6）继发性大出血：是一种严重并发症。出血原因为止血不良、感染、吻合处血管破裂、被修复血管裸露而受引流物压迫坏死、动脉损伤漏诊和抗凝药物使用不当等，出血时间多在术后 1～2 周，应立即清除血肿，止血，次要动脉宜结扎，重要动脉应争取修复。伤口感染严重或肌肉广泛坏死者需截肢。床旁应常备止血器具和敷料等。

（7）抗凝药物的使用：术后每天静脉输入低分子右旋糖酐 500ml，连续 3～5 天，降低血液的黏滞度。3～5 天后，根据情况再酌情使用抗血小板或抗凝药。血管修复的成功主要取决于认真、细致的操作和处理正确，不宜术后立即使用全身抗凝剂，以免增加出血危险。

（8）中医治疗：根据临床表现进行辨证。寒滞经脉，表现为四肢怕冷，发凉，疼痛，麻木，遇冷后症状加重，遇暖减轻，肤色或为苍白，舌淡紫，苔薄白，脉沉紧或涩，治宜温经散寒、化瘀通络，用当归四逆汤与桃红四物汤合方化裁；瘀阻经脉，肢体肿胀刺痛，局部瘀血瘀斑和压痛明显，舌质青紫，脉弦紧涩，治宜活血化瘀、通络止痛，用桃红四物汤与圣愈汤合方化裁；经脉瘀热，肢体灼热，疼痛，肤色或为紫暗，舌紫暗，有瘀斑，舌尖或红，苔薄黄，脉弦紧或濡，治宜清热化瘀，用四妙勇安汤与桃红四物汤合方化裁；湿阻经脉，肢体水肿、胀痛，抬高肢体症状可以减轻，舌淡紫，舌体胖大，苔白或腻，脉沉紧或濡，治宜益气活血、利湿通络，用济生肾气丸与五苓散加减；伤口感染，按痈和附骨疽分为三期“消”“托”“补”；继发性大出血，应当辨证施治，或益气止血，或清热化瘀止血等。

三、周围神经损伤

周围神经系统是12对脑神经和31对脊神经的总称，它们把全身各部分组织器官与中枢神经系统联系起来，保证各种生理活动的正常进行。本节所讨论的主要是脊神经的损伤与治疗。造成周围神经损伤最主要的原因有四肢开发性损伤、骨折和暴力牵拉等。周围神经支配肢体正常功能活动。若受伤周围神经不能恢复，可使四肢功能活动部分或完全丧失。根据外伤史、症状体征和检查等可判定神经损伤的性质与程度，进而提出最佳治疗方案，以争取最大限度地恢复神经、关节与肌肉的功能。

周围神经损伤较常见，好发于尺神经、正中神经、桡神经、坐骨神经和腓总神经等。上肢神经损伤多于下肢，占四肢神经损伤的60%～70%，常合并骨、关节、血管和肌肉、肌腱等损伤。周围神经损伤早期处理恰当，大多可获得较好效果，神经的晚期修复也能获得一定疗效。

周围神经损伤属于中医学“痿证”范畴，可归于“肉痿”类，又名“肢瘫”，多因外伤引起。唐代蔺道人《仙授理伤续断秘方・乌丸子》载“打扑伤损，骨碎筋断，瘀血不散……筋痿乏力，左瘫右痪，手足缓弱”，指出了四肢瘫痪与损伤的关系。

周围神经纤维由神经元胞体发出。运动和感觉神经纤维均为有髓纤维，外有一层神经内膜。许多神经纤维组成一神经束，外有神经束膜。许多神经束集合成一支周围神经，外有神经外膜。自主神经的节后神经纤维随感觉支走行，故与感觉神经分布相同。

神经的血供较丰富，对缺血的耐受力比肌肉强。周围神经有两组互相吻合而功能上又相互独立的微血管系统，即内在血管系统与外在血管系统。因神经的血供经邻近组织通过神经系膜到神经，故广泛游离神经系膜时可致该神经缺血坏死，游离近端过多有可能发生神经缺血。神经缺血后，神经束间形成瘢痕，使神经系统发生功能障碍。手术时部分神经系膜受到破坏，该部分血供被阻断，但可通过侧支循环得到代偿。

（一）周围神经损伤原因及分类

1. 损伤原因

周围神经损伤一般多见于开放性与闭合性损伤，战时多为火器伤。

（1）开放性损伤：①锐器伤，如玻璃与刀等利器切割伤，多见于手、腕或肘部等，损伤多为尺神经、正中神经和指神经等。②撕裂伤，由牵拉造成的局部神经边缘不整齐的断裂，或一段神经的缺损。③火器伤，如子弹或弹片伤等，多合并开放性骨折、肌肉肌腱与血管损伤。

（2）闭合性损伤：①牵拉伤，如肩肘髋关节脱位与长骨骨折引起的神经被过度牵拉所致的损伤。②神经挫伤，钝性暴力打击所致，但神经纤维及其鞘膜多较完整，可自行恢复。③挤压伤，多为外固定器械、骨折断端与脱位的关节头压迫神经所致，损伤多发生于正中神经、尺神经和腓总神经等。④神经断裂，多见于锐利的骨折断端切割造成的神经断裂，如肱骨中、下段骨折和肱骨髁上骨折造成的桡神经或正中神经损伤。

2. 损伤分类

（1）神经断裂：多见于开放性损伤造成的完全性与不完全性断裂，前者表现为感觉与运动功能完全性丧失并发肌肉神经营养不良性改变，后者为不完全性丧失。

（2）轴索断裂：轴索断裂而鞘膜完好，但神经功能丧失，多见于挤压或牵拉损伤。当致伤因素解除后，受伤神经多在数月内完全恢复功能。

（3）神经失用症：神经轴索和鞘膜完整，但神经传导功能障碍，可持续几小时至几个月，多因神经受压或外伤引起，一般可自行恢复。

3. 周围神经损伤的病理过程

周围神经断裂后失去传导冲动的功能，如神经元细胞损伤坏死后不能再生，而神经纤维在一定条件下是可以再生的。周围神经断裂后远端的神经轴索和髓鞘坏死碎裂，2～8 周后被施万细胞消化及吞噬细胞吞噬而发生沃勒变性（Wallerian degeneration），施万鞘随之空虚塌陷；近端神经轴索和髓鞘只有一小段发生退变，以后施万细胞增生复原。神经修复术之后一段时间，近端神经轴索才开始以每日 1～2mm 的速度经施万管向远端长入，再生的神经纤维数由少到多，由细到粗，有髓鞘的再生髓鞘，无髓鞘的不再生髓鞘。神经如未修复，近端再生的神经纤维在断裂处与施万细胞及结缔组织形成假性神经瘤。

周围神经损伤后，所支配的肌肉瘫痪，肌细胞逐渐萎缩，细胞间纤维细胞增生，运动终板变形，最后消失；其感觉神经分布区的各种感觉丧失，肌肉可出现营养不良性退变。如能及时吻合断离的神经，效果较好，但一般不能完全恢复其功能。混合神经吻合效果较单纯运动或感觉神经为差。神经缺损可行移植术，但效果远不如吻合。

（二）诊查要点

根据外伤史，结合不同神经损伤特有的症状体征、解剖关系和神经检查，可判断有无神经损伤或损伤的部位、范围、性质和程度等，必要时可做电生理检查。

1. 外伤史

了解损伤的时间、原因和现场情况，判断损伤的性质等。

2. 局部检查

根据损伤类型、部位和伤口的位置，可判断某一支或某一组神经损伤。伤口已愈合的病例，注意检查瘢痕硬度及其下面组织粘连的情况；有骨折者根据骨痂情况，判断神经是否受压；触诊还可扪及神经瘤或已纤维化的神经。

3. 神经损伤的症状体征

（1）畸形：由于神经损伤，肌肉瘫痪而致，多发生在伤后数周或更长一段时间内。如桡神经损伤后出现的腕下垂，尺神经损伤后出现的爪形指，正中神经损伤后出现的“猿手”畸形，腓总神经损伤后出现的足下垂等。

（2）感觉障碍：周围神经损伤后其所支配的皮肤区发生感觉障碍，检查感觉减退或消失的范围可判断是何神经损伤。临床上要注意检查痛觉、触觉、温觉和两点分辨能力的变化；其次，由于各感觉神经分布区的边界有互相重叠现象，因此受伤后短时间内感觉障碍仅表现为感觉区域的略缩小，这是附近神经的代偿作用，而非损伤神经的再生现象：故要注意检查各部分神经自主支配区的感觉变化，以便为神经损伤定位。深感觉为肌肉和骨关节的感觉，可检查手指或足趾的位置觉和用音叉检查骨突出部的震颤感。感觉障碍可用6级法来判断其程度。

（3）运动障碍：神经损伤后所支配的肌肉瘫痪，通过检查肌肉瘫痪的程度可判断神经损伤的程度。定期反复检查，可以了解神经再生、肢体功能恢复和预后情况等，进而调整治疗方案。用6级法来检查肌力，可了解运动障碍的程度。肌力检查要注意每块肌肉主动收缩情况，还要注意区分是否为协同肌的代偿作用，故检查肌肉功能时不能单纯以关节活动为依据。例如，肱二头肌麻痹时，可用肱肌、肱桡肌、旋前圆肌和桡侧腕屈肌来屈肘；屈腕肌麻痹时，可用指屈肌和掌长肌来屈腕。

（4）腱反射的变化：神经受伤后，有关肌腱的反射即消失，如坐骨神经损伤后跟腱反射消失，上臂肌皮神经受伤后，肱二头肌肌腱反射消失。

（5）自主神经功能障碍：周围神经损伤后所支配的皮肤出现营养障碍，如无汗、干燥、灼热和发红等，晚期皮肤发凉，失去皱纹，变得平滑、少汗、干燥，毛发过多和指甲变形。

可做出汗试验以判断交感神经是否损伤。方法是在伤肢上先涂以2%碘溶液，干后涂抹一层淀粉，然后用电灯烤，同时嘱患者饮热开水并适当运动，以使其出汗。出汗区表面转变为蓝色，无汗区表面不变色，结果表明无汗区有交感神经损伤。

（6）神经本身的变化：沿神经纤维走行区触诊和叩诊可了解神经本身的变化。神经不全损伤时，触诊可引起神经全段疼痛。叩击损伤神经的远端，引起该神经支配区针刺样麻痛，则表明该神经开始再生（蒂内尔征），是神经轴索再生的证据。临床上常以此推测神经再生的情况，蒂内尔征若停滞不前，说明神经纤维生长受阻；若远端反应敏感且越来越明显，表示神经生长良好。

4. 电生理检查

（1）肌电图检查：肌肉收缩可引起肌肉电位的改变。神经断裂后，主动收缩肌肉的动作电位消失，2～4周后出现去神经纤颤电位。神经再生后，去神经纤颤电位消失，而表现为主动运动电位。

（2）诱发电位检查：目前临床上常用的检查项目有感觉神经动作电位（SNAP）、肌肉动作电位（MAP）和体感诱发电位（SEP）等，其临床意义主要为神经损伤的诊断、评估神经再生和预后情况及指导神经损伤的治疗。

（三）治疗

周围神经损伤常常合并肢体损伤或继发于其后，临证时可根据肢体和神经损伤的具体情况采用手术或非手术疗法。肢体闭合性损伤合并的神经损伤，其中80%左右属于神经失用症或轴索断裂，常无须手术治疗多能自行恢复，另外的20%属于神经断裂需手术治疗。开放性损伤和（或）神经断裂，根据伤口情况，行一期神经修复或二期修复。

1. 非手术疗法

其目的是为神经和肢体功能的恢复创造条件，防止肌肉萎缩和关节僵硬等。

（1）妥善保护患肢：避免冻伤、烫伤与压伤及其他损伤等。

（2）复位，解除骨折断端和关节头的压迫：凡因骨折脱位导致神经损伤，首先应整复骨折与脱位并加以固定，解除骨折断端和关节头对神经的压迫。未断裂的神经，有望在1～3个月后恢复其功能；如神经断裂或嵌入骨折断端或关节面之间，则应尽早进行手术探查处理。

（3）外固定：骨折脱位整复后需要外固定；神经损伤合并肢体一侧肌肉瘫痪，为避免拮抗肌将关节牵拉到畸形位引起的关节僵直，需用夹板与石膏等将患肢固定于功能位；神经损伤合并肢体全部肌肉瘫痪，为防止肢体重力导致的关节脱位，同样需用外固定将患肢固定于功能位，为日后肢体功能的全部恢复奠定良好的基础。如桡神经损伤引起的腕下垂，可用掌侧板固定患腕于背伸位等。

（4）手法治疗和功能锻炼：有针对性地进行手法治疗和功能锻炼，保持肌张力，防治肌肉萎缩、肌纤维化、关节僵硬或关节萎缩及关节畸形等。手法由肢体近端到远端，反复捏揉数遍，强度以肌肉感觉酸胀为宜，可涂搽活血酒；瘫痪较重者用弹筋法和穴位推拿法。上肢取肩井、肩髃、曲池、尺泽、手三里、内关和合谷等穴，下肢取环跳、承扶、殷门、血海、足三里、阳陵泉、阴陵泉、承山、三阴交、解溪和丘墟等穴，强刺激以得气为度。最后，在患肢上来回揉1～2遍结束。

功能锻炼着重练习患肢各关节各方向的运动，待肌力逐步恢复，可训练抗阻力活动。

（5）药物治疗：损伤致经络气滞血瘀，筋脉失养。症见肢体瘫痪，张力减弱，感觉迟钝或消失，皮肤苍白湿冷，汗毛脱落，指甲脆裂，舌质紫暗或有瘀斑，脉弦涩。治宜活血化瘀，益气通络，用补阳还五汤加减，后期在此基础上重用补肝肾强筋骨之药，外用骨科外洗一方熏洗。

（6）针灸治疗：损伤中后期多用。根据证候循经取穴配以督脉相应穴位或沿神经干取穴，或兼取两者之长，用强刺激手法或电针。①正中神经损伤：取手厥阴心包经穴，如天泉、曲泽、郄门、间使、内关、大陵、劳宫和中冲等。②桡神经损伤：取手太阴肺经穴，如中府、侠白、尺泽、列缺、鱼际和少商等。③尺神经损伤：取足少阳胆经穴和足阳明胃经穴，如阳陵泉、外丘、光明、悬钟、丘墟、足窍阴、足三里、丰隆、上巨虚、下巨虚、解溪、冲阳和内庭等。④胫神经损伤：取足太阳膀胱经穴和足太阴脾经穴，如委中、合阳、承筋、承山、阴陵泉、地机、三阴交、商丘、公孙、太白和隐白等。

2. 手术疗法

神经损伤修复的时机原则上越早越好，一期修复最好在6～8小时内进行，恢复效果好。二期手术时间最好在伤后1～3个月内进行，6个月内也能获得较好效果，之后则越来越差。正中神经和尺神经伤后6个月修复，其有效恢复率为56.7%，坐骨神经与桡神经损伤超过6～13个月后修复，则不能获得有效恢复。影响神经功能恢复的因素除时间外，还与手术操作细致与否、吻合处张力大小、损伤的神经种类与部位不同、伤者年龄大小及局部条件好坏等因素有关。

开放性损伤神经一期修复的条件：①无菌手术中损伤的神经；②开放性指神经损伤；③整齐的锐器伤、肌腱等软组织损伤较少；④能够确定神经损伤范围，技术条件具备，应立即彻底清创，减少感染机会，修复相应的血管，吻合神经，处理骨折脱位与肌腱损伤等。根据神经损伤的性质和范围，二期修复术有神经松解术、神经吻合术、神经移植与转移术、肌腱转移术和关节融合术等。

（1）神经松解术：又分为神经外松解术与神经内松解术。前者是指解除骨端压迫，松解和切除神经周围瘢痕组织。后者除对神经外围进行松解外，还须切开神经外膜，松解束间瘢痕粘连，行神经束膜切开术。

（2）神经吻合术：找到神经断端，将近端假性神经瘤和远端瘢痕组织切除至正常组织。如此两神经断端仍不能吻合，可采用游离神经法、屈曲关节法以消除或减小神经的张力和改变神经位置路径的神经移位法等使两端靠拢，如此可克服的缺陷长度为3～10cm。术后用石膏将关节固定于屈曲位，消除或减小缝合部张力。4～6 周后去除石膏，逐渐伸直关节，恢复其功能。

（3）神经移植与转移术：当神经缺损太大，用游离神经、屈曲关节和神经移位等方法不能实现无张力吻合时，应用神经移植和转移术。

（4）肌腱转移术和关节融合术：当神经损伤严重且范围大，无法吻合或吻合后 1～2 年功能仍未恢复者，在上肢可采取肌腱转移术，在下肢可采取关节融合术等功能重建或矫形手术，以改善肢体的运动功能，使患者能生活自理。

四、创伤性休克

创伤性休克的发生是因为机体遭受严重创伤，导致出血与体液渗出，使有效循环量锐减，激发疼痛与神经-内分泌系统反应，影响心血管功能，引起组织器官血流灌注不足、微循环衰竭、急性氧代谢障碍和内脏损害为特征的全身反应综合征。

（一）病因病机

创伤性休克与大出血、体液渗出、剧烈疼痛、恐惧、组织坏死分解产物的吸收和创伤感染等一切导致机体神经、循环、内分泌等生理功能紊乱的因素有关。

（1）失血：创伤导致出血引起血流灌注不足。正常成人总血量为 4500～5000ml。引起休克的失血量因年龄、性别、健康状况和失血的速度而有所不同。一般来讲，一次突然失血量不超过总血量的 15%（约 750ml）时，机体通过神经体液的调节，可代偿性地维持血压于正常范围，此时如能迅速有效地止血、输液或输血等，可防止休克的发生。如失血量达到总血量的 25%（约 1250ml）时，由于大量失血，有效循环血量减少，微循环灌注不足，全身组织和器官的氧代谢障碍，即发生轻度休克；当失血量达到总血量的 35%（约 1750ml）时，即为中度休克；当失血量达到总血量的 45%（约 2250ml）时，为重度休克。

（2）神经内分泌功能紊乱：严重创伤和伴随发生的症状，如疼痛、恐惧、焦虑与寒冷等，都将对中枢神经产生不良刺激，当这些刺激强烈而持续时，可扩散到皮质下中枢而影响神经内分泌功能，导致反射性血管舒缩功能紊乱，末梢循环障碍而发生休克。末梢循环障碍还可致器官严重缺血缺氧，组织细胞变性坏死，引起器官功能不全，严重者可发生多器官衰竭，使休克加重。同时内分泌改变，使血糖升高等。

（3）组织破坏：严重的挤压伤，可导致局部组织缺血和组织细胞坏死。当压力解除后，由于局部毛细血管破裂和通透性增高，可导致大量出血、血浆渗出和组织水肿，有效循环血量下降，局部组织缺血；同时由于组织水肿，影响局部血液循环，使细胞氧代谢障碍加重，可加速组织细胞坏死的进程。组织细胞坏死后，释放出大量的酸性代谢产物和钾、磷等物质，又可引起酸碱平衡和电解质的紊乱。其中某些活性物质可破坏血管的通透性和舒缩功能，使血浆大量渗入组织间隙中，造成有效循环血量进一步下降，导致休克的发生或加重休克的程度。

休克病理过程可分为休克代偿期、休克失代偿期（代偿衰竭期）和休克晚期（严重期）三个阶段。如休克不能及时纠正，常可产生弥散性血管内凝血（DIC）现象，使微循环衰竭更加严重，预后甚差。

（二）诊查要点

1. 诊断要点

（1）病史：创伤性休克都有明显和较严重的外伤史，如撞击、高处坠落、机器绞伤、重物打击、挤压和火器伤等。

（2）症状、体征：休克的临床表现与其严重程度有关。①意识与表情：轻度休克，患者表现为兴奋、烦躁、焦虑或激动，随着休克加重，患者表现由表情淡漠或意识模糊到神志不清与昏迷等。②皮肤：苍白，斑状阴影，四肢湿冷，口唇发绀；随着休克加重，皮肤可呈瘀紫色，表浅静脉枯萎，毛细血管充盈时间延长。③脉搏：脉率为100～120次／分以上，当出现心力衰竭时，脉搏又变缓慢且微细欲绝。④血压：在休克代偿期，血压波动不大，随着休克加重，出现血压降低。血压开始降低时主要表现为收缩压降低，舒张压升高，脉压减小，脉搏增快。而血压的变化要参照患者的基础血压而定，当血压下降超过基础血压的30%、脉压低于30mmHg时，要考虑休克的发生。⑤呼吸：休克患者常有呼吸困难和发绀。如出现代谢性酸中毒时，呼吸急促深快；严重代谢性酸中毒时，呼吸深而慢；发生呼吸衰竭或心力衰竭时，出现严重呼吸困难。⑥尿量：是内脏血液灌注量的一个重要标志，尿量减少是休克早期的征象。若每小时尿量少于30ml，常提示肾脏血液灌注量不足，有休克存在，应留置尿管，连续观测尿量、比重、酸碱度、电解质和蛋白等，预测休克的程度和发展。⑦中心静脉压（CVP）：正常值是6～12cmH_2O，当出现休克与血容量不足时，中心静脉压可降低。若要正确判断血容量情况和休克的程度，应将血压、脉压、脉搏和每小时尿量测定等数据结合起来综合分析。

（3）实验室检查：①血红蛋白及血细胞比容测定，二项指标升高，常提示血液浓缩，血容量不足。②尿常规、比重和酸碱度测定，可反映肾脏功能情况，必要时可进一步做二氧化碳结合力及非蛋白氮的测定。③电解质测定，可发现钾、钠及其他电解质丢失情况，由于细胞损伤累及胞膜，可出现高钾低钠血症。④血小板计数、凝血酶原时间和纤维蛋白原含量测定，如三项全部异常则说明休克可能已进入弥散性血管内凝血阶段。⑤血儿茶酚胺和乳酸浓度测定，休克时其浓度均可升高，指标越高，预后越差。⑥血气分析，动脉血氧分压降低至30mmHg时，组织进入无氧状态。另外动脉血二氧化碳分压、静脉血气和pH的测定与动脉血相对照，可表明组织对氧的利用情况。

（4）心电图：休克时常因心肌缺氧而导致心律失常，严重缺氧时可出现局灶性心肌梗死，常表现为QRS波异常、ST段降低和T波倒置。

2. 辨证分型

创伤性休克归属于中医学“脱证”范畴，临床上分为气脱、血脱、亡阴、亡阳四种类型。

（1）气脱：创伤后突然神色颓变，面色苍白，口唇发绀，汗出肢冷，胸闷气憋，呼吸微弱，舌质淡，脉虚细或结代无力。

（2）血脱：头晕眼花，面色苍白，四肢厥冷，心悸，唇干，舌质淡白，脉细数无力或芤脉。

（3）亡阴：烦躁，口渴唇燥，汗少而黏，呼吸气粗，舌质红干，脉虚细数无力。

（4）亡阳：四肢厥冷，汗出如珠，呼吸微弱，舌质淡润，脉细欲绝。

（三）治疗

创伤性休克救治原则是积极抢救生命与消除不利因素的影响，补充血容量与调整机体生理功能，防治创伤及其并发症，纠正体液电解质和酸碱度的紊乱。采取中西医结合的综合措施，可提高救治的成功率。

（1）一般治疗：患者取平卧位，头略放低；注意安静，保暖防暑；保持呼吸道通畅，清除呼吸道分泌物，适当给氧。

（2）控制出血：导致创伤性休克最主要的原因是活动性大出血，故首要任务是进行有效止血。唐容川云："平人被伤出血，既无偏阴偏阳之病，故一味止血为要，止得一分血，则保得一分命，其止血亦不分阴阳。"

（3）处理创伤：伴开放性创伤的患者，经抗休克治疗情况稳定后，应尽快手术清创缝合，消灭创口，防治感染，争取一期愈合。如开放性创伤不处理，休克难以纠正，则应在积极抗休克的同时，进行手术清创缝合。对于骨折与脱位等要进行复位和适当的内、外固定等，对危及生命的张力性或开放性气胸与连枷胸等应紧急处理。

（4）补充与恢复血容量：在止血的情况下补充与恢复血容量是治疗创伤性休克的根本措施。

1）全血或红细胞混悬液：对创伤失血严重者，可改善贫血和组织缺氧。

2）血浆：提高有效循环血量，维持胶体渗透压，如鲜血浆、干冻血浆、羧甲淀粉均可选用。

3）右旋糖酐：可提高血浆胶体渗透压。中分子右旋糖酐（平均分子量 70 000）输入后12 小时体内尚存 40%，为较理想的血浆增量剂。低分子右旋糖酐（分子量 20 000～40 000）排泄较快，4～6 小时内就失去增量作用，它能降低血液黏稠度，减少血管内阻力而改善循环，还能吸附于红细胞和血小板表面，防止凝集。

4）葡萄糖和晶体液：葡萄糖能供给热量，但不能单独大量使用，在紧急情况下，可先用50%的葡萄糖液 60～100ml 静脉注射，以暂时增强心肌收缩力和提高血压。晶体溶液可供给电解质，如生理盐水、复方氯化钠或乳酸钠均可选用。

（5）血管收缩剂与舒张剂的应用：为解除血管痉挛，改善组织灌注与缺氧状况，使休克好转，可在补足血容量情况下应用血管扩张剂，如异丙肾上腺素、多巴胺等。若血容量已补足，血管扩张剂已用过，血压仍低，或无大血管出血，为使重要器官的低血流量状态不要拖延过久，可暂时使用血管收缩剂升高血压，如去甲肾上腺素、甲氧明、间羟胺等。

（6）纠正电解质和酸碱平衡的紊乱：由于休克引起组织缺氧必然导致代谢性酸中毒，而酸中毒可加重休克和阻碍其他治疗，故纠正电解质和酸碱平衡的紊乱是治疗休克的主要方法之一。纠正酸中毒及高钾血症应根据化验检查结果，适量应用碱性缓冲液及保钠排钾药物（如碳酸氢钠等）。

（7）防治并发症：心、脑、肺、肾等器官功能的衰竭和继发感染常常是休克的并发症，故在治疗创伤性休克时，应及早考虑到上述并发症的防治。

（8）中医疗法

1）中药辨证施治：气脱宜补气固脱，急用独参汤；血脱宜补血益气固脱，用当归补血汤加减；亡阴宜益气养阴，用生脉饮加减；亡阳宜温阳固脱，用四逆汤和参附汤加减。

2）针灸：针灸可行气活血，通络止痛，回阳固脱，调整阴阳。常选用涌泉、足三里、血海、人中为主穴，内关、太冲、百会为配穴，昏迷则加十宣，呼吸困难加素髎。

五、筋膜间隔区综合征

筋膜间隔区综合征又称为骨-筋膜室综合征、筋膜间室综合征等。因各种原因造成筋膜间隔区内组织压升高致使血管受压，血液循环障碍，肌肉和神经组织血供不足甚至缺血坏死，最后产生的一系列症状、体征，统称为筋膜间隔区综合征。《诸病源候论·金疮伤筋断骨候》载："夫金疮始伤之时，半伤其筋，荣卫不通，其疮虽愈合后，仍令痹不仁也"，说明早在公元7世纪中医对此证的病机"荣卫不通"及临床表现"痹而不仁"已有所认识。

（一）病因病机

筋膜间隔区是由肌间隔、筋膜隔、骨膜、深筋膜与骨等构成上臂和大腿的筋膜较薄而富有弹性，且肌肉丰厚又为单骨，故上臂和大腿受压后不易发生筋膜间隔区综合征。前臂和小腿为双骨，筋膜厚韧而缺乏弹性，且有骨间膜，致使筋膜间隔区的容积不能向外扩张，因此前臂和小腿受压后易发生筋膜间隔区综合征。间隔区内的组织主要是肌肉，血管、神经穿行其中。在正常情况下，筋膜间隔区内保持一定的压力，称为组织压或肌内压。当间隔区内的容积突然减少（外部受压）或内容物突然增大（组织肿胀或血肿），则组织压急剧上升，致使血管、肌肉和神经组织遭受挤压。其发生原因有以下几种。

（1）肢体外部受压：肢体骨折脱位后，石膏、夹板、胶布、绷带等固定包扎过紧过久；车祸，房屋或矿井倒塌，肢体被重物挤压；昏迷或麻醉时，肢体长时间受自身体重压迫等，均可使筋膜间隔区容积变小，引起局部组织缺血而发生筋膜间隔区综合征。

（2）肢体内部组织肿胀：闭合性骨折严重移位或形成巨大血肿，肢体挫伤，毒蛇或虫兽伤害，针刺或药物注射，剧烈体育运动或长途步行，均可使肢体内组织肿胀，导致筋膜间隔区内压力升高。

（3）血管受损：主干动脉损伤、痉挛、梗死和血栓形成等致使远端筋膜间隔区内的组织缺血、渗出、水肿，间隔区内组织压升高而发生间隔区综合征。若主干动、静脉同时受伤，可诱发筋膜间隔区综合征。

由于筋膜间隔区内血液循环障碍，肌肉因缺血而产生类组胺物质，从而使毛细血管扩大，通透性增加，大量血浆和液体渗入组织间隙，形成水肿，使肌内压更为增高，形成缺血—水肿恶性循环，最后导致肌肉坏死，神经麻痹，即产生"痹而不仁"的症状。通常缺血30分钟，即发生神经功能异常；完全缺血4～12小时后，则肢体发生永久性功能障碍，出现感觉异常、肌肉挛缩与运动丧失等表现。

筋膜间隔区综合征的病理变化若局限于肢体部分组织，经修复后遗留肌肉挛缩和神经功能障碍，则对全身影响不大。如病变发生于几个筋膜间隔区或肌肉丰富的区域，大量肌肉组织坏死，致肌红蛋白与钾、磷、镁离子及酸性代谢产物等有害物质大量释放，将引起急性肾衰竭，全身不良反应严重，则发展成挤压综合征。

（二）诊查要点

1. 诊断要点

（1）病史：伤者有肢体骨折、脱位或较严重的软组织损伤史等，伤后处理不当或延误治疗。

（2）症状、体征：早期以局部为主，严重情况下才出现全身症状。

1）局部症状：①疼痛，初期以疼痛、麻木与异样感为主，疼痛为患肢深部广泛而剧烈的进行性灼痛。晚期，因神经功能丧失，则无疼痛。一般患者很少诉说麻木和异样感，而剧痛可视为本病最早和唯一的主诉，应引起高度重视。②皮温升高，局部皮肤略红，皮温稍高。③肿胀，早期不显著，但局部压痛重，可感到局部组织张力增高。④感觉异常，受累区域出现感觉过敏或迟钝，晚期感觉丧失。其中两点分辨觉的消失和轻触觉异常出现较早，较有诊断意义。⑤肌力变化，早期患肢肌力减弱，进而功能逐渐消失，被动屈伸患肢可引起受累肌肉剧痛。⑥患肢远端脉搏和毛细血管充盈时间，因动脉血压较高，故绝大多数伤者的患肢远端脉搏可扪及，毛细血管充盈时间仍属正常。但若任其发展，肌内压继续升高可致无脉。若属主干动静脉损伤引起的筋膜间隔区综合征，早期则不能扪及脉搏。

2）全身症状：发热、口渴、心烦、尿黄、脉搏增快、血压下降等。本病症状体征可归纳为五“P”症，即由疼痛转为无痛（painless）；苍白（pallor）或发绀，大理石花纹等；感觉异常（paresthesia）；肌肉瘫痪（paralysis）；无脉（pulselessness）。

（3）理学检查：正常前臂筋膜间隔区组织压为 9mmHg，小腿为 15mmHg。如组织压超过 20～30mmHg，即须严密观察其变化。当舒张压与组织压的压差为 10～20mmHg 时，必须紧急彻底切开深筋膜，以充分减压。

（4）影像学检查：超声多普勒检查血循环是否受阻，可供临床诊断参考。

（5）实验室检查：当筋膜间隔区内肌肉发生坏死时，白细胞总数和分类均升高，血沉加快；严重时尿中有肌红蛋白，电解质紊乱，即出现高钾低钠等。

（6）各部筋膜间隔区综合征特征

1）前臂间隔区综合征：①背侧间隔区压力增高时，患部肿胀，组织紧张，有压痛，伸拇肌与伸指肌无力，被动屈曲 5 个手指时引起疼痛。②掌侧间隔区压力增高时，患部肿胀，组织紧张，有压痛，屈拇肌与屈指肌无力，被动伸直 5 个手指均引起疼痛，尺神经与正中神经支配区的皮肤感觉麻木。

2）小腿间隔区综合征：①前侧间隔区压力增高时，小腿前侧肿胀，组织紧张，有压痛，有时皮肤发红，趾伸肌与胫前肌无力，被动屈踝与屈趾引起疼痛，腓深神经支配区的皮肤感觉麻木。②外侧间隔区压力增高时，小腿外侧肿胀，组织紧张，有压痛，腓骨长、短肌无力，内翻踝关节引起疼痛，腓深浅神经支配区的皮肤感觉麻木。③后侧浅部间隔区压力增高时，小腿后侧肿胀，有压痛，比目鱼肌及腓肠肌无力，屈踝关节引起疼痛。④后侧深部间隔区压力增高时，小腿远端内侧、跟腱与胫骨之间组织紧张，有压痛，趾屈肌及胫后肌无力，伸趾时引起疼痛，胫后神经支配区的皮肤感觉丧失。

2. 辨证分型

（1）瘀滞经络：损伤早期，血溢脉外，瘀积不散，阻滞经络，气血不能循行敷布，受累部位筋肉失养，故患肢肿胀灼痛，压痛明显，屈伸无力，皮肤麻木，舌质青紫，脉紧涩。

（2）肝肾亏虚：损伤后期，病久耗气伤血，肝肾亏虚。肝主筋，肝不荣筋，筋肉拘挛萎缩；肾主骨，肾亏则骨髓失充，骨质疏松，关节僵硬，舌质淡，脉沉细。

（三）治疗

筋膜间隔区综合征的治疗原则是早诊早治，减压彻底，减少伤残率，避免并发症。

（1）改善血循环：解除所有外固定及其敷料；对疑有筋膜间隔区综合征的肢体，应将患肢放置水平位，不可将其抬高，避免因缺血加重而促使本病形成。

（2）切开减压：确诊后，最有效的办法是立即将所有的间隔区全长切开，解除间隔区内高压，打断缺血-水肿恶性循环链，促进静脉淋巴回流，加大动静脉的压差，恢复动脉的血运，让组织重新获得血供，消除缺血状态。在时间上，越早效果越好，越晚效果则越差，如果肌肉完全坏死，肌挛缩将无法避免。彻底解压后，局部血液循环应迅速改善。若无改善，则可能是间隔区外主干动静脉有损伤等，应扩大范围仔细检查，防止漏诊失治。

1）切开位置：通常沿肢体纵轴方向作切口，深部筋膜切口应与皮肤切口一致或略长，以便充分减压。上臂和前臂均在旁侧作切口，手部在背侧作切口，大腿应在外侧切开，小腿应在前外侧或后内侧切开。必要时可在前臂掌背侧与小腿内外侧同时切开减压。

2）切口范围：应切开每一个受累的筋膜间隔区，否则达不到减压的目的。小腿切开减压时，可将腓骨上2/3切除，以便将小腿4个筋膜间隔区充分打开。

3）切开后的处理与注意事项：①尽量彻底清除坏死组织，消灭感染病灶。暂不缝合切口，以便更换敷料时密切观察组织的存活情况。如切口不大，可待其自行愈合或二期缝合；若创面较大，可植皮覆盖。②切口不可加压包扎，避免再度阻断血液循环。③切口创面可用凡士林纱布、生理盐水纱布或生肌橡皮膏加珍珠粉换药。④严格无菌操作，预防破伤风与气性坏疽。⑤注意观察伤口分泌物的颜色，必要时可将分泌物送细菌培养和做药敏试验，以便选用适合的抗生素。

（3）防治感染及其他并发症：根据病情需要，选用适当的药物对症处理，防治其他并发症。

六、挤压综合征

挤压综合征是指四肢或躯干肌肉丰厚部位，遭受重物长时间挤压，解除压迫后，出现的肢体肿胀、肌红蛋白血症、肌红蛋白尿、高血钾、急性肾衰竭和低血容量性休克等症候群，中医学称之为“压迮伤”。从发病学来讲，筋膜间隔区综合征和挤压综合征同属一个疾病的范畴，两者具有相同的病理基础。筋膜间隔区综合征若救治不及时，就可发展成挤压综合征，即筋膜间隔区综合征是挤压综合征的一个局部类型或过程。

（一）病因病机

中医学认为，挤压伤可引起人体内部气血、经络、脏腑功能紊乱。隋代巢元方《诸病源候论·压迮坠堕内损候》指出“此为人卒被重物压迮，或从高坠下，致吐下血，此伤五内故也”。清代胡廷光《伤科汇纂·压迮伤》载“压迮伤，意外所迫致也。或屋倒墙塌，或木断石落，压著手足，骨必折断，压迮身躯，人必昏迷”。挤压综合征多发生于房屋倒塌、工程塌方、交通事故等意外伤害中，战时或发生强烈地震等严重自然灾害时可成批出现。此外，偶见于昏迷与手术的患者，肢体长时间被自身体重压迫而致。

其病理变化归纳如下。

（1）肌肉缺血坏死：挤压综合征的肌肉病理变化与筋膜间隔区综合征相似。患部肌肉组织遭受较长时间的压迫，在解除外界压力后，局部可恢复血供。但由于肌肉受压缺血产生的类组胺物质可使毛细血管通透性增加，从而引起肌肉发生缺血性水肿，肌内压上升，肌肉血液循环发生障碍，形成缺血-水肿恶性循环，最后使肌肉神经发生缺血性坏死。

（2）肾功能障碍：由于肌肉缺血坏死，大量血浆渗出，造成低血容量性休克，肾血流量减少；休克和严重损伤诱发应激反应释放亲血管活性物质，使肾脏微血管发生强而持久的痉挛收缩，致肾小管缺血甚至坏死。肌肉坏死产生大量肌红蛋白、肌酸、肌酐和钾、磷、镁离子等有害的代谢物质，同时肌肉缺血缺氧和酸中毒可使钾离子从细胞内大量逸出，导致血钾浓度迅速升高。外部压力解除后，有害的代谢物质进入体内血液循环，又可加重创伤后机体的全身反应。在酸中毒和酸性尿状态下，大量的有害代谢物质沉积于肾小管，加重对肾脏的损害，最终导致急性肾衰竭的发生。

综上所述，挤压综合征的发生主要是肾缺血和肌肉组织坏死所产生的对肾脏有害的物质导致急性肾功能障碍的发生。

（二）诊查要点

1. 诊断要点

（1）外伤史：详细了解受伤原因与方式、受压部位、范围与肿胀时间，伤后症状及诊治经过等。注意伤后有无“红棕色”“深褐色”或“茶色”尿及尿量情况，若每日少于 400ml 为少尿，少于 100ml 为无尿。

（2）症状、体征：①局部表现，由于皮肉受损，血溢脉外，瘀阻气滞，经络不通，故有伤处疼痛与肿胀，皮下瘀血，皮肤有压痕，皮肤张力增加，受压处及周围皮肤有水疱。伤肢远端血液循环障碍，部分患者动脉搏动可以不减弱，毛细血管充盈时间正常，但肌肉组织等仍有缺血坏死的危险。伤肢肌肉与神经功能障碍，如主动与被动活动及牵拉时出现疼痛，应考虑为筋膜间隔区内肌群受累的表现；皮肤感觉异常。检查皮肤与黏膜有无破损、胸腹盆腔内器官有无损伤等并发症。②全身表现，由于内伤气血、经络、脏腑，伤者出现头目晕沉，食欲不振，面色无华，胸闷腹胀，大便秘结等。积瘀化热可出现发热、面赤、尿黄、舌红、舌边瘀紫、苔黄腻、脉弦紧数等。严重者心悸、气急甚至发生面色苍白、四肢厥冷、汗出如油、脉芤等脱证（休克）。

（3）挤压综合征的全身表现：①休克，少数患者早期可能不出现休克，或者休克期短暂未被发现。大多数患者由于挤压伤剧痛的刺激，组织广泛的破坏，血浆大量的渗出，而迅速发生休克，且不断加重。②肌红蛋白血症与肌红蛋白尿，这是诊断挤压综合征的一个重要依据。患者患肢压力解除后，24 小时内出现褐色尿或自述血尿，同时尿量减少，比重升高，应考虑是肌红蛋白尿。肌红蛋白在血与尿中的浓度，待患肢减压后 3～12 小时达到高峰，以后逐渐下降，1～2 天后恢复正常。③高钾血症，肌肉坏死，细胞内的钾大量进入循环，加之肾衰竭者排钾困难，在少尿期血钾可每日上升 2mmol/L，甚者 24 小时内升高至致命水平。高血钾同时伴有高血磷、高血镁及低血钙，可以加重血钾对心肌的抑制和毒性作用，应连续监测。少尿期患者常死于高钾血症。④酸中毒及氮质血症，肌肉缺血坏死后，大量磷酸根、硫酸根等酸性物质释出，使体液 pH 降低，导致代谢性酸中毒。严重创伤后组织分解代谢旺盛，大量中间代谢产物集聚体内，非蛋白氮与尿素氮迅速升高，临床上可出现神志不清、呼吸深大、烦躁口渴、恶心等酸中毒与尿毒症等一系列表现。⑤由于缺血再灌流可引起心、肺、肝、脑等器官的损伤，出现相应的功能障碍与症状。

（4）实验室检查：①血、尿常规检查提示有代谢性酸中毒、高钾血症、肌红蛋白血症、肌红蛋白尿与肾功能损害。休克纠正后首次排尿呈褐色或棕红色，为酸性，尿量少，比重高，内含红细胞、血红蛋白、肌红蛋白、白蛋白、肌酸、肌酐和色素颗粒管型等。每日应记出入量，经常观测尿比重，尿比重低于 1.018 以下者，是诊断急性肾衰竭的主要指标之一。多尿期与恢复期尿比重仍低，尿常规可渐渐恢复正常。②血红蛋白、红细胞计数与血细胞比容：估计失血、血浆成分丢失、贫血或少尿期水潴留的程度。③血小板与出凝血时间：可提示机体出凝血、纤溶机制的异常。④谷草转氨酶（GOT）、肌酸激酶（CK），测定肌肉缺血坏死所释放的酶，可了解肌肉坏死程度及其消长规律。肌酸激酶>1 万 U/L，即有诊断价值。⑤血钾、血镁、血肌红蛋白测定，了解病情的严重程度。

2. 辨证分型

（1）瘀阻下焦：伤后血溢脉外，恶血内留，阻隔下焦，腹中满胀，尿少黄赤，大便不通，舌红有瘀斑，苔黄腻，脉弦紧数。此型多见于发病初期。

（2）水湿潴留：伤后患处气滞血瘀，气不行则津液不能输布而为水湿。水湿潴留则小便不通，津不润肠则大便秘结，二便不通则腹胀满，津不上承故口干渴；湿困脾胃，中焦运化失常则苔腻厚，脉弦数或滑数。此型多见于肾衰竭少尿期。

（3）气阴两虚：患者长时间无尿或少尿，加之外伤、发热、纳差，致气阴两虚。肾气虚，固摄失司，故有尿多。尿多则进一步伤阴及气，而出现气短、乏力、盗汗、面色白、舌质红、无苔或少苔和脉虚细数等气阴两虚的一系列表现。此型多见于肾衰竭多尿期。

（4）气血不足：患者饮食与二便已基本正常，但肢体肌肉尚肿痛，面色苍白，全身乏力，舌质淡苔薄，脉细缓。此型多见于肾衰竭恢复期。

（三）治疗

挤压综合征是骨伤科的危急重症，应做到早期诊断，积极救治，早期切开减压与防治肾衰竭；凡重压超过 1 小时以上者，均应按挤压综合征处理，密切注意其变化，积极防治并发症。

1. 现场急救处理

（1）医护人员迅速进入现场，尽早地解除重物对伤员的压迫，以避免或降低本病的发生率。

（2）伤肢制动，以减少坏死组织分解产物的吸收与减轻疼痛，强调活动的危险性。

（3）伤肢用凉水降温或裸露在凉爽的空气中。禁止按摩与热敷，以防组织缺氧的加重。

（4）不要抬高患肢，以免降低其局部血压，影响血液循环。

（5）患肢有开放性伤口和活动性出血者应止血包扎，但避免使用加压包扎法和止血带。

（6）凡受压伤员一律饮用碱性饮料（每 8～10g 碳酸氢钠溶于 1000ml 水中，再加适量糖与食盐），碱化尿液，避免肌红蛋白与酸性尿液作用后在肾小管中沉积。如不能进食者，可用 5%碳酸氢钠 150ml 静脉滴注。

2. 患肢处理

（1）早期切开减压：其适应证为①有明显挤压伤史。②患肢明显肿胀，局部张力高，质硬，有运动和感觉障碍者。③尿肌红蛋白试验阳性（包括无血尿时潜血试验阳性）或肉眼见有茶褐色尿。切开可使筋膜间隔区内组织压下降，改善静脉回流，恢复动脉血供，防止或减轻挤压综合征的发生或加重。如肌肉已坏死，清除坏死组织，同时引流可防止坏死分解产物进入血液，减轻中毒症状，减少感染的发生或减轻感染程度。切开后伤口用敷料包扎时，不能加压；如伤口渗液量多，应保证全身营养供给，防治低蛋白血症。

（2）截肢：其适应证是①患肢肌肉已坏死，并见尿肌红蛋白试验阳性或早期肾衰竭的迹象。②全身中毒症状严重，经切开减压等处理仍不见症状缓解，已危及伤员生命者。③患肢并发特异性感染，如气性坏疽等。

3. 全身治疗

（1）中医治疗：根据其辨证，予以中药治疗。

1）瘀阻下焦：治宜化瘀通窍。方用桃仁四物汤合皂角通关散加琥珀 20g。

2）水湿潴留：治宜化瘀利水，益气生津。方用大黄白茅根汤合五苓散加减。

3）气阴两虚：治宜益气养阴，补益肾精。方用六味地黄汤合补中益气汤加减。

4）气血不足：治宜益气养血。方用八珍汤加鸡血藤 30g，肉苁蓉 30g，红花 12g，木香 10g。

（2）急性肾衰竭的治疗：对挤压综合征患者，一旦有肾衰竭的证据，应及早进行透析疗法。本疗法可以明显降低由于急性肾衰竭所致高钾血症等造成的死亡，是一个很重要的治疗方法。有条件的医院可以作血液透析（即人工肾）；腹膜透析操作简单，对大多数患者亦能收到良好效果。有关急性肾衰竭的治疗详见本章第四节“创伤性休克”。

（3）其他治疗：纠正电解质紊乱，随时监测血钾、钠、氯和钙的浓度，严格控制使用含钾量高的药物和食物，不用长期库存血，发生酸中毒立即给予纠正；增进营养，给予高脂高糖低蛋白食物；正确应用抗生素防治感染等。

七、骨折畸形愈合、迟缓愈合、不愈合

（一）骨折畸形愈合

骨折发生重叠、旋转、成角而愈合，称骨折畸形愈合。只要在整复后，给予有效的固定、合理的功能锻炼，并密切观察或做 X 线复查，发现骨折断端再移位及时给予矫正，骨折畸形愈合是可以避免发生的。若骨折后仅 2～3 个月，因骨痂尚未坚硬，可在麻醉下，用手法折骨，再行整复，给予正确的局部固定，使骨折在良好的位置中愈合。但邻近关节与小儿骨骺附近的畸形愈合，不宜做手法折骨，以免损伤关节周围韧带和骨骺。畸形愈合如较坚固，手法折骨不能进行时，可手术切开，将骨折处凿断，并清除妨碍复位的骨痂，做新鲜骨折处理矫正畸形，选用适当的外、内固定。对肢体功能无影响的轻度畸形，则不必行手术矫正。

（二）骨折延迟愈合、不愈合

（1）骨折延迟连接的定义：骨折在正常愈合所需的时间（一般为 4 个月内），仍未达到骨折完全愈合的标准，称为骨折延迟连接。X 线显示骨折端骨痂少，轻度脱钙，骨折线明显，但无骨硬化表现。

（2）骨折不愈合称之为骨不连。骨组织具有自身修复的强大能力，当骨折给予适当的治疗，大多数骨折都会很好愈合。然而，一部分骨折却难以愈合。当骨折愈合比较缓慢时，称为延迟愈合。当骨折不能愈合时，则称为骨不连。在所有骨折患者中，大约 5%的患者愈合困难。由于骨折部位的持续活动，骨不连通常伴有疼痛，大大降低了患者的生活质量。

（3）骨不连与延迟连接的原因虽多，但大致相同。大多数因素的程度不同，其后果各异，有的只产生延迟连接，愈合时间虽长，但还可连接；有的形成骨不连，如成骨因子缺乏，先天性胫骨骨不连等。导致骨不连最常见的原因有感染、骨折端分离、骨折稳定不足、骨折部血液供应差，包括舟骨、距骨、股骨颈、第五跖骨、胫骨中下段等；骨折合并主要软组织破坏（如开放性骨折）；高能量损伤机制导致的骨折（如交通事故或高处坠落伤）；老年人或免疫功能低下的人；同时合并有代谢性骨骼疾病患者的骨折。

（4）骨不连的治疗：在确定骨不连的治疗时，必须考虑以下因素。明确原因，骨不连的部位（具体的骨及骨内的位置），骨不连的类型，之前的治疗，X 线表现，以及一系列其他患者的具体特点。在广义上，治疗计划应包括改善局部生物学性状和加强其机械稳定性。常用的改善局部生物性状的治疗方法包括去除感染灶、骨移植、骨髓移植和应用 Ilizarov 方法。提高机械稳定性的方法包括钢板螺钉内固定术、髓内钉内固定和外固定器。通过适当的治疗，即使长时间及难治性的骨折不愈合能够得以恢复，患者的生活质量得到大幅度的提高或恢复

正常。由于这一领域在骨科中的复杂性，选择具有丰富经验的医生是最重要的。

（杨方军）

第十节 药 物

内服与外用药物是治疗骨折的两个重要方法。古代伤科学家积累了不少秘方、验方，都各有特长，但总是以“跌打损伤，皆瘀血在内而不散也，血不活则瘀不能去，瘀不去则折不能续”和“瘀去、新生、骨合”作为理论指导。内服和外用药物，对纠正因损伤而引起的脏腑、经络、气血功能紊乱，促进骨折的愈合均有良好作用。

（一）外用药

（1）初期：以活血化瘀、消肿止痛类的药膏为主，如消瘀软膏、消瘀止痛药膏、清营退肿膏、双柏散、定痛膏、紫荆皮散，焮红热痛时可外敷清营退肿膏。

（2）中期：以接骨续筋类药膏为主，如接骨续筋药膏、外敷接骨散、驳骨散、碎骨丹等。

（3）后期：因骨已接续，可用舒筋活络类膏药外贴，如万应膏、损伤风湿膏、坚骨壮筋膏、金不换膏、跌打膏、伸筋散等。

骨折后期，如折断在关节附近，为防止关节强直、筋脉拘挛，可外用熏洗、熨药及伤药水揉擦，配合练功活动，达到活血散瘀、舒筋活络、迅速恢复功能的目的。一般常用的熏洗及熨药方有海桐皮汤、骨科外洗一方、骨科外洗二方、舒筋活血洗方、上肢损伤洗方、下肢损伤洗方等，常用的伤药水有筋伤药水、活血酒等。

（二）内服药

（1）初期：由于筋骨脉络的损伤，血离经脉，瘀积不散，气血凝滞，经络受阻，故宜活血化瘀、消肿止痛为主，可选用活血止痛汤、和营止痛汤、新伤续断汤、复元活血汤、夺命丹、八厘散、肢伤一号方等药，如有伤口者多吞服玉真散。如损伤较重、瘀血较多者，应防其瘀血流注脏腑而出现昏沉不醒等症状，则可用大成汤通利之。

（2）中期：肿胀逐渐消退，疼痛明显减轻，但瘀肿虽消而未尽，骨尚未连接，故治宜接骨续筋为主，可选用三七活骨丸、新伤续断汤、续骨活血汤，或桃红四物汤、肢伤二号方、接骨丹、接骨紫金丹等。接骨药有自然铜、血竭、土鳖虫、骨碎补、续断等。

（3）后期：一般已有骨痂生长，治宜壮筋骨、养气血、补肝肾为主，可选用壮筋养血汤、生血补髓汤、六味地黄汤、八珍汤、健步虎潜丸（每次4～6粒，每日3次口服）、肢伤三号方和续断紫金丹等。骨折后期，尚应适当注意补益脾胃，可用健脾养胃汤、补中益气汤、归脾丸（每次6g，每日2次口服）等加减。

第十一节 练 功

练功又称功能锻炼，古称导引，它是通过自身运动防治疾病、增进健康、促进肢体功能恢复的一种疗法。临床实践证明，患肢关节活动与全身功能锻炼对损伤部位有推动气血流通和加速祛瘀生新的作用，可改善血液与淋巴液循环，促进血肿、水肿的吸收和消散，加速骨折愈合，使关节、筋络得到濡养，防止肌肉萎缩、关节僵硬、骨质疏松，有利于功能恢复。目前练功疗法在骨伤科临床中已普遍应用，并被列为骨折及颈、肩、腰、腿等部位筋伤治疗的基本方法之一。

一、练功疗法分类

（一）按照锻炼的部位分类

（1）局部锻炼：指导患者进行患肢主动活动，使功能尽快恢复，防止组织粘连、关节僵硬、肌肉萎缩。如肩关节受伤，练习耸肩、上肢前后摆动、握拳等；下肢损伤，练习踝关节背伸、跖屈，以及股四头肌舒缩活动、膝关节屈伸活动等。

（2）全身锻炼：指导患者进行全身锻炼，可使气血运行，脏腑功能尽快恢复。全身功能锻炼不但可以防病治病，而且还能弥补方药之不及，促使患者迅速恢复劳动能力。

（二）按有无辅助器械分类

（1）有器械锻炼：采用器械进行锻炼的目的，主要是加强患肢力量，弥补徒手之不足，或利用其杠杆作用，或用健侧带动患侧。如用大竹管搓滚舒筋及蹬车活动锻炼下肢各关节功能，搓转胡桃或小铁球等进行手指关节锻炼，肩关节练功可用滑车拉绳。

（2）无器械锻炼：不应用任何器械，依靠自身机体做练功活动，这种方法锻炼方便，随时可用，简单有效，通常用太极拳、八段锦等。

二、练功疗法作用

练功疗法治疗骨关节及软组织损伤，对提高疗效、减少后遗症有着重要的意义。临床经验总结证实，练功疗法是治疗骨折不可缺少的治疗手段。伤科各部位练功法，既有加强局部肢体关节活动的功能，又有促进全身气血运行、增强体力的功效。练功疗法对损伤的防治作用可归纳为以下几点。

（1）活血化瘀、消肿定痛：由于损伤后瘀血凝滞，络道不通而导致疼痛、肿胀，局部锻炼与全身锻炼有促进血液循环、活血化瘀的作用，通则不痛，可达到消肿定痛的目的。

（2）濡养患肢关节筋络：损伤后期及肌筋劳损，局部气血不充，筋失所养，酸痛麻木，练功后血行通畅，化瘀生新，舒筋活络，筋络得到濡养，关节滑利，伸屈自如。

（3）促进骨折迅速愈合：功能锻炼后既能活血化瘀，又能生新；既能改善气血之道不得宣通的状态，又有利于续骨。在夹板固定下功能锻炼，不仅能保持良好的对位，而且还可使骨折的轻度残余移位逐渐得到矫正，使骨折愈合与功能恢复同时并进，缩短疗程。

（4）防止肌肉萎缩：骨折或者较严重筋伤可导致肢体失用，所以骨折、扭伤、劳损、筋伤及不完全断裂者，都应积极进行功能锻炼，使筋伤修复快，愈合坚，功能好，减轻或防止肌肉萎缩。

（5）避免关节粘连和骨质疏松：关节粘连、僵硬强直及骨质疏松的原因是多方面的，但其主要的原因是患肢长期固定和缺乏活动锻炼，所以积极、合理地进行功能锻炼，可以促使气血通畅，避免关节粘连、僵硬强直和骨质疏松，是保护关节功能的有效措施。

（6）扶正祛邪：局部损伤可致全身气血虚损、营卫不固和脏腑不和，风寒湿外邪乘虚侵袭。通过练功能扶正祛邪，调节机体功能，促使气血充盈，肝血肾精旺盛，筋骨劲强，关节滑利，有利于损伤和整个机体的全面恢复。

三、练功注意事项

（一）内容和运动强度

确定练功内容和运动强度，制订锻炼计划，首先应辨明病情，估计预后，应因人而异，因病而异，根据伤病的病理特点，在医护人员指导下选择适宜的时期和适当的方法练功，尤其对骨折患者更应分期、分部位对待。

（二）动作要领

正确指导患者练功，是取得良好疗效的关键之一。主要将练功的目的、意义及必要性对患者进行解释，使患者乐于接受，充分发挥其主观能动性，加强其练功的信心和耐心，从而自觉地进行积极的锻炼。

（1）上肢：练功的主要目的是恢复手的功能。凡上肢各部位损伤，均应注意手部各指间关节、指掌关节的早期练功活动，特别要保护各关节的灵活性，以防关节发生功能障碍。

（2）下肢：练功的主要目的是恢复负重和行走功能，保持各关节的稳定性。在机体的活动中，尤其需要依靠强大而有力的臀大肌、股四头肌和小腿三头肌，才能保持正常行走。

（三）循序渐进

严格掌握循序渐进的原则，是防止加重损伤和出现偏差的重要措施。练功时动作应逐渐增加，次数由少到多，动作幅度由小到大，锻炼时间由短到长。

（1）骨折早期：伤后1～2周内，患肢局部肿胀、疼痛，容易再发生移位，筋骨正处于修复阶段。此期练功的目的是消瘀退肿，加强气血循环，方法是使患肢肌肉做舒缩活动，但骨折部上下关节则不活动或轻微活动。例如，前臂骨折时，可做轻微的握拳及手指伸屈活动，上臂仅做肌肉舒缩活动，而腕、肘关节不活动。下肢骨折时可做股四头肌舒缩及踝部屈伸活动等。健肢及身体其他各部关节也应进行练功活动，卧床患者必须加强深呼吸练习并结合自我按摩等。练功时以健肢带动患肢，次数由少到多，时间由短到长，活动幅度由小到大，以患部不痛为原则，切忌任何粗暴的被动活动。

（2）骨折中期：两周以后患肢肿胀基本消退，局部疼痛逐渐消失，瘀未尽去，新骨始生，骨折部日趋稳定。此期练功的目的是加强去瘀生新、和营续骨能力，防止局部筋肉萎缩、关节僵硬及全身的并发症。练功活动的形式除继续进行患肢肌肉的舒缩活动外，并在医务人员的帮助下逐步活动骨折部上下关节。动作应缓慢，活动范围应由小到大，至接近临床愈合时应增加活动次数，加大运动幅度和力量。例如，股骨干骨折，在夹板固定及持续牵引的情况下，可进行撑臂抬臀，伸屈髋、屈膝等活动；胸腰椎骨折做飞燕点水、五点支撑、三点支撑法等活动。

（3）骨折后期：骨折已临床愈合，夹缚固定已解除，但筋骨未坚，肢体功能未完全恢复。此期练功的目的是尽快恢复患肢关节功能和肌力，以达到筋骨劲强、关节滑利。练功的方法常取坐位、立位，以加强患肢各关节的活动为重点，如上肢着重于各种动作的练习，下肢着重于行走负重训练。在练功期间可同时行热熨、熏洗等。部分患者功能恢复有困难时，或已有关节僵硬者可配合按摩推拿手法，以协助达到活血舒筋活络之功。

（四）其他注意事项

（1）练功时应思想集中，全神贯注，动作缓而慢。

（2）练功次数，一般每日2～3次。

（3）练功过程中，对骨折、筋伤患者，可配合热敷、熏洗、搽擦外用药水、理疗等方法。

（4）练功过程中，要顺应四时气候的变化，注意保暖。

练功活动是骨折治疗的重要组成部分，骨折经固定后，必须尽早进行练功活动，使患肢及全身在解除疼痛的情况下，做全面的主动活动，以促进骨折愈合，防止发生筋肉萎缩、骨质疏松、关节僵硬及坠积性肺炎等并发症。古代伤科专著中对练功的重要性已有较正确的认识，认为骨折治疗不能以骨折愈合为满足，必须要求肢体的功能迅速而良好地恢复。如《仙授理伤续断秘方》已主张骨折固定后关节必须转动，“时时为之方可”，因此应该重视练功活动。必须根据具体的骨折部位、类型、骨折稳定程度，选择适当的练功姿势，在医护人员指导下进行练功活动。动作要协调，循序渐进，逐步加大活动量，从复位、固定后即开始锻炼，并且贯穿于整个治疗过程中。

（杨方军）

第三章 骨折各论

第一节 上臂骨折

锁骨骨折

锁骨位于胸廓的顶部前方，位于皮下，为上肢带骨与躯干之间唯一的骨性联系，易遭受外力发生骨折，在儿童时期尤为多见。

一、病因与分类

锁骨骨折多为间接暴力所致，肩部外侧或手掌先着地跌倒，外力经肩锁关节传至锁骨而发生骨折，以短斜或者横断骨折为多，锁骨端除有重叠移位外，内侧端可因胸锁乳突肌的牵拉而向后上方移位，外侧端则由于上肢的重力和胸大肌的牵拉而向前下方移位（图 3-1、图 3-2）。在幼儿多为青枝骨折或横断骨折。由于幼儿骨质柔软骨折后骨膜仍保持联系，在胸锁乳突肌的牵拉下，骨折端往往向上成角，状如弩弓。直接暴力打击锁骨可造成骨折，多为横断或者粉碎性骨折，除非喙锁韧带断裂，骨折端无明显移位，常发生于外 1/3，临床较为少见。

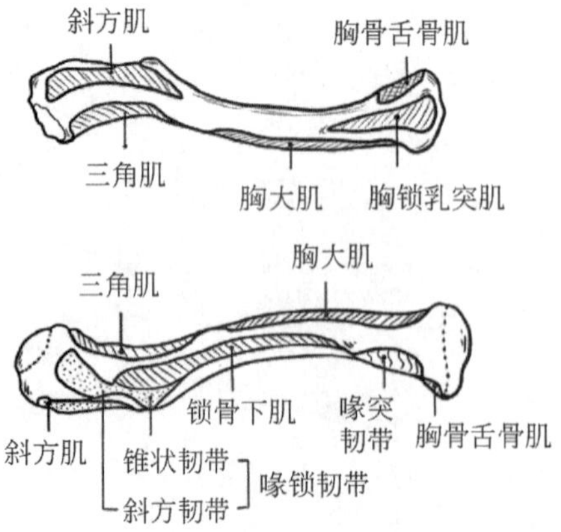

图 3-1 锁骨的肌肉附着

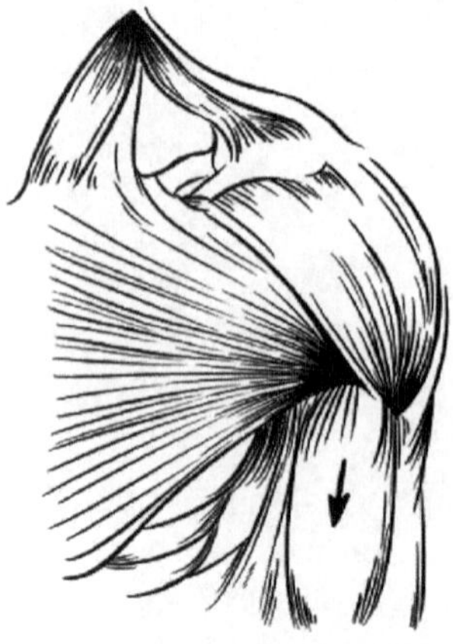

图 3-2 锁骨骨折的典型移位

若粉碎性骨折严重移位，骨折片向后下方移位时，可压迫或刺伤锁骨后下方的动静脉或臂丛神经，甚至刺破胸膜或肺尖，造成血管、神经损伤或血胸、气胸，但极为少见。骨折片向前上方移位时，可刺破皮肤造成开放性骨折，但极为少见。

二、诊断思维

伤后局部疼痛，肿胀或有瘀斑，骨折处异常隆起。患者常有特殊姿势，患侧肩部下垂并向前、内倾斜，用健手托住患侧肘部（图 3-3），以减轻因上肢重量牵拉而引起的疼痛，头部向患侧倾斜，下颌偏向健侧，使胸锁乳突肌松弛而减少疼痛。

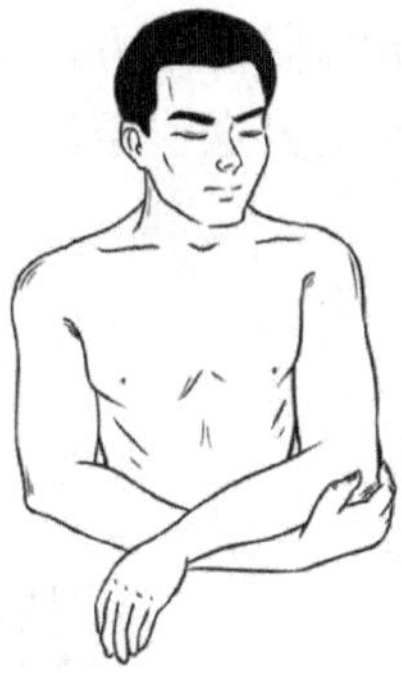
图 3-3 锁骨骨折的姿势

检查骨折局部压痛明显，完全骨折可摸到骨折断端，有异常活动和骨擦音。幼儿患者由于缺乏自述能力，且锁骨部皮下脂肪丰厚，不易触摸，尤其是青枝骨折，临床表现不明显，易贻误诊断。但活动患肢，如穿衣、上提其手或从腋下托起时，患儿会有因疼痛加重而啼哭，常可提示诊断。

合并锁骨下血管损伤者，患肢血液循环障碍，桡动脉搏动减弱或消失。合并臂丛神经损伤者，患肢麻木，感觉和反射均减弱。

锁骨正位 X 线片可显示骨折的部位、类型和移位的方向。若临床检查有骨折征象，但 X 线正位片未能发现明显骨折线者，可加拍 X 线斜位片以帮助骨折线的识别。

根据受伤史、临床表现和 X 线检查可做出诊断。锁骨外侧 1/3 骨折时，需要判断喙锁韧带是否已损伤，因为该韧带损伤与否直接关系到治疗方法的选择和预后，不能肯定诊断时，可拍摄双侧应力 X 线片，即让患者取坐位或站立位，以手腕各悬挂一个 2.25～6.75kg 重物（不是提在手中），放松上肢肌肉，然后拍摄双肩正位 X 线片。如患肩喙锁韧带断裂，则 X 线片显示为骨折移位加大，并且喙突与锁骨之间距离增宽，锁骨的胸骨端或肩峰端关节面的骨折，常规 X 线片有时较难明确诊断，可进一步做 CT 检查明确诊断。

诊断骨折的同时，应详细检查患侧血液循环及运动、感觉情况，以排除锁骨下神经、血管的损伤。

三、治疗方略

（一）非手术治疗

1. 复位方法

凡是有移位、重叠畸形的新鲜骨折，均应进行手法复位。但对断端有骨片竖立者手法复位应注意避免刺破皮肤或损伤锁骨下动静脉及臂丛神经。

（1）单人复位方法：适应 6～7 岁以下的儿童骨折，因多数为青枝骨折，即使是完全移位，因肌肉拉力薄弱也易成功。复位方法以右侧锁骨骨折为例，家长坐方凳上，儿童坐在家长右大腿上，患儿面朝向左侧方，右患肩部朝前方，家长双手在腋下提住患儿。医生站立患儿右后方，右手从腋前伸至腋下到肩部后方手掌紧贴肩胛部。肘窝夹住患儿上臂右手为支点前臂为杠杆，使肩部后伸上提牵开骨折断端，医生左手按压突出部位（一般是近折端）可听见复位响声（图 3-4）。

（2）双人复位方法：适应青少年和成人肌力较强的重叠移位畸形明显的骨折。患者坐在方凳上，如果是椅子患者面向椅靠倒坐，两手叉腰拇指向前余指向后，端坐挺胸拔背，嘱患者头倾向患侧，下颌转向健侧，使胸锁乳突肌松弛减轻对近折端的牵拉。助手站立背后一足踏在凳面上，膝关节顶在肩胛区，双手在两肩部前外侧徐徐向后方提拉，使肩部极度后伸提起胸廓展开矫正重叠畸形（图 3-5），术者站立患侧前面用一手提远折端向上，另一手按压近折端向前下方，可听见骨折复位响声，手摸断端平坦，两肩等宽证明已复位，如不成功可如此反复操作至满意为止。

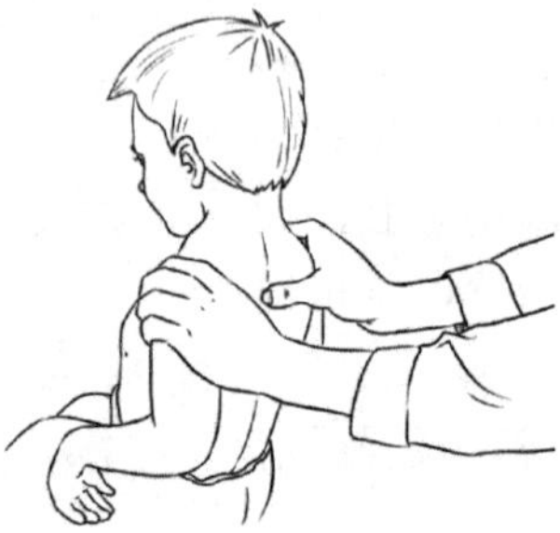

图 3-4　单人复位方法

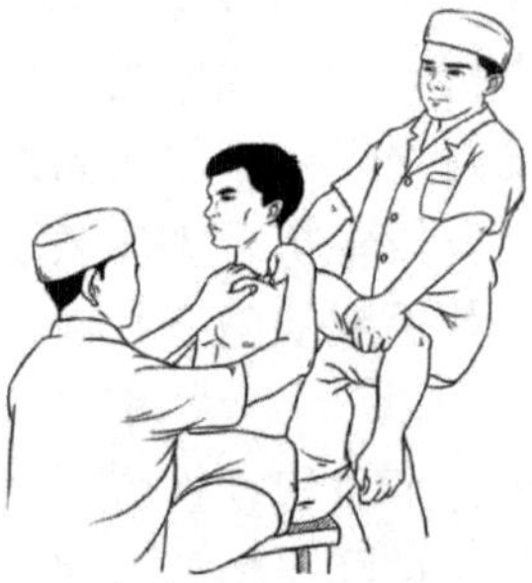

图 3-5　双人复位方法

2. 固定方法

（1）三角巾悬吊法：对幼儿青枝骨折或裂纹骨折，无移位性骨折仅用三角巾悬吊前臂于胸前即可。

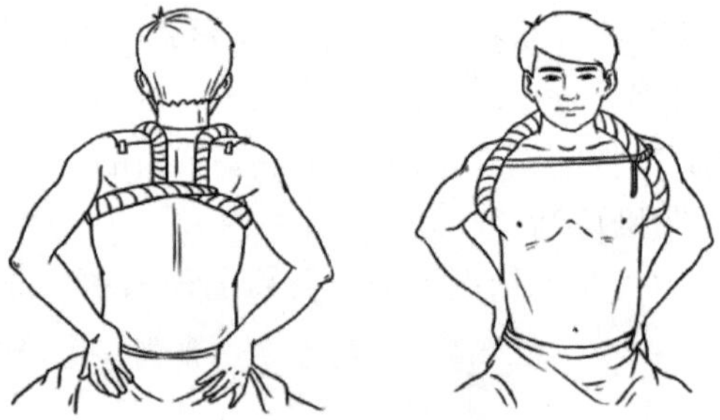

图 3-6　双圈固定法

（2）双圈固定法：将高低垫厚的一端放于锁骨上窝内，紧压骨折近端；薄的一端搭于锁骨上，然后外加平行压垫，分别用黏膏固定。再将适合体型的纱布固定圈两个分别置于肩部，患侧圈应压住压垫，术者在患者背后拉紧固定圈，用短布带在胸前部缚住两圈前方（图 3-6）。术后应密切观察有无神经、血管压迫症状，并根据情况调节布带松紧度。如有骨折再移位，可加大后伸，一般于 3～4 周后即可去除外固定。

（3）横“8”字绷带固定法：固定时先在两腋下各置一块厚棉垫，用绷带从患者伤侧背部经肩上、前方绕过腋下至肩后，横过背部，经对侧肩上、前方绕过腋下，横回背部至患侧肩上、前方，如此反复包绕 8～12 层（图 3-7）。

（4）斜“8”字绷带固定法：亦称为单肩斜“8”字绷带固定法。固定时先在两腋下各置一块厚棉垫，用绷带从患者伤侧肩上经肩前方绕过腋下至肩后，回至肩上方，横过胸前，绕过对侧腋下，横过背部，绕回至患侧肩上、前方，如此反复包绕 8～12 层（图 3-8）。

（5）肩胸带固定法：有使肩部上提、压迫近折端向前下的作用。锁骨骨折复位后，放置压垫及腋下棉垫，用 6～7cm 宽的白布带，按“8”字绷带缠绕 6～7 层，当布带卷回到患侧腋下后方时围胸前、背后，缠绕 3～4 层，布带卷回到患侧后上方至肩前方，通过胸前围带环

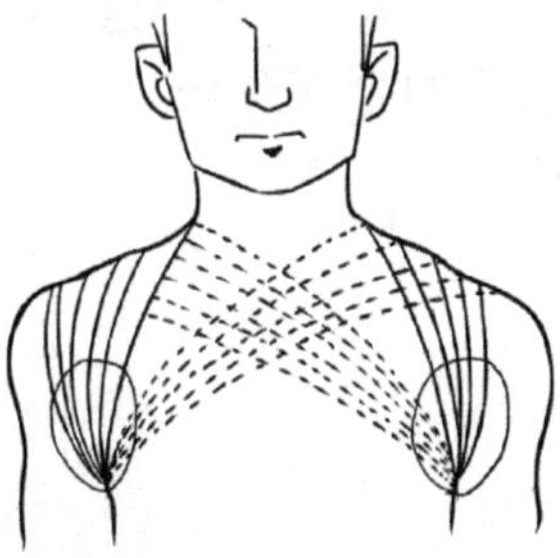

图 3-7 横“8”字绷带固定法

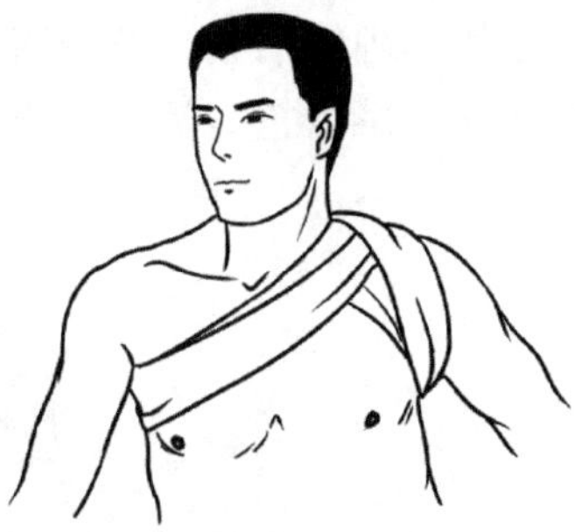

图 3-8 斜“8”字绷带固定法

返回至患侧肩上至背后，通过背后围带环返回至患侧肩上，如此反复折穿 4～6 层，布带尾端与开始端打结于肩上方，用三角巾悬吊患肢于胸前（图 3-9）。

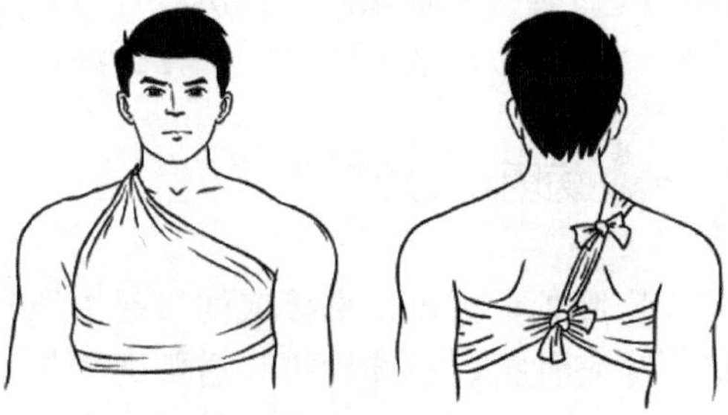

图 3-9 肩胸带固定法

（6）肩肘带固定法：患侧肘关节屈曲 90°，肘关节鹰嘴部及健侧腋下放置棉垫，白布带从患侧肩上开始，经上臂桡侧向下至肘后方，经上臂尺侧向上回到患肩后部至上方，与布带开始端交叉，横过胸前经健侧腋下，通过腋下横过背部至患肩上方，如此反复缠绕 8～12 层，当布带回至患侧上臂下端过肘后尺侧时，环形上臂缠绕至肩上方，固定尾端，用三角巾悬吊患侧上肢于胸前部。

（二）手术治疗

锁骨骨折有轻度上下移位或重叠移位，愈合后对患肢功能无明显妨碍，一般不需要行切开复位内固定手术，如锁骨骨折严重移位，骨折断端欲刺破皮肤，或为开放性骨折，或合并臂丛神经、锁骨下动静脉损伤者，可考虑行切开复位钢板螺钉内固定。锁骨外侧端骨折，可行切开复位锁骨钩内固定。骨折不愈合者，可行内固定加植骨术。

手术的适应证：①合并有锁骨下神经、血管损伤；②开放性骨折；③多发骨折时，尤其同一肢体多发骨折时，可选择性应用；④对畸形明显的成人，尤其对年轻女性，为美容考虑，可选择性应用；⑤骨折不愈合。

（三）中医辨治

具体内容见第二章第十节。

（四）练功活动

初期可做腕、肘关节屈伸活动，中后期逐渐做肩部练功活动，重点是肩外展和旋转运动，以防肩关节因固定时间太长而致功能受限。

四、预防与调护

复位固定后嘱患者尽量保持挺胸位，睡眠时需平卧去枕，肩胛间垫高，以保持双肩后仰，有利于维持骨折复位。固定后要注意患者有无胸闷气急、手指麻木，如有则需要调整绷带松紧度。在骨折愈合前严禁做抬肩活动，以防骨折再移位和影响骨折愈合。

（王　波）

肩胛骨骨折

肩胛骨位于胸廓上方两侧偏后，经肩锁关节、锁骨和胸锁关节与躯干相连，经盂肱关节与上肢相连，在肩关节活动中起重要作用。肩胛骨骨折的发生率比较低，且常合并肩胛带损伤、胸部损伤及血管神经损伤。有些合并损伤较严重，甚至威胁生命。由于急诊往往更注意那些合并损伤，常导致肩胛骨骨折漏诊。

一、病因与分类

肩胛骨骨折可由直接或间接暴力所致，多发生于肩胛体部骨折、肩胛颈骨折、肩胛盂骨折、喙突骨折、肩峰骨折和肩胛冈骨折，临床常见混合骨折，如肩胛体部伴有肩胛盂骨折，或肩胛体部伴有喙突或肩峰骨折，有时因较大暴力作用，肩胛骨骨折同时伴有多根肋骨或单根肋骨骨折（图 3-10）。

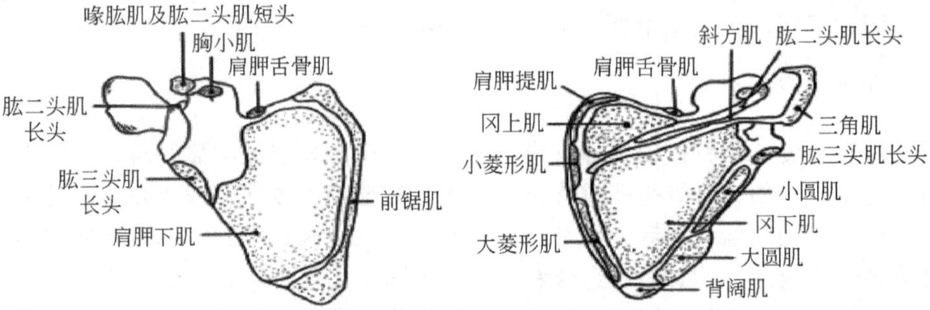

图 3-10　肩胛骨周围的肌肉附着

（一）肩胛体部骨折

肩胛体部骨折多由于挤压、撞击或跌到背部着地所致骨折，可为横断、斜行或粉碎性骨折，受骨膜和肌肉保护，骨折多无明显移位。常见以下几种分型。

（1）“T”形骨折：骨折线自肩胛盂下横行至内侧缘，另一纵行骨折线通过肩胛冈至肩胛骨上缘，两骨折线呈“T”字形，肩胛骨外缘和肩胛冈两个弓易塌陷畸形。

（2）“V”形骨折：骨折线由肩胛颈部或外缘处开始，一条骨折线斜向肩胛骨上缘，另一条骨折线向下角或内侧缘，两骨折线呈“V”字形，肩胛骨外缘骨折片多向外向下移位。

（3）肩胛粉碎骨折：肩峰、肩胛冈、肩胛体部有多处骨折，外缘骨折片被小圆肌牵拉向外上移位，或其发生旋转。暴力过大时可合并 2～3 后肋骨折甚至胸腔脏器损伤。

（二）肩胛颈骨折

肩胛颈骨折多因摔倒时，肩部外侧或肘、手掌触地。暴力传达至肩胛颈部而发生骨折，骨折线自关节盂下缘开始向上至喙突基底的内侧或外侧，也可延伸至喙突、肩胛冈和肩胛体。骨折远端向下向前移位，或骨折近端相嵌插（图 3-11）。

若骨折远端与体部分离，因胸大肌的牵拉，骨折远端向下向前移位，并向内侧旋转移位。一般无外观畸形，严重者，肩部稍微塌陷，肩峰隆起，颇似肩关节脱位外观。

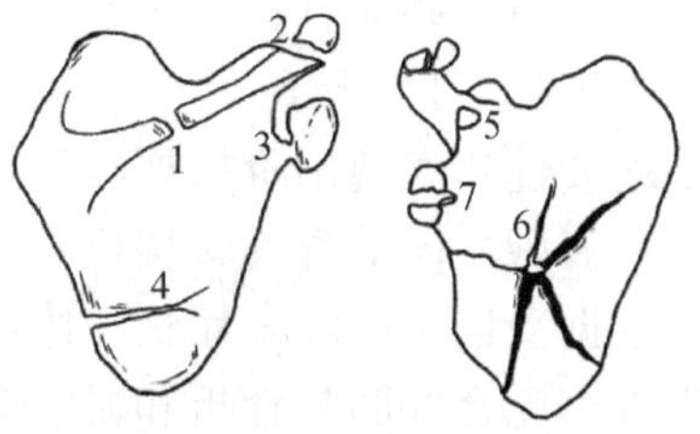

图 3-11 肩胛骨骨折类型

1. 肩胛冈骨折；2. 肩峰骨折；3. 肩胛颈骨折；4. 肩胛角骨折；5. 喙突骨折；6. 肩胛体骨折；7. 肩胛盂骨折

（三）肩胛盂骨折

跌倒时，肩部外侧着地或上肢外展位手上触地，暴力上传肱骨头撞击肩胛盂，发生肩胛盂骨折，亦可由于肩胛体部粉碎骨折所累及，骨折线横过肩胛盂上 1/3 者，多往体部延伸，或沿肩胛冈上方横向走行，骨折线在关节盂中部或盂下 1/3 者，多往体部横行延续，或有另一骨折线向下纵行达肩胛冈外缘处。尚可由于肩关节前脱位时，肱骨头撞击肩胛盂前缘而发生骨折。

（四）喙突骨折

喙突移位多由于肩锁关节脱位时，锁骨向上移位，牵拉喙锁韧带，造成喙突撕裂性骨折，骨折块向上移位，肩关节脱位时，喙突受喙肱韧带和肱二头肌短头的牵拉，造成喙突撕脱性骨折，骨折块向下移位。

（五）肩峰骨折

肩峰位置表浅，在肩部上方，而遭受自上而下的直接打击，或由于自下而上的传达暴力，或肩部强度外展的杠杆作用，可造成肩峰骨折。当骨折发生于肩峰基底部时，其远折端被三角肌和上肢重量的牵拉而向前、向下移位。当骨折发生于肩锁关节以外的肩峰位置，远折块甚小时，移位不多。

（六）肩胛冈骨折

肩胛冈骨折单独发生少见，多与肩胛体部骨折同时发生，骨折片移位甚少。

二、诊断思维

骨折后，肩胛部周围疼痛、肿胀、瘀斑，患者不能或不愿活动，患肢不能抬高，活动时疼痛加剧，患者常用健侧手托持患侧肘部，以固定、保护患部。

肩胛体骨折，局部皮肤常有伤痕或皮下血肿，压痛范围较广泛，有移位骨折者可扪及骨擦音，合并肋骨骨折时可有相应症状，肩胛颈骨折时，一般无明显畸形，移位严重者肩部塌陷，肩峰隆起，外观颇似肩关节脱位“方肩”畸形。肩胛盂骨折时，腋部肿胀青紫，肩关节内、外旋转时疼痛加剧。肩峰骨折，局部常可扪及骨擦音和骨折块异常活动，肩关节外展活动受限。肩胛冈骨折，常与肩胛体骨折同时发生，临床症状与肩胛体骨折难以鉴别。喙突骨折，局部可扪及骨折块和骨擦音，肩关节外展或抗阻力内收屈肘时疼痛加剧。

X 线片可以了解骨折类型和移位情况。轻微外力造成的肩胛体骨折，因骨折分离移位不明显，菲薄的硬质骨相互重叠，骨折线表现为条状或致密白线，诊断时应注意防止漏诊。肩胛体骨折呈“T”形或“V”形时，骨折线常看不到，但肩胛骨外缘，上缘有皮质断裂，内缘失去连续性和表现出阶梯样改变，肩胛颈骨折，正位片可见肩胛盂内收移位，肩部穿胸位片可显示肩胛盂向前方旋转移位。肩胛盂骨折，穿胸位片可显示盂前的游离骨折块。

根据受伤史、临床症状、体征和 X 线片，可做出诊断，在诊断肩胛体骨折时，还必须仔细检查有无合并肋骨骨折和血气胸，臂丛神经及血管损伤。

三、治疗方略

（一）非手术治疗

1. 治疗原则

无移位、轻度移位及嵌入骨折，无须手法复位，只用三角巾悬吊患肢于胸前即可，早期功能锻炼，有移位的肩胛体横断骨折、严重移位的肩胛体横断骨折及严重移位的肩胛颈骨折，肩胛盂骨折合并肩关节脱位，需手法复位和固定。对于合并肋骨骨折或血气胸者，及时处理。

2. 复位方法

（1）肩胛体横断骨折：患者取坐位或侧卧位，术者一手握肩胛冈固定，另一手握肩胛下角将骨折远端向内推按，使之复位（图 3-12）。

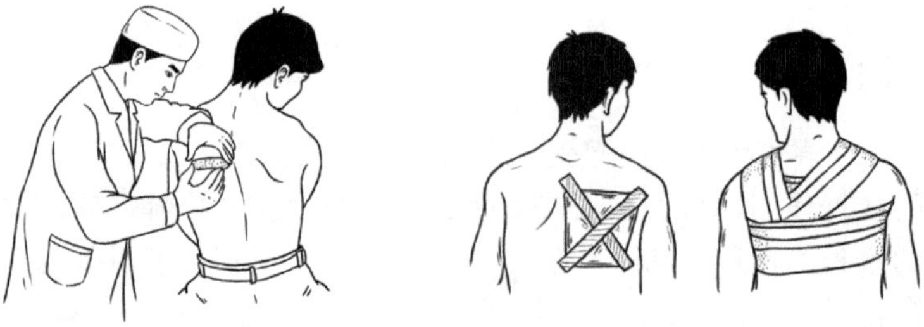

图 3-12 肩胛体横断骨折复位及固定方法

（2）肩胛颈骨折：患者取坐位或仰卧位，伤肩外展 70°～90°，一助手握患肢腕部，另一助手用宽布带在腋下绕过胸部，两助手对抗性牵拉。术者一手由肩上后方，向下向前按住肩部内侧，另一手在腋部前下方，向肩上向后推顶，矫正骨折的移位，再将肩关节外展 70°，屈肘 90°，用拳或掌叩击患肢肘部，使骨折断端嵌插，紧密吻合（图 3-13）。

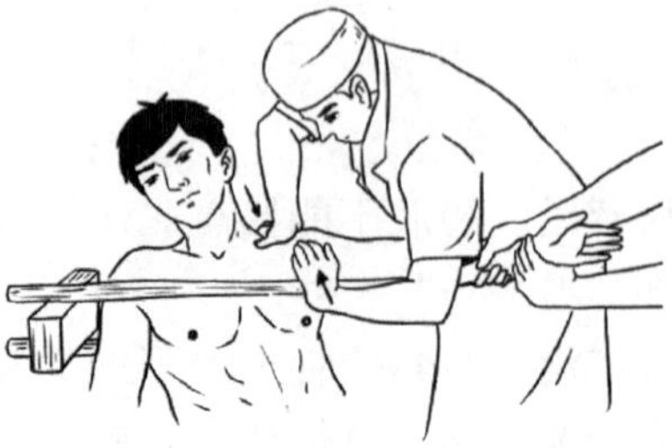

图 3-13 肩胛颈骨折复位方法

（3）肩胛盂骨折：患者取坐位，助手双手按住患者双肩，术者握患肢上臂将肩关节外展至 70°～90°，借肌肉韧带的牵拉，即可使骨折复位，注意不可强力牵拉和扭转。

（4）喙突骨折：按其发生原因而施行手法。若肩锁关节脱位或肩关节脱位，复位后脱位，骨折块可以复位，必要时逆移位方向，手推按恢复原位。

（5）肩峰骨折：肩峰基底部骨折向前下方移位者，患肢屈肘，术者一手向下按肩峰，一手推挤肘关节向上，用肘骨头顶压骨折片复位。

（6）肩胛冈骨折：移位不多，一般无须手法复位。

3. 固定方法

无移位、轻度移位及嵌插的各种肩胛骨骨折，用三角巾悬吊患肢2～3周。不同部位的有移位骨折，复位后采取不同的固定方法。

（1）肩胛体骨折：可用比肩胛骨稍大的硬纸壳敷在肩胛骨后侧，用橡皮膏条固定后绷带经腋下环胸，通过双肩两方缠绕固定。

（2）肩胛颈及肩胛盂骨折：在患肢腋下用棉花卷，使患肢抬起，用单肩斜"8"字绷带固定，三角巾将前臂吊于胸前，亦可用外展支架固定，使肩关节外展80°～90°，前屈30°，固定3～4周。移位严重者，将上臂外旋及外展70°，进行皮肤牵引，重量是2～3公斤，牵引3～4周。

（3）喙突骨折：复位后，三角巾固定。

（4）肩峰骨折：骨折远端向下移位者，可用三角巾兜起患肢，减少身体牵拉重量，骨折远端向上移位时，可用肩肘带固定，向下压远折端，提起上肢，保持骨折对位。

（二）手术治疗

肩胛骨骨折，一般均可进行非手术治疗，可恢复其功能。肩胛盂骨折，如手法复位不理想或固定不稳，或关节盂缘骨折合并肩关节习惯性脱位者，应进行切开复位，行螺钉内固定术。

手术适应证：①在冠状面和横截面超过40°成角或移位超过1cm不稳定的移位的肩胛颈骨折；②不稳定的肩胛颈骨折伴同侧移位的锁骨骨折；③肩峰和喙突骨折移位超过8mm；④伴肩关节不稳的肩胛盂缘骨折和关节内的肩胛盂骨折；⑤关节内骨折移位超过5mm；⑥肩胛体骨折移位超过1cm。

（三）中医辨治

具体内容见第二章第十节。

（四）练功活动

强调早期进行肢体功能锻炼。固定后即可开始进行手指、胸、肘关节的屈伸活动和前臂旋转的功能锻炼，如抓空增力、上翘下钩等。肩胛颈骨折严重移位者，早期禁止做患侧上肢提物和牵拉动作。2～3周后，可用健手扶持患肢前臂做肩关节轻度活动。解除固定后，做肩关节各方向的主动活动。

四、预防与调护

经常检查外固定的松紧度，保持固定作用，牵引者必须使患肢抬起离床，骨折复位满意后，可减轻牵引重量，并应注意血液循环，若循环差者，应放低患肢。腋窝内垫以圆柱形棉花垫或布卷、竹管者，必须注意有无神经和血管压迫症状，必要时应重新固定，以解除压迫。

（王 波）

肱骨大结节骨折

肱骨大结节骨折是肱骨上端常见骨折之一。肱骨大结节是肱骨上端外侧的骨性隆起，系松质骨，为冈上肌、冈下肌、小圆肌的附着处。肱骨大结节朝向外侧，构成结节间沟的外壁，肱二头肌长头腱由结节间沟通过。此型骨折多见于成人。

一、病因与分类

直接暴力和间接暴力均可造成肱骨大结节骨折，而以间接暴力所致者为多，根据骨折移位情况，可分为无移位的单纯大结节骨折和有移位的单纯大结节骨折。

（1）无移位的单纯大结节骨折：多由于暴力挫伤大结节处，骨折块大多粉碎，由于有肱骨骨膜相连，故可无明显移位（图 3-14）。

图 3-14　无移位的单纯大结节骨折

（2）有移位的单纯大结节骨折：以间接暴力所致居多。跌倒时，上肢外展位手掌撑地，由于肩袖肌群（冈上肌、冈下肌、小圆肌等）的突然强力牵拉，使肱骨大结节发生撕脱性骨折，骨折块比较小。但因受肩袖肌群牵拉，骨折块常向上移位至肩峰下。肱骨大结节骨折还常在肩关节前脱位或肱骨外科颈骨折时合并发生（图 3-15）。

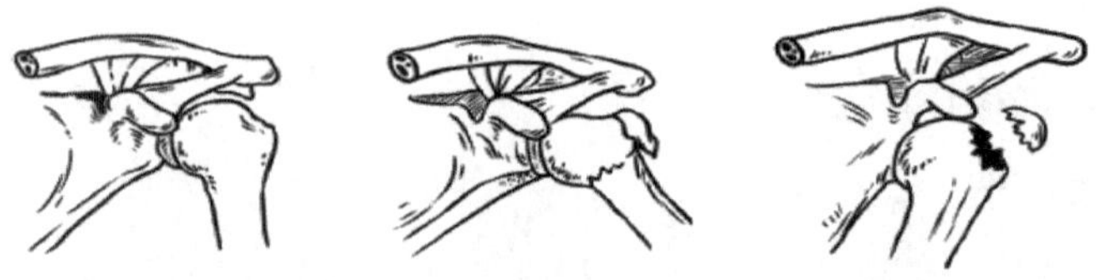

图 3-15　有移位的单纯大结节骨折

肱骨大结节骨折，若骨折线波及结节间沟，日后可因结节间沟不平滑致使肱二头肌肌腱滑动受阻而造成慢性肩痛。肱骨大结节骨折易合并肩部软组织损伤，容易引起肩关节囊周围肌肉、韧带之间相互粘连，造成关节活动障碍。

二、诊断思维

伤后肱骨大结节部疼痛、肿胀，肩关节活动障碍，尤以肩外展及外旋为甚，且活动时疼痛加重；局部压痛明显，有移位骨折可扪及异常活动和骨擦音。合并肩关节前脱位者，有肩关节脱位的体征，但局部肿胀、疼痛均较单纯肩关节脱位为重。

肱骨大结节骨折诊断比较困难，有时无移位骨折的临床症状不明显，常易被误诊或漏诊，肩关节正位 X 线片可了解骨折移位情况，所以依靠 X 线片协助诊断。发现肩关节前脱位或肱骨外科颈骨折时，应考虑有合并肱骨大结节骨折的可能。

三、治疗方略

（一）非手术治疗

肱骨头的关节面大部分包围在关节囊和肌肉之间，小部分和关节盂软骨面接触。故肩部软组织损伤容易产生粘连造成关节强直，影响其功能。因此，对大结节骨折除非骨折块移位阻碍关节活动外，不采取切开复位内固定。

1. 复位方法

（1）无移位的骨折：无移位骨折可仅用三角巾悬吊患肢，不必手法整复，1 周后开始肩部自主功能锻炼，4 周后可随意活动。

（2）有移位的骨折：患者取坐位或仰卧位，在血肿内麻醉下进行赘复。术者立于患侧，一手握住患侧肘部，将患肢徐徐外展、外旋，另一手置于患肩，拇指顺着冈上肌、冈下肌自内向外推按，至肩峰下时将向上向内移位的大结节向外、向下用力按压，使之复位。合并肩关节前脱位的大结节骨折，在整复肩关节脱位后，大结节也多可自行复位。若未复位需再复位。复位方法同前（图 3-16）。

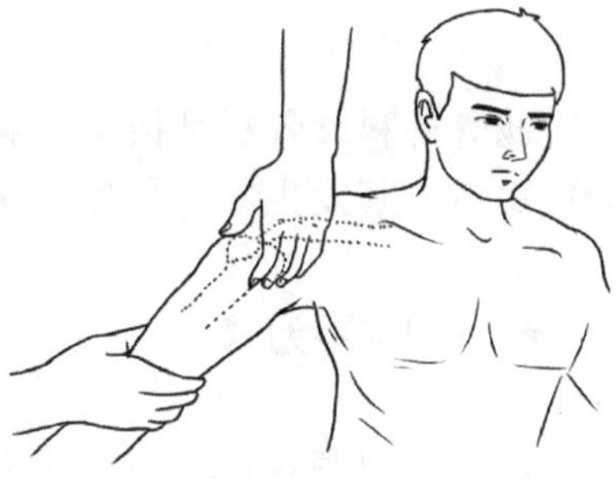

图 3-16　肱骨大结节骨折复位手法

2. 固定方法

骨折复位后，用铁丝外展架固定肩关节于外展、外旋位，4 周后去除外固定。

（二）手术治疗

有移位的大结节骨折，手法复位失败者，而骨折被拉至肩峰下时，应采用切开复位和内固定。

（1）手术适应证：大结节骨折移位大于 0.5cm，合并肩关节脱位，脱位复位后大结节移位超过 0.5cm。

（2）手术方法：采用三角肌前缘切口骨折断端复位后，2 枚交叉克氏针固定。术后外展架或肩肘“8”字石膏绷带固定。

手术可采用肩关节前上方入路，起自肩峰前外侧斜向前下约 8cm，若主要为大结节后方受累，切口可向后延长。复位后，做骨折块间缝合固定，通过肩袖肌腱止点和肱骨干用不吸收缝线以“8”字张力带形式固定。大结节骨折后，冈上肌前缘常常沿其长袖撕裂，术中注意缝合。手术中大结节复位一定要准确，以免外展时引起肩峰下撞击。

（三）中医辨治

具体内容见第二章第十节。

（四）练功活动

骨折初期两周以内，开始握拳伸指，腕关节、肘关节的屈伸活动。3 周后肩关节可做各方向的活动，开始范围小，逐渐增大活动范围，但练习肩关节开始活动时，外展型骨折禁忌外展，内收型骨折禁忌内收，向前成角明显的骨折禁忌上臂后伸，鼓励做前屈活动，一般4周可解除外固定，活动范围较差者可协助按摩或理疗。

四、预防与调护

患者固定后，平卧时，上臂下端后侧应垫高超过肩关节水平，防止骨折端向前成角。除用外展支架固定外，应早期开始肩关节活动，以促进肩关节功能恢复，避免关节僵硬、粘连而影响功能恢复，尤其是老年患者更应注意。

（王　波）

肱骨外科颈骨折

肱骨外科颈骨折是指肱骨解剖颈2～3cm处的骨折，可发生在任何年龄段，但最常见于老年患者，其发生原因与骨质疏松有关。

一、病因与分类

肱骨外科颈骨折多因间接暴力所致，跌倒时手掌或肘部先着地，传达暴力向上传导而引起骨折，偶有因直接暴力打击肩部而发生骨折。由于所受暴力不同及患肢在受伤时所处的位置不同，可发生不同类型的骨折。若上臂在外展位则为外展型骨折，若上臂在内收位则为内收型骨折。

（一）裂纹骨折

裂纹骨折为肩部外侧遭受直接暴力打击，或肩部着地跌倒遭到撞击，造成大结节骨折与外科颈骨折，骨折多系骨膜下，故无移位。

（二）嵌插骨折

嵌插骨折受传达暴力所致，跌倒时手掌或肘部先着地，暴力较小或上臂外展内收不明显，暴力沿上肢向上传达发生骨折，断端互相嵌插。

（三）外展型骨折

外展型骨折受外展传达暴力所致，上臂在外展位时跌倒，手掌或肘部先着地，暴力沿上肢向肩部冲击发生骨折，断端外侧嵌插而内收分离，多向前内侧突起成角。有时远端向内侧移位，常伴有肱骨大结节撕脱性骨折（图3-17）。

（四）内收型骨折

内收型骨折受内收传达暴力所致，上臂处于内收位跌倒，手掌或肘部先着地，暴力沿上肢向肩部冲击发生骨折，断端外侧分离而内侧嵌插，向外侧突起成角（图3-18）。

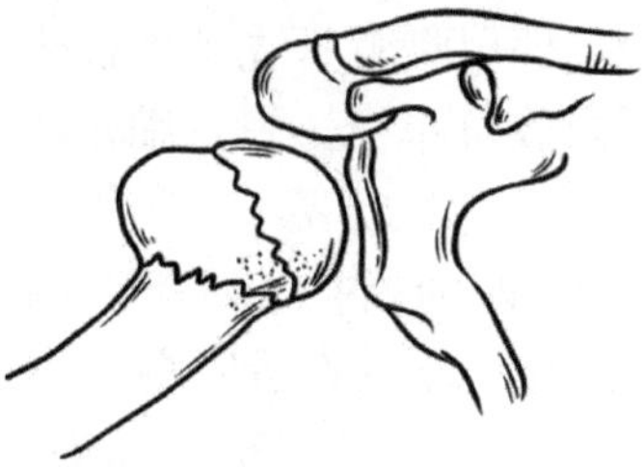

图 3-17　外展型骨折

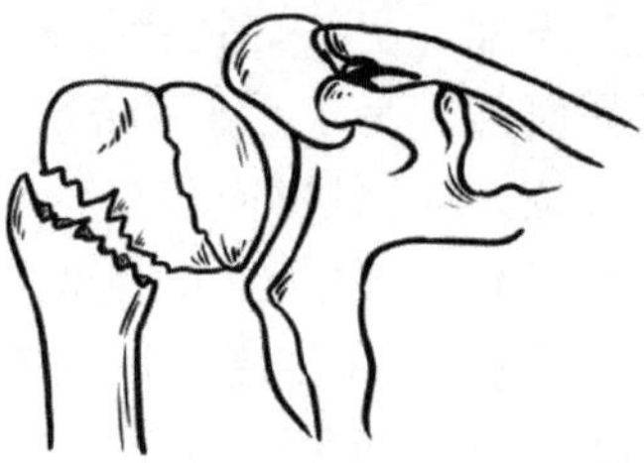

图 3-18　内收型骨折

（五）肱骨外科颈骨折合并肩关节脱位

肱骨外科颈骨折合并肩关节脱位受外展外旋传达暴力所致，若骨折后暴力继续作用于肱骨头，可使肱骨头冲破关节囊向前下方移位，引起肩关节前下方脱位，有时肱骨头受喙突、肩盂或关节囊的阻滞而得不到复位，关节面向内下，骨折而向外上，位于远端的内侧。临床较为少见，若处理不当，常容易造成患肢严重的肩关节功能障碍（图 3-19）。

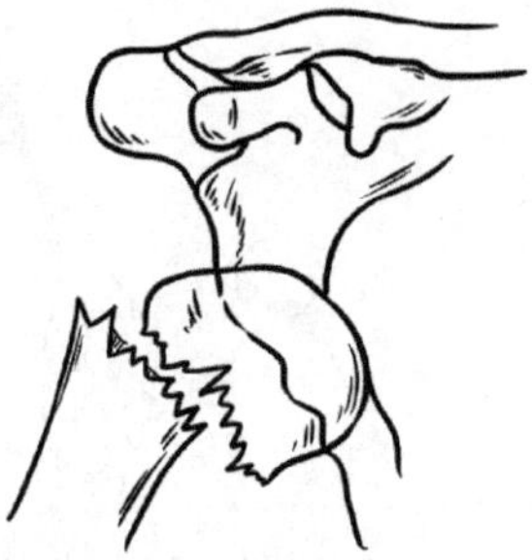

图 3-19　肱骨外科颈骨折合并肩关节脱位

二、诊断思维

伤后肩部剧烈疼痛，肿胀明显，上臂内侧可见瘀斑，肩关节活动障碍，患肢不能抬举，肱骨外科颈局部有环形压痛和纵向叩击痛。非嵌插骨折可出现畸形、骨擦音和异常活动。

外展型骨折肩部下方稍呈凹陷，在腋窝能触及移位的骨折端或向内成角，有时颇似肩关节脱位，但肩部仍保持丰隆的外形，与肩关节脱位的方肩畸形有别。内收型骨折在上臂上端的外侧可摸到突起的骨折远端和向外成角畸形。合并肩关节脱位者，会同时出现方肩畸形，在腋下或喙突下可扪及肱骨头。X 线正位片可显示骨折内外侧方移位，和向内或向外成角的情况，至于肱骨头是否有旋转、骨折是否有前后侧方移位和向前或向后成角畸形，则必须拍摄穿胸侧位或外展侧位（肩部腋位）照片。根据受伤史、临床表现和 X 线正、侧位片可做出诊断。

无移位的肱骨外科颈骨折，必须与肩部挫伤相鉴别。肩部挫伤系直接暴力所致，局部皮肤有擦伤、瘀斑，肿胀和压痛局限于着力部位，无环形压痛及纵向叩击痛。肱骨近端骨折并发症常见，临床治疗很困难，还应注意并发症有神经血管损伤等。

三、治疗方略

（一）非手术治疗

1. 复位方法

对肱骨外科颈裂纹或嵌插型骨折不需要进行手法复位。外展型骨折、内收型骨折必须进行正确的复位。

（1）坐位复位方法：患者坐在方凳上，一名助手站立患者背后，用一条布带绕过患侧腋下向上提拉肩部，另一名助手以双手握住肘部（图 3-20），外展型骨折先外展位牵引，助手改为一手握肘部，另一手握腕部，继续牵引，内收型骨折内收位牵引，矫正缩短畸形后，按骨折断端移位方向而进行复位。

矫正内外侧方移位，外展型骨折，术者双手握骨折部，两拇指按于骨折近端外侧，其余各指按于骨折远端内侧，拇指向内推进骨折断端，其余指向外拉骨折断端，然后内收上臂（图 3-21）。

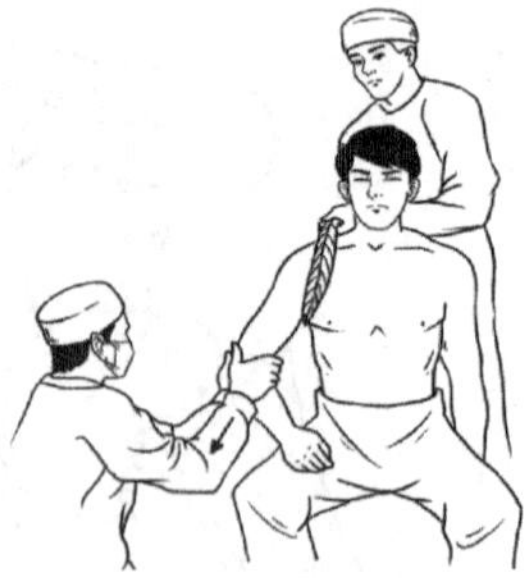

图 3-20　纵向牵引

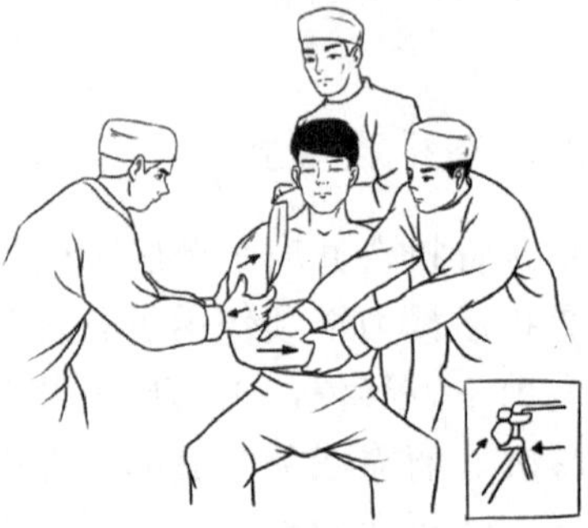

图 3-21　外展型的修复

内收型骨折，术者双手拇指按压骨折端外侧向内推，其余手指在骨折远端内侧向外拉，助手在维持牵引下外展上臂（图 3-22）。

矫正向前方成角，术者立于患侧前外侧，两拇指按于骨折远段后侧，其余指环抱肩前相当于成角部，助手继续牵引，将前臂上举过顶，术者拇指向前推远折端，其余指向后压成角部，如感到骨擦音则断端有相互抵触，表示成角畸形矫正（图 3-23）。

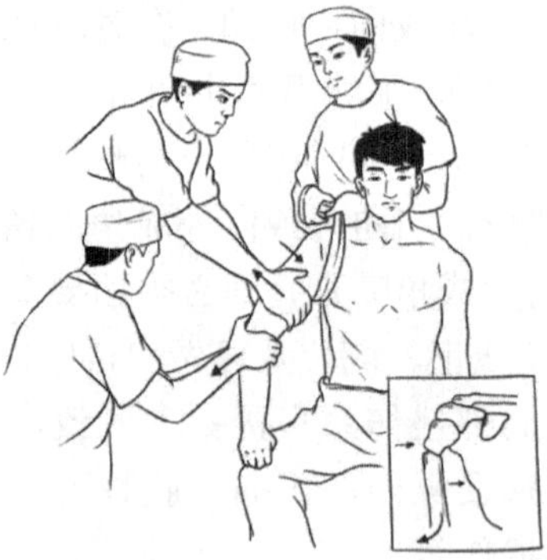

图 3-22　内收型的整复（1）

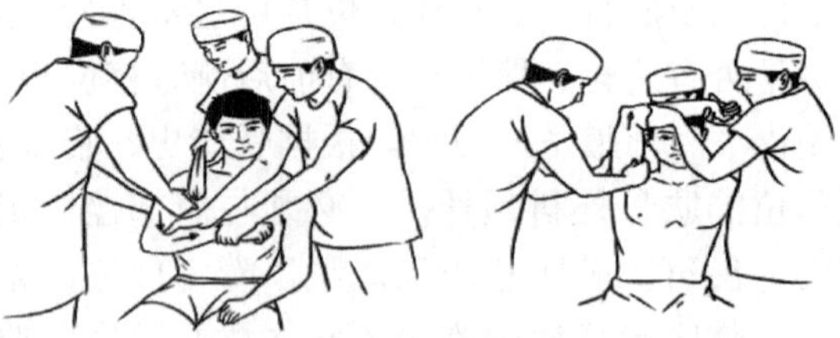

图 3-23　内收型的整复（2）

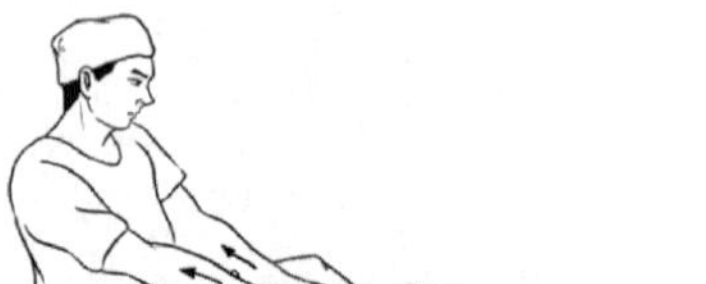

图 3-24　卧位复位方法

（2）卧位复位方法：患者取仰卧位，一助手站立床头端，用一条布带绕过患侧腋下牵拉肩部。另一名助手腰部系一条布带，布带兜住患肢肩部，肘关节屈曲 90°，一手向前推前臂，另一手握住肘部，外展型骨折外展位牵拉，内收型骨折内收位牵拉。因此牵引力量较大，适用于肌肉发达的或骨折时间稍长的重叠移位患者（图 3-24）。

矫正内外侧方移位：外展型骨折，术者一手掌部放在骨折近折端外侧，向内侧推，另一手 4 指放在骨折远端内侧，向外拉远折端，随后助手内收上臂。内收型骨折，术者一手掌部，放于骨折端外侧，向内推断端，另一手4指在远折端内侧，向外拉远折端，同时助手外展上臂。

矫正向前成角，术者站立患侧床头端，两手掌重叠按压于肩前成角部位，牵拉肘部的助手，在保持牵引下向前屈曲抬高上臂，成角畸形消失，表示整复成功。

2. 固定方法

（1）三角巾悬吊法：肱骨外科颈裂纹或嵌插无移位的骨折，肘关节屈曲90°，前臂用三角巾悬挂胸前部（图3-25）。

（2）木板固定法：手法复位满意后，肩部和上臂用绷带缠绕4～5周，骨折断端向前成角，在肩前侧成角部和上臂远端后侧各放一平垫，内收型骨折在骨折断端外侧放平垫，外展型骨折在骨折近端外侧放平垫，橡皮膏条固定压垫。放置选择好的木板，内收型骨折，内侧板的蘑菇头向下在肱骨内上髁的上部；外展型骨折，蘑菇头向上伸入腋窝顶部。3块长木板分别放置在上臂前后外3侧。用3条布带结扎上臂部位，然后用1条长布带穿过3块超肩关节木板顶端的布带环，每穿一条打一结，作环状结扎。用长布带套上棉垫卷，绕过对侧腋下打结。肘关节屈曲90°，前臂中立位，悬吊于胸前部（图3-26）。

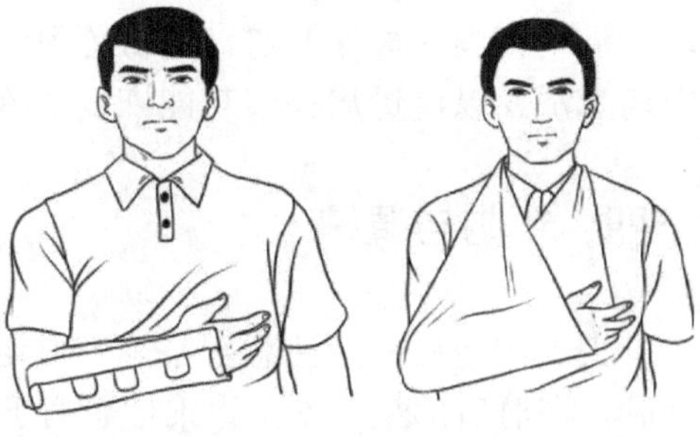

图3-25 三角巾悬吊法

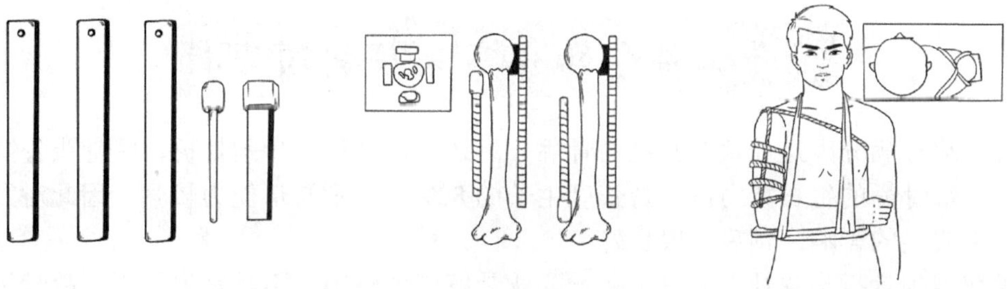

图3-26 木板固定法

（3）外展支架固定法：内收型骨折，移位较大者复位后易再移位，需将上臂前屈外展位固定，才能保持对位，除木板固定外，用外展支架将上臂置于前屈外展位，有时可用橡皮条通过前臂缠绕的纸壳挂在支架远端的勾上，持续牵引防止重叠移位。

（4）硬纸壳固定法：用绷带在肩部和上臂缠4～5周，或用一条毛巾包裹。在肩前侧成角部位，骨折断端按移位方向放置平垫，橡皮膏条固定。将剪裁好的两块硬纸壳分别放内外侧。用一条宽布绷带从上臂下端向上缠绕，到肩部通过肩后背部至健侧腋下，经腋下胸前部回到患侧肩部，经患侧腋下缠肩部一周，再通过背部至健侧腋下，如此缠4～5周，形成肩部交叉的“8”字带。前臂用三角巾悬挂于胸前部。

（二）手术治疗

适应证：肱骨外髁翻转移位骨折复位不成功及陈旧骨折，应切开复位，幼儿新鲜骨折可用粗丝线缝合固定，儿童或陈旧骨折可用两枚钢钉平行或交叉固定，亦可用螺钉固定。晚期时外翻畸形如引起牵拉性尺神经麻痹，可施行尺神经前置术。

固定方式：采用三角肌前缘切口骨折断端复位后，2 枚交叉克氏针固定。术后外展架或肩肘“8”字石膏绷带固定。

（三）中医辨治

具体内容见第二章第十节。

（四）练功活动

初期先让患者握拳，屈伸肘、腕关节，做上肢肌肉活动，3 周后练习肩关节各个方向活动，活动范围应循序渐进，每日练习十多次。一般在 4 周左右即可解除外固定。后期应配合中药熏洗，以促进肩关节功能恢复。练功活动对老年患者尤为重要。

四、预防与调护

夹板固定后，应注意观察患者血运和手指活动情况，及时调整夹板的松紧度，睡眠时要仰卧，在肘后部垫一枕头，维持患肩于前屈 30° 位，内收型骨折及骨折脱位应维持患肩于外展位，勿使肩部做内收动作。外展型骨折应使肩关节保持在内收位，切不可做肩关节外展抬举动作，尤其在固定早期更应注意这一点，以免骨折再移位。

（王　波）

肱骨上端骨骺分离及解剖颈骨折

肱骨上端骨骺分离是儿童较常见的骨骺分离之一，又称肱骨颈骨折、肱骨头骨骺分离。由于肱骨上端骨骺的生长能力占上臂长度生长的 80%，儿童塑形能力较强，因此对发育及功能不致带来明显的影响，预后一般良好。

肱骨解剖颈骨折是肱骨上端骨折之一。肱骨解剖颈较短，不易发生骨折，故骨折较为罕见，多为老年患者。

一、病因与分类

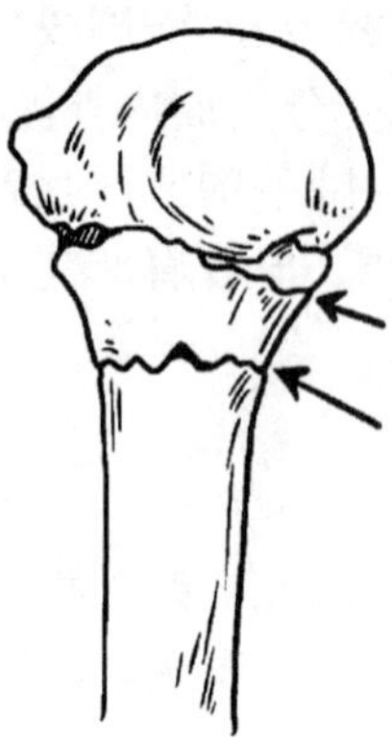

图 3-27　不稳定骨折

直接暴力或间接暴力均可引起肱骨上端骨骺分离，但多为间接暴力所致。跌倒时手掌或肘部先着地，暴力向上传达至肱骨上端而引起骨骺分离。若受伤时上臂在外展位，则为外展型骨折，其远端向内移位，向内侧成角，此型临床上较少见。若受伤时上臂在内收位，则为内收型骨折，其远端向外向前移位，断端向外向前成角，此型临床上最常见。肱骨上端骨骺分离多数为干骺型损伤，骨折线通过骨骺板，并带一块三角形的干骺端骨片。个别为滑脱型损伤，骨折线完全通过骺板，骨骺从干骺端滑脱。根据骨骺的前后移位及成角情况，又分为稳定骨折和不稳定骨折。若骨骺前后移位小于干骺端断面 1/4，向前成角小于 20° 者，为稳定骨折，骨骺前后移位超过干骺端断面 1/4，向前成角大于 20° 者，为不稳定骨折（图 3-27）。

骨折端严重向内移位时，可压迫腋动脉及臂丛神经。严重向前移位时，有穿破三角肌纤维造成开放性骨折的可能。

直接暴力或间接暴力均可造成肱骨解剖颈骨折，但多为间接暴力所致。跌倒时肩部或手掌先着地，暴力传达至肱骨解剖颈处而发生骨折，骨折近端可连带一部分结节部。无移位的解剖颈骨折，多数是肱骨解剖颈有轻度裂折，内下方颈部断端互相嵌插。跌倒时若患肢呈外展位，则可造成外展型骨折，肱骨头内收，骨折远端向内侧移位，偶有重叠移位。骨折如无嵌插，而且关节囊完全自骨折端撕脱，则损伤肱骨头的血液供应，因此有可能发生肱骨头的缺血性坏死。但在多数情况下骨折近端的内侧尚有一部分骨膜与关节囊相连，血液供应仍可维持，骨折可以愈合。

二、诊断思维

肱骨上端骨骺分离，伤后局部疼痛、肿胀，肩部活动功能障碍，有压痛和纵向叩击痛。

肱骨解剖颈骨折，伤后局部疼痛、肿胀、肩关节活动障碍，局部压痛可不明显，但有纵向叩击痛。

根据外伤史、年龄、临床表现及 X 线片可做出诊断。

三、治疗方略

无移位或轻度移位的肱骨上端骨骺分离或解剖颈骨折，无须复位，仅以三角巾或腕颈带悬吊贴胸固定即可，并早期进行练功活动。移位明显的肱骨上端骨骺分离或解剖颈骨折，必须进行复位和固定。

（一）非手术治疗

1. 复位方法

肱骨上端骨骺分离：患者取平卧位或坐位，一助手用布带绕过腋窝向上提拉，患肢屈肘90°，前臂中立位，另一助手握其肘部，沿肱骨纵轴方向拔伸牵引，矫治缩短移位，然后根据不同类型再采用不同的复位方法。复位时，手法必须轻柔、准确，力争一次整复成功，避免多次整复，减少骺板损伤的机会。

（1）内收型骨折：助手在拔伸牵引时将患肢外展，矫正缩短移位后，术者两拇指压住骨折部向内推，抱骨折远端内侧的其余手指使远端外展，矫正向外成角。再令助手将上臂前屈过头顶，术者两拇指再置于骨折远端前侧向后按捺，矫正骨折远端向前移位和向前成角，复位后，患肢由过顶位恢复至体侧位时，术者应用手捏住骨折部，以免发生再移位。

（2）外展型骨折：术者双手握骨折部，两拇指按于骨折近端的外侧，其余各指抱骨折远端的内侧向外扳拉，助手同时在牵引下内收其上臂，使之复位。

肱骨解剖颈骨折：患者取平卧位或坐位，一助手用布带绕过腋窝向上提拉，另一助手握其肘部，沿肱骨纵轴方向拔伸牵引，矫正缩短移位。术者双手抱骨折远端内侧向外用力扳拉，助手同时在拔伸牵引下内收其上臂，使之复位。

2. 固定方法

（1）肱骨上端骨骺分离：长夹板 3 块，下达肘部，上端超过肩部，夹板上端可钻小孔系以布带结，以便做超肩关节固定。短夹板一块，由腋窝下达肱骨内上髁以上。固定时，在助手维持牵引下，在骨折远端的前侧和外侧（外展型则在前侧和内侧）各放一平垫，3 块长夹板分别放在上臂的前、后、外侧，短夹板放在上臂的内侧，用 3 条横带将夹板捆扎。不稳定的内收型骨折，夹板固定后可将患肢用铁丝外展架固定于肩关节前屈外展位，前屈应大于 60°；亦可配合上肢外展悬吊皮肤牵引 3 周，肩关节置于外展前屈位，其角度视移位程度而定。

（2）肱骨解剖颈骨折：骨折复位后，在助手维持牵引下，用上臂超肩关节夹板固定。内侧夹板的上端用棉花包裹，呈蘑菇头状，即成蘑菇头状大头垫夹板。固定时，内侧夹板大头垫应顶住腋窝部，3 块长夹板分别放在上臂前、后、外侧，用三条横带将夹板捆扎，然后用三角巾悬吊患肢于胸前。

（二）手术治疗

手法复位失败者，沿肩前三角肌前缘切开，显露骨折断端，复位后，采用交叉克氏针内固定，术后 3 周拔出克氏针，进行功能锻炼。

（三）中医辨治

具体内容见第二章第十节。

（四）练功活动

复位固定后，可做握拳，屈伸指、掌、腕等关节及舒缩上肢肌肉等活动。解除固定后，练习肩关节各方向活动，活动范围应循序渐进，每日练习十多次。

（王　波）

肱骨干骨折

肱骨干骨折是指肱骨外科颈以下至内外髁上 2cm 处的骨折。肱骨古称臑骨、胳膊骨、胳膊，故肱骨干骨折又名臑骨骨折、胳膊骨伤折。早在春秋时期对肱骨干骨折已有认识，如《左传·定公十三年》已有“三折肱知为良医”的记述。马王堆汉墓出土的帛书《阴阳十一脉灸经》有“臑以折”的记载。明代以后对本骨折的诊断、治疗和并发症有较深的认识。肱骨干为长管状坚质骨，上部较粗，轻度向前外侧凸，横切面为圆形；自中 1/3 以下逐渐变细；至下 1/3 渐成扁平状，并稍向前倾。肱骨干中下 1/3 交界处后外侧有一桡神经沟。桡神经穿出腋窝后，绕肱骨干中 1/3 后侧，沿桡神经沟，自内后向前外侧紧贴骨干斜行而下。肱骨干的滋养动脉在中 1/3 偏下内方处，从滋养孔进入骨内，向肘部下行。肱骨干骨折在临床上较为常见，可发生于任何年龄，但多见于青壮年；骨折好发于骨干的中 1/3 及中下 1/3 交界处，下 1/3 次之，上 1/3 最少。

一、病因与分类

（1）直接暴力，如直接打击、机械压伤引起，多发生于上中 1/3 处，常见于开放性骨折，其骨折大多为横断或粉碎性骨折。

(2) 传导暴力，如摔倒时手或肘着地地面反击暴力向上传导，与跌倒时体重下压暴力相交于肱骨干某部即发生斜行骨折或者螺旋形骨折，多发生于中下 1/3 处，此种骨折尖端易插入肌肉，影响手法复位。

(3) 旋转暴力，如投掷或者掰手腕引起，多发生于肱骨中下 1/3 处，骨折多为典型螺旋形骨折。

由于骨折部位不同，受肌肉牵拉的影响，移位的方向及形式不同。当上 1/3 骨折，即三角肌止点以上骨折时，近端因胸大肌、背阔肌和大圆肌的牵拉而向前、向上、向内移位；远端因三角肌、喙肱肌、肱二头肌和肱三头肌的牵拉而向上、向外移位；当肱骨干中 1/3 骨折，即三角肌止点以下骨折时，近端因三角肌和喙肱肌牵拉而向外、向前移位，远端因肱二头肌和肱三头肌的牵拉而向上移位。当肱骨干下 1/3 段骨折时，移位因暴力方向及前臂与肘关节的位置不同，多数患者为了减轻疼痛而使前臂吊于胸前，多为内旋及成角移位（图 3-28）。

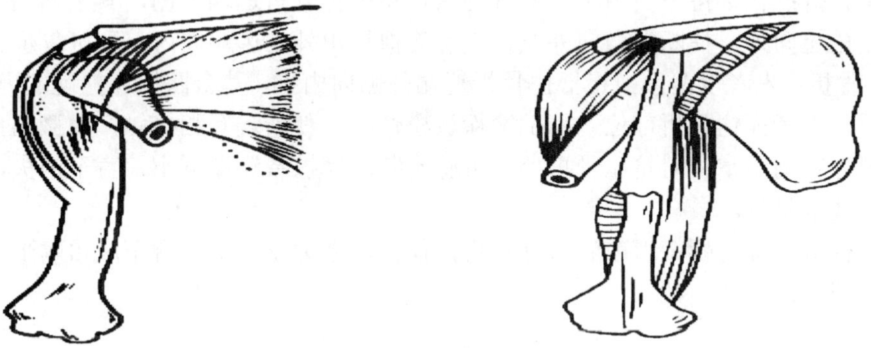

图 3-28　肱骨干骨折移位方向

二、诊断思维

伤后患臂局部有明显疼痛、压痛、肿胀瘀斑、活动功能受限。严重者可出现水疱，查体时骨折局部多数有骨折移位，患臂有短缩、成角或旋转畸形，并伴有异常活动及骨擦音。检查时应注意腕和手指的功能，以便确定桡神经或肱动脉是否有损伤，部分损伤严重的患者可并发桡神经或肱动脉损伤，即出现垂腕畸形、掌指关节背伸功能障碍及第一、二掌骨背侧皮肤感觉障碍。X 线正侧位片可确定骨折的部位、类型及移位情况。

肱骨上段骨折与肱骨外科颈骨折、下段骨折与肱骨髁上骨折部位接近，故临床时需加以鉴别，从暴力特点、发病年龄可初步予以区别，确定诊断需要 X 线等辅助检查。肱骨干骨折多见于青壮年；而肱骨髁上骨折多见于 5～12 岁小儿，肱骨外科颈骨折可发于任何年龄，但以中老年人为多，尤其有骨质疏松者，骨折发生率增高。

三、治疗方略

治疗肱骨干骨折时，如过度牵引、反复多次整复或体质虚、肌力弱的横断骨折和粉碎性骨折患者，再因上肢重量悬垂作用，在固定期间可逐渐发生分离移位。如处理不及时或不恰当，则可致骨折迟缓愈合甚至不愈合。因此，在治疗过程中，必须防止骨折断端分离移位。治疗方法以闭合复位外固定为主，忌为追求解剖复位而反复多次修复；横断骨折整复时应避免强力牵引以防断端分离；中下段骨折忌用粗暴手法，以免损伤桡神经。闭合骨折并桡神经损伤者，手法复位夹板固定并安装腕、指弹力功能装置。4～6 周后，神经无恢复迹象者应手术探查。

（一）非手术治疗

1. 手法复位

患者取坐位或者平卧位，骨折移位较少者不用麻醉，骨折移位较大者。可在局部麻醉或高位臂从神经阻滞麻醉下进行复位。一助手用布带通过腋窝向上提拉，另一助手握持前臂在中立位向下，沿上臂纵轴徐徐用力拔伸牵引，一般牵引力不宜过大，否则容易引起断端分离移位。待重叠移位完全矫正后，根据骨折不同部位的移位情况，进行复位。

上 1/3 骨折：在维持牵引力下，术者用两拇指抵住骨折远端外侧，其余四指环抱近端内侧，将近端托起向外，使断端微向外成角，继而拇指由外推远端向内，即可复位。

中 1/3 骨折：术者以两手拇指抵住骨折近端外侧向内推，其余四指环抱远端内侧拉向外，纠正移位后，术者捏住骨折部位，助手徐徐放松牵引，使断端互相接触，微微摇摆骨折远端或从前后内外以两手掌相对挤压骨折处，可感到断端摩擦音逐渐减小，直至消失，骨折处平直，表示已基本复位。

下 1/3 骨折：多为螺旋形或者斜行骨折，仅需轻微力量牵引，矫正成角畸形，将两斜面挤近捺正（图 3-29）。

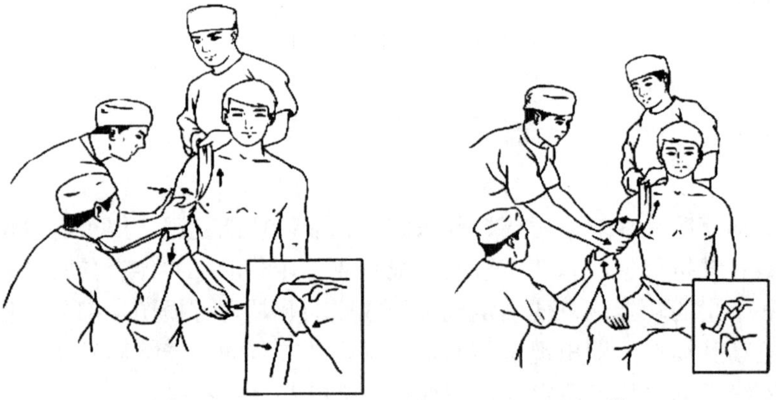

①　　②

图 3-29　手法复位

①上 1/3 骨折复位法；②中 1/3 骨折复位法

2. 固定方法

前后内外 4 块夹板，其长度骨折部位而定。上 1/3 骨折要超过肩关节，下 1/3 骨折要超过肘关节，中 1/3 骨折则不超过上下关节。应注意：前夹板下端不能压迫肘窝，如果移位已完全纠正，可在骨折部的前后方各放一长方形大固定垫，将上下骨折端紧密包围。若仍有轻度侧方移位时，利用固定垫两点加压；若碎骨片不能满意复位时，也可固定垫将其逐渐压回，但应注意固定垫厚度宜适中，防止皮肤压迫性坏死。在桡神经沟部位不要放固定垫，以防桡神经受压而麻痹。固定时间成人6～8周，儿童3～5周。中1/3处骨折是迟缓愈合和不愈合的好发部位，固定时间应适当延长，经X线复查见足够骨痂生长才能解除固定。固定后肘关节屈曲90°，以木托板将前臂置于中立位，患肢悬吊于胸前。另外，由于人生理性的内旋力较大的缘故，骨折常常发生内旋移位，为了解决此问题，要将这类患者固定在外展支架上，然后用小夹板固定（图3-30）。

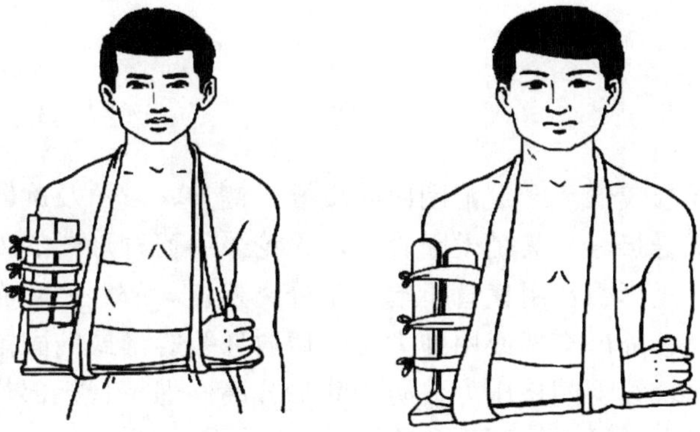

①　　②

图3-30　固定方法

①中段骨折固定法；②下段骨折固定法

应定期做X线复查，以及时发现固定期间骨折端是否有分离移位。若发现断端分离，应加用弹力绷带上下缠绕肩、肘部，使断端收到纵向挤压而逐渐接近。

（二）手术治疗

手术治疗的适应证：应用闭合方法治疗肱骨干骨折一般都能收到良好的治疗效果，骨折愈合率高。如果没有特殊的手术指征，原则上对肱骨干骨折应避免手术治疗。有下述情况时可行切开复位钢板螺钉内固定术。

（1）开放性骨折是必须通过手术方法进行紧急处理的重要指征，特别是患有多发损伤的患者，在权衡轻、重、缓、急情况后，应尽早进行开放伤口的外科手术治疗。

（2）多段骨折手法不能达到满意复位者。

（3）继发于恶性肿瘤的病理骨折，可通过内固定以减轻骨折给患者带来的痛苦和护理上的不便。

（4）肱骨干骨折合并同侧肘关节和肩关节骨折需早期活动者。

（5）任何种类的骨折合并血管损伤。

（6）肱骨远端螺旋形骨折合并桡神经损伤，在固定和手法复位后桡神经麻痹加重者，需手术探查并行内固定。

（三）中医辨治

具体内容见第二章第十节。

（四）练功活动

固定后即可做握拳和腕关节活动，以利于气血畅通。肿胀开始消退时，患肢上臂肌肉应用力做舒缩活动，加强两骨折端在纵轴上的挤压力，防止断端分离，保持骨折部位相对稳定。手、前臂有明显肿胀时，可嘱患者每日自行轻柔抚摸手和前臂。若发现断端分离时，术者可一手按肩，一手按肘部，沿纵轴轻轻挤压，使骨折断端逐渐接触，并适当延长木托板悬吊固定一段时间，直到分离消失、骨折愈合为止。中期除继续坚持初期练功活动外，应逐渐进行肩、肘关节活动。骨折愈合后，应加强、肘关节活动，配合药物熏洗，使肩、肘关节功能早日恢复。

四、预防与调护

肱骨干骨折复位要求较低，一定范围内的重叠、侧方、成角及旋转移位对其外观及功能均无明显影响。肱骨干骨折，尤其是横断骨折，无论采用何种形式的外固定，骨折断端均可由于肢体自身重量的悬垂牵引作用使骨折端发生分离移位。故整复时应采用叩击法嵌插骨折断端，宜采用前臂托板、外展支架或用弹力带行肩肘环绕等形式的固定以抵消上肢重力的影响。加强两骨折端在纵轴线上的挤压力，防止断端分离，保持骨折部位相对稳定。手、前臂肿胀时，可嘱患者每日自行轻柔按摩手和前臂。

（王　波）

肱骨内髁骨折

肱骨内髁骨折好发于儿童和青少年，儿童实际上是肱骨远端内侧的骨骺骨折。由于滑车骨骺出现于9～11岁，因此，在肱骨滑车骨化中心出现之前发生的移位骨折，很容易与肱骨内上髁撕脱性骨骺分离相混淆，故应注意鉴别，以免误诊而影响治疗效果。

一、病因与分类

肱骨内髁骨折与肱骨内上髁撕脱性骨折是两个不同解剖范围的损伤。前者属于关节内骨骺骨折，而后者是关节外骨骺（内上骺）由于前臂屈肌猛烈收缩引起的撕脱性骨折。肱骨内髁骨折块包括肱骨滑车，通常占肱骨下端尺侧的2/3关节面，有时骨折块为单纯滑车而不含内上髁。肱骨内髁骨折的损伤机制不甚清楚。损伤暴力传导至肘部，导致尺骨鹰嘴半月状关节面与肱骨内髁发生相互撞击，引起肱骨内髁骨折。肱骨内髁骨折线从肱骨内上髁的上方向肱骨远端鹰嘴窝延伸，累及或不累及关节，有移位或无移位。这一点与肱骨内髁所接受外力大小有关，而骨折块移位与屈肌收缩牵拉有关。

根据骨折线的方向和内髁骨折块的移位特点分为三型。Ⅰ型：系无移位骨折，其骨折线自肱骨内上髁的上方至冠状窝不延伸或延伸至滑车关节面。Ⅱ型：骨折线经过滑车骨骺及关节面软骨，骨折块向尺侧移位。Ⅲ型：骨折线同Ⅱ型，内髁骨折块除有尺侧或前侧移位外，还有旋转移位。旋转移位有三种形式：①骨折块向尺侧和前侧旋转；②骨折块沿肱骨远端向前上方移位；③骨折块多包含有大部分肱骨滑车或骨折块为单纯肱骨滑车并沿着肱骨下端冠状面向上方旋转移位（图3-31）。

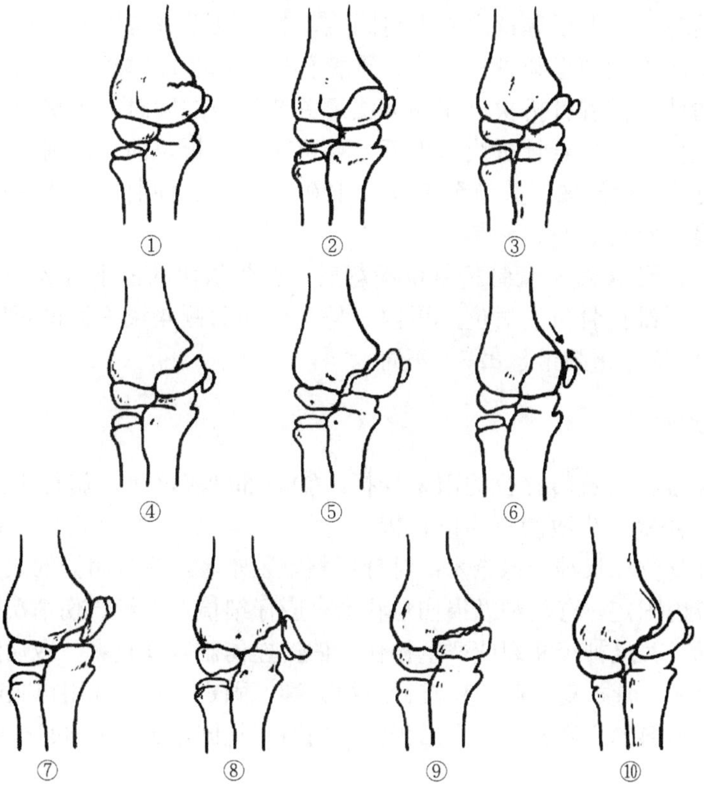

图 3-31　肱骨内髁骨折移位特点

①骨折线自肱骨内上髁上方向下延至冠状窝，未波及骨骺和关节面；②骨折线延长至骨骺进入关节面；③骨折线自肱骨内上髁上方斜行进入关节；④骨折块轻度向远侧移位；⑤骨折块向内上方移位；⑥骨折端互嵌压缩；⑦骨折块沿肱骨远端向内上方旋转移位；⑧骨折块向前内侧翻转移位；⑨骨折块沿冠状面旋转移位；⑩骨折块向外侧移位伴肘关节内侧脱位或半脱位

二、诊断思维

肘关节呈半屈曲位，明显活动受限。肘关节肿胀、剧烈疼痛，局部压痛，尤以肘内侧压痛明显，可触及内髁有异常活动，有时可触及骨折块活动的摩擦感，闻及骨擦音。

正位 X 线片可显示骨折线方向，骨折块大小和移位的程度；侧位 X 线片能提示骨折块向前、向后方向移位状况。在 X 线诊断时必须注意，小儿肱骨内髁骨化中心未出现之前，在该部骨折应根据其他解剖标志加以判断，如肱骨小头肱骨内上髁及桡骨小头骨化中心的位置变化加以鉴别，必要时以相同条件拍摄对侧肘关节正侧位 X 线片，以资对比观察。

三、治疗方略

（一）非手术治疗

肱骨内髁骨折为关节内骨折，其治疗原则与肱骨外髁骨折基本相同，整复要求达到或接近解剖学对位。如无严重尺神经损伤和血管损伤，闭合手法整复仍为首选的治疗方法。

（1）手法整复：夹板固定有移位的骨折，应在臂丛麻醉下施行手法整复。患肢处于外展、肘伸直、前臂旋前位，一助手握持患肢上臂固定，另一助手握持腕部，在维持肱骨纵轴下作对抗牵引，以纠正肘内翻畸形和骨折块旋转重叠移位。术者面对患者，双手环抱肘部，两拇指置于肘内侧摸清肱骨内髁骨折块，在加大肱尺关节间隙的同时，推挤内髁骨折块向中线靠拢，矫正骨折块侧向移位。若骨折块向内后方移位，将骨折块向外向前方推挤使之复位。在维持牵引下，嘱助手徐徐屈曲肘关节至100°～120°，再行屈伸肘关节于80°～90°活动数次，使滑车部骨折端良好对合。

（2）固定方法：经X线检查骨折复位满意后，在骨折块的前下方放一半月形固定压垫，缺口朝向前上方，以维持骨折的对位，用内、外、前和后侧4块夹板做超肘关节固定。前臂旋前屈肘80°～90°位，颈腕带悬吊3～4周。

（二）手术治疗

（1）手术适应证：①旋转移位的Ⅲ型骨折；②肘部肿胀严重，施行手法复位有困难的某些Ⅱ型骨折；③手法复位失败的有移位骨折。

（2）手术切开复位和尺神经探查术：对骨折整复困难者，或有明显的尺神经损伤患者，可施行手术切开复位内固定。有尺神经损伤症状者，应仔细检查神经损伤情况，若为牵拉伤，可仅行尺神经前置术。若尺神经断裂或严重挫伤，估计挫伤难以恢复者，应切除病损段，行尺神经鞘膜或束膜吻合术。骨折复位后用克氏针或拉力螺钉固定，亦可选用可吸收自身增强内固定材料固定，但这些材料的强度较差，术后仍需要用石膏托固定于屈肘80°～90°位3～4周。

（三）中医辨治

具体内容见第二章第十节。

（四）练功活动

骨折固定后，2周内仅做指间关节的屈伸功能活动，禁止做旋腕、握拳和前臂旋后活动。2～3周后，开始做肘关节屈伸活动。拆除外固定后，配合中药熏洗，加强肘关节屈伸和前臂旋转功能锻炼。

四、预防与调护

肱骨内髁骨折易并发肘内翻，除了积极进行治疗外，还要注意预防肘内翻的发生。

（王　波）

肱骨外髁骨折

肱骨外髁骨折是常见的肘关节损伤之一，又名肱骨外髁骨骺骨折。儿童肱骨下端有四个骨骺，肱骨小头骨骺于1岁左右出现，内上髁骨骺于5岁出现，滑车骨有两个骨骺，于8岁时出现，外上髁骨骺于11岁左右出现，往往与肱骨小头骨骺相连。肱骨外髁包含非关节面（包括外上髁）和关节面两部分。前臂伸肌群及部分旋后肌附着于肱骨外髁的外后侧。肱骨外髁骨折比内髁骨折多见，在肘关节损伤中仅次于肱骨髁上骨折。肱骨外髁骨折远端往往包括整个肱骨外髁、肱骨小头骨骺、邻近的肱骨滑车一部分和属于肱骨小头之上的一部分干骺端。肱骨外髁骨折是关节内骨折，骨折块较小，不容易握捏，整复较为困难。如果肱骨外髁骨折未得到正确复位，或固定不佳，断端受肌肉牵拉而发生分离移位，均可致骨不连接，在生长过程中，断端移位将更为显著，又由于外侧骨骺的生长停止或生长缓慢，日后往往会引起肱骨远端滑车中心的沟形缺损（即鱼尾状畸形），而且会发生明显的肘外翻畸形。影响关节活动功能，并可出现牵拉性尺神经麻痹。此种骨折多发生于5～10岁的儿童，成年人少见。

一、病因与分类

肱骨外髁骨折多因间接暴力所致，跌倒时手掌着地，暴力沿前臂向上传达至桡骨头，肱骨外髁遭受桡骨头的撞击而发生骨折。但因受伤时前臂伸肌腱收缩力的大小不同，肘关节内收或外展位置的不同，以及前臂的旋转方向不同而使骨折远端有不同方向的移位。若肘关节处于轻度屈曲外展位受伤，则骨折远端经常向上、向外、向后移位，在伸直内收位受伤时骨折远端向下、向前移位。又因前臂伸肌群的牵拉，骨折块可发生旋转和翻转移位，有的甚至可达180°。根据骨折块移位的情况，可分为无移位骨折、侧方移位骨折、翻转移位骨折和骨折并脱位4型。

（1）Ⅰ型（无移位骨折）：骨折无移位，骨折线呈裂纹状，两骨折端接触；所受暴力较小，局部骨膜及筋膜无撕裂（图3-32）。

（2）Ⅱ型（侧方移位骨折）：骨折块向外侧移位，可同时合并向后或向前移位，骨折端间隙增大；所受暴力较大，骨折块受外力冲击或前臂伸肌牵拉而移位，局部骨膜及筋膜部分或完全撕裂（完全撕裂者骨折块不稳定，在固定中可发生再次移位）（图3-33）。

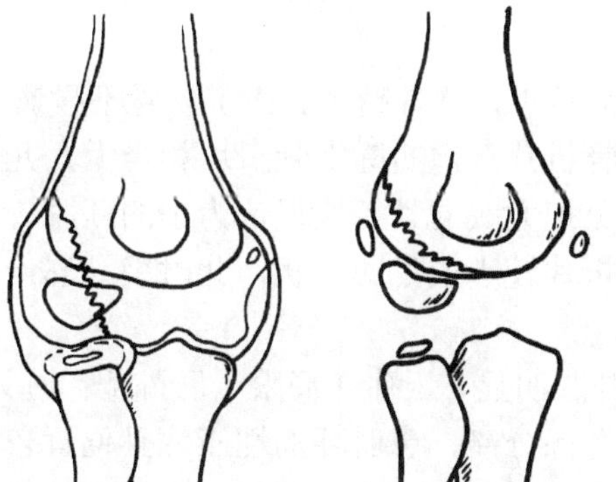

图3-32　Ⅰ型（无移位骨折）

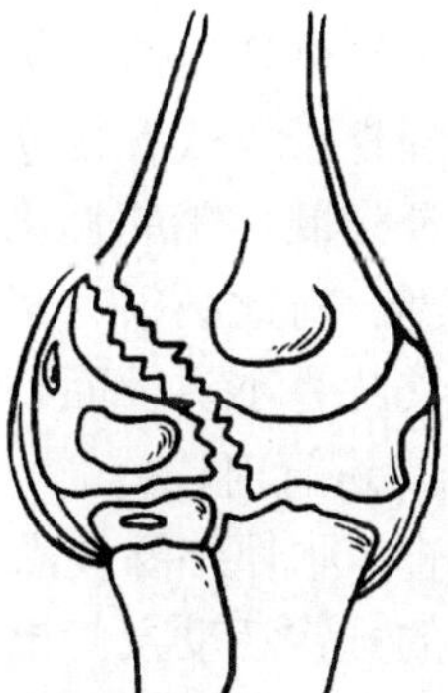

图3-33　Ⅱ型（侧方移位骨折）

（3）Ⅲ型（翻转移位骨折）：骨折块可沿矢状轴向外翻转，亦可沿冠状轴向后或向前翻转移位，少数可沿纵轴旋转，且多同时有侧方、前方或后方移位；所受暴力强大，局部骨膜及筋膜完全撕裂，骨折块受强大外力作用及前臂伸肌牵拉而旋转移位，旋转角度可小于90°，亦可大于180°（图3-34）。

（4）Ⅳ型（骨折并脱位）：骨折块可出现侧方、前后及旋转移位，肘关节向后外或后内侧脱位；所受暴力强大，除局部骨膜及筋膜完全撕裂外，关节囊及侧副韧带亦撕裂，肘部软组织损伤严重，故骨折与脱位并发，临床少见（图3-35）。

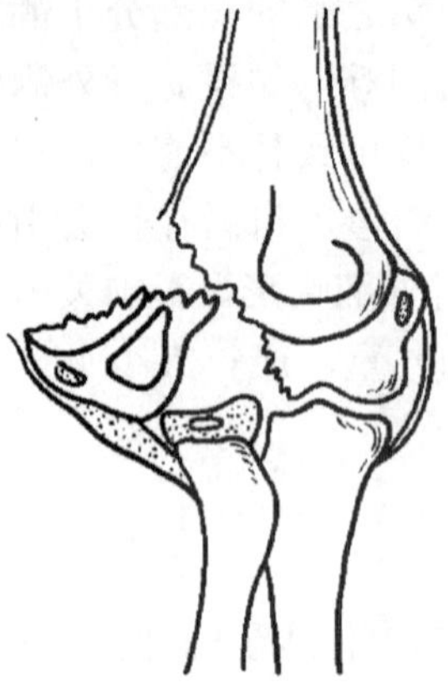

图 3-34 Ⅲ型（翻转移位骨折）

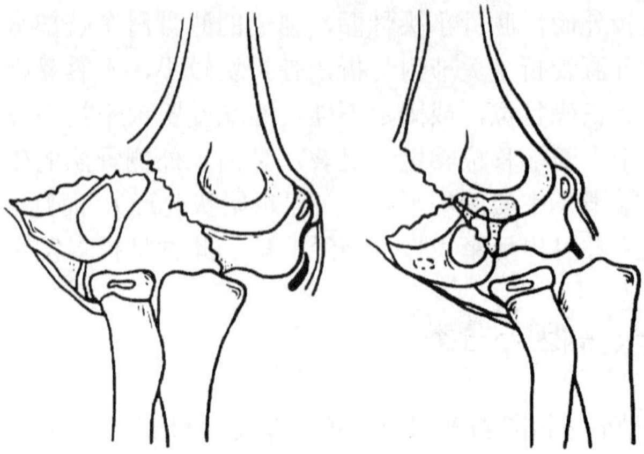

图 3-35 Ⅳ型（骨折并脱位）

二、诊断思维

伤后肘关节呈半屈曲位，活动功能严重受限，以肘外侧位中心明显肿胀、疼痛，肱骨外髁部压痛明显。有分离移位时可有轻度的肘外翻畸形，在肘外侧可摸到活动的骨折块或骨擦音，但早期可因明显的肿胀而掩盖了畸形，待局部消肿以后，在肘外侧才发现骨突隆起。肿胀程度与骨折移位程度有关，故以Ⅲ型、Ⅳ型骨折为著。肿胀严重时，伤后 2～3 天可出现张力性水疱。肘关节稳定性丧失，肘部增宽，肘后三角关系失常；肘部肿胀严重者，需检查远端血运情况，注意有无肘部筋膜下血肿压迫肱动脉的情况。对Ⅲ型、Ⅳ型骨折者要检查有无桡神经或尺神经牵拉损伤症状。

肱骨外髁骨折块软骨成分多，且患者年龄越小，软骨越多。由于软骨不显影，故 X 线片仅能显示肱骨外髁骨骺的骨化中心和干骺端骨折片。但实际上骨折块相当大，几乎占肱骨下端骨骺的一半。对此必须有充分的认识，以免把大块的骨折块误认为小的撕脱骨折。2 岁以下的小儿，其肱骨小头骨骺小，如干骺端骨折片较小或呈薄片状，此时极易漏诊，必要时可摄健侧 X 线片进行对比。

临床检查：肱骨外髁骨骺骨折，肘外侧肿胀明显，压痛亦局限于肘外侧；肘关节较稳定；可触及骨片的异常活动及骨擦音。肱骨远端全骺分离：患肘环周性压痛且位置较低，可扪及较柔和的骨擦音，移位明显者可出现靴形畸形。肘关节脱位合并外（内）髁骨折：既有外髁（或内髁）骨折的表现，又有肘关节脱位的表现如弹性固定，骨折片异常活动、骨擦音。

与肱骨下端的关系：肱骨外髁骨骺骨折，移位及旋转（骨骺骨折片可沿纵轴、矢状轴、冠状轴旋转）。肱骨远端全骺分离，移位（骨骺多向内后侧移位）。肘关节脱位合并外（内）髁骨折，旋转移位。

与尺桡骨上端的关系：肱骨外髁骨骺骨折，移位及旋转（骨骺骨折片可沿纵轴、矢状轴、冠状轴旋转）。肱骨远端全骺分离，正常。肘关节脱位合并外（内）髁骨折，旋转（如合并内髁骨折，骨折片与尺骨上端关系正常）。

肱骨下端与尺桡骨上端的关系：肱骨外髁骨骺骨折，正常。肱骨远端全骺分离，尺桡骨上端常移至肱骨下端的内、后侧。肘关节脱位合并外（内）髁骨折，移位（前后及侧方均明显）。

三、治疗方略

（一）非手术治疗

无明显移位的肱骨外髁骨折，仅用上肢屈曲型杉树皮托板或石膏托固定，屈肘 90°，前臂悬吊于胸前，固定 2～3 周后去除外固定，进行功能锻炼。有移位骨折，要求解剖复位和给予妥善固定，最好争取在软组织肿胀之前，在适当麻醉下，予以手法复位。若伤后时间超过 1 周或闭合复位不满意，应切开复位。未获治疗的陈旧性骨折，应视肘关节的畸形和功能而考虑是否行手术治疗。

1. 手法复位

（1）侧方移位型：患者取坐位或卧位，助手握持患侧上臂下段，术者一手握前臂下段，将患肘屈曲，前臂旋后，另一手拇指按在骨折块上，其余四指扳住患肘内侧，两手反向用力，使患肘内翻，加大肘关节腔外侧间隙，同时用拇指将骨折块向内推挤，使其复位；术者再一手按住骨折块做临时固定，另一手做患肘轻微的屈伸活动数次，以矫正残余移位，直到骨折块稳定且无骨擦音为止。

（2）旋转移位型：复位要点，①挤压消肿以摸清骨折块的方位；②前翻转型者，先将其变为后翻转型再整复；③加大肘关节外侧间隙，松弛前臂伸肌群；④扣住骨折块，纠正旋转移位，然后按侧方移位型进行整复。整复手法为前翻转型者，先将骨折块推向较宽阔的肘后，使之变为后翻转型，术者右手握患腕，左手置于患肘外侧，置患肘关节于屈曲 45° 及前臂旋后位，加大肘内翻使关节腔外侧间隙增宽，腕背伸以松弛前臂伸肌群。术者左手拇指和食指及中指分别扣住骨折块的外上髁和滑车端，三指用力扣住骨折块，先将骨折块稍平行向后推移，再将滑车端推向后下方，把外上髁端推向外上方，以纠正旋转移位。用左手拇指将骨折块向关节内挤压，并将肘关节屈伸、收展，以纠正残余移位。若扪及肱骨外髁嵴恢复平整，压住骨折块进行关节屈伸，活动良好且无声响，则说明骨折复位成功（图 3-36）。

2. 针拨复位

患肢严格消毒后，在 X 线透视下，用针尖较圆钝的钢针经皮肤插入翻转的骨折块向上缘使其返回，变为单纯向外侧移位。配合用手法将骨折块向上内推挤复位（图 3-37）。

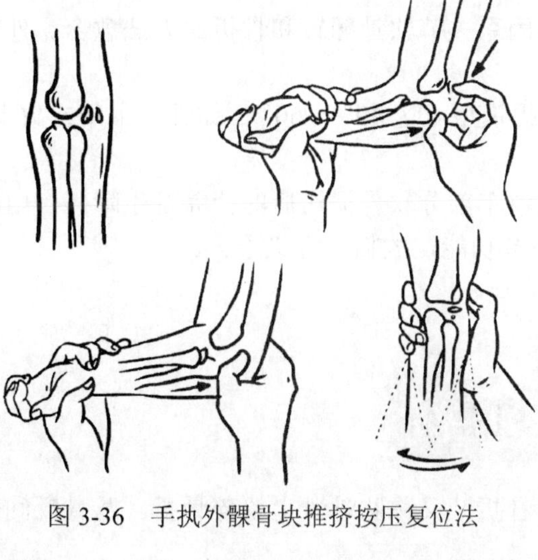

图 3-36　手执外髁骨块推挤按压复位法

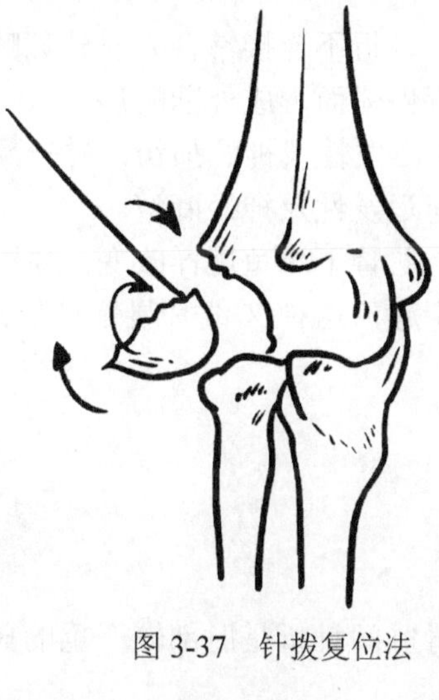

图 3-37　针拨复位法

固定方法如下。

（1）无移位型骨折：肘关节屈曲 90°，用纸壳屈肘固定器或石膏托外固定，2 周后解除外固定，开始活动练习。

（2）木板固定法：有移位或旋转移位骨折，手法复位后，肘伸直前臂旋后位，外髁处放压垫，尺侧肘关节上、下部各放一压垫，4 块木板从上臂中上段至前臂中、下段四条带结扎，1～2 周后，改肘屈 90° 木板继续固定，至临床愈合。

（3）纸壳伸肘固定法：肘部三点压垫放妥后，前臂旋后，肘关节伸直位，外敷 4 块硬纸壳，从上臂上 1/3 至前臂下 1/3，绷带环形缠绕 4～5 层。

（4）闭合穿针固定法：外髁旋转移位骨折，复位后易再移位，用克氏针顶拨复位后，可用两枚细克氏针交叉，把骨块固定。针尾留于皮肤下或皮肤外，肘屈 90° 外用石膏托或纸壳屈肘器固定。两周后拔针，解除固定后进行功能练习。

3. 固定后注意事项

注意远端血液循环，抬高末端肢体，第一周内透视一二次，观察骨块对位情况。

（二）手术治疗

手术适应证：①严重Ⅲ型骨折移位；②移位骨折，局部明显肿胀，影响手法复位或手法复位失败者；③某些陈旧性移位骨折，应行切开复位内固定术。

（三）中医辨治

具体内容见第二章第十节。

（四）练功活动

骨折固定后，2 周内仅做指间关节的屈伸功能活动，禁止做旋腕、握拳和前臂旋后活动。2～3 周后，开始作肘关节屈伸活动。拆除外固定后，配合中药熏洗，加强肘关节屈伸和前臂旋转功能锻炼。

四、预防与调护

（1）骨折不连接常合并肘外翻畸形：其原因系关节软骨翻转和骨折面无法愈合，外髁部位骨发育停滞而形成外翻畸形。

（2）迟发性尺神经损伤：肘外翻畸形时，提携角可达 40°～60°，如骨折十年或数十年，可能引起迟发性尺神经麻痹。

（3）肱骨下端鱼尾样改变：原因是骨折块滑车部分软骨损伤后的营养发生障碍，由缺血性坏死引起，这种 X 线片显示畸形并不影响关节功能，故临床意义不大。

（王　波）

肱骨髁间骨折

肱骨髁间骨折是肘部较严重的典型关节内骨折，又称肱骨髁上粉碎骨折。肱骨髁间部前有冠状窝，后有鹰嘴窝，下端内侧的肱骨滑车内、外两端较粗，中段较细。肱骨小头与肱骨滑车之间有一纵沟，该处为肱骨下端的薄弱环节，遭受暴力时可发生纵行劈裂。肱动脉和正中神经从肱二头肌腱膜下通过，桡神经和尺神经分别接近肱骨外髁和内髁骨折移位时可被损伤。肱骨髁间部为松质骨，局部血运丰富，骨折容易愈合，但伤后出血肿胀较甚。软组织损伤严重，局部皮肤常易产生张力性水疱，同时骨折块粉碎，骨折线侵犯关节面，不但整复困难，且要求较高，固定亦不稳。若治疗不当，常造成创伤性关节炎或遗留肘关节活动功能障碍。肱骨髁间骨折较为少见，多发生于成人。

一、病因与分类

损伤机制与肱骨髁上骨折相似，是由于尺骨的滑车切迹撞击肱骨髁所致。在屈肘位和伸肘位都可发生，可分为屈曲型和伸直型两类。屈曲型的损伤中，在大多数情况下，作用在肘后方的外力相当大，此时肱骨髁常常位于肱骨干的前方。伸直型的损伤中，外力沿尺骨传导到肘部，尺骨半月切迹就像一个楔子一样嵌入肱骨滑车而将肱骨髁劈裂，使得肱骨髁及髁上部分发生严重的骨折。此种损伤中，肱骨髁常常在肱骨干后方，常合并皮肤等软组织的损伤。按骨折线可分为“T”形和“Y”形，有时肱骨髁部碎成 3 块以上，呈粉碎性骨折。Riseborough 根据骨折移位程度分为四型，Ⅰ型：骨折发生在肱骨小头和肱骨滑车之间，但骨折无移位或轻度移位，关节面保持平整。Ⅱ型：骨折块有移位，但两髁无分离及旋转，关节面也基本平整。Ⅲ型：骨折块有分离并有旋转移位，关节面破坏。Ⅳ型：肱骨髁部粉碎成 3 块以上骨折（图 3-38）。

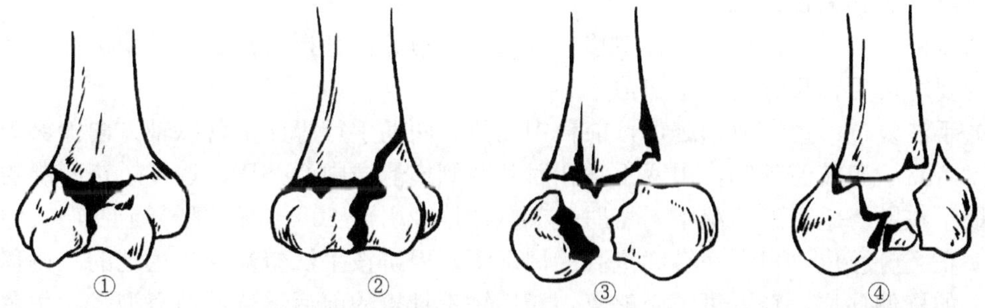

①　②　③　④

图 3-38　Riseborough 分型

①Ⅰ型：骨折发生在肱骨小头和肱骨滑车之间，但骨折无移位或轻度移位，关节面保持平整；②Ⅱ型：骨折块有移位，但两髁无分离及旋转，关节面也基本平整；③Ⅲ型：骨折块有分离并有旋转移位，关节面破坏；④Ⅳ型：肱骨髁部粉碎成 3 块以上骨折

二、诊断思维

患者有明确的外伤史，伤后肘关节肿胀、疼痛、可有瘀斑，活动受限，由于髁间移位、分离致肱骨髁变宽，尺骨向近端移位使得臂部变短。有骨擦音出现，可伴有畸形，检查时肘关节呈半屈曲位，肘后三角关系发生改变。有明显移位者，肘关节在所有方向上均呈现不稳定状态。血管和神经有时会受到损伤，需仔细检查。

X 线片可以帮助判定骨折的移位和粉碎情况。骨折明显移位者，容易诊断。需要注意的是，骨折的真实情况常常比 X 线片表现得还要复杂。由于大多数骨折呈明显粉碎状态，故很难判断许多小骨折的原始位置。若对骨折粉碎情况的判断有怀疑，建议行多方向拍片或行 CT 扫描检查。

对无移位或轻度移位者，必须仔细阅片，以便将纵行的肱骨髁间骨折与肱骨髁上骨折区别开来。

三、治疗方略

由于肱骨髁间骨折时关节内骨折，且常属粉碎性，骨折多有移位，不易获得解剖对位，稳定性差，难以使多数病例的关节活动功能得到完全的恢复。对于肱骨髁间骨折的临床治疗应根据骨折类型、移位程度、患者年龄、体质等因素选择不同的治法。总的治疗要求应该是使骨折有良好的复位、有效的固定和早期的功能锻炼，防止形成骨性阻碍和关节粘连而影响肘关节功能。

（一）非手术治疗

1. 外固定

对肱骨髁间Ⅰ型和Ⅱ型中无移位或仅有轻度移位的骨折，可不必复位，仅用上肢屈曲型杉树皮托板加“8”字绷带固定，根据伸直型或屈曲型成角的程度，调节肘关节固定的角度，伸直型者肘关节固定于 90°，或大于 90°，屈曲型者小于 90° 固定。在医生的指导下分期进行医疗练功，以保证骨折的愈合与肘关节功能的恢复一起进行。

对有些老年骨质疏松患者，骨已支离破碎，肱骨髁已有许多小的骨块分离，即使是手术内固定效果也会很差，最好还是顺从不可避免的关节活动受限，而不是去做手术整复内固定，也不做手法整复，而是以选择上肢屈曲型杉树皮托板固定配合积极的功能锻炼为好。早期的肿胀严重者可配合短期的尺骨鹰嘴骨牵引，争取获得一个满足日常需求的肘关节。

2. 手法复位和夹板固定

手法复位和夹板固定适用于各型移位骨折，但粉碎性骨折整复后缺乏稳定性，易发生再移位，必要时可配合尺骨鹰嘴牵引治疗。

（1）手法复位：患者取仰卧位，前臂中立位。两助手行患肢上臂纵轴方向徐徐顺势拔伸牵引，术者立于患肢前外侧，用两手掌在肘部两侧抱髁向中心挤压，逐步矫正两髁的分离移位。两助手在顺势牵引的情况下，将肘关节慢慢地牵引至 50°（屈曲型）或 90°（伸直型）左右以矫正重叠移位。术者在继续抱髁的情况下，用挤按手法整复骨折远端的尺偏移位或桡偏移位，如桡偏移位，轻者可不必整复。最后矫正骨折的前后移位。伸直型者，术者两手仍为抱髁状，两手四指上移，环抱肘前，两手拇指推骨折远端向前，两手四指拉骨折近端向后，两手虎口同时对向挤压两髁，握持并牵引前臂的助手同时徐徐进一步屈曲肘关节，使四个方面的力量联合一致，以矫正前后移位。屈曲型将肘关节置于伸直位整复。复位成功后，术者应临时固定骨折端，以待进行夹板固定。

手法整复要领：原则上应先整复髁间部移位，再整复髁上部移位。抱髁手法贯穿于骨折整复的全过程，从手法牵引开始，即应施行抱髁，牵引时不要用暴力猛拽，以防加重损伤和造成两髁旋转。在手法牵引的前提下，通过抱髁手法使相互分离和旋转移位的内外髁两骨片向中部挤压复位，把髁间骨折变成髁上骨折，然后按照肱骨髁上骨折手法复位的原则进行操作（图 3-39）。

（2）固定方法：用上臂超肘关节夹板固定，夹板规格及固定垫的放置和包扎方法与肱骨髁上骨折相同。如两髁旋转分离移位较重者，在内、外上髁部可加一空心垫。伸直型骨折肘关节屈曲位固定，三角巾悬吊，固定 5～6 周。屈曲型骨折肘关节先伸直位固定 3 周，再换成短夹板屈肘位继续固定 2～3 周（图 3-40）。

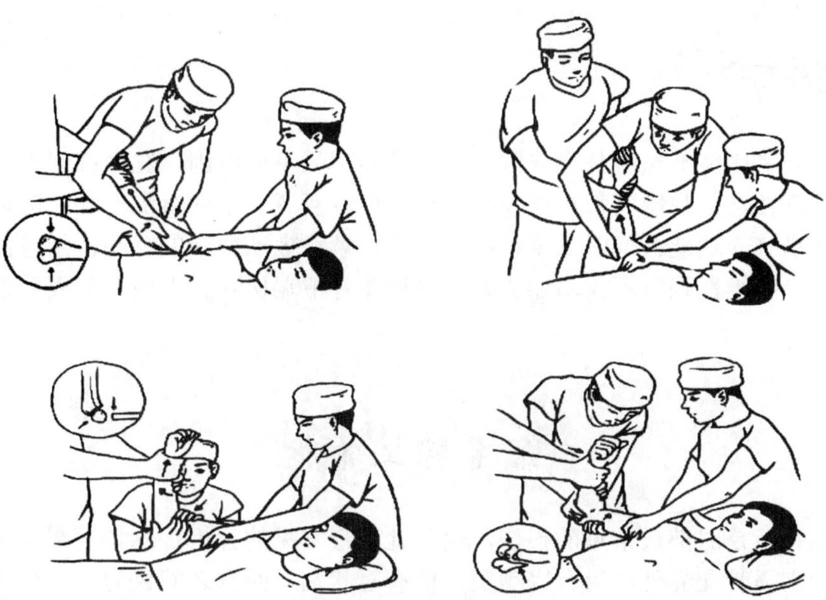

图 3-39 手法整复要领

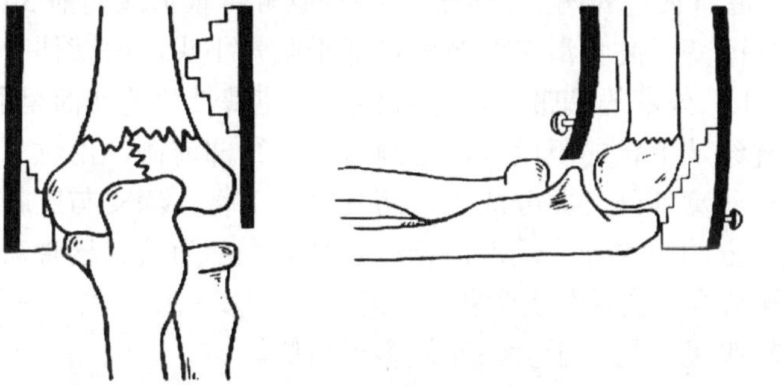

图 3-40 夹板固定方法

（二）手术治疗

手术适应证：①新鲜骨折经手法复位不成功或固定不稳固者。②陈旧性损伤，肘关节屈伸功能受限。③开放性骨折或伴有血管、神经损伤者。

（三）中医辨治

具体内容见第二章第十节。

（四）练功活动

练功活动应贯穿于骨折整复固定后治疗的整个过程，及时进行正确的功能锻炼，能整复骨折端残余移位，对损伤的关节面有模造塑形作用，且能放置关节囊粘连及韧带、肌肉的挛缩，有利于骨折的愈合和关节功能的恢复。在骨折复位固定后，即可开始做屈伸手指、腕关节及握拳活动。1 周以后可开始练习肘关节的自主屈伸活动，一般先从 10°～20° 活动范围开始，以后逐渐加大活动范围，2～3 周后活动范围可逐渐增加至 30°～50°，5～6 周解除外固定后进行全面的功能锻炼。

四、预防与调护

肘关节功能障碍关节粘连是导致肘关节功能障碍的主要原因，肱骨髁间骨折愈合后关节四周易形成广泛粘连，故髁间骨折很少有完全功能恢复者。早期恰当的功能锻炼是预防肘关节粘连的重要措施，功能锻炼应以主动锻炼为主，禁止被动粗暴的练功。经过锻炼肘关节功能仍然很差，且纤维性强直不在功能位者，可做肱骨下端切除、半侧关节成形术。

（王　波）

肱骨髁上骨折

肱骨髁上骨折是肘部最常见的损伤，也是儿童最常见的骨折，肱骨下端较扁薄，髁上部处于松质骨和密质骨交界处，后有鹰嘴窝，前有冠状窝，两窝之间仅为一层极薄的骨片，故髁上部比较薄弱，该处又是肱骨臼圆柱形往下转变为三棱状的形状改变部位，为应力上的弱点，故易发生骨折。肱骨内、外两髁稍前屈，并与肱骨纵轴形成向前 30°～50° 的前倾角，骨折移位可使此角发生改变。肱骨滑车关节面略低于肱骨小头，前臂伸直，完全旋后时，上臂与前臂纵轴成 10°～15° 外翻的携带角，骨折移位可使携带角改变而呈肘内翻或肘外翻畸形。肱动、静脉和正中神经从上臂的下段内侧逐渐转向肘窝部前侧，由肱二头肌腱膜下通过而进入前臂。桡神经通过肘窝前外方并分成深浅两支进入前臂，深支与肱骨外髁部较接近。尺神经紧贴肱骨内上髁后方的尺神经沟进入前臂。肱骨髁上部为接近松骨质的部位，血液供应较丰富，骨折多能按期愈合。肱骨髁上骨折多见于 3～12 岁儿童，尤多见于 5～8 岁；成年和老年人亦可发生，但较少见。男多于女，左侧多于右侧。

一、病因与分类

肱骨髁上骨折系指肱骨远端内外髁上方的骨折。以小儿最多见，占小儿肘部骨折的 30%～40%，多发年龄为 5～12 岁，骨折多为间接暴力所致，根据暴力来源及方向可分为伸直型、屈曲型两类。

（1）伸直型最为多见，占 90%以上。跌倒时，肘关节呈微屈或伸直位，手掌触地，由地面向上的传达暴力将肱骨髁推向后上方，由上而下的身体重力将肱骨干下部推向前方，造成肱骨髁上伸直型骨折，骨折线多由前下斜向后上方。骨折移位严重时，近侧端刺破肱骨前肌肉可造成正中神经和肱动脉的损伤。又由于跌倒时暴力作用常偏于一侧，骨折远端常发生不同程度的侧方移位，而形成尺偏型或桡偏型，以尺偏型最常见（图 3-41）。

1）尺偏型：骨折暴力来自肱骨髁前外方，骨折时肱骨髁被推向后内方，内侧骨皮质受挤压，产生一定塌陷。前外侧骨膜破裂，内侧骨膜完整，骨折远端向尺侧移位。此型骨折复位后远端容易向尺侧再移位，即使达到解剖复位，因内侧皮质挤压缺损仍有可能会再向内侧偏斜。尺偏型骨折后肘内翻发生率最高（图 3-42）。

2）桡偏型：与尺偏型相反。骨折断端桡侧骨皮质因挤压而塌陷，外侧骨膜保持连续，尺侧骨膜断裂，骨折远端向桡侧移位。此型骨折不完全复位也不会产生严重肘外翻，但解剖复位或矫正过度时，亦可形成肘内翻畸形（图 3-43）。

（2）屈曲型较少见。肘关节在屈曲位跌倒，肘部的后侧触地，暴力由后下方向前下方撞击尺骨鹰嘴，形成屈曲型骨折。骨折后远端向前上方移位，骨折线常为后下斜向前下方。很少发生血管、神经损伤（图 3-44）。

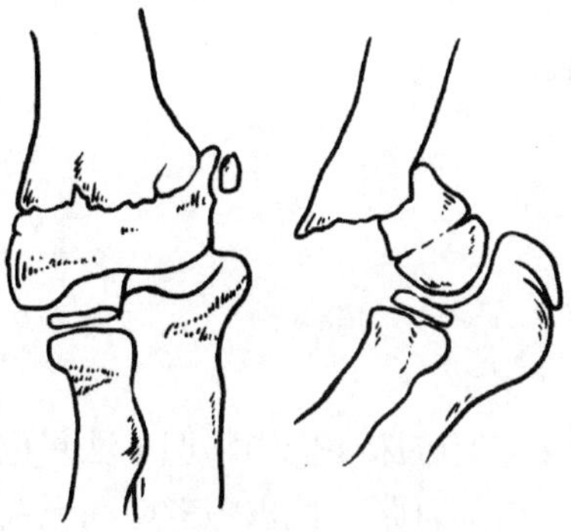

图 3-41 伸直型肱骨髁上骨折

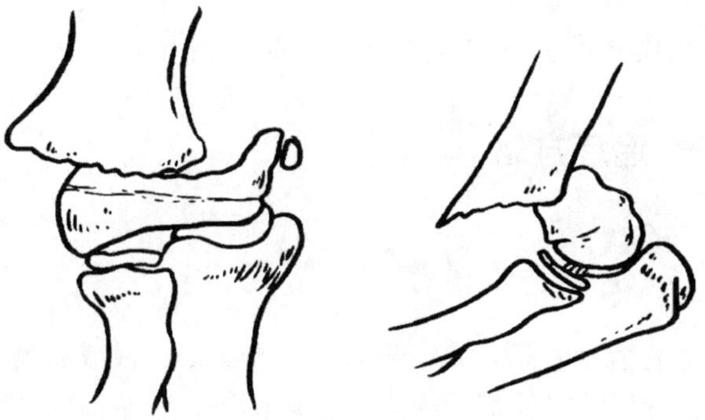

图 3-42 伸直尺偏型肱骨髁上骨折

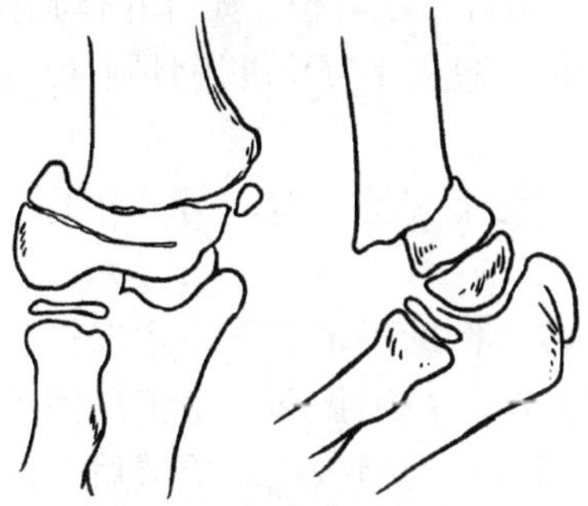

图 3-43 伸直桡偏型肱骨髁上骨折

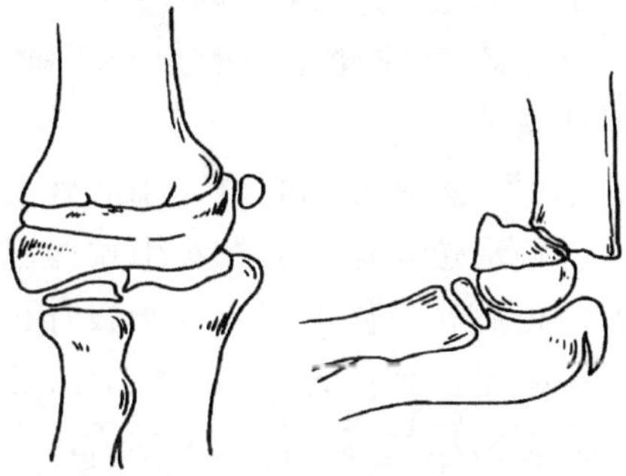

图 3-44 屈曲型肱骨髁上骨折

二、诊断思维

无移位骨折者，肘部可有肿胀、疼痛，肱骨髁上处有压痛，功能障碍。骨折有移位者，肘部疼痛、肿胀较明显，甚至出现张力性水疱，肘部呈靴形畸形，肱骨髁上部有异常活动和骨擦音。伸直型骨折肘关节呈半屈曲位，肘部向后突出，骨折近端因向前移位使肘窝上方软组织向前突出，并可触到骨折近端骨尖。屈曲型骨折肘后呈半圆形，在肘后可扪及突出的骨折近端。有侧方移位者，肘尖偏向一侧。但肘后肱骨内、外髁和鹰嘴三点关系仍保持正常，此外，还应注意桡动脉的搏动，腕和手指的感觉、活动、温度、颜色，以便确定是否合并神经或血管损伤。若肘部严重肿胀，桡动脉搏动消失，患肢剧痛，手部皮肤苍白、发凉、麻木，被动伸指有剧烈疼痛者为肱动脉损伤或受压，处理不当则前臂屈肌发生肌肉坏死，纤维化形成缺血性肌挛缩。骨折畸形愈合的后遗症以肘内翻多见，肘外翻少见。粉碎性骨折多后遗肘关节不同程度的屈伸活动功能障碍。

根据病史及临床特点，可做出正确诊断。肘关节正侧位 X 线片可显示骨折类型和移位方向。伸直型骨折远端向后上方移位，骨折线多从前下方斜向后上方。屈曲型骨折远端向前上方移位，骨折线从后下方斜向上方。粉碎性骨折两髁分离，骨折线呈“T”性或“Y”性。

临床上应注意与肘关节脱位相鉴别，有少数肱骨髁上骨折的骨折线位置较低，相当于骨骺线水平，使肱骨小头和滑车骨骺一起与肱骨干分离，称为肱骨远端骨骺分离，又称为低位肱骨髁上骨折，此型易误诊为肘关节脱位。实际上儿童肘关节脱位极少见，在肘关节脱位后肘后三角关系发生改变，而肱骨髁上骨折肘后三角仍保持正常关系。虽然伸直型肱骨髁上骨折与肘关节后脱位，均呈靴样肘畸形，但肘关节后脱位在摸鹰嘴上窝时呈空虚状，肱骨髁上骨折在摸鹰嘴上窝时呈饱满状。X 线片可进一步明确诊断。

三、治疗方略

（一）非手术治疗

肱骨髁上骨折治疗一般以手法整复、夹板或石膏固定为主。但临床要恰当掌握手法复位的时机，如骨折肿胀较甚者应先行挤压消肿，迫使局部肿胀消退。局部有张力性水疱者应在无菌条件下处理后，方可施行手法复位。局部肿胀严重，水疱较多者，不宜立即行手法复位，可行尺骨鹰嘴牵引（以利肿胀消退并纠正重叠移位），一般于 3～7 天，再行手法复位。如合并有血管、神经损伤时，应考虑手术探查。探查血管、神经的同时，将骨折在直视下复位并用骨圆针行内固定。

1. 手法复位

（1）牵引：患者取仰卧位，患肢外展手掌向上。一名助手握持上臂，另一名助手握持前臂，按肘部畸形位置进行对抗牵引矫正已重叠畸形。

（2）矫正旋转及侧方移位：一般骨折远端有向前旋转，在助手牵引下，术者一手握近折端，另一手握肘部使前臂旋后，然后改变向内推近折端及向外拉远折端，矫正尺偏畸形。

（3）矫正前后移位：伸直型骨折，术者双手环抱肘部，双拇指按在远折端后方向前推，其余 4 指放在近折端前方向后拉，矫正前后移位。骨折复位后，肘关节屈曲小于90°。屈曲型骨折，术者双手拇指推骨折近端向前，其余 4 指拉骨折近远端向后，伸直肘关节即可。

（4）矫正肘内翻：伸直型肱骨髁上骨折兼尺偏型。因骨折时断端尺侧骨质挤压塌陷，虽然解剖复位，愈合后易发生肘内翻畸形。所以复位后，术者一手握住骨折端保持对位，另一手握持前臂伸直肘关节，然后外展前臂，使断端桡侧骨质受挤压塌陷，再使肘关节屈曲小于 90°（图 3-45）。

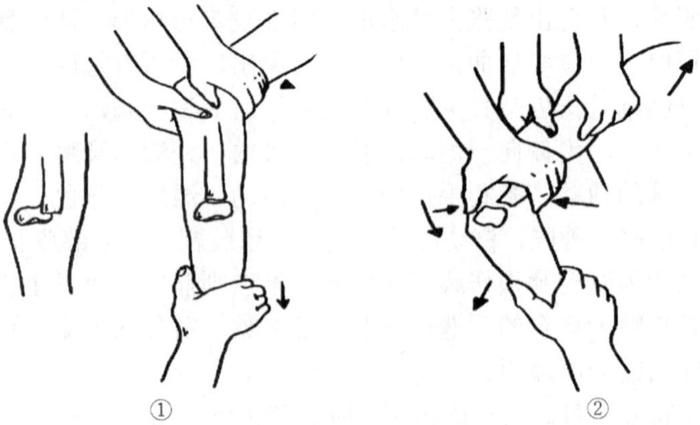

图 3-45 手法复位

①矫正侧方移位；②矫正前后移位

2. 牵引复位

有移位的肱骨髁上骨折，肘部肿胀严重，或有大面积水疱形成，不能手法复位或复位后固定不稳定者，应采取牵引复位或经牵引肿胀消减后再复位。

（1）鹰嘴部骨牵引：患儿取仰卧位，肘关节屈曲 90°，肘部皮肤进行消毒，局部麻醉下用大号直柄毛巾钳子夹住尺骨鹰嘴下方骨质，无菌纱布敷盖皮肤孔，患儿卧床滑动牵引。牵引重量 1～2kg，一般 3～7 天再复位固定（图 3-46）。

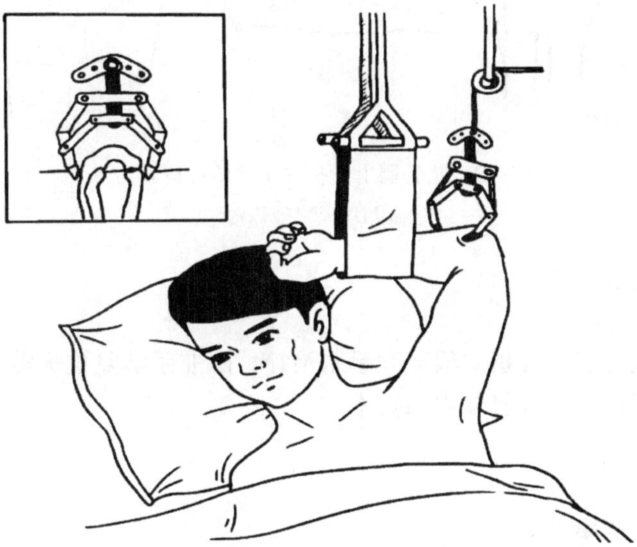

图 3-46　尺骨鹰嘴下骨嵴处骨牵引

（2）腋杖架牵引：用 8 号铁丝制成带有上臂和前臂的支架，用硬纸壳和毛巾缠裹。患肢肘关节屈曲 90°，用一条毛巾将腋杖架上端跨患侧腋下，上臂用绷带缠绕架上，前臂放一块硬纸壳绷带缠绕，用一条橡皮条绕过前臂上端稍拉紧挂在肘部钩上。腕部用绷带固定在腋杖架上。患儿带牵引架可离床活动，简便易行，不受条件限制。

3. 固定方法

（1）夹板固定：夹板长度上端应达三角肌中部水平，下端超过肘关节；伸直型骨折其前后侧夹板成 90° 弧形，屈曲型骨折其前后侧夹板成 30°～45° 弧形。尺偏型骨折，应于骨折近端外侧及远端内侧分别放一合适局部外形的塔形垫；对桡偏型骨折，其内、外侧一般不放置压垫，移位明显者，可在近端内侧及远端外侧各置一薄平垫。伸直型骨折，于骨折近端前侧置一薄平垫或不放垫，远端后侧置一梯形垫；屈曲型骨折近端后侧置一平垫或梯形垫，远端前侧不放垫。伸直型的绑扎方法，应于肘关节上方绑扎两条布带，最下一条布带斜跨肘关节打结；屈曲型骨折，于肘关节上方绑扎两条布带，第三条布带绑扎于肘部，肘下扎带仅绑扎前后夹板。伸直型骨折将肘关节置于屈曲 90°～110° 位固定，肘屈曲角度越大骨折越稳定，但也同时加大了肱动脉受压的可能，故一般以屈肘 90° 为宜，时间为 2～3 周；屈曲型骨折应将肘关节置于轻屈 30°～45° 固定，2 周后改为肘屈曲 90° 位 1～2 周（图 3-47）。

（2）石膏固定：对无移位骨折、复位后骨折稳定者，或骨折局部肿胀明显，或皮肤张力性水疱形成者，可用石膏托或肘部内外侧 U 形石膏固定。

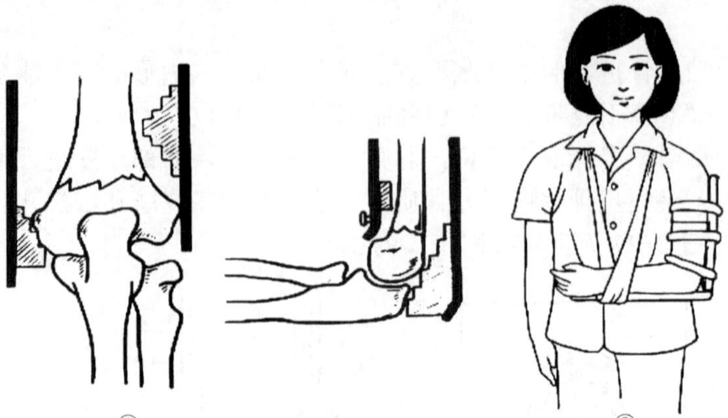

①　　　　　　　　　　　　②

图 3-47　肱骨髁上骨折非手术治疗固定方法

①加垫法；②夹板固定法

（二）手术治疗

手术适应证：肱骨髁上骨折一般无须手术治疗，除非手法复位失败或伴有血管、神经损伤，才考虑手术治疗，行切开复位内固定术。

（三）中医辨治

具体内容见第二章第十节。

（四）练功活动

固定后开始练习肩关节及握拳活动。木板固定的伸直型骨折患者，1 周后练习屈肘活动，禁止练习伸肘活动。两周后解除外固定练习肘关节屈伸活动。

四、预防与调护

肱骨髁上骨折易并发肘内翻畸形和前臂缺血性肌挛缩。肘内翻畸形常由于原始处理不当或复位不理想，骨折畸形愈合等因素造成，可采取下述预防措施。①嵌插外侧骨皮质：尺偏型骨折整复后，术者双手环抱骨折部位予以保护，令远端助手慢慢伸直肘关节至轻屈 45° 位，并外展前臂，术者同时用力抵住骨折部位外侧并将肘外翻，使外侧皮质嵌插，呈轻度肘外翻。②纠枉过正法：在整复尺偏型骨折时，将骨折整复成轻度桡偏，防止肘内翻发生。此外，在伸直型骨折中，由于骨折近端的挫压及血肿、水肿的压迫，外固定过紧等因素，容易造成患肢前臂骨-筋膜室综合征，继发缺血性肌挛缩，导致患肢的严重残疾。因此，在诊治肱骨髁上骨折时，应始终重视这一问题。由于大多数患者均为门诊治疗，故应教会患者或家属观察患肢末端血运的方法，以便及时解除外固定的压迫，及时处理。骨折复位固定后，即可开始练功活动，应鼓励患者多做握拳、腕屈伸等活动，在解除外固定后，应积极主动锻炼肘关节屈伸活动，但严禁暴力被动活动，以免发生损伤性骨化。

（王　波）

肱骨内上髁骨折

肱骨内上髁骨折是青少年常见的肘关节损伤之一，又称臑骨下端内歧骨折，肱骨内上髁骨骺分离。肱骨内上髁为肱骨内髁的非关节部分，有前臂屈肌群、旋前圆肌和肘部内侧副韧带附着。内上髁后面有尺神经沟，尺神经紧贴此沟通过。内上髁骨化中心于5岁开始出现，17～20岁闭合，当骨化中心尚未与相当的肱骨髁融合前，其间的骨骺板为对抗韧带和肌肉牵拉张力的软弱点，容易产生撕脱骨折，肱骨内上髁骨折多发于儿童和青少年，尤其是7～17岁者，多数有严重移位。若骨折块被嵌入关节内，往往不容易释出，给骨折整复造成困难，治疗不当则会后遗关节功能障碍。

一、病因与分类

肱骨内上髁骨折常见于平地跌倒手掌着地或投掷等运动型损伤。跌倒时前臂后伸并外展，屈肌猛烈收缩，使肘关节外翻应力增加，又由于肱骨内上髁骨骺4～6岁出现，17～20岁才闭合，在骨骺未闭合前，骺线本身就是弱点，可将其附着的内上髁牵拉撕脱下来。被撕脱的骨折块向前下方移位并可能旋转。当肘关节处于极度外翻时，肱骨内上髁骨折还可合并肘关节侧方脱位。根据骨折块移位的程度及肘关节变化可分为4度。

第Ⅰ度：裂纹骨折或仅有轻度移位，其部分骨膜尚未完全断离。

第Ⅱ度：骨折块有分离和旋转移位，但骨折块仍位于肘关节间隙的水平面以上。

第Ⅲ度：骨折块有旋转移位，且进入肘关节间隙。这是由于肘关节遭受强大的外翻暴力，肘关节内侧关节囊等软组织广泛撕裂，肘关节腔内侧间隙张开，致使撕脱的内上髁被带进其内，并有旋转移位，且被肱骨滑车和尺骨半月切迹关节面紧紧夹住。

第Ⅳ度：骨折块有旋转移位并有肘关节向桡侧脱位，骨折块的骨折面朝向滑车（图3-48）。

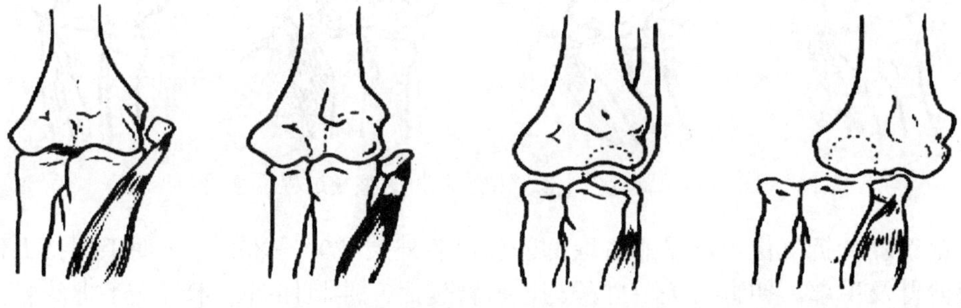

图3-48　骨折块移位程度及肘关节变化的力度

二、诊断思维

伤后肘内侧肿胀、疼痛、压痛明显，有皮下瘀斑，肘关节呈半屈伸位，肘关节功能障碍。分离移位时在肘内侧可摸到活动的骨折块。第Ⅰ、Ⅱ度骨折时仅有肘内侧牵拉性疼痛，关节活动轻度障碍；第Ⅲ度骨折时肘关节屈伸明显障碍；第Ⅳ度骨折时肘关节明显畸形，肿胀较严重，肘后三角关系不正常，有弹性固定；第Ⅲ度和第Ⅳ度骨折可损伤尺神经，应注意检查可做出诊断。

诊断根据患者症状、体征，结合外伤史和X线片所见，即可诊断。第Ⅲ度损伤肘关节屈伸活动明显障碍，由于嵌入尺骨鹰嘴和肱骨滑车之间的骨折块X线亦可能显示不清楚，故阅片应仔细；6岁以下儿童该骨骺尚未出现，骨化中心的征象不能在X线片显示出来，只要临床检查符合即可诊断，不必完全依赖X线片，必要时拍摄健肘X线片进行对比。第Ⅳ度损伤与肘关节后脱位的表现有诸多相似之处，故易被误认为单纯肘关节脱位。

三、治疗方略

（一）非手术治疗

1. 手法复位

（1）第Ⅰ度骨折可在骨折块前内方放一半月形固定垫小夹板固定，然后颈腕带悬吊3周左右后，开始主动功能锻炼。

（2）第Ⅱ度骨折复位手法是肘关节屈曲大于90°，腕关节掌屈，前臂内旋，使前臂屈肌松弛，缓解对内上髁的牵拉。术者用一手握前臂使患肢保持上述位置，另一手拇指与食指捏住内上髁，向后上方推至原位，然后向肱骨干侧挤压。

（3）第Ⅲ度骨折复位手法是患者取仰卧位，肩外展70°～80°，助手握持上臂固定患肢，术者两手分别握前臂及手部，伸直肘关节并外翻，使肱尺关节张开，同时，使前臂旋后伸腕伸指，通过拉紧前臂屈肌，将进入关节内的骨折块牵出变成第Ⅱ度骨折，然后则按第Ⅱ度骨折手法复位（图3-49）。

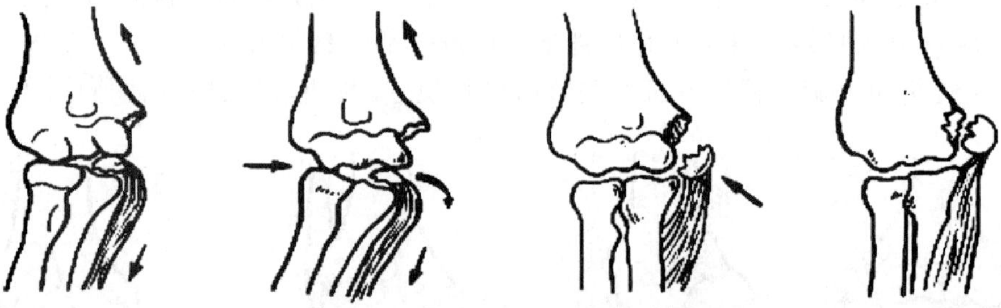

图3-49　肱骨内上髁第Ⅲ度骨折的整复过程示意图

（4）第Ⅳ度骨折复位手法是患者取仰卧位，肩外展 70°～80°，一助手握持上臂，另一助手握持前臂及手部。伸直肘关节并外翻，前臂旋后，伸腕伸指。术者一手握肱骨下端向外推，另一手握住尺桡骨上端向内拉。骨折块经屈肌牵拉及整复侧脱位时的推挤，可从关节内滑出变成第Ⅲ度骨折，然后按第Ⅲ度骨折手法整复。

2. 钢针顶拨法

肱骨内上髁骨折手法复位有时不成功，尤其第Ⅲ、Ⅳ度骨折失败病例较多，手法复位失败后，可进行钢针顶拨法复位。肘关节皮肤常规消毒，第Ⅱ、Ⅲ度骨折，患肢维持手法复位的体位，将肘内侧皮肤向下拉紧，克氏针穿入骨折块内，在透视下将骨块顶拉向原位，然后用克氏针钻入骨干内固定，咬断克氏针，尾端留皮肤外或皮肤内。若是第Ⅳ度骨折，患肢位置同手法，克氏针从肱尺关节前侧或肱骨下端内侧前方进入，克氏针刺入骨折块上向内侧拨，使骨块从关节滑出后，拔出克氏针按第Ⅲ度骨折手法复位或克氏针再次顶拨复位固定（图 3-50）。

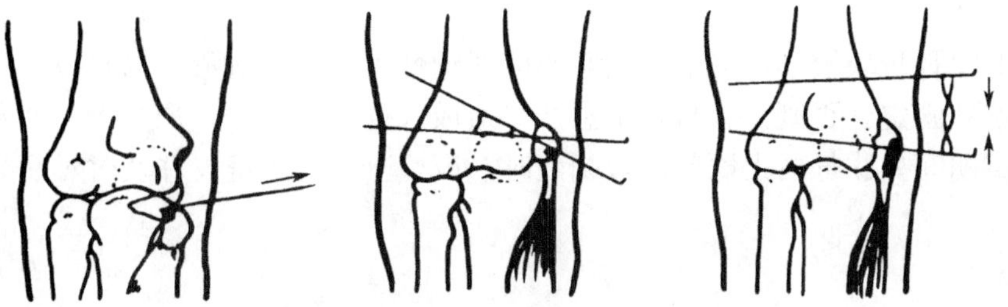

图 3-50　针拨复位穿针固定内上髁骨折

3. 固定方法

（1）木板固定方法：内上髁骨折块复位后，肘部及上臂下段用绷带缠绕 3～4 层，外髁放塔形垫，内髁放梯形垫，而内上髁放入梯形垫缺口内，橡皮膏条固定，4 块木板放妥后，肘上三条布带结扎。经肘部结扎一条，最后结扎内外侧板下段的布带。肘屈 90° 前臂旋前位，放托板上，悬吊于胸前位。

（2）纸壳固定方法：骨折复位后，压垫位置同木板固定法。肘关节屈曲 90°，前臂旋前位，外敷纸壳屈肘固定器，肘部用绷带“8”字形缠绕，上臂至前臂环形缠绕。

（3）石膏托固定法：肘关节屈曲 90°，前臂旋前及腕掌屈位，石膏托从腋下至第五掌骨颈，绷带缠绕后，在内髁部注意塑形。

（4）闭合钢针固定法：同钢针顶拨法。

4. 固定后注意事项

肱骨内上髁骨折复位后进行单纯外固定者，在 2 周内应透视 1～2 次，注意骨折块是否有分离移位。若有移位随时调整压垫及固定松紧度。骨折块保持原位愈合较困难，只要是骨折块在关节水平以上，肱骨下端外侧与骨干接触就能愈合，虽然前臂屈肌稍有松弛，但对功能无明显影响。对有合并尺神经损伤症状者，观察恢复进展情况，6～8 周后，如无恢复可进行神经探查术。

（二）手术治疗

手术适应证：①骨折明显移位，骨折块夹再关节内或旋转移位，手法很难成功；②手法整复失败；③合并尺神经损伤。

（三）中医辨治

具体内容见第二章第十节。

（四）练功活动

骨折愈合过程中，应遵循循序渐进的锻炼方法：复位固定后 1 周内，仅做轻微的手指屈伸活动和肩关节功能锻炼。2 周内可逐渐加强手指屈伸活动，并开始腕关节的活动，但忌用力握拳及前臂旋转活动。2 周后可将前、后侧夹板前臂段剪去，逐渐进行肘关节的屈伸旋转活动。3～4 周后拆除外固定，进一步加强肩、肘、腕关节的功能活动。不能被动地推拿按摩和牵拉互动，以免造成再骨折或肌肉牵拉伤。关节功能完全恢复一般需要 3～6 个月。

四、预防与调护

肱骨内上髁骨折块较小，受前臂屈肌影响活动性大，固定过程中易移位，应加强随诊观察，及时调整外固定。否则，骨折畸形愈合如造成尺神经沟不平，严重者可并发迟发性尺神经损伤。固定期间如肱骨内上髁部疼痛剧烈时，应检查有无压疮，并及时对症处理。

（王　波）

肱骨小头骨折

肱骨小头骨折是一种较常见的肘部损伤，各年龄段均可发生。单纯肱骨小头骨折以成人多见，合并部分外髁的肱骨小头骨折多发生于儿童。本骨折系关节内骨折，有些骨折较轻，骨折片较小且隐蔽，容易误诊。

一、病因与分类

骨折通常分为两型：一型，属于完全性骨折，骨折块包括肱骨小头及部分滑车。骨折块可沿肱骨下端冠状面上方移位，并时有旋转移位。二型，单纯肱骨小头完全性骨折，或肱骨小头边缘的小骨折片，有时在X线片上很难发现。

二、诊断思维

损伤后，肘部肿胀和疼痛。肿胀多发生于肘外侧和肘窝部。疼痛和压痛部位局限在肘外侧或肘前侧。肘关节屈伸活动受限，尤其屈曲 90°～100° 时，常发生肘部疼痛加重并有阻力感觉。

X线表现常有特征性，必须仔细观察正侧位X线片，方可确诊。实际骨折片要比X线片所显示的影像大得多。有的肱骨小头和滑车同时发生骨折，若骨折片移位与肱骨下端重叠，易疏忽漏诊。

肱骨小头骨折时常与肱骨外髁骨折混淆，两者的鉴别尤为重要，治疗也截然不同。肱骨外髁骨折常造成肱尺关节不稳定，肱骨小头骨折只影响关节面，形成一个关节内骨片，但肘关节的稳定性仍能保持。

肱骨远端全骨骺分离是儿童肘关节比较少见的骨骺损伤。该部骨骺的骨化中心尚未完全出现之前发生骨骺分离，骨化中心全部出现后的全骨骺分离则容易误诊为经髁骨折。肱骨远端骨骺系由肱骨外髁、滑车、内上髁和外上髁骨骺组成。肱骨外髁与肱骨滑车骨骺，借助于软骨连成一体，因此该部较薄弱。通常暴力可引起肱骨外髁软骨连接处断裂，为肱骨外髁骨折。但有时外力作用可使整个肱骨远端骨骺分离。

另外本病还需与肱骨干骨折相鉴别，X线检查可资鉴别。

三、治疗方略

本病要求解剖复位，即恢复平滑的关节面，对肘关节功能十分重要。

（一）非手术治疗

手法复位：对无移位的二型骨折，一经确诊，应立即采用上肢石膏托或石膏管型固定，肘关节屈曲 90°，维持骨折对位。有的医生对有移位骨折亦主要采用手法闭合复位。复位时，将肘关节牵引成完全伸展内翻位，术者两拇指触及骨折片，并向下方按压，常可使之复位。摄片证实骨折片已经复位，将肘关节缓慢屈曲 90°，上肢石膏固定。

（二）手术治疗

一型或二型骨折经手法复位失败者，均应采用手术治疗。

经肘外侧切口，暴露骨折端并清除血肿，因是关节内骨折，骨折片可以向下推移，安放原位，也可有关节囊与骨折块相连，可轻柔推动骨折片向下，安放原位，屈肘将桡骨头压住骨折片。小碎骨片可以切除，不需要做内固定。

有的医者认为，即使取出肱骨小头骨折片，其结果也不会影响肘关节稳定或功能。但必须慎重，特别大的骨折片不能切除。晚期或陈旧性肱骨小头骨折，肘部功能受限，且判断是骨折片影响肘关节功能者，可将骨片切除。

儿童肱骨小头骨折，多伴有部分外髁骨折，经开放复位后可用粗丝线或细克氏针交叉固定，尾端裸于皮外，缝合伤口，屈肘 90° 前臂中立位上肢石膏固定，3 周后取出克氏针，4～5 周拆除石膏，做功能锻炼。

（三）中医辨治

具体内容见第二章第十节。

（四）练功活动

骨折复位后，即可开始功能锻炼，应多做握拳、腕关节屈伸活动。在解除固定后，应积极主动锻炼肘关节屈伸活动，严禁暴力被动活动，以免发生损伤性骨化，影响肘关节活动功能。

四、预防与调护

本病应注意早期肘关节功能锻炼；防止加压垫形成压疮或致缺血性肢体坏死。

（王 波）

第二节 前臂骨折

尺骨鹰嘴骨折

尺骨鹰嘴骨折是肘部常见损伤，成人多见，除少数尺骨鹰嘴尖端撕脱骨折外，大多数病例为骨折线波及半月状关节面的关节内骨折。由于肘关节伸、屈肌的收缩作用，骨折很容易发生分离移位。因此，在治疗时，恢复其关节面的正常解剖对位和牢固固定及早期活动是获得良好功能的重要措施，如果关节面对合不整齐，日后可能引起创伤性关节炎，导致肘关节疼痛和功能受限。

一、病因与分类

间接暴力引起的骨折常为跌倒时手掌着地，肱三头肌强烈收缩所致，骨折线多为横行或斜行。青少年常为骨骺分离。儿童跌倒时手掌着地，暴力沿尺骨纵轴向上传导，身体重力自上而下经肱骨作用于尺骨滑车切迹，则可产生裂纹骨折或青枝骨折，有时合并桡骨颈骨折。直接暴力引起的骨折或无移位或为粉碎性骨折，见于跌倒时肘后部着地或肘后部的直接打击、碰撞。因骨折片周围的骨膜及支持带尚完整或损伤较轻，故骨折移位不大。直接及间接暴力合并引起者，则会造成移位且粉碎性的骨折。

分型：尺骨鹰嘴骨折的分型有Schatzker分型、Mayo分型（图3-51）、Colton分型（图3-52）等。Schatzker根据骨折方式和选择内固定类型时需要考虑的力学因素进行分类，横行骨折分为简单（两部分）或复杂（关节面粉碎或凹陷）两型，斜行骨折是有分离的骨折，其骨折线从滑车切迹中点向远侧延伸。最后一类包括粉碎性骨折：①冠突尖骨折；②骨折延伸超过滑车切迹中点；③桡骨头骨折或脱位。Mayo 根据骨折脱位、粉碎性骨折及尺肱关节不稳定三个因素，将尺骨鹰嘴骨折分为三型：Ⅰ型是无移位或较少移位的骨折；Ⅱ型是移位-稳定性的骨折；Ⅲ型是不稳定性的骨折。三型都分为非粉碎性骨折和粉碎性骨折。Colton把鹰嘴骨折分为两大类，无移位骨折和移位骨折，其中移位骨折又再细分为A型，撕脱型骨折；B型，斜行骨折；C型，横行骨折；D型，斜行伴粉碎性骨折；E型，粉碎性骨折；F型，骨折脱位型。

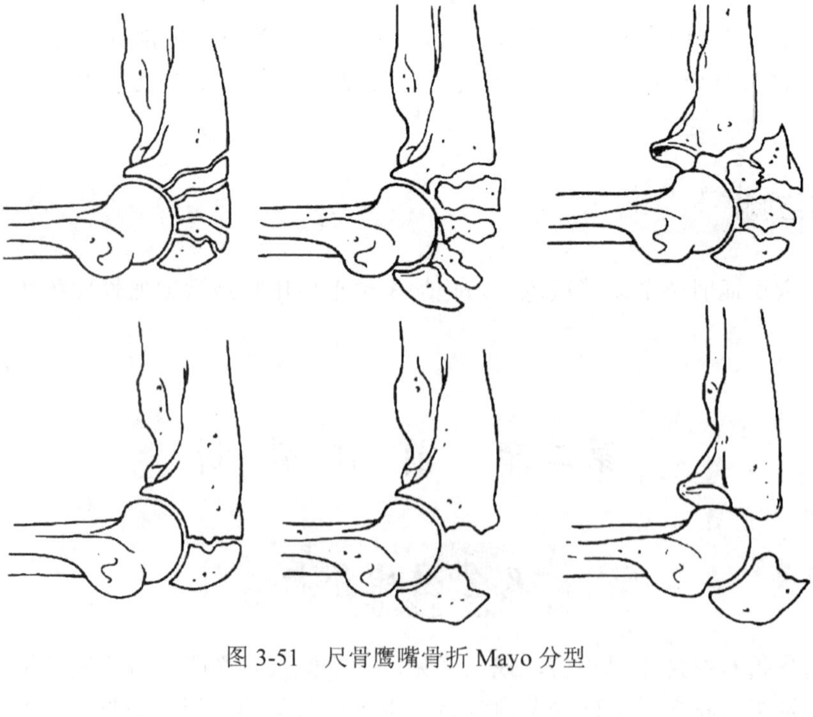

图3-51 尺骨鹰嘴骨折Mayo分型

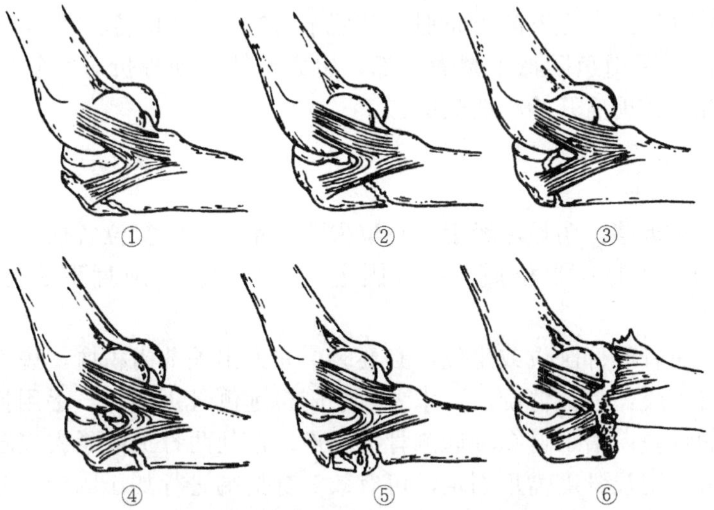

图 3-52　尺骨鹰嘴骨折 Colton 分型

①撕脱型骨折；②斜行骨折；③横行骨折；④斜行伴粉碎性骨折；⑤粉碎性骨折；⑥骨折脱位型

二、诊断思维

（1）尺骨鹰嘴骨折属于关节内骨折，常发生关节内出血和渗出，导致肿胀、疼痛。肘关节多呈半屈曲位，常以健侧手掌托住患臂，有时可见皮肤瘀血斑，尺骨鹰嘴部压痛。骨折分离移位时，在骨折部可扪及明显的骨折间隙，有异常活动及骨擦感，肘关节主动伸直功能丧失。有时合并尺神经损伤，特别是直接暴力导致粉碎性骨折时，更易出现，应仔细评定神经功能，及时处理。X 线检查：肘关节侧位片可明确骨折类型和移位程度。正位 X 线同样重要，可呈现骨折线在矢状面上的走向。

（2）鉴别诊断

1）尺骨鹰嘴骨折可与肘关节脱位相鉴别，两者均有肘部疼痛，伸直位固定。但肘关节脱位为环周肿痛，弹性固定于 135°，肘关节可扪及肱骨远端，肘关节主、被动活动均受限，X 线片示肘关节脱位，无骨折征。

2）尺骨鹰嘴骨折可与桡骨近端骨折、肱骨髁骨折相鉴别，两者均有肘关节疼痛、肿胀，肘关节功能受限。但疼痛、肿胀部位略有不同，桡骨近端骨折与肱骨外侧髁骨折可见肘部后外侧明显压痛点；肱骨内侧髁骨折压痛点多为肘关节内侧，尺骨鹰嘴骨折可见肘关节后侧明显肿胀、疼痛、骨擦感，可闻及明显的骨擦音；根据肘关节 X 线或肘关节 CT 成像可明确诊断。

三、治疗方略

（一）手法复位

（1）无移位骨折：不完全骨折无须复位，一经确诊，即可用上肢石膏托固定于功能位。3～4 周后拆除石膏，进行功能锻炼。

（2）轻度移位骨折：在无麻醉下将肘关节置于 130°～140° 位，使肱三头肌放松，术者握紧患肢的上臂，一手用鱼际抵于鹰嘴尖部，用力推按，使骨折对合复位。复位后上肢伸 130°，石膏托固定，3 周后开始功能锻炼。

（二）手术治疗

（1）适应证：骨折移位明显，经手法复位失败或不宜手法复位者均采用手术治疗。

（2）横行或斜行骨折：复位后单纯外固定，很难维持，应行手法复位，经皮穿针内固定。

臂丛麻醉下，患者取仰卧位或坐位，必要时，先抽出关节内积血，患者肘关节置于微屈曲位，助手握前臂中段，使前臂旋后，术者一手固定远侧骨折端，一手用拇指、食指、中指捏住向近侧移位的骨块，沿上臂纵轴远侧骨折端推顶，使两骨折端紧密接触。

骨折复位后可采用尺骨鹰嘴爪固定，可有效对骨折端进行加压固定，允许肘关节早期进行功能锻炼，并可适时调节骨折端的压力，以防骨折端松动，特别是对于撕脱骨折，可有效维持骨折的对位。对于骨折块较大、复位后稳定性较差者，可行闭合复位经皮穿针内固定术，由尺骨鹰嘴顶端内、外侧分别向远折对侧前方交叉穿入两枚 2～2.5mm 的克氏针固定，进针方向在矢状面与尺骨纵轴成 20°～30° 角，在冠状面与尺骨纵轴成 30°～40° 角，针尖穿过骨折线不少于 2cm。

用铁丝托或石膏托固定肘关节屈曲 45° 位 3～4 周，去除外固定后行肘关节主动功能锻炼，固定期间应注意患肢肩、腕关节活动，肢体可不用悬吊带固定，尽量利用患肢进行日常活动，以便于外固定解除后可以尽快恢复。

（3）陈旧骨折及手法复位失败者：可行手术切开复位，采用肘后切口，以骨折断端为中心，上下各延长 3～4cm，向切口两侧剥离皮下组织，显露骨折部位，清除关节内瘀血及机化组织，肘关节屈曲 50°～60° 放松肱三头肌，骨折两断端靠拢复位。先用巾钳固定，可选择不同的内固定方法固定，如交叉克氏针、克氏针张力带钢丝、钩形钢板、螺丝钉、AO 松质骨螺丝钉与张力带联合应用等固定。可吸收螺钉治疗尺骨鹰嘴骨折，避免第二次手术，可减少患者的痛苦。

（4）粉碎性骨折：如关节面不能整复平整，应切除粉碎的尺骨鹰嘴骨折片，将肱三头肌肌腱缝合到远侧骨折端。仍然可以获得肘关节稳定性。术后石膏托固定肘关节屈曲 90° 位，3 周后去外固定行肘部功能锻炼。肘关节如能早期活动即使失去正确整复，也可达到预期较平滑的关节面。

粉碎性骨折也可应用 AO 桥式钢板螺钉固定，有利于骨折对位和愈合。则术后可不用外固定，早练习肘关节活动，可使肘关节功能早日康复（图 3-53）。

（三）中医辨治

（1）初期：瘀肿较甚，治宜活血祛瘀，消肿止痛，内服可选用活血止痛汤，伤肢一方或桃红四物汤加减，肿胀严重者重用三七、泽兰；外敷消肿止痛膏等。

（2）中期：宜和营生新、接骨续损，内服可选用生血补髓汤、八厘散等，外用接骨断筋膏等；后期宜养气血，补肝肾，壮筋骨，内服健步虎潜丸、补肾壮筋汤。

（3）后期：解除夹板固定后，前臂旋转活动仍有障碍者，应加强中药外用熏洗，骨科外洗方或海桐皮汤熏洗，以舒筋活络，促进关节功能恢复。

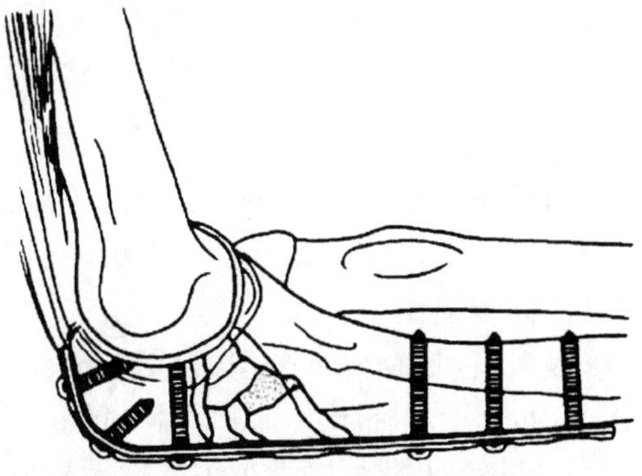

图 3-53　AO 桥式钢板螺钉固定

（4）若骨折愈合延迟时，要着重补肝肾、壮筋骨，以促进骨折愈合。

四、预防与调护

（1）过度保守治疗

1）原因分析：尺骨鹰嘴骨折属关节内骨折，在临床上无移位的尺骨鹰嘴骨折和需要闭合治疗的很少，保守治疗的适应证很窄，盲目保守治疗效果难以满意，而且长期固定会使关节功能丧失。

2）防治措施：重建关节面的完整，保持肘关节稳定性和恢复肘关节的屈伸活动是治疗鹰嘴骨折的重要原则，一般只要骨折端有移位，全身情况和局部条件较为适宜，早期进行内固定是最佳选择。

（2）肘关节功能障碍

1）原因分析：主要是肘关节未早期进行功能锻炼。

2）防治措施：尺骨鹰嘴骨折涉及关节面，在治疗上要尽可能地维持骨折的稳定性和使关节顺利恢复功能。早期功能锻炼非常重要，外固定不可长时间固定，外固定期间应尽早进行手指和腕关节的屈伸活动，防止关节粘连和肌肉萎缩。骨折复位后即可开始手指、腕关节屈伸活动，如抓空增力、耸肩等，禁止肘关节屈伸活动。四周后，在健手扶持下，逐步进行肘关节主动屈伸活动，严禁暴力被动屈肘。老年患者尤应早期加强功能训练。

（李洪涛）

桡骨小头骨折

桡骨小头骨折是成人常见骨折，肘关节由肱尺关节、肱桡关节及桡尺近侧关节共同构成，两侧有桡侧副韧带及尺侧副韧带加强。

肘关节是具有屈伸（0°～140°）和旋前旋后活动（75°～85°）的铰链式关节。肘关节的屈伸活动主要由尺骨鹰嘴和肱骨滑车完成，前臂旋前旋后活动主要由桡骨头和尺骨桡切迹的相对活动完成。肘关节的外翻稳定性主要是由桡骨头和肘关节的内侧副韧带来维持，内侧副韧带的作用是抵抗肘关节外翻和扭转应力，内侧副韧带的损伤可造成肘关节后外侧不稳和脱位。因此，完好的内侧副韧带和桡骨头对于防止肘关节后外脱位至关重要。

一、病因与分类

桡骨小头骨折常由间接外力致伤，也有直接暴力引起。通常是肘关节处于轻度屈曲、前臂旋前位时手掌撑地，力量沿纵轴由腕部向上传导至桡骨头，引起肘部过度外翻，致使肱骨头撞击桡骨头而致骨折、脱位、韧带损伤。

桡骨小头骨折的分类方法较多，包括Mason分型（包括Johnston、Broberg-mason、Hotchkiss改良的Mason分型等）、AO/ASIF分型。临床上通常采用Mason分型，依据骨折大小及移位程度将桡骨小头骨折分为3型：Mason Ⅰ型是桡骨小头骨折无移位；Mason Ⅱ型为桡骨小头骨折伴移位，累及桡骨头30%以上但少于50%的骨折；MasonⅢ型为整个桡骨小头粉碎性骨折。有人把合并肘关节脱位作为MasonⅣ型（图3-54）。

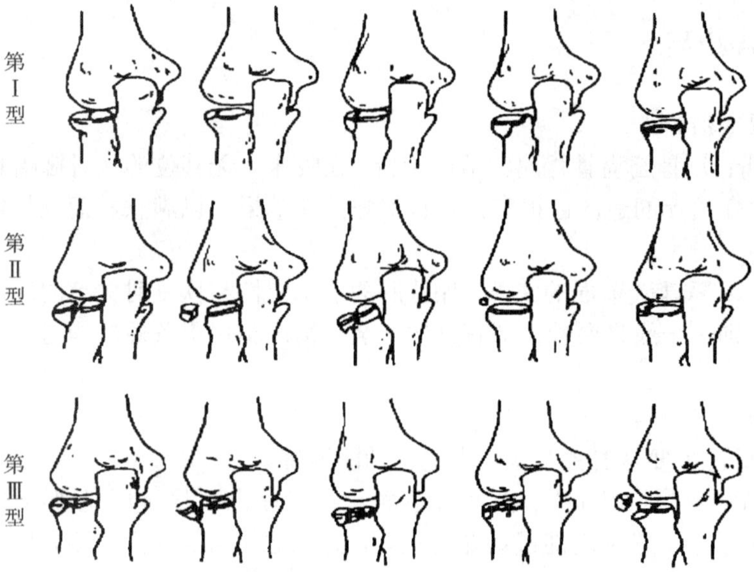

图3-54 桡骨头骨折的Mason分型

二、诊断思维

患者有明确外伤史，伤后肘外侧疼痛、肿胀、压痛明显；患肢前臂旋转功能受限，有明显活动痛，疼痛剧烈，尤其旋后时更甚，有时出现骨擦音；X线片多可明确显示，但5岁以下儿童桡骨头骨骺尚未出现，X线不显影，无移位骨折或轻度移位骨折在X线片上也不容易显影，容易漏诊，需临床检查诊断。

三、治疗方略

（一）手法整复外固定

一般认为Mason Ⅰ型适合保守治疗，可用肘部塑形夹板或上肢石膏托固定肘关节于功能位 2～3 周。近年来趋向于外固定期缩短，甚至有些学者接受 Mason 的观点，即早期做不制动的功能锻炼不致引起继发移位，通常在穿刺抽血后患者疼痛减轻就可开始，能更快恢复功能。早期活动是获得良好疗效的关键。

Mason Ⅱ型通常先试用手法复位，若失败再手术。一助手用双手固定上臂、屈肘 90°，另一助手双手分别握紧患肢拇指和食指、中指，牵引拉开肘关节，术者以其拇指指腹触摸并按压桡骨头，其余四指握尺桡骨近端，用拇指加压，同时令助手做前臂旋转动作，使骨折片复位，复位后用上肢石膏或夹板固定肘关节于功能位 3 周。

对 Mason Ⅲ型骨折，应选择手术治疗，Parasa 等研究认为此型行保守治疗会造成肘关节屈伸功能和前臂旋转功能严重丧失而影响上肢功能，治疗前应综合考虑肘关节稳定性、患者年龄及身体状况、对骨折治疗的期望值、骨质情况等因素，手术方式可选择切开复位内固定术、桡骨头切除术或桡骨头置换术。单纯桡骨头切除可缓解疼痛，并获得良好的肘关节活动度，但其缺点包括握力减退、前臂旋转能力减退，以及由于桡骨短缩而致腕关节疼痛的老年人及低期望值的患者不伴有韧带不稳时可行桡骨头切除术。否则，应尽量保留桡骨头。若不能通过切开复位内固定获得稳定解剖复位，则应行桡骨头置换术。

对 Mason Ⅳ型骨折，应立即整复脱位，对较大骨片者应考虑行切开复位内固定。

（二）钢针撬拨复位后夹板或石膏外固定

对经手法整复失败的骨折，可用钢针撬拨复位法，远期疗效优于保守治疗和桡骨头切除术，其优点是无须特殊器械、操作简单、创伤轻、失败率低，功能恢复迅速。方法：臂丛神经阻滞麻醉或局部麻醉下，患者仰卧，臂外展，肘微屈和内翻位进行无菌操作。在 X 线机下，做肘关节正位检查；旋转前臂，至清楚显示桡骨头骨折片。在肘外下方，用一导针穿过皮肤，向内上斜行，对准骨折片下缘进针，抵住骨折片，做向上推顶撬拨复位。

撬拨完全移位时，为避免损伤桡神经，宜在桡骨头骨折片下端平面处，用一导针呈横向插入，抵住骨折片下缘，作撬拨复位。用钢针撬起骨折片仍有侧向移位时，表示桡骨远侧断端向尺侧移位。一旦拔除钢针，容易再移位。为纠正侧向移位，宜加用手法旋转前臂，有可能纠正侧向移位。若仍有侧向移位，可用双针撬拨法，即再在肘后下方，相当于桡骨断端略下方，用一克氏针沿尺骨背侧缘的桡侧插入，随尺骨桡侧皮质骨进针，直至无触及骨的感觉。以尺骨作为支点，克氏针皮外段向尺侧方向旋动，使针前端向桡侧移动，把远侧断端推回桡侧。在肘外下的钢针撬拨配合下，使两侧断端的外侧皮质对齐，完全解剖复位。再拔出钢针，复位常呈稳定。在用此撬拨复位法的初期，完成复位后在肘微屈和内翻位，石膏固定 4 周以后改为肘屈曲 90° 位，石膏固定 2～3 周。去石膏后，开始功能锻炼。

（三）手术治疗

对手术适应证较一致的看法是压缩移位大于 2～3cm，成角大于 30° 或骨折超过桡骨头的 1/3，经手法整复失败者。

（1）切开复位内固定术：尽可能保持正常解剖和生理关系是桡骨头骨折治疗的原则。近来倡导对合适患者采用切开复位内固定术，尤其对大骨片劈裂骨折的年轻患者。克氏针固定强度不够，需制动 3～4 周，不能满足早期活动的需要，疗效并不理想。对伴下尺桡关节或肘内侧副韧带损伤，尤其是年轻或需较大运动量的患者，应首先考虑切开复位内固定。

（2）桡骨头切除术

手术指征：成人桡骨头、颈部粉碎性骨折。因成人桡骨头超过 1/3 关节面边缘骨折，特别是骨折累及尺桡关节者。成人桡骨颈骨折有成角，影响肘关节的旋转功能者。

手术步骤：在臂丛神经阻滞麻醉，气囊止血带下进行。切口于肱骨外上髁开始，沿伸指肌群后缘向远侧延长 5～6cm，至尺骨上端外缘。切开皮肤、皮下组织并适当游离牵开，于肘后肌与尺侧腕伸肌之间切开肌膜并向两侧分开，显露关节囊，切开关节囊显露骨折的桡骨头。清除关节腔血块，在环状韧带上方切除桡骨头并摘除全部碎骨块，并剪去连在桡骨颈端的碎骨膜条。将周围软组织做荷包缝合，以遮盖桡骨颈的粗糙端。检查关节腔有无碎骨片，放松止血带，彻底止血，冲洗关节腔，按层缝合伤口，妥善包扎。术后用颈腕吊带悬吊患肢，注意末梢循环。鼓励患者做患肢手、肩关节活动。拆线后练习肘关节功能。

（3）人工桡骨小头置换术

手术适应证：同桡骨头切除术。

手术步骤：在臂丛神经阻滞麻醉，气囊止血带下止血。取肘关节后外侧入路显露并切除桡骨小头。修平桡骨颈残端，用髓腔扩大器将桡骨近端髓腔扩大，以适合人工桡骨小头的柄部。然后将选定的人工桡骨小头试行插入，观察其大小和接触面是否合适。如合适，则试行活动肘关节和旋转前臂，观察人工桡骨小头是否稳定。放松止血带，彻底止血，缝合关节囊及各层组织。术后制动 2 周，待关节囊愈合后，再做功能锻炼。

（四）中医辨治

按骨折三期辨证用药，中后期加强中药熏洗。

四、预防与调护

整复固定后即可做手指、腕关节伸屈活动；并可做用力捏拳和肩关节功能锻炼，如抓空增力、双手托天等。禁止做前臂旋转活动。2 周后可逐渐做肘关节伸屈活动，3 周解除外固定后，可做前臂旋转活动，活动度逐渐加大，直至痊愈。后期亦可配合理疗、中药外洗。合并有骨折，脱位或韧带损伤的患者应当于术后 1 天开始在安全范围内行主动屈伸活动锻炼。进行主动前臂旋转时应将肘关节保持屈曲 90°，这样可使受损或已修复的内外侧副韧带承受最小的应力。而伸展时也应将前臂保持在合适的旋转位，如果外侧副韧带受损而内侧副韧带完整，则应置于旋前位；如果内侧副韧带受损或经过修复而外侧副韧带完整则应置于旋后位；如果内外侧副韧带均受损或经过修复则应置于中立位。休息位夹板固定应将肘关节保持在 90° 且前臂置于合适的旋转位，固定 3～6 周。6 周内禁止被动伸展训练以减少修复作用弱化和异位骨化的发生。伸展训练应于受损韧带及合并骨折充分愈合后再开始，通常开始于术后 8～12 周。

（李洪涛）

孟氏骨折

孟氏骨折是指尺骨近侧 1/3 骨折合并桡骨头脱位。桡骨头同时自肱桡关节、尺桡上关节脱位，而肱尺关节没有脱位。这与肘关节前脱位合并尺骨鹰嘴骨折有所区别。孟氏骨折是上肢较常见的一种联合损伤，约占全身骨折的 1.25%。孟氏骨折可见于各年龄组，但以青少年多见。直接暴力和间接暴力均可引起孟氏骨折，以间接暴力多见。

一、病因与分类

（一）间接暴力

间接暴力多为传导暴力，由于上肢触地部位和姿势不同，造成的骨折类型不同，如肘关节伸直或过伸位，前臂旋后位掌心触地，身体的重力经肱骨向下传递，应力先造成尺骨的斜行骨折，继续作用于桡骨上端，迫使桡骨小头冲破或滑出环状韧带而脱向前外侧，同时骨折端向掌桡侧成角。如果跌倒时肘关节微屈，前臂旋前位，掌心触地，身体的重力由肘关节向下向后作用于尺骨，暴力经手掌传向上方，造成尺骨高平面的横断或短斜行骨折，而此时前臂旋前位，尺桡骨中上 1/3 交叉形成支点，桡骨头可由杠杆作用向后外侧脱位，骨折向背桡侧移位。如果跌倒时身体向患侧倾斜，肘关节处于伸直内收位，前臂旋前，手掌触地，暴力自肘关节内侧传递至外侧，造成尺骨冠状突骨折，肘关节内收同时附加旋转和弯曲暴力，迫使桡骨头向外脱出，若跌倒时遭受暴力过于强大，可在尺骨骨折和桡骨头脱位的同时发生桡骨骨折。

（二）直接暴力

直接暴力造成的孟氏骨折多见于成年人，若暴力直接作用于尺骨上端，暴力向前外方作用，使尺骨骨折向掌桡侧成角移位，桡骨头向前外侧脱出；若暴力向后外方作用，尺骨骨折向背桡侧成角，桡骨头向后外侧脱出；若暴力由内向外作用，使尺骨向桡侧成角，桡骨头向外侧脱位。

孟氏骨折既有骨折又有脱位，损伤机制关系到手法整复的顺序。

（三）分型

Ⅰ型（伸直型）：尺骨干骨折，向掌侧成角，桡骨头向掌侧脱位；Ⅱ型（屈曲型）：尺骨干骨折，向背侧成角，桡骨头向背侧脱位；Ⅲ型（内收型）：尺骨近端骨折，向桡侧成角，桡骨头向桡侧脱位；Ⅳ型（特殊型）：尺骨骨折，桡骨头向掌侧脱位，并有桡骨干上 1/3 骨折（图 3-55）。

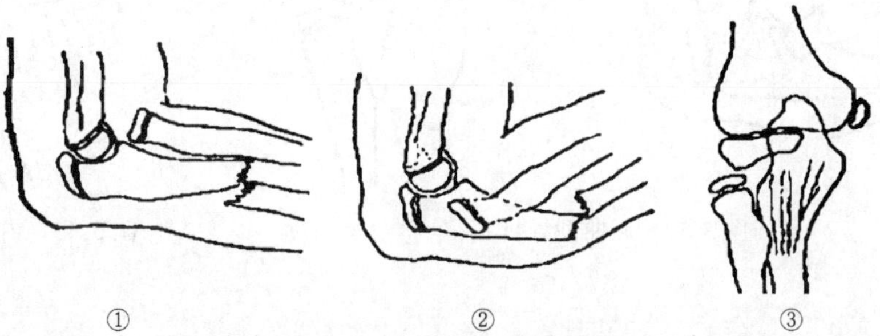

图 3-55 孟氏骨折分型

①伸直型；②屈曲型；③内收型

1. 伸直型

伸直型比较常见，多见于儿童。跌倒时，手掌先着地，肘关节处于伸直位或过伸位可造成伸直型骨折。传达暴力由掌心通过尺桡骨传向上前方，先造成尺骨斜行骨折，继而迫使桡骨头冲破或滑出环状韧带，向前外方脱出，骨折断端随之突向掌侧及桡侧成角。对于成人，外力直接打击背侧，亦可造成伸直型骨折，骨折线多位于尺骨中上 1/3 之间（图 3-56）。

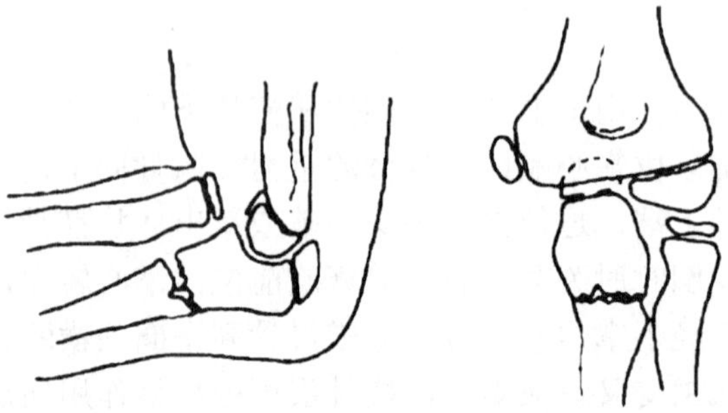

图 3-56 伸直型骨折

2. 屈曲型

屈曲型多见于成人。当暴力作用时，肘关节呈微屈状，前臂旋前位置，外力通过肱骨向下方传导，地面反作用力自手掌向上传导，先造成尺骨近端骨折，并突向背侧、桡侧成角，多为横断骨折或斜行骨折。桡骨头向后外方滑脱，亦有当桡骨头向后方脱位时与肱骨外髁互相撞击，合并桡骨头或者肱骨外髁骨折者（图 3-57）。

3. 内收型

内收型多见于幼儿。桡骨小头向外侧或前外侧脱位，尺骨青枝骨折如有移位则向外侧成角。在暴力作用的瞬间，肘关节呈伸展位，前臂旋前位，由于上下外力传导至肘部，在肘内侧向外侧作用，致尺骨鹰嘴发生骨折并向桡侧成角移位。同时引桡骨头向外侧脱位，该型尺骨骨折多呈纵行劈裂，褶皱或横行劈裂，移位不明显，容易被忽略诊断（图 3-58）。

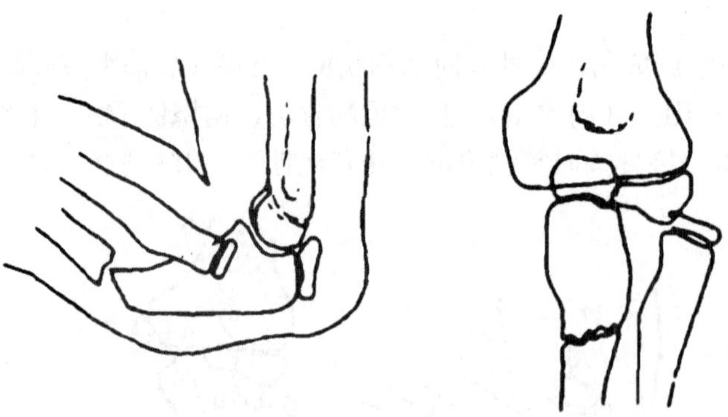

图 3-57 屈曲型骨折

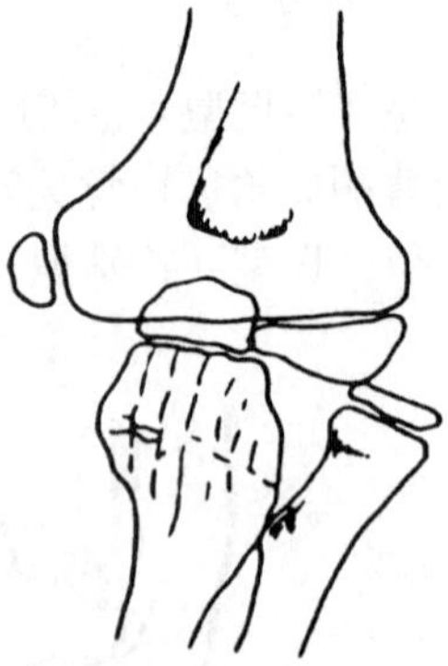

图 3-58 内收型骨折

4. 特殊型

特殊型，成人和儿童均可发生。多数人认为其发生与伸直型骨折相同，但又合并桡骨骨折，可能在桡骨头脱位后，桡骨又受到第二次创伤所致（图 3-59）。

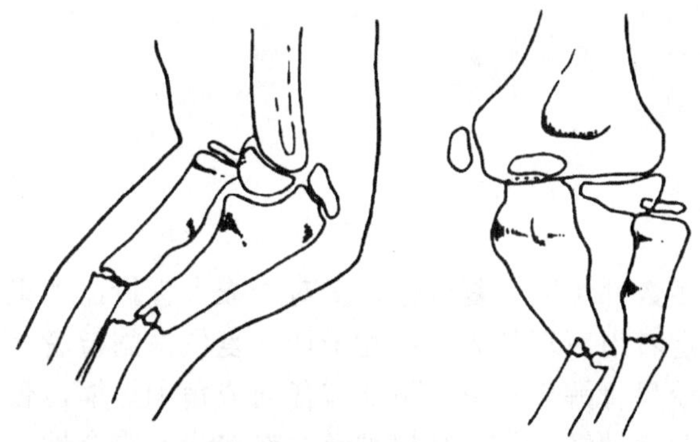

图 3-59　特殊型骨折

二、诊断思维

（1）患者上肢有间接或直接外伤史。

（2）肘部及前臂肿胀、疼痛，关节活动受限，尤以前臂旋转受限明显。

（3）肘部压痛明显，可摸到突出的桡骨头。前臂可触及尺骨畸形及骨擦音。

（4）X 线检查可明确诊断及骨折类型，但摄片应包括上、下尺桡关节，必要时应加拍健侧肘部 X 线片用以对比，儿童尤应如此。肱骨小头骨骺一般在 1～2 岁出现，1 岁以内的患儿诊断桡骨头脱位有时会发生困难。儿童肘部 X 线解剖关系是根据关节端骨骺相互对应位置来判断的。在正常情况下，桡骨头纵轴延伸线应通过肱骨小头中央，否则即表示脱位（图 3-60）。

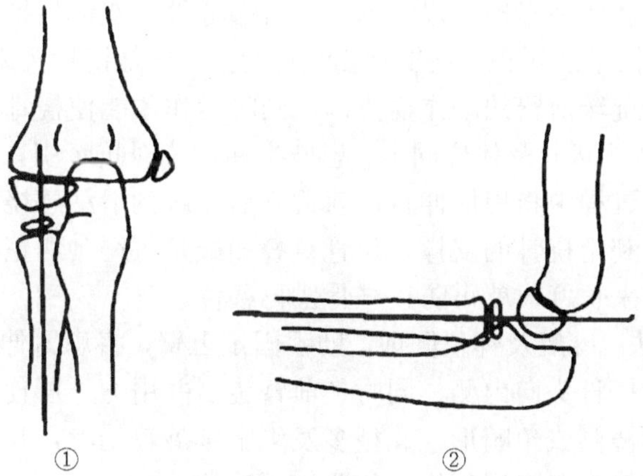

图 3-60　桡骨长轴通过肱骨小头中央

①正位；②侧位

本病应与单纯尺骨骨折或单纯桡骨头脱位相鉴别。儿童发生孟氏骨折时，多不能准确叙述外伤史和疼痛的部位，或患儿伤后曾做过牵拉，脱位的桡骨头已复位，而误诊为单纯尺骨骨折。如果发现单纯尺骨上端骨折有明显移位者，一定要注意检查有无桡骨头脱位。儿童孟氏骨折另一特点是尺骨骨折可以发生在骨干中上 1/3，但有相当多的病例发生在尺骨近端鹰嘴部。骨折可以纵行或横行劈裂，也可皮质呈皱褶状。这种特殊表现可能与儿童骨结构特点有关。当小儿跌倒受伤时，较有弹性的尺骨干不发生骨折，鹰嘴部直接受到肱骨下端的撞击而劈裂。因此，应仔细阅读 X 线片，以免误诊为单纯桡骨头脱位。

三、治疗方略

（一）非手术治疗

儿童孟氏骨折绝大多数都可闭合复位治疗。对于成人骨折，如果能闭合复位，则先行手法闭合复位，复位后稳定者用石膏外固定；对于切开复位内固定者一般不主张行环状韧带修补或成形术。治疗必须使尺骨解剖复位，不能有任何成角和短缩，否则桡骨头脱位不能被完全复位。孟氏骨折常合并桡神经损伤，且桡神经损伤多为不完全性，一般在桡骨头复位后 2 个月内可自然恢复，不需要手术探查。因此早期良好的复位有助于减少桡神经损伤的发病率。

1. 整复方法

（1）桡骨头脱位合并无移位的尺骨骨折：可不采用麻醉。两位助手分别握住患肢上臂和腕部（肘关节的位置依骨折类型而定）进行牵引和对抗牵引。术者以拇指沿桡骨头脱位相反的方向按压并使前臂做旋前旋后活动，桡骨头即可复位。然后轻轻做肘关节伸屈活动，如不再脱位，即表示复位是稳定的。上肢石膏固定，前臂保持中立位或轻度旋后位。

（2）整复方法

1）伸直型整复方法：患者仰卧，行臂丛神经阻滞麻醉或全身麻醉。肩关节外展 90°，屈肘 90°。两助手沿桡骨头脱位方向对抗牵引，首先整复桡骨头脱位。前臂旋后，术者自前向后内侧按压桡骨头，同时旋转前臂，拇指可触及桡骨头复位的滑动感。桡骨头复位后，由于牵引和桡骨的支撑作用，尺骨骨折成角移位多可同时得到纠正。若骨折未能复位，在维持桡骨头复位的情况下，术者两手指捏住尺骨远、近折端分骨，双拇指推顶纠正尺骨远折端桡偏移位，掌背侧移位用提按手法纠正。整复时要注意两点，一是桡骨头未复位时不要强迫屈肘；二是术者推挤桡骨头与旋转前臂的动作要协调，同时运作才能使桡骨头成功复位。

2）屈曲型整复方法：麻醉及体位同上。患肢半屈曲位对抗牵引，术者拇指由肘后向前内推挤桡骨头，并在牵引过程中将患肘伸直，前臂旋后，触到滑动感桡骨头已复位。桡骨头复位后，前臂长度恢复，利用桡骨的支撑，尺骨重叠和成角可得到纠正。侧方移位稍加推挤即可矫正。尺骨恢复了原来长度，就可防止桡骨头再移位。

3）内收型整复方法：麻醉及体位同前。助手固定上臂，将患臂伸直使肘关节锁住，术者拇指自桡侧按压脱位的桡骨头向内侧，同时使前臂旋后并用力外展使桡骨头复位，并利用桡骨头推顶，纠正尺骨的桡侧成角畸形。此型多发生于年龄较幼者，尺骨多在近端发生青枝骨折，移位不明显，但若偏歪会阻碍复位，故要加压整复。

4）特殊型整复方法：麻醉及体位同前。首先整复脱位的桡骨头，然后按整复桡尺骨干双骨折的方法使骨折复位。整复时牵引的力量不宜过大，因桡骨骨折后，影响了牵引力向桡骨头传递，因此，主要靠牵引旋转骨折的远折段及术者用推挤手法直接作用于桡骨头，使之复位。

2. 固定方法

先以尺骨骨折平面为中心，在前臂的掌侧与背侧各置一分骨垫，在骨折的掌侧（伸直型）或背侧（屈曲型）放置一平垫；在桡骨头的前外侧（伸直型）或后外侧（屈曲型）或外侧（内收型）放置平垫；在尺骨内侧的上下端分别放一平垫，用胶布固定。然后在前臂掌背侧与桡尺侧分别放上长度适宜的夹板，用四道绷带捆绑。伸直型骨折脱位应固定于屈肘位 4～5 周；屈曲型或内收型宜固定于伸肘位 2～3 周后，改屈肘位固定 2 周。或者用石膏固定，复位后，采用上肢石膏管型或石膏托固定。石膏凝固前，术者以一手鱼际按压桡骨小头和尺骨成角部；另一手鱼际在对侧加压以对抗，慢慢放松牵引至石膏定型。然后将石膏剖开，剖开缝内填塞少许棉花，以绷带包扎，嘱患者回家后将患肢抬高。1 周后肿胀消退，应更换石膏，继续固定 3～5 周。在石膏固定期间做全身和局部未固定关节的功能活动。

（二）手术治疗

手术治疗的目的在于矫正尺骨畸形及维持桡骨头稳定性并恢复功能。

（1）适应证：①某些经手法复位挫败者，多系青壮年；②陈旧性损伤，肘关节伸屈功能受限及前臂旋转障碍。

（2）开放复位和骨折内固定：手法复位挫败宜及早施行开放复位，某些陈旧性损伤，但时间尚短，桡骨小头尚可复位者（3～6 周内）。

手术方法：臂丛麻醉。取肘外后侧切开，自肱骨外髁上方 2cm，沿肱三头肌外缘至鹰嘴窝外侧，向远侧沿尺骨背至尺骨上 1/3 骨折处。剥离肘后肌及尺侧屈腕肌。注意保护近端的桡尺关节处的环状韧带附着处。在剥离肘后肌时，应自尺骨附着点开始，将桡骨头、桡骨近端和尺骨桡侧面加以暴露，防止桡神经深支损伤。观察桡骨头复位的障碍和环状韧带损伤状况。清除关节内血块，将桡骨头复位，环状韧带修理缝合。然后复位尺骨骨折，如果复位后稳定，可不做内固定，依靠石膏外固定加以维持。如骨折不稳定，则可应用 AO 桥式钢板内固定。术后用上肢石膏将肘关节固定于屈曲略＜90°，前臂固定于旋前旋后中间位，抬高患肢，活动手指，6 周左右拆除石膏拍摄 X 线片检查骨折愈合情况，尺骨骨折愈合后加强功能锻炼辅以理疗。

（3）尺骨畸形矫正、桡骨头复位及环状韧带重建术：适用于陈旧性损伤，尺骨骨折愈合畸形严重及桡骨头脱位者，以成人为多见。

手术方法：暴露法同前。将尺骨畸形截骨矫正，并尽量延长恢复尺骨长度，施行内固定以保证稳定。切除影响桡骨头复位的瘢痕组织，并使之复位，如果原环状韧带不完整，可切除瘢痕，分离粘连，加以修整，并可借助部分瘢痕组织将环状韧带修复缝合。

（4）环状韧带已经破损，必须重建方能稳定桡骨头，取 1.2cm×7.0cm 大腿阔筋膜。筋膜条的深面在外，折叠缝合成长条状。于尺骨桡切迹下方钻孔，贯穿筋膜条，并围绕桡骨颈，达尺骨桡切迹孔附近，与穿进的筋膜条互相缝合，重建的环状韧带松紧程度，以不阻碍桡骨头自由旋转又不能滑出为宜，亦可就近将尺骨背侧桡侧缘的深筋膜和骨膜连在一起切成一个长条（约 0.4cm×5.0cm）作为新的环状韧带绕过桡骨颈缝合，即造成一个新的环状韧带。

（5）术后用上肢石膏将伤肢固定略小于功能位。抬高伤肢，活动手指，几天后即可带上肢石膏进行患肢功能锻炼。6 周左右拆除石膏，摄 X 线片检查骨折愈合情况。尺骨骨折愈合后加强患肢功能锻炼，并辅以理疗。

（三）中医辨治

按骨折三期辨证用药，中后期加强中药熏洗。

（四）练功活动

功能锻炼要注意活动范围及时间，一般较前臂骨折要晚些。因孟氏骨折部位高，桡骨头脱位影响了肘关节的早期活动，过早地练习肘关节的屈伸活动，不但有碍环状韧带的修复，且因肱二头肌的牵拉易引起桡骨头再次脱位，或致使尺骨向前或向后成角。因此早期可做屈伸手指及握拳运动，3 周后再逐渐练习肘关节屈伸活动如“小云手”“大云手”，且须注意保持前臂中立位，前臂旋转活动 6～7 周后，经 X 线证实尺骨骨折已愈合，桡骨头无脱位可进行功能训练。

四、预防与调护

复位固定后，应注意观察手部温度、颜色和感觉。若手肿胀严重，皮温低，色青紫，感觉麻木，疼痛难忍，应立即检查夹板固定的松紧度并适当放松，或改用石膏托固定，密切观察，防止发生缺血性肌痉挛。同时还要密切注意压力垫、分骨垫的位置及是否造成压疮。孟氏骨折是一种不稳定性损伤，固定后极易发生再移位，一旦发生应立即纠正。要经常检查夹板、石膏固定的松紧度，并注意压垫的位置是否移动，且应防止压伤。使用外固定支架时，须随时进行调整。闭合穿针和手术患者应注意预防感染。定期复查 X 线，了解骨折是否移位或骨折愈合情况。

并发症的防治：孟氏骨折常合并桡神经损伤，其发生率文献报道为 16%～56%。桡神经损伤多为不完全性，一般在桡骨头复位 3～9 周可自然恢复，不需手术探查。陈旧性孟氏骨折合并桡神经损伤，多由于桡神经深支在脱位的桡骨头受到长期牵拉和摩擦所致。因此，早期良好的复位有助于减少桡神经损伤的发生率。对晚期桡神经损伤，常需行桡骨头复位或切除，松解受压迫的神经。

（李洪涛）

尺桡骨干双骨折

尺桡骨干双骨折，亦称前臂双骨折。尺桡骨干双骨折是常见的前臂损伤之一，多见于儿童或青壮年，多发生于前臂中 1/3 和下 1/3 部。由于肌肉的牵拉，骨折后可出现重叠、成角、旋转及侧方移位，故整复较难。前臂的旋转是非常复杂的运动，前臂骨间膜是致密的纤维膜，几乎连接尺桡骨的全长，其松紧度随着前臂的旋转而发生改变。骨间膜的挛缩会导致前臂旋转功能受限，而且前臂的旋转功能对于手部灵巧功能的发挥具有重要作用。因此，在处理尺桡骨干双骨折时，为了保持前臂的旋转功能，应使骨间膜上下松紧一致，为使两骨相对稳定并预防骨间膜挛缩，应尽可能在骨折复位后将前臂固定在中立位。

一、病因与分类

前臂受到不同性质的暴力，会形成不同特点的骨折。

直接暴力：打击、碰撞等直接暴力作用在前臂上，能引起尺桡骨干双骨折，其骨折线常在同一水平，骨折多为横行或粉碎性，有时可形成蝶形骨折块。

间接暴力：多系跌倒时手部着地，暴力传导至桡骨，并经骨间膜传导至尺骨，形成尺桡骨干双骨折，骨折线常为斜行、短斜行。短缩重叠移位严重。骨间膜损伤较重。骨折水平常为桡骨高于尺骨。

绞压扭转：多为工作中不慎将前臂卷入旋转的机器中致伤，此种损伤常造成尺桡骨的多段骨折，并易合并肘关节及肱骨损伤。软组织损伤常很严重，常有皮肤挫裂、撕脱，多为开放性骨折，肌肉、肌腱常有断裂，也易合并神经血管损伤（图 3-61）。

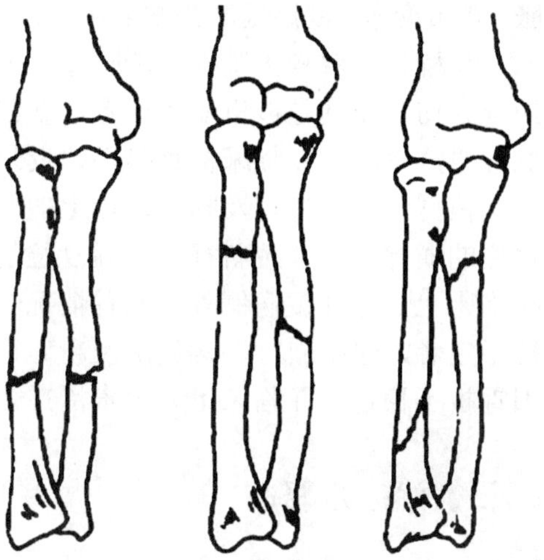

图 3-61　暴力性质不同，形成不同特点的骨折

具体分型如下。

（一）按是否与外界相通的伤口分型

（1）闭合性骨折。

（2）开放性骨折。

（二）按骨折的部位分型

（1）近段骨折：上 1/3 骨折，骨折线在旋后肌止点水平，在桡骨近段受旋后肌的牵拉，常发生旋转畸形。

（2）中段骨折：中 1/3 骨折，骨折线在旋前圆肌水平，桡骨近段由于旋前圆肌和旋后肌的相互牵拉而处于中间位，远折端受旋前方肌的作用而发生旋转移位。

（3）远段骨折：下 1/3 骨折，骨折线在旋前方肌的上缘，桡骨远端因旋前方肌的牵拉发生旋转畸形。

（三）按骨折的稳定性分型

（1）稳定型骨折：指复位后骨折断端不易再移位的横行骨折、短斜行及无须复位的不完全骨折、青枝骨折和裂纹骨折等，适合非手术疗法。

（2）不稳定型骨折：指手法复位后骨折断端对位难以维持者，包括斜行、螺旋形及粉碎性骨折，或上下尺桡关节不稳者，或尺桡骨干双骨折等。因骨折不稳定，在治疗时需注意。

二、诊断思维

诊断要点：①患者多有前臂直接或者间接暴力作用病史。②前臂肿胀、疼痛，活动受限，可出现成角畸形，被动活动时疼痛加剧，前臂局部有压痛，骨折有移位时，可触及骨折端，并可扪及骨擦感和骨折处的异常活动。③X 线检查可以明确骨折的类型及移位程度。X 线应包括上下尺桡关节，以防漏诊和误诊。既可避免遗漏上下尺桡关节的合并损伤，同时可判断桡骨近折段的旋转位置，以利于复位。④儿童不完全骨折，局部无明显畸形、肿胀和疼痛，肘、腕关节活动功能也多无明显受限，容易误诊。因此对儿童患者更应仔细检查前臂有无压痛、旋转活动受限和疼痛。

骨擦感和骨异常活动务必要特意检查，因其有可能造成附加损伤。注意在临床检查中避免遗漏对上下尺桡关节的检查和对手部血运的检查、神经功能检查。若骨折后患肢剧烈疼痛、肿胀，指端麻木，皮温低，皮肤发绀，被动活动手指引起疼痛加重，应考虑前臂骨-筋膜室综合征。

尺桡骨干双骨折鉴别诊断除注意一般骨折症状外，尚应注意有无血管、神经及肌肉组织的合并伤，尤其是被机器绞压者，软组织的损伤可能重于骨的损伤，易引起挤压综合征或缺血性肌痉挛等，在临床检查时必须反复加以强调重视。

依据骨折的特点及临床治疗上的要求不同相鉴别：①稳定型，指复位后骨折断端不易再移位的横行骨折、短斜行及无须复位的不完全骨折、青枝骨折等，此型适合非手术治疗。但在临床上，除儿童病例外，此种情况较少。②不稳定型，指手法复位后骨折断端对位难以维持稳定者，包括斜行、螺旋形及粉碎性骨折或上下尺桡关节不稳者或尺桡骨干双重骨折等。因骨折不稳定，在临床上非手术治疗效果欠佳。

三、治疗方略

尺桡骨干双骨折可发生重叠、成角、旋转及侧方移位等多种移位。若治疗不当可发生尺桡两骨间隙缩小较多甚至骨交叉愈合，引起前臂旋转功能障碍，并可能影响到手的功能。因此治疗应该尽可能达到解剖复位，最大限度地恢复前臂功能。无移位骨折可仅用夹板固定。有移位的闭合骨折，均可应用手法整复、夹板固定治疗。伤口较小（3cm 以内）的开放性骨折，若伤缘整齐、污染不重，经清创缝合后，可行手法整复、夹板固定。儿童的塑形能力较强，8 岁以下的儿童可以预期有明显的塑形，20° 以内的成角畸形一般可通过塑形而获得矫正，但超过 12 岁的儿童的塑形机会减少，故对骨折必须有良好的复位。

（一）非手术治疗

（1）手法复位

1）拔伸牵引：患者取平卧位或坐位，屈肘 90°，卧位时肩外展 80°，中下 1/3 骨折，前臂于中立位。上 1/3 骨折，稍旋后，手掌和前臂与水平面成 45° 倾斜。一助手握肘上，一助手握手部大、小鱼际，顺前臂纵轴对抗牵引 3～5 分钟，矫正骨折重叠移位。牵引要持续、稳、准（图 3-62）。

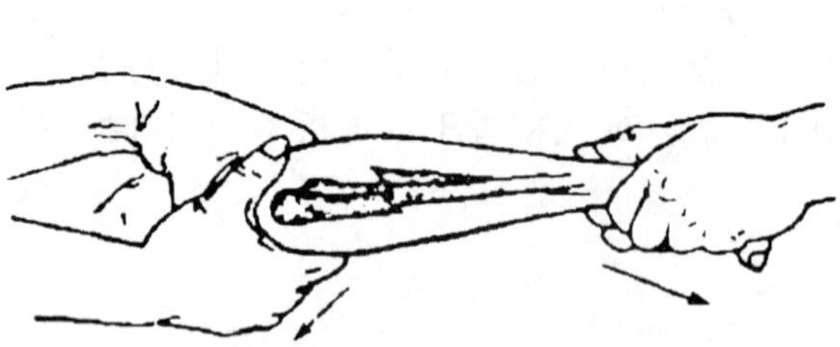

图 3-62 手法复位

2）夹挤分骨：分骨是整复前臂骨折的重要手法。术者用两手的拇指及食、中、无名三指分别置于骨折部的背掌侧。沿前臂的纵轴方向夹挤骨间隙，使向中间靠拢的尺桡骨断端两侧分离。分骨的各手指与皮肤紧密接触，以免来回摩擦，损伤皮肤（图 3-63）。

3）成角折顶：前臂肌肉较发达，加之骨折后肿胀，单靠牵引有时很难矫正重叠移位。应用折顶手法，可较省力地矫正重叠及侧方移位。在分骨的同时，术者两手拇指由背侧推按骨折断端，两手其他四指托提向掌侧下陷的骨折另一折端，并慢慢地向原来成角的方向加大成角。待成角加大到一定程度，感到突出的骨皮质与下陷的皮质骨端相顶后，骤然向回反折。中下 1/3 骨折，通过折顶手法，骨折远、近端大都可对顶相接，侧方移位也可基本矫正（图 3-64、图 3-65）。

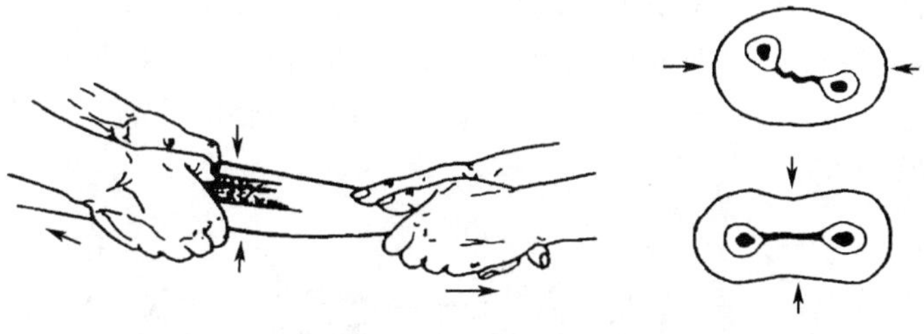

图 3-63 夹挤分骨

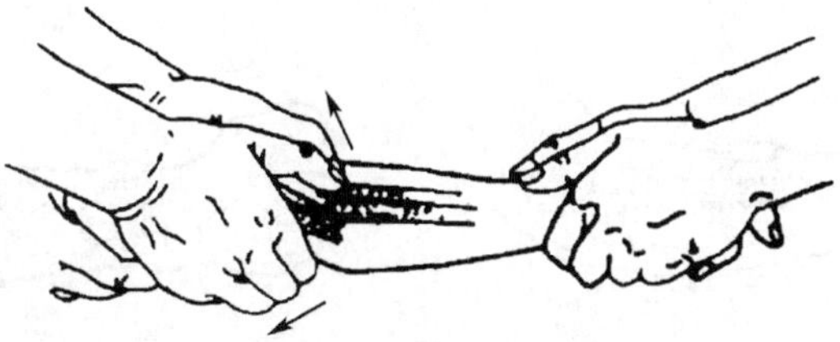

加大成角

图 3-64 成角折顶手法（1）

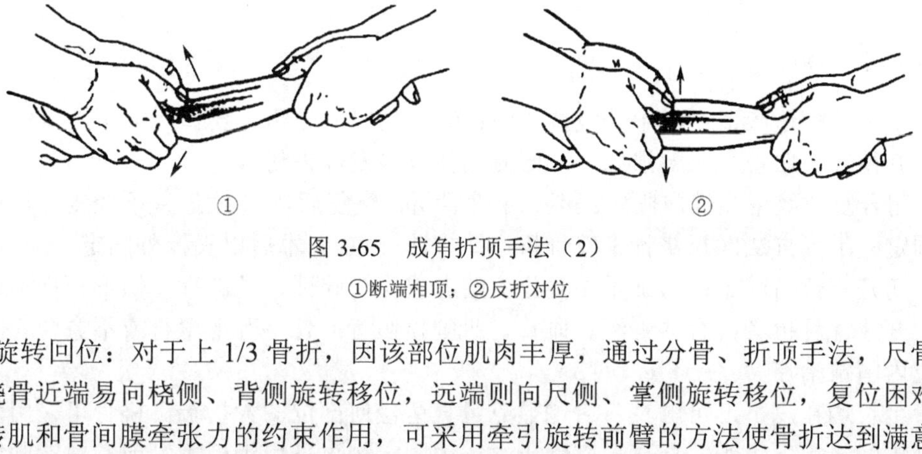

① ②

图 3-65 成角折顶手法（2）

①断端相顶；②反折对位

4）旋转回位：对于上 1/3 骨折，因该部位肌肉丰厚，通过分骨、折顶手法，尺骨较易整复，但桡骨近端易向桡侧、背侧旋转移位，远端则向尺侧、掌侧旋转移位，复位困难。利用前臂旋转肌和骨间膜牵张力的约束作用，可采用牵引旋转前臂的方法使骨折达到满意复位。术者右手拇指放在桡骨近端桡侧，其余四指放在远折端掌侧，另一手拇指抵于桡骨远端背侧，其余四指放在桡侧近端掌侧，使侧方移位变为前后移位，再令助手在牵引的同时缓慢做向前旋 30° 向后旋 60° 左右的旋转使骨折重叠移位牵开，由于远近端受不同方向作用力的作用，会感到手下骨端的触碰感逐渐消失，即证明复位成功，手法实施前要明确骨折的旋转方向，切莫盲目旋转。

5）推挤提按：横断或斜行骨折有侧方移位者，可采用推挤提按手法。矫正重叠或旋转移位后，助手继续维持牵引，术者在维持牵引的情况下，一手捏持骨折近端，另一手捏持骨折远端，若骨折断端分别向桡尺侧移位，须中心推按向桡尺侧移位的骨折断端。若骨折断端向掌背侧移位，须将下陷的骨折断端向上提，同时将上凸的骨折断端向下端按。若同时有桡尺侧及掌背侧移位时，提按要斜向用力，使之复位。

（2）外固定：在维持牵引下，用绷带将前臂松弛地缠绕 3～4 层。掌背侧骨间隙各放置一个分骨垫。双骨折线在同一水平面时，分骨垫占骨折线上下各一半。骨折线在不同水平面时，分骨垫放在两骨折线之间。用手挤压分骨垫，用胶布固定，再放置纸垫。先置掌背侧夹板，再放置尺桡侧夹板。背侧夹板上端达尺骨鹰嘴，下端超过腕关节1cm。掌侧夹板上达肘横纹，下至腕关节。桡侧板上平桡骨头，下达桡骨茎突。尺侧板上至尺骨鹰嘴，下达第五掌骨颈部。然后先捆中间两道布带，后捆两端布带。X线透视证实复位成功，屈肘90°，前臂中立位，绷带或三角巾悬挂于胸前。固定至临床愈合，成人固定6～8周，儿童固定3～4周（图3-66）。

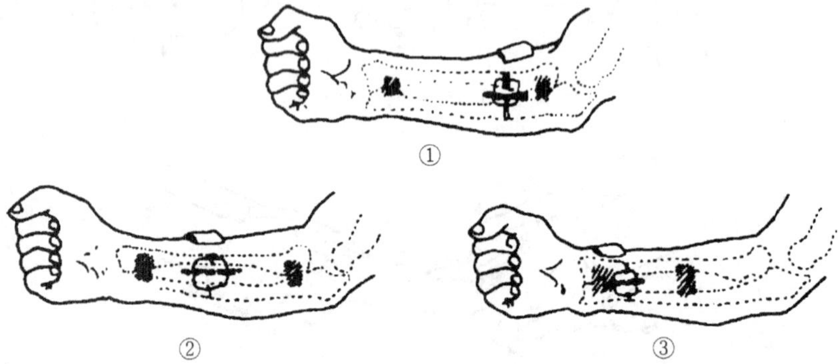

图3-66　分骨垫位置

①上1/3骨折；②中1/3骨折；③下1/3骨折

（二）手术治疗

（1）手术治疗适应证：①手法复位失败；②受伤时间较短，伤口污染不严重的开放性骨折；③合并神经、血管、肌腱损伤；④同侧肢体有多发性损伤等。

（2）闭合复位经皮穿针内固定：不稳定性骨折，整复后在X线透视下经皮行尺桡骨髓腔内穿针固定（手术方法同尺桡骨干双骨折穿针方法一致）。术后以夹板外固定。

（3）切开复位内固定：对于手法复位失败者或为粉碎性、长斜行、蝶形骨折不适合闭合复位者；开放性骨折者；合并神经、血管、肌腱损伤者；骨折畸形愈合或不愈合者，将采取切开复位内固定治疗。

尺骨全长均在皮下，可触及，后侧显露可直达任何部位的骨折端。桡骨可采用前外侧切口，切开皮肤、皮下组织，分离显露骨折端。内固定物可采用钢板螺钉或髓内针固定。应用钢板螺钉固定时，先解剖复位骨折，放置钢板，持骨器夹持，拧入螺丝钉固定。应用髓内针固定时，桡骨自桡骨背侧结节处进针。尺骨从尺骨鹰嘴处进针，钢针至骨折端时，解剖复位骨折后将钢针继续打入桡骨近折段、尺骨远折段。术后以长臂石膏托固定，肘关节屈曲90°，前臂旋转中立位至骨折愈合。

尺桡骨干双骨折切开复位内固定必须分别经两个切口，否则易形成交叉愈合。桡骨的弧度应充分恢复，以避免尺桡骨相互靠拢，影响前臂旋转活动。尺桡骨干双骨折钢板固定时，尺骨钢板放在尺骨背侧，桡骨钢板应放在掌侧才符合生理弧度，以利于前臂旋转功能的恢复。

（三）中医辨治

初期瘀肿较甚，治宜活血祛瘀，消肿止痛，内服和选用活血止痛汤，伤肢一方或桃红四物汤加减，肿胀严重者重用三七、泽兰；外敷消肿止痛膏等；中期宜和营生新、接骨续损，内服可选用和营续骨合剂、生血补髓汤、八厘散等，外用接骨断筋膏等；后期宜养气血，补肝肾，壮筋骨，内服健步虎潜丸、补肾壮筋汤。

后期解除夹板固定后，前臂旋转活动仍有障碍者，应加强中药外用熏洗，骨科外洗方或海桐皮汤熏洗，以舒筋活络，促进关节功能恢复。

若骨折愈合延迟时，要着重补肝肾、壮筋骨，八珍汤、六味地黄汤、香砂六君子汤、温胆汤等。如已促进骨折愈合。可配合四肢洗方煎汤熏洗，具有良好的活血通络、祛风镇痛功效，应用于骨折后期有较大的改善功能。

附：四肢洗方，落得打 12g，淫羊藿、独活、桑寄生、桂枝、当归、伸筋草、透骨草各 9g，红花 5g。用法：水煎熏洗局部。和营续骨合剂，当归 10g，川芎 5g，炒白芍 10g，生地黄 30g，土鳖虫 10g，生甘草 5g，骨碎补 10g，煅自然铜 15g，陈皮 5g，干石斛 30g。用法：水煎服，每日一剂。

（四）练功活动

（1）早期：主要练习“抓空增力”。

作用：改善患肢的血液循环，促进气血通畅与瘀血消除，通过肌肉的收缩活动与夹板、压垫和捆扎的布带等共同作用，以矫正或预防骨折的移位。

方法：站立或坐位，将手指尽量伸展张开，然后用力屈曲握拳，反复多次，坚持练功（图 3-67）。

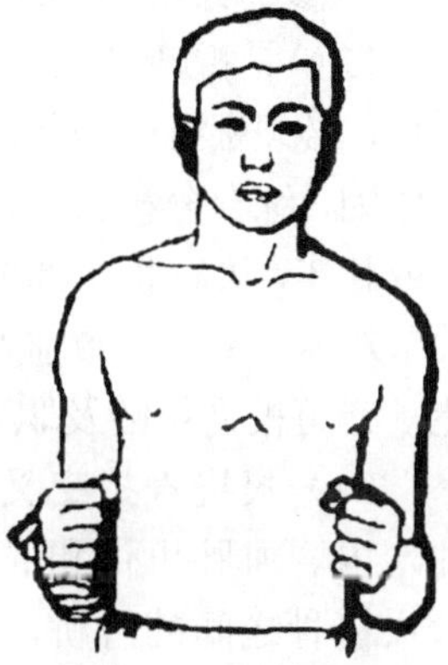

图 3-67　早期练功

（2）中期：开始做肩关节、肘关节的活动，可以练习前臂云手，活动范围应逐渐增大。

作用：促进患侧肢体气血通畅，改善循环状况，以达到舒筋活血、消肿及促进骨痂生长的目的。

方法：患侧下肢向前跨一小步，患者处于中立位，用健手托住手腕，送患肢向健侧的前外方伸出，同时患侧下肢呈弓箭步，重心稍前移，健侧下肢伸直；然后前臂由健侧转向患肢，健侧膝关节由伸直变成稍微屈曲，患侧膝关节由屈曲变成稍微伸直，重心稍后移，两臂也由伸直变为屈曲回到胸前。反复练习，活动范围逐渐增大（图 3-68）。

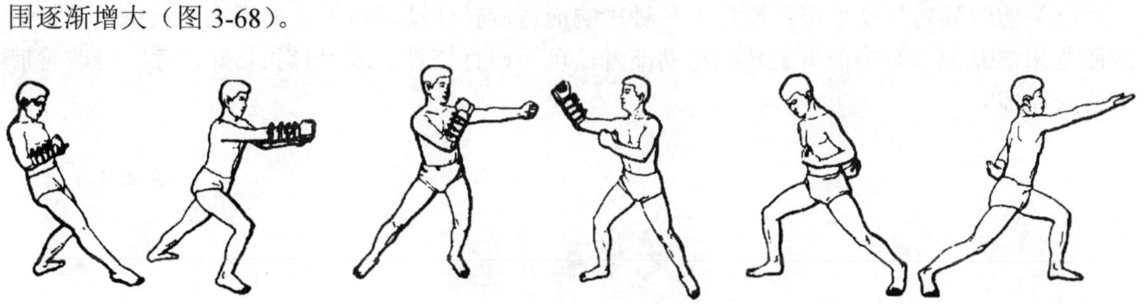

①　②　③

图 3-68　中后期练功

①小云手；②大云手；③反折手

（3）后期：解除夹板后，开始练习患侧前臂的旋转功能，并且加大患侧肩、肘与腕关节的活动，可以练习“双臂云手”“双手托天”“反转手”等动作。

作用：促进患肢功能尤其是旋转功能的恢复，以达舒筋通络、濡养筋骨与滑利关节的作用。

四、预防与调护

患者卧床时，应将患肢抬高。注意手部温度、颜色和感觉，若手肿胀严重，皮温低，色青紫，感觉麻木，疼痛难忍，应立即检查夹板固定的松紧度及适当放松，或改用石膏托固定，密切观察，防止发生缺血性肌痉挛。同时还要密切注意压力垫、分骨垫的位置及是否造成压疮。手法复位后，早期每 3～5 天透视 1 次，2 周后每隔 2～4 周摄 X 线片，观察骨折位置及骨痂生长情况。麻醉消退后，即鼓励患者做握拳活动及肘关节活动。

本病常见并发症如下。

（1）前臂肌间隔综合征：发生原因为①引起尺桡骨干双骨折和前臂肌肉损伤严重，如有挤压伤，局部出血多肿胀严重，使前臂肌间隔内压力逐渐增高引起；②手法复位时，手法不当，反复多次手法复位，挤压肌肉损伤严重，造成局部出血肿胀引起；③切开复位内固定手术粗暴，肌肉损伤多，止血不完善，将深筋膜缝合，造成肌间隔内压力不断升高；④不适当的外固定，如外固定过紧或前臂肿胀严重未及时剖开石膏解压。

（2）骨折不愈合：尺桡骨骨折不愈合较为常见，一旦确诊骨折不愈合，应行手术治疗，切开并修整骨折端，纠正旋转和成角畸形，植骨，加强固定。

（3）骨折畸形愈合：尺桡骨骨折畸形愈合，导致功能障碍时，是否需行手术截骨矫正畸形治疗，必须根据伤员年龄，生活及工作的情况而决定，还要看患肢骨及软组织的条件，以及障碍的原因，综合分析再决定手术治疗的方案，如为尺桡骨骨折端同一方向成角畸形愈合，且为青少年或壮年，可行骨折部位的截骨和植骨及内固定治疗；若为尺桡骨的上或下关节脱位或半脱位或关节对合不好，导致前臂旋转功能差者，可考虑切除桡骨小头或尺骨小头，以改善其前臂旋转功能，亦可根据年龄及职业情况，在桡骨近下端部位或尺骨上 1/3 部位做截骨术纠正旋转畸形。

（4）尺桡骨折交叉愈合：多为伴有严重的骨间膜损伤，使尺桡骨的骨折端连通在同一血肿区内。血肿机化和成骨而形成交叉愈合，使尺桡骨连成一块，不能旋转活动，应行手术切除尺桡骨之间的骨桥，并间隔以筋膜或脂肪，即行筋膜或游离脂肪移填，术后早期活动，可逐渐恢复前臂旋转功能。

（5）前臂旋转活动受限：除以上各种影响前臂旋转活动障碍外，如因上下尺桡关节骨折或脱位未能复位，影响前臂旋转活动功能者，可考虑行桡骨头或尺骨头切除治疗，可改善前臂旋转功能。

（李洪涛）

尺骨干骨折

尺骨干骨折较为少见，多为暴力直接打击或挤压损伤，旋转暴力亦可致骨折，多发生于尺骨下 1/3，因桡骨完整，有骨间膜相连，骨折移位较少，由于作用方向和旋前方肌的牵拉作用，远侧骨折端可向桡骨掌侧移位，该骨折应注意有无桡骨头脱位。下 1/3 骨折伴有较严重的成角和重叠移位者，应注意有下尺桡关节脱位，所以拍摄 X 线应包括上、下尺桡关节，以免误诊。

一、病因与分类

直接暴力、传达暴力均可引起尺骨干骨折。但单纯尺骨干骨折多系直接打击所引起，骨折多为横行、蝶形或粉碎性。骨折可为裂纹骨折，无移位，亦可发生侧方移位或成角移位。因有桡骨的支撑，无明显短缩重叠，骨折近段因有肱肌的牵拉而向前侧移位，骨折远段因旋前方肌的牵拉而易向桡掌侧轻度移位。

二、诊断思维

（1）伤后局部疼痛、肿胀、瘀青，部分患者局部有轻度的向背侧成角畸形。

（2）局部有明显压痛，有纵向叩击痛，前臂旋转时疼痛加剧。

（3）在皮下易摸到两骨折端，有异常活动和骨擦音。

（4）X线检查可明确诊断，对有明显损伤症状和体征而X线片无异常者，应在伤后一周摄片，此时尺骨骨折线可清晰地显示出来，若骨折有明显成角或短缩畸形，应注意检查上、下尺桡关节，以明确是否有桡骨头脱位和下尺桡关节脱位。

三、治疗方略

尺骨全长处于皮下，闭合复位多能成功，同时采用夹板外固定。对于不稳定性骨折，则经皮穿入克氏针，但仍需应用石膏或夹板外固定4～6周。切开复位使用加压钢板可免去应用外固定，且有利于愈合和功能恢复。尺骨下1/3移位骨折，因旋前方肌的牵拉，可造成远折端的旋后畸形，整复时将前臂旋前，放松旋前肌，可以纠正远折端的旋后畸形，以利于复位。尺骨的旋转畸形或成角畸形对前臂的旋转运动的影响，远大于桡骨的相应畸形对前臂旋转运动的影响。因此应该有个明确的概念：尺骨骨折成角畸形不得大于10°，旋转畸形不得大于10°，否则将影响前臂功能。

（一）非手术治疗

手法复位：臂丛神经阻滞麻醉后，患者取仰卧位或坐位，肩外展，肘关节屈曲90°，一助手握持上臂下段，另一助手一手握持患肢拇指及大鱼际部，另一手握持其余四指，两助手行拔伸牵引。尺骨上1/3及中1/3骨折，前臂置于中立位：下1/3骨折，前臂置于旋前位牵引，以矫正短缩和旋转移位。若骨折向背侧成角，在助手牵引下，术者两手拇指按于成角的突起处，向掌侧按压，两手其余四指同时向背侧提起骨折端，以矫正成角畸形。若骨折有侧方移位者。术者用提按手法矫正前后移位，用推挤手法矫正内外侧方移位。尺骨下1/3骨折，术者在捏挤分骨下，将尺骨骨折远端向尺侧提拉，以矫正尺骨远端向桡侧和掌侧的移位。整复后，维持牵引下进行固定。骨折有前后移位者，分别在骨折端的掌侧和背侧放置一平垫；有内外侧移位者，在掌侧、背侧骨间隙各放置一分骨垫；有成角移位者，可用三点加压法放置固定垫，防止骨折再移位。然后放置前臂4块夹板，夹板间距离约1cm，用布带捆扎。尺骨下1/3骨折者，尺侧夹板须超腕关节，将腕关节固定于桡偏位，前臂固定于旋前位。尺骨上1/3及中1/3骨折，将前臂固定于中立位。固定时间4～6周，用三角巾悬挂于胸前。尺骨下

1/3 骨折若愈合缓慢，可适当延长固定时间。

（二）手术治疗

（1）闭合复位穿针内固定：对于不稳定性尺骨骨折，可在手法复位后经皮穿入克氏针固定，以直径 2～2.5mm 的克氏针自鹰嘴后方钻入尺骨骨髓腔。克氏针达骨折端时，手法整复骨折，X 线透视证实骨折解剖复位后，将钢针钻入骨折远折端，针尖至少超过骨折线 10cm 以上。将针尾剪短、折弯埋入皮下。术后仍需应用石膏或夹板外固定 4～6 周。

（2）切开复位内固定：对于手法复位失败者；多段骨折者；合并神经血管损伤者；陈旧性尺骨骨折；骨折畸形愈合或不愈合者，应行切开复位内固定术。

沿尺骨嵴做一纵向切口，显露骨折。钢板最好放在后侧，因为后侧是尺骨的张力侧。若在前侧或后侧有粉碎性骨折，通常将钢板放在有粉碎的一侧，钢板可以将游离的骨块固定。

术后处置及功能锻炼：复位固定后，应做指、掌关节的屈伸，握拳活动和肩关节的功能锻炼。肘关节不要过早活动，禁止做前臂旋转活动，3 周后骨折初步稳定，可逐渐做肘关节屈伸活动，但前臂应始终保持中立位，严防尺骨干骨折处发生旋转活动，否则造成骨折迟缓愈合或不愈合。前臂的旋转活动须在 X 线片显示骨折线模糊并有连续性骨痂生长时，才开始锻炼。

（三）中医辨治

按骨折三期辨证用药，中后期加强中药熏洗。

（四）练功活动

（1）早期：应做指、掌关节的屈伸，握拳和肩关节锻炼。肘关节不要过早活动，禁止做前臂旋转活动。

（2）中期：3 周后骨折已经初步稳定，可逐渐进行肘关节屈伸活动，如“小云手”等，但前臂应始终处于中立位，防止尺骨干骨折处发生旋转活动，否则可造成骨折迟缓愈合或不愈合。

（3）后期：当骨折临床愈合，拆除夹板后，应加强肘关节屈伸活动，并开始进行前臂旋转功能的锻炼。

四、预防与调护

患者卧床时，应患肢抬高。注意手部温度、颜色和感觉，若手肿胀严重，皮温低，色青紫，感觉麻木，疼痛难忍，应立即检查夹板固定的松紧度及适当放松，或改用石膏托固定，密切观察，防止发生缺血性肌痉挛。同时还要密切注意压力垫、分骨垫的位置及是否造成压疮。手法复位后，早期每 3～5 天透视 1 次，2 周后每隔 2～4 周摄 X 线片，观察骨折位置及骨痂生长情况。麻醉消退后，即鼓励患者做握拳活动及肘关节活动。

（李洪涛）

桡骨干骨折

桡骨干骨折，约占前臂骨折总数的12%，以青壮年居多。桡骨任何部位均可骨折，但多见中下 1/3 骨折，因为尺骨为轴心骨，桡骨为旋转骨，前臂旋转活动是桡骨受旋转肌牵拉作用的关系，桡骨干骨折因尺骨完整，短缩重叠移位甚少，但常有明显的旋转畸形。

一、病因与分类

直接暴力、传达暴力均可引起桡骨干骨折。骨折多为横行、短斜行。因有尺骨的支撑，桡骨骨折的短缩重叠移位小，但常有桡骨骨折端之间的旋转畸形存在。桡骨远段有旋前方肌附着，中段有旋前圆肌附着，近段有旋后肌附着。骨折后由于以上肌肉的牵扯，不同部位的桡骨骨折将出现不同的旋转畸形。例如，桡骨中上 1/3 骨折，近端旋后，远端旋前。中下 2/3 骨折，近端中立，远端旋前（图 3-69）。

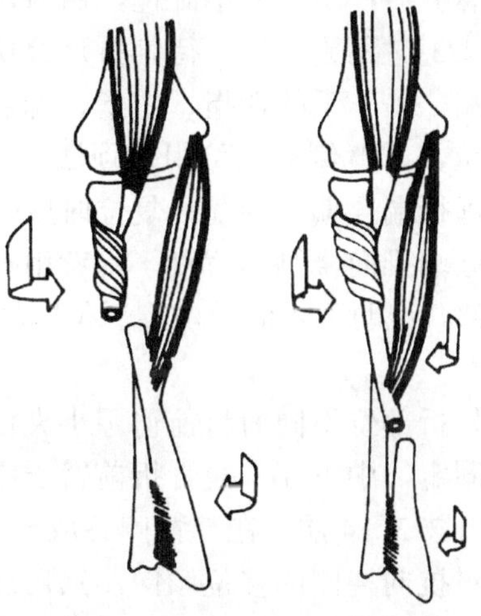

图 3-69 桡骨中上 1/3 干骨折

二、诊断思维

诊断要点：①伤肢疼痛、肿胀，局部有明显压痛，有纵向叩击痛，前臂旋转时疼痛加剧，较表浅的骨折可触及骨折端，有异常活动。②不完全骨折和无明显移位骨折的症状较轻，且仍有部分旋转功能；移位骨折前臂远端呈旋前畸形，前臂旋转功能障碍。③X 线检查可明确骨折类型和移位方向，X 线检查时应包括肘、腕关节，桡骨下 1/3 骨折时注意检查是否合并下桡尺关节脱位。

根据受伤史、临床表现和 X 线检查可做出诊断。若早期 X 线片无异常表现，但临床症状的体征明显，则应该在伤后 1 周重新拍片，此时往往骨折线因骨折端骨质吸收而清楚显示出来。幼儿多为青枝骨折。

桡骨干骨折可与尺桡骨干双骨折相鉴别，两者受伤机制大多都由外力外伤所致；均会引起前臂的肿胀、疼痛，前臂旋转功能受限；均可闻及骨折处明显的骨擦音。根据前臂正侧位X线可明确诊断。

三、治疗方略

无移位者，可视骨折部位不同而将前臂用小夹板或石膏固定于相应的体位。有移位者如不合并血管、神经损伤，行手法闭合整复。如成功且复位后骨折稳定，则予夹板外固定；如整复后骨折不稳定，则宜行切开复位内固定。

（一）非手术治疗

桡骨干骨折整复方法基本与尺桡骨干双骨折复位方法相同，整复时应判断近折端的旋转位置，按照以远端对近端的原则，将远折端置于相同的旋转位置，再于牵引下复位。桡骨干中、下 1/3 骨折整复较简单，桡骨上 1/3 骨折由于肌肉丰满，骨间隙狭窄，不宜使用分骨、折顶等手法，可应用推挤、旋转复位法。

手法复位：臂丛神经阻滞麻醉后，患者取平卧位，屈肘，两助手对抗牵引，骨折在中或下 1/3 时，前臂中立位；在上 1/3 时稍旋后位，待骨折重叠矫正后，进行夹挤分骨。在牵引分骨下，术者一手固定近侧断端，另一手的拇指、中指、无名指捏住向尺侧倾斜移位的远折端向桡侧提拉，矫正向尺侧移位。掌背侧移位可用折顶法，一般均可复位成功。桡骨上 1/3 骨折时，近折端尺偏、旋后，远折端尺偏、旋前，复位时应改为旋后位牵引，另一助手在两手分骨下，固定远折端，并将远端推向桡侧和背侧，术者用拇指向尺侧、掌侧推按近端。骨折整复后，术者两手捏住骨折部，让助手将前臂由旋后位回转至中立位，经X线透视检查满意后，再行夹板固定。

外固定：无移位者，可视骨折部位不同而将前臂用小夹板或石膏固定于相应的体位，中上 1/3 段骨折置于旋后屈曲位固定，中下 1/3 段骨折前臂于中立位固定，有移位者行手法整复后，维持牵引下用绷带捆扎患肢 3～4 层，在掌背侧各放一个分骨垫。上 1/3 骨折需在近折端的桡侧再放一个小平垫，以对抗向桡侧的移位倾向，然后放置尺桡侧及掌背侧夹板，捆好绷带。前臂中立位，用绷带或三角巾悬挂于胸前，注意观察手的颜色、温度及感觉，若手肿胀严重，皮温低，皮色青紫，疼痛剧烈，应立即检查绷带松紧度并适当放松甚至去除夹板，以防发生缺血性肌挛缩。

（二）手术治疗

（1）闭合复位经皮穿针内固定：若骨折移位较大或复位后不稳定，可在闭合整复后经皮穿针内固定，以桡骨背侧结节为进针点，选用直径为 2～2.5mm 的克氏针，与骨干成 20° 角方向钻入骨髓腔直至骨折部。然后手法整复骨折，用X线透视证实骨折解剖对位后，将克氏针继续钻入骨折近段髓腔内，直至桡骨颈部。折弯并剪断针尾后将其埋入皮下。辅以夹板外固定。术后给予相应功能锻炼。

（2）切开复位内固定：对于桡骨干骨折移位显著者，手法复位失败者，多段骨折者，合并血管神经损伤者，骨折畸形愈合或不愈合者，均应行切开复位内固定。

桡骨中下 1/3 处骨折宜采用掌侧切口，此段桡骨掌面较平坦，软组织较好。桡骨近段骨折宜用经背侧切口进入，此切口的优点是不损伤桡神经。桡骨中 1/3 骨折，以上两种切口均可使用。桡骨骨折的治疗中，应注意恢复桡骨旋转弓的形态，桡骨旋前弓、旋后弓的减少或消失，不仅影响前臂旋转力量，也影响前臂的旋转范围，术中应注意避免骨折断端分离，或骨折线中软组织填充，以防造成骨折不愈合。如内固定坚强可靠，术后可不用外固定，患肢抬高，尽早开始肩、手部功能训练，术后两周拆线，达骨折愈合后取内固定物。

（三）中医辨治

按骨折三期辨证用药，中后期加强中药熏洗。

（四）练功活动

在固定时间内，抬高患肢，利于肿胀消退。非手术治疗后，要经常检查夹板固定的松紧度，定期X线复查，了解骨折是否移位及其愈合情况，固定期间禁止患者进行前臂旋转活动，预防骨折再移位。手术治疗后，待骨折完全愈合后，适时取出内固定物，以免产生其他不良反应。

四、预防与调护

（1）手术损伤桡神经运动支：由于桡骨中上段骨折做后侧入路时，没有认清肌间隙，解剖混乱所致。

防治措施：切开皮肤后，要从桡侧伸腕短肌和指总伸肌的间隙进入，若发现有纤维组织通过要留意是否为桡神经肌支，不要轻易切断，并注意是否已误入其他肌间隙中。

（2）拇长伸肌肌腱迟发性断裂：由于闭合复位行经皮穿针内固定或切开复位克氏针内固定时，针尾过长或距离拇长伸肌肌腱太近，针尾长期与肌腱摩擦，可能发生迟发性拇长伸肌肌腱断裂。

防治措施：操作中进针时要正确避开肌腱，针尾尽可能剪短锉平，以防对肌腱造成伤害。

（3）患者卧床时，应抬高患肢。注意手部温度、颜色和感觉，若手肿胀严重，皮温低，色青紫，感觉麻木，疼痛难忍，应立即检查夹板固定的松紧度及适当放松，或改用石膏托固定，密切观察，防止发生缺血性肌痉挛。同时还要密切注意压力垫、分骨垫的位置及是否造成压疮。手法复位后，早期每3～5天透视1次，2周后每隔2～4周拍摄X线片，观察骨折位置及骨痂生长情况。麻醉消退后，及时鼓励患者做握拳活动及肘关节活动。

（李洪涛）

盖氏骨折

桡骨下1/3骨折合并下尺桡关节脱位，又称为盖氏骨折，被Campbell称为“危急的骨折”，多见于成人，儿童较少见。桡骨下1/3骨折极不稳定，整复固定较难，下尺桡关节脱位容易漏诊，造成不良后果。故对这种损伤应足够重视。儿童的桡骨中下1/3骨折可合并尺骨下端骨骺分离，而不发生下尺桡关节脱位，临床需注意鉴别诊断。

一、病因与分类

（一）直接暴力

由直接暴力引起的盖氏骨折相对较少，如前臂桡骨背侧可因遭受外伤或前臂被机器的轮带绞伤所致。损伤严重者常合并有尺骨下 1/3 骨折。儿童患者因尺骨远端骨骺尚未闭合，常发生骨骺分离，而无下尺桡关节脱位，骨骺随桡骨近段移位。

（二）间接暴力

盖氏骨折以间接暴力多见。前臂过度旋前，腕关节背伸位手部桡侧着地摔伤为常见的损伤原因。跌倒时，若前臂在旋前位，桡骨远端向背侧移位；若前臂在旋后位或中立位，则桡骨远端向掌侧移位。桡骨骨折后移位方向与肌肉的牵拉关系密切。桡骨干骨折多为斜行或螺旋形，少数为粉碎性。

（三）分型

根据骨折的稳定程度及移位方向，临床上可分为 3 种类型。

（1）稳定型：桡骨下 1/3 横断骨折成角畸形合并下尺桡关节脱位，或尺骨下端骨骺分离，多见于儿童。

（2）不稳定型：桡骨中下 1/3 短斜行或螺旋形骨折，骨折明显移位，下尺桡关节明显脱位。

（3）特殊型：尺桡骨干双骨折伴有万尺桡关节脱位。

二、诊断思维

（1）患者多有前臂外伤史，多为间接暴力损伤。

（2）前臂下部及腕部肿胀，功能障碍，尤以前臂旋转为甚。

（3）桡骨下 1/3 处压痛，可触及骨擦音及异常活动，腕部尺侧可触及脱位的尺骨小头。

（4）X 线检查可明确诊断骨折类型。无移位或轻度移位的桡骨中下 1/3 骨折，下尺桡关节畸形不太明显，如不注意检查，常导致误诊。因此，X 线检查应包括上、下尺桡关节，有时需拍摄健侧 X 线片对比，确定下尺桡关节是否脱位。一般情况下，正位片上，若下尺桡关节间距成人超过 2mm，儿童超过 4mm，即可诊断为下尺桡关节脱位。侧位片上，尺桡骨干正常情况下应是平行而重叠的，若其发生交叉，尺骨头向掌侧或背侧移位，则为下尺桡关节脱位。当桡骨干骨折有明显成角或重叠移位，而尺骨尚完整时，更应考虑是否合并下尺桡关节脱位。

三、治疗方略

稳定型盖氏骨折按照桡骨干骨折处理。不稳定型盖氏骨折应在整复桡骨干骨折的同时复位下尺桡关节。特殊型整复下尺桡关节后，按前臂骨干双骨折处理；闭合复位后骨折脱位不稳定者，可考虑行经皮穿针内固定。闭合复位失败者或陈旧性盖氏骨折宜采用切开复位内固定。

（一）非手术治疗

手法整复夹板外固定，具体内容如下。

（1）整复方法：患者平卧，肩外展，肘屈曲，前臂中立位，两助手对抗牵引，矫正重叠移位。牵引下，术者用拇指、中指和无名指推平掌背移位，再以拇指自尺桡侧向中心扣紧下尺桡关节。脱位整复后包扎固定，术者用拇指和其余四指分置于掌背侧的尺桡骨间，夹挤分骨，矫正向尺偏移位的骨折段。再将拇指和其余四指分置于远近骨折的掌背侧，用提按法矫正掌背侧移位，使之对位。重叠多者用折顶法矫正。桡骨骨折整复后，再挤按下尺桡关节，使之完全复位（图 3-70）。

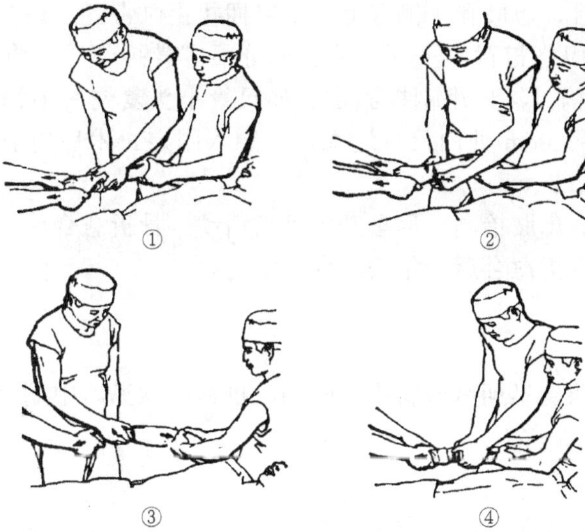

图 3-70　整复方法

①整复下尺桡关节脱位；②紧扣下尺桡关节；③矫正远折段向掌侧移位；④矫正远折段向背侧移位

（2）外固定器材：与尺桡骨干双骨折相通，另加一个合骨垫。

（3）外固定方法：复位后，若桡骨骨折线自桡侧下方斜向尺侧外上方者，于断端掌背侧加分骨垫，在尺骨小头尺侧、桡骨茎突桡侧，放置弧形合骨垫，用 4 块夹板固定，桡侧板超过腕关节，利用手的尺偏，借紧张的腕桡侧副韧带牵引桡骨远折端向桡侧，以克服尺偏移位（图 3-71①）。对桡骨骨折线自桡侧上方斜向尺侧内方者，分骨垫应置于骨折线偏近侧，桡侧夹板平腕关节，尺侧夹板超腕关节至第五掌骨中部，以限制手的尺偏，更有利于对位（图 3-71②）。4 块放置后，分段捆扎固定，屈肘 90°，用三角巾悬吊前臂于胸前。

（二）手术治疗

1. 闭合复位，穿针内固定

桡骨经皮穿针同尺桡骨骨折，钢针至骨折端时复位桡骨骨折，将钢针继续穿入桡骨近折段。如下尺桡关节脱位复位不稳定仍有移位成角者，则于下尺桡关节横行穿入钢针固定。

2. 切开复位内固定

（1）适应证：盖氏骨折经手法复位及闭合穿针内固定失败者；开放性损伤及陈旧性损伤或合并血管神经损伤者。

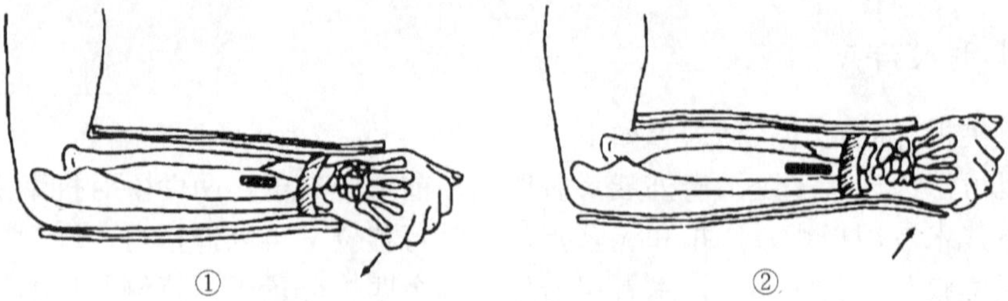

图 3-71　盖氏骨折固定方法

①利用尺偏对位；②限制尺偏对位

（2）麻醉：臂丛神经阻滞麻醉。

（3）体位：患者仰卧，患肢置于侧台上，上臂捆扎止血带。

（4）手术步骤：采用桡骨背侧下端入路。充分显露骨折部后，将桡骨骨折解剖复位，恢复下尺桡关节生理结构，然后用钢板固定。如尺骨小头复位后不稳定。可用克氏针从桡骨桡侧、茎突近侧 1.5～2.0cm 处向尺骨远端横行穿入固定。术后用前臂石膏托将患肢固定于中立位。

（5）术后处理：术后患肢抬高，尽早开始手指活动，骨折愈合后，积极进行肩、肘、腕关节及前臂旋转练习，骨折愈合后一年去除内固定物。

（三）中医辨治

按骨折三期辨证用药，早期可服新伤续断汤、桃红四物汤，中期服接骨丹，后期服健步虎潜丸。

（四）练功活动

早期练习握拳、伸直活动，但应该严格限制前臂旋转活动，避免手的尺偏活动。穿针固定和切开复位内固定者，应注意预防感染。桡骨骨折临床愈合后，练习前臂的旋转活动。其他同尺桡骨干双骨折。

四、预防与调护

盖氏骨折属于不稳定性骨折，复位固定后有再移位可能，3 周内必须加以严密观察，如有移位，应及时整复。要经常检查分骨垫和夹板位置是否合适、松紧度如何。

（李洪涛）

桡骨远端伸直型骨折

桡骨远端骨折是指发生在桡骨远端 3cm 范围以内的骨折。当桡骨远端发生骨折时，桡骨远端关节面的角度常发生改变，背侧的骨性肌腱沟也扭曲错位，若无良好的复位，可造成腕和手指功能活动障碍。若未合并尺骨茎突骨折而桡骨远端骨折明显移位者，多伴有三角纤维软骨破裂。桡骨远端骨折是腕关节附近最常见的骨折，约占全身骨折的 1/10，多见于老年人和青壮年。

一、病因与分类

桡骨远端伸直型骨折多为间接暴力所致，跌倒时，躯干向下的重力与地面向上的反作用力交集于桡骨下端而发生骨折。骨折是否有移位与暴力的大小有关。根据手的姿势和骨折移位的不同，可分为四种。

桡骨远端伸直型骨折，又称 Colles 骨折，临床最常见。跌倒时，前臂在旋前位，腕关节背伸，手掌先着地，躯干向下的重力与地面向上的反作用力交集于桡骨远端而发生骨折。骨折远端向背侧及桡侧移位。儿童可为骨骺分离；老年人由于骨质疏松，轻微外力即可造成骨折且常为粉碎性骨折，骨折端因嵌压而短缩。粉碎性骨折可累及关节面或合并尺骨茎突撕脱骨折及下尺桡关节脱位。

其中桡骨远端伸直型骨折分型：Ⅰ型，骨折端无移位或无明显移位，骨折线未进入关节面，此型骨折少见，预后良好（图 3-72①）。Ⅱ型，骨折端移位明显，但骨折未进入关节面。预后良好（图 3-72②）。Ⅲ型，骨折端明显移位，且骨折线波及关节面，关节面可完整或有分离移位，此型易形成创伤性关节炎的发生，预后较前两型差（图 3-72③）。

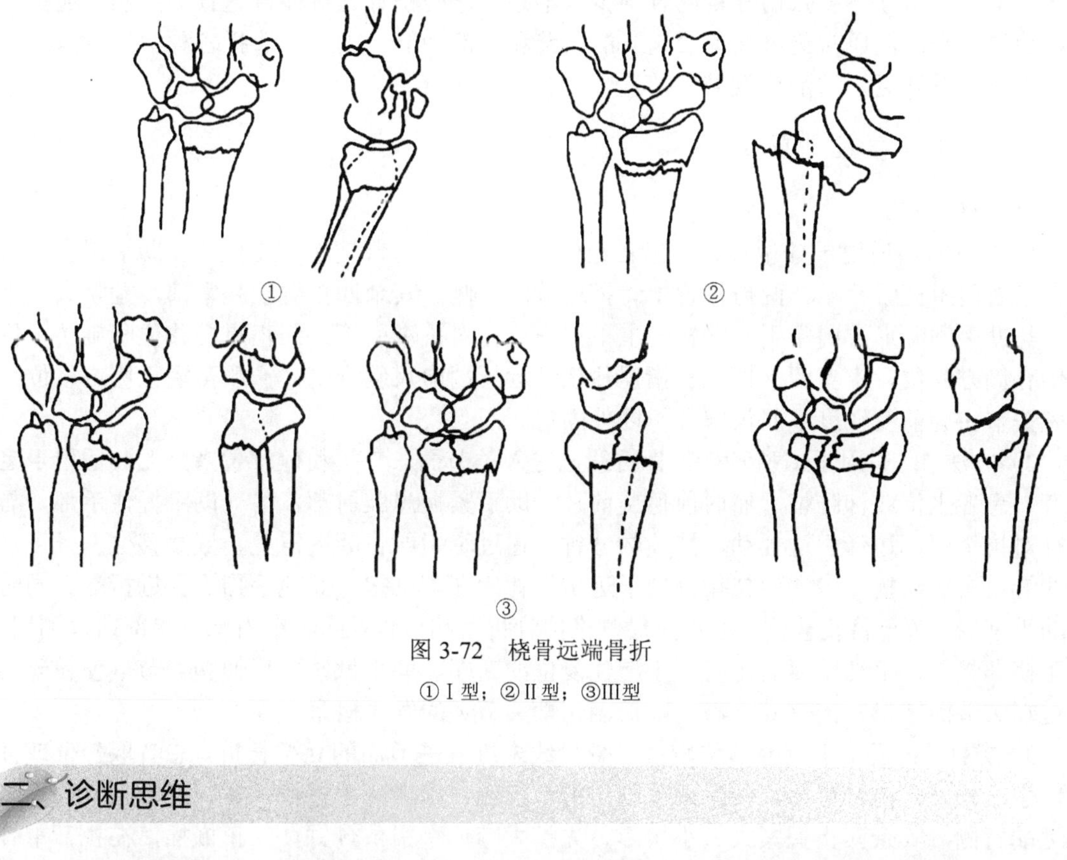

图 3-72　桡骨远端骨折

①Ⅰ型；②Ⅱ型；③Ⅲ型

二、诊断思维

（1）患侧腕部疼痛并迅速肿胀，常波及手背及前臂下 1/3，有时可见皮下瘀血。

（2）骨折移位严重者，可出现"餐叉"状畸形。手指处于半屈曲休息位，不敢握拳。腕关节、前臂旋转活动均因疼痛而受限。

（3）前臂远端桡侧有压痛，可触及向桡背侧移位的远折端，如系粉碎性骨折，可触及骨擦感。

（4）陷窝韧带（Laugier）征阳性：正常桡骨茎突比尺骨茎突长1～1.5cm，骨折时可发现尺桡骨茎突处于同一水平或尺骨茎突较桡骨茎突向更远侧突出。

（5）如近侧断端压迫正中神经，则有手指麻木等正中神经功能障碍的表现。

X线片上，典型的移位畸形表现：①桡骨远端骨折块向背侧移位；②桡骨远端骨折块向桡侧移位；③骨折处向掌侧成角；④桡骨短缩，骨折处背侧骨质嵌入或粉碎性骨折；⑤桡骨远端骨折块旋后。侧位片示掌倾角小于10°，正位片示尺偏角小于20°，常合并有尺骨茎突骨折，尺骨茎突不同程度的分离，严重者向桡侧移位，如无尺骨茎突骨折，而桡骨远折端向桡侧移位明显时，说明有三角纤维软骨盘的撕裂。

三、治疗方略

无移位骨折可以用功能位石膏托制动4周；有移位的新鲜桡骨远端伸直型骨折应立即行手法复位，复位后，绝大多数骨折可采用夹板或石膏夹外固定。一些不稳定性、粉碎性桡骨远端伸直型骨折，手法整复外固定后易发生再移位，可采用闭合复位穿针结合石膏外固定或外固定架固定治疗。主张切开复位者甚少。不经治疗的桡骨远端伸直型骨折虽然可遗留有畸形和功能障碍，但通常仍可保留较满意的前臂和手部功能。因此在选择各种治疗方法时，应想一想能否得到更好的治疗效果。

（一）手法复位外固定

（1）整复方法

1）方法1：适用于Ⅱ型骨折，患者坐位屈肘90°，前臂旋转中立位。一助手握住前臂中段，术者两手握紧手掌，两拇指置于骨折远端的背侧，其余四指置于腕掌部，握紧大、小鱼际。与助手顺畸形方向牵引，并轻轻上下摇摆，在对抗牵引下，纠正重叠移位和旋转移位，如仍有侧方移位，术者两手拇、食指捏住桡骨远折端向尺侧推挤，一般可矫正侧方移位。保持腕关节在旋前及轻度掌屈尺偏位予以外固定。

2）方法2：适用于Ⅲ型骨折，骨折线已进入关节面，骨折粉碎移位者，尤其适用于老年患者。患者坐位或仰卧位，屈肘前臂旋前，一助手紧握患肢肘部，另一助手握住手部，与助手行对抗牵引，边牵引边摇动，持续数分钟。通过牵引纠正断端重叠、嵌插移位，且可使粉碎的骨块自然靠拢。术者两拇指并置于远折端背侧向下推按，其他手指上提近折端。同时远侧助手掌屈，矫正背侧移位。术者向尺侧推按骨折远端，助手同时牵引患者腕部向尺侧屈曲，矫正桡偏骨折，手法整复后患者一手握住复位的断端，助手做掌背屈伸腕关节，使粉碎的桡骨远端关节面塑形，恢复其光滑，降低创伤性关节炎的发生概率。

3）方法3：适用于重叠移位较多且骨折线未进入关节面的Ⅱ型骨折。患者取坐位或仰卧位，患肢外展，前臂旋前，助手两手固定前臂上端，术者两手握持手掌，两拇指并列置于骨折远端背侧，其余四指握紧大、小鱼际，先扩大畸形牵引数分钟，纠正嵌插，在拉开重叠移位的同时，术者两拇指将骨折远端用力向下按压，扩大向掌侧成角，使骨折断面相顶。然后用两食指将骨折远端向上顶起，同时将腕关节迅速掌屈，并向尺侧旋转即可复位。

（2）外固定方法：骨折复位后用绷带将前臂松松缠绕3层，将远折端桡背侧压垫分别以胶布固定于桡背侧夹板的远端。然后放置4块夹板，用3条布带捆扎，松紧度以布带能在夹板上下移动1cm为宜。注意桡背侧夹板要超过桡腕关节，限制手腕桡偏背伸。前臂中立位，悬挂于胸前。粉碎性、不稳定骨折固定于腕掌屈尺偏位。由于原始损伤时桡骨的远折端常有旋后畸形，因此还应固定在旋前位，以防再度错位。裂纹、无移位的骨折可采用短臂石膏托固定。有移位的骨折整复后采用短臂前后石膏夹固定。石膏长度自掌横纹至肘下，以便肘关节和手指能充分活动。固定4～5周后去除外固定石膏行腕部功能锻炼。

（二）闭合复位外固定架固定

对于不稳定桡骨远端伸直型骨折，或伴有桡骨远端向背侧反向成角≥20°或桡骨远端10mm的关节内粉碎性骨折，经上述手法整复后，维持复位后的位置，在X线透视下，术者在第2～5掌骨基底部横行贯穿一枚克氏针，使针与腕关节面相平行。再于尺骨鹰嘴处穿1枚克氏针，使其与掌骨部的克氏针相平行，两针穿好后，把前臂复位固定器固定在2枚克氏针上，利用骨折端的牵拉，纠正骨折移位。

（三）切开复位内固定术

桡骨远端伸直型骨折需要手术治疗的患者较少，主要适用于特别严重的关节内骨折闭合复位不能重建正常关节者；不稳定的开放性骨折；陈旧性骨折的畸形愈合；同时有神经受压症状等，可行切开复位内固定术。术后应用石膏固定4～6周。

（四）中医辨治

骨折早期肿胀较甚，适宜活血化瘀，消肿止痛，可内服筋骨痛消丸等。中期宜和营生新、接骨续损，可内服接骨丸或接骨七厘片。后期宜养气血、壮筋骨、补肝肾，内服补肾壮筋汤或补中益气汤。对于老年患者宜选用益气活血、通利关节的药内服，方用通经活络汤。总之，内服中药应综合患者全身情况而定，按骨折三期辨证用药，中后期加强中药熏洗。

四、预防与调护

复位固定后应观察手部血液循环，随时调整夹板的松紧度保持捆扎带在夹板上可上下移动1cm为宜，如果患者手部肿胀、手指麻木、青紫，应及时放松外固定，待症状消除后予以重新固定。注意将患者保持在旋后15°或中立位，避免骨折再移位。固定期间应避免腕关节向桡侧活动。

复位固定早期应开始做握拳和松拳的动作，以利于消肿预防掌指关节和指关节僵硬。手可完全握拳后，应开始做肩关节、肘关节活动，防止发生肩手综合征，如“抓空增力”“小云手”“大云手”等。外固定去除后，可配合中药外用，做腕关节屈伸、旋转锻炼。

1. 并发症

（1）受伤时常伴有肩、肘关节挫伤，加上骨折处的疼痛，患肢活动量减少，时间久致肩、肘关节发生僵直。

（2）骨折畸形可压迫腕管，出现正中神经受压症状。随着骨折的复位，可以逐渐恢复。

（3）拇长伸肌肌腱断裂，一般发生在伤后4周，有时出现更晚。断裂原因有两种可能，一为原始损伤所致，另一种是骨折波及Lister结节，该肌腱在不平滑的骨面上磨损而发生断裂。

（4）骨折整复或固定失败，均可导致骨折畸形愈合。

（5）可发生 Sudeck 骨萎缩（反射性交感性骨萎缩，创伤后骨萎缩）。

（6）可同时合并腕舟骨骨折，检查时应注意，以免漏诊。

2. 诊疗失误原因及防治措施

（1）骨折复位困难

原因分析：对桡骨远端伸直型骨折应尽力要求解剖复位，但整复后骨折未完全复位者临床常见，致使腕关节功能受限。其原因可能有①手法复位未掌握要领，旋转移位未校正；②未综合运用折顶、提按、叩击等手法；③石膏或夹板固定时骨折又移位；④对骨折的创伤机制不熟悉，麻醉不全，肌肉不能放松也是原因之一。

防治措施：①桡骨远端伸直型骨折多是短缩和旋后畸形并存，应首先整复旋转畸形使骨折块恢复原来力线，才能满意复位，常用方法是在牵引时将前臂旋前，使旋转和短缩同时矫正；②桡骨远端伸直型骨折的具体特点不同，应灵活运用不同手法，如前臂肌肉发达或腕部肿胀明显，牵引时不能使骨折复位，可应用折顶手法，先加大成角或移位，反折复位；③复位后始终保持腕关节于轻度掌屈尺偏位，然后上石膏或夹板可有效避免复位后再移位；④麻醉宜采用臂丛麻醉，可使肌肉充分放松，并且掌握其创伤机制，才能更好地复位。

（2）骨折再移位

原因分析：①不稳定骨折未运用经皮穿针内固定或外固定架；②整复后固定位置不当导致再移位；③外固定时间不足；④功能锻炼不当；⑤内固定后移位。

防治措施：①不稳定桡骨远端伸直型骨折采用手法整复石膏或夹板外固定，实际上很难控制骨折端不再移位，尤其涉及关节面的粉碎性骨折又有旋转者。此时运用经皮穿针内固定，实为一种补充外固定不足的有效方法；而外固定架治疗桡骨远端伸直型骨折具有很大优点，可以控制骨折端的重叠、侧方移位和旋转移位，可以恢复桡骨远端关节面的掌倾角和尺偏角；可以避免因石膏或夹板外固定导致关节功能障碍，动力型外固定器可以允许腕关节做适当活动，有利于关节功能恢复；对于粉碎性骨折涉及远端关节面者尤为适宜。②桡骨远端伸直型骨折整复后，有学者对于稳定桡骨远端伸直型骨折建议应固定于伸腕、中度尺偏和前臂旋转中立位。③外固定时间过短，可使骨折端再移位，过长又会导致腕关节和前臂功能障碍。对于年轻、没有骨质疏松、身体素质好且不是粉碎性骨折者，整复后固定于中度掌屈尺偏位 2 周，及时换成腕关节功能位石膏继续固定 2 周拆除，既能有效防止再移位，又不会造成功能障碍。对于 60 岁以上，有明显骨质疏松或其他老年性疾病、身体素质差、骨折愈合慢的患者，如骨折不稳定，继续固定 2 周，这样可以减少再移位的机会。④功能锻炼过度过早，亦可引起再移位，需要在医师的指导下循序渐进地进行。⑤内固定后发生再移位的情况时有发生，因桡骨远端伸直型骨折属于关节内骨折，且骨折端周围有旋转和伸屈肌群，易使桡骨远端骨折块移位，内固定必须固定牢固。如果应用克氏针固定时针进入骨折近端太浅，使用钢板太短，就容易发生再移位。防治措施：使用克氏针固定可以利用尺骨远端坚固的皮质骨，即从尺骨茎突上方 3～4cm 进针，将克氏针穿过尺骨进入桡骨远端骨折块，另一枚针比前一枚针更高一些，也可通过尺骨进入桡骨远端骨折块。使用钢板固定应有足够长度，可选用“T”形钢板加松质骨螺钉内固定。

（李洪涛）

桡骨远端屈曲型骨折

桡骨远端屈曲型骨折，又称反克雷氏骨折、Smith 骨折，桡骨远端屈曲型骨折较少见，约占全身骨折的 0.1%，与伸直型骨折相比，骨折的稳定性较差，多见于女性患者及老年患者。跌倒时，前臂旋后位，腕关节掌屈，手背部触地而形成骨折。

一、病因与分类

桡骨远端屈曲型骨折多为间接暴力所致，多为腕背着地，腕关节急骤掌屈致伤，传达暴力作用于桡骨远端而造成骨折，骨折远端向桡侧和掌侧移位，桡骨远端关节向掌侧倾斜角度加大，手腕部呈“锅铲样”畸形。直接暴力也可造成，如车祸碰撞时。骨折远端向掌侧和桡侧移位，桡骨下端的关节面向掌侧倾斜，远端骨折块呈锥形，其尖端朝上，基底向下，骨折线从背侧远端斜向掌侧上方。

按骨折线形态，1975 年 Thomas 桡骨远端屈曲型骨折分为三型。

Ⅰ型骨折线为横行，自背侧通达掌侧，未波及关节面，远折段连同腕骨向掌侧移位，向背侧成角。

Ⅱ型骨折线为斜行，自背侧关节面的边缘斜向近侧和掌侧，远折段连同腕一并向掌侧及近侧移位。

Ⅲ型为桡骨下端掌侧缘骨折，骨折线斜行通达关节面，远折端为三角形，连同腕骨向掌侧及近侧移位，腕关节呈脱位状（图 3-73）。

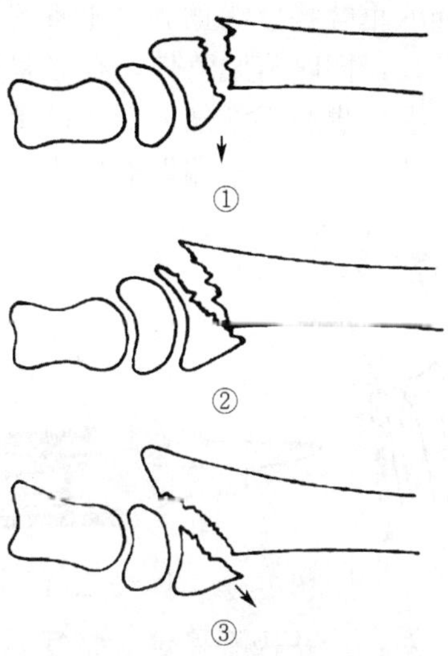

图 3-73 Thomas 桡骨远端屈曲型骨折分型

①Ⅰ型；②Ⅱ型；③Ⅲ型

桡骨远端伸直型骨折和桡骨远端屈曲型骨折鉴别诊断如下。

（1）两者伤后腕部疼痛并迅速肿胀，常波及手背及前臂下 1/3，骨折移位严重者，桡骨远端伸直型骨折可出现“餐叉”状畸形，而桡骨远端屈曲型骨折可出现“锅铲”样畸形。腕关节，前臂旋转运动，手指的活动均因疼痛而受限。

（2）桡骨远端伸直型骨折受伤机制是跌倒时，前臂在旋前位，腕关节背伸，手掌先着地，躯干向下的重力与地面向上的反作用力交集于桡骨远端而发生骨折。桡骨远端屈曲型骨折受伤机制是跌倒时，腕背着地，腕关节急骤掌屈致伤，传达暴力作用于桡骨远端而造成骨折。

（3）从影像学上分析

1）桡骨远端伸直型骨折：①桡骨远端骨折块向背侧移位；②桡骨远端骨折块向桡侧移位；③骨折处向掌侧成角；④桡骨短缩，骨折处背侧骨质嵌入或粉碎性骨折；⑤桡骨远端骨折块旋后。

2）桡骨远端屈曲型骨折：①桡骨远端骨折块向掌侧移位；②桡骨远端骨折块向桡侧移位；③骨折处向背侧成角；④桡骨短缩，骨折处掌侧骨质嵌入或粉碎性骨折；⑤桡骨远端骨折块多旋前。

二、诊断思维

伤后腕部肿胀、疼痛，并出现腕部“锅铲样”畸形，此畸形恰与桡骨远端伸直型骨折的典型畸形相反。腕部呈掌屈，活动受限。桡骨远端明显压痛，并可触及骨擦音，尺桡骨茎突关系异常。

X 线片上，桡骨远端骨折，远折端连同腕骨向掌侧、近侧移位，桡骨茎突可受累或不受累。很少有嵌入骨折，掌侧骨折皮质常粉碎。

三、治疗方略

手法复位：可于局部麻醉或臂丛神经阻滞下行闭合复位。Ⅰ型骨折患者取坐位，患肢前臂旋前，掌心向下，一助手固定前臂下端，另一助手握住腕部或四指，两助手对抗牵引，待嵌插或重叠移位纠正后，术者拇指按压骨折近端背侧，其余四指放置于骨折远端掌侧用力向上端提，同时将腕背伸，使之复位。Ⅱ型骨折患者取坐位或仰卧位，前臂旋后屈肘 90°，一助手握住患肢手掌部，另一助手握患肢上臂，两助手对抗牵引，矫正断端重叠和嵌插移位。术者两手紧握骨折端做对向推挤，纠正桡侧移位。两拇指向背侧推压骨折远端，其余四指端提骨折近端向掌侧，同时牵引手指的助手将腕关节背伸、尺偏，骨折即可复位。

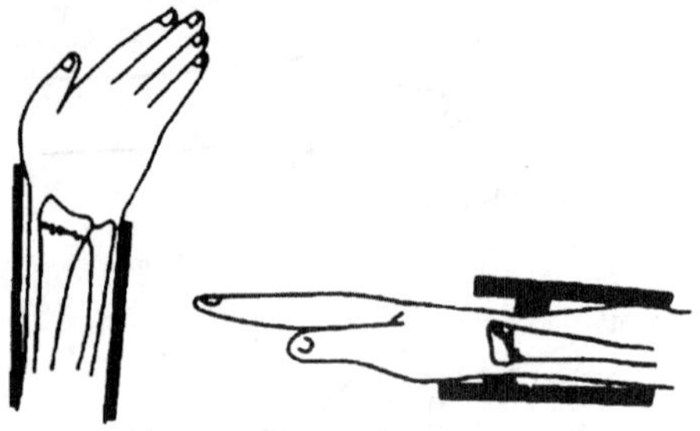

图 3-74　固定方法

固定方法：复位后，在维持牵引下，在掌侧骨折的远端放置一方形垫，在背侧骨折近端放一棉垫，然后分别放置 4 块夹板。掌侧夹板需超过腕关节，以防掌屈；桡侧夹板也需超过腕关节，以保持手腕向尺侧倾斜。最后用布带捆扎固定，胸前中立位或旋后位固定 4～6 周（图 3-74）。

对于一些极不稳定，整复后再次错位的骨折，可考虑行切开复位内固定术。托状钢板内固定适合于各种类型的桡骨远端屈曲型骨折。术后不需任何外固定，可早期活动腕关节，有利于腕关节功能的恢复。

中医辨证论治：参阅桡骨远端伸直型骨折有关内容。

四、预防与调护

骨折复位固定后的管理和预防并发症的发生同桡骨远端伸直型骨折，特殊注意应避免早期腕部掌屈和桡偏。骨折复位后不稳定，易再发生移位，除固定后密切观察及定期复查外，一定要保持中立位或旋后位固定。

（李洪涛）

桡骨远端背侧缘或掌侧缘骨折

桡骨远端背侧缘或掌侧缘骨折，又称 Barton 骨折，临床极少见。此种骨折较桡骨远端伸直型和屈曲型骨折治疗上更为困难，且发病率逐年上升。背侧缘型骨折是跌倒时，腕背伸前臂旋前位，手掌触地，暴力迫使腕骨冲撞桡骨远端关节面的背侧部分所致。骨折远端呈三角形，底部在远侧包括关节面的 1/3，尖端向近侧，其骨折线从桡骨下端背侧的近端斜向远端伸入关节面，骨折块向背侧移位，合并腕关节向背侧半脱位。掌侧缘型骨折是跌倒时，腕关节屈曲，手指部触地，腕骨撞击桡骨远端关节面的掌侧部分，而形成骨折。有时由于腕关节过度背伸，腕关节掌侧关节囊牵拉可形成撕脱性骨折。骨折线从掌侧近端斜向远端掌侧关节面。骨折块与背侧缘骨折形状相似，向掌侧及近端移位，常合并腕关节向掌侧半脱位。

一、病因与分类

当患者前臂旋前，腕关节强力背位，前伸仆倒，手掌触地时，身体的重力自上而下传递到桡骨远端，地面的反作用力由下而上经腕骨作用于桡骨远端，两力交集于桡骨远端关节面背侧缘，造成桡骨远端关节面背侧缘骨折。若暴力较大，持续作用，有时远端骨折块连同腕关节向背侧移位，形成桡骨远端背侧缘骨折合并腕关节脱位（图 3-75）。

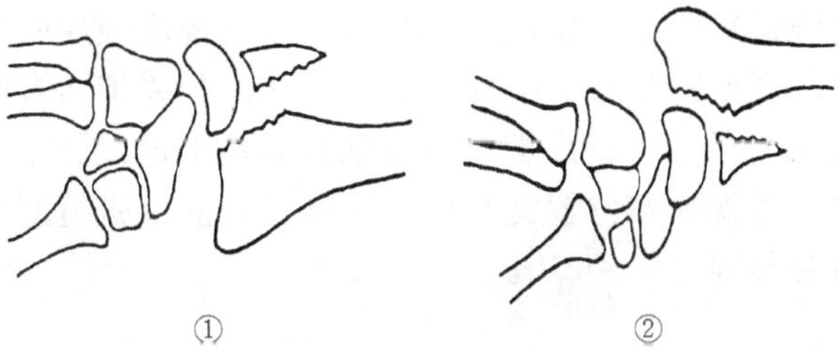

图 3-75 Barton 骨折分型

①背侧型；②掌侧型

二、诊断思维

伤后骨折局部出现肿胀、疼痛、压痛、骨擦音。桡骨远端背侧或掌侧隆起。临床上掌侧缘骨折与桡骨远端屈曲型骨折相似，背侧缘骨折很难与桡骨远端伸直型骨折相区分，X 线片有助于鉴别诊断。侧位 X 线片上更易发现骨折。骨折位于桡骨远端背侧缘时，呈楔形，包括了关节面的 1/3，多向背侧及近侧移位，腕关节呈半脱位状。反之为桡骨远端掌侧缘骨折。

三、治疗方略

（一）手法复位

（1）桡骨远端背侧缘骨折整复方法：患者取坐位或仰卧位，前臂中立位。两助手分别握住患肢前臂上部和手部，对抗牵引约 3 分钟。术者双手拇指抵于桡骨远端背侧骨块，其余各指置于掌侧。双手拇指用力向掌侧及远侧推挤背侧缘骨块，同时助手背伸腕关节使之复位。背侧缘骨折时，腕掌侧韧带松弛移位，而腕背伸可使腕掌侧韧带紧张，有利于腕骨的稳定和保持复位后骨折位置。

（2）桡骨远端掌侧缘骨折整复方法：患者取坐位或仰卧位，前臂旋后，两助手对抗牵引后，术者拇指抵在桡骨远端掌侧缘骨折块上，其余各指放在前臂远端背侧，双手拇指用力向远端及背侧推挤骨折块，同时助手掌屈腕关节使之复位。掌侧缘骨折时，腕背侧韧带松弛造成移位，而腕掌屈至腕背侧韧带紧张，腕骨复位后更加稳定。

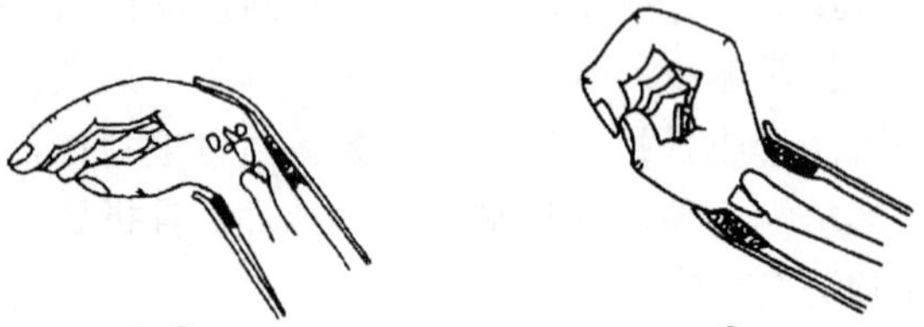

①　　　　②

图 3-76　夹板固定方法

①桡骨远端背侧缘骨折固定方法；②桡骨远端掌侧缘骨折固定方法

（3）夹板固定：①桡骨远端背侧缘骨折，在腕背侧骨块上放置平压垫，掌屈 20°，前臂中立位固定，背侧板一定要超过腕关节，掌侧夹板达到桡骨远端即可。②桡骨远端掌侧缘骨折，于桡骨远端掌侧放置一平压垫。腕关节背伸 30°，前臂旋后位固定，掌侧及桡侧夹板要超过腕关节。其中掌侧夹板要求向背侧弯曲 30°（图 3-76）。

（二）手术治疗

如有不稳定倾向或再移位时，应考虑手术治疗。用螺钉或克氏针固定，也可经皮克氏针固定。切开复位内固定时，掌侧的骨块可用小型 T 形板行支撑固定，在背侧则以克氏针固定为宜。掌侧固定可采取桡骨掌侧纵行切口，长约 7cm，自桡侧腕屈肌及掌长肌之间进入，将拇长屈肌肌腱拉向桡侧，其他肌腱与正中神经牵向尺侧，分离旋前方肌以显露骨折端。整复骨折后将 T 形支撑钢板贴于骨面，直形板以两枚螺钉固定于近侧骨干，横形板不需固定即可阻挡骨折块向近侧滑移。透视证实位置良好后，即可将旋前方肌缝回原位，再逐层缝合，术后以短臂石膏托包括腕关节固定 4～6 周。

（三）中医辨证论治

参阅桡骨远端伸直型骨折有关内容。

四、预防与调护

患者卧床时，应将患肢抬高。注意手部温度、颜色和感觉。若出现手肿胀严重、皮温低、色青紫、感觉麻木、疼痛难忍等症状，应立即检查夹板固定的松紧度并适当放松或改用石膏托固定，密切观察，防止发生缺血性肌痉挛。同时还要密切注意压力垫、分骨垫的位置及是否造成压疮。手法复位后，早期每 3～5 天透视 1 次，2 周后每隔 2～4 周摄 X 线片，观察骨折位置及骨痂生长情况。麻醉消退后，即鼓励患者做握拳活动及肘关节活动。

（李洪涛）

桡骨茎突骨折

桡骨茎突骨折常伴桡骨远端骨折，单纯桡骨茎突骨折较少见。

一、病因与分类

桡骨茎突骨折多为跌倒时手掌着地，暴力沿腕舟骨冲击桡骨下端关节面桡骨茎突侧，而造成桡骨茎突的横行骨折。另一类桡骨茎突骨折为撕脱性骨折，骨折块小并向远侧移位，其发生机制是腕关节强力尺偏，桡侧副韧带强力牵拉桡骨茎突而造成。

分型：根据受伤机制及作用力大小不同可将桡骨茎突骨折分为3型。

Ⅰ型：无移位的横行骨折，骨折线自桡侧向内于腕舟骨与月骨之间进入关节，移位小。

Ⅱ型：为移位的横行骨折，骨折线自桡侧进入关节，较大的桡骨茎突骨块连同腕骨向桡背侧移位。

Ⅲ型：为撕脱性骨折，桡骨茎突骨折块较小，骨折块轻度向远侧移位（图3-77）。

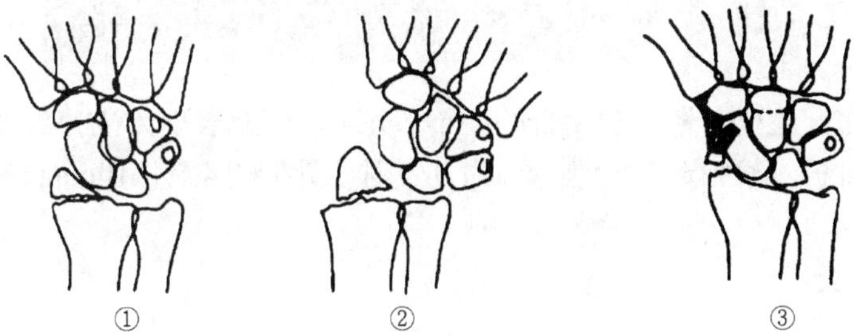

图3-77　桡骨茎突骨折分型

①Ⅰ型；②Ⅱ型；③Ⅲ型

二、诊断思维

（1）伤后桡骨茎突部位出现肿胀、疼痛，于该处有明显压痛，并可触及骨擦感。

（2）侧位X线片不易见到骨折线，正位X线片可见到一横行骨折线，起于腕舟、月骨关节面交界处，向外走行止于桡骨茎突顶端近侧约1cm处。

三、治疗方略

（一）手法复位

（1）无移位的横行骨折及撕脱性骨折，不需手法复位，用夹板或短臂石膏托中立位固定4～6周即可。

（2）有移位的横行骨折需手法整复后外固定。在助手牵引下，术者用双侧拇指将骨折块向尺侧推挤，然后抵住桡骨茎突骨折块向近侧按压，最后拇指按压骨折块背侧。同时掌屈腕关节纠正背侧移位。固定时桡骨茎突放置一小棉压垫，用4块夹板固定于前臂中立位、腕关节轻度掌屈尺偏位4～6周。注意桡侧及背侧夹板要超过腕关节。

（二）手术治疗

对于开放性骨折或手法闭合复位不满意者可切开复位，用螺丝钉或克氏针内固定。

（三）辨证论治

参阅桡骨远端伸直型骨折有关内容。

四、预防与调护

基本原则同桡骨远端伸直型骨折，固定期间最好不要用三角巾悬挂于前臂，4 周左右骨折愈合后去除夹板，做理疗康复。

（李洪涛）

桡骨颈骨折和桡骨头骨骺分离

桡骨颈骨折大多发生于骨骺尚未闭合的少年和儿童，因此表现为桡骨头骨骺分离。相反，儿童很少发生桡骨头骨折。此种损伤并不常见，占儿童肘部骨折的4.5%（Blount）～5.8%（Henrikson）。

一、病因与分类

桡骨近端骨折多由间接暴力造成，跌倒时患肢位于外展位，肘关节伸直，前臂旋后位，手掌先着地，暴力沿桡骨纵轴向上传导，使肘关节置于强度的外翻位，使桡骨小头向上向尺侧冲击，躯干重力向下传导，肱骨撞击桡骨小头关节面，致桡骨小头骨骺分离。骨骺部常伴有骺板和干骺端三角形骨片一并分离或移位，其外侧有骨膜相连。

临床根据治疗的需要常进行以下分类。

（一）按骨折移位程度分类

（1）无移位骨折：桡骨颈处有骨折线但无移位。
（2）嵌入型骨折：桡骨头倾斜与桡骨干相嵌插。
（3）分离移位型骨折：骨折后近折端与桡骨干分离、移位。

（二）按骨折近端移位方向分类

（1）外侧型：占此类骨折的 53%。肘关节伸直位 X 线正位片示桡骨头向桡侧横移倾斜，关节面指向桡侧；肘关节屈曲 90° 侧位片示桡骨头与桡骨干远端完全重叠。

（2）外后侧型：次之，肘关节伸直位 X 线正位片示桡骨头向桡侧横移或倾斜、关节面指向桡侧，肘关节屈曲 90° 侧位片示桡骨头向后横移或倾斜，关节面指向后侧。

（3）外前侧型：最少。肘关节伸直位 X 线正位片示桡骨头向桡侧横移或倾斜，关节面指向桡侧；肘关节屈曲 90° 侧位片示桡骨头向前横移或倾斜，关节面指向前侧。

二、诊断思维

临床表现为肘部疼痛、肿胀及功能障碍。压痛局限于肘外侧。X 线片显示桡骨颈骨折或桡骨头骨骺分离，这种骨骺分离呈“歪戴帽状”，与桡骨干纵轴成30°～60°，甚者达90°。对4岁以下患儿，桡骨头骨骺未出现骨化前诊断可能有困难，但外侧干骺端的折裂表现可有助于诊断。

诊断依据：①好发于儿童与青年，有外伤史；②桡骨头局部外观有肿胀及压痛，无畸形，肘关节屈伸及前臂旋转活动受限；③X线检查可明确诊断。

三、治疗方略

（一）非手术治疗

1. 手法复位

（1）无移位型：不需要手法整复及固定，仅用颈腕带悬吊即可。

（2）有移位型：在臂丛麻醉下采用牵拉推挤复位法，复位后用肘关节塑形夹板固定2～3周。

（3）外侧型：患者取仰卧位，一助手固定上臂中段，一助手牵拉前臂下段，术者站于患侧，令前臂旋后45°，肘关节伸直位。术者先用拇指徐徐研揉局部驱散瘀血，待触清骨折移位情况后，两手拇指重叠于移位的桡骨头外下方，其他四指握持前臂上端，在助手用力上下牵拉的同时，术者先使肘关节尽量内翻，以扩大肘外侧间隙，然后两拇指用力推挤桡骨头盘状关节面的外侧缘，向上向内即可复位。复位成功者，手下有落空感。若不成功，可重复以上操作，在操作中可略偏向内前或内后向上推挤，一般即可复位。

（4）外后侧型：体位和助手同上。患肢前臂旋前50°～70°（根据骨折近端移位情况而定），术者触清骨折块后，双手拇指叠置于桡骨头下缘，其他四指握持前臂上端，在上下牵拉的同时，术者先使肘关节尽量内翻和轻度屈曲，以扩大肘外后侧间隙。然后以两拇指推挤桡骨头下缘向上向前内侧，同时牵前臂的助手在保持牵拉下，使前臂旋后并屈曲即可复位；或使一助手固定上臂，术者一人操作。

（5）外前侧型：体位和助手同上。患肢前臂极度旋后肘关节伸直位，术者触清骨折块后，两手拇指叠于桡骨头下缘，其他四指握持前臂上端。在助手上下牵拉的同时，术者先使肘关节尽量内翻过伸，以扩大肘关节前外侧间隙，然后以两拇指推挤桡骨头下缘向上向后内侧，同时令牵臂的助手在保持牵拉的情况下，将前臂旋前即可复位。

2. 固定法

骨折复位后，将肘关节屈曲90°，上肢石膏固定。

（二）手术治疗

（1）适应证：移位明显、成角超过30°以上者，或手法复位失败者。

（2）手术方法：手术取肘后外侧纵向切口，显露桡骨远端及桡骨头。清除血肿，细心保护骨膜，已分离的桡骨头拨正复位。复位一般比较稳定，不需做内固定。如果复位不稳定，可用丝线贯穿缝合，或应用细克氏针贯穿肱骨小头、桡骨头和桡骨近端。克氏针尾端外露于皮外，上肢屈90°，石膏固定，3周后拔除克氏针。在拔除克氏针之前不许患者做伸屈活动肘关节，以防克氏针折断，影响治疗效果，增加手术取克氏针的痛苦（图3-78）。

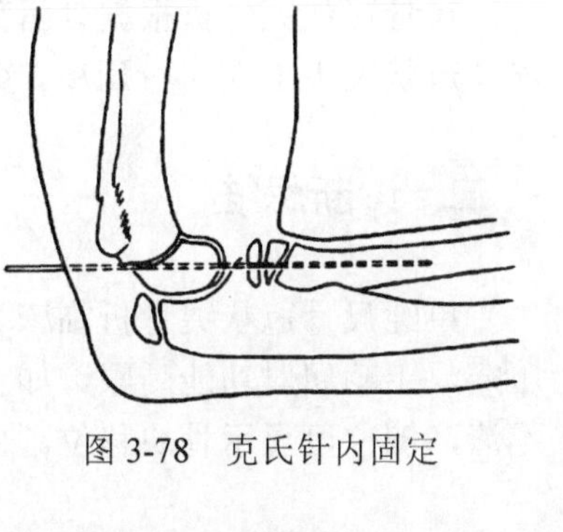

图3-78　克氏针内固定

（三）中医辨治

按骨折三期辨证用药，中后期加强中药熏洗。

四、预防与调护

患者卧床时，应抬高患肢。注意手部温度、颜色和感觉。若出现手部肿胀严重、皮温低、色青紫、感觉麻木、疼痛难忍等症状，应立即检查夹板固定的松紧度并适当放松，或改用石膏托固定，密切观察，防止发生缺血性肌痉挛。手法复位后，早期每 3～5 天透视 1 次，2 周后每隔 2～4 周摄 X 线片，观察骨折位置及骨痂生长情况。麻醉消退后，即鼓励患者做握拳活动及肘关节活动，桡骨头脱位影响了肘关节的早期活动，过早地练习肘关节的屈伸活动，不但有碍环状韧带的修复，且因肱二头肌的牵拉易引起桡骨头再次脱位，因此早期可做屈伸手指及握拳运动，3 周后再逐渐练习肘关节屈伸活动如“小云手”“大云手”，且须注意保持前臂中立位，前臂旋转活动要 6～7 周后，经 X 线证实骨折已愈合，桡骨头无脱位可进行功能训练。

（李洪涛）

尺骨冠状突骨折

尺骨冠状突骨折成人多合并其他损伤，儿童以单纯尺骨冠状突骨折为多，尺骨冠状突大部分由骨干的成骨延续而来，冠状突上附着有内侧副韧带的掌侧部，前关节囊的中部 1/2 及肱肌。冠状突是尺骨半月关节面的一部分，它可以阻止尺骨向后脱位，防止肘关节过度屈伸，对维持肘关节稳定性有着重要的意义。

一、病因与分类

（1）伸直型：跌倒时肘关节处于伸直位，为了维持关节的稳定，前方肱肌强力收缩，造成尺骨冠状突的撕脱。骨折多靠尖部，以外侧撕脱为主，骨块较小，可进入关节腔引起交锁。

（2）屈曲型：跌倒时肘关节处于屈曲位，手掌着地，力量上传，冠状突撞击肱骨滑车引起骨折；如果力量直接作用于肘后，可使肱骨滑车撞击冠状突引起骨折；此型骨块常较大，多合并肘关节脱位或尺骨鹰嘴骨折。

尺骨冠状突骨折根据骨折部位分为 3 型：Ⅰ度，冠状突顶部尖撕脱性骨折；Ⅱ度，骨折累及冠状突少于 50%；Ⅲ度，骨折累及冠状突大于 50%。

二、诊断思维

单纯尺骨冠状突骨折临床表现为肘前区疼痛，肘部肿胀，以肘前区明显；肘前区局限性压痛，主动屈肘功能受限，如合并其他骨折，则表现出相应的体征。X 线片正位因重叠显示不清，侧位可显示骨块移位。由于伸直型多为冠状突外侧肱肌附着处撕脱，侧位片可显示完整的冠状突。撕脱骨块多位于桡骨头前方。CT扫描可显示骨折部位、骨块大小及移位情况。

诊断依据：参照国家中医药管理局《中医病症诊断疗效标准》进行尺骨冠状突骨折的诊断。

（1）患者有明显的外伤史。

（2）患者伤后肘部肿痛，肘横纹中点出现肿胀、疼痛、压痛、骨擦音，肘关节功能障碍。

（3）X线、CT及其他辅助检查有助于诊断。

三、治疗方略

（一）非手术治疗

（1）适应证：骨块移位不明显；手法复位成功；骨块小，不影响功能。

（2）固定方法：Ⅱ型尺骨冠状突骨折可用石膏托屈肘90°位固定3～4周，去除外固定后行肘关节功能锻炼。Ⅲ型骨折无明显移位者，给予石膏固定。

（二）手术治疗

（1）手术适应证：撕脱性不稳定骨折；骨块进入关节腔引起关节交锁；合并尺骨鹰嘴或肱骨滑车骨折。

（2）手术方法：手术要点是保护尺神经，恢复半月切迹的光滑。骨块较大者，可于尺背侧用松质骨螺钉固定；骨块小者，用克氏针交叉、钢丝捆扎固定；极小的骨块可以切除。

（三）诊疗失误原因及防治措施

尺骨冠状突骨折一般不易漏诊，而对治疗的要求应注重分析，不能简单按分型机械处理。对于Ⅰ、Ⅱ型骨折在治疗时应充分进行关节稳定性及屈肘力量检查，如果发现肘关节明显不稳，则可能是肘前侧结构严重损伤所致，应积极治疗；如肘关节屈曲力量明显减少，应进一步分析原因并相应治疗。

（四）中医辨治

按骨折三期辨证用药，中后期加强中药熏洗。

四、预防与调护

尺骨冠状突骨折基本原则同桡骨小头骨折。

（李洪涛）

腕舟骨骨折

腕舟骨骨折在腕骨骨折中最常见，约占腕骨骨折的71.2%。本病多见于青壮年，儿童罕见。男女比为8∶1。左侧比右侧稍多见，双侧舟骨骨折偶有所见。由于舟骨特殊的血运关系，骨折后较难愈合，甚至引起缺血性坏死，特别是移位性舟骨骨折，缺血坏死率高达13%～50%。

因此，国内外学者对舟骨骨折的治疗颇为重视。但即便如此，许多学者仍对舟骨骨折的预后持悲观态度。近年来，由于诊断技术的不断提高，早期诊断率提高，加之治疗技术的进步，腕舟骨骨折的预后较为乐观。临床上单独舟骨骨折较少，多合并其他腕骨骨折或脱位。祖国医学很早就对舟骨骨折有所认识，唐代蔺道人（841～864 年）所著的《仙授理伤续断秘方》中，就有复位后夹板固定治疗的记载。新中国成立后，我国骨伤科工作者应用传统技术，在治疗舟骨骨折方面积累了丰富的经验。

一、病因与分类

腕舟骨骨折多为腕背伸、桡偏及旋前暴力所致。如人体向前跌倒，手臂前伸以鱼际部最先着地，人体重量及地面反作用力致腕强力背伸桡偏，当腕关节极度背伸桡偏时，舟骨受其生物力学影响同样处于极度背伸位，由于桡骨远端及桡舟头韧带限制，其近极的可移动幅度极小，而远极由于大小多角骨、头状骨的影响向背侧移位，两者作用的结果导致舟骨掌侧发生分离和断裂，随着损伤应力的进一步加大，造成舟骨的完全断裂，此时的舟骨远侧骨折端表现为掌屈，导致骨折背侧分离。损伤时桡偏的程度越大，骨折越靠近舟骨的近极，而结节部骨折则常与腕关节尺偏和直接暴力作用有关。

舟骨严重的粉碎性骨折常由于直接暴力引起，如碾压、压榨或绞伤等。近年来，随着腕关节镜在舟骨骨折治疗中的应用，发现舟骨近极骨折常伴有舟月骨间韧带损伤，如韧带部分撕裂、完全撕裂或撕脱，此现象表明舟骨骨折损伤机制复杂，确切的损伤机制与腕关节生物力学原理之间的关系尚需进一步的研究。

腕舟骨骨折的分类方法甚多，其中，按骨折部位、稳定程度分类更有实用价值。

（一）根据骨折部位分型

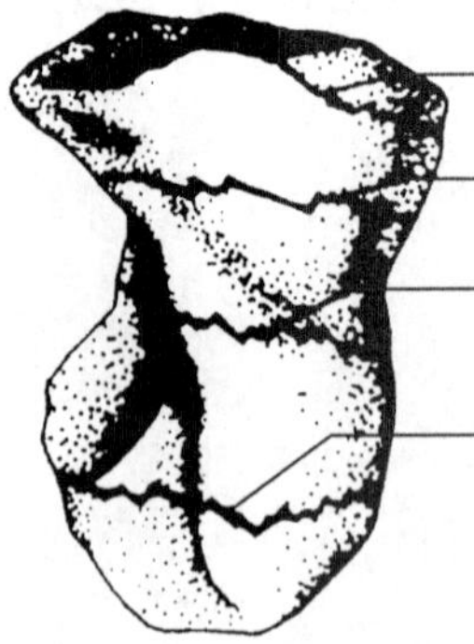

图 3-79　骨折部位分型

Ⅰ型（腰部骨折）：为最常见损伤类型，约占舟骨骨折的 70%。由于进入舟骨血管分布的差异，愈合时间差别较大。此型骨折所受剪应力较大，约有 30%发生骨折不愈合。

Ⅱ型（近端骨折）：占舟骨骨折的 10%～15%。舟骨近端几乎无血管进入，骨折后自舟骨远侧来的血液供应断绝，骨折极难愈合或发生坏死。

Ⅲ型（结节骨折）：占舟骨骨折的 10%～15%。舟骨结节部为关节囊及韧带附着处，血供丰富，愈合快（图 3-79）。

（二）根据骨折后稳定情况分型

Ⅰ型（稳定型骨折）：骨折无移位，韧带无明显损伤。伸腕、腕骨中部旋后、尺偏或牵引骨折无移位。掌屈位可保持骨折稳定，平均愈合时间为 9.5 周。

Ⅱ型（不稳定型骨折）：骨折无明显移位或移位不超过 1mm。通常伴有韧带及血管损伤。屈腕位不能保持骨折位置的稳定，固定时间不应少于 16 周。

Ⅲ型（移位性舟骨骨折）：骨折不稳定。骨折移位超过 1mm，伴有严重的韧带及血管损伤，并合并有腕关节不稳定。固定时间为 15～40 周。骨不连接和舟骨发生缺血性坏死可达 55%和 50%。

二、诊断思维

（1）患者多为男性青年，多有手臂前伸跌倒致腕过伸的外伤史。

（2）腕桡背侧疼痛、活动受限，解剖鼻烟壶部肿胀和压痛。

（3）桡偏腕关节或叩击第 2 掌骨头时剧痛，纵向挤压拇指有时可诱发骨折部位疼痛。

确诊需靠放射影像学检查。其中，X 线检查最常用。舟骨位、腕标准正位、腕标准侧位和腕后前斜位为其常规投照体位。腕标准正、侧位 X 线片，骨影重叠重，结节部以外的舟骨骨折虽显示不清，但其投影较恒定，重复性好便于确定腕骨夹角及腕整体结构变化，是不可或缺的。腕后前斜位，骨影重叠多于舟骨位，但明显少于腕标准正、侧位，与舟骨位联合使用可大幅提高诊断率。临床症状、体征明显而X线检查未见骨折者，有条件者应行体层摄影、CT、MRI 或闪烁摄影检查；无条件者，先按骨折处理，石膏托固定，伤后第 2、4 周再复查 X 线片或体层摄影、CT、MRI，此时断端骨质吸收，骨折线加宽，显示会较以前清楚。骨折一旦确诊，即将石膏托换成管型，直到骨折愈合。第 2 周复查未见骨折，继续制动，直至第 4 周复查还无异常发现，方可拆除石膏行功能锻炼，此时软组织损伤业已愈合，难于遗留不适症状。断端无分离移位或有嵌插的舟骨骨折，放射影像学检查容易出现假阴性结果。

X 线检查发现舟骨骨折，还需判断骨折是新鲜的还是陈旧的。陈旧骨折并发腕急性损伤的病例并非少见，其治疗与新鲜骨折有很大的不同。陈旧骨折特点：①骨折断端间隙较宽，与周围腕骨关节间隙相近；②断端骨质有硬化；③舟骨周围关节有退行性变，以桡骨茎突为著；④变换投照体位，骨折线宽度有变化；⑤舟骨有囊变或密度增加。

鉴别诊断：本病需与先天性双舟骨相鉴别。先天性双舟骨临床少见，其在 X 线片上表现为两块骨之间界限清楚、整齐、光滑，无致密坏死或边缘不整齐现象。

三、治疗方略

处理腕舟骨骨折的方法不一，但总的方针是根据临床制订治疗方法，在一处骨折中可贯穿着早期治疗与晚期治疗两个方面。应注意，腕舟骨骨折后，腕部极不稳定，舟骨常向背侧屈，使桡骨、头状骨、月骨的直线对位丧失，轴线呈“之”字形，治疗需纠正。

（一）非手术治疗

（1）手法复位：患者取坐位，前臂轻度旋前位，施术者一手握患侧腕上，另一手拇指置于阳溪穴处，其余四指环握拇指，在牵引下使患腕尺偏，然后拇指向掌侧、尺侧按压移位的骨折远端，即可复位。在复位过程中常可感到细小的骨擦音，表明骨折端已相互嵌合。再以拇指在鼻烟窝周围行揉、摩等手法，以理顺筋络。

（2）固定方法：复位后，可在阳溪穴处放置一固定垫，然后用纸壳夹板固定腕关节伸直而略尺偏，拇指于对掌位，固定范围包括前臂下 1/3、远端至掌横纹处、拇指掌指关节，新鲜或陈旧性骨折均可采用。纸壳夹板可用硬纸板一块（用 X 线胶片纸盒或胶布纸筒依患肢腕掌形状剪成)、略小于鼻烟窝的小圆纸板三片，绷带两卷做材料。固定时将大小纸板浸湿，小圆纸板下衬一薄层棉花，放于鼻烟窝处，相当于舟骨结节位置，用一条胶布固定于皮肤上，以免包扎时移位。然后将患腕尺偏位平放于纸板上，纸板中线置于患腕桡侧，纸板两缘向尺侧包裹而不许纸板两侧缘互相接触，应留有缝隙，以免包扎后纸垫上的压力不集中，最后用绷带包扎固定。

固定期间若患者感觉固定已松动，可于原绷带上再加一卷绷带绑紧。包扎固定以不妨碍患肢末端血运为宜，亦可用经过塑形的四块夹板或前臂管形石膏固定，上至前臂中段，下至掌骨颈部，将腕关节固定于背伸 25°～30°、尺偏 10°、拇指对掌和前臂中立位。亦有人主张用掌屈尺偏夹板固定，认为用腕关节功能位来固定腕舟骨骨折，骨折端必将承受较大的剪切力，不利于骨折愈合，而将患肢置于腕掌屈 30°、尺偏 10° 位时，骨折面与桡骨下关节面可完全平行，肌肉收缩张力对两断端可产生纵向挤压力，有利于断端稳定及骨折愈合。腕舟骨骨折总体上讲，稳定性不太好，固定不牢靠，固定过程中对腕关节活动的限制是有必要的。腕舟骨骨折愈合时间长，较易出现迟缓愈合与不愈合甚至骨坏死。必须根据 X 线片骨痂生长情况以确定解除外固定的时间。

（二）手术治疗

（1）手术适应证：明显移位性舟骨骨折及腕部不稳；骨折后经保守治疗 3～6 个月无愈合迹象或缺血性坏死者；有症状或伤后 3～4 个月未治疗仍有明显症状者。

（2）手术方法

1）植骨术和（或）桡骨茎突切除术：适用于舟骨骨折延迟愈合或不愈合，但无明显坏死征象，骨折明显桡侧移位，妨碍桡偏活动者。植骨术为 1928 年 Adams 所介绍，1939 年 Benton 首先使用桡骨茎突切除术。方法是从鼻烟窝向上至桡骨茎突上 3cm 切开皮肤，分开拇长伸肌及拇长展肌、拇短伸肌间隙，使腕关节尺偏，切开关节囊，腕桡侧副韧带及骨膜，暴露桡骨远端和舟骨。将桡骨茎突在舟骨骨折线下 2cm 处截除 1cm 长左右。后暴露舟骨结节部，用骨钻沿舟骨纵轴打孔，贯穿舟骨全长，将切除的桡骨茎突骨块修整后做成骨条，打入舟骨的骨孔内。上述两项手术可单独或联合进行，应根据情况灵活运用。但要注意桡骨茎突不可切除过多，以免引起腕关节不稳定（图 3-80）。

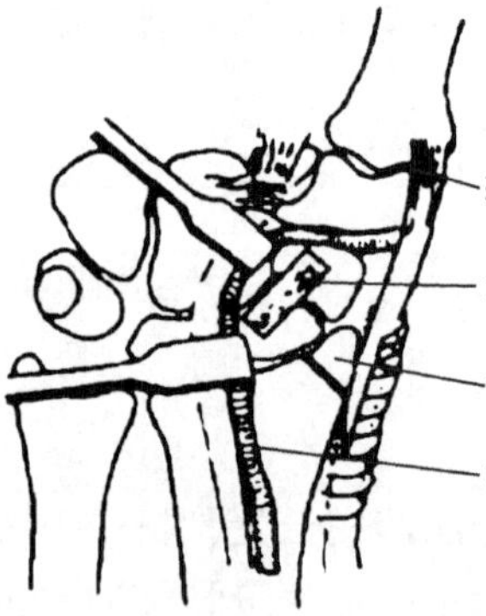

图 3-80 植骨术和（或）桡骨茎突切除术

2）关节成形术：适用于年龄较大，舟骨骨折不愈合或缺血性坏死，且有创伤性关节炎者。手术入路同前，确认舟骨后，将其全部切除，置入合适的假体作舟骨置换。

3）关节融合术：适用于舟骨坏死，已形成创伤性关节炎者。切口起自腕背侧正中，长约 8cm。切开浅层，纵行切断腕横韧带，将指总伸肌肌腱牵向尺侧，拇长伸肌肌腱牵向桡侧，即可暴露腕关节囊。横行切开关节囊，显示桡骨远端、舟骨、月骨关节面，用骨刀剔除桡骨、舟骨的关节软骨。在桡骨下端凿取长约 3cm、宽约 1cm、厚约 0.5cm 的骨片，并将舟骨、月骨和桡骨下端骨槽相对应之处也凿成骨槽，将骨片向下滑入舟骨、月骨之骨槽内，并用螺钉固定，使腕关节处于功能位。术后管型石膏固定 3 个月。

4）加压螺钉固定术：适用于有明显移位的新鲜骨折及骨折不愈合者。手术在臂丛麻醉下进行。局部消毒后，在鼻烟窝处做一横切口，长约 3cm。切开浅层组织后在拇长伸肌肌腱与拇长展肌肌腱、拇短伸肌肌腱的间隙进行分离。将前者拉向背侧，后两者牵向掌侧，同时掌屈腕关节，即可暴露关节囊，切开后可显露舟骨骨折处。骨折复位后由结节部沿舟骨纵轴拧入两头均有螺纹的加压螺钉固定。应用加压螺钉固定，很少需要石膏长期固定，国外已经广泛使用。1980 年 Herbert 应用此项技术治疗新鲜移位性舟骨骨折，获得 100%的连接率，延期手术者连接率达 85%（图 3-81）。

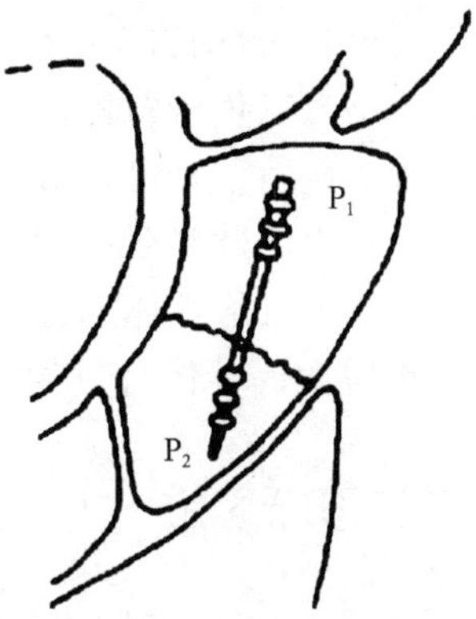

图 3-81　加压螺钉固定术

（三）中医辨治

早期宜用活血祛瘀、消肿止痛药，内服活血止痛汤、创伤消肿片等；外敷红花、赤芍、血通、海桐皮、木香、乳香、没药、白芷、牛膝。中期宜舒筋活血、续筋接骨，内服正骨紫金丹；外敷当归、黄芪、木香、红花、土鳖虫、续断、骨碎补、乳香、没药、接骨木、蟹粉。后期宜补益气血，内服接骨丹；外敷跌打损伤散，用活血散瘀洗药及软坚散结洗药熏洗。

（四）功能锻炼

早期可做手指的屈伸活动和肩、肘关节活动，如“屈肘挎篮”“小云手”等，但禁忌做腕桡偏动作。中期以主动握拳练习为主。后期去除固定后，可做握拳及腕部的主动屈伸、旋转活动，并配合中药熏洗。舟骨迟缓愈合者暂不宜腕部过多的活动，切忌支撑负重。

四、预防与调护

腕舟骨骨折患者，可靠的固定是保证疗效的关键。应定期做 X 线检查，根据骨折愈合情况而决定解除固定的时间，以免过早解除固定，影响治疗效果。根据医嘱要求，督促患者进行功能锻炼。对手术患者，应用抗生素预防感染。如骨折不愈合，应适当延长固定时间。即使骨折端硬化，固定也并非没有意义。

（李洪涛）

三角骨骨折

单纯三角骨骨折很少见，常合并其他腕骨骨折脱位。三角骨骨折仅次于舟骨骨折，占腕骨骨折的 20.4%，可与舟骨骨折同时存在。三角骨骨折的预后较好。

一、病因与分类

三角骨骨折多由间接暴力引起，常由于腕关节强力背伸，或掌屈及加做捻转动作时发生。三角骨骨折的部位不同，其引起骨折的机制也各异。

根据骨折部位临床上将其分为以下两型。

Ⅰ型（三角骨背侧撕脱骨折）：跌倒时腕部过度背伸、尺偏，手部着地，迫使钩状骨撞击三角骨的桡背侧所致，发生片状骨折，也可使桡腕韧带将三角骨撕脱一块，易在斜位或侧位X线片看出。此型骨折最为常见。

Ⅱ型（三角骨体部骨折）：常因直接撞击或韧带牵拉造成三角骨横行骨折，也称张力性骨折。此型骨折多伴有月骨周围脱位或经舟骨、月骨周围骨折。

二、诊断思维

伤后腕尺侧肿胀及压痛，腕关节活动轻度受限。诊断需依靠X线片，撕脱骨折较难发现，需拍摄腕部稍旋前的斜位片，才能显示骨折线。横行骨折可在正位片上显示骨折线。

三、治疗方略

三角骨骨折一般很少移位，有移位的骨折，轻度背伸腕关节，于三角骨背侧按压即可复位。复位后，用前后夹板或石膏托固定于腕关节功能位4～6周，预后较好。如为撕脱性骨折，手法复位困难或复位后不稳定，可手术切除撕脱骨片，同时修复损伤的韧带。

（李洪涛）

豌豆骨骨折

豌豆骨骨折较少见，常合并有其他腕骨的骨折脱位。因尺侧腕屈肌肌腱止于其上，且是唯一有肌腱止点的腕骨，因此，外伤时由于尺侧腕屈肌的牵拉，更易发生骨折脱位。单纯豌豆骨骨折后多无明显移位，治疗较为简单。但因豌豆骨是手做精细动作的稳定点，治疗时应像其他部位的骨折一样慎重对待。

一、病因与分类

豌豆骨骨折多由于直接暴力引起，如患手或腕部尺侧于腕背伸位受伤，小鱼际肌部最先着地，豌豆骨直接触地引起骨折，或致伤物直接挤压和压砸腕尺侧引起。而腕关节强力背伸引起尺侧腕屈肌剧烈收缩，可导致豌豆骨撕脱性骨折。直接或间接暴力也可引起豌豆骨关节半脱位或完全脱位。

二、诊断思维

豌豆骨骨折时豌豆骨局部可有肿胀、疼痛和压痛，部分患者可并发尺神经嵌压症状。腕关节旋后20°～45°的前后斜位或腕管位X线片，可清楚地显示骨折情况。

本病应注意与腕关节盘损伤相鉴别。

三、治疗方略

豌豆骨实际上是尺侧腕屈肌肌腱内的一个籽骨，其周围被肌腱包绕，骨折后多无明显移位，故不需要复位，用夹板或石膏托固定腕关节功能位3～4周即可。如系豌豆骨骨折脱位，复位时术者用拇指按住豌豆骨向远侧、背侧推移复位，用塑形夹板腕掌屈位固定。如系粉碎性骨折，有时需将小碎块切除，以改善手部功能。若骨折后发生豌豆骨、三角骨关节病变或不稳定时，宜将豌豆骨切除，这种情况多与腕部其他损伤同时发生。

（李洪涛）

钩状骨骨折

钩状骨骨折临床并不少见，特别是钩骨钩骨折，常因腕部各骨相互重叠，在普通X线片上，骨折线显示不清而易漏诊。钩骨体部骨折预后较好。而钩骨钩骨折很难愈合，保守治疗意义不大。

一、病因与分类

钩骨体部骨折可发生在钩骨体远侧或近侧部。远侧部骨折多见，损伤暴力多从第5掌骨向近侧传导，可伴有第4、5腕掌关节背侧脱位，直接暴力也可造成钩骨体部骨折。近侧部骨折多由于腕关节极度背伸和尺偏时钩骨与月骨强力相互撞击引起。钩骨钩骨折由直接暴力或腕关节极度背伸时屈肌支持带和豆钩韧带紧张造成对钩的牵拉引起。

二、诊断思维

临床表现为腕尺侧手掌侧肿胀、疼痛，用力握拳疼痛加重，以致握力减弱，不用力握拳时疼痛不明显，压痛明显。钩骨钩骨折局部探压痛，小指抗阻力外展疼痛加重。有时腕尺（Guyon）管中的尺神经运动支受压，指内收、外展力弱。

根据外伤史，压痛点及X线检查，绝大多数钩状骨骨折可明确诊断。腕正位片上可显示钩骨体骨折及脱位。由于钩骨钩突骨折不易在腕关节常规投照位置上显示，因此，对钩骨钩骨折需摄特殊位X线片，才能观察更清楚。常用的投照位置为腕骨切线位或旋后20°的斜位。如条件许可可做CT检查确诊。

本病需与先天性钩突不连症相鉴别。先天性钩突不连症第2骨化中心的边缘和骨皮质光滑，分离的骨化中心通常是双侧性的。CT对鉴别诊断有特殊意义。

三、治疗方略

钩骨体部骨折用石膏托固定3～4周即可。有时需切开复位克氏针内固定。钩骨钩骨折无论采用外固定或内固定，骨折愈合的概率较小。钩部骨折不愈合，可引起屈指肌肌腱的磨损断裂或肌腱炎，也可引起尺神经受压。因此，钩骨钩骨折一般主张早期切除骨折的钩突，修复屈指肌肌腱，或减压松解神经。

（李洪涛）

头状骨骨折

头状骨是最大的腕骨，为腕部活动的轴心，甚易受伤，约15%的腕部骨折可累及头状骨。由于头状骨位于诸腕骨中央，很少单独发生骨折脱位，常合并其他腕骨骨折，引起头-舟状骨综合征。

一、病因与分类

当腕关节收到过度背伸暴力作用时，头状骨可与桡骨远端腕关节面背侧缘相撞击，发生头状骨颈部骨折，近侧骨折段可旋转90°或180°。腕过度掌屈也可以导致头状骨骨折。头状骨骨折后近侧段可能会出现缺血性坏死，治疗时应予以重视。同时可有其他腕骨骨折，产生头状骨综合征。骨折的近段可旋转90°～180°，诊断时要注意。

二、诊断思维

临床表现为腕背侧或头骨背侧疼痛、肿胀、压痛，关节活动受限。有严重旋转移位的头骨骨折可引起正中神经压迫症状。临床高度怀疑骨折而X线无异常发现者，可做体层摄影或CT检查，以避免漏诊。

三、治疗方略

单纯无移位骨折可用石膏托外固定4～6周。如有移位可行切开复位克氏针内固定。陈旧性骨折行切开复位植骨内固定。发生骨坏死或创伤性关节炎时，需行腕中关节融合。

（李洪涛）

掌骨骨折

掌骨指骨骨折为最常见的骨折。影响手功能的因素较多，如骨折畸形，关节内骨折，邻近的关节僵硬、水肿，肌腱粘连。大多数骨折不难做到准确复位，但手功能的恢复还与其他因素有关。

掌骨骨折较指骨骨折对手的功能影响小，因其周围为肌肉，不影响肌腱的滑动，且掌骨间有联系，一般移位不大。但如骨折累及掌指及掌腕关节，未能及时恰当处理，则影响较大。

一、病因与分类

（一）拇指掌骨骨折

第 1 掌骨较其他掌骨粗而短，骨折多发生在基底部，分为关节内、外两种类型。前者包括 Bennett 骨折和 Rolando 骨折。

（1）Bennett 骨折：合并拇指腕掌关节脱位者又称 Bennett 骨折-脱位，1882 年，爱尔兰医生 EH Bennett 首先报道。损伤机制与拇指腕掌关节脱位相同。骨折线偏于基底掌侧，与掌骨干近乎平行，直通腕掌关节，使基底一分为二：掌侧骨折块小，有掌侧掌骨间韧带相连，留在原位不动；背侧骨折块大，即第 1 掌骨，受拇长展肌肌腱牵拉向桡背侧移位。拇收肌作用于第 1 掌骨远端，使之向内侧移位，并经掌骨向近侧传导，于基底部产生杠杆作用，使之进一步向桡背侧移位（图 3-82）。

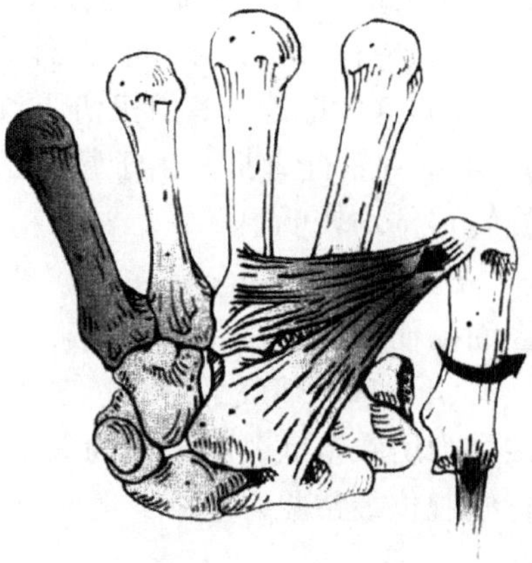

图 3-82 Bennett 骨折

（2）Rolando 骨折：第 1 掌骨基底涉及关节面的粉碎性骨折，多由较大的直接暴力所致。骨折线也可呈“Y”形或“T”形，复位较为困难。

（3）关节外骨折：较上述两种骨折更常见。骨折线横行或斜行于掌骨基底部，但不与关节相通。多有绕背向成角移位。斜行骨折需注意与 Bennett 骨折相区别。

（二）手指掌骨骨折

第 2～5 掌骨略向掌侧弯曲，背侧隆凸，由近及远呈放射状排列。近端基底紧密相靠，坐落于远排腕骨上，远端掌骨头适度分离，有掌深横韧带相连。掌骨头与近节指骨基底侧面之间有侧副韧带连接。掌骨头在矢状面上呈凸轮状：掌侧关节面半径大曲率小，背侧面半径小曲率大。因此在掌指关节伸直时，侧副韧带松弛，关节可有侧方活动；屈曲时，侧副韧带变紧张，关节稳定而不能侧方活动。有鉴于此，掌指关节不宜长期制动在伸直位，以免侧副韧带松弛过久而挛缩变短，导致关节不能屈曲。掌、背侧骨间肌均起自掌骨干，止于在掌指关节以远的部位，作用之一就是屈曲掌指关节。当掌骨干骨折后，远侧骨折段也因此而屈曲，使骨折呈背向成角移位。掌骨骨折可发生于掌骨头、掌骨颈、掌骨干及掌骨基底部（图 3-83）。

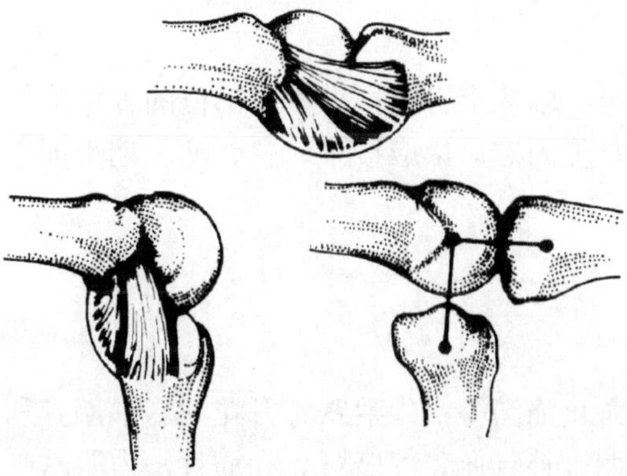

图 3-83 手指掌骨骨折

（1）掌骨头骨折：多为直接暴力所致，如握拳时掌骨头凸出直接承受的暴力作用。少数为挤压伤、切割伤和扭转暴力所致。

（2）掌骨颈骨折：多为作用于掌骨头的纵向暴力所致。远端骨折块屈向掌侧。尽管掌骨颈骨折多为横行骨折，但它实际上属于不稳定性骨折。因为掌侧骨皮质往往呈粉碎性骨折，复位后掌侧有骨缺损，再加上骨间肌的牵拉作用，容易复发错位及成角畸形。于畸形位愈合后，掌骨头突向掌侧，握物时可出现疼痛。

（3）掌骨干骨折：如处理不当，容易发生短缩、背向成角或旋转畸形。短缩严重者，屈、伸指肌及骨间肌张力失调，影响伸指功能。背侧成角畸形，轻者影响外观，重者影响骨间肌张力或导致指伸肌肌腱自发性断裂。旋转畸形带来的功能障碍更明显，握拳时手指会发生交叉。常见的掌骨干骨折有横行、斜行及粉碎性骨折。

1）横行骨折：多由直接外力造成。因骨间肌作用，通常会有背向成角移位。

2）斜行骨折：多由扭伤所致，最好发于第 4 掌骨。短缩及旋转移位成角移位更明显。第 3、4 掌骨斜行骨折，由于掌骨深横韧带的牵制，短缩移位相对较轻。而第 2、5 掌骨短缩及旋转移位均较明显。

3）粉碎性骨折：多由直接外力所致，掌骨短缩及旋转移位不明显，但软组织损伤常较重，因而损伤后软组织肿胀严重。

（4）掌骨基底部骨折：多由直接外力造成。少有侧方和短缩移位，可有旋转移位。由间接暴力所致基底骨折，多为关节内骨折，常合并有腕关节脱位。其中，第 5 掌骨基底部骨折背侧脱位最常见。

二、诊断思维

拇指掌骨骨折临床表现为第 1 掌骨基部向桡侧背侧突出，局部肿胀，有压痛及拇指活动受限。X 线检查可确诊。

掌骨头骨折多位于侧副韧带止点的远侧，为关节内骨折。

掌骨颈骨折多为横断骨折，骨折远端因骨间肌、蚓状肌及屈指肌的牵拉，向掌侧屈曲，骨折处向背侧成角畸形。掌指关节因手背伸肌肌腱的牵拉而过伸，近节指骨向背侧移位。

掌骨干骨折中的横行骨折由于骨间肌、蚓状肌和指屈肌肌腱的牵拉，一般多向背侧成角畸形。斜行骨折易发生短缩及轻度的旋转畸形，且合并有轻度向背侧成角。第 4、5 掌骨斜行骨折，因掌骨深横韧带牵拉，短缩较少，第 2、3 掌骨斜行骨折发生短缩及旋转相对较多。粉碎性骨折多伴有局部软组织严重损伤，但掌骨骨折多无明显移位。

三、治疗方略

掌骨骨折要求有正确的复位，合理而有效的固定。临床上必须根据不同部位的骨折给予不同的治疗，才可以防止出现手的功能障碍。骨折复位固定后，应按早、中、晚三期辨证用药治疗。

（一）非手术治疗

1. 中药治疗

早期宜活血化瘀、消肿止痛，内服七厘散或活血止痛汤等；外敷跌打万花油。中期宜和营生新、接骨续筋，内服驳骨丹或续骨活血汤；后期宜补气血、养肝肾、壮筋骨，内服六味地黄丸。解除固定后，可用骨科洗方熏洗患肢。

2. 手法复位

（1）Bennett 骨折：治疗拇指掌骨基底部骨折的方法甚多，高达二十余种，多数为非手术治疗。牵引和外展第 1 掌骨，同时向远端推挤掌骨基底桡背侧，即可复位。随后，在掌骨基底背侧置放一个软垫，裹敷石膏绷带，做成前臂石膏管型，将第 1 掌骨固定在外展位即可。软垫的作用是消除脱位趋势，维持复位到愈合。有些学者还设计了各种外固定支具，以控制掌骨基底部脱位，同时维持第 1 掌骨于外展位，所报道的效果均很好。

（2）Rolando 骨折：用管型石膏固定或皮牵引，常得不到满意效果，多需切开复位内固定。

（3）关节外骨折：横行骨折闭合复位容易，然后用前臂石膏管型制动 6 周。复位和固定时注意避免掌指关节过伸。嵌入骨折复位困难或解剖对位难于维持仍有成角移位者，不一定非手术治疗不可。掌骨即便有 20°～30° 背向成角移位，除外观局部隆起外，多无明显功能障碍。

（4）掌骨头骨折：多需手术治疗。

（5）掌骨干骨折

1）横行骨折：闭合复位多可获得成功。复位后要用掌、背侧石膏托固定，利用三点加压控制复发成角。石膏托远端需延伸到指端并将邻近健指包括在内，以有效地控制旋转。同治疗掌骨颈骨折一样，第 4、5 掌骨干骨折允许有轻度的背向成角移位，第 2、3 掌骨因没有腕掌关节屈伸活动代偿，不能遗有背向成角移位。同样角度的掌屈畸形，掌骨干骨折所致的掌骨头向掌侧隆凸程度要比掌骨颈骨折更明显。

2）斜行骨折：掌骨短缩 2～3mm 对功能无大影响，若无旋转移位，予以石膏固定托固定即可。

3）粉碎骨折：由于肿胀可使骨折错位，早期必须多放敷料加压包扎，外置石膏托制动。3 周后缩短石膏，开始活动指间关节。5 周后去除制动。

（6）掌骨基底部骨折：掌骨基底轻度旋转移位即可使手指明显偏斜。故有移位的或复位后不稳定的骨折，无论是闭合复位还是切开复位，均应做内固定。

（7）掌骨颈骨折：复位时，术者用一手握住患肢手掌，手指捏持骨折近端，另一手握住患指，将掌指关节屈曲 90°，使近节指骨基底托住掌骨头，使掌指关节侧副韧带处于紧张状态，此时沿近节指骨的纵轴推顶，同时用拇指将掌骨干向掌侧按压，即可矫正畸形。由于骨折端向背侧成角，往往错误地将掌指关节于背伸或伸直位牵引，加重掌骨头的屈曲畸形，使骨折难以整复（图 3-84）。

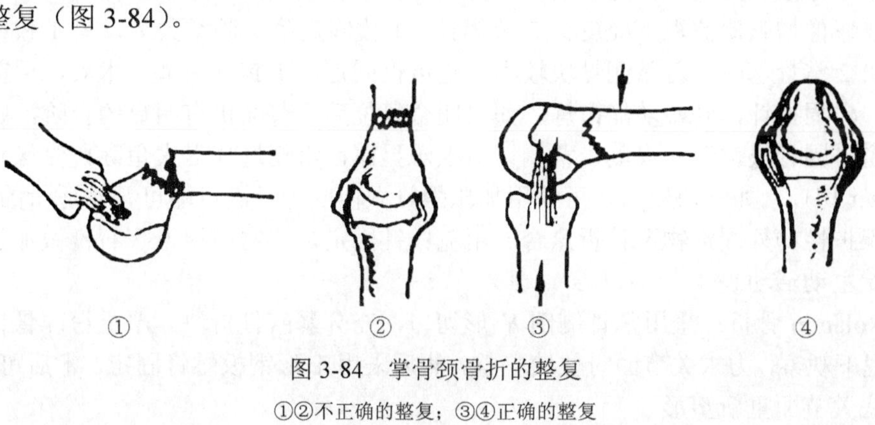

图 3-84 掌骨颈骨折的整复

①②不正确的整复；③④正确的整复

治疗过程中，忌用牵引手法整复掌骨颈骨折，对掌骨干骨折应纠正短缩、成角和旋转畸形，否则预后较差。

3. 固定方法

无移位骨折或移位、成角不明显者，可用夹板或石膏外固定，粉碎性掌骨头骨折固定2～3周，待肿胀消退后开始活动；其他骨折固定3～4周。移位较明显者，首先采用手法复位夹板或石膏外固定，通常在臂丛神经阻滞麻醉下，根据骨折的类型，在牵引下纠正成角畸形和侧方移位，放置分骨垫及压垫后，用夹板或石膏固定4周，亦可行指骨牵引，但要注意调整牵引方向。第1掌骨基底部骨折复位后用30°弧形外展夹板固定4周；第1掌骨基底部骨折合并腕关节脱位者，复位及固定同第1掌骨基底部骨折，但骨折多不稳定，可采用末节指骨牵引或外固定器固定，亦可行切开复位内固定术（图3-85）。

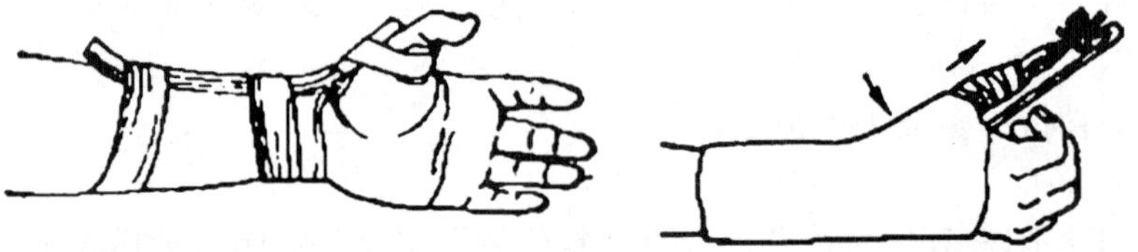

①　　②

图3-85　固定方法

①第1掌骨基底部骨折固定法；②第1掌骨基底部骨折脱位的石膏固定与拇指牵引

4. 功能锻炼

骨折固定后，应避免患指活动，可做肩、肘关节的运动。3～4周内第1掌骨各类型骨折不宜做腕掌关节的内收活动，掌骨颈骨折不能做伸指活动，第2～5掌骨干骨折不能做用力的伸指、握拳活动。4～6周骨折临床愈合后，可解除外固定，逐步加强手指和腕关节的功能锻炼，以主动活动为主，禁止做被动的扳拉活动。

（二）手术治疗

1. 拇指掌骨骨折

（1）Bennett骨折：闭合复位虽然容易，但要使关节面对合平整无台阶，并靠外固定物维持这一位置到骨折愈合却非易事。因此，在闭合复位成功之后穿针做内固定，不失为一种值得推荐的治疗方法。具体步骤是牵引、用拇指抵住掌骨基底。如果关节面光滑平整、无明显的台阶可在影像增强器监视下经皮穿2枚钢针，1枚固定第1腕掌关节，另1枚经掌尺侧骨折块穿入第2掌骨基底。若掌侧骨块较小，也可仅固定第1腕掌关节。术后，用前臂拇人字石膏固定。6周拔针，开始功能锻炼。如果闭合复位后关节面仍有明显的台阶，则需行切开复位内固定。因骨块位于掌尺侧，背侧切口很难显露，常规选择沿大鱼际桡侧缘和近侧缘走行的Wagner切口，如骨块较大，可使用加压螺钉做内固定，次日即可开始适量的主动活动，但应佩戴保护性的外固定物至骨折愈合。用克氏针固定，还需用拇人字石膏做加强。6周后拔针，开始主动活动。

（2）Rolando骨折：采用掌骨侧倒Y形切口，充分暴露骨折块。严重粉碎骨折需用骨牵引，在透视下观察，力求关节面对位较平整，然后采用T形钢板螺钉固定。术后可早期活动，使掌骨基底关节面重新塑形。

（3）关节外骨折：斜行骨折复位后仅用石膏管型不易控制位置时，可选择切开复位，加压螺钉固定或经皮穿针固定。

2. 手指掌骨骨折

（1）掌骨头骨折：单纯的骨折，可做切开复位，选择螺钉或克氏针固定。骨块过小，可切开取出。粉碎骨折无法整复，也不易维持位置，可用石膏托做短期外制动，以减轻疼痛待肿胀稍消后开始活动，在活动中依靠指骨基底完整的关节面来重新塑形掌骨头关节面。也可使用微型外固定架撑开关节间隙，牵拉韧带产生的张力可自动复位骨折块。

（2）掌骨颈骨折：原发损伤中掌骨头屈曲越严重，其颈部掌侧皮质粉碎性骨折程度越重，复位后位置越不容易维持。为此，可经皮穿针固定——克氏针由近及远斜行穿过骨折线，直抵掌骨头软骨下骨，将远侧、近侧骨折端固定在一起，或利用邻近掌骨作支架，在远侧、近侧骨折端各横穿一根克氏针，与邻近掌骨固定在一起。石膏托制动 6 周，可开始功能锻炼。若错位的掌骨头已脱离近侧骨折端，闭合复位不成功者，可切开复位钢板螺钉内固定。术后可进行早期活动。

掌骨颈骨折掌屈畸形愈合，有功能障碍者，如掌骨头突向掌侧、握物不便等，或因屈伸肌肌腱张力失去平衡，出现爪状指畸形者，需手术矫正（图 3-86）。

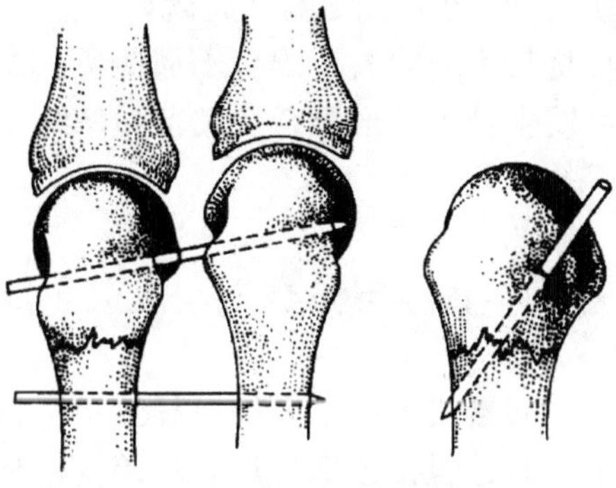

图 3-86 掌骨颈骨折

（3）掌骨干骨折

1）横行骨折：掌骨干骨折后手背软组织肿胀多较严重。为了有效地维持复位，可经皮穿针固定。如做髓内穿针，可屈曲掌指关节经指伸肌肌腱腱帽将钢针穿入掌骨头，再过骨折线至近侧骨折端，充分屈腕后将针从腕背穿出，将针的远端逐渐没入掌骨头、脱离指伸肌肌腱和掌指关节，以便术后进行早期活动。髓内穿针对控制成角移位有一定作用，但不能控制旋转，还需靠外固定解决。骨折复位后，经远侧骨折端横穿钢针到邻近的正常掌骨做内固定，也是可行方法。它特别适用于第 2 或第 5 掌骨骨折。

闭合复位困难或开放性骨折，可做切开复位，然后用环抱器、钢板螺钉或克氏针固定。前两者，可进行早期活动。

2）斜行骨折：经皮穿针固定斜行骨折，操作困难，很难成功。若移位较多，需切开复位加压螺钉固定。髓内穿针不能控制斜行骨折短缩及旋转移位。利用邻近掌骨横穿钢钉固定，常使骨折端分离，发生延迟愈合或不愈合。

3）粉碎性骨折：若骨折粉碎严重并有错位，可经皮穿针，利用邻近掌骨做固定或是切开复位外固定架固定。

多发掌骨骨折视为不稳定性骨折，可根据软组织条件选择内固定或外固定架制动。

（4）掌骨基底部骨折：移位骨折可做经皮穿针固定，复位后不稳定的骨折可用克氏针、外固定架或钢板螺钉固定。

四、预防与调护

复位固定后，应密切观察患部血运情况，及时调整夹板松紧度，压垫不宜过厚过硬，以免引起压迫性溃疡。手指要保持适当的位置，以防造成重新移位、骨折畸形愈合及关节僵硬。此类骨折如果复位良好，固定正确，护理得当，一般都可痊愈，预后较好。但如果整复不当或固定不良，可造成掌指关节创伤性关节炎。

（李洪涛）

指骨骨折

指骨骨折为手部最常见的骨折，古称竹节骨骨折。指骨近节、中节或远节均可发生骨折，可单发或多发，多见于成年人。指骨骨折后，骨折端受附着肌腱和肌肉的牵拉，易引起成角和移位，其成角的方向和移位的大小，取决于损伤的性质和肌力牵拉的方向。指骨骨折和其他部位的骨折一样，其发生机制和治疗原则是完全相同的。但手是非常精细的运动器官，要采取比治疗其他部位的骨折更慎重的态度，有必要对指骨骨折进行早期治疗、完全固定和早期活动。在治疗过程中，既要注意充分固定又要适当活动。骨折固定时，尽量避免累及健指，且将其附近的关节维持于屈曲位，这样既有利于骨折复位又可防止关节挛缩。如果处理不当，可发生骨折畸形愈合、关节囊挛缩、肌腱粘连，导致关节功能障碍甚至关节僵直，严重影响手的功能。

一、病因与分类

间接或直接暴力均可导致指骨骨折，以直接暴力所致为多见，常为开放性骨折。骨折多呈横断、斜行、螺旋形和粉碎性，常波及关节面。闭合性骨折以横断骨折较多见，斜行骨折次之。

（一）近节及中节指骨骨折

近节指骨在第3节指骨中最易发生骨折，多由间接暴力所致，以骨干骨折较多见。间接暴力常常是在手指处于过度伸直位发生，直接暴力打击于手指背侧也可导致骨折。骨折近端因受骨间肌、蚓状肌的牵拉而向掌侧移位，骨折远端受伸指肌肌腱的牵拉向背侧移位，造成典型的向掌侧成角畸形。若近节指骨颈部骨折，因受伸指肌肌腱的牵拉，远端可向背侧旋转达90°，使远端的背侧与近端的断面相对，妨碍骨折的整复。中节指骨骨折多由直接暴力打击引起，多为横断骨折；间接暴力引起的骨折多为斜行或螺旋形。由于骨折部位的不同，移位方向也不同，并发生不同的畸形。如果发生在指浅屈肌肌腱止点的近侧，近折端受指背腱膜中间腱的牵拉，远折端受指浅屈肌肌腱的牵拉，形成向背侧成角畸形。如发生在指浅屈肌肌腱止点的远侧，近折端因指浅屈肌肌腱的牵拉移位向掌侧，形成骨折端向掌侧成角畸形（图3-87）。

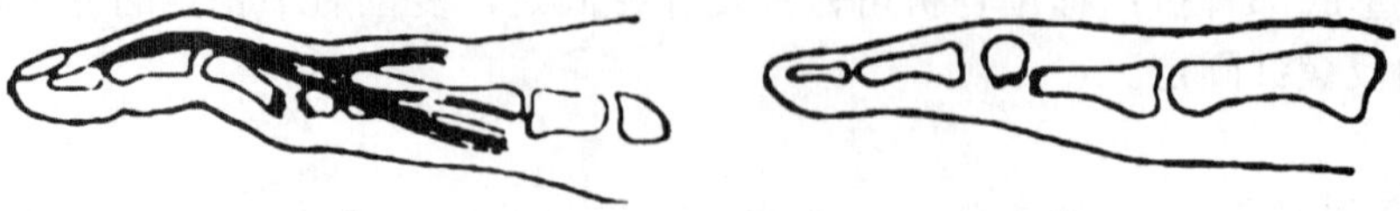

① ②

图3-87 移位方式

①近节指骨骨折的移位；②指骨颈骨折的移位

（1）指骨头骨折：又称指骨髁骨折。骨折线自指骨头关节面中部向指骨颈或指骨干的一侧斜行，使一侧髁断裂，称单髁骨折；若斜向两侧骨折线呈∧形，使两侧髁断裂为双髁骨折。骨折块多为三角形，无论移位与否，都为不稳定骨折，因为有侧副韧带牵拉，有侧方和短缩移位趋势。

（2）指骨颈、干骨折：为关节外骨折，分为稳定与不稳定两型。无侧方和成角移位的骨折及远近断端相互嵌插的横行骨折为稳定型骨折，反之为不稳定型骨折。

（3）指骨基底骨折：近节指骨基底关节外骨折多为横行骨折，常发生于小指，可有掌向、侧方成角移位，旋前移位及短缩移位。

（二）远节指骨骨折

远节指骨位于手的最远端，与外界接触频繁，损伤机会也多。远节指骨骨折发生概率占手部骨折首位，远节指骨背侧有坚韧的甲板及甲床，掌侧有呈放射状的纤维束连接皮肤，形成致密的网状结构。上述因素对远节指骨骨折都具有稳定作用，可减少骨折移位的发生。但骨折出血也会因此导致软组织压力过高，手指出现剧烈的跳动性疼痛，远节指骨骨折多数由压砸伤所致，常见者有纵行、粉碎性及横行骨折。纵行劈裂很少有明显的移位。接近指骨基底的横行骨折，常有成角移位。粉碎性骨折多发生于指甲粗隆部。

（1）指甲粗隆骨折：多为开放性骨折，伴有严重的软组织损伤。

（2）基底横行骨折：属关节外骨折，多有背向成角移位。严重者远侧骨折端向背侧脱位，导致甲床撕裂，并使甲板近端与甲床分离，甲根从甲后皱襞翘出。

（3）基底背侧骨折：为关节内骨折，以无名环指常见。骨折块大小不等，多呈三角形。因指伸肌肌腱止点附着于此，骨折后背侧骨折块多向背侧、近端移位。在失去了指伸肌肌腱平衡作用以后，指屈肌肌腱牵拉末节指骨，使末节屈曲，手指呈槌状，因此又称为槌状指（mallet finger）。损伤机制有二：①作用于指端的暴力强力屈曲远节指骨，附着于指骨基底背侧的指伸肌肌腱则强力背伸指骨，两者相互拮抗，结果往往是基底背侧撕脱性骨折；②暴力纵向传导，使远节指骨基底与中节指骨头相互撞击，导致基底一侧骨折，后者常并发有关节掌侧脱位或半脱位。

（4）基底掌侧骨折：在用力屈指时突然受到强力伸直暴力时可造成末节指骨基底掌侧屈肌肌腱止点处撕脱骨折，因常见于橄榄球运动员而受到重视。Leddy 将其分为三型：一型，指深屈肌肌腱止点损伤，近端回缩至手掌处；二型，指深屈肌肌腱止点损伤伴小的撕脱骨块，回缩至指浅、深屈肌肌腱交汇处；三型，骨块较大，无移位或仅移位至 A1 鞘管入口处（图 3-88）。

二、诊断思维

（1）指骨骨折后可有局部疼痛、肿胀，手指屈伸功能受限。

（2）骨折移位明显时，近节、中节指骨骨折可伴有成角畸形，末节指骨基底部背侧撕脱性骨折可伴有槌状指，手指不能主动屈伸。移位骨折还可触及骨擦音及异常活动。

（3）指骨正侧位 X 线摄片检查可明确骨折部位和骨折类型，对于儿童近节指骨基底部骨折常表现为骨骺分离，应予特别注意。

诊断时应注意分清骨折的部位，不同的部位可形成不同的畸形。

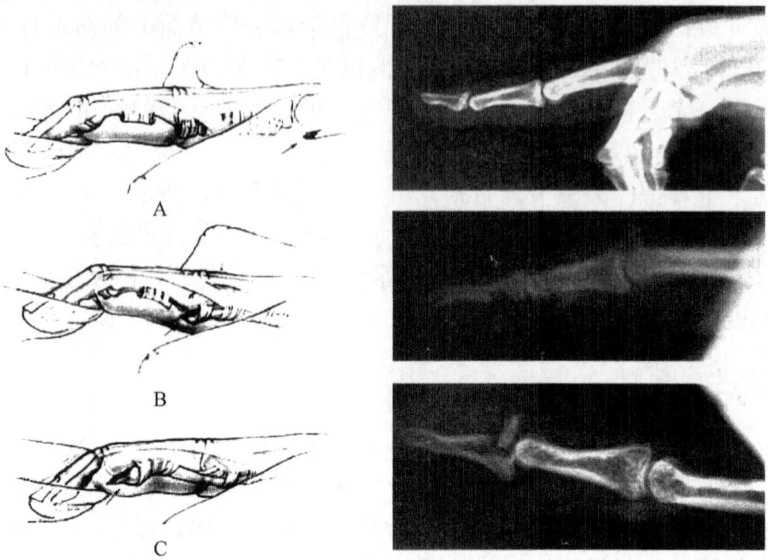

图 3-88 基底掌侧骨折

本病应与指间关节脱位、伸肌腱断裂相鉴别。①指间关节脱位：近关节部肿痛、活动障碍；指间关节弹性固定在伸直位；X线检查可确诊。常伴有撕脱性骨折。②指伸肌肌腱断裂：指背侧疼痛，伸指功能障碍，被动活动正常；X线片无骨折征。

三、治疗方略

指骨骨折必须尽量做到解剖复位，不能有成角、旋转、重叠畸形，以免愈合后造成手指功能障碍。对于闭合性骨折，可用手法复位、夹板固定。对于开放性骨折，应彻底清创，力求伤口一期愈合，复位后手指尽量固定在功能位。骨折固定后应按早、中、晚三期辨证用药治疗。

（一）非手术治疗

1. 中药治疗

早期宜活血祛瘀、消肿止痛，内服七厘散或肢伤一方。中期宜和营生新，接骨续筋，内服肢伤二方、八厘散或接骨丹。后期若无兼证，可不服药物。解除固定后，可用骨科洗方或八仙逍遥汤煎水熏洗患手。

2. 手法复位

（1）近节及中节指骨骨折

1）指骨头骨折：首选切开复位内固定。对于很小的撕脱性骨折，如关节无侧方不稳定可无须处理，否则需伸直位固定或骨块切除和韧带修复。

2）指骨颈、干骨折：稳定型骨折不需特殊固定，可用胶带将伤指与邻指绑缚在一起，直到骨折愈合。固定期间，手指可做主动屈伸活动，但不可负重，并定期复查X线片，最初应每周1次。不稳定型骨折应予以有效的固定，方法依伤而定。横行骨折可用铝托或石膏托外固定。背向成角移位的横行骨折，多将手指固定于伸直位。掌向成角移位，多取功能位。斜行及螺旋形骨折，若短缩及旋转移位不大，复位后又较稳定，也可使用石膏托外固定，但一定要将邻指包括在内，以控制伤指的旋转。

3）指骨基底骨折：由于近侧骨折段比较短，复位时不易维持，故应将掌指关节屈曲90°以稳定近侧段，然后再牵引远侧段，并旋后和掌屈，与近侧段对合。复位后用石膏托固定。

（2）远节指骨骨折

1）指甲粗隆骨折：没有移位的骨折及粉碎性骨折，无须特殊治疗。局部可稍加包扎以保护伤指，减少疼痛。包扎过紧反而增加疼痛。肿痛缓解，即可开始活动。横行成角移位骨折，闭合整复后用细钢针固定，或用铝托、塑料托固定远节及中节手指，但注意不能妨碍近侧指间关节活动。

2）基底横行骨折：通常可闭合复位，然后用铝托固定。

3）基底背侧骨折：无明显移位或骨折块不超过基底关节面1/3，可行闭合复位——伸直或稍过伸远侧指间关节对合骨折断端，透视检查复位满意再用支具固定。传统的方法是将手指固定于近指间关节屈曲45°，远指间关节处于轻度背伸位。近来认为这种固定方式并无过多益处。反而有近节活动受限和远节背侧皮肤压迫坏死的风险。因此推荐仅将末节固定于伸直位即可6周后检查，如果末节仍呈屈曲状，继续固定2～4周。然后开始活动锻炼（图3-89）。

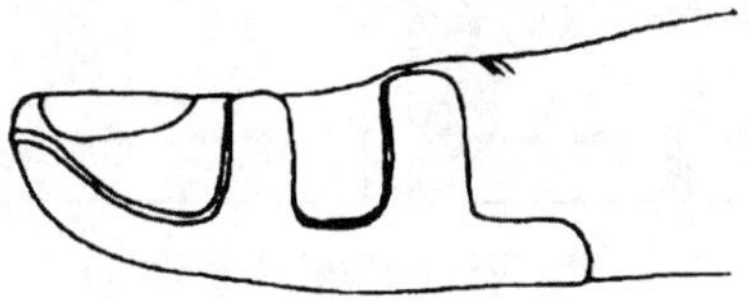

图3-89 基底背侧骨折

4）基底掌侧骨折：应手术治疗。

3. 固定方法

骨折复位后，患指应固定于功能位，不能将手指完全伸直固定，以免引起关节囊和侧面韧带的挛缩，造成关节僵直。无移位骨折时，可用夹板或铝板固定于功能位3周左右。

（1）近节指骨干或指骨颈的移位骨折，复位后应根据成角畸形放置平垫，在掌背侧各放一小夹板，若有侧方移位可在内外侧各放一小夹板，其长度相当于指骨，不宜超过指间关节，然后用胶布固定。对于有向掌侧成角的骨折，可用裹有3～4层纱布的小圆柱状固定物，手指屈在其上，使手指屈向舟状骨结节，以胶布固定，外加绷带包扎。如有侧方成角或旋转畸形，还可利用邻近指骨固定患指。

（2）中节指骨骨折复位后，骨折部位在指浅屈肌肌腱止点的近侧者，手指不宜在伸直位固定过久，以免造成关节侧副韧带挛缩及关节僵直。骨折部位在指浅屈肌肌腱止点的远侧者，固定方法同近节指骨骨折。

（3）远节指骨末端或指骨干骨折复位后，可用夹板固定于功能位。末节指骨基底背侧撕脱性骨折复位后，可用塑形夹板固定患指近侧指间关节于屈曲位，远侧指间关节于过伸位6周左右。

复位固定后，应抬高患肢，以利于消肿。经常检查外固定有无松动，特别应注意防止出现旋转畸形。定期复查X线片，以了解骨折愈合情况。严密观察指端血液循环，防止感染或坏死。固定时间不宜过长，否则易造成肌腱粘连或关节僵硬，影响手指的屈伸功能。解除固定后应及时指导功能锻炼。

功能锻炼：复位固定后应避免患指的活动，可以进行健指和肩、肘关节的活动；解除外固定后，患指应尽早进行功能锻炼。关节内骨折固定3周后，即应开始关节功能锻炼，以免影响关节功能的恢复。

（二）手术治疗

1. 近节及中节指骨骨折

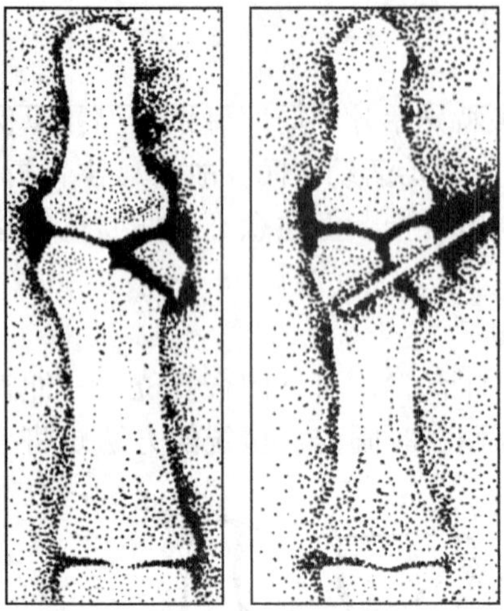

图 3-90　指骨头骨折

（1）指骨头骨折：治疗首选切开复位内固定。切口从关节侧方进入，清理骨折断端，复位后用平行 K 针或加压螺钉固定。有时，骨折块呈矩形，体积较小，移位不大，也相对稳定，可予以闭合复位和伸直位外固定治疗。对于很小的撕脱性骨折，如关节无侧方不稳定可无须处理，否则需伸直位固定或骨块切除和韧带修复（图 3-90）。

（2）指骨颈、干骨折：闭合复位经皮穿针内固定或切开复位螺钉或克氏针内固定。

（3）指骨基底骨折：有时，骨断端之间嵌入软组织，妨碍闭合复位，需行切开复位内固定。关节内骨折分为粉碎与边缘骨折两型。前者为关节外骨折的延续，指骨基底在与骨干分离之后自身又碎成两块或多块，骨折线呈 T 形。如骨块大，可行切开复位内固定，否则只能予以牵引外固定治疗。后者为撕脱性骨折。小的撕脱性骨折无须处理。有移位且骨折块大于关节面 25%时，可经皮穿针固定。

中节指骨基底骨折多为关节内骨折。掌侧基底骨折多并发关节背侧脱位。根据关节面受累范围，Hastings 和 Carrol 将其分为以下三型。

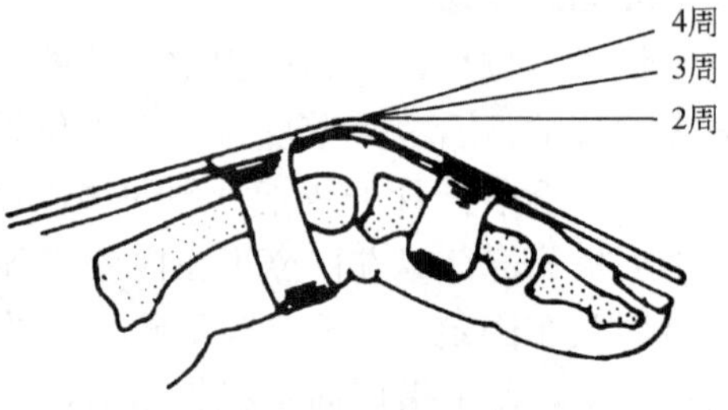

图 3-91　支具屈曲角度调整

一型：稳定型。受累面积<30%。常用伸直阻挡技术处理，使用背侧支具将近侧指间关节固定于屈曲 60°位，控制背伸，不控制屈曲。以后每周将支具屈曲角度减少 15°（图 3-91）。

二型：轻度不稳定型。受累面积达 30%～50%。治疗方法最多，包括伸直阻挡技术、牵引、外固定技术经皮固定、切开复位内固定及掌板成形术等。掌板成形术主要用于近指间关节面的重塑。手术的前提条件是近节指骨头关节面正常。掌侧切口进入，切除部分 A2～A4 鞘管，牵开屈肌肌腱，于最远端处掀起掌板。沿掌板外侧缘切开侧副韧带。向近端掀起掌板，切除大部分侧副韧带结构，显露关节面。常会发现中节指骨基底存在不对称的缺损，为了避免术后出现侧方成角畸形，需要用微型磨钻在中节指骨基底掌侧面做一个对称的骨槽，要保证其深度足以容纳掌板的厚度。然后采用抽出式缝合法将掌板缝合固定在骨槽之内。用 1 枚 1mm 直径的克氏针将近指间关节固定于屈曲 20°位。3 周后拔出克氏针，4 周后抽出缝合线或缝合钢丝，开始功能训练。

三型：不稳定型。受累面积>50%，建议切开复位内固定治疗，4～6 周后开始功能锻炼。背侧基底骨折较少见。如骨折移位小于 2mm 或撕脱性骨块较小无法行内固定，可用支具将关节固定于伸直位，6 周后开始功能锻炼，否则，行切开复位内固定。侧方基底骨折少见，常伴发侧副韧带损伤。

2. 远节指骨骨折

（1）指甲粗隆骨折：当断端间有软组织嵌塞时，闭合复位则不能成功，需切开复位。开放性骨折，清除碎骨折块要适度，以免骨缺损过多影响骨折愈合和甲板的正常生长。

（2）基底横行骨折：有甲根翘出者，应做手术治疗——拔甲、清创、骨折复位、修补甲床、还纳甲板和施行外固定。术后处理同闭合性骨折。

（3）基底背侧骨折：移位明显、关节脱位、大于基底关节面的骨折，需切开复位内固定。固定方法很多，包括切开复位两根或多根克氏针固定（Hamas，1978；Stark，1987；Takami，2000）、切开复位克氏针关节固定加可抽出钢丝骨折块固定（Damron and Engber，1994；King，2001）、切开复位张力带固定（Bischoff，1994）、切开复位克氏针关节固定加可抽出钢丝捆扎固定（Baize and bain，1999）、切开复位微型骨锚固定（Valenti and Merle，1992），切开复位微型螺钉固定（Kronlage and Faust，2004）、闭合复位伸直阻挡技术（石黑法）单针贯穿技术等。后两者最为实用。

闭合复位伸直阻挡技术（石黑法）适用于新鲜骨折。屈曲末节，一手拇指向远端推挤骨折块，使之复位。用 1 枚直径 0.8～1.0mm 克氏针于骨块近端、经指伸肌肌腱穿入中节指骨，维持骨块位置；伸直末节，透视下确认复位满意后，用 1 枚 1.0mm 克氏针固定远指间关节。

（4）基底掌侧骨折：应早期行手术治疗，将撕脱的骨折块复位后以不锈钢丝做抽出式缝合。术后用支具将手指固定于屈曲位，4 周可开始功能锻炼，6 周拔除钢丝。如骨块较大，可选择螺钉固定。

如早期失去治疗机会，病程在 1 个月以上，若肌腱及撕脱骨折块回缩较多，肌肉多有痉挛，即便勉强将撕脱骨块缝回原位，术后伤指也多不能充分伸直。此时可考虑做远指间关节融合术。

四、预防与调护

远节指骨骨折，在愈合过程中，不可能有大量的外骨痂出现，在观察 X 线片时，只要骨折线较为模糊，临床症状已无疼痛，即说明骨折已愈合，不应因看不到明显骨痂即认为骨折尚未愈合，而长期进行固定。开放性骨折应彻底清创，争取一期愈合。除位于指浅屈肌肌腱止点近侧的中节指骨骨折外，其余应固定于功能位，以免引起关节囊和侧副韧带挛缩，而造成关节僵硬。固定后，要抬高患肢，以利于消除肿胀，在不影响患指移位的情况下，活动其余手指，防止其发生功能障碍。

（李洪涛）

第三节 下肢骨折

股骨颈骨折

股骨颈位于股骨头与粗隆部之间，主要由骨松质构成，直径为 2～3cm，有支撑躯干、扩大运动范围的作用。股骨颈和股骨干两轴线之间形成一个内倾角，称为颈干角，正常值在 110°～140°，颈干角随年龄的增长而减小，儿童平均为 151°，而成人男性为 132°，女性为 127°。颈干角大于正常值为髋外翻，小于正常值为髋内翻。股骨颈的中轴线与股骨两髁中点间的连线形成一个角度，称前倾角或扭转角，为 12°～15°。治疗股骨颈骨折时，必须注意恢复正常的颈干角和前倾角，否则会引起髋内翻或外翻，遗留髋关节畸形，影响髋关节的功能和正常步态。股骨头、颈部的血运主要来自三个途径：①关节囊的小动脉来源于旋股内动脉、旋股外动脉、臀下动脉和闭孔动脉的吻合部到关节囊附着部，分为骺外动脉、上干骺端动脉和下干骺端动脉，进入股骨颈，供应股骨颈和大部分股骨头的血运。②股骨干滋养动脉仅达股骨颈基底部，小部分与关节囊的小动脉有吻合支。③圆韧带的小动脉较细，仅供应股骨头内下部分的血运，与关节囊小动脉之间有吻合支。此三条血管均比较细小，且股骨头的血液供应主要依靠关节囊和圆韧带的血管。由于股骨头、股骨颈的血运较差，因此，在临床治疗中存在骨折不愈合和股骨头缺血两个主要问题。

一、病因与分类

（一）病因

股骨颈骨折常发生于老年人，女性略多于男性，随着人们寿命的延长，其发病率日渐增高。由于股骨颈部细小，处于疏松骨质和致密骨质交界处，负重量大，又因老年人肝肾不足，筋骨衰弱，骨质疏松，即使受轻微的直接外力或间接外力，如平地滑倒，髋关节旋转内收，臀部着地，便可引起骨折。青壮年、儿童发生股骨颈骨折较少见，若发生该骨折，必因遭受强大暴力所致，如车祸、高处坠下等。此种股骨颈骨折患者，常合并有其他骨折甚至内脏损伤。与其他骨折相比，股骨颈骨折具有一些明显的特点：患者多为老年人，部分患者伤前可能患有高血压、心脏病、糖尿病或偏瘫等疾病，因此死亡率较一般骨折患者高。由于解剖部位的特点，骨折部位常承受较大的剪应力，影响内固定的效果和骨折的愈合，不愈合率高，老年人常因骨质疏松而使内固定失效。又由于股骨头血供的特殊性，骨折后导致主要供血来源阻断，不仅影响骨折愈合，而且可能发生股骨头坏死，发生率为 20%～40%。以上特点表明，股骨颈骨折是临床上处理相当复杂的一种损伤。

（二）骨折分类

为了更好地估计预后，选择更适合的治疗手段，对股骨颈骨折做以下分类。

（1）按其部位之不同分类，可分为头下型、颈中型和基底型三种（图 3-92）。

1）头下型：骨折线位于头颈交界处。骨折后，股骨头的血液供应大部分中断，只有圆韧带内的小凹动脉存在。因此，此型骨折愈合困难，易发生股骨头缺血坏死。

2）颈中型：骨折线通过股骨颈中段。于旋股内侧动脉分支、骺外侧动脉、干骺端上下侧动脉，能经关节囊的滑膜下进入股骨颈，供应股骨头的血液循环，故而此类骨折尚能愈合。

3）基底型：骨折线位于股骨颈与大转子之间，由于骨折部位血液供应良好，骨折易愈合。

前两种骨折的骨折线在关节囊内，故称囊内骨折；基底部骨折因骨折线的后部在关节囊外，故又称囊外骨折。移位多的囊内骨折，股骨头脱离了来自关节囊及股骨干的血液供应，以致骨折近端缺血，不但骨折难以愈合，而且容易发生股骨头缺血性坏死。股骨颈的骨折线越高，越易破坏颈部的血液供应，因而骨折不愈合、股骨头缺血性坏死的发生率就越高。基底部骨折因骨折线部分在关节囊外，而且一般移位不多，除来自股骨干髓腔的滋养血管的血供中断外，由关节囊来的血运大多完整无损，不受影响，骨折近端血液供应良好，因此骨折不愈合和股骨头缺血性坏死的发生率较低。

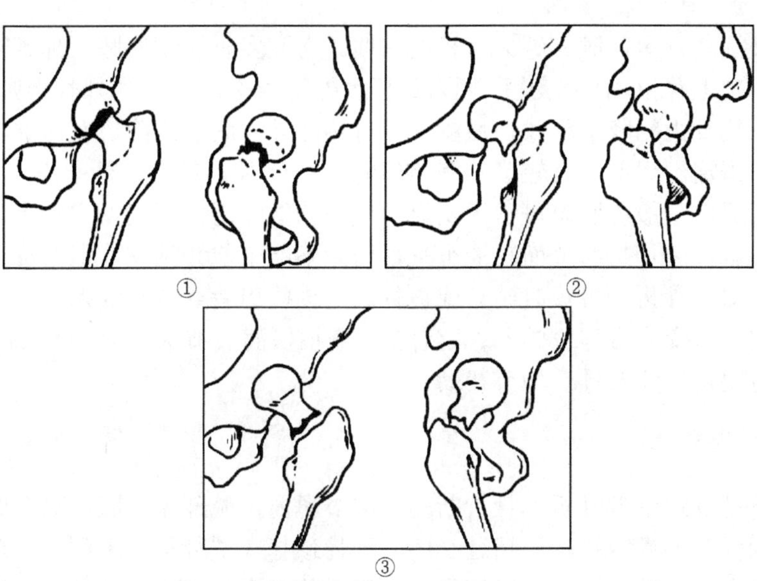

图 3-92 按骨折部位分类

①头下型；②颈中型；③基底型

（2）按骨折线走行分类：骨折线与股骨干纵轴的垂直线（水平线）所形成的倾斜角称为Linton角。根据Linton的不同将骨折分为以下三类。它反映了骨折所受的剪应力的大小。

1）股骨颈外展骨折：在受伤跌倒时处于外展位，两骨折端呈外展关系，颈干角加大，断端嵌插，位置较稳定，血运破坏较少，Linton角<30°。此类骨折剪应力小，故愈合率高。

2）股骨颈中间型骨折：股骨头前屈，使骨折向前凸成角，并有前缘分离。Linton 角在30°～50°，骨折位置不完全稳定，为过渡到内收型的中间阶段，多为颈中型骨折。

3）股骨颈内收骨折：在受伤跌倒时处于内收位，股骨头呈内收，骨折远端向上移位，Linton角>50°。此类骨折剪应力大，不稳定，多有移位，因而愈合率较前者低，股骨头坏死率高。临床上内收型骨折较多见，外展型骨折比较少见（图 3-93）。

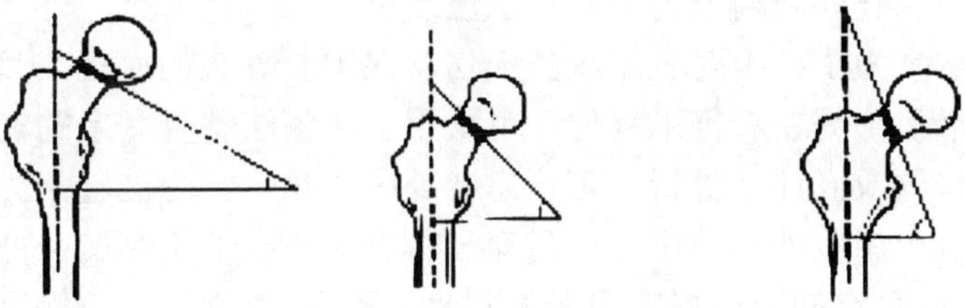

① ② ③

图 3-93 按骨折线走行分类

①外展型；②中间型；③内收型

二、诊断思维

（一）诊断要点

老年人跌倒后诉髋部疼痛，不敢站立和行走，应首先考虑到有股骨颈骨折的可能。有移位的骨折患肢外旋、缩短，髋、膝关节轻度屈曲。伤肢多有屈髋屈膝、外旋畸形。因骨折远端受肌群牵拉而向上移位，伤肢变短。囊内骨折足外旋45°～60°，囊外骨折则外旋角度较大，常达90°，并可扪及大粗隆上移。伤后髋部除有疼痛外，腹股沟附近有压痛，在患肢足跟部或大粗隆部有叩击痛。局部可有轻度肿胀，但囊内骨折由于有关节囊包裹，局部血液供应较差，其外为厚层肌肉，故肿胀瘀斑常不明显。患髋功能障碍，不能站立行走。特别是内收不稳定型骨折的患者，因骨折移位而功能丧失，伤后不能坐起和站立，但有部分外展型无移位的骨折，尤其是嵌插骨折仍可短时站立或跛行。对这些患者要特别警惕，不要因遗漏诊断而使无移位的稳定骨折变为有移位的不稳定骨折。需拍摄髋关节X线片以明确骨折部位、类型和移位情况，对决定治疗及预后均有帮助。

（二）鉴别诊断

股骨颈头下型及颈中型骨折，骨折断端在关节囊内，髋部无肿胀，只有股三角处肿胀，下肢外旋畸形因受关节囊阻拦，不超过70°。股骨颈基底型骨折，断面在关节囊外，髋部有明显肿胀，局部有出血性瘀斑，因远侧骨折端不受关节囊阻碍，下肢外旋畸形可达90°，患足外侧缘与床面相接触。

三、治疗方略

本病应按照骨折的时间、类型和患者的全身情况等决定治疗方案。新鲜无移位骨折或嵌插骨折不需复位，但患肢应制动；移位骨折应尽早给予复位和固定；陈旧性股骨颈骨折可采用髋关节重建术或改变下肢负重力线的切骨术，以促进骨折愈合或改善功能。

（一）非手术治疗

（1）屈髋屈膝法：患者仰卧，助手固定骨盆，术者握其腘窝，并使膝、髋均屈曲90°，向上牵引，纠正缩短畸形。然后伸髋内旋外展以纠正成角畸形，并使骨折面紧密接触。复位后可做手掌试验，如患肢外旋畸形消失，表示已复位。

（2）牵引复位法：为了减少对软组织的损伤，保护股骨头的血运，目前多采用骨牵引逐步复位法。若经骨牵引1周左右仍未复位，可采用上述手法整复剩余的轻度移位。

固定方法：无移位或嵌插型骨折，可让患者卧床休息，将患肢置于外展、膝关节轻度屈曲、足中立位。为防止患肢外旋，可在患足穿一带有横木板的丁字鞋。亦可用轻重量的皮肤牵引固定6～8周。在固定期间应嘱咐患者做到“三不”：不盘腿，不侧卧，不下地负重。有移位的新鲜股骨颈骨折，可采用股骨髁上骨牵引，这样能早期离床活动，从而减少因卧床而发生的合并症。

（二）手术治疗

有移位的股骨颈骨折，均宜及时地做闭合复位内固定术。股骨颈骨折早期进行复位内固定，可使骨折引起的血管扭曲、受压及痉挛得到迅速恢复，有利于血管的连续性得到重建。随着C臂X线机的运用，内固定材料的改进和手术操作水平的提高，股骨颈骨折的闭合复位内固定的治愈率已有显著的提高，其骨折不愈合和股骨头坏死率逐步下降。有学者对螺钉内固定和人工股骨头置换两组患者进行对比评价，发现两组患者的并发症发生率、再手术率、下床活动时间和远期功能评分均无显著性差别，内固定具有损伤小的优点，应作为股骨颈骨折首选的治疗方法。还有学者提出，由于闭合复位经皮内固定麻醉和手术风险小，更适宜75岁以上高龄老年人的股骨颈骨折。

常用内固定方法有单针内固定、多针内固定、加压螺钉或加压空心钉内固定、滑动式内固定等。为了促进骨折愈合，增加股骨头部的血液供应，可在切开复位内固定的同时，利用带肌蒂或血管蒂的骨瓣植入骨折部位，有利于缺血的股骨头再血管化。对年龄较轻的患者，除可予重新复位、带肌蒂或血管蒂的骨移植及内固定术之外，还可选择髋部截骨术以恢复下肢负重和行走的功能，包括股骨粗隆间移位截骨术、股骨粗隆下外展截骨术、股骨转子下嵌插截骨术（孟氏截骨术）等。

人工假体置换术为股骨颈骨折的治疗提供了一个可供选择的方法，应用得当，可取得满意的疗效。因为人工假体手术能使患者早期下床，生活自理，减少因卧床而带来的并发症，还避免了股骨颈骨折不愈合和股骨头缺血坏死两大并发症。近年来由于材料技术的不断改进，手术技巧的进步，假体应用日益广泛。但假体的使用寿命有限，因此施行置换的对象又不得不受年龄的限制。早期有并发感染（发生率为 2%～10%）、深静脉栓塞（发生率国内为40%）、脱位的可能，若为深部感染，虽经大剂量抗生素的应用，关节穿刺引流等，往往难以奏效，常需取出假体后才能完全控制症状。由于人工假体不可能具备人体关节结构的生物性能，不可避免会出现一些晚期并发症，随着时间的推移，其晚期并发症会逐渐增多，如假体下沉、松动、断裂，髋臼磨损，关节周围异位骨化等。有时还不得不进行复杂的翻修手术，给本来就年老体衰的患者带来更大的创伤。所以在临床上应严格适应证的选择，严格手术操作，以期取得较好的效果。对人工假体置换的适应证目前尚缺乏一致的认识，一般认为应根据患者年龄、骨折类型、伤前的健康状况及患者的经济承受能力等全面进行考虑。因考虑人们生活水平的提高、寿命的延长、对生活质量的要求，许多文献提出应为 65 岁以上，也有提及在 70 岁以上的。骨折的类型应限于骨折局部有严重移位、头下型骨折、股骨颈后方粉碎性骨折等。人工髋关节置换包括人工股骨头（半髋）和全髋关节置换（全髋）两种。

（三）中医辨治

早期宜活血化瘀，消肿止痛，方用桃红四物汤加三七等。若有大便秘结、脘腹胀满等症状，可酌加枳实、大黄等通腑泄热。中期宜舒筋活络，补养气血，方用舒筋活血汤。后期宜补益肝肾，强壮筋骨，方用壮筋养血汤。

（四）练功活动

应积极进行患肢股四头肌的舒缩活动，以及踝关节和足趾关节的屈伸功能锻炼，以防出现肌肉萎缩、关节僵硬及骨质脱钙现象。解除固定和牵引后，逐渐加强患肢髋、膝关节的屈伸活动，并可扶双拐不负重下床活动。以后每 1～2 个月拍 X 线片复查一次，直至骨折坚固愈合，股骨头无缺血性坏死现象时，方可弃拐逐渐负重行走，一般需半年左右。

四、预防与调护

固定期间应注意预防长期卧床的并发症，加强护理，防止发生压疮，并经常按胸、叩背，鼓励患者咳嗽排痰，以防发生坠积性肺炎。伤后数天疼痛减轻后，应行患肢屈伸活动，但要防止盘腿、侧卧及负重。对于骨质疏松者，大约需 6 个月才可逐渐过渡到负重活动。

五、并发症及处理

（1）骨折延迟愈合或骨不连。股骨颈骨折愈合较缓慢，平均需要 5～6 个月，如果 6 个月以后仍不愈合，即为骨折延迟愈合，1 年以上仍无任何骨痂形成，则为骨不连接已形成。股骨颈骨折延迟愈合和骨不连接的致病原因是多方面的，除骨折本身条件不良，如局部血运差，骨折端产生的应力等原因外，还与治疗措施不当、固定不良或不合理、不适当的活动等因素有关。

临床表现为髋部轻度疼痛，患肢无力和不敢负重，患肢短缩，髋关节旋转活动受限。X 线片上显示软骨成骨的骨痂出现晚，骨折间隙明显，断端可见吸收现象。若为骨不连接，X 线片显示骨折线清晰可见，骨折线可见硬化缘，有的可见股骨头移位，股骨颈内倾角逐渐变大，颈干角变小。

骨折半年出现骨折延迟愈合者，应寻找引起骨折延迟愈合的原因，并予以纠正。给予中药接骨续筋、补益肝肾法治疗。如为中青年患者，可争取尽早地予以重新复位，施行带肌蒂或带血管蒂的骨移植及内固定术。术后最后穿丁字鞋 6～8 周，并配合中药治疗。对骨不连接的治疗，应根据患者的年龄、病程、骨折断端骨吸收的情况、骨密度和患者的功能要求来定。如果患者年龄在 60 岁以上，无手术禁忌证，可行人工髋关节置换术。对年龄较轻的患者，除可予重新复位、带肌蒂或血管蒂的骨移植及内固定术之外，还可选择髋部截骨术以恢复下肢负重和行走的功能。

（2）股骨头缺血性坏死。股骨头缺血性坏死为股骨颈骨折最常见的并发症。股骨颈骨折后股骨头难以重建血液循环的主要因素，除患者年龄和体质情况外，主要与骨折的部位、复位质量和内固定方法的选择，以及内固定技术的优劣等因素有关。在股骨颈骨折中，骨折线越靠近股骨头，其股骨头血供破坏越重，因而股骨头缺血坏死率越高。头下型坏死率最高，颈中型次之。股骨颈骨折股骨头坏死的治疗，只是尽量预防和防止其发生，一旦发生，所有的治疗都不十分满意。因此，对股骨颈骨折患者一定要说明即便是股骨颈骨折已愈合仍有股骨头坏死的可能性，并叮嘱术后 2 年内每 3～6 个月拍 1 次 X 线片进行复查的重要性。预防的最好办法除术中注意提高复位质量，选择对骨质损伤小的有效内固定等措施外，术后要加强患肢的功能锻炼，以改善局部的血运，防止髋部的骨质疏松；晚负重，在观察期内应扶拐行走，减轻患肢负重，减少对股骨头的压力；应用活血通络、补肾壮骨中药对改善症状和局部血运有较好的作用。对股骨头坏死后已出现的不可逆塌陷，并有跛行，且症状严重者，如果年龄在 60 岁以上，是行人工髋关节置换的一种最为合适的手术指征，但对年轻患者则并非一种好的选择。有学者观察到有不少骨折已愈合，股骨头已坏死的患者，仍能保持较好的功能，特别是自理生活能力，疼痛也不严重。主张对这部分患者并不一定需要诊断明确后即行置换手术，仍可采用非手术方法进行治疗。

（刘　畅）

股骨转子间骨折

股骨转子间骨折又称股骨粗隆间骨折，患者多为老年人，男性多于女性，约为1.5∶1，青壮年发病者非常少。由于股骨转子部的结构主要是骨松质，周围有丰富的肌肉包绕，局部血运丰富，骨的营养较股骨头优越得多。因此，患肢多可通过保守治疗而获得骨性愈合，骨折不愈合及股骨头缺血性坏死较少发生，故其预后远较股骨颈骨折为佳。临床上大多数患者可通过手术治疗获得良好的预后。但整复不良或负重过早则容易造成畸形愈合，较常见的后遗症为髋内翻，还可出现下肢外旋、短缩畸形。另外因患者长期卧床易出现压疮、泌尿系感染、坠积性肺炎等多种并发症。

一、病因与分类

（一）病因

病因与受伤机制与股骨颈骨折相似，多发生于老年人，属关节囊外骨折。因该处骨质疏松，老年人内分泌失调，骨质脆弱，肢体不灵活，遭受外力而下肢突然扭转、跌落或转子部遭受直接暴力冲击，均可造成骨折，骨折多为粉碎性。另外转移性骨肿瘤、骨纤维异常增殖症、骨巨细胞瘤等，轻微外力就能造成骨折。

（二）骨折分类

因转子部骨质松脆，故多为粉碎性骨折。根据骨折线的方向和位置，临床上可分为三型：顺转子间骨折、反转子间骨折、转子下骨折（图3-94）。

（1）顺转子间骨折：骨折线自大转子顶点开始，内下方斜向小转子的上方或稍下方走行。根据暴力的情况不同，小转子有时保持完整，有时成为游离骨片，即使小转子成为游离骨片，但股骨上端内侧的骨支柱保持完整，骨的支撑作用还比较好，颈干角虽然减小，但髋内翻不严重，移位比较少，远端因下肢重量而有轻度外旋。粉碎性则小转子变为游离骨块，大转子及其内侧骨支柱亦破碎，髋内翻严重，远端明显上移，患肢呈外旋短缩畸形。

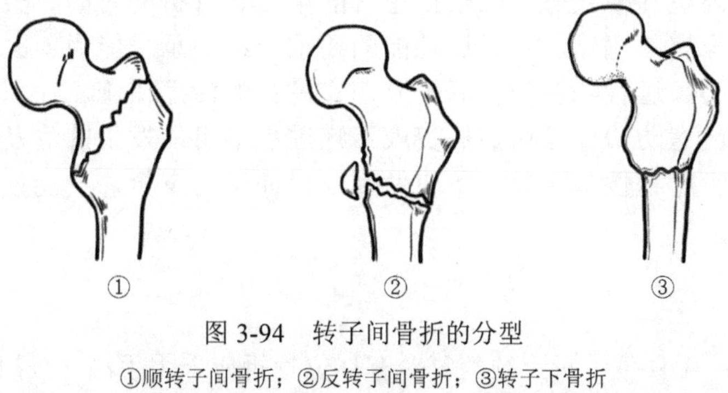

图3-94 转子间骨折的分型

①顺转子间骨折；②反转子间骨折；③转子下骨折

（2）反转子间骨折：骨折线自大转子下方斜向小转子的上方。骨折线的走行与转子间线或转子间嵴大致成垂线。小转子有时成游离骨片，骨折近端因外展肌与外旋肌的牵拉而呈外展、外旋，远端因内收肌与髂腰肌的牵拉而向内上方产生移位。

（3）转子下骨折：骨折线经过大小转子的下方，多为横行、斜行骨折，骨折也可轻度粉碎，骨折近端可能屈曲、外展、外旋移位，远端向内及外旋移位。

顺转子间骨折复位后比较稳定，多为稳定型骨折。顺转子间粉碎性骨折、反转子间骨折及转子下骨折者，均属不稳定型骨折。

二、诊断思维

（一）诊断要点

患者多为老年人，以青壮年少见，儿童更为罕见。有明确的外伤史，如突然扭转、跌倒、臀部着地等。伤后患肢髋部疼痛，不敢活动患肢，无法站立和行走。局部可出现肿胀、皮下瘀斑。骨折移位明显者，下肢可出现短缩，髋关节短缩、内收、外旋畸形明显，下肢外旋 70°～90°，检查可见患侧大转子上移。因转子间骨折局部血运丰富，所以一般较股骨颈骨折肿胀明显，伤后局部疼痛、肿胀明显。移位型骨折多局部疼痛严重，有骨擦音，骨传导音减弱，大粗隆上移。无移位型骨折多肿胀轻，有压痛及旋转痛。无移位型骨折或嵌插骨折，虽然疼痛、活动受限等症状较轻，但叩击大转子和纵向叩击足跟部可引起髋部剧烈疼痛。

（二）鉴别诊断

一般来说，股骨转子间骨折和股骨颈骨折的受伤姿势、临床表现及全身并发症大致相同。股骨转子间骨折和股骨颈骨折均多发于老年人，临床表现和全身并发症也大致相仿。但股骨转子部血运丰富，肿胀明显，有广泛的瘀斑，压痛点多在大转子处，预后良好；而股骨颈骨折瘀肿较轻，压痛点在腹股沟中点，囊内骨折愈合较难。X 线片可明确诊断和骨折类型。

三、治疗方略

股骨转子间骨折的治疗方法很多，效果不一。骨折的治疗目的是防止髋内翻畸形，降低死亡率。国外报道，转子间骨折的死亡率在 10%～20%。常见的死亡原因有支气管肺炎、心力衰竭、脑血管意外及肺梗死等。应根据患者的年龄、骨折的时间、类型及全身情况，还要充分考虑患者及家属的意见，对日后功能的要求、经济承受能力、医疗条件和医生的手术技术和治疗经验等，进行综合分析后采取切实可行的治疗措施。在积极地进行骨折局部治疗的同时，还应注意防治患者伤前病变或治疗过程中可能发生的危及生命的并发症，如压疮、泌尿系感染、坠积性肺炎等。争取做到既保证生命安全，又能使肢体的功能获得满意的恢复。

（一）非手术治疗

（1）整复方法：无移位骨折无须整复，有移位骨折应采用手法（与股骨颈骨折相同）整复，亦可骨牵引逐渐复位，待 3～4 天缩短畸形矫正后，用手法将患肢外展内旋，以矫正髋内翻和外旋畸形。

（2）固定方法：无移位的骨折采用丁字防旋鞋固定。有移位的骨折应采用持续牵引与外展夹板或布朗架固定结合，牵引重量为 6～8kg，固定患肢于外展中立位 6～8 周。下肢能自动抬起，下床扶拐不负重行走，待骨折临床愈合后可逐渐练习负重。负重不宜过早，否则骨折再移位，颈干角变小而形成髋内翻。

（二）手术治疗

不稳定型骨折，因年老不宜长期卧床，或经手法复位而不理想者，可做内固定。骨折畸形愈合的青壮年患者，可行转子下截骨术纠正髋内翻畸形等手术。近年来越来越多的人主张在条件许可的情况下，为了防止骨折再移位，避免长期卧床与牵引，早期使用经皮空心钉内固定、髋加压滑动螺钉内固定、股骨近端髓内钉等，但内固定本身是一种创伤，而且还需再次手术取出内固定物，故治疗方法应视具体情况而定。

（三）中医辨治

根据骨折三期辨证用药，早期尤应注意采用活血化瘀、消肿止痛之品，对年老体衰气血虚弱者，不宜重用桃仁、红花之类，宜用三七、丹参等活血止痛之品，使瘀祛而又不伤新血。后期宜补气血、壮筋骨，可内服八珍汤、健步虎潜丸（每次 4～6 粒，每日 3 次口服）等。局部瘀肿明显者，可外敷消肿止痛药膏，肿胀消退后，则外敷接骨续筋药膏。

（四）练功活动

固定期间，应鼓励患者早期在床上进行患肢和全身运动，嘱患者每天做踝关节屈伸运动与股四头肌收缩练习。解除牵引后，先在床上做髋、膝关节的功能活动，以后可扶双拐做不负重步行练习，待 X 线片证实骨折临床愈合后才可逐渐负重行走。

四、预防与调护

应注意将患肢保持在外展位，防止内收和外旋。本病因局部血液循环较好，骨折愈合快，一般健康状态是可以耐受的，但对于一些高龄或者有心脑等重要器官患有严重疾病者，往往死于并发症，治疗中应警惕，重点预防心力衰竭、脑血管意外及肺梗死，应及时观察生命体征的变化。老年患者长期卧床或牵引固定期间，应防止发生坠积性肺炎及压疮、下肢血管栓塞、尿路感染、便秘等并发症，尤其是压疮和坠积性肺炎。压疮是由于局部受压，组织因血液供应障碍导致坏死，溃疡形成，经久不愈而致的，有时还能发生感染，引起败血症。对此，应加强护理，以预防为主。对压疮好发部位，如骶尾部、踝部、跟骨、腓骨头等骨突部位应保持清洁、干燥，定时翻身，进行局部按摩，并注意在骨突出部加放棉垫、气圈之类。对已发生的压疮，除了按时换药，清除脓液和坏死组织外，还应给予全身抗生素治疗及支持疗法或投以清热解毒、托毒生肌中药。坠积性肺炎是由于长期卧床，肺功能减弱，痰涎积聚，咳痰困难，易引起呼吸道感染，可危及生命。对此，应保持病房内空气流通，鼓励患者多做深呼吸并经常叩背，鼓励咳嗽排痰，并在不影响患肢的固定下加强患肢的功能活动，以便及早离床活动。

（刘　畅）

股骨干骨折

股骨是人体中最长的管状骨，股骨干是指股骨转子下至股骨髁上的部分。股骨干有一个轻度向前外的弧度，有利于股四头肌发挥其伸膝作用，骨干表面光滑，后面有一条隆起的粗线，称为股骨嵴，是肌肉附着处。股骨干的皮质厚而致密，骨髓腔略呈圆形，上、中 1/3 的内径大体均匀一致，下 1/3 的内径较膨大。股骨干周围由三群肌肉包围，其中以股神经支配的前侧伸肌群（股四头肌）为最大，由坐骨神经支配的后侧屈肌群（腘绳肌）次之，由闭孔神经支配的内收肌群最小。坐骨神经和股动脉、股静脉，在股骨下 1/3 处紧贴股骨下行至腘窝部，若此处发生骨折，最易损伤血管和神经。

一、病因与分类

股骨干骨折约占全身骨折的 6%，多见于儿童及青壮年，男性多于女性，以股骨干中部骨折最多，可为横断、斜行、螺旋形、粉碎性及青枝型，多由直接暴力所造成，间接暴力所产生的杠杆作用、扭转作用亦能引起骨折。直接暴力引起者多为横断或粉碎性骨折；间接暴力引起者多为斜行或螺旋形骨折，此骨折均属于不稳定型骨折。青枝型骨折仅见于小儿。股骨干骨折多由强大暴力所造成，骨折后断端移位明显，软组织损伤常较重。骨折移位的方向，除受外力和肢体重力的影响外，主要是受肌肉牵拉所致。

（1）根据骨折受暴力、肌肉收缩和下肢重力作用后，不同部位可发生不同方向的移位趋势分型，内容如下。

1）股骨干上 1/3 骨折：骨折近端因受髂腰肌、臀中肌、臀小肌，以及其他外旋肌群的牵拉而产生屈曲、外展、外旋移位；骨折远端由于内收肌群作用则向后、向上、向内移位。

2）股骨干中 1/3 骨折：两骨折段除有重叠畸形外，移位方向依暴力而定，但多数骨折近端呈外展屈曲倾向，远端因内收肌的作用，其下端向内上方移位。无重叠畸形的骨折，因受内收肌收缩的影响有向外成角的倾向。

3）股骨干下 1/3 骨折：因膝关节囊及腓肠肌的牵拉，骨折远端往往向后移位。严重者，骨折端有损伤腘动、静脉及坐骨神经的危险（图 3-95）。

（2）根据骨折线的形状分型，内容如下。

1）横行骨折：骨折线为横行，大多由直接暴力造成。

2）斜行骨折：骨折线为斜行，大多由间接暴力造成。

3）螺旋形骨折：骨折线为螺旋形，多由强大的旋转暴力造成。

4）粉碎性骨折：骨折片在 3 块以上，多由直接暴力造成。

5）青枝型骨折：因骨膜厚，骨质韧性较大，断端一侧皮质未完全断裂，多见于小儿。

因造成股骨干骨折常需较强大的暴力，所以骨折后断端移位明显，软组织损伤较严重。临床成人股骨干骨折出血为 500～1000ml，出血较多，加上创伤后剧烈疼痛刺激，特别是多发性骨折，更易引起休克；有挤压伤者，应注意是否有挤压综合征的出血。股骨干下 1/3 骨折时，应注意检查是否有腘动、静脉损伤，以免贻误治疗。

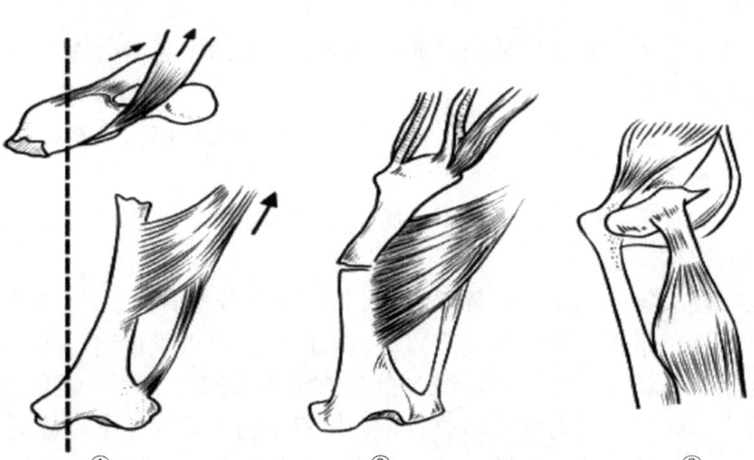

图 3-95 股骨干骨折移位

①股骨干上 1/3 骨折；②股骨干中 1/3 骨折；③股骨干下 1/3 骨折

二、诊断思维

患者有明显外伤史，伤后局部肿胀、疼痛、压痛、功能丧失，出现缩短、成角或旋转畸形，有异常活动，可扪及骨擦音。严重移位的股骨下 1/3 骨折，在腘窝部有巨大的血肿，小腿感觉和运动障碍，足背、胫后动脉搏动减弱或消失，末梢血液循环障碍，应考虑有血管、神经的损伤。损伤严重者，由于剧痛和出血，早期可合并外伤性休克。严重挤压伤、粉碎性骨折或多发性骨折，还可并发脂肪栓塞。X 线检查可显示骨折的部位、类型及移位情况。

三、治疗方略

处理股骨干骨折，应注意患者全身情况，积极防治外伤性休克，重视对骨折的急救处理，股骨干骨折的治疗，应开始于急救处理阶段。一般患者由于下肢长而重，杠杆作用大，不适当的搬运可引起更多的软组织损伤。因此，合理地就地固定患肢，是非常重要的。现场严禁脱鞋、脱裤子或做不必要的检查，应用简单而有效的方法给予临时固定，急速送往医院。最简单的方法是将患肢与健肢用布条或绷带绑在一起，如有合适的木板，可在患肢的内外侧各放一块，内抵会阴部，外超骨盆平面，布条或绷带绑住固定，固定时下肢应略加牵引，这样可以部分复位并减轻疼痛。股骨干骨折的治疗采用非手术治疗，多能获得良好的效果。但因大腿的解剖特点是肌肉丰厚，拉力较强，骨折移位的倾向力大，在采用手法复位、夹板固定的同时需配合短期的持续牵引治疗。必要时，还需切开复位内固定。

（一）非手术治疗

1. 整复方法

患者取仰卧位，一助手固定骨盆，另一助手用双手握小腿上段，顺势拔伸，并徐徐将患肢屈髋屈膝各 90°，沿股骨纵轴方向用力牵引，矫正重叠移位后，再按骨折的不同部位分别采用下列手法。

（1）股骨上 1/3 骨折：将患肢外展，并略加外旋，然后术者一手握近端向后挤按，另一手握住远端由后向前端提。

（2）股骨中 1/3 骨折：将患肢外展，术者以手自断端的外侧向内挤按，然后以双手在断端前、后、内、外夹挤。

（3）股骨下 1/3 骨折：在维持牵引下，膝关节徐徐屈曲，并以紧挤在腘窝内的双手作支点将骨折远端向近端推按。

对于成年人或较大年龄儿童的股骨干骨折，特别是粉碎性骨折、斜行骨折或螺旋形骨折，多采用较大重量的骨骼牵引逐渐复位，只要牵引方向和牵引重量合适，往往能自动得到良好的对位，无须进行手法复位。3～5 天后经 X 线床头透视或照片，骨折畸形已纠正，可逐步减轻牵引重量。若为横断骨折仍有侧方移位者，可用双手的手指或手掌，甚至十指合扣的两前臂的压力，施行端提和挤按手法以矫正侧方移位。粉碎性骨折可用四面挤按手法，使碎片互相接近。斜行骨折如两斜面为背向移位时，可用回旋手法使远端由前或由后绕过对面。粉碎性骨折因愈合较慢，牵引时间可适当延长。

2. 固定方法

（1）夹板固定：骨折复位后，在维持牵引下，根据上、中、下不同部位放置压垫，防止骨折的成角和再移位。股骨干上 1/3 段骨折，应将压垫放在近端的前方和外方；股骨干中 1/3 骨折，把压垫放在骨折线的外方和前方；股骨干下 1/3 骨折，把压垫放在骨折近端的前方。再按照大腿的长度放置 4 块夹板，后侧夹板上应放置一较长的塔形垫，以保持股骨正常的生理弧度，然后用 4 条布带捆扎固定。

（2）持续牵引：由于大腿部肌肉丰厚，肌力强大，加之下肢杠杆力量强，对骨折施行手法复位夹板固定术后，仍有可能使已复位的骨折端发生成角甚至侧方移位。因此，还应按照患者年龄、性别、肌力的强弱，分别采用持续皮肤牵引或骨牵引，才能维持复位后的良好位置。皮肤牵引适用于儿童和年老、体弱的成年人；骨骼牵引适用于下肢肌肉比较发达的青壮年或年龄较大的儿童。儿童牵引重量约为 1/6 体重，时间为 3～4 周；成人牵引重量约为 1/7 体重，时间为 8～10 周。1 周后床边 X 线复查，如骨折对位良好，即可将牵引的重量逐渐减轻至维持重量，一般成人为 5kg 左右，儿童为 3kg 左右。在维持牵引的过程中，应注意调整牵引的重量和方向，检查牵引装置，保持牵引效能，防止过度牵引，以达到维持骨折良好对位对线的目的。股骨干骨折常用的持续牵引方法有以下几种。

1）垂直悬吊皮肤牵引：适用于 3 岁以内的儿童。此法是把患肢和健肢同时用皮肤牵引向上悬吊，用重量悬起，以臀部离开床面一拳之距为宜，依靠体重作对抗牵引。如果臀部接触床面，说明牵引重量不够，要重新调整重量，使臀部离开床面。牵引期间要注意双下肢血液循环情况。此法患儿能很快地适应，对治疗和护理都比较方便。一般牵引 3～4 周后，骨折均可获得良好的愈合。

2）皮肤牵引：适用于小儿或年老体弱的人。用胶布贴于患肢内、外两侧，再用绷带裹住，将患肢放置在牵引架（托马架）上。4～8 岁的患儿牵引重量为 2～3kg，时间为 3～4 周；成人为 1/12～1/7 体重，一般以不超过 5kg 为宜，时间为 8～10 周。用皮肤牵引时，应经常检查，以防胶布滑落而失去牵引作用。

3）骨骼牵引：较大儿童及成人采用骨骼牵引，并将患肢放在布朗架上。按部位不同，可采用股骨髁上牵引、股骨髁牵引或胫骨结节牵引。股骨髁上牵引适用于中 1/3 骨折或远折端向后移位的下 1/3 骨折。中 1/3 骨折应置患肢于外展旋中位，下 1/3 骨折应置患肢于屈髋屈膝旋中位。股骨髁牵引适用于上 1/3 骨折和远侧骨折端向后移位的下 1/3 骨折，患肢置屈髋屈膝中立位。胫骨结节牵引适用于上 1/3 骨折和骨折远端向前移位的下 1/3 骨折，患肢置屈髋外展位。大的儿童或少年不宜在胫骨结节部穿针，应于向下 2～3cm 处穿针。

（二）手术治疗

股骨干骨折经过非手术治疗，一般都能获得满意的效果。但有以下情况者，可考虑手术切开复位内固定：手法或牵引达不到整复要求者；严重开放性骨折早期就诊者；合并有神经、血管损伤，需手术探查及修复者；多发性损伤或骨折，为了减少治疗中的矛盾，便于治疗者；骨折断端间嵌夹有软组织者。手术治疗存在着可能发生感染、骨痂生长慢、股四头肌粘连、骨折愈合时间偏长的缺点，所以必须严格掌握手术适应证。常用的手术方法有接骨板固定和髓内针固定两大类。

（1）加压钢板螺钉：主要适用于股骨干上、中、下 1/3 横行骨折及短斜行骨折。手术在侧位进行，大腿后外侧切口，在外侧肌间隔前显露股骨干外侧面，推开骨膜后，钢板上在股骨干外侧。股骨干骨折内固定选择后外侧切口的优点是，由前肌群与后肌群之间隙进入，不损伤肌肉，内固定物置于股骨外侧，可避免膝上方前面股四头肌与股骨之间的滑动机构发生粘连。术后患者卧位 2～3 周，逐渐扶拐下地，练习下肢关节活动，待骨折愈合后，方能完全离拐行走。

（2）带锁髓内针内固定：适用于股骨干上、中、下段横行、斜行或粉碎性骨折。现临床上应用较多。其优点在于通过远近端栓钉有效控制旋转，克服了髓内针旋转控制不好的情况，扩大了应用范围。全程应在 C 形臂 X 线机透视下进行。闭合带锁髓内针手术操作时应利用骨折复位床，将骨折复位；开放带锁髓内针在髓内针内固定的基础上，进行近端和远端栓钉固定。术中应扩大髓腔，根据骨折情况，可行动力固定或静力固定。

股骨干骨折畸形愈合成角大于 10°～15°、旋转大于 30°、重叠在 2～3cm 以上者，若骨折在 3 个月以内愈合未坚固，患者体质较好，可在充分麻醉下，重新折骨后给予外固定；若骨折已超过 3 个月，愈合坚强，手法折骨有困难者，应切开复位给予内固定。对迟缓愈合者，应着重改进外固定装置，延长固定时间，给骨折处按摩、卡挤和纵向压力刺激以促进骨折愈合。骨折不愈合者应施行手术内固定和植骨术治疗。

（三）中医辨治

按骨折三期辨证用药，早期可服新伤续断汤、桃红四物汤，中期服接骨丹，后期服健步虎潜丸（每次 4～6 粒，每日 3 次口服）。

（四）练功活动

较大儿童、成人患者的功能锻炼应从复位后第 2 天起，开始练习股四头肌舒缩及踝关节、跖趾关节屈伸活动。如小腿及足出现肿胀可适当按摩。从第 3 周开始，直坐床上，用健足蹬床，以两手扶床练习抬臀，使身体离开床面，以达到使髋、膝关节开始活动的目的。从第 5 周开始，两手扶吊杆，健足踩在床上支撑，收腹、抬臀，臀部完全离床，使身体、大腿与小腿成一直线以加大髋、膝关节活动范围。经照片或透视，骨折端无变位，可从第 7 周开始扶床架练习站立。解除固定后，对上 1/3 骨折加用外展夹板，以防内收成角，在床上活动 1 周即可扶双拐下地做患肢不负重的步行锻炼。当骨折端有连续性骨痂时，患肢可循序渐进地增加负重。经观察证实骨折端稳定，可改用单拐，1～2 周后才弃拐行走。此时再进行 X 线检查，若骨折没有重新移位，且愈合较好，方可解除夹板固定。

四、预防与调护

骨折持续牵引时，要注意牵引重量的调整、牵引力线的方向、夹板位置及扎带的松紧度。患肢放置在牵引架上，要注意股四头肌和踝、趾关节的功能锻炼，并防止皮肤发生压疮。

五、并发症及处理

（1）失血性休克：成人股骨干骨折后，内出血较多者可达 500～1000ml，因此出血多的患者可出现出血性休克症状。需根据病情，适当输血补液，局部做相应处理。

（2）挤压综合征：股骨受到挤压伤后，可造成组织损伤、缺血、坏死，并发血红蛋白尿、代谢酸中毒、高血钾、氮质血症而形成一组临床症候群。在伤后早期，应及时诊断，对症处理，发生急性肾衰竭时，应用透析疗法及其他治疗措施。

（3）腘动静脉损伤：股骨下 1/3 骨折断端向后成角时，易刺伤腘动、静脉。应进行早期活动、静脉修补术或移植手术，同时用髓内针或接骨板固定骨折。

（4）骨折畸形愈合：最常见的畸形愈合是成角畸形，其次为短缩畸形及旋转畸形。有时以上 3 种畸形中的两者可同时存在，成角畸形多因牵引重量不足，石膏固定不当或下地负重太早，使股骨干骨折发生成角畸形。在股骨干上 1/3 骨折，易发生向外或向前外成角畸形；中 1/3 骨折，可发生向外或向前成角畸形；下 1/3 骨折，多发生向外或向后成角畸形。短缩畸形主要由于牵引重量不足，未能将骨折重叠牵开所致，或者是并发伤较多，忽略治疗所致。旋转畸形忽略治疗者，远骨折端随肢体重量处于外旋位，并在外旋畸形位愈合。

不是所有的畸形愈合都需要外科治疗，对于儿童，轻度短缩畸形可自行纠正，对于成人的轻度短缩畸形可以用垫高鞋跟来代偿，但短缩 2.5cm 以上则导致明显跛行及骨盆倾斜，年轻人应考虑矫正。不论儿童或成人，对于旋转畸形均无自行矫正能力，应予矫形。股骨干的成角畸形，成人>15°，儿童>30°，即应采取截骨矫正术。

（5）骨不连：其病因有过度牵引；开放性骨折清创时取出碎骨片较多并感染；内固定与外固定不足；过早活动等。后者约占全部病例的一半以上。股骨干骨折后骨不连接常伴有成角畸形、肢体短缩畸形及膝关节活动障碍。

对股骨干骨不连接的治疗原则是矫正畸形，坚强固定及植骨促使愈合，同时应注意保存及恢复膝关节活动。

（6）膝关节活动障碍：因长时间固定膝关节，未进行股四头肌及膝关节活动锻炼者，使膝关节长期处于伸直位，股四头肌发生挛缩甚至关节内粘连。或者手术及骨折创伤造成股四头肌与股骨前滑动结构粘连，股骨中下 1/3 骨折错位，损伤股骨前滑动结构出血粘连、股中间肌纤维化挛缩，以及膝关节长期处于半屈曲位，亦可发生屈曲挛缩，后关节囊粘连，腓肠肌、髂胫束及腘绳肌挛缩。治疗：①对轻度股四头肌挛缩及伸膝结构粘连者，如膝可伸直，屈曲仅 50° 左右者，股四头肌处于无可触及的瘢痕条带者，可应用手法复位。在麻醉下，手法被动屈曲膝关节，稳妥而较慢强力屈膝至听到组织撕裂声，以被动屈膝至 90° 或稍多为止，不可一次要求完全屈曲。②牵引治疗，对 20° 以内轻度屈曲挛缩者，可行骨牵引治疗，重量逐渐增加，患者可自己压迫股骨向后，牵引中注意观察有无腓总神经损伤症状，一旦出现应立即减轻牵引。③对症牵引不能伸直的股四头肌挛缩、关节内粘连、膝关节屈曲挛缩可行手术松解。

（7）感染：股骨干骨折的感染是十分严重而难以解决的问题，因为骨干有大量皮质骨，由于血运不良和缺血，可以形成慢性窦道和骨髓炎，其治疗方法是清除感染的死骨，去除内固定物，骨折用外固定制动，待感染稳定后，如骨折仍不愈合，择期再行植骨术。更为积极的治疗方法是，可通过扩创后，用局部灌注的方法来控制感染，并同时植骨来促进骨愈合。但长期或慢性骨髓炎，若经久不愈，反复发作，有大块骨缺损，则考虑行截肢术。

六、各家发挥

邓福树创立了床缘折旋法矫治股骨干骨折畸形愈合，依据解剖基础、生物力学原理和骨折复位标准，对骨折后形成的成角畸形和重叠畸形予以纠正，折法用于成角畸形，旋法是在折法的基础上适用于重叠畸形。在折骨步骤中，邓教授始终非常重视骨折近端固定的稳定性，一方面避免了折骨时可能造成的关节内骨折及粉碎性骨折，另一方面提高了折骨的准确度。

（刘　畅）

股骨髁上骨折

发生于股骨自腓肠肌起点上 2～4cm 范围内的骨折称为股骨髁上骨折，青壮年人多见。

一、病因与分类

本病多因从高处坠下，足部或膝部着地，间接暴力传导所致，也可因直接打击或挤压力所造成。此外，若膝关节强直、失用性骨质疏松，受外力后容易发生股骨髁上骨折。

股骨髁上骨折按照骨折远端移位方向和骨折线走向可分为屈曲型、伸直型，一般以屈曲型多见（图 3-96①）。屈曲型骨折远端向后侧方移位，骨折呈横断或斜行，骨折线由后上斜向前下方，骨折远端因受腓肠肌的牵拉和膝关节后方关节囊的紧缩，而向后移位，容易压迫或损伤腘动、静脉和神经；近端向前移位易刺破髌上囊，亦有横断者，较少见。伸直型骨折，远端向前移位，也可发生斜行或横断骨折，斜行的骨折线从前上斜向后下，两断端发生重叠移位，此型属稳定型骨折，比屈曲型容易治疗（图 3-96②）。

二、诊断思维

临床表现与股骨干下 1/3 骨折相类似，检查时应注意防止膝关节过伸而造成血管、神经损伤。若局部出现较大血肿，且胫后动脉、足背动脉脉搏减弱或消失时，应考虑为腘动脉损伤。膝关节正侧位 X 线片，可确定骨折类型和移位情况。

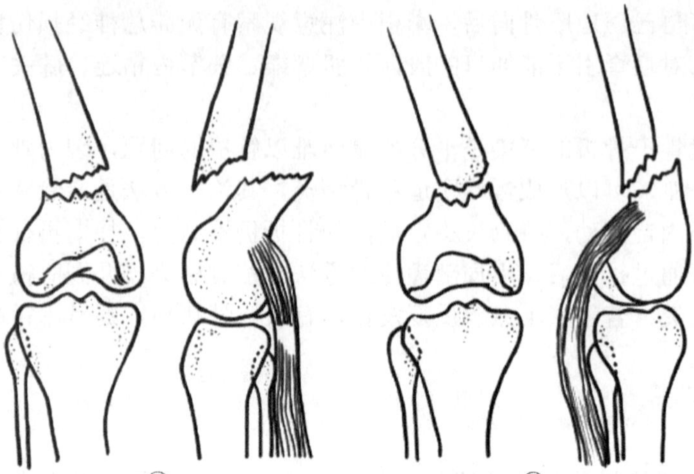

图 3-96 股骨髁上骨折

①屈曲型；②伸直型

三、治疗方略

（一）非手术治疗

对青枝骨折或无移位的骨折，应将膝关节内的积血抽吸干净，然后用夹板固定，前侧板下端至髌骨上缘，后侧板的下端至腘窝中部，两侧板以带轴活动夹板超膝关节固定，小腿部的固定方法与小腿骨折相同，膝上以 4 根布带固定，膝下亦以 4 根布带固定，有移位的屈曲型骨折可采用股骨髁部冰钳或克氏针牵引（图 3-97①）；伸直型骨折则采用胫骨结节牵引（图 3-97②）。骨牵引后只要稍加配合手法即可复位，整复时要注意保护腘窝神经血管，用力不宜过猛，复位困难者，可加大牵引重量后整复。骨折对位后局部用夹板固定，两侧板的下端呈叉状，骑在冰钳或克氏针上。5～7 周后解除牵引，改用超膝关节夹板固定，直至骨折愈合。由于股骨髁上骨折邻近膝关节，为了防止关节僵硬，解除夹板固定后应用中药熏洗并结合按摩。

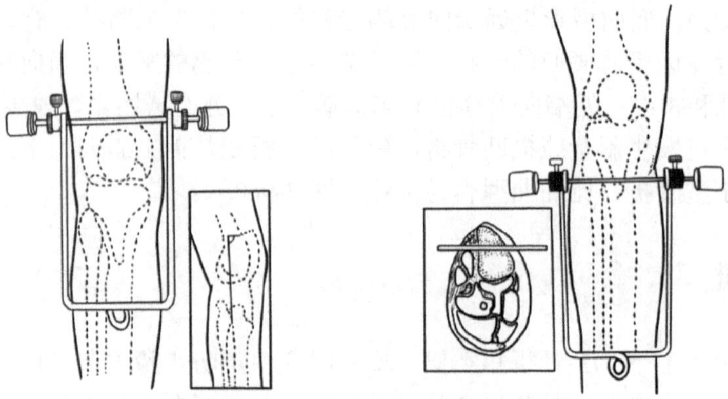

图 3-97 股骨髁上骨折及牵引法

①股骨髁部冰钳或克氏针牵引；②胫骨结节牵引

（二）手术治疗

若用上述方法仍不能复位或合并腘动、静脉损伤和压迫者，考虑手术探查、切开整复内固定。

（三）中医辨治

按骨折三期辨证施治。早期宜活血祛瘀，消肿止痛，可用桃红四物汤加泽泻、车前子、延胡索、牛膝等，也可配合外用消瘀软膏；中期肿胀已消，瘀血未尽，宜调和营血、祛瘀生新，用新伤续断汤；后期宜补肾壮筋，用健步虎潜丸（每次 4～6 粒，每日 3 次口服）。

（四）练功活动

本病与股骨干骨折基本相同，但因骨折靠近关节，易发生膝关节功能受限，所以应尽早进行股四头肌锻炼和关节屈伸功能锻炼。

四、预防与调护

在骨折固定期间，应认真检查足趾末梢血运及活动情况。若出现胫后动脉、足背动脉搏动减弱甚至消失，应考虑可能出现腘动脉损伤；若足踝活动功能出现障碍，应考虑坐骨神经或其分支出现损伤。应及时调整牵引方向及牵引重量、夹板位置和扎带的松紧情况，若症状未见缓解，要考虑尽快行手术探查。

（刘　畅）

股骨髁间骨折

股骨髁间骨折，为关节内骨折，是膝关节较为严重的损伤，以青壮年男性较为多见。股骨髁部是股骨下端膨大处，可分为内髁及外髁，其中间为髁间窝。股骨髁与胫骨平台形成关节，其前方与髌骨形成了髌股关节。后方为腘窝，有腘动脉、腘静脉、胫神经、腓总神经等重要组织。周围有前后交叉韧带、内外侧副韧带及大腿和小腿重要肌肉的附着点。其解剖结构复杂，骨折后可出现较多并发症，复位要求高，若治疗不当，效果较不理想。

一、病因与分类

股骨髁间骨折的病因与分类和股骨髁上骨折相类似，多因自高处坠下，足部触地，先发生股骨髁上骨折，如暴力继续传达，骨折近端嵌插于股骨两髁之间，将股骨髁劈开分为内外两块，成为“T”形或“Y”形骨折（图 3-98），严重移位较多。髁间骨折为关节内骨折，关节腔常有大量积血。

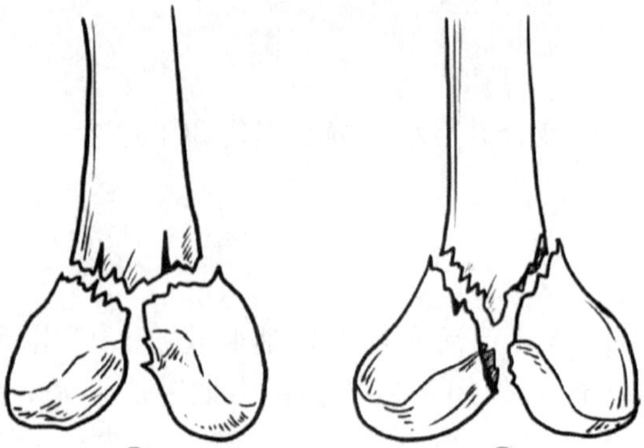

图 3-98 股骨髁间骨折类型

①T 形骨折；②Y 形骨折

二、诊断思维

本病与股骨髁上骨折基本相同，骨折后膝关节畸形、肿胀、疼痛明显，功能活动受限，有骨擦音、异常活动。应注意详细检查肢体远端的血运、运动及感觉情况，以排除合并神经、血管损伤。拍摄 X 线片可明确诊断。

三、治疗方略

股骨髁间骨折是关节内骨折，治疗的目的是恢复股骨髁部的解剖对位、关节面的平整和下肢正常的力线。应尽快清除膝关节内血肿，防止关节粘连，尽早进行膝关节功能锻炼，使关节面在愈合过程中磨合，防止出现创伤性关节炎。

（一）非手术治疗

（1）超膝关节夹板固定：股骨髁骨折移位不明显、关节面基本平整者，可用超膝关节夹板固定。对膝部血肿应尽早处理，可用注射器抽出并加压包扎。

（2）超膝关节夹板固定加胫骨结节牵引：对骨折块完整有移位者，用手法整复后可达到解剖复位，关节面基本平整，亦可用超膝关节夹板固定加胫骨结节牵引。在牵引下，术者以双手掌挤压股骨内外髁，使分离的内外髁骨折块复位。以超膝关节夹板固定，小腿置于牵引架上，膝关节屈曲 45° 位，使腓肠肌松弛。行股四头肌功能锻炼，6 周后解除骨牵引，继续超膝关节夹板固定。

（二）手术治疗

对骨折移位较大，内外髁分离，手法复位不理想，合并神经血管损伤、韧带损伤、开放性骨折的患者可行切开复位内固定术。切开复位内固定术，复位后，股骨单髁骨折可用松质骨钉，骨质疏松者可用“T”形钢板。股骨髁间骨折可用动力髁钢板或“T”形支持钢板固定（图 3-99）。必要时应植骨。由于髓内钉在理论上比钢板更接近生物学固定，目前顺行或逆行交锁髓内钉固定，尤其是关节镜监视下逆行交锁髓内钉固定更具有一定优势。

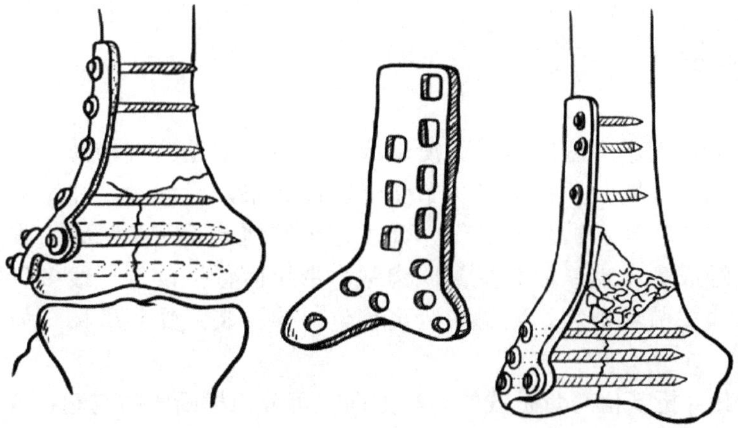

图 3-99 股骨髁间骨折钢板内固定

（三）中医辨治

按照骨折治疗三期辨证用药。早期宜活血祛瘀，消肿止痛，可用桃红四物汤加泽泻、车前子、延胡索、牛膝等；中期肿胀已消，瘀血未尽，宜调和营血、祛瘀生新，用新伤续断汤；后期宜补肾壮筋，用健步虎潜丸（每次 4～6 粒，每日 3 次口服）。解除超膝关节夹板固定后，可用洗药下肢熏洗。

（四）练功活动

早期行股四头肌收缩锻炼和足踝的活动，解除超膝关节夹板固定后，可逐步练习膝关节屈曲活动。练习扶拐不负重步行锻炼和关节屈伸活动。待骨折愈合坚固后，再练习弃拐负重行走。

四、预防与调护

本病预防与调护同股骨髁上骨折。在骨折固定期间，应认真检查足趾末梢血运及活动情况。若出现胫后动脉、足背动脉搏动减弱甚至消失，应考虑可能出现腘动脉损伤；若足踝活动功能出现障碍，应考虑坐骨神经或其分支出现损伤。应及时调整牵引方向及牵引重量、夹板位置和扎带的松紧度，若症状未见缓解，要考虑尽快行手术探查。

（刘　畅）

髌骨骨折

髌骨系人体中最大的籽骨，呈三角形，底边在上而尖端在下，后面披有软骨，全部是关节面。股四头肌肌腱连接髌骨上部，并跨过其前面，移行为髌下韧带止于胫骨结节。髌骨有保护膝关节、增强股四头肌力量的作用。髌骨骨折多见于 30～50 岁的成年人，儿童极为少见。

一、病因与分类

髌骨骨折多由直接暴力或间接暴力所造成，以后者多见。直接暴力所致者，多呈粉碎性骨折，髌骨两侧的股四头肌筋膜及关节囊一般尚完整，对伸膝功能影响较少；间接暴力所致者，由于膝关节在半屈曲位时跌倒，为了避免倒地，股四头肌强力收缩，髌骨与股骨滑车顶点密切接触成为支点，髌骨受到肌肉强力牵拉而骨折，骨折线多呈横行。髌骨两旁的股四头肌筋膜和关节囊破裂，两骨块分离移位，伸膝装置受到破坏，如不正确治疗，可影响伸膝功能。

髌骨骨折按其骨折部位与骨折线的走行方向，可分为横断骨折与粉碎性骨折，后者又可分为星状骨折、上极粉碎性骨折与下极粉碎性骨折（图 3-100）。此外，尚有较少见的纵行骨折或斜行骨折。根据骨折移位的情况，又可将上列骨折再分为无移位的髌骨骨折与有移位的髌骨骨折。

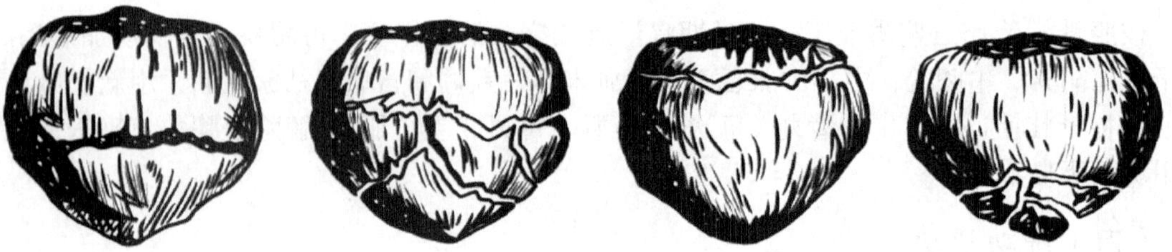

图 3-100 髌骨骨折分型

二、诊断思维

患者有明显的外伤史，局部肿胀、疼痛，膝关节不能自主伸直，常有皮下瘀斑及膝部皮肤擦伤。有分离移位时，可以摸到凹下呈沟状的骨折断端，可有骨擦音或异常活动。可拍膝关节侧、轴位 X 线片，以明确骨折的类型和移位情况。根据外伤史、临床症状及影像学表现可明确诊断。

三、治疗方略

治疗髌骨骨折时，要求恢复伸膝装置的功能，并保持关节面的完整光滑，防止创伤性关节炎的发生。无移位的髌骨骨折，移位不大的裂纹骨折、星状骨折，可单纯采用抱膝圈固定膝关节于伸直位；横断骨折若移位在 1cm 以内者，可采用手法整复，抱膝圈固定膝关节于伸直位；如移位较大，手法整复有困难者，可采用手术治疗。

（一）非手术治疗

（1）整复方法：患者平卧，先在无菌操作下抽吸关节腔及骨折断端间的血肿后，注入 1%普鲁卡因溶液 10～20ml 作局部麻醉，术者以一手拇指及中指先捏挤远端向上推，并固定之，另一手拇指及中指捏挤近端上缘的内外两角，向下推挤，使骨折近端向远端对位（图 3-101）。

（2）抱膝圈固定法：用铅丝做一个较髌骨略大的圆圈，铅丝外缠以较厚的纱布绷带，并扎上 4 条布带，后侧板长度由大腿中部到小腿中部，宽 13cm，厚 1cm。复位满意后，外敷消肿药膏，用抱膝圈固定，腘窝部垫一小棉垫，膝伸直位于后侧板上，抱膝圈的 4 条布带捆扎于后侧板固定，时间一般为 4 周。在固定期间应加强股四头肌的收缩运动，解除固定后，逐步进行膝关节的屈伸锻炼。但在骨折未达到临床愈合前，注意勿过度屈曲，避免造成骨折的再移位。

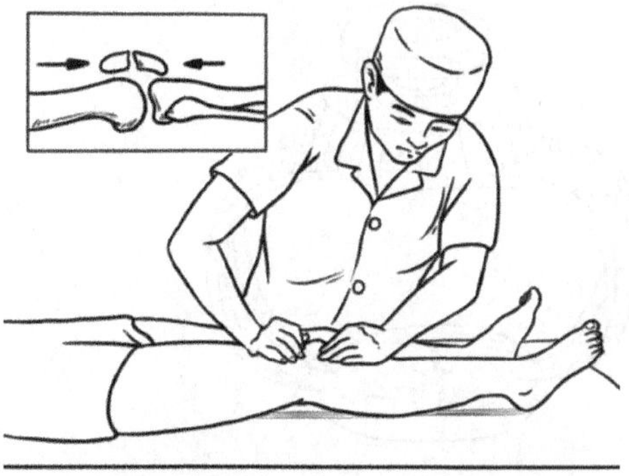

图 3-101　推挤手法整复髌骨骨折

手法复位抱膝圈固定的要领：手法复位抱膝圈外固定法是治疗髌骨骨折最古老的一种治疗方法，主要用于无移位或移位不大的髌骨骨折。对有移位的髌骨骨折，必须根据髌骨的解剖位置和骨折的特点进行复位，髌骨骨折复位的手法原则是近端对远端，在一手推挤固定远端后，另一手推挤近端向远端靠拢，当两骨折端相互接近时，术者用食指触摸骨折的内外侧边缘和髌骨表面是否平整，若已平整，最后两手用力推挤，使之骨折端紧密对合。然后由助手固定髌骨，采用抱膝圈固定，捆扎固定抱膝圈的布带注意不要压迫腓总神经，以免造成腓总神经的损伤。对骨折块分离较大的病例，早期应进行多次 X 线复查，若有对位不良者，应再次施行合骨手法，以消除骨折端的分离移位（图 3-102）。

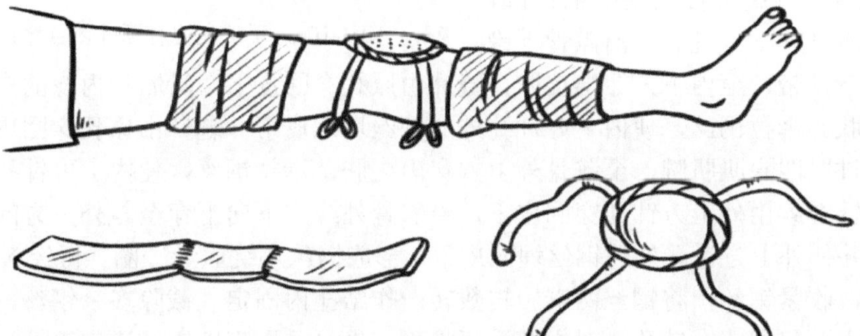

图 3-102　抱膝圈固定法

（二）手术治疗

抱膝圈对防止髌骨分离移位的固定作用有限，为了提高固定的效果，对移位较大的髌骨骨折，手法复位抱膝圈固定难以满意的，多需要手术切开复位和内固定。

（1）抓髌器固定法：适用于有分离移位的新鲜闭合性髌骨骨折，在无菌操作下，麻醉后，抽净膝内积血，将抓髌器间距宽的双钩抓在髌骨上极前缘上，将其间距窄的双钩抓在髌骨下极前缘上，拧紧加压螺钉，骨折即可自行复位。术后 2 日可行走锻炼。亦可用其他各种类型的髌骨外固定器，将骨折块从上下或周围向中央进行固定（图 3-103）。

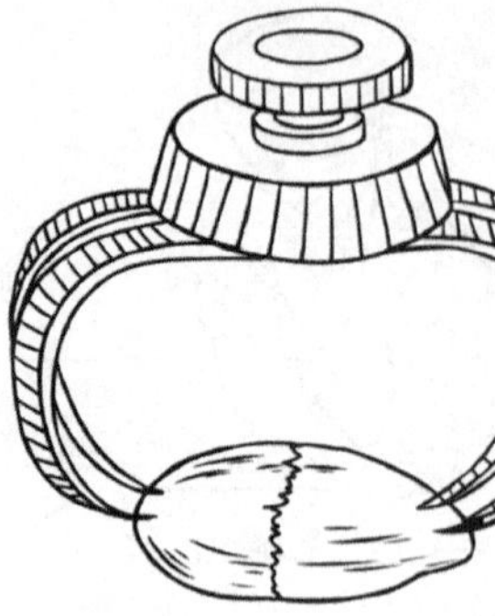

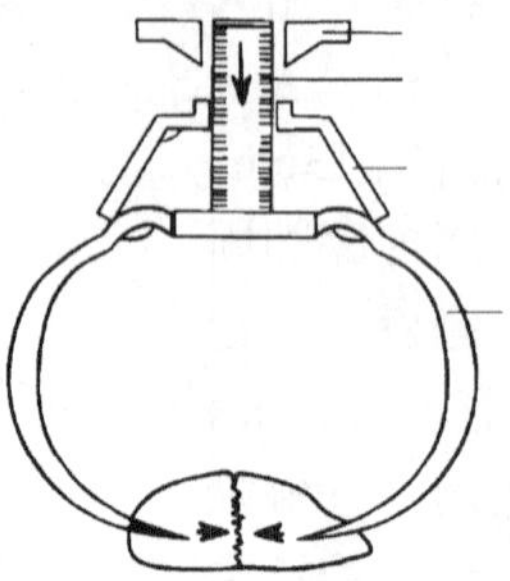

图 3-103 抓髌器固定法

（2）手法复位骨圆针闭合穿针外固定：对髌骨骨折上下两骨折块分离移位较大者，可用骨圆针闭合穿针加压外固定。患者取仰卧位，患肢膝关节屈曲 10°～20°，股神经阻滞或局部麻醉无菌下操作，穿针方向与髌骨骨折线平行，两针应在同一平面，然后抽净关节内积血，用两手拇指和食指推挤髌骨使其对位，摸清骨折内外侧边缘及髌骨表面，若已齐平后可将两针端靠拢拉紧，安装微型加压器并拧紧螺钉，如无加压器，可用不锈钢丝代替加压固定器拧紧钢丝（图 3-104）。术后用酒精纱布保护针孔，防止感染，膝后置长木托板或石膏后托固定膝关节 10°～20° 屈曲位直至骨折愈合，固定期间应积极做股四头肌及踝、趾关节功能锻炼。

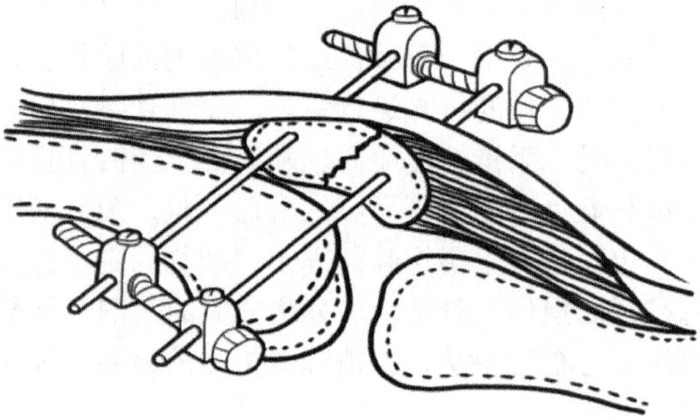

图 3-104 手法复位骨圆针闭合穿针外固定

（3）钢丝经皮缝合法：髌骨骨折采用钢丝经皮缝合，主要的缝合方法有钢丝经皮环绕缝合法和钢丝经皮张力带缝合法。

1）钢丝经皮环绕缝合法：按四针孔缝合法，常由髌骨外下方进针，沿髌骨下缘向内穿过髌下韧带，至内下方穿出皮肤。缝针由原孔穿回皮下，沿髌骨内缘的皮下向上至内上方穿出皮肤。牵拉钢丝，使内下方针孔外的钢丝埋入皮下。缝针由原孔穿回皮下，沿髌骨上缘向外穿过股四头肌肌腱，至髌骨外上方穿出皮肤，牵拉钢丝，使内上方针孔外的钢丝埋入皮下。缝针继续由外上方针孔穿回皮下，沿髌骨外缘皮下向下穿至与外下方的针孔汇合，牵拉钢丝，并使外上方针孔外的钢丝埋入皮下，形成钢丝环绕髌骨一圈。再经 X 线检查骨折整复良好后，收紧钢丝，将钢丝两端旋转数转，作结扎内固定。截除多余钢丝，将残端埋入皮下。皮肤表面仅留 4 个针孔。对中部横行骨折，也可采用克氏钢针连带钢丝，直接穿过上下骨折块内固定。对下极骨折，可用钢丝沿髌骨下缘穿过髌韧带，近侧用钢丝直接穿过骨块内固定（图 3-105）。

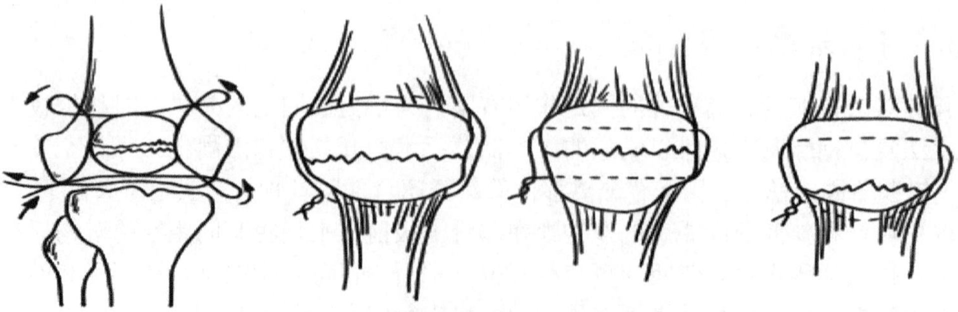

图 3-105 钢丝经皮环绕缝合法

2）钢丝经皮张力带缝合法：与钢丝经皮环绕法的不同处在于将内外侧的纵行钢丝改成位于髌骨前面，仍呈相互平行或呈交叉状；而在髌骨上下两缘的钢丝仍分别横行穿过股四头肌肌腱和髌韧带附着处。膝关节伸直位做X线检查骨折整复和钢丝固定良好后，作结扎固定（图3-106）。

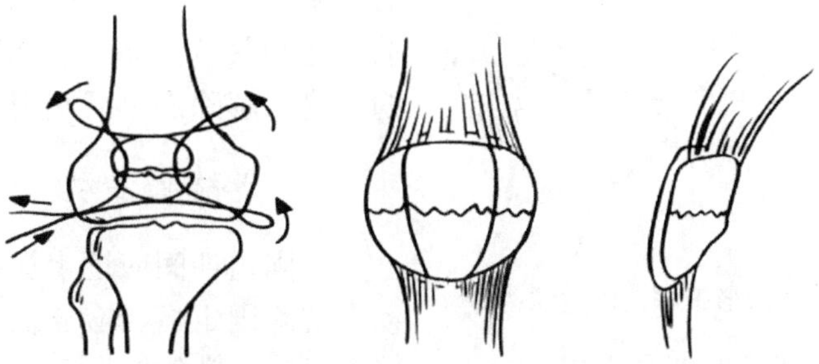

图3-106 钢丝经皮张力带缝合法

（4）张力带缝合固定法：应用较广的是双克氏针钢丝环绕法，其方法是先以2枚克氏针纵行穿过骨折线，两针各自之一端弯成钩状，每根针两端露出骨外，将钢丝绕经此4个外露的针端，然后扎紧，并将钩端击入骨内（图3-107）。此手术的要领是使捆扎固定的钢丝在髌骨前方形成拉力以抵消骨折前方的分离张力。因此，决不可使纵行跨过骨折线的钢针过分偏向前方，以免失去其张力带固定的作用。张力带固定更符合髌骨生物力学原理，但在应用中若出现克氏针过长，上端未弯并敲入骨内，钢丝未尽量贴近根部环绕扎紧，往往会造成钢丝滑脱而失败。A0张力带固定为膝关节早期进行屈曲锻炼提供了基础，但绝不是有的学者所写的术后不用外固定，立即进行膝关节的屈伸活动。因软组织的修复尚需要数日，况且任何一种软组织的缝合法和坚强的骨折固定，都不能代替软组织的修复和骨折的愈合，功能锻炼仍需循序渐进，它只不过是使功能锻炼的进程加快而已。

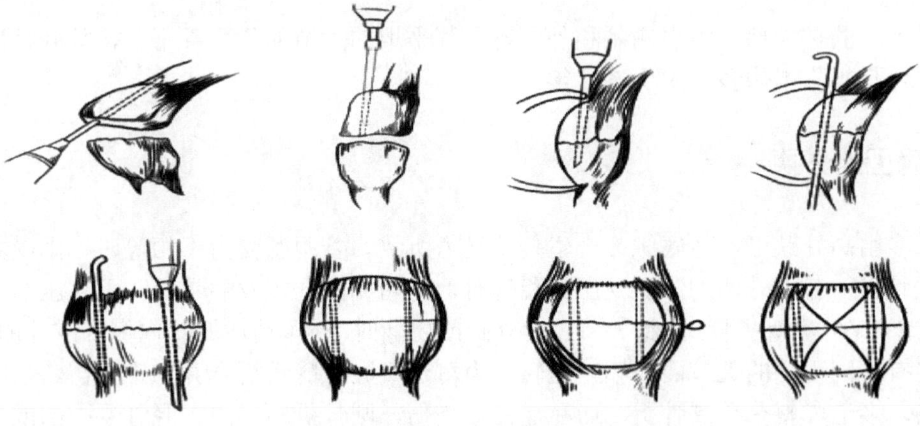

图3-107 张力带缝合固定法

（5）记忆合金爪形聚髌器固定法：利用记忆合金在常温下的记忆原理，在髌骨骨折整复后，将聚髌器置于冰水中使其软化，然后将其固定钩拉开并安装于髌骨表面，使其设计的钩状爪固定髌骨的上下极，待恢复体温后，记忆合金硬化并回复原状，从而获得牢固固定（图3-108）。该固定符合张力带的原理，固定效果可靠，可更早地进行膝关节功能锻炼。其缺点是金属异物大，部分患者可发生固定物下骨质吸收，在取出内固定物时需广泛剥离髌骨周围的软组织，给患者增加了再次手术创伤的痛苦。

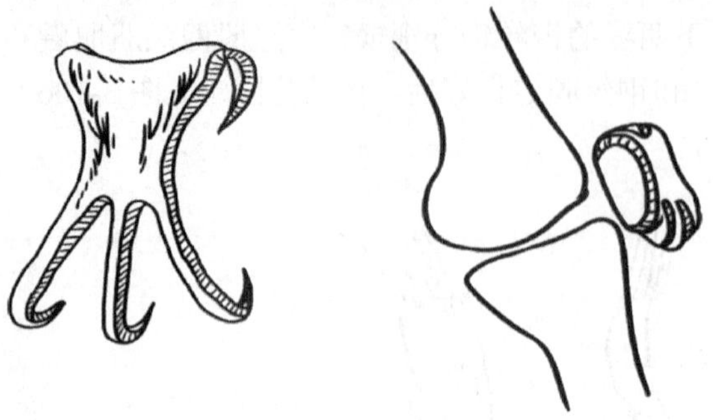

图 3-108 记忆合金爪形聚髌器固定法

（三）中医辨治

髌骨骨折早期瘀肿非常明显，应重用活血祛瘀、利水消肿的药物，中期应用接骨续筋、通利关节之品，后期服补肝肾、壮筋骨的药物，解除固定后应用中药熏洗。

（四）练功活动

在固定期间应逐步加强股四头肌舒缩活动，解除固定后，应逐步进行膝关节的屈伸锻炼。但在骨折未达到临床愈合之前，注意勿过度屈曲，以免将骨折处重新拉开。

四、预防与调护

肌腱等软组织与股骨髁关节面经常摩擦和股骨髁关节面受到营养性损害可造成创伤性关节炎。防治的关键是正确处理膝关节功能锻炼和休息制动的关系，既要积极进行股四头肌的功能锻炼，又要注意患肢的休息避免劳损。中药内服外用有其较好的疗效，重要的是要争取早期合理的治疗，并可有望使病损的关节软骨面得到部分的修复。

（刘 畅）

胫骨髁骨折

胫骨上端的扩大部分为内侧髁和外侧髁，其平坦的关节面称胫骨平台，故胫骨髁骨折又称胫骨平台骨折。本病多发生于青壮年。

一、病因与分类

本病多由高处跌下，足底触地产生传达暴力所致。若两髁受力不相等时，则受力较大的一髁发生骨折；若内外两侧髁所受压力相等时，则两侧髁同时发生骨折。垂直压缩力常引起“T”形或“Y”形双髁骨折。膝关节过度外翻或内翻时，亦可造成胫骨内侧髁或外侧髁骨折，骨折后多有不同程度的关节面破坏。扭转应力可造成胫骨髁骨折合并韧带损伤。当膝关节伸直位受伤，多造成整个单髁骨折，而在屈曲位受伤，则骨折多局限于胫骨髁中部或后部。膝关节屈曲小腿外旋位外翻应力致伤，可造成胫骨外髁前部骨折。反之内旋位内翻应力，可引起内髁前部骨折。

1. 根据胫骨髁的解剖学特点将胫骨髁骨折分类

（1）单髁骨折：多为单纯外力造成，又分为劈裂型与塌陷型。前者骨折线将一髁分离，后者主要是骨小梁骨折关节面塌陷。外翻损伤较多见，轻者造成内侧副韧带损伤，重者造成胫骨外髁骨折。有时合并腓骨上端骨折或腓总神经损伤，多由膝关节内翻损伤所引起，表现为胫骨内髁的压缩式劈裂骨折，骨折移位多不明显。

（2）双髁骨折：常为垂直压力致伤。如果伴有外翻应力，则一侧损伤较重。垂直压缩骨折，骨质损伤可能较重，但常不合并韧带损伤，复位后预后较好。胫骨平台压缩及粉碎性骨折，此类损伤为胫骨髁骨折中最重者。

2. 根据骨折发生机制及损伤程度将胫骨髁骨折分类

（1）外翻型。外翻应力引起，最多见，约占此种骨折的 70%。按损伤的程度又分为 4 度（图 3-109）。

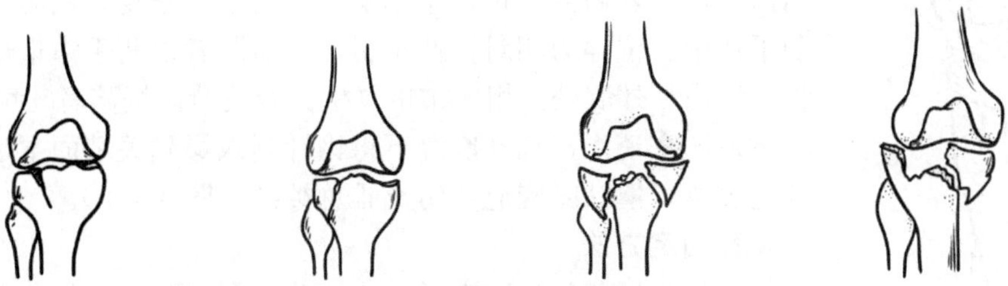

图 3-109 外翻型胫骨髁骨折分为 Ⅰ～Ⅳ度

Ⅰ度：无移位或轻度移位的胫骨外髁劈裂或压缩骨折，压缩关节面不超过 0.5cm。

Ⅱ度：胫骨外髁外侧 1/3 关节面劈裂骨折向外侧移位，内侧 2/3 关节面被股骨外髁压缩，不超过 1cm。

Ⅲ度：双髁骨折，外髁骨折情况同Ⅱ度，但压缩骨折超过 1cm，常呈粉碎状甚至波及髁间嵴。胫骨髁增宽，关节面完整，内髁骨折线斜向外上方通过外髁压缩骨折处。

Ⅳ度：胫骨外髁内侧 2/3 压缩情况同Ⅱ度，内髁关节面完整。自外髁压缩骨折处至内髁下方为一斜行骨折，短缩移位明显。胫骨外髁外 1/3 与胫骨保持连续（可能有裂纹骨折），并向近侧移位，到达股骨外髁的外侧方，呈脱位状，造成膝内翻内旋畸形。

（2）内翻型：由内翻应力引起。胫骨内髁压缩或劈裂骨折，均无严重移位。接近膝伸直位的损伤，表现为内髁整个髁的骨折。屈膝位损伤，表现为后半侧胫骨内髁的劈裂骨折。如屈膝位，小腿内旋致伤，则表现为内髁前半侧骨折。

（3）垂直伤：由垂直应力引起。伸膝位致伤者，内外髁均有压缩骨折或劈裂骨折，甚至粉碎性骨折，常有胫骨嵴骨折。屈膝位致伤者，则仅表现为胫骨内外髁后半侧骨折。

二、诊断思维

膝部出现明显肿胀、疼痛、功能障碍，可有膝外、内翻畸形。严重者可有不同程度的关节内积血，并有广泛的皮下瘀斑。若侧副韧带损伤、撕裂，则膝关节侧向试验阳性。X 线片可确诊。CT 片尤其是三维 CT 重建可更精确地反映骨折的详细情况。

三、治疗方略

无移位骨折，可固定膝关节于伸直位 4～5 周；有移位骨折应施行手法整复、撬拨复位、持续牵引治疗，力求恢复胫骨关节面的平整和下肢正常的生理轴线，以防创伤性关节炎的发生。

（一）非手术治疗

1. 整复方法

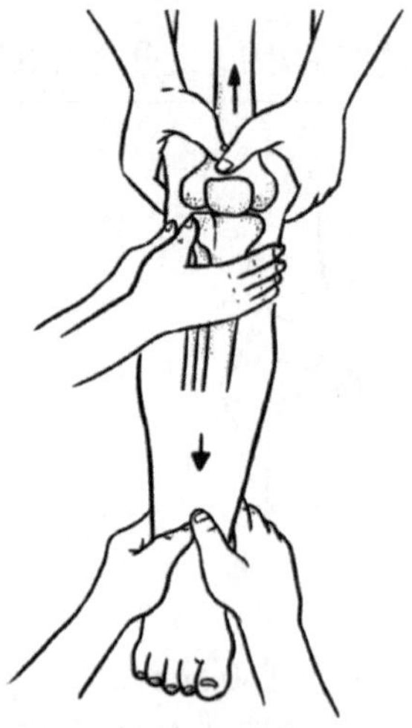

图 3-110　整复方法

患者取仰卧位，一助手握住患肢大腿，另一助手握住患肢足踝部向下用力牵引。若外髁骨折，则令下一助手在维持牵引下将患肢内收，术者两手四指环抱膝关节内侧，两手拇指推按骨折片向上、向内复位。若内髁骨折，用相反方向的手法整复。双髁骨折者，两助手在中立位强力相对拔伸牵引，继而医者以两手掌根部分置于胫骨上端内、外髁处，相向扣挤复位。若关节面塌陷者，可在X线透视下，严密消毒，局部麻醉下将钢针刺入塌陷关节面下进行撬拨，使之复位，撬针时应避免伤及腓总神经（图 3-110）。

2. 固定方法

（1）骨折复位后取夹板 5 块，分别置于膝内、外、后侧及前内外侧处，夹板长度据患肢情况而定，加压垫包扎，另用一长夹板加于后托上包扎固定，腘窝垫一小枕，置膝关节于微屈位。

（2）牵引治疗是胫骨上端骨折常用而有效的方法，适用于严重粉碎性骨折，手法、手术难以复位者。可采用胫骨下端或跟骨牵引，将患肢置于托马斯架上，同时根据骨折的特点，利用附架将小腿置于内翻或外翻位置。待骨折初步连接后，将滑动牵引改为固定牵引，加大膝关节功能锻炼的范围，以便于膝关节屈伸练习。牵引后早期开始膝关节活动，利用股骨髁的挤压，使胫骨关节面复位。这种牵引加早期活动的治疗方法，使骨折愈合过程中，重新模造胫骨髁外形，在骨折愈合后的关节造影，或其他原因手术探查或关节镜观察发现，即使严重的粉碎性骨折，模造成型的关节面，都出人意料的平整。早期即可行股四头肌舒缩锻炼。2 周后可行膝关节屈曲练习。6 周后骨折临床愈合，可扶拐不负重行走锻炼。

（二）手术治疗

若移位严重，且关节面有塌陷，手法无法复位者，应考虑行切开整复和内固定（图 3-111）。手术治疗对单髁或双髁劈裂骨折，可以用骨螺栓内固定。对较小的劈裂骨折，可用松质骨螺钉内固定，对粉碎多块骨折，可采用多枚螺钉不同方向内固定。对压缩骨折撬拨复位，骨缺损处以松质骨充填，支撑钢板内固定。合并韧带、半月板损伤者，除处理骨折外，根据损伤情况加以修复，早期做韧带修补术或晚期做重建术。

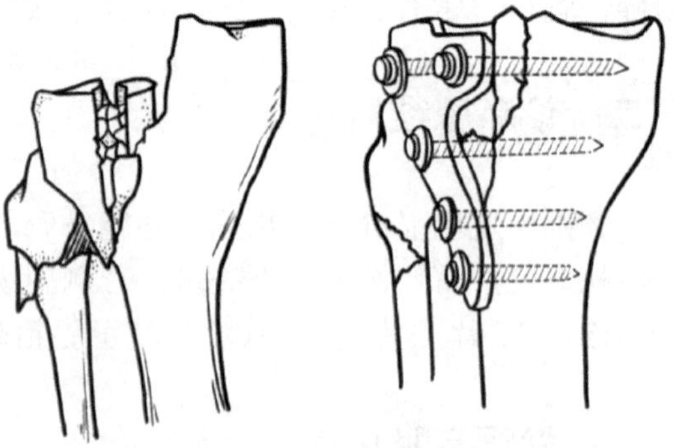

图 3-111　胫骨髁骨折内固定

（三）中医辨治

按骨折三期辨证施治，早期宜活血祛瘀，消肿止痛，可用桃红四物汤加泽泻、车前子、延胡索、萆薢、牛膝；中期肿胀已消，瘀血未尽，宜调和营血、祛瘀生新，用和营止痛汤；

后期宜补肾壮筋，用补肾壮筋汤治疗，并用中草药如海桐皮汤熏洗配合膝关节练功活动，以利关节功能恢复。

（四）练功活动

早期应作股四头肌功能锻炼及关节屈伸锻炼，解除固定后，在床上练习膝屈伸活动或扶拐不负重步行锻炼，6 周后经检查骨折牢固愈合，方可下地练习负重，应注意负重过早可造成胫骨平台重新塌陷。

四、预防与调护

胫骨髁骨折属关节内骨折，既不易整复，又难以固定，因此应指导患者进行早期锻炼，晚期负重。尽早开始关节活动，可以避免关节内粘连引起的活动障碍与疼痛，更好地塑造被破坏的关节面，损伤越严重，越需要早期活动关节。以免发生膝关节僵硬及晚期退行性病变。负重行走一定要在骨折愈合坚固后，才能逐步恢复，以防关节不稳定。

（刘　畅）

胫、腓骨干骨折

胫、腓骨干骨折很常见，各种年龄均可发病，尤以 10 岁以下儿童或青壮年为多，儿童多为青枝骨折或无移位骨折。其中又以胫骨干骨折为多，胫、腓骨干双骨折次之，腓骨干骨折少见。胫骨干中上段横截面呈三棱形，有前、内、外三棱将胫骨干分成内、外、后三面，胫骨嵴前突并向外弯曲，形成胫骨的生理弧度，其上端为胫骨结节。胫骨干下 1/3 处，横断面变成四方形。该骨中下 1/3 交界处比较细弱，为骨折的好发部位。

一、病因与分类

直接暴力或间接暴力均可造成胫、腓骨干骨折。

（1）直接暴力：由重物打击或挤压造成，暴力多来自外侧或前外侧，多为横断、短斜行骨折，亦可造成粉碎性骨折。胫、腓骨两骨折线都在同一水平，软组织损伤较严重。

（2）间接暴力：由高处坠下时的传达暴力或扭伤时的扭转暴力所致，多为斜行或螺旋形骨折。双骨折时，腓骨的骨折线较胫骨为高，软组织损伤较轻。

影响骨折移位的因素，主要是暴力的方向、肌肉的收缩、小腿和足部的重力，可以出现重叠、成角或旋转畸形。股四头肌和腘绳肌分别附着于胫骨上端的前侧和内侧，此两肌能使骨折近段向前、向内移位。小腿的肌肉主要在胫骨的后面和外面，由于肢体内动力的不平衡，故肿胀消退后，易引起断端移位。正常人的踝关节与膝关节是在两个相互平行的轴上运动，若发生成角和旋转移位，必然破坏两轴心的平行关系，既影响步行和负重功能，又可导致创伤性关节炎的发生。胫骨的前缘与前内侧面表浅，仅有皮肤遮盖，骨折时容易刺破皮肤形成开放性骨折。腘动脉在进入比目鱼肌的腱弓后，分为胫前、后动脉，此两动脉都贴近胫骨下行，胫骨上端骨折移位时，有可能损伤血管。此外，胫骨骨折可造成小腿筋膜间隔区内肿胀，压迫血管，而引起缺血性挛缩。胫骨的营养血管由胫骨干上 1/3 的后方进入，在致密骨内下行一段距离，然后进入髓腔，而胫骨下 1/3 又缺乏肌肉附着，故胫骨干中、下段发生骨折后，往往因局部血液供应不良，而发生迟缓愈合或不愈合。

骨折移位趋势既和外力有关，也和肌肉收缩有关。由于直接外力致伤时，外力方向多来自外侧，而扭转的间接暴力也多为身体内旋，小腿相对外旋，而小腿肌肉又在胫骨的外后侧，因此，胫腓骨双骨折的移位趋势多为向前内成角，或远骨折段外旋。而胫骨干单独骨折则往往出现向外成角移位。

通常最能指导临床治疗的分类是分为稳定型与不稳定型两种。一般来说，横断、短斜行骨折属于稳定型；粉碎性、长斜行、螺旋形骨折属于不稳定型。这种分类必须根据每个病例的不同特点，不能一概而论。Ellis 等按照创伤的严重程度，将胫腓骨骨折分为以下 3 度。

Ⅰ度：骨折无粉碎骨片或仅有极小的粉碎骨片。骨折移位程度小于骨干横截面的 1/5。软组织损伤轻，无开放性创口或仅有微小的开放伤口。

Ⅱ度：骨折的粉碎性骨片较小。骨折移位程度在骨干横截面的 1/5～2/5。软组织有中等程度损伤。开放性伤口小，污染轻。

Ⅲ度：骨折呈严重粉碎，完全移位。软组织损伤严重，开放性伤口较大，甚至有皮肤缺损，污染严重。

损伤的严重程度直接关系到预后，据统计轻度损伤者，正常愈合的病例占 90%以上，而重度损伤正常愈合率低于 70%。

二、诊断思维

患者有明显的外伤史，患肢肿胀、疼痛和功能丧失，可有骨擦音及异常活动。严重者可有肢体短缩、成角及足外旋畸形。胫骨上 1/3 骨折者，检查时应注意腘动脉的损伤。腓骨上端骨折时要注意腓总神经的损伤。小儿青枝骨折或裂纹骨折，临床症状可能很轻，但患者拒绝站立和行走，局部有轻微肿胀及压痛。X 线片，可以明确骨折类型、部位及移位方向。因胫、腓骨干可不在同一平面骨折，故 X 线片应包括胫、腓骨全长。损伤严重者，可出现感觉异常、疼痛、肿胀、压痛、肌肉牵拉性疼痛、张力性水疱、皮温和颜色的变化、肌力和血运变化等，属小腿筋膜间隔综合征的表现。要注意及时处理。

三、治疗方略

胫、腓骨干骨折的治疗原则主要是恢复小腿的长度和负重功能。因此，应重点处理胫骨骨折。对骨折端的成角和旋转移位，应予以完全纠正。无移位骨折只需用夹板固定，直至骨折愈合；有移位的稳定型骨折（如横断骨折），可用手法整复，夹板固定；不稳定型骨折（如粉碎性骨折、斜行骨折），可用手法整复，夹板固定，配合跟骨牵引。开放性骨折应彻底清创，尽快闭合伤口，将开放性骨折变为闭合性骨折。

（一）非手术治疗

非手术治疗主要方法有手法整复、外固定、牵引。

（1）整复方法：骨折后治疗越早，越易复位，效果也越好。应尽可能在伤后 2～3 小时内肿胀尚未明显时进行复位，且容易成功。必要时可配合镇痛、麻醉、肌肉松弛剂，以达到完全整复的目的。当骨折后肢体明显肿胀时，不宜强行复位。可给予暂时性制动，促进血液循环，减少组织渗出使肿胀消退，待肿胀消退后再行整复固定。患者平卧，膝关节屈曲成 150°～160°，一助手用肘关节套住患者腘窝部，另一助手握住足部，沿胫骨长轴作对抗牵引 3～5 分钟，矫正重叠及成角畸形。若近端向前内移位，则术者两手环抱小腿远端并向前端提，一助手将近端向后按压，使之对位。如仍有左右侧移位，可同时推挤近端向外、提拉远端向内，一般即可复位。有螺旋形、斜行骨折时，远端易向外移位：术者可用拇指置于胫、腓骨间隙，将远端向内侧推挤，其余四指置于近端的内侧，向外用力提拉，并嘱助手将远端稍稍内旋，可使完全对位。然后，在维持牵引下，术者两手握住骨折处，嘱助手徐徐摇摆骨折远段，使骨折端紧密相插。最后以拇指和食指沿胫骨前嵴及内侧面来回触摸骨折部，检查对位对线情况。

（2）夹板固定：根据骨折断端复位前移位的方向及其倾向性而放置适当的压力垫。上 1/3 部骨折时，膝关节置于屈曲 40°～80° 位，夹板下达内、外踝上 4cm，内、外侧板上端超过膝关节 10cm，胫骨前嵴两侧放置两块前侧板，外前侧板正压在分骨垫上；两块前侧板上端平胫骨内、外两侧髁，后侧板的上端超过腘窝部，在股骨下端做超膝关节固定。中 1/3 部骨折时，外侧板下平外踝，上达胫骨外侧髁上缘；内侧板下平内踝，上达胫骨内侧髁上缘；后侧板下端抵于跟骨结节上缘，上达腘窝下 2cm，以不妨碍膝关节屈曲 90° 为宜；两前侧板下达踝上，上平胫骨结节。下 1/3 部骨折时，内、外侧板上达胫骨内、外侧髁平面，下平齐足底，后侧板上达腘窝下 2cm，下抵跟骨结节上缘，两前侧板与中 1/3 部骨折相同。将夹板按部位放好后，用布带先捆中间两道，后捆两端。下 1/3 部骨折的内、外侧板在足跟下方做超踝关节捆扎固定；上 1/3 部骨折，内、外侧板在股骨下端做超膝关节捆扎固定，腓骨小头处应以棉垫保护，避免夹板压迫腓总神经而引起损伤。需配合跟骨牵引者，穿钢针时，跟骨外侧要比内侧高 1cm（相当于 15° 斜角），牵引时足跟则轻度内翻，可恢复小腿的生理弧度，骨折对位更稳定。牵引重量一般为 3～5kg，牵引后 48 小时内做 X 线检查骨折对位情况。如果患肢严重肿胀或有大量水疱，则不宜采用夹板固定，以免造成压疮、感染，暂时单用跟骨牵引，待消肿后再上夹板固定。运用夹板固定时，要注意抬高患肢，下肢在中立位置，膝关节屈曲成 20°～30°，每天注意调整布带的松紧度，检查夹板、纸垫有无移位，若骨折对位良好，则 4～6 周后做 X 线复查，如有骨痂生长，则可解除牵引，单用夹板固定，直至骨折愈合（图 3-112）。

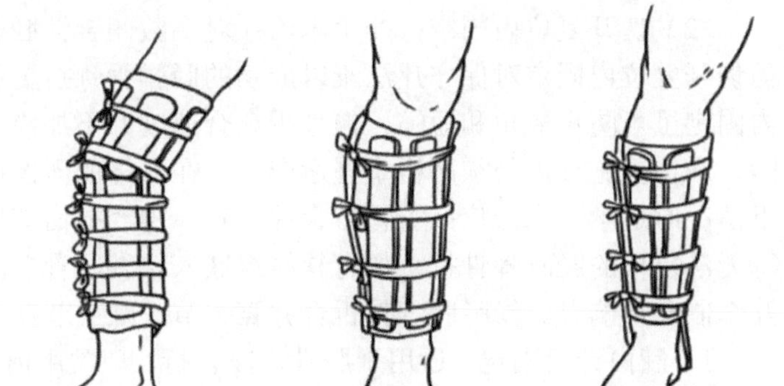
图 3-112　胫、腓骨干骨折的夹板固定

（3）石膏外固定：在治疗胫、腓骨干骨折的应用上比较广泛，适用于比较稳定的骨折或经过一段时间牵引治疗后的骨折及辅助患者进行功能锻炼（功能石膏）等情况。最常用的是长腿管型石膏固定（取关节中立位，屈膝 15°～20°）。一般是在有垫的情况下进行的，打石膏要注意三点应力关系。固定期间要保持石膏完整，若有松动及时更换。因为肢体肿胀消退后易因

空隙增大而致骨折再移位。在牵引治疗的基础上，肿胀消退后也可改用无衬垫石膏固定，保持与肢体之间的塑形。长腿石膏一般需固定6～8周后拆除。这种石膏固定，易引起膝、踝关节僵硬，下肢肌肉萎缩，较长时间固定还有能引起骨质吸收、萎缩的缺点。发生在胫、腓骨中下1/3交界处以下的稳定型骨折，也可采用小腿“U”形石膏固定，操作方便利于活动及功能锻炼。

（4）小腿钳夹固定器固定：特别适用于不稳定的胫骨斜行、螺旋形骨折的治疗。首先进行X线透视，以一手的拇指、食指对捏骨折线中部两侧，以确定钳夹位置、钳夹力的方向。然后局部消毒麻醉后，将钳尖直接刺入皮肤，直达骨质，钳夹力的方向应尽量做到与骨折线垂直。一定使固定钳尖端稍进入骨皮质内，做加压固定，以防滑脱。经X线检查，若骨折对位良好，用无菌敷料包扎两个钳夹入口，再以小腿夹板做辅助固定患肢。1周后扶拐下地锻炼，6～8周后拆除钳夹，小腿夹板可继续固定1～2周。

（5）牵引：持续性牵引是骨折整复、固定的重要手段，有些不稳定的闭合性骨折，如斜行、螺旋形、粉碎性骨折，闭合性复位不能达到要求时，或肢体肿胀严重，不适于整复时，可行一段时间牵引治疗，以达到骨折复位、对线的目的。以跟骨牵引更为常用。跟骨牵引进针点是在内踝尖部与足跟下缘连线的中点，由内向外。内侧针孔应比外侧针孔略高0.5～lcm，使牵引的小腿远端轻度内翻，以恢复其生理弧度。使骨折更接近于解剖复位，牵引初时的整复重量为4～6kg，待肢体肿胀消退，肌肉张力减弱后，将维持重量减到2～3kg。在牵引下早期锻炼股四头肌，主动活动踝关节与足趾。3～4周后撤除牵引，施行夹板外固定，直至骨痂形成，骨折愈合。

（二）手术治疗

（1）外固定支架固定：适用于各种类型的胫、腓骨干骨折，尤其是有伤口、创面及软组织损伤严重、感染的病例。外固定器功能支架操作简便，调节灵活，固定可靠。患肢能早期负重，功能锻炼，促进骨折愈合。这种治疗方法正逐渐被更多的人所接受并采用。其缺点是自动纠正侧方移位的能力差，骨骼穿针的同时，肌肉组织也被钢针相对固定而限制舒缩，引起不同程度的肌肉萎缩。此外，还有继发针孔感染的可能。其原理是在骨折的远端、近端部位穿入钢针，根据骨折移位方向的不同，通过固定在骨上钢针的调节使移位的骨折端复位，然后将万向关节及延长调节装置的锁钮旋紧，使已复位的骨折端稳定。

（2）切开复位内固定：非手术治疗对多数闭合性胫腓骨骨折都能达到满意的治疗效果。但切开复位内固定对保守疗法难以成功的胫腓骨骨折更不失为一种好方法。必须明确：手术内固定虽可防止成角和短缩，但骨折愈合速度并不加快，手术本身将有感染、皮肤坏死等危险，应慎重施行，必须严格掌握适应证，在严格的无菌操作下手术。闭合性胫腓骨骨折有以下情况时适于手术治疗：①骨折合并血管、神经损伤需探查血管神经者，可同时行内固定。②无法复位的胫腓骨骨折，如有软组织嵌入。③胫骨多段骨折者。④肢体多发骨折为避免相互牵制和影响者。⑤胫腓骨骨折合并膝关节、踝关节损伤者。

1）髓内针内固定：适用于胫骨多段骨折，现常用梅花形髓内针。髓内针的长短、粗细要与胫骨长度和髓腔相适宜。方法是：在胫骨结节内侧做一小的纵行切口，用粗钻头（9mm或9.5mm）向胫骨下后方钻孔，然后改变钻入方向使之与髓腔保持一致。将髓内针向下插入骨洞，沿髓腔缓缓打入。复位骨折端，使髓内针通过骨折线，针尖达到胫骨远端干骺端。术后可给予石膏托固定，2～4周后可扶拐杖逐渐负重。髓内针应在骨痂愈合后拔除（图3-113）。近年正流行一种既能控制骨折后短缩、旋转，又可进行闭合穿钉的交锁髓内钉。它除了可用于股骨骨折外，还可用于胫骨骨折。交锁髓内钉使手术趋向微创。新近由于一种新型的“远端锁钉机械瞄准系统”的出现，大大减少了术中使用X线机的次数。交锁髓内钉分为实心和空心两型，实心型直径较细，又称为不扩髓钉，而空心型髓内钉较粗，髓腔要求扩大。

2）螺钉内固定：单纯螺钉内固定适用于胫腓骨的螺旋形或长斜行骨折，尤其是接近于骨端处的骨折。用1～2枚螺钉直接固定于复位后的骨折部。螺钉钻入的方向要与骨干的纵轴垂直，不可垂直于骨折线，否则会因骨折端的剪应力而使骨折再移位。单纯螺钉内固定后，应辅以石膏固定4～6周。

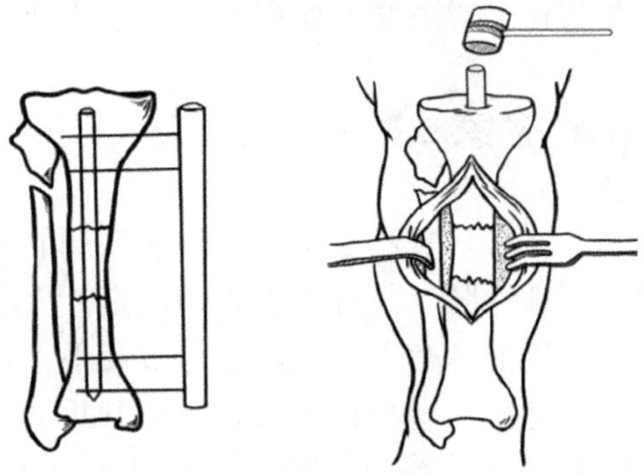

图3-113 髓内针

3）钢板螺钉内固定：为切开复位内固定中较常用的方法，适用于胫骨的斜行、横行、螺旋形等骨折，闭合复位不满意者，骨延迟愈合或骨不连者，骨折伴有血管、神经损伤需手术探查处理的病例。钢板有普通型和加压固定型两种。近年来有用钛合金材料制成的，材质牢固，体轻，生物反应小。螺钉选用皮质骨螺钉。使用何种钢板应依据骨折的类型、程度等具体情况来选择。手术须在严格无菌条件下进行：取小腿前外侧骨折部为中心，稍向外侧凸做弧形切口，进入后应尽少剥离骨膜，尽可能减少周围组织损伤。清除断端组织，注意打通髓腔。复位时依胫骨骨嵴作为标志使其成为一条直线。如需植骨，可取自体松质（如髂骨）骨端周围植骨。置入钢板，以螺钉固定。选用加压钢板时应注意加压孔的位置和方向。从力学角度看，钢板应置于骨干的张力侧。胫骨前面位于皮下，后面肌组织、血管神经多，难以显露且损伤机会多。所以，钢板大多置于前外侧。应用普通钢板，手术应给予下肢石膏托固定4～6周。加压钢板固定术后一般无须石膏外固定。骨折稳固愈合后负重行走。

（三）中医辨治

按骨折三期辨证施治。胫骨中、下1/3骨折后期内治法应着重补气血、益肝肾、壮筋骨。陈旧骨折实行手法折骨或切开复位、植骨术后，亦应及早使用补法。

（四）练功活动

整复固定后，即做踝、足部关节屈伸活动及股四头肌锻炼。跟骨牵引者，还可用健腿和两手支持体重抬起臀部：稳定型骨折患者从第2周开始进行抬腿及屈膝关节活动，在第4周开始扶双拐做不负重步行锻炼。不稳定型骨折患者，则解除牵引后仍需在床上继续功能锻炼5～7天，才可扶双拐做不负重步行锻炼。此时患肢虽不负重，但足底要放平，不要用足尖着地，以免致远折段受力引起骨折旋转或成角移位。锻炼后骨折部仍无疼痛，自觉有力，即可改用单拐逐渐负重锻炼，在3～5周内为了维持小腿的生理弧度和避免骨折段的向前成角，在床上休息时，可用两枕法。若解除跟骨牵引后，胫骨有轻度向内成角者，可令患者屈膝90°、髋屈曲外旋，将患足放于健肢的小腿上，呈盘腿姿势，利用肢体本身的重力来恢复胫骨的生理弧度。8～10周后根据X线片及临床检查，达到临床愈合标准即可去除外固定。

四、预防与调护

采用夹板固定时，要注意松紧度适当，既要防止消肿后外固定松动而致骨折重新移位，也要防止夹缚过紧而妨碍患肢血运或造成压疮。

五、各家发挥

龙江著名骨科专家黄殿栋在长期的临床实践中创立了双夹板穿针的外固定方法，尤其是对于复杂性胫、腓骨干骨折的固定，更能显示出它的独到之处。操作方法如下。

在局部麻醉下，于胫骨结节及跟骨各打入一根直径为4mm的骨圆针。然后用手法复位，复位满意后术者把持患肢，保持骨折对位。助手迅速在木夹板两端相应部位钻直径4mm的孔针道用无菌纱布保护，外套4层毛巾（4cm×4cm），然后将木夹板置于小腿两侧，并套入骨圆针，直到离皮肤0.5～1cm处，再在夹板两端骨圆针尾处缠覆石膏绷带6～8层，宽约6cm。趁石膏未干固，在夹板内侧缘按压，使石膏形成凹陷，防止夹板内外滑动。如为胫腓骨下端粉碎性骨折，可在胫骨结节下6～8cm处补穿一根克氏针，以加强骨折端的稳定作用（图3-114）。

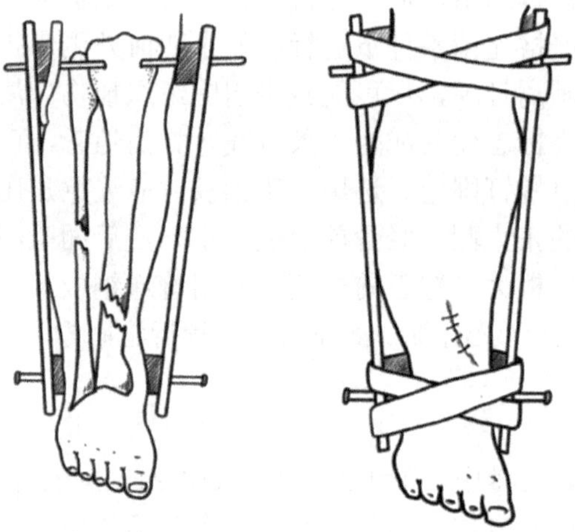

图3-114　双夹板穿针外固定

（刘　畅）

踝部骨折

踝关节由胫、腓骨下端和距骨组成。胫骨下端内侧向下的骨突称为内踝，其后缘向下突出者称为后踝，腓骨下端骨突构成外踝。外踝比较窄而长，位于内踝后约1cm、下约0.5cm，内踝的三角韧带也较外踝的腓距、腓跟韧带坚强，故阻止外翻的力量大，阻止内翻的力量小。内、外、后三踝构成踝穴，而距骨居于其中，呈屈戌关节。胫、腓骨下端之间被坚强而有弹性的下胫腓韧带连接在一起。距骨分为体、颈、头三部，其体前宽后窄，其上面为鞍状关节面，当做背伸运动时，距骨体之宽部进入踝穴，腓骨外踝稍向外后侧分开，而踝穴较跖屈时能增宽1.5～2mm，以容纳距骨体，当下胫腓韧带紧张时，关节面之间紧贴，关节稳定，不易扭伤，但暴力太大仍可造成骨折。而踝关节处于跖屈位（如下楼梯或下坡）时，下胫腓韧带松弛，关节不稳定，容易发生扭伤。

一、病因与分类

踝部损伤原因复杂，类型很多。韧带损伤、骨折和脱位可单独或同时发生。根据受伤姿势可分为内翻、外翻、外旋、纵向挤压、侧方挤压、跖屈和背伸等多种，其中以内翻损伤最多见，外翻损伤次之，外旋又次之。根据骨折脱位的程度，损伤又可分为三度：单踝骨折为一度；双踝骨折、距骨轻度脱位为二度；三踝骨折、距骨脱位为三度。

1. 内翻骨折

内翻骨折发生在足强力内翻时，如从高处跌下，足底外缘着地；或步行在平路上，足底内侧踏在凸处，使足突然内翻。骨折时，内踝多为斜行骨折，外踝多为横行骨折；严重时可合并后踝骨折、距骨脱位。骨折可分为以下3度（图3-115）。

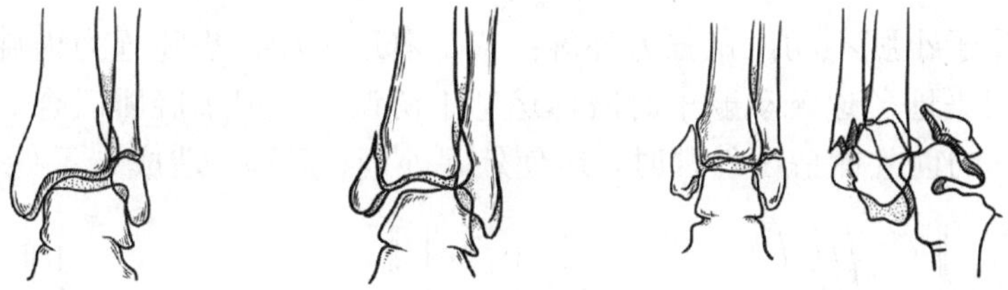

①　②　③

图3-115　内翻骨折分为三度

①一度骨折；②二度骨折；③三度骨折

（1）一度骨折：外侧韧带部分断裂是最常见的踝部内翻扭伤。典型的一度内翻骨折，距骨与足强力向内侧撞击，使内踝骨折，骨折自胫骨下端关节面与内踝根部接壤处折裂，骨折线向上、向外，几乎呈垂直，为较常见的内翻单踝骨折。或者表现为外踝尖端小块骨质单独被撕脱。直至整个外踝的关节面被横向拉断，但比较少见。

（2）二度骨折：如暴力较大，内踝部受挤压、外踝部受牵拉而同时发生骨折，此为双踝骨折。有时合并距骨向内脱位，或合并腓侧副韧带及下胫腓韧带撕裂。

（3）三度骨折：暴力继续加大，则偶尔可见胫骨后缘（后踝）骨折，距骨向内、后脱位。此为三踝骨折。

2. 外翻骨折

外翻骨折由足强力外翻所致，如从高处跌下，足底内缘着地；或外踝受暴力直接打击，可引起踝关节强度外翻。骨折时，外踝多为斜行骨折，内踝多为横行骨折；严重时可合并后踝骨折、距骨脱位（图3-116）。

（1）一度骨折：暴力无作用于内侧韧带。因为此韧带比较坚强不易被撕断，遂将内踝撕脱，同时，亦可将三角韧带撕裂。骨折线往往为横断，与胫骨下关节面相平，骨折移位不多。此为单踝骨折。

（2）二度骨折：若暴力继续作用，发生内踝撕脱的同时，距骨体挤迫外踝，迫使外踝发生斜行骨折，折线多呈矢状，为双踝骨折。双踝连同距骨都有不同程度的向外侧移位。如下胫腓韧带断裂或韧带附在胫骨处发生撕脱，则下胫腓联合分离。骨折可发生在下胫腓联合以上或以下。

（3）三度骨折：偶尔可因伴有距骨撞击胫骨下关节面后缘，造成三踝骨折。距骨向外、后脱位。

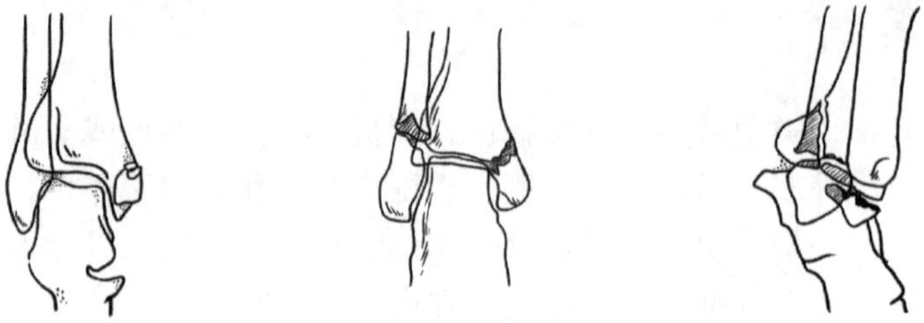

① ② ③

图 3-116 外翻骨折分为三度

①一度骨折；②二度骨折；③三度骨折

3. 外旋骨折

外旋骨折发生于小腿不动，足强力外旋；或足着地不动，小腿强力内旋。此种情况，可以是从高处跳下或平地急速转动躯干时肢体运动不协调，一般下胫腓联合韧带强度超过外踝骨质，故当距骨体的前外侧挤压外踝时，迫使外踝外旋、后移，造成一系列变化（图 3-117）。

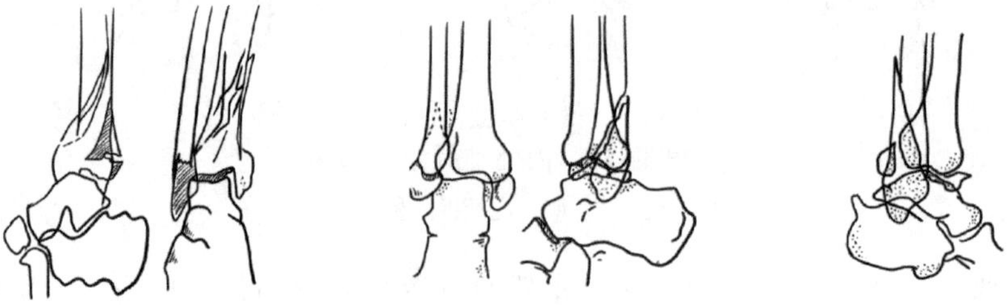

① ② ③

图 3-117 外旋骨折分为三度

①一度骨折；②二度骨折；③三度骨折

（1）一度骨折：腓骨下方斜行或螺旋形骨折。骨折线由下胫腓关节下面前侧开始，向上、向后斜行延伸，骨折面为冠状。骨折移位不多或无移位时 X 线片见骨折端前后重叠，仅在侧位片上可观察到由前下至后上的斜行骨折线。有移位时，外踝骨折块向外、向后并向外旋转。若当外踝被距骨挤压时，下胫腓联合韧带先断裂。则外踝骨折发生在下胫腓联合以上，腓骨最脆弱处。此为单踝骨折。

（2）二度骨折：如暴力继续作用，则将内踝从中部撕脱。若内踝未骨折，则内踝韧带断裂。此为双踝骨折，距骨向外侧微脱位。

（3）三度骨折：暴力继续再作用，因内侧韧带的牵制作用消失，距骨向外侧及外旋移位，可使胫骨后缘撞击骨折，造成三踝骨折。此时，距骨向外，后方移位、脱出。

4. 纵向挤压骨折

纵向挤压骨折由高处坠地足底落地或踝关节急骤过度背伸或跖屈所致。骨折可呈撕脱、粉碎的“T”形或“Y”形骨折。

5. 侧向挤压骨折

侧向挤压骨折为内、外踝被夹于两重物之间，多造成双踝粉碎性骨折，伴有不同程度的皮肤挫伤，骨折多无移位。在上述暴力作用时，若踝关节处于跖屈位，则距骨向后撞击胫骨后踝，引起三踝骨折并向后脱位；若此时踝关节处于背伸位，可引起胫骨前唇骨折。

二、诊断思维

局部瘀肿、疼痛和压痛，功能障碍，可闻及骨擦音。外翻骨折多呈外翻畸形，内翻骨折多呈内翻畸形，距骨脱位时，则畸形更加明显。X线片可显示骨折脱位程度和损伤类型。

三、治疗方略

无移位骨折仅将踝关节固定于90°中立位3～4周即可，有移位的骨折脱位应予以整复。内外踝骨折，闭合复位不满意时，可在内踝处做切开复位内固定，然后用手法整复外踝骨折，此时，内踝因已做内固定而较稳定，外踝较易整复成功。当踝部骨折是由距骨移位所致者，远端骨折处多与距骨保持联系，随距骨的脱位而移位。整复时只要距骨脱位得以整复，胫距关节面恢复正常，则骨折亦随之复位。三踝骨折时，应先整复内、外踝，再整复后踝。如有重叠、旋转、侧方移位及成角，先整复矫正重叠、旋转和侧方移位，再矫正成角。踝部骨折处有软组织嵌入或合并胫腓联合韧带分离，或后踝骨折超过1/3关节面而闭合复位未满意者，需切开复位内固定。伤后1～2个月的陈旧性踝部骨折，尚可切开复位内固定；若时间太长，骨折处畸形愈合，切开亦不易获得满意复位，此时可采用中药熏洗，加强功能锻炼，促进功能恢复；若日后伤者无明显疼痛与不便，则可任其自然，不必强求复位；若创伤性关节炎已形成，则应考虑做踝关节融合术。

（一）非手术治疗

1. 整复方法

施行复位手法时，应遵循这样一个原则：按暴力作用相反的方向进行复位和固定。患者平卧屈膝，助手抱住其大腿，术者握其足跟和足背作顺势拔伸，牵引不可用力过猛，以防加重韧带损伤。外翻损伤使踝部内翻，内翻损伤使踝部外翻。如有胫腓联合分离，可在内外两踝部加以挤压；如后踝骨折合并距骨后脱位，可用一手握胫骨下段向后推，另一手握前足向前提，并徐徐将踝关节背伸。待重叠及向上移位的骨折远端牵下后，术者用拇指由骨折线分别向上、向下轻轻推挤内、外两踝，以解脱嵌入骨折裂隙内的韧带或骨膜，尤其是内踝中部骨折，多有内侧韧带嵌入，阻碍复位，影响骨折愈合。总之，要根据受伤机制和损伤类型并分析X线片，以酌定其整复手法。

（1）纠正旋转和内外翻：在矫正内外翻畸形前，先矫正旋转畸形，一般内外翻均合并内外旋。牵引足部的助手将足内旋或外旋并同时改变牵引方向。外翻骨折者由外翻牵引逐渐改为内翻；内翻骨折者牵引方向由内翻逐渐改为外翻。同时术者两手在踝关节上下方对向挤压，促使骨折复位。

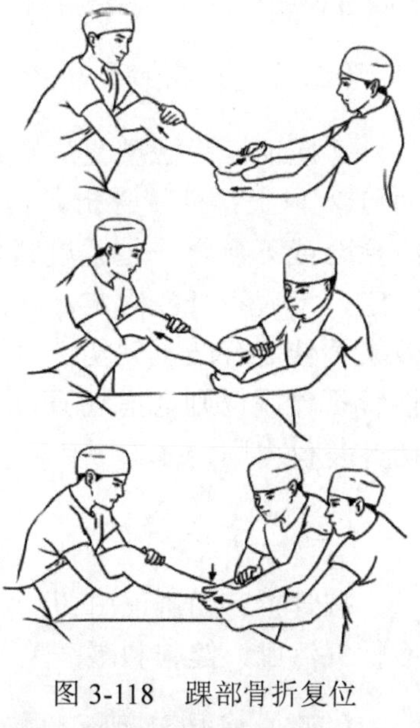

图3-118 踝部骨折复位

（2）纠正前后移位：有后踝骨折合并距骨后脱位，可用一手握胫骨下段向后推，另一手提前足向前拉，并徐徐将踝关节背伸。利用紧张的关节囊将后踝拉下，使向后脱位的距骨回到正常位置。当踝关节背伸到90°时，向前张口的内踝也大多数随之复位。如仍有裂口，可用拇指由内踝的后下方向前上推挤，使骨折满意对位（图 3-118）。

（3）三踝骨折：如后踝不超过关节面 1/3 者，可用手法复位。在先复位内外踝的基础上，捆好两侧夹板。整复时，一助手用力夹挤已捆好的两侧夹板，术者一手握胫骨下端向后推，一手握足向前拉，并徐徐背伸，使向后脱位的距骨回到正常位置。透视检查满意后，捆上踝关节背伸活动夹板。若后踝骨折超过胫骨下关节面 1/3 以上时，因距骨失去支点，踝关节不能背伸，越背伸距骨越向后移位，后踝骨折块随脱位的距骨越向上移位。可采用长袜套悬吊牵引，袜套腿根部，下端超出脚尖的 20cm，用绳扎紧下端，上端则用胶布粘好。固定做悬吊滑动牵引。有内外踝骨折时，先整复好内外踝骨折并做两侧夹板固定。将膝关节置于屈曲位。用牵引布兜于腘窝部作悬吊牵引，利用肢体重量，可使后踝逐渐复位（图 3-119）。

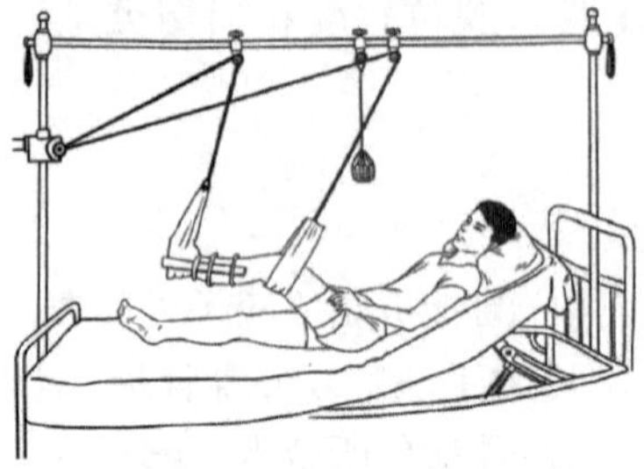

图 3-119 后踝骨折复位法

2. 固定方法

先在内外踝的上方各放一塔形垫，下方各放一梯形垫，用 5 块夹板进行固定（图 3-120）。其中内、外、后板上自小腿上 1/3，下平足跟，前内侧及前外侧夹板较窄，其长度上起胫骨结节，下至踝关节上。夹板必须塑形，使内翻骨折固定于外翻位，外翻骨折固定于内翻位。固定位置适可而止，注意勿矫枉过正。放好夹板后，先捆扎小腿三道绑带，然后捆远端足底的一道。最后可加用踝关节活动夹板（铝制或木制），将踝关节固定于 90° 位置 4～6 周。兼有胫骨前后骨折者，还应固定于跖屈位，有后唇骨折者，则固定在稍背伸位。有前唇骨折者，则固定在稍跖屈位。固定后抬高小腿，屈膝 30°～40° 。第 1～2 周透视或拍片，如果有移位者，应及时纠正移位。

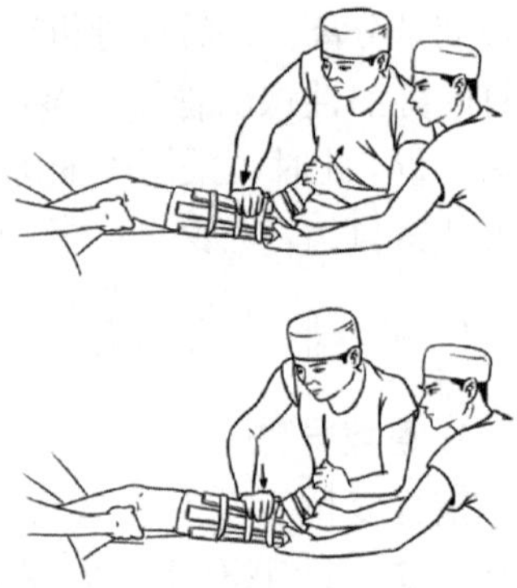

图 3-120 踝部骨折夹板固定

（二）手术治疗

适应证：手法整复失败；严重开放骨折；内翻骨折，内踝骨折块大，波及胫骨下关节面 1/2 以上；外旋骨折，内踝中部撕脱，骨折整复不良，有骨膜或韧带嵌顿，易引起骨纤维愈合或不愈合；足强度背伸造成胫骨下关节面前缘大块骨折者，均应考虑做切开复位内固定，术后石膏托固定，术后及内固定器材视具体情况而定。陈旧骨折超过 2 个月，复位效果不佳而有严重创伤性关节炎者，可做关节融合术，术后短腿石膏管固定 3 个月。陈旧性骨折伴脱位则考虑切开复位植骨术或关节融合术。若或系开放性骨折脱位，则可考虑行切开复位内固定术。

（三）中医辨治

按骨折三期辨证用药，一般中期以后应注意舒筋活络、通利关节；后期局部肿胀难消，应行气活血、健脾利湿；关节融合术后则需补肾壮骨，促进愈合。

（四）练功活动

整复固定后，鼓励患者活动足趾和做踝部背伸活动。双踝骨折从第 2 周起，可在保持夹板固定的情况下加大踝关节的主动活动范围，并辅以被动活动。被动活动时，术者一手握紧内、外侧夹板，另一手握前足，只做背伸和跖屈，不做旋转或翻转活动。3 周后可将外固定打开，对踝关节周围的软组织（尤其是肌腱经过处）进行按摩，理顺经络，点按商丘、解溪、丘墟、昆仑、太溪等穴，并配合中药熏洗。在袜套悬吊牵引期间亦应多做踝关节的屈伸活动。

四、预防与调护

骨折手法整复固定后，早期应卧床休息并抬高患肢，以促进患踝血液回流，减轻瘀肿，同时常规检查外固定松紧度，如患踝出现进行性加重的疼痛、肿胀，局部麻木，趾端皮肤苍白，常提示局部压迫过紧，应及时予以松解。踝部肿胀一般于固定 4～6 天后逐渐消退，此时应及时缩紧固定，以免扎带松脱，使骨折移位。

五、各家发挥

邓福树创立了按压翻屈法整复外翻外旋型踝部骨折，四种手法连续有序，动静结合，利于踝部骨折解剖复位，兼顾了主次轻重，中西结合。

（刘　畅）

距骨骨折

足部的骨骼由 28 块小骨组成，其中包括跗骨 7 块、跖骨 5 块、趾骨 14 块、固定的籽骨 2 块，由韧带与肌肉相连，构成 3 个主要足弓即内侧纵弓、外侧纵弓与跖骨间的横弓。足弓有负重、推进行走与吸收人体震荡的功能。距骨是足弓的顶，上与胫骨下端相连接，下连跟骨与舟状骨。距骨几乎大部分为软骨关节面所包围，而血液供应主要来自于从距骨颈前外侧进入的足背动脉关节支；而从胫距关节和距跟骨间韧带所供血运有限，所以当距骨骨折有移位或距骨脱位后容易发生缺血性坏死。距骨骨折属于关节内骨折，多见于青年人。

一、病因与分类

（1）距骨颈部无移位骨折：距骨骨折多由于从高处坠落时踝关节强力背伸或外翻汽车驾驶员刹车时用力过度所致。当踝关节强力背伸、外翻时，胫骨下端前缘像凿子一样插入距骨颈、距骨体之间，将距骨劈成前后两段，引起垂直的颈、体骨折（图 3-121）。

（2）距骨颈部骨折伴距下关节脱位：距骨颈骨折后，足背伸外力继续作用，距骨体被锁于踝穴内，足部其余部分过度背伸，以致产生距下关节脱位（图 3-122）。

（3）距骨颈部骨折伴距骨体脱位：当暴力继续作用时，距骨体更向后移，由于跟骨的后关节面斜向后内，距骨体向后移位时发生旋转，其骨折面转向外踝。暴力消失后，因跟腱与周围肌腱的弹性使足跖屈而后缩，跟骨的载距突常钩住距骨体下面的内侧结节，使整个距骨体向外旋转，骨折面朝向外上方，甚至还合并内踝骨折，或可为开放性骨折。此时，整个距骨体随之向后移位，脱出踝穴（图 3-123）。

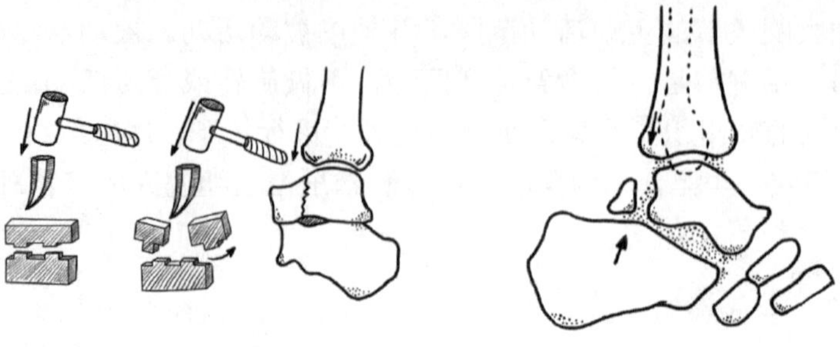

① ②

图 3-121 距骨颈部无移位骨折

①距骨骨折机制；②距骨后突骨折

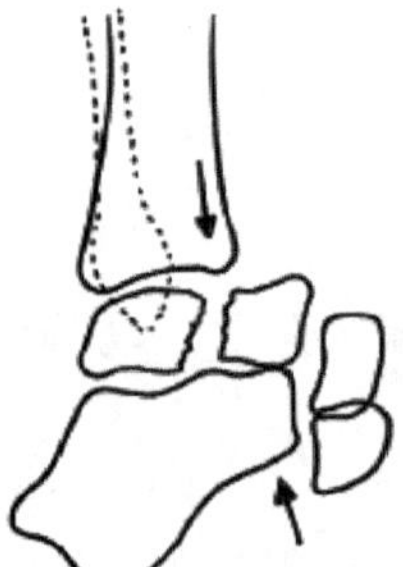

图 3-122 距骨颈部骨折伴距下关节脱位

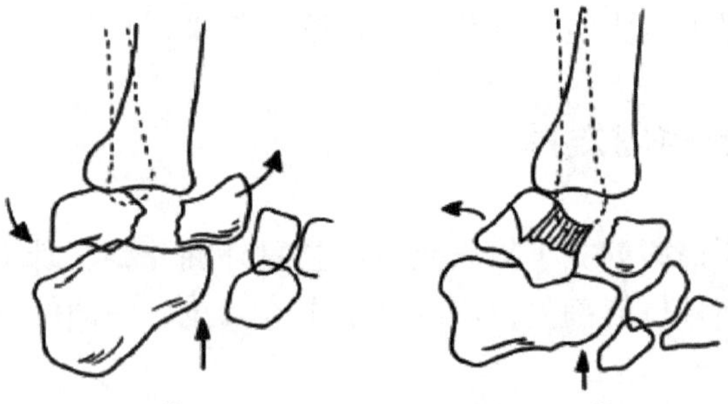

① ②

图 3-123 距骨颈部骨折伴距骨体脱位

①骨折伴距骨下关节脱位距骨体向后移位；②骨折伴距骨关节脱位距骨体后移且旋转移位

（4）距骨后突骨折：多因踝背强烈跖屈，距骨后突与胫骨下端后缘或跟骨相撞击产生骨折，也可因后距腓韧带撕脱所致。骨折多为小块骨折，骨折片向后、向上，一般移位不多。诊断时应与正常变异之三角骨相鉴别。

距骨表面有 3/5 为软骨面，故发生骨折时，骨折线多经过关节面，发生创伤性关节炎的机会较多。距骨的主要血液供应自距骨颈部进入，距骨颈骨折时，常损伤来自足背动脉的血液供应，所以距骨体很易发生缺血性坏死。

二、诊断思维

伤后局部肿胀、疼痛，不能站立行走。明显移位时则出现畸形。踝部与跗骨正侧位 X 线片，可以明确骨折的移位程度、类型及有无合并脱位。

三、治疗方略

（一）非手术治疗

1. 整复方法

单纯距骨颈骨折时，患肢膝关节屈曲至 90°，术者一手握住前足，轻度外翻后，向下向后推压，另一手握住胫骨下端后侧向前端提，使距骨头与距骨体两骨折块对合；合并距骨体后脱位时，应先增加畸形，即将踝关节极度背伸、稍向外翻，以解除载距突与距骨体的交锁，并将距骨体向前上方推压，使其复入踝穴，然后用拇指向前顶住距骨体，踝关节稍跖屈，使两骨折块对合；距骨后突骨折伴有距骨前脱位时，先将踝关节极度跖屈内翻，用拇指压住距骨体的外上方，用力向内后方将其推入踝穴。距骨脱位复位后，往往其后突骨折片亦随之复位（图 3-124）。

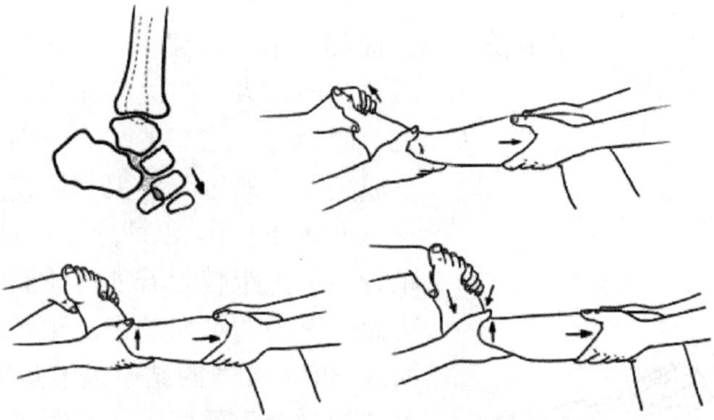

图 3-124　距骨骨折整复法

跖屈；前推；外翻；后压

2. 固定方法

距骨颈骨折整复后，应将踝关节固定于跖屈稍外翻位 8 周；距骨后唇骨折伴有距骨前脱位者，应固定于功能位 4～6 周；切开整复内固定或关节融合术者，应用管型石膏固定踝关节于功能位 3 个月。

（二）手术治疗

其他治疗手法复位失败，如为单纯距骨后突骨折，可行骨片切除术。距骨颈及距骨体骨折，则可行切开复位，螺钉内固定加植骨术。如发生缺血性坏死，或陈旧性距骨颈骨折及发生严重创伤性关节炎者，可考虑做胫距、跟距关节融合术。

（三）中医辨治

距骨骨折容易引起骨的缺血性坏死，故中后期应重用补气血、益肝肾、壮筋骨的药物，以促进骨折愈合。

（四）练功活动

固定期间应做足趾、膝关节屈伸锻炼，解除固定前 3 周，应开始扶拐做逐渐负重步行锻炼；解除固定后应施行局部按摩，配合中药熏洗，并进行踝关节屈伸、内翻、外翻活动锻炼。施行关节融合术者，则扶拐锻炼时间要长些。

四、预防与调护

本病预防与调护同踝部骨折，但骨折早期还需防止足下垂，同时每 2～4 天检查一次固定情况，密切注意有无骨折再移位，必要时进行X线检查，不可过早把足放在跖屈位。

（刘　畅）

跟骨骨折

跟骨是最大的跗骨，呈不规则长方形，前部窄小，后部宽大。跟骨上面有三个关节面，后关节面最大，中关节面位于载距突上，有时与前关节面相连。这些关节面分别与距骨底面的关节面形成关节。通过跟距关节可使足有内收、内翻或外展、外翻的作用，以适应在凹凸不平的道路上行走。跟骨结节为跟腱附着处，腓肠肌、比目鱼肌收缩，可做强有力的跖屈动作，跟骨结节上缘与跟距关节面成30°～45°的结节关节角（图3-125），为跟距关节的一个重要标志。跟距关节遭受破坏者，后果较严重，因此必须尽早处理，避免造成创伤性关节炎的形成。跟骨骨折多发于成年人，儿童较少见。

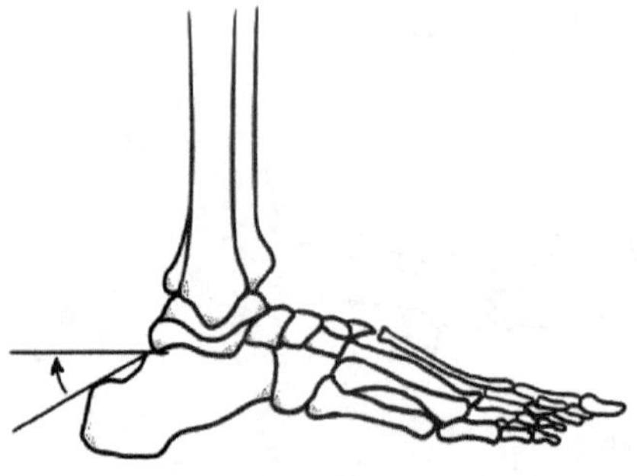

图3-125　结节关节角（贝累角）

一、病因与分类

跟骨骨折多由传达暴力造成。从高处坠下或跳下时，足跟部先着地，身体重力从距骨下传至跟骨，地面的反作用力从跟骨负重点上传至跟骨体，使跟骨被压缩或劈开，亦有少数因跟腱牵拉而致撕脱骨折。跟骨骨折后常有足纵弓塌陷，结节关节角减小、消失或成负角，影响足弓后臂，从而减弱跖屈的力量及足纵弓的弹簧作用（图3-126）。根据骨折线的走行方向，可分为不波及距下关节面和波及距下关节面骨折两大类（图3-127）。前者预后较好，后者预后较差。

1. 不波及距下关节面的骨折

（1）跟骨结节纵行骨折：从高处坠下，跟骨在足外翻位时，结节底部触地引起。骨骺未闭合前，结节部触地，则成跟骨结节骨骺分离。

（2）跟骨结节横行骨折：又名“鸟嘴”型骨折，是跟骨撕脱骨折的一种。撕脱骨块小，可不影响或较少影响跟腱功能；骨折块较大且向上倾斜移位时，则严重影响跟腱功能。

（3）载距突骨折：由于足处于内翻位，载距突受距骨内侧下方的冲击而致，较少见。

（4）跟骨前端骨折：由前足强力扭转所致，极少见。

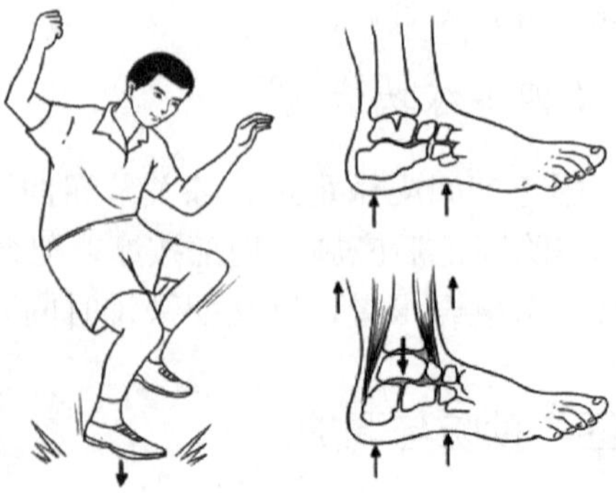

图3-126　跟骨骨折

（5）接近距下关节的骨折：又名跟骨体骨折，骨折线斜行，从正面观骨折线由内后斜向外前，但不通过跟距外侧的关节面，可有跟骨体增宽及跟骨结节角减少。

2. 波及距下关节面的骨折

（1）跟骨外侧距下关节面塌陷：与接近跟骨关节的骨折相似，只是骨折线通过距下关节外侧。亦因重力使跟骨外侧距下关节面塌陷。因关节面塌陷严重而关节面粉碎，跟骨结节上移和跟骨体增宽。

（2）跟骨全部距下关节面塌陷骨折：最常见，跟骨体部因受挤压完全粉碎下陷，跟骨体增宽，距下关节面中心塌陷，跟骨结节上移，体部外翻，跟骨前端亦可能骨折，骨折线波及跟骰关节。

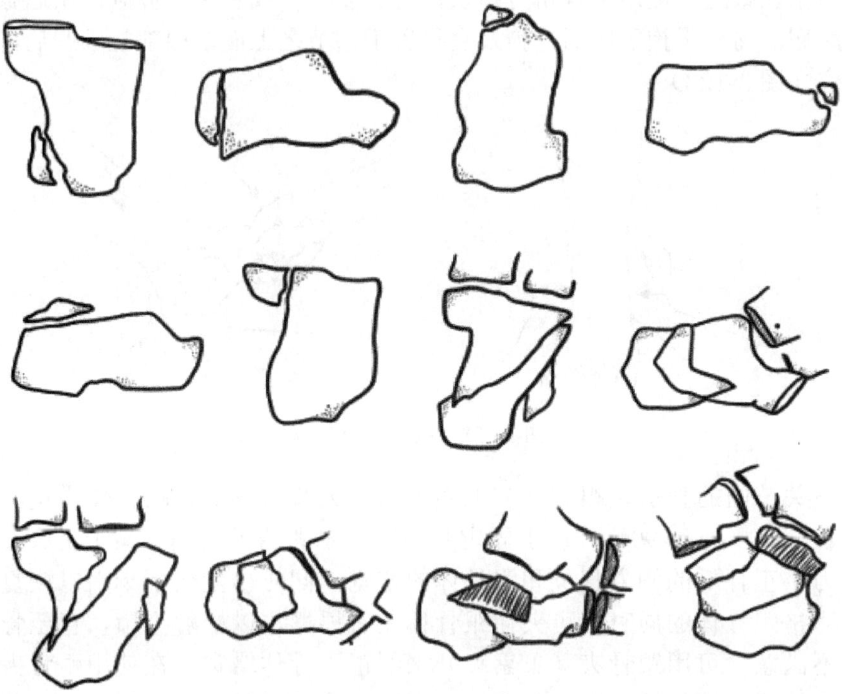

图 3-127 不波及距下关节面的骨折和波及距下关节面的骨折

二、诊断思维

伤后跟部肿胀、瘀斑、疼痛、压痛明显，足跟部横径增宽，严重者足弓变平。跟骨 X 线侧位、轴位片可明确骨折类型、程度和移位方向。轴位片还能显示距骨下关节和载距突。从高处坠下时，若冲击力量大，足跟部先着地，脊柱前屈，可引起脊椎压缩性骨折或脱位，甚至冲击力沿脊柱上传，引起颅底骨折和颅脑损伤，所以诊断跟骨骨折时，应常规询问和检查脊柱和颅脑的情况。根据受伤史、临床表现和 X 线检查可做出诊断。

三、治疗方略

跟骨骨折治疗的重点是恢复距下关节的对位关系和结节关节角，并注意矫正跟骨体增宽。对无移位的骨折，仅外敷活血化瘀、消肿止痛的中药并加压包扎制动，3～4 周后逐渐练功负重，有移位的骨折应尽可能复位。复位手法整复最好在伤后 24～48 小时内在腰麻下进行，且越早越好，否则可能因局部肿胀严重或张力性水疱而使手法复位难以进行。

（一）非手术治疗

1. 整复方法

（1）不波及距下关节面的跟骨骨折：跟骨结节纵行骨折的骨折块一般移位不大，予以挤按对位即可。跟骨结节横行骨折是一种撕脱性骨折，骨折块小或折块大而无移位者，不需整复，若骨折块大且向上移位者，可在适当麻醉下，患者取俯卧位，屈膝，助手尽量使足跖屈，术者以两手拇指在跟腱两侧用力推挤骨折块，使其复位。或者患者仰卧，微屈膝，术者一手握足使足成跖屈，另一手抱于跟后，拇及食指置于结节之上而掌根部托于跟后，同时用力相向挤压而复位（图 3-128）。

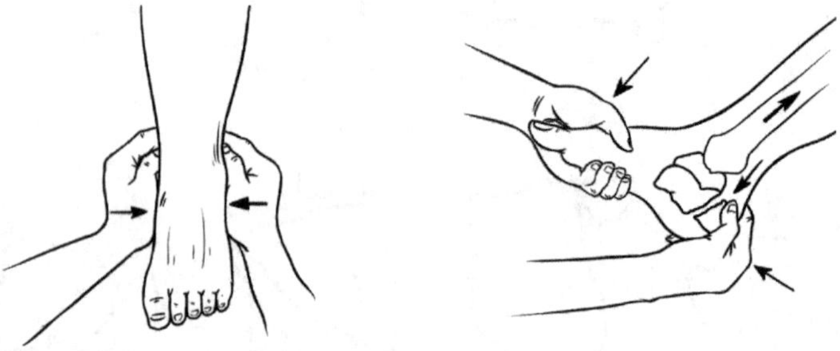

图 3-128 跟骨骨折复位

接近距下关节面的骨折，跟骨结节上移且结节关节角变小、跟骨体增宽，都必须予充分矫正。患者仰卧，屈膝 90°，助手固定其小腿，术者两手指相交叉于足底，手掌紧扣跟骨两侧，用力矫正骨折的侧方移位和跟骨体的增宽，同时尽量向下牵引以恢复正常的结节关节角。在叩挤跟骨体的同时，可夹住跟骨体左右摇摆，以松解交锁，直至骨擦音逐渐消失。若手法不满意，可用跟骨夹（贝累夹）来纠正跟骨体增宽。在使用跟骨夹时，跟骨两旁必须用软棉垫或海绵保护皮肤，并注意不可过于旋紧，以防跟骨被挤碎。若结节关节角难以纠正，可参照跟骨结节分离的方法进行处理，用细钢针牵引复位，但细钢针应穿在结节的后上方（图 3-129）。

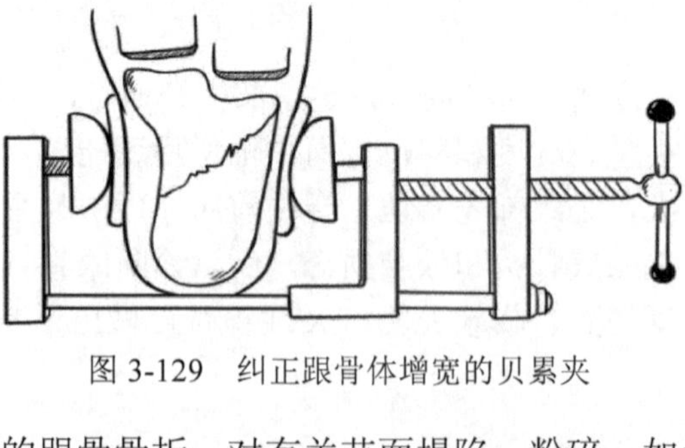

图 3-129 纠正跟骨体增宽的贝累夹

（2）波及距下关节面的跟骨骨折：对有关节面塌陷、粉碎。如为老人，或移位不多，可不做复位，仅抬高患肢 1～2 周，用中药外敷，5～6 周后逐渐负重。而塌陷、粉碎、移位较多者，可用手掌扣紧足跟，尽量矫正跟骨体增宽，手法宜稳，在摇晃足跟时，同时向下用力，以尽可能纠正结节关节角。对于关节面塌陷严重而关节面不粉碎者，最好采用手术治疗。

（3）针拨复位法：对于波及距下关节的跟骨骨折，有时手法复位很难获得成功，则可在X线监视下，用骨圆针撬拨复位。如为中部的压缩塌陷，则可以骨圆针穿入其塌陷下方撬起，将骨折块与距骨贯穿固定；如骨折块连于后部，则自后方沿跟骨纵轴穿针，利用杠杆作用将骨折块抬起，并从跟骨前部贯穿固定。

（4）跟骨结节牵引：适用于跟骨结节骨骺分离，骨折片明显上移，或跟骨体部冠状位骨折，后骨折段向上移位者。在常规无菌操作下，用一骨圆针，在跟骨结节部的后上方穿入，做向后、向下的牵引，使向上移位的跟骨结节得以复位，恢复跟骨结节关节角下部的正常位置。牵引时间3～4周，并早期进行功能锻炼。

2. 固定方法

无移位骨折一般不做固定。对有移位的跟骨结节横断骨折，接近距下关节骨折和波及距下关节面未用钢针固定者，可用夹板固定，即在跟骨两侧各置一棒形压垫，用小腿两侧弧形夹板做超踝关节固定，前面用一弓形夹板维持患足于跖屈位，小腿后侧弓形板下端抵于跟骨结节的上缘，足底放一平足垫，维持膝关节屈曲30°位，一般固定6～8周（图3-130）。

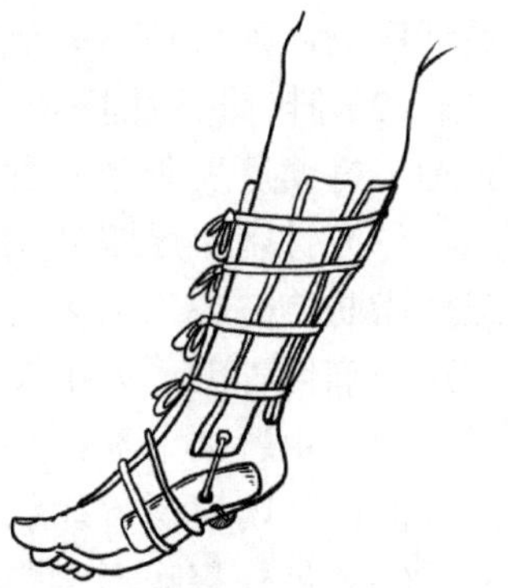

图3-130 跟骨骨折夹板固定

（二）手术治疗

（1）波及距下关节面，关节面塌陷而关节面不粉碎者，可用髂骨取骨植骨术填充塌陷部。

（2）跟骨结节横行骨折，骨折块大且翻转者，应早期作切开复位螺钉或“U”形钉内固定。

（3）陈旧性骨折或经复位不满意者，如后遗严重跟痛症，步行困难，可做跟距关节或三关节融合术。

（三）中医辨治

按骨折三期辨证用药，早期宜活血祛瘀、消肿止痛。跟骨骨折夹板固定药中加木通、防己、牛膝、木瓜等利水消肿之品。

（四）练功活动

一般跟骨骨折经复位固定后，即可做膝及足趾屈伸活动，待肿胀稍消减后，可扶双拐下地不负重行走，并在夹板固定下进行足部活动，关节面可自行模造而恢复部分关节功能，6～8周后逐渐下地负重。解除固定后下肢可用熏洗药物熏洗。

四、预防与调护

骨折整复固定后，早期主动活动足趾与小腿肌肉，拆除固定后，再用弹力绷带包扎，并循序渐进增加活动量。累及距下关节者，外固定拆除早期不可做过量的足背伸活动，后期以锻炼时无锐痛、活动后无不适为度。

五、并发症或后遗症

跟骨骨折易残留行走痛及畸形愈合的后遗症，形成原因主要有以下几种。

（1）距下关节痛：瘢痕及损伤性关节炎可造成距下关节运动限制，涉及关节面移位者尤为多见。如症状严重，诊断明确者，单纯行距下关节融合术即可得到治疗，但如跟骰关节亦受到影响，则可行三关节固定术。

（2）腓骨长肌腱鞘炎：跟骨因骨折而增宽时，可使腓骨受压，肌腱移位，如骨折未复位，肌腱可持续遭受刺激而发生症状。必要时可手术切除多余骨质，使肌腱恢复原位。

（3）骨刺：足跟骨刺为跟骨骨折后行走痛的原因之一，骨刺的形成多为骨折畸形愈合或跟部脂肪垫破裂，失去对足跟的保护功能，骨质直接负重引起，骨突部分骨折在任何部位均可形成痛性骨痂，如用鞋垫保护无治疗效果时，亦可手术切除骨刺。

（4）跟骰关节炎：外伤时韧带断裂可造成距舟或跟骰关节半脱位，由此形成创伤性关节炎，局部封闭可缓解症状，必要时行三关节融合术。

（5）足外翻畸形：跟骨体部骨折后，其后外侧骨块的向外移位就导致外翻平足。晚期的外翻畸形难于通过手术方法纠正，早期行闭合复位或开放复位是预防畸形发生的主要手段。

（6）神经卡压：较少见，胫后神经之跖内侧支、外侧支及腓肠神经外侧支可受骨折瘢痕组织卡压而出现症状，必要时可行手术松解。

（刘　畅）

跖骨骨折

第 1 跖骨头与第 5 跖骨头是构成足内外侧纵弓前方的支重点，与后方的足跟形成整个足部主要的 3 个负重点。5 块跖骨之间又构成足的横弓。跖骨骨折是足部最常见的骨折。5 块跖骨中以第 1 跖骨最粗、最短、最坚强，负重能力最强，所以较少骨折。由于跖骨互相间的联系和接近，除疲劳骨折和第 5 跖骨基底部骨折外，其余单独骨折的机会较少。跖骨骨折后必须恢复其横弓及纵弓的关系。

一、病因与分类

跖骨骨折多由直接暴力，如压砸或重物打击而引起，以第 2～4 跖骨较多见，可几根跖骨同时骨折。间接暴力如扭伤等，亦可引起跖骨骨折。长途跋涉或行军则可引起疲劳骨折。骨折的部位可发生于基底部、骨干及颈部。

按骨折线可分为横断、斜行及粉碎性骨折。因跖骨相互支持，骨折移位多不明显。按骨折的原因和解剖部位，临床上跖骨骨折可分为下述三种类型（图 3-131）。

（1）直接暴力造成跖骨干骨折：多由重物砸伤、压伤或车轮碾压足背所致，多为开放性、多发性，有时还并发跖跗关节脱位。骨折多发生在干部，很少单个跖骨发生，可合并其他足骨骨折。骨折多发生在第 2～4 跖骨，因足部皮肤血供较差，容易引起伤口边缘坏死或感染。

（2）间接暴力造成跖骨基底部撕脱骨折：以第 5 跖骨基底部骨折多见。因足内翻扭伤时，附着于其上的腓骨短肌或腓骨第三肌的猛烈收缩引起，一般骨折无移位或移位不多。

（3）跖骨颈疲劳骨折：好发于长途行军的战士或缺乏锻炼而突然进行长跑的人，故又名行军骨折，多发于第 2、3 跖骨颈部，其中尤以第 2 跖骨颈发病率较高。由于肌肉过度疲劳，足弓下陷，第 2、3 跖骨头负重增加，应力的累积超过骨皮质及骨小梁的负担能力，即逐渐发生骨折，但一般骨折段不至完全断离，同时骨膜产生新骨。此类骨折又叫作疲劳骨折。

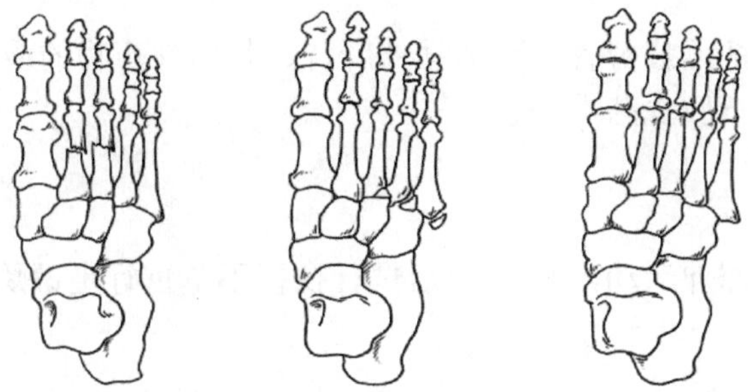

图 3-131　跖骨骨折分型

二、诊断思维

伤后局部疼痛、压痛、肿胀，活动功能障碍，有纵向叩击痛。跖骨骨折应常规摄前半足正、斜位 X 线片。第 5 跖骨基底部撕脱骨折的诊断应与跖骨基底骨骺未闭合、腓骨长肌肌腱的籽骨相鉴别，后两者压痛、肿胀不明显，骨片光滑规则，且为双侧性。跖骨颈疲劳骨折最初为前足痛，劳累后加剧，休息后减轻，2～3 周后在局部可摸到有骨隆凸。由于没有明显的暴力外伤史，诊断常被延误。X 线检查早期可能为阴性，2～3 周后可见跖骨颈部有球形骨痂，骨折线多不清楚，不要误诊为肿瘤。

三、治疗方略

（一）非手术治疗

（1）有移位的跖骨干骨折、骨折脱位、多发性骨折，可采用手法整复。在适当麻醉下先牵引骨折部位对应的足趾，以矫正其重叠及成角畸形，以另一手的拇指从足底部推压断端，使其复位。如仍有残留的侧方移位，则继续在牵引下，从跖骨之间以拇、食两指用夹挤分骨法迫使其复位。最后将分骨垫置于背侧跖骨间隙之间，上方再以压力垫加压包扎于足托板上。跖骨骨折上下重叠移位或向足底突起成角必须纠正，否则会妨碍将来足的行走功能，而侧方移位则对功能妨碍较少。

（2）第 5 跖骨基底骨折、行军骨折或无移位的跖骨干骨折，可局部敷药，局部夹板固定或夹板制成鞋底型，垫于足底，或石膏托固定，4～6 周，以后应用药物熏洗并开始行走锻炼。第 5 跖骨基底骨折片常有软组织嵌入，骨折线消失时间一般比较长，只要症状消失，即可负重行走，不必待 X 线片示有骨性愈合才行走。

（二）手术治疗

开放性骨折或闭合性骨折在手法复位失败后，可采用开放复位钢针内固定，术后用石膏托固定 4～6 周。对于陈旧性跖骨颈骨折因跖骨头向足底移位而影响走路时，可行跖骨头切除术。

（三）中医辨治

按骨折三期辨证用药，疲劳骨折可加强补肝肾、壮筋骨药物的应用。解除固定后，加用骨科洗药、海桐皮汤等下肢洗药熏洗。

（四）练功活动

固定期间应做踝部屈伸活动，4～6 周后试行扶拐不负重行走锻炼。

四、预防与调护

跖骨骨折，通常 4～6 周后可临床愈合，且不留后遗症。如骨折愈合缓慢，常见原因为患者过早的负重，即使 X 线片上可见骨折断端有骨痂生长，但骨折线通常长期不消失，患者仍然走路时疼痛，所以下地行走不应过早。

（刘　畅）

趾骨骨折

足趾具有增强足的附着力的功能，可防止人在行走中滑倒，并有辅助足的推进与弹跳作用。故对趾骨骨折的治疗，应要求维持跖趾关节活动的灵活性和足趾跖面没有骨折断端突起。

一、病因与分类

趾骨骨折发生率占足部骨折的第 2 位，多因重物砸伤或踢碰硬物所致。前者多为粉碎性或纵裂骨折，后者多为横断或斜行骨折，且常合并有皮肤或甲床的损伤。第 5 趾骨由于踢碰外伤的机会多，因此骨折较常见。第 2～4 趾骨骨折较少发生。第 1 趾骨较粗大，其功能也较重要，第 1 趾骨近端骨折亦较常见，远端多为粉碎性骨折。

二、诊断思维

趾骨骨折后，患趾疼痛、肿胀，有青紫瘀斑。有移位者外观可有畸形，合并皮肤和指甲损伤者，局部容易引起感染。

三、治疗方略

对无移位的趾骨骨折，可用消肿接骨中药外敷，3～4 周即可治愈，并鼓励患者早期进行功能锻炼。有移位的骨折，应手法复位。必要时选择手术治疗。

（一）非手术治疗

整复固定方法：患者正坐，术者用一手拇、食两指捏住患趾近段的内外侧，另一手拇、食两指捏住患趾远段上下侧，在牵引下，将骨折远段向近端推挤捺正，用竹片小夹板或邻趾固定。拇趾末节趾骨骨折多为重物硬伤所致，疼痛很严重，常有甲下积血，可用细针穿刺引流以解除疼痛。2～3 周后可负重行走，4～5 周后基本可无症状。第 2～4 趾骨闭合性骨折手法纠正畸形后，固定在相邻足趾即可。但各足趾间要垫以纱布，然后再用胶布固定，应注意不要过紧，以免发生坏死。

（二）手术治疗

若复位不稳定，或伴有趾骨脱位，可行手术切开复位，小钢针内固定治疗。钢针经髓腔进入近节趾骨，也可进入跖骨，固定 3～4 周即可。有甲下血肿，可在趾甲上开小窗引出。开放性骨折，清创时拔去趾甲，清除小碎骨，用跖侧皮瓣闭合创口，视情况可同时用小钢针内固定。趾骨为严重开放骨折时，不可一味追求保留足趾，有时勉强保留住足趾，但因遗有明显畸形及影响负重行走，晚期仍需再截除。必要亦可切开复位，细克氏针内固定。拇趾末节趾骨撕脱骨折，此种撕脱骨折多波及末节趾骨近端背侧或跖侧缘，是过伸损伤伴有和近节趾骨关节面相碰撞的结果；也可是内收或外展应力伴有过伸损伤的结果。闭合复位用薄金属板固定 3 周即可。如为严重粉碎性及开放性骨折时，趾甲应拔除。清创后，甲床损伤严重无法闭合伤口时，可将末节截除。

（三）中医辨治

早期宜活血祛瘀，消肿止痛，可用桃红四物汤加泽泻、车前子、延胡索、牛膝等，也可配合外用消瘀软膏；中期肿胀已消，瘀血未尽，宜调和营血、祛瘀生新，用新伤续断汤；后期宜补肾壮筋，用健步虎潜丸（每次 4～6 粒，每日 3 次口服）。

（四）练功活动

固定期间，应嘱患者抬高患肢以促进远端血液回流，并早期进行足踝屈伸活动，

四、预防与调护

每日常规检查足趾末梢血运情况，不能包扎过紧。如趾骨骨折伴有皮肤破损，易引起伤口感染，应注意预防，彻底清创，术后保持创面清洁。

（刘　畅）

第四节 躯干骨折

肋骨骨折

肋骨共有12对，呈弓形，分左右对称排列，与胸椎和胸骨相连构成胸廓，对胸部脏器起保护作用。上7对肋骨借软骨直接附着于胸骨，第8～10肋骨借第7肋骨间接与胸骨相连，第11～12肋骨前端游离，称为浮肋。第1～3肋骨较短，且受锁骨、肩胛骨及上臂保护，而浮肋弹性较大，故均不易骨折。4～9肋较长且固定，在外力作用下较易发生骨折。

一、病因与分类

（1）直接暴力：棍棒打击或车祸撞击等外力直接作用于肋骨发生骨折，骨折端向内移位，可穿破胸膜及肺脏，造成气胸和血胸。

（2）间接暴力：如塌方、车轮辗轧、重物挤压等，使胸廓受到前后方对挤的暴力，肋骨被迫向外弯曲凸出，在最突出处发生骨折，多发生在腋中线附近。亦有因暴力打击前胸，而致后肋骨折，或打击后胸而致前肋骨折。骨折多为斜行，断端向外突出，刺破胸膜的机会较少，偶尔刺破皮肤，造成开放性骨折。

（3）肌肉收缩：长期剧烈咳嗽或喷嚏时，胸部肌肉急剧而强烈的收缩，可致肋骨发生疲劳骨折，但多发生于体质虚弱、骨质疏松者。

骨折可发生于一根或数根肋骨。一根肋骨发生两处骨折时，称为双处骨折。多根肋骨双处骨折时，或者胸侧方多根肋骨骨折，由于暴力大，往往同时有多根肋骨前端的肋软骨关节脱位或肋软骨骨折，使该部胸廓失去支持，产生浮动胸壁，吸气时因胸腔负压增加而向内凹陷，呼气时因胸腔负压减低而向外凸出，恰与正常呼吸活动相反，故称为反常呼吸。外力不仅可导致肋骨骨折，也可使肺脏受到挤压，发生肺泡内出血水肿，肺泡破裂，引起肺间质水肿，影响血气交换。若骨折端损伤胸膜、肺脏，使空气进入胸膜腔，即为气胸。肋骨骨折伤及胸膜、肺脏或血管时，使血液流入胸腔，即为血胸，多与气胸同时发生，称为血气胸。

二、诊断思维

（1）胸部外伤史：有交通事故、高处坠落、重物挤压或直接打击等胸部外伤史。当剧烈咳嗽、喷嚏后突然胸壁剧痛，也应考虑到有肋骨骨折的可能。

（2）临床表现：伤后局部疼痛，说话、喷嚏、咳嗽、深呼吸和躯干转动时疼痛加剧，呼吸较浅而快。检查可见局部有血肿或瘀斑，骨折处有剧烈压痛点，沿肋骨可触及骨骼连续性中断或骨擦感（音）。两手分别置于胸骨和胸椎，前、后挤压胸部，可引起骨折处剧烈疼痛，称为胸廓挤压征阳性。多根双处肋骨骨折时，该部胸廓失去支持而出现反常呼吸。

第1、2肋骨骨折多由强大暴力引起，应同时考虑其周围的锁骨下血管和臂丛神经损伤的可能性；而下部肋骨骨折，应注意有无肝、脾、肾脏损伤。肋骨骨折的常见并发症是血气胸，故应特别注意患者的血压、脉搏和呼吸情况，有无发绀、缺氧症状，以及由于不能正常呼吸和咳嗽排痰，而引起的肺部感染、肺不张，对年老体弱或原有慢性阻塞性肺疾病者，更应提高警惕。

（3）影像学检查：胸部正侧位X线片可证实骨折部位。无移位骨折，早期X线可呈“阴性”，需待伤后3～4周，出现骨痂时，才能证实为骨折。X线检查亦不能发现肋软骨关节脱位或肋软骨骨折，因此肋骨骨折的早期诊断主要依靠临床体征。X线透视或摄片可以确定血气胸及其程度。

三、治疗方略

肋骨骨折的治疗原则为镇痛、清理呼吸道分泌物、固定胸廓、恢复胸壁功能和防治并发症。

（一）非手术治疗

（1）胶布固定法：适用于少数肋骨一处骨折，皮肤过敏者禁用，此法不能敷贴伤药治疗。常用半环式胶布固定术，患者正坐，两臂外展或上举，用宽6～7cm胶布数条，在呼气末即胸廓最小时，由后至前紧贴于骨折侧的胸壁上，胶布两端均超过中线约10cm，第一条胶布贴在骨折下两肋，然后向上做叠瓦状式固定，互相重叠约1/2，一直至跨越骨折部上、下各两肋骨为止，固定时间为3～4周（图3-132）。

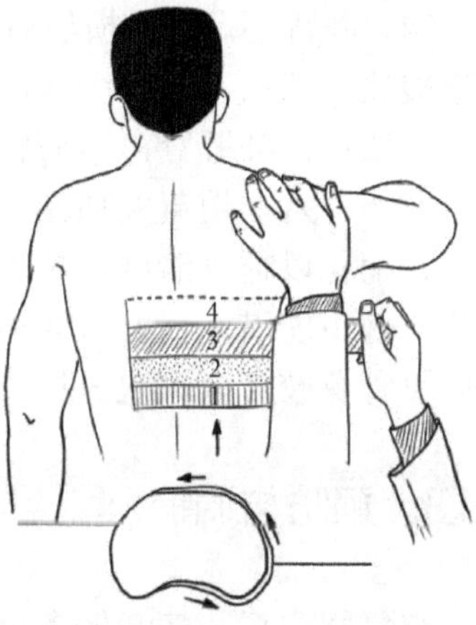

图3-132　胶布固定法

（2）绷带纸板固定法：适用于肋骨一处骨折或多处骨折但无连枷胸者，皮肤过敏患者可用。据肋骨骨折区域，准备长方形纸板，软硬度适中，高度超过骨折区上下两肋，宽度超过胸部前后中线5cm，修剪四角整齐并塑形，边缘粘贴胶布以保护皮肤，患者取坐位，于骨折处敷贴伤药，棉垫保护，再将纸板贴紧骨折区，用宽绷带环胸包扎固定，固定时间为3～4周。

（3）肋骨固定带、胸部支具固定法：适用于肋骨一处骨折或多处骨折但无连枷胸者，包括普通多头带、弹力固定带、弹力钢片固定带等，具有操作简便、舒适有效和不易松动的特点。患者坐位，于骨折处敷贴伤药，棉垫保护，以骨折区为中心，多头带环胸包绕，各接头分别打结包扎固定。目前多选择成品肋骨固定带，一般为搭扣式弹力固定带，对于多根肋骨骨折、损伤严重者，可选用带钢片支撑的弹力固定带，固定时间为3～4周。

（二）手术治疗

多根多处肋骨骨折引起浮动胸壁，出现反常呼吸，且患者不能充分换气，不能有效咳嗽排痰时，应选择手术治疗，如切开钢丝内固定、硅橡胶板固定等。

（三）中医辨治

（1）气滞血瘀证：伤后胁肋刺痛，痛处固定，局部可见瘀斑、瘀点，呼吸及咳嗽时疼痛加重，舌质紫暗，脉象沉涩。

治法：活血化瘀，理气止痛。

方药：复元活血汤加减。痛甚加三七；兼气逆喘咳加瓜蒌皮、杏仁、枳壳；咯血者可加白及、仙鹤草、血余炭、藕节。中成药：养血止疼丸（每次6g，每日3次口服）、痛舒片（每次3粒，每日3次口服）等；外敷消瘀软膏或活血止痛膏。

（2）肺络损伤证：伤后胁肋刺痛，痛处固定，伴见咳嗽、咯血或痰中带血，甚则呼吸短促，胸部胀闷，舌质紫，脉沉涩。

治法：宁络止血，止咳平喘。

方药：十灰散合止嗽散加减。若胁肋疼痛明显，可加旋覆花、郁金、桃仁以理气活血止痛；咯血较多时可加三七粉冲服。中成药：加味益气丸（每次1丸，每日3次口服）、独一味胶囊（每次3粒，每日3次口服）、瘀血痹片（每次3粒，每日3次口服）等。

（3）筋骨不续证：伤处肿痛减轻，骨折处尚未愈合，舌质暗红，脉弦。

治法：续筋接骨，理气活血。

方药：接骨紫金丹加减。胁肋疼痛加郁金、桃仁、柴胡；咳嗽痰多者加紫菀、款冬花。中成药：珍牡肾骨胶囊（每次1粒，每日3次口服）或仙灵骨葆胶囊（每次3粒，每日3次口服）等。

（4）肝肾不足证：损伤后期症见胁肋隐痛，悠悠不休，口干咽燥，心中烦热，头晕目眩，腰膝酸软，遗精，舌红少苔，脉弦细。

治法：调补肝肾，强筋壮骨。

方药：六味地黄丸加减。心中烦热加炒栀子、酸枣仁以清热安神；头晕目眩加黄精、女贞子、菊花以益肾清肝；精关不固、腰酸遗精者加牡蛎、金樱子、芡实、莲须固肾涩精。中成药：健步虎潜丸（每次4～6粒，每日3次口服）、骨康胶囊（每次3粒，每日3次口服）或仙灵骨葆胶囊（每次3粒，每日3次口服）等；通络骨质宁膏外敷。

四、预防与调护

整复固定后，病情轻者可下地自由活动。重症需卧床者，可取半坐卧位，肋骨牵引者取平卧位，可进行腹式呼吸运动锻炼。有痰者，鼓励患者按住伤处进行咳痰。若痰液浓稠难于咯出者，可用超声雾化吸入。

（高　曦）

脊柱骨折

脊柱是人体的支柱，由脊柱骨和椎间盘组成，前者占脊柱长度的3/4，后者占1/4，其周围有坚强的韧带相连及很多肌肉附着，具有负荷重力、缓冲震荡、支撑身体、保护脊髓及体腔脏器的功能。

脊柱由33块椎骨组成，即7个颈椎，12个胸椎，5个腰椎，5个骶椎及4个尾椎，由于骶椎节和尾椎节分别融合为1个骶骨和尾骨，故脊柱也可以说是由26块脊柱骨组成。脊柱有四个弯曲的类似弹簧作用的生理弧度，即颈段前凸、胸段后凸、腰段前凸、骶尾段后凸，借椎间盘和生理弧度，以缓冲外力对脊柱的冲击和震荡。

各椎骨间有椎间盘及韧带相连接，椎体前面为坚强的前纵韧带，是人体最长的韧带；椎体后面为相对薄弱的后纵韧带；相邻的椎板之间有薄而坚韧的黄韧带；各棘突间有棘间韧带；棘突末端有棘上韧带，由第 7 颈椎棘突向上，棘上韧带移行为项韧带。除第 1、2 颈椎外，椎间盘位于相邻的两个椎体之间，共有 23 个。外围以坚韧致密的胶原纤维环，紧密附着于椎体软骨板上，连接相邻椎体，其中央包围着富有弹性、半流体的胶状髓核，这些椎骨间连接组织对脊柱运动和稳定具有十分重要的作用。

脊髓位于椎管内，共发出 31 对脊神经，包括颈神经 8 对，胸神经 12 对，腰神经 5 对，骶神经 5 对，尾神经 1 对，每 1 对脊神经所对应的脊髓是一个节段。在人体发育过程中，脊髓的生长速度落后于椎管，脊髓逐渐上移，至成年脊髓末端则对着第 1 腰椎下端或第 2 腰椎上端，故脊髓节段与其相应的椎骨平面并不一致，它们之间的差别越往下越大，在下颈部和上胸部，脊髓节段比其相应的椎骨高 1 个或 2 个椎体，在下胸部和上腰部高出 2 个或 3 个椎体，在下腰部和上骶部则高出 4、5 个椎体，因此第 1 胸髓节段与第 6 颈椎椎体同高，而第 3 腰髓节段则位于第 12 胸椎或第 1 腰椎椎体的平面。脊髓有三个功能区，颈膨大为臂丛神经发出区，支配上肢的运动和感觉，胸段脊髓周径大致相同，腰膨大为腰骶丛发出区，支配下肢的运动和感觉及膀胱自主排尿功能。起自腰膨大的神经根纵行向下，围绕终丝成为马尾神经，位于第 2 腰椎以下的椎管内，并悬浮在脑脊液中。

脊柱的运动和稳定，不仅依赖于脊柱骨和韧带及椎间盘的完整，而且还依赖脊柱周围的肌肉舒缩和固定作用，一旦肌肉损伤变性和运动失调，即可导致脊柱稳定性减弱或丧失，可以认为肌肉是脊柱稳定的外在平衡因素，两者是相辅相成、缺一不可的，故在脊柱损伤的诊断和治疗中，应充分重视骨关节与软组织的相互关系和影响。

一、病因与分类

（1）屈曲型损伤：从高处坠落臀部触地躯干前屈，或头枕部触地颈椎前屈，使脊柱相应部位椎体前半部受到上下位椎体、椎间盘的挤压而发生压缩性骨折，其后部的棘上、棘间韧带、关节突关节囊受到牵张应力而断裂，上位椎体向前下方移位，引起半脱位，甚至双侧关节突跳跃脱位，但椎体后侧皮质并未压缩断裂。活动范围较大的下颈椎和胸腰椎结合部最为多见。

（2）过伸型损伤：当患者从高处仰面摔下，背部或腰部撞击木架等物体，被冲击的部位形成杠杆支点，两端继续运动，使脊柱骤然过伸，造成前纵韧带断裂，椎体前下或前上缘撕脱骨折，上位椎体向后移位，棘突相互挤压而断裂。另外，骑车摔倒头面部触地或急刹车乘客头面部撞击挡风玻璃或椅背，使颈椎过度伸展也可致前纵韧带断裂、上位椎体向后移位等类似损伤。

（3）垂直压缩型损伤：高处掉落的物体纵向打击头顶，或跳水时头顶垂直撞击地面，以及人从高处坠落臀部触地，均可使椎体受到椎间盘挤压而发生粉碎性骨折，骨折块向四周“爆裂”移位，尤其是椎体后侧皮质断裂骨块突入椎管造成椎管变形、脊髓损伤（图 3-133）。

（4）侧屈型损伤：高处坠落时一侧臀部触地，或因重物压砸使躯干向一侧弯曲，而发生椎体侧方楔形压缩骨折，其对侧受到牵张应力，引起神经根或马尾神经牵拉性损伤。

（5）屈曲旋转型损伤：脊柱受到屈曲和向一侧旋转的两种复合暴力作用，造成棘上、棘间韧带牵拉损伤，旋转轴对侧的小关节囊撕裂、关节突关节脱位，椎管变形，脊髓受压。

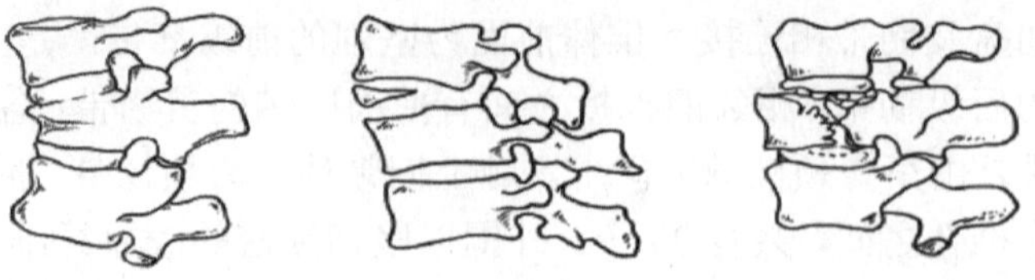

①　　②　　③

图 3-133　腰椎损伤分类

①腰椎屈曲型损伤；②腰椎过伸型损伤；③腰椎垂直压缩型损伤

（6）水平剪力型损伤：又称安全带型损伤，多属屈曲分离型剪力损伤。高速行驶的汽车在撞车瞬间患者下半身被安全带固定，躯干上部由于惯性而急剧前移，以前柱为枢纽，后、中柱受到牵张力而破裂张开，造成经棘上棘间韧带—后纵韧带—椎间盘水平断裂；或经棘突—椎板—椎体水平骨折，往往移位较大脊髓损伤多见。

（7）撕脱型损伤：由于肌肉急骤而不协调收缩，造成棘突或横突撕脱性骨折，脊柱的稳定性不受破坏，骨折移位往往较小。

二、诊断思维

（1）外伤史：任何由高处坠下、重物落砸、车祸撞击、坍塌事故等均有发生脊柱损伤的可能，应详细了解暴力作用过程和部位，受伤时的姿势及搬运情况。在颅脑外伤、醉酒意识不清时，应特别注意排除颈椎损伤。

（2）临床表现：伤后脊柱疼痛及活动障碍为主要症状。额面部皮肤擦伤或挫伤，提示颈椎过伸性损伤；沿脊柱中线自上而下逐个按压棘突，寻找压痛点，发现棘突后突，表明椎体压缩或骨折脱位；棘突周围软组织肿胀、皮下瘀血，说明韧带肌肉断裂；棘突间距增大，说明椎骨脱位或棘间韧带断裂；棘突排列不在一条直线上，表明脊柱有旋转或侧方移位。当椎体只有轻微压缩骨折时，疼痛及功能障碍多不明显，应注意不要漏诊。对任何脊柱损伤患者，均应进行详细的神经系统检查，以排除是否伴有脊髓损伤。

（3）影像学检查

1）X 线检查：对确定脊柱损伤的部位、类型和程度，以及在指导治疗方面具有极为重要的价值，是诊断脊柱损伤的首选方法。任何脊柱损伤均应拍摄正侧位 X 线片，或加照斜位片，阅读 X 线片时应明确以下内容：骨折或脱位的部位和类型；椎体压缩、前后左右移位、成角和旋转畸形及其程度；椎管管径改变；棘突间距增大及椎板、关节突、横突、棘突骨折及其程度；判断陈旧性损伤有无不稳定，应拍摄损伤节段的前屈、后伸侧位片。

2）CT 扫描：能清楚地显示椎体、椎骨附件和椎管等结构复杂的解剖关系和骨折移位情况，其突出的优点是不受自身阴影重叠及周围软组织掩盖影响，且对软组织具有很高的分辨率。对于观察椎管周围的附件损伤，特别是用一般 X 线检查很难显示的寰枕部、颈胸段损伤，更具优越性。但如果 CT 扫描层面间距过大，可遗漏病变区域。另外，不能发现多节段损伤也是其缺陷。

3）MRI：具有多平面成像及很高的软组织分辨力，能非常明确地显示脊髓和椎旁软组织是否损伤及损伤的具体细节，是脊髓损伤最有效的影像学检查手段。可通过观察脊髓内部信号改变和椎管内其他结构的创伤情况，来判断脊髓损伤程度，对制订治疗方案，推测预后有较大的指导意义。

（4）电生理检查：包括肌电图和体感诱发电位（SEP）检查等，能确定脊髓损伤的严重程度，帮助预测功能恢复情况，并对脊柱脊髓手术起到监护脊髓功能的作用。当伤后仍有或伤后不久就出现体感诱发电位者，其恢复的可能性较大，而且体感诱发电位的改善往往先于临床体征。如伤后体感诱发电位完全消失，多预示脊髓的完全性损伤。

三、治疗方略

单纯性、稳定型骨折，患者应卧硬板床休息并给予对症治疗；不稳型骨折或并发脊髓损伤，若保守治疗无效，应行椎板减压、骨折复位内固定术。

（一）非手术治疗

（1）持续牵引复位法：轻度移位、压缩而无关节交锁的颈椎骨折，一般采用枕颌布托牵引。将枕颌布托套枕部与上颌部，通过滑车进行牵引，头颈略后伸，牵引重量 2～3kg，持续牵引 3～4 周后改用颈围保护 8～10 周。若颈椎骨折伴有关节交锁者，需用颅骨牵引。在牵引复位时应注意以下问题：第一，牵引方向。先从屈曲位开始，当关节突脱位交锁纠正后再改为伸展位，忌一开始就采用伸展位，以免加重关节突相互嵌压交锁和脊髓损伤。第二，牵引重量。由于所有维持颈椎稳定的韧带结构均已损伤，增加牵引重量时，一定要注意观察脊髓损害是否加重及避免过度牵引。椎体间隙明显增宽为过度牵引的常见征象，此时应酌情减轻牵引重量。如重量超过 15kg 仍未复位，多系关节突骨折嵌顿所致，需改为手术复位。

（2）垫枕腰背肌功能锻炼复位法：早期腰背肌肌肉锻炼可以促进血肿吸收，以骨折处为中心垫软枕，致腰椎呈过伸位牵拉，使得由于椎体压缩而皱折的前纵韧带重新恢复原有张力，并牵拉椎体前缘张开，达到部分甚至全部复位，同时后侧关节突关节关系也得到恢复和改善。由于腰背肌不断锻炼，防止了肌肉萎缩，减轻了骨质疏松和晚期脊柱关节僵硬挛缩的可能。操作时，让患者仰卧于硬板床上，骨折处垫一高 5～10cm 的软枕，待疼痛能够忍受时，尽快进行腰背肌肉锻炼。于仰卧位用头部、双肘及双足作为支撑点，使背、腰、臀部及下肢呈弓形撑起（五点支撑法），一般在伤后一周内要达到此种练功要求；逐步过渡到仅用头顶及双足支撑，全身呈弓形撑起（三点支撑法），在伤后 2～3 周内达到此种要求；以后逐步改用双手及双足支撑，全身后伸腾空如拱桥状（四点支撑法），此时练功难度较大，应注意练功安全，防止意外受伤。也可于俯卧位进行锻炼，第一步，患者俯卧，两上肢置于体侧，抬头挺胸，两臂后伸，使头胸离开床面；第二步，伸直双膝关节，后伸并尽量向上翘起下肢；第三步，头颈胸及双下肢同时抬高，两臂后伸，仅使腹部着床，整个身体呈反弓形，即为飞燕点水练功法。练功时应注意尽早进行，如伤后超过一周由于血肿机化，前纵韧带挛缩，复位效果不良。鼓励患者主动练功，肌肉收缩持续时间逐渐延长，并注意练功安全。

（3）牵引过伸按压法：患者俯卧硬板床上，两手抓住床头，助手立于患者头侧，两手反持腋窝处，一助手立于足侧，双手握双踝，两助手同时用力，逐渐进行牵引。至一定程度后，足侧助手逐渐将双下肢提起悬离床面，使脊柱得到充分牵引和后伸，当肌肉松弛、椎间隙及前纵韧带被拉开后，术者双手重叠，压于骨折后突部位，适当用力下压，借助前纵韧带的伸张力，将压缩之椎体拉开，同时后突畸形得以复平。

（4）二桌复位法（图 3-134）：用高低不等的两桌，高低差为 25～30cm，平排在一起，将患者置于桌上，患者头部朝高桌，然后将高桌边逐渐移至上臂中段及颏下处，将低桌渐移至大腿中段处，借助患者体重，使胸腰部悬空。此时术者可用手掌或另加一桌托住患者的腹部，慢慢下沉，以减轻疼痛，达到脊柱过伸的目的，2～5 分钟后，脊柱的胸腰部明显过伸，立即上一石膏背心或金属胸腰过伸支架固定。

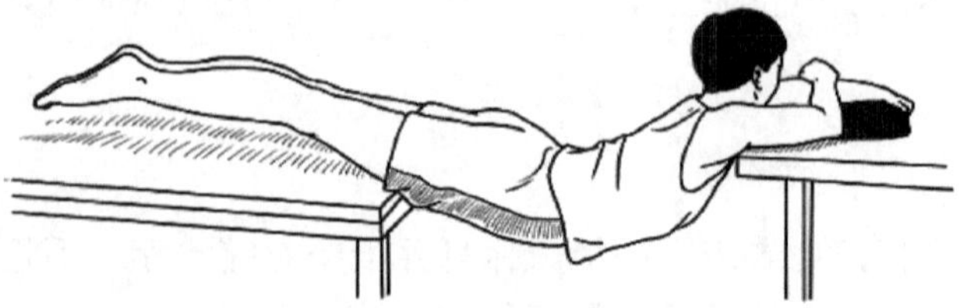

图 3-134 二桌复位法

（5）两踝悬吊复位法：患者俯卧于复位床上，将两踝悬空吊起。如没有复位床，亦可在屋梁上装一滑轮，将双足向上吊起，徐徐悬空，使胸腰段脊柱过伸复位。复位后应注意使用过伸夹板维持复位效果，并注意坚持腰背肌锻炼，否则晚期脊椎关节僵硬挛缩及肌肉萎缩将很难避免。

（二）手术治疗

对于骨折脱位移位明显，闭合复位失败，或骨折块突入椎管压迫脊髓者应选择手术切开复位，能在直视下观察脊柱损伤的部位和程度，复位准确，恢复椎管管径，解除脊髓压迫，重建脊柱稳定性，利于患者尽早进行康复训练，并且减轻了护理难度，预防并发症的发生。

（三）中医辨治

（1）气滞血瘀证：局部肿胀，剧烈疼痛，胃纳不佳，大便秘结，舌苔薄白，脉弦紧。

治法：活血化瘀，理气止痛。

方药：复元活血汤加减。痛甚加三七；兼气逆喘咳加瓜蒌皮、杏仁、枳壳；咯血者可加白及、仙鹤草、血余炭、藕节。中成药：养血止疼丸（每次 6g，每日 3 次口服）、痛舒片（每次 3 粒，每日 3 次口服）等；外敷消瘀软膏或活血止痛膏。

（2）筋骨不续证：肿痛虽消而未尽，仍活动受限，舌暗红、苔薄白、脉弦缓。

治法：活血和营，接骨续筋。

方药：方用接骨紫金丹。中成药：珍牡肾骨胶囊（每次 1 粒，每日 3 次口服）、仙灵骨葆胶囊（每次 3 粒，每日 3 次口服）等。

（3）肝肾不足证：腰酸腿软，四肢无力，活动后局部隐隐作痛，舌淡苔白，脉虚细。

治法：调补肝肾，强筋壮骨。

方药：方用六味地黄汤、八珍汤或壮腰健肾汤加减，外贴万应宝珍膏或狗皮膏。

中成药：健步虎潜丸（每次 4～6 粒，每日 3 次口服）、骨康胶囊（每次 3 粒，每日 3 次口服）、仙灵骨葆胶囊（每次 3 粒，每日 3 次口服）等；通络骨质宁膏外敷。

四、预防与调护

骨折整复固定后，应鼓励患者早期进行四肢及腰背肌锻炼。行石膏及支架固定者，应早期进行背伸及伸髋活动。严重患者也不应绝对卧床，为防止压疮，应每隔 1～2 小时帮助患者翻身 1 次，同时进行按摩。一旦病情稳定，患者肌力恢复，即可开始练功活动。轻者 8～12 周可下地活动，但应避免弯腰动作，12 周后即可进行脊柱的全面锻炼。

（高　曦）

骨 盆 骨 折

骨盆是由骶骨、尾骨和两侧髂骨连接而成的坚强骨环，形如漏斗。两髂骨的耳状面与骶骨的耳状面构成骶髂关节，关节面粗糙不平，但彼此嵌合非常紧密，有骶髂前韧带、骶髂后韧带和骶髂骨间韧带加强连接。两侧耻骨借纤维软骨性的耻骨盘相连，有耻骨上韧带和耻骨弓状韧带加强。骨盆上连脊柱，支撑上身的体重，同时又是连接躯干与下肢的桥梁，是负重的重要结构。人体站立时，重力通过髋臼向上，经骶髂关节传达到骶骨，称为骶骨弓。而在坐位时，重力则由坐骨结节经坐骨体、骶髂关节传达到骶骨，称为骶坐弓。耻骨联合将骶坐弓和骶股弓连接构成一个闭合三角形系统，使之更加稳定（图 3-135）。

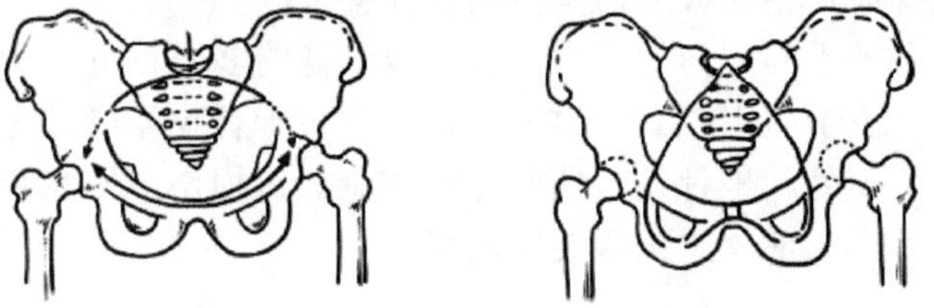

①　　②

图 3-135　骨盆的两个承重主弓

①骶骨弓及其副弓；②骶坐弓及其副弓

骨盆外面有臀大、中、小肌附着，坐骨结节有股二头肌、半腱肌和半膜肌附着；缝匠肌起于髂前上棘，股直肌起于髂前下棘，在耻骨支、坐骨支及坐骨结节处有内收肌群附着；骨盆的上方，在前侧有腹直肌、腹内斜肌、腹横肌分别止于耻骨联合和髂嵴上；在后侧有腰方肌抵止于髂嵴。这些肌肉的急骤收缩均可引起附着点的撕脱骨折，同时也是骨盆骨折发生移位的因素之一。

骨盆对盆腔内的膀胱、直肠、输尿管、尿道及女性的子宫和阴道等脏器和组织起保护作用。由于骨盆内有着丰富的交织成网的血管系统，组织间隙疏松，故外伤后可致大量出血，极易发生休克。盆腔脏器破裂可致严重感染危及生命。

随着现代化工农业和高速交通的发展，高能量损伤引起的骨盆骨折的发生率也在迅速升高，而且往往是多发性损伤的重要方面。在因交通事故死亡的患者中，骨盆骨折是第三位的死亡原因，其中与骨盆骨折相关的失血性休克、脏器破裂后严重感染、脂肪栓塞和弥散性血管内凝血是其早期死亡的主要因素。

一、病因与分类

骨盆骨折多由强大外力直接作用所致，如高处坠落伤、重物土石压砸伤和交通事故伤等。

根据致伤暴力作用方向和部位不同可分为五种类型。

（1）侧方压缩型：外力作用于骨盆侧面，使伤侧骨盆向中线旋转，造成单侧或双侧耻骨支骨折，或耻骨联合交错重叠，髂骨翼骨折内旋移位，或骶髂后韧带断裂，而骶髂前韧带保持完整，出现骶髂关节旋转性半脱位；也可发生骶髂后韧带附着处的髂骨后半部骨折，该骨折块留在原位，称为半月形骨折。侧方压缩型损伤的特点是骶髂后韧带断裂，而骶髂前韧带完整，在内旋位是不稳定的，而在垂直平面上是稳定的。

（2）前后压缩型：前后方向暴力挤压骨盆，使骨盆以骶髂关节为轴向两侧分离，故又称“开书本”样损伤。外力造成耻骨联合分离或耻骨支骨折，骶髂前韧带断裂，而骶髂后韧带保持完整，骶髂关节向外旋转性半脱位，或髂骨翼骨折向外旋转移位。该型损伤的特点是骶髂前韧带断裂，而骶髂后韧带完整，在外旋位是不稳定的，但在垂直平面上是稳定的。当持续的外旋暴力超过了骶髂后韧带的屈服强度，可导致完全的半骨盆分离，此时就不再是“开书本”样损伤，而是最不稳定的骨盆骨折。前后伤力造成骨盆外旋，使骨盆内软组织、动静脉及神经受到牵拉撕裂，而出现内脏损伤、盆腔内大出血和腰骶神经丛损伤。

（3）垂直压缩型：由高处跌落双下肢着地后，骨盆受到上下方的剪切暴力致伤。表现为耻骨联合分离、耻骨支骨折，骶髂关节纵向分离脱位，或骶骨孔处的纵向骨折、骶髂关节髂骨侧的纵向骨折，其特征是半侧骨盆向头侧的纵向移位。

（4）混合型：由多种不同方向的暴力混合造成骨盆的多发性骨折和多方向移位。

（5）撕脱性骨折：由于肌肉急骤收缩所致，多发生于青少年剧烈运动过程中，如快跑、跳跃时，尤以髂前上、下棘和坐骨结节撕脱骨折常见。该损伤不影响骨盆环的完整和稳定，但骨折块往往移位较大，局部软组织撕裂较明显。

二、诊断思维

（一）诊断要点

1. 外伤史

本病多为交通事故、重物压砸或高处坠落等高能量外力所致。要了解受伤时间、受伤方式、受伤原因及作用部位等。注意了解伤后大小便情况，女性患者要询问月经史和是否妊娠等。

2. 临床症状和体征

（1）全身情况：由于致伤暴力强大，可能同时有颅脑、胸部和腹部脏器损伤，出现意识障碍、呼吸困难、发绀、腹部疼痛、腹膜刺激症状等。骨盆骨折易造成大出血，出现面色苍白、头晕、恶心、心慌、脉数、血压下降等失血性休克的表现。

（2）骨折的症状和体征：骨盆局部疼痛肿胀、皮下瘀血和皮肤挫擦伤痕，均提示有骨盆损伤的可能。按顺序触按髂嵴，髂前上、下棘，耻骨联合，耻骨支，坐骨支，骶尾骨和骶髂关节，在骨折处压痛明显，髂前上、下棘和坐骨结节撕脱性骨折，常可触及移位的骨折块，下肢因疼痛而活动受限，被动活动患侧肢体可使疼痛加重，无下肢损伤而双下肢不等长或有旋转畸形。

3. 常见并发症

（1）失血性休克：严重的骨盆骨折，可在短时间内出血量达到全身血量的 40%～50%，而很快出现失血性休克，是骨盆骨折死亡的主要原因。由于骨盆骨骼大部分由松质骨构成，骨折端的渗血量多且不易自止，骨盆内有丰富的互相交通的血管网络，尤其是静脉管壁薄，弹性回缩差，周围又多为疏松组织，无压迫止血作用，所以损伤后可引起大量失血。在合并有内脏如子宫、阴道、直肠、膀胱损伤时，出血量则更为明显。主要表现为骨盆骨折后迅速出现面色苍白，出冷汗，躁动不安或意识淡漠，肢体发凉，口渴，少尿或无尿，脉搏细数，血压下降等。

（2）泌尿道损伤：主要为后尿道损伤和膀胱破裂，多由耻骨支或耻骨联合分离对其挤压、牵拉和穿刺引起。主要表现为有尿意但排不出尿，会阴或下腹部胀痛，尿潴留或尿外渗，尿道口流血或有血迹。试插导尿管受阻，肛门指诊发现前列腺向后上回缩，尿道逆行造影可明确诊断。

膀胱破裂多由移位明显的骨折端穿刺所致，也可在膀胱充盈时，下腹部突然遭受挤压，使膀胱顶部发生破裂。如同时发生腹膜破裂，则可有大量尿液流入腹腔，但早期可无腹膜刺激征，稍后才出现明显的腹膜刺激征，这种腹膜炎出现的“迟发”现象，可与腹腔其他脏器破裂早期即可出现严重腹膜刺激征相鉴别。膀胱破裂时导尿管可以顺利插入，但无尿液或仅有少许血尿，注入生理盐水 200～300ml 后回抽，却不能抽出或抽出量明显少于注入量。膀胱造影可以确诊。

（3）直肠损伤：直肠的上 1/3 在腹膜内，中 1/3 前面有腹膜覆盖，下 1/3 全在腹膜外。多由骶骨骨折端直接刺伤，或骨折移位撕裂所致。骨盆骨折后出现肛门出血、下腹疼痛及里急后重感为主要症状，肛门指诊可见指套上有血迹并可触及骨折端。

（4）女性生殖道损伤：女性骨盆内器官拥挤而固定，当直接暴力作用于骨盆，骨盆被碾压而粉碎或严重变形时，易发生子宫阴道及周围脏器联合伤。下腹部、会阴部疼痛，非月经期阴道流血，体检发现下腹部、会阴部的皮下瘀血、局部血肿，阴道指诊触痛明显、触及骨折端及阴道破裂伤口。B 超检查可发现有子宫破裂、下腹部血肿等。

（5）神经损伤：多因骨折移位牵拉或骨折块压迫所致，可引起腰丛、骶丛、闭孔神经或股神经损伤。伤后可出现臀部或下肢麻木、感觉减退或消失、肌肉萎缩无力，也可引起阳痿，多为可逆性，一般经治疗后能逐渐恢复。

4. 特殊检查

（1）骨盆分离挤压试验阳性，说明骨盆骨折，骨盆环完整性被破坏。

（2）“4”字试验阳性，说明骶髂关节损伤。

（3）直腿抬高试验：患者自己缓慢将下肢平抬，引发骨盆部疼痛为阳性，对诊断骨盆骨折有很高的灵敏度。

（4）脐与两侧髂前上棘的距离不等长，较短的一侧为骶髂关节错位上移。

（5）肛门指诊：指套上有血迹、直肠前方饱满、张力大，或可触及骨折端，说明有直肠损伤。肛门指诊应作为骨盆骨折患者的常规检查。

（6）导尿检查：对耻骨支、耻骨联合处损伤者，应常规做导尿检查。如导尿管无法插入及肛门指诊发现前列腺移位者，为尿道完全断裂。

（7）阴道检查：可发现阴道撕裂的部位和程度。

5. X 线检查

X 线检查是诊断骨盆骨折的主要方法。对高处坠落伤、交通事故伤及重物压砸伤者，均需常规拍照骨盆前后位 X 线片，对有可疑隐匿骨折者，可根据情况加照特殊体位 X 线片，以明确诊断（图 3-136）。

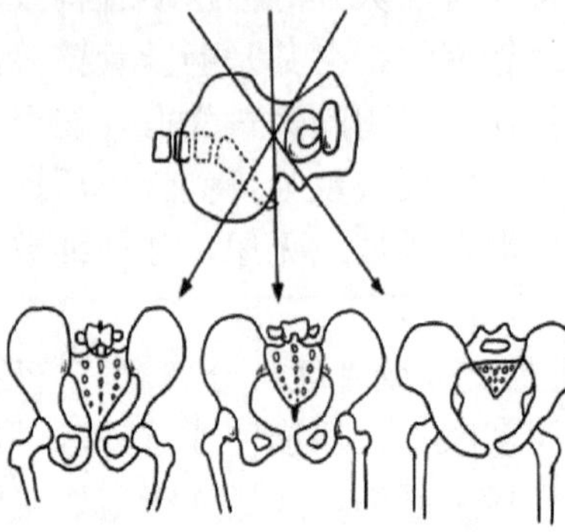

图 3-136 骨盆 X 线投照

（1）骨盆前后位 X 线片：由于在仰卧位骨盆与身体纵轴成 40°～60° 矢状面倾斜，因此骨盆的正位（前后位）片对骨盆缘来讲实际上是斜位。耻骨支骨折、耻骨联合分离程度及骶骨骨折、髂骨骨折、骶髂关节脱位的移位程度（>0.5cm）可作为判断骨折是否稳定的指标。第 5 腰椎横突骨折提示有骨盆垂直不稳定，坐骨棘撕脱骨折提示骨盆存在旋转不稳定。对于“开书本”样损伤，骶髂关节分离可作为软组织严重损伤及与骶髂关节紧密相邻的脏器如髂内血管和腰骶神经丛损伤的影像学标志。

（2）出口位：伤员仰卧，X 线球管从足侧指向耻骨联合，并与骨盆部成 40°。角斜摄 X 线片。可显示骨盆上移及旋转移位。由于出口位是真正的骶骨正位，骶孔在此位置上为一个完整的圆形，对发现骶孔处骨折有很重要的意义。

（3）入口位：伤员仰卧，X 线球管从头侧与骨盆部成 40° 角斜摄 X 线片。对于判断骨盆前后移位优于其他投照位置。无论是侧方挤压造成的髂骨翼内旋，还是前后挤压造成的髂骨翼外旋，都可在此位置上显示出来。

6. CT 检查

CT 检查对于判断骶髂关节损伤的部位、类型和程度，骶骨骨折及骨盆旋转畸形，髋臼骨折，有其独到优势。

（二）鉴别诊断

（1）骨盆环骨折：骨折线贯穿骨盆环状结构，使骨盆环中断，单发骨折常见有单侧耻骨支骨折，耻骨联合分离，单侧髂骨骨折，髋臼骨折和单侧骶髂关节半脱位伴有小片骨折，多发骨折常见有两侧耻骨支骨折，耻骨支骨折伴耻骨联合分离，耻骨伴髂骨骨折和耻骨骨折伴骶髂关节脱位。

（2）骨盆边缘骨折：常见的有髂骨翼骨折，耻骨单支部分骨折，髋臼边缘骨折和骶尾骨骨折等，骨折线行可呈横行或斜行，移位可不甚明显。

（3）骨盆撕脱骨折：骨折的部位常位于强大肌肉附着的地方，如髂前上棘、髂前下棘和坐骨结节等，骨折碎片常较少，并常有移位（图 3-137）。

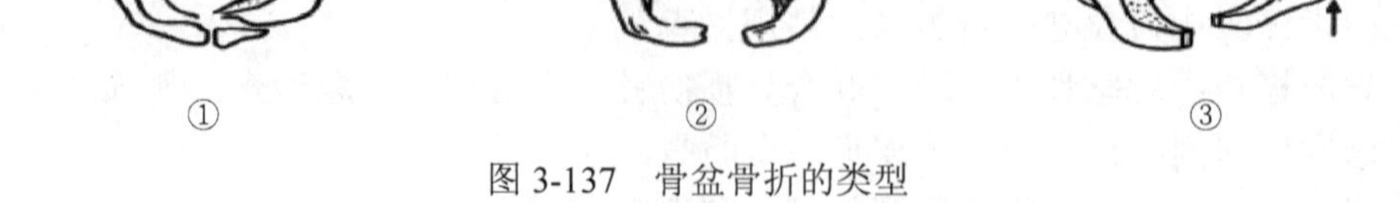

①　②　③

图 3-137 骨盆骨折的类型

①侧方压缩型；②前后压缩型；③垂直压缩型

三、治疗方略

根据“急则治其标，缓则治其本”的原则，辨证施治，理法方药并用。对于合并严重并发症的骨盆骨折应先及时抢救患者生命，待病情稳定后再做进一步治疗。

（一）非手术治疗

1. 整复手法

（1）手法复位：前后压缩性骨折，术者用双手从两侧向中心对挤髂骨翼，使之复位。也可使患者侧卧于硬板床上，患侧在上，用推按手法对骨盆略施压力，使分离的骨折复位。侧方压缩性骨折，患者仰卧，术者用两手分别置于两侧髂前上棘向外推按，分离骨盆使之复位。髂前上、下棘撕脱性骨折，患者仰卧，患侧膝下垫高，保持髋膝关节呈半屈曲位，术者捏挤按压骨折块使之复位，可同时在局部麻醉下，用钢针经皮交叉固定骨块。

（2）牵引：对垂直方向移位明显的骨盆骨折，需行股骨髁上骨牵引，且需同时应用前方外固定架，可获得安全而充分的治疗。牵引重量为体重的 1/7～1/5，牵引时间必须维持 8～12 周，否则可因软组织或骨折端愈合不良而再移位或下地后再次移位。牵引重量不足和牵引时间过短是治疗中常易发生的错误。

（3）外固定：前后压缩性骨折复位后，用多头带加压包扎或用骨盆帆布兜悬吊固定。

2. 物理治疗

物理治疗具有活血化瘀、舒筋通络的作用，可选用红外线、半导体激光、中药离子导入等仪器进行局部理疗，达到温通经脉、消肿止痛、活血化瘀、促进骨折愈合的目的。

3. 中药外敷或熏洗

中药外敷或熏洗可选用消瘀膏、消肿散或双柏散外敷，或用海桐皮汤、骨科外洗一方煎水熏洗患处，以达到活血化瘀、舒筋通络的功效。

4. 针灸疗法

骨盆骨折伴有神经损伤患者可配合针灸疗法，有利于神经功能的恢复。坐骨神经损伤选穴：环跳、委中、承山、三阴交等穴；股神经损伤：阴廉、冲门、风市、伏兔等穴。

（二）手术治疗

1. 适应证

（1）纵向不稳定型骨盆骨折，这是绝对适应证。

（2）多发伤合并髋臼骨折。

（3）外固定后残留移位。

（4）无严重污染的开放性骨盆后环损伤。

（5）单纯后侧韧带损伤所致骶髂关节脱位，经闭合复位失败。

（6）耻骨联合分离大于 2.5cm，经非手术治疗无效者。

2. 手术治疗方法

（1）骨盆外固定器固定：外固定器品种多样，但均由针、针夹和连接棒三部分组成。在距髂前上棘 3～5cm 和 6～10cm 处的髂嵴上做皮肤小切口，经髂嵴内外板之间钻入直径 5mm 的螺纹针，用针夹把持住螺纹针尾，再用连接棒将两侧针夹连成一体。通过调整连接棒并结合手法纠正骨盆向外或向内旋转移位，拍摄X线片证明复位满意后，拧紧外固定器旋钮，保持外固定器的固定作用。由于外固定多不能有效地纠正骨盆向头侧移位，对此类损伤应加用患侧股骨髁上骨牵引。外固定器固定简便易行，创伤极小，故在急诊期尤为适用，以稳定骨盆，减小骨盆腔，有利于控制出血，纠正休克。外固定器的主要并发症是针道感染，应注意消毒和保持敷料清洁。

（2）切开复位内固定：除撕脱性骨折外，骨盆环稳定的骨折（前后和侧方压缩型），不需内固定，而大多数不稳定的（垂直压缩和混合型）骨盆骨折，可通过外固定和牵引得到充分而安全的治疗。虽然内固定可获得骨折的解剖复位，并能维持骨盆环的稳定性，但手术的干扰可使凝血块脱落而引发大出血，而骨盆后侧切口的骶臀部大面积皮肤坏死和固定螺钉误入骶孔造成的神经损伤等，也是不容忽视的严重并发症。对于涉及直肠、阴道的开放性损伤，则是所有内固定的禁忌证。前方内固定主要适用于“开书本”样损伤耻骨联合分离>3cm，或侧方压缩性耻骨支骨折突向阴道，以及髋臼前柱骨折，可选择耻骨联合上方横弧形切口或髂腹股沟入路，以钢板或加压螺钉固定为宜。后方内固定主要适用于骶髂关节脱位和骶髂关节附近的髂骨骨折，用拉力螺钉或钢板固定骶髂关节，也可使用骶骨棒固定。

（三）中医辨治

（1）气滞血瘀证：骨折处疼痛拒按，或有皮肤擦伤和皮下瘀斑，髋关节屈曲受限，动则加重。舌红，苔薄，脉弦。

治法：活血祛瘀，消肿止痛。

推荐方药：内服复元活血汤或少腹逐瘀汤加减。中成药：养血止疼丸（每次6g，每日3次口服）、瘀血痹片（每次3粒，每日3次口服）、独一味胶囊（每次3粒，每日3次口服）等。

（2）营血虚滞证：局部酸痛，肿胀减轻，皮下有淡紫色瘀斑，面白无华，四肢乏力。舌淡，苔薄白，脉细弱。

治法：和营生新，接骨续筋。

推荐方药：桃红四物汤加减，血虚瘀轻者选用八珍汤加减。中成药：三七接骨丸（每次6g，每日3次口服）、加味益气丸（每次1丸，每日3次口服）等。

（3）肝肾亏虚证：骨折日久，局部皮肤紫黯挛缩，压痛感不明显，关节屈伸不利，精神萎靡，面色晦暗，腰膝酸软乏力。舌淡，苔白，脉沉细。

治法：补益肝肾，强筋健骨。

推荐方药：内服选用舒筋汤或生血补髓汤，外用海桐皮汤或骨科外洗一方煎水熏洗。中成药：健步虎潜丸（每次4～6粒，每日3次口服）、仙灵骨葆胶囊（每次3粒，每日3次口服）等。

（4）亡血伤津：多发于骨折早期失血过多，患者面色苍白，手足厥冷，冷汗淋漓，舌淡，苔白，脉微欲绝。

治法：补血益气，回阳救逆。

推荐方药：急服独参汤或参附汤，病情稳定体质仍虚弱者，服八珍汤或圣愈汤以双补气血。中成药：参附注射液（20～30ml溶于100ml，5%葡萄糖注射液或0.9%生理盐水注射液，静脉输注）、参附强心丸（一次2袋，每日2～3次）等。

四、预防与调护

骨盆骨折患者，特别是严重骨盆骨折合并出血较多者，尽量减少不必要的搬动，卧硬板床，减少骨折端活动与出血，应及时输血或补液治疗，并最好能早期对休克患者使用抗休克裤。对卧床患者要注意预防压疮发生。骨盆周围有坚强的筋肉，且骨盆为松质骨，血运丰富，容易愈合。未损伤骨盆后部负重弓者，伤后第一周练习下肢肌肉收缩及踝关节屈伸活动。伤后第二周练习髋关节与膝关节的屈伸活动、伤后第三周可扶拐下地站立活动。骨盆后弓损伤者，牵引期间应加强下肢肌肉舒缩和关节屈伸活动，解除固定后即可下床开始扶拐站立与步行锻炼。

（高　曦）

外伤性截瘫

《难经·二十八难》记载："督脉者，起于下极之俞，并于脊里，上至风府入于脑"，可见我国古代医家对脊髓走行已形成初步概念，这认识与今之脊髓大体相似。《灵枢·热病》篇记载："人有所坠堕，四肢堕懈不收，名曰体堕"，其中"体堕"即为今日的外伤性截瘫。中医认为脊柱损伤，脊骨损伤只是表象，督脉受损才是实质，以是否伤及督脉来判断脊柱损伤的轻重。外伤性截瘫由于外力破坏了脊柱的结构和稳定性，导致骨折脱位挤压脊髓，督脉受损，属于脊柱损伤的重症，早期常伴有严重并发症，如不及时治疗多会危及生命。

一、病因与分类

1. 脊髓损伤的基本病理改变

脊髓遭受损伤后，最早期可见的组织形态学改变就是中央灰质薄壁血管破裂出血或血管壁通透性增加，使红细胞漏出至血管外间隙。数小时后出血的中心区出现凝固性坏死，进一步灰质碎裂液化形成小囊腔，而白质则主要表现为明显的水肿，间杂有出血灶。脊髓水肿使软脊膜绷紧，约束住脊髓，使其内压增高，造成脊髓内微循环障碍，是脊髓损伤后的中心性进行性坏死和神经纤维弥漫性脱髓鞘、轴索破坏裸露的重要基础。不完全性脊髓损伤的病理改变程度较轻，且伤后24～48小时脊髓内出血等破坏性改变停止而不继续进行，不发生脊髓坏死，保留了较多的正常脊髓组织。完全性脊髓损伤则是中央出血、坏死进行性加重，一周后大部分脊髓坏死，空腔形成并为胶质所填充。脊髓损伤的程度除与损伤当时致伤能量的大小有关外，亦与损伤后脊髓受压时间的长短、轻重，脊髓缺血的程度和持续时间有密切关系。随着受压时间和缺血程度的加重，脊髓损伤也将发生由部分到完全、由可逆到不可逆的病理学改变。

2. 脊髓损伤的类型

按脊髓损伤由轻到重及临床表现分为以下几类。

（1）脊髓震荡：是脊髓神经细胞遭受强烈刺激而发生的超限抑制，脊髓功能暂处于生理停滞状态，随着致伤外力的消失，神经功能得以恢复。无器质性改变，镜下也无神经细胞和神经纤维的破坏，或仅有少量渗出、出血。临床上表现为损伤平面以下运动、感觉和反射的完全丧失，一般伤后数十分钟感觉运动开始逐渐恢复，数小时后即可完全恢复，不留任何后遗症。

（2）脊髓不完全横断损伤：脊髓遭受严重损伤，但未完全横断，表现为损伤平面以下运动、感觉、括约肌和反射的不同程度的保留，是临床最常见的实质性损伤，有以下几种类型。

1）脊髓中央性损伤：脊髓中央灰质损害，由于脊髓丘脑束纤维在此交叉，故可出现损伤平面以下的分离性感觉障碍，即痛觉、温度觉消失而触觉基本存在。因皮质脊髓束纤维的排列是支配上肢的位于脊髓内侧，支配下肢的靠外侧，所以在颈段脊髓中央损伤时，上肢瘫痪重于下肢，手部瘫痪最重。神经功能的恢复按下肢、膀胱、上肢的顺序进行，手的功能恢复最慢。

2）脊髓前部损伤：主要累及皮质脊髓前束和脊髓丘脑前束，而后侧的薄束楔束完整。表现为损伤平面以下的完全性瘫痪，痛觉、温度觉迟钝或消失，而位置觉、震动觉等深感觉存在。

3）脊髓后部损伤：因损伤在薄束楔束，而前索和侧索完整，表现为损伤平面以下的深感觉障碍，而浅感觉迟钝或正常，运动肌力正常。

4）脊髓半切综合征：也称布朗塞卡综合征，浅感觉传导束进入脊髓后先交叉再上行，而深感觉传导束则先上行后交叉，因此伤侧出现运动和深感觉丧失，但痛觉、温度觉仍然保存，触觉稍减退。而对侧仍有运动和良好的深感觉，但痛觉、温度觉丧失，触觉稍减退。

（3）脊髓完全性横断损伤：由于与高级中枢的联系完全中断，失去中枢对脊髓神经元的控制作用，兴奋性极为低下，横断以下出现迟缓性瘫痪，感觉、肌张力消失，内脏和血管反射活动暂时丧失，进入无反应状态，称为脊髓休克。脊髓休克过后，最先恢复的是球海绵体肌反射或肛门反射。当上述反射之一恢复，而损伤平面以下的深浅感觉完全丧失，任何一个肌肉的运动收缩也不存在，其他深浅反射消失，大小便失去控制，预示为完全性脊髓损伤。伤后数月可由弛缓性瘫痪变为痉挛性瘫痪。

二、诊断思维

1. 病史

从病史中可以收集到对诊断很有价值的资料。由于病史资料不全、过分依赖影像学检查所导致的误诊并不少见。

（1）外伤史：脊柱损伤时均应考虑到有脊髓损伤的可能。脊髓损伤的发生与多种因素有关，椎体移位程度与脊髓损伤程度也并非完全一致，严重的脊髓损伤可以发生于轻微外力作用下的脊柱轻微损伤患者。因此所有与脊柱损伤有关的患者，均需进行相应的神经和影像学检查，以便能及时做出是否有脊髓损伤的诊断。尤其对多发性损伤、颅脑损伤及醉酒后神志不清者更需注意脊髓损伤的可能。

（2）伤后肢体功能障碍发生的时间：外伤后立即出现，多为骨折脱位引起；如伤后没有出现而搬动患者后发生，表明搬动时引起骨折移位加重，损伤了脊髓。肢体功能障碍由轻渐重，截瘫平面由低渐高，说明脊髓损伤范围增大。

（3）治疗经过及效果：脊髓损伤后经过何种治疗，疗效如何有助于对病情的判断。

（4）既往史：过去是否有脊柱外伤或疾病，神经系统症状如何，对脊髓损伤性质和预后的判断有着重要意义。如原有颈椎病脊髓受压，在轻微外力作用下即可发生严重的脊髓损伤；原有椎体骨折或脱位，数年后逐渐出现脊髓损伤表现，则多为脊柱不稳慢性压迫所致。

2. 脊髓各节段损伤的临床特点

（1）上颈段（C1～C4）脊髓损伤：此段脊髓与延髓相连，发出枕大神经、枕小神经和膈神经等，支配枕部、耳郭皮肤，损伤后多因膈肌和肋间肌麻痹不能自主呼吸而迅速死亡。幸存者可出现耳郭、枕部疼痛麻木及四肢不全瘫痪。

（2）下颈段（C5～C8）脊髓损伤：由于肋间肌麻痹胸式呼吸丧失，而腹式呼吸明显代偿性增强。C5 节段损伤，肩部因有肩胛提肌和斜方肌牵拉而耸起。C6 节段损伤，因肩胛提肌、斜方肌、三角肌和肱二头肌收缩而成肩外展 90°，肘屈曲，前臂靠近头部。C7 节段损伤，由于肘以上肌肉正常，肘以下肌肉瘫痪，前臂置于胸前，伸指肌力减弱，而以食指伸肌减弱尤为明显。C8 节段损伤，可累及脊髓外侧角的交感神经，出现霍纳综合征，表现为瞳孔缩小，眼睑下垂及同侧汗腺障碍，以手内在肌瘫痪为主。

（3）胸段脊髓损伤：除有下肢肌肉瘫痪外，上胸髓损伤可出现肋间肌麻痹呼吸困难，腹式呼吸代偿加强。感觉平面改变对胸髓损伤水平的定位具有重要意义，T4 平乳头，T6 在剑突水平，T7～T8 在肋下，T9 在上腹部，T10 平脐，T11 在下腹部，T12 在腹股沟部。T6～T9 节段损伤，因腹直肌上段神经支配完好，而中下段受损，故该肌收缩时可见肚脐上移，称为比弗（Beevor）征。腹壁反射在 T6 节段损伤时全部消失，上、中、下腹壁反射消失，提示损伤平面分别为 T7～T8、T9～T10 和 T11～T12。

（4）腰骶段（L1～S2）脊髓损伤：该段脊髓是腰骶神经根发出处，也称腰膨大损伤。表现为双下肢肌肉不同程度的弛缓性瘫痪，提睾反射，髌、跟腱反射消失，大小便失禁。皮肤感觉丧失区 L1～L3 分别为大腿上、中、下 1/3，L4～S2 分别为小腿内侧、足背、足底和小腿后侧。

（5）脊髓圆锥（S3～S5）及马尾神经损伤：主要表现为排尿中枢损伤及肛门括约肌功能障碍，大小便潴留或失禁，会阴部有马鞍状感觉障碍区。第 2 腰椎以下骨折脱位，仅损伤马尾神经，且多为不完全损伤，出现双侧大腿以下皮肤感觉不对称，以大腿小腿后部，足部及会阴区皮肤感觉减退或消失较明显，小腿肌肉瘫痪。

3. 神经系统检查

由于脊神经支配的肢体运动与感觉具有节段性分布的特点，因此可根据外伤后运动及感觉丧失区域，来推断脊髓损伤的平面。检查内容包括四肢及躯干的深浅感觉、深浅反射、肌力、肌张力、肌容积、病理反射和自主神经检查等。

（1）浅感觉：包括皮肤黏膜的触觉、痛觉及温度觉，注意其神经节段分布如下。检查应由感觉缺失区—减退区—正常区—过敏区顺序进行，并注意两侧对比和避免对患者的暗示。

（2）深感觉：包括关节位置觉及震动觉，深感觉障碍说明脊髓后索损伤。

（3）肌力和运动评分：检查身体两侧各自 10 对关键肌，按 0～5 级测定肌力并评分。C5—肱二头肌，C6—桡侧伸腕长短肌，C7—肱三头肌，C8—中指屈指肌，L1—小指展肌，L2—髂腰肌，L3—股四头肌，L4—胫前肌，L5—拇长伸肌，S1—腓肠肌。S4～S5 为肛门括约肌的主动收缩也应检查。每侧最高得分为 50 分，两侧相加最高值为 100 分。

如果一块肌肉肌力在 3 级以上，则说明该肌节的上一个肌节存在完整的神经支配。在确定运动平面时，以肌力至少为 3 级的那块关键肌所代表的节段为准，但要求该平面以上那个神经节段所支配的关键肌肌力必须是正常的。

（4）肌容积：肌肉萎缩多见于下运动神经元损伤，在上运动神经元损伤早期并不出现肌肉萎缩，但长期瘫痪也可出现不同程度的肌肉萎缩。

（5）肌张力：是指在静息状态下肌肉的紧张度。脊髓损伤时肌张力增高多呈痉挛性的“折刀征”样。在脊髓损伤早期或马尾神经损伤时则表现为肌张力降低。

（6）浅反射：系刺激体表感受器（如皮肤、黏膜等）引起的反射。浅反射减弱或消失表示反射弧中断或抑制，常用的浅反射检查如下（表 3-1）。

表 3-1 常用的浅反射

	节段定位	肌肉	神经	检查方法	反应
上腹壁反射	T7～T8	腹斜肌 腹横肌 腹直肌	肋间神经	用尖锐器械从腹上部外侧缘沿肋缘朝剑突轻划腹壁皮肤	上腹壁收缩
中腹壁反射	T9～T10	同上	肋间神经	从腹中部外侧缘向脐部轻划	中腹壁收缩
下腹壁反射	T11～T12	同上	肋间神经	从腹下部外侧缘向耻骨联合轻划	下腹壁收缩
提睾反射	L1～L2	提睾肌	生殖股神经	从上而下或从下而上轻划股内侧上部皮肤	同侧睾丸迅速上提
肛门反射	S4～S5	肛门括约肌	肛尾神经	患者取侧卧位或取膝胸位，刺激肛门周围皮肤	肛门括约肌收缩

（7）深反射：是刺激肌肉、肌腱、骨膜和关节的本体感受器而引起的反射。深反射减弱或消失表示反射弧中断或抑制，亢进则表示上运动神经元病变。双侧不对称性改变（如一侧增强、减弱或消失）是神经系统损害的重要体征，髌、踝阵挛是腱反射极度亢进的表现。常用的深反射检查如下（表 3-2）。

表 3-2 常用的深反射

	节段定位	肌肉	神经	检查方法	反应
肱二头肌腱反射	C5～C6	肱二头肌	肌皮神经	一手托住患者肘部，使肘关节屈曲，检查者拇指压在肱二头肌肌腱上叩击此拇指	肘屈曲
肱三头肌腱反射	C6～C7	肱三头肌	桡神经	使患者肘屈曲，叩击肱三头肌肌腱下端或鹰嘴突	肘伸直
桡骨膜反射	C5～C8	肱二头肌，肱桡肌，旋前肌，指屈肌	正中神经，桡神经，肌皮神经	使患者前臂半屈，旋后位，轻叩桡骨茎突或桡骨外侧下 1/3 部	肘屈曲，前臂旋前，有时伴腕及手指屈曲
膝腱反射	L2～L4	股四头肌	股神经	患者仰卧，检查者一手托住其膝后，使膝关节呈半屈位，或患者坐于床沿，双下肢自然下垂，叩击髌腱	膝伸直
跟腱反射	S1～S2	腓肠肌	胫神经	患者仰卧，下肢半屈曲髋外展，检查者一手托其足底，使小腿后肌群维持一定张力，轻叩跟腱	足跖屈

（8）病理反射：是中枢神经系统损害，主要是锥体束受损，对脊髓的抑制作用丧失而出现的异常反射。病理反射双侧明显不对称或过于强烈时，结合深反射亢进，浅反射减弱或消失，提示脊髓锥体束损害的上运动神经元病变。常用的病理反射检查如下（表 3-3）。

表 3-3 常用的病理反射

病理反射	检查方法	反应	意义
霍夫曼征（Hoffmann）	以食、中指夹住患者半伸的中指（此时其他四指半屈，前臂微旋前，手完全放松），用拇指快速划过该指指甲	拇指与其余各指不自主的屈曲动作	颈部锥体束损害
罗索利莫征（Rossolimo）	用手指急促地弹拨患者手指掌面	同上	同上
巴宾斯基征（Babinski）	以大头针自后向前轻划足底外侧缘	足拇趾背屈，余趾呈扇形散开	锥体束病损
查多克征（Chaddock）	以大头针自后向前轻划足背外侧缘	同上	同上
奥本海姆征（Oppenheim）	以拇、食指用力沿胫骨前嵴从上至下滑过	同上	同上
戈登征（Gordon）	用手捏压腓肠肌	同上	同上

4. 辅助检查

（1）X 线检查：既可判断脊柱损伤的部位、类型、程度和移位方向，又可间接了解脊髓损伤平面，估计其损伤程度。当致伤暴力结束后，移位的骨折脱位可因肌肉收缩或搬运而自行复位，虽然脊髓损伤很重，但 X 线片却不能显示骨折脱位情况，因此 X 线片必须与临床检查相结合，才能做出正确诊断。

（2）CT 检查：可显示 X 线片不能显示的骨折、椎管形态及骨块突入侵占情况，对检查脊柱、脊髓损伤特别重要。

（3）MRI：能清楚地三维显示脊椎及脊髓改变和其相互关系，尤其对软组织如椎间盘突出移位，脊髓受压的部位、原因、程度和病理变化的判断十分准确。

（4）电生理检查：最主要的目的是确定截瘫程度。完全性脊髓损伤时 SEP 无诱发电位波形出现，不完全损伤时，则可出现诱发电位，但波幅降低和（或）潜伏期延长，其中尤以波幅降低意义更大。

（5）腰椎穿刺及奎肯施泰特试验：在脊柱脊髓损伤时，进行腰椎穿刺及奎肯施泰特试验，可帮助确定脑脊液的性质和蛛网膜下腔是否通畅，了解脊髓损伤程度和决定是否手术减压。在脊髓损伤早期，如为脊髓震荡或脊髓水肿，脑脊液多澄清，少数有蛛网膜下腔出血者，脑脊液混有不同数量的血液，陈旧者可呈褐黄色。蛛网膜下腔梗阻的轻重与脊髓受压程度虽有密切关系，但并非总能反映脊髓损伤情况，如脊髓横断伤，在搬动患者时，移位的椎体已经复位，虽原来可能有完全性梗阻，但检查时脑脊液通畅或仅有轻度梗阻。单纯脊髓水肿也可能引起完全梗阻，随着血肿吸收和水肿消退，原来是完全性梗阻的可变为部分性，或虽为部分性，但趋减轻。如无改善，或恢复到一定程度不再进展，可能还有一定程度实质性压迫，应考虑手术治疗。总之，不能单纯依靠奎肯施泰特试验结果，而应结合损伤程度、类型、临床表现、影像学检查及病情发展等进行全面考虑，才能做出正确判断。

5. 脊髓损伤程度的评定标准

为了判断脊髓损伤的程度、疗效及估计预后，制订了一些评级标准，主要有以下几种判断方法。

（1）截瘫指数法：深浅感觉完全丧失为 2，完全存在为 0，部分丧失为 1；肌肉运动完全丧失为 2，正常肌力为 0，部分丧失为 1；膀胱及直肠括约肌（大小便功能）完全失去控制为 2，正常为 0，部分丧失为 1。三者之和，6 者为全瘫，0 者为正常，1～5 者为不全瘫。此方法简单易记，便于掌握，但在不全瘫中，对恢复程度之表示有时不够确切。

（2）Frankel 评定标准：①无感觉及运动功能。②感觉功能不完全丧失，无运动功能。

③感觉功能不完全丧失，无有用的运动功能。④感觉功能不完全丧失，具有有用的运动功能。⑤正常功能，可能有痉挛状态。

（3）美国脊髓损伤协会（ASIA）根据 Frankel 分级修订的标准：①完全性损害。在损伤平面以下（包括骶段 S4—S5）无任何感觉和运动功能保留。②不完全损害。在损伤平面以下（包括骶段 S4—S5）存在感觉功能，但无运动功能。③不完全损害。在损伤平面以下存在感觉和运动功能，但大部分关键肌肌力在 3 级以下。④不完全损害。损伤平面以下存在感觉和运动功能，且大部分关键肌肌力≥3 级。⑤感觉和运动功能正常。

6. 鉴别诊断

（1）脑外伤：有头部外伤史，一般均伴随意识障碍和头痛、头晕、喷射样呕吐等颅内压增高的表现。应注意询问受伤经过和伤后意识状况，并仔细进行颅神经检查，CT 及 MRI 常有助于明确诊断。

（2）脊髓出血性疾病：可为脊髓内出血、蛛网膜下腔出血、硬膜下或硬膜外出血，多有血管畸形、动脉硬化、血液病病史。一般起病急，多有根性疼痛，运动及感觉障碍范围随解剖部位有所不同，膀胱直肠括约肌障碍也属常见。蛛网膜下腔出血有脊膜及神经根刺激症状，脊髓内与硬膜外出血常有脊髓压迫表现。患者无或只有轻度脊柱损伤，而脊髓损伤累及节段多，进行性加重是其临床特点。

（3）癔症性瘫痪：偶见。正常生理反射存在、浅反射活跃或亢进、病理反射阴性为此症的特征之一。须在认真除外其他器质性病损的前提下慎重诊断。

（4）上、下运动神经元性瘫痪：对肢体瘫痪首先要鉴别是属于上运动神经元或下运动神经元损伤（表 3-4）。

表 3-4　上、下运动神经元性瘫痪的鉴别诊断

瘫痪种类	肌张力	肌萎缩	腱反射	病理征	电生理
上运动神经元性瘫痪（痉挛性瘫痪）	增高（折刀征阳性）	轻度（失用性）	亢进	阳性	无诱发电位
下运动神经元性瘫痪（弛缓性瘫痪）	降低	明显，早期即出现	减退或消失	阴性	不完全或完全变性表现

三、治疗方略

本病可采用药物、针灸、推拿、牵引、理疗、练功等方法进行治疗。

（一）非手术治疗

1. 牵引及整复治疗

（1）枕颌带牵引：适用于颈椎骨折脱位较轻者，牵引重量通常为 2～3kg，时间 4～6 周。

（2）颅骨牵引：适用于颈椎脱位关节突跳跃或骨折脱位严重者。牵引重量一般为 5～15kg，牵引时间根据病情而定，或 3～6 周，或 6～8 周。

（3）悬吊复位：患者剃光头，清洁皮肤，常规局部消毒，铺无菌单，局部麻醉后于穿钉部位作一小切口，直达骨外板。选用安全钻头钻穿外板。切勿进入内板，钻孔方向应与牵引弓上钉尖方向一致。然后将牵引弓两侧之钉插入此孔，旋紧固定螺丝，以防滑脱。牵引重量依病情而定，对颈椎病患者 1.5～2.5kg 即可。床头应抬高 10cm，作为反牵引力。

2. 推拿治疗

（1）背脊部手法治疗：首先从上至下揉按患者脊背部，采用平补平泻法；其后沿督脉和两条足太阳膀胱经推拿脊背部；然后再点揉督脉和足太阳膀胱经在背部的穴位大椎、命门、肺俞、肾俞等；最后采用㨰法，以补法为主，从下至上以掌根按摩背脊部。

（2）四肢手法治疗：硬瘫时采用提捏、点按、摇法等手法按摩手、足三阳经；软瘫时采用指针点按手、足三阳经，配合四肢关节摇法。

3. 物理疗法

本病可选用红外线、半导体激光、中药离子导入等仪器进行局部理疗，以达到增强肌力、减轻疼痛等目的。

4. 电针疗法

电针疗法是外伤性截瘫恢复期的主要治疗方法之一，电针器可选用脉冲治疗仪，输出电压设定在 10～30V，输出频率 200～400Hz。

选穴：华佗夹脊穴、大椎、陶道、身柱、神道、至阳、筋缩、脊中、悬枢、命门、腰阳关、长强等。隔日 1 次，每次 15～20 分钟，一个月为一个疗程。

（二）手术治疗

手术治疗根据骨折的情况及脊髓受压的部位而定。

（1）开放性脊髓损伤主要进行清创，去除游离骨片和异物。

（2）急性闭合性脊髓损伤的减压术：①后路手术，其指征是椎板凹陷性骨折，骨片突入椎管压迫脊髓及神经根，有骨折脱位，小关节交锁，脊髓管狭窄和需从后方稳定脊柱者。②前路手术，颈椎骨折脱位牵引治疗失效，胸椎严重损伤，粉碎性骨折或爆破骨折、骨片压迫脊髓，脊髓造影或 CT 或 MRT 证实椎间换向后突压迫脊髓。③侧方减压术，对于胸腰椎不稳定性骨折，椎体后上角压迫脊髓或骨折脱位而伴有脊髓受压症状者，从后路减压有时不但不能解决问题，须充分切除脊髓前方的压迫物，达到彻底减压的目的。为了加强日后的稳定性，应在减压手术后做椎体间植骨，对侧椎板骨辅以哈氏棒内固定术即植骨术。

（三）中医辨治

（1）瘀血阻络证：双下肢或四肢痿废无力，脊背（损伤处）常见痛处固定，疼痛如刺，痛处不移，肢体酸麻或刺痛，唇甲发绀，肌肤甲错，舌质暗有瘀斑，苔薄白或白腻，脉涩。

治法：活血祛瘀，疏通督脉。

推荐方药：活血祛瘀汤加地龙、丹参、穿山甲、王不留行等，或用补阳还五汤加减。中成药：血府逐瘀颗粒（每次 1 袋，每日 3 次口服）、七厘散（每次 6g，每日 3 次口服）等。

（2）脾肾阳虚证：双下肢或四肢痿废无力，食少纳呆，腹胀便溏，腹中冷痛。面浮不华，神疲乏力，畏寒肢冷或肢肿，腰膝酸软，小便不利或见小便频数，余沥不尽，或夜尿频。舌质淡胖而有齿痕，苔白滑或薄白，脉沉细或沉弱。

治法：补肾壮阳，温经通络。

推荐方药：补肾壮阳汤加补骨脂、穿山甲等。中成药：金匮肾气丸（每次 8 粒，每日 3 次口服）、珍牡肾骨胶囊（每次 1 粒，每日三次口服）等。

（3）血虚风动证：半身不遂，口舌㖞斜，舌强语謇或不语，偏身麻木，烦躁失眠，眩晕耳鸣，手足心热，舌质红绛或暗红，少苔或无苔，脉弦细或弦细数。

治法：养血柔肝，镇痉熄风。

推荐方药：四物汤加蜈蚣、全蝎、土鳖虫、钩藤、伸筋草等。气血两虚者，应予以补益之品，方用八珍汤、补中益气汤或归脾汤加减。中成药：大定风珠、止痉散等。

四、预防与调护

应建立与遵守安全防范规章制度，尽可能避免发生外伤性截瘫。一旦发病，脊髓损伤的一系列并发症不仅给患者日常生活带来很大不便，也是危及其生命的严重问题，因此，调护的重点在于积极主动地预防并发症的发生，及早发现并加以治疗。

1. 排尿障碍及泌尿系感染

排尿的脊髓反射中枢位于S2～S4，即脊髓圆锥内，受大脑皮质高级中枢的控制。当骶段脊髓以上完全损伤时，患者可出现反射性膀胱，这是一种非抑制性、高张力性膀胱，少量尿液即能触发不同强度的膀胱逼尿肌收缩，患者呈反射性尿失禁，即间歇性不自觉地反射性排尿而不能自主。但患者常凭经验，发现如会阴部、外生殖器、肛门、耻骨上或大腿内侧的刺激点，可引起反射，故能稍加控制。而脊髓圆锥或骶神经根损伤时，可出现自律性膀胱，由于逼尿肌无力，只能通过用手挤压腹部增加腹压，才能排出尿液，放松后排尿即停止。当感觉神经损伤严重及尿道外括约肌、盆底肌肉瘫痪时，可造成压力性尿失禁，哭笑、咳嗽、喷嚏致腹压增加时，均可引起尿失禁。由于患者残余尿增多及导尿等操作影响，易引起泌尿系感染，主要致病菌是大肠杆菌、变形杆菌和绿脓杆菌等革兰阴性杆菌，偶有金黄色葡萄球菌、链球菌等革兰阳性球菌感染。当残余尿液沿输尿管逆流时，可引起上尿路高度扩张，肾盂积水，日久会造成肾功能损害。

排尿障碍治疗的主要目的是改善排尿状况，减轻日常生活中的不便，使患者在不用导尿管的情况下有规律地排尿，没有或只有少量残余尿，没有尿失禁，防止泌尿系感染，恢复膀胱正常功能。最常用的方法是留置 foley 导尿管并间断开放排尿。导尿时应严格无菌、轻柔操作，避免尿道损伤，导尿管的开放夹闭应间隔4～6小时，使膀胱习惯于节律性充盈与排空，有助于反射性收缩功能的恢复。在上运动神经元性瘫痪，反射性膀胱逐渐形成后，应使患者注意膀胱充盈的先兆，如血压升高、心率加快、头面部出汗、面色潮红等，并使患者寻找能引起反射性排尿的“板机点”，经常定时刺激，训练排尿。对于下运动神经元性瘫痪患者，则训练其定时用力屏气，用手协助增加腹压以利排尿。

严格无菌及轻柔导尿，积极训练尽快建立反射性排尿功能，尽早拔出导尿管是预防感染的重要措施。在留置导尿管过程中，应注意抬高床头，以利于尿液引流到膀胱，减少尿液逆流引起肾盂扩张等。每天饮水量应保持在 2500ml 以上，排尿增多有机械性冲洗作用。有感染者每天用无菌生理盐水或加用敏感抗生素膀胱冲洗1～2次。中药应利水通淋，清热解毒，选用八正散、导赤散加减，同时全身应用敏感抗生素。

2. 呼吸困难及肺部感染

呼吸困难及肺部感染是颈髓损伤患者的最常见并发症，由于肋间肌瘫痪，使潮气量和肺活量明显降低，加之咳嗽力量较弱，难于清除气道内的分泌物，发生限制性或混合性呼吸障碍，导致缺氧，并可引起肺部感染、肺不张。防治方法包括注意保暖，预防感冒，坚持每2小时为患者翻身一次，同时轻轻叩击背部及胸廓，协助患者排痰。鼓励患者深呼吸、咳嗽及咯痰，选用有效抗生素及Q-糜蛋白酶混合雾化吸入。经常变换体位，借助重力将特殊肺段中的分泌物引流出来。对于高位截瘫者，可行气管切开，使用呼吸机辅助呼吸，此时应注意氧气湿化及吸痰，加强呼吸机管理。

3. 压疮

压疮是截瘫患者的常见并发症，面积较大、坏死较深的压疮，可使患者丢失大量蛋白质，造成营养不良、贫血、低蛋白血症，还可继发感染引起高热、败血症等。

（1）压疮发生的原因：脊髓损伤平面以下感觉障碍，缺少正常保护性反应，受压组织缺血坏死，而被褥潮湿，皮肤过度摩擦也是促使压疮发生的重要原因。压疮最易发生于身体骨性突起的部位，如足跟、骶尾部、枕部、肩胛区、大粗隆、内外踝、腓骨头、坐骨结节区及肘部等处。

（2）压疮的临床分度：Ⅰ度局部皮肤发红、肿，可有硬结或表皮糜烂，有少量渗出；Ⅱ度局部皮肤呈紫红色，水疱形成或皮肤全层破溃，但皮下组织尚未累及；Ⅲ度皮肤溃疡深达皮下组织，累及筋膜和肌肉，但深层骨组织未受累；Ⅳ度坏死深达骨组织，伴有骨坏死和骨感染。

（3）压疮的防治：预防压疮发生的主要措施包括定时翻身，防止皮肤长时间受压，保持被褥清洁干燥，适当按摩保持皮肤血运正常，改善营养状况。对于Ⅱ度压疮，可同时应用 50%乙醇红花浸出液、1%甲紫外涂，每天用红外线照射 1～2 次，每次 20～30 分钟。Ⅲ～Ⅳ度压疮，应用外科手术方法切除坏死组织，充分引流，促使肉芽组织生长，或用皮瓣、肌皮瓣转移修复创面。

4. 便秘及腹胀

脊髓损伤后，肠蠕动减慢，直肠平滑肌松弛，肠内容物水分过多吸收，而引起严重便秘，由于毒素被吸收，患者可有腹胀、食欲不振、消化功能减退等症状。胸腰部脊柱骨折脱位时，腹膜后血肿使副交感神经功能受到抑制，出现肠扩张，肠蠕动减少，甚至导致麻痹性肠梗阻等。对于便秘较重者可口服缓泄剂，如番泻叶 6～9g 代茶饮，大黄片、麻子仁丸等口服，也可用生理盐水或肥皂水灌肠，有利于粪便排出。患者每天定时取坐位，按压下腹部及肛门，刺激排便，养成定时排便的习惯。对腹胀明显者，可服用木香顺气汤或应用胃肠减压、肛管排气等方法处理。

（高　曦）

第五节　骨骺损伤

骨骺损伤是小儿和青少年骨骼发育停止以前的一种特殊损伤。由于骨骺是人体骨骼纵向生长的部位，其生长潜力大，部分骨骺损伤可引起骨骺早闭而影响骨骼发育，导致肢体短缩和关节畸形。临床上往往由于不了解骨骺损伤的特点而多有误诊、漏诊。各类骨骺损伤的特点不同，在治疗方法选择上及治疗标准上也存在较大差别，使得骨骺损伤既不同于一般成人骨折，也不同于儿童四肢骨干骨折，而具有其鲜明特征。

一、病因与分类

1. 骨骺和骺板的解剖生理特点

（1）骨骺：位于长骨两端，在出生时为完全软骨结构，称为软骨骺；多在出生后数年内相继骨化，称为二级骨化中心，其中股骨远端的软骨骺在胚胎末期发生骨化，是人体骨化最早的软骨骺。各部位的骨骺二级骨化中心的出现时间不同，但又是恒定的。骨骺软骨自中心向外连续不断的成骨活动，使其不断增大，软骨细胞骨化的结果，使得骨骺中骨的成分持续增加，而软骨成分逐渐减少，至青春期后，整个骨骺仅关节面保留一薄层的关节软骨，其余部分均转化为骨组织。根据骨骺所在部位及生理功能，可将其分为压力性骨骺和牵拉性骨骺两种。压力性骨骺在四肢关节部直接承受并向骨干传导应力，是四肢骨的纵向生长区。牵拉性骨骺则多为肌肉或肌腱附着部，常因肌肉牵拉而撕脱损伤。

（2）骺板：是位于骨骺二级骨化中心与长骨干骺端之间的软骨结构，在生长过程中由原始球形骺板逐渐变为扁平盘状骺板。在光镜下观察骺板的纵切面，从骨骺向干骺端依次可分为 4 个细胞层：①静止细胞层，是圆形或椭圆形的小而密集、生长不活跃的幼稚软骨细胞；②增殖细胞层，是软骨生长活跃区，细胞大而扁平，顺着长骨纵轴方向成柱状排列，基质丰富，强度较好；③肥大细胞层，是软骨成熟区，由于软骨基质相对减少，因而强度减低；④软骨内骨化层，是软骨细胞崩解，软骨基质骨化区，标志着软骨的消亡和骨的新生，由于基质骨化而强度较高。由于肥大细胞层软骨基质少，强度最低，故为外伤性骨骺分离的恒定发生区域。通常将通过骺板的软骨细胞增殖与成骨活动产生的垂直骺板增长能力称为骺板的生长潜力，这种潜力在同一骨和各骨之间为一恒定的比例，使骨骼发育得以相称地进行。一般来说，骨化越早的骨骺其生长潜力越大。在上肢肩和腕部的骨骺生长潜力明显大于肘部，而在下肢则膝部生长潜力大于踝部，髋部最小。骺板的损伤可引起生长障碍或紊乱，表现为生长迟缓、生长停止、生长不对称及过度生长。

（3）骨骺的血液供应（图 3-138）：有两种血供方式营养骨骺。一种是血管经附着在骨骺上的软组织直接进入骨骺，而且进入的血管往往是数条，此时在骨骺分离时，血管不易损伤。另外一种是整个骨骺在关节内，为关节软骨所覆盖，血管通过紧贴骺板边缘的关节软骨进入骨骺，股骨头和桡骨头骨骺属于此类，一旦骨骺分离，血管常遭破坏，引起骨骺和骺板缺血。

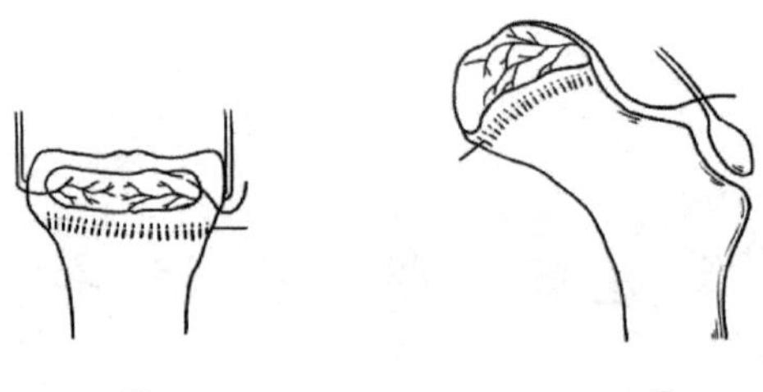

图 3-138　骨骺的血液供应

①血管从骨骺附近软组织直接进入骨骺；②血管通过紧贴骨骺板边缘的关节软骨进入骨骺

（4）骺板的血液供应：有两组供血系统，一为由骨骺动脉的分支穿过骺板进入增殖细胞层，为软骨提供营养，所以骨骺的血供破坏，可直接影响骺板增殖层细胞的增殖能力。另一组血供来源于干骺动脉，其终末支进入骺板的软骨内骨化层，可促进新骨沉积，有利于软骨内成骨过程的顺利完成，此组血管损伤可致软骨基质不能钙化。

2. 损伤机制和分型

骨骺损伤多为间接外力所致。跑跳中摔倒传达外力或成角作用力，使比关节囊和韧带强度更低的骺板首先断裂分离。由高处坠落时纵向外力挤压可致骺板压缩损伤。另外可因肌肉肌腱的过度牵拉，使其附着处的骺板发生撕脱性损伤。因生发细胞层被破坏常发生骨骺早期闭合或骺板早期骨化的骨桥生成，发生于一侧的骺板早闭可致关节成角畸形；骺板中央的骨桥形成，可牵拉骨骺中央形成鱼尾状畸形；而全骨骺早闭可致肢体短缩。由于干骺端松质骨强度较低，在骨骺损伤分离过程中常合并有与其相连的干骺端松质骨骨折。

根据外力作用的方式不同，损伤的类型和程度也有较大差别，通常分为Ⅵ种类型（图 3-139）。Ⅰ型：骨折线通过骺板软骨成熟区的肥大细胞层，此层软骨强度最弱，新生儿肱骨经髁全骺分离、感染或佝偻病继发的病理性骨骺分离多属于此型损伤。Ⅱ型：与Ⅰ型损伤近似，骨折线主要通过骺板软骨肥大细胞层，到达骺板边缘之前折向干骺端，分离的骨骺侧带有小块干骺端骨片，骨片侧为软组织铰链所在，肱骨近端骨骺分离多属于此型。Ⅲ型：为关节内骨折，骨折线从关节面开始通过骨骺进入骺板软骨生长区与成熟区，然后 90° 转弯沿骺板肥大细胞层直达骺板边缘。此型损伤较少见，好发于胫骨两端骨骺。Ⅳ型：亦为关节内骨折，骨折线开始于关节面，经骨骺、骺板全层和干骺端三部分，肱骨外髁骨折和内踝骨折多属于此型损伤。此型骨折不稳定，复位不良容易产生并发症。Ⅴ型：乃垂直挤压暴力引起的骺板软骨压缩性骨折，好发于膝部和踝部骨骺，X 线检查常无阳性发现，早期诊断困难，若与健侧对比可能发现骺板厚度减小。由于软骨生长层细胞严重破坏和来自骨骺营养血管广泛损伤，常导致骺板生长功能丧失，提前闭合。Ⅵ型：此为骺板软骨膜环或 Ranvier 软骨膜沟损伤，常见于踝部被草坪除草机损伤或股骨髁部韧带撕脱性骨折，X 线检查显示骺板边缘骨折或缺损，骨折常涉及邻近骨骺和干骺端，造成畸形。

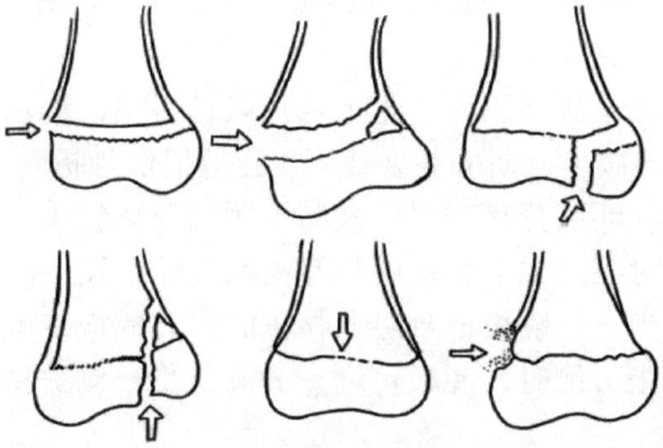

图 3-139 骨骺的损伤类型

二、诊断思维

1. 外伤史

由于压力性骨骺均位于四肢长骨的骨端，是构成关节的重要部分，任何外力作用均可造成其损伤。临床常见的损伤类型主要为摔伤后的传达暴力、成角暴力和肌肉的强力收缩所致，而由高处坠落伤的纵向挤压或车祸直接挤压挫伤则相对少见。由于小儿叙述能力的限制，在表述受伤过程及症状时往往不能提供充分的信息，因此要从患儿家长、保育员或目击者处了解更多的有关受伤史、症状演变及处理方法等信息。

2. 临床表现

由于儿童骺板的强度远不及韧带和关节囊，当作用到关节部位的暴力尚不足以引起韧带及关节囊损伤时，就已经超过了骺板所能耐受的程度，而发生骨骺损伤。因此对于儿童关节部位的损伤应首先考虑到有骨骺损伤的可能性，而韧带断裂极为少见，关节脱位则更为罕见，做出任何小儿韧带损伤和脱位的诊断都应慎重。

外伤程度重者，患儿可以表现为关节及其附近的肿胀、疼痛和功能障碍，移位明显者可出现肢体畸形，甚至伴有血运障碍和神经损伤的表现。而在损伤较轻的患儿可仅仅表现为肢体不能持物或不能负重，局部肿胀和静止痛却不明显。由于骺软骨在X线片上不显影，其损伤移位多需通过骨化中心及干骺端等可显影部分的移位来“间接”印证，无移位的Ⅰ型骨骺损伤，X线检查更无异常发现，此时在生长板部位的压痛是唯一的诊断依据。因此从某种意义上来讲，临床检查甚至比X线片所提供的诊断线索更要确切。凡是应用于成人的检查方法也同样适用于儿童。局限而固定的压痛、有移动性的骨块均说明有骨骺损伤。当关节成角或旋转扭力致骨骺分离，外力消失后又自动复位，或鉴别是韧带损伤断裂抑或是骨骺损伤时，可在麻醉下小心地施加应力重复损伤过程，以观察关节间隙变化或骨骺移动表现，加以确诊。

3. X线检查

常规行正侧位X线摄片，必要时加照斜位及正常肢体作为对照。骨骺损伤的X线检查有以下特征。

（1）化骨核小。骨骺在X线片上可显影的部分只是其骨化了的成分，即化骨核。当化骨核的位置发生了变化就意味着骨骺发生了移位。由于化骨核周围包绕着较其大几倍的骺软骨是不显影的，因此X线片上所能看到的骨块影像要比实际“骨块”小。损伤时间距化骨核出现的时间越近，这种差别就越大。

（2）干骺端骨折片。其干骺端出现三角形或片状骨折块，提示骨骺损伤，是Ⅱ型和Ⅳ型骨骺损伤的特征，也是引导做出诊断的重要线索。Ⅱ型损伤骨折片与骨膜相连，故移位较小。Ⅳ型损伤骨折片较长，骨膜断裂分离明显，故与干骺端分离较大。骨折片移位越大，说明损伤的骨骺移位越大，与其对应的关节骨端的相互关系也随之发生改变。

（3）骺板宽度改变。当一侧骺板遭到纵向挤压时，其骺板宽度可被压缩而变窄，当骺板遭到牵拉外力或在成角的张力侧时，骺板可增宽分离，当一侧被挤压而对侧呈现张力时，两种情况可同时显现。

（4）关节骨端与邻近骨干的相互关系：Ⅰ、Ⅱ型损伤其骨骺与干骺端分离，而跟相对应的关节骨端的关系正常。Ⅲ、Ⅳ型损伤骨骺与干骺端和其相对应的关节骨端的关系均异常。Ⅴ型损伤只发生骺板厚度的改变，无其他关系异常。如果Ⅲ、Ⅳ型损伤同时合并关节脱位，则同时伴有形成关节的骨端及相邻骨干的相互关系异常。Ⅵ型损伤在骨骺部位有特殊外伤史，但早期诊断较为困难，一般在晚期才出现局部骨桥或骨疣形成。

（5）应注意副骨化中心的存在：正常骨化中心附近出现另外的骨化中心，是一种解剖变异，其X线特点是边缘光滑、间隙对称、密度均匀，无骨皮质断裂，应注意结合病史及体征加以鉴别。

三、治疗方略

多数骨骺损伤，可采用辨证用药、手法整复、局部固定、功能锻炼等方法进行治疗。

（一）非手术治疗

（1）整复方法：整复骨折越早越好。Ⅰ、Ⅱ型损伤以闭合复位夹板固定为主。复位手法须轻柔稳妥，避免加重损伤。骨骺损伤的周围软骨强度低，不能耐受挤压，粗暴的强力整复或手术中用器械撬压骺板复位等，均可造成医源性骨骺损伤。因此手法复位时，需要充分麻醉，使肌肉完全放松，重叠骨端得到完全牵开，使骨骺端在“不接触”的状态下得到整复。

（2）固定方法：可采用夹板或石膏固定，骨骺损伤愈合较快，需3～4周即可，固定时间不需过分延长，以避免关节僵硬。但Ⅳ型损伤骨折不稳定，易移位而影响愈合，故需拍片证实骨折已愈合后才能去除固定。固定去除后需加强关节功能锻炼，下肢应延后负重时间。

（3）物理治疗：可选用红外线、半导体激光、中药离子导入等仪器进行局部理疗，温经通络，消肿止痛，促进局部损伤的恢复。

（4）中药熏洗或外敷：早期疼痛肿胀较明显者，可外敷消瘀膏，或骨科洗药一方熏洗患处，以达到活血化瘀、舒筋通络之功效。

（二）手术治疗

个别不稳定骨折或因有软组织嵌入断端而复位失败者，需手术治疗。Ⅲ、Ⅳ型损伤要求解剖对位，使关节面光滑平整，防止肢体发育障碍，故需手术治疗。手术应尽量少剥离骨骺周围的软组织，以免影响骨骺血运，且不宜用器械粗暴撬拨骺板断面，以免挫伤骺板。手术内固定时应注意选择细克氏针避开骺板插入，或尽量垂直骺板插入，切莫横向穿过骺板。内固定物宜用创伤较小的细钢针，不宜用螺钉或金属丝。术后夹板或石膏外固定，3～6周骨折愈合后即可去除。

（三）中医辨治

（1）肾精不足证：临床较少见，多发于婴幼儿，先天禀赋不足，软骨板松软或发育异常，轻微外力即可造成骨骺损伤。患儿生长发育迟缓，囟门迟闭，身材矮小，骨骼痿软，动作迟钝，舌淡，苔少，脉沉细。

治法：补肾益肝，生精填髓。

推荐方药：六味地黄汤或桂枝龙骨牡蛎汤加减。中成药：左归丸（每次6g，每日2次口服）、龙牡壮骨颗粒（每次1袋，每日3次口服）、珍牡肾骨胶囊（每次1粒，每日3次口服）等。

（2）气滞血瘀证：多为新鲜骨骺损伤，常由剪式和牵引复合外力所致，极少数可由纵向挤压暴力引起。患者损伤局部肿胀，疼痛，活动受限明显。舌质红，苔薄，脉弦。

治法：行气止痛，活血化瘀。

推荐方药：四物汤加川续断、五加皮、骨碎补、木瓜、牛膝、茯苓、党参。中成药：养血止疼丸（每次6g，每日3次口服）、独一味胶囊（每次3粒，每日3次口服）内服，镇痛活络酊涂擦患处。

（3）痰瘀痹阻证：多见于陈旧性骨骺损伤，骨折日久不愈，骨骺发生缺血性坏死，患者关节僵硬，皮下有瘀斑，面色晦暗，舌质紫暗，苔白腻，脉弦细。

治法：散瘀化痰，蠲痹通络。

推荐方药：双合汤加减。痰瘀痹阻损伤正气，而出现神疲乏力、面色不华者，加黄芪、党参；痰瘀化热者，加忍冬藤、牡丹皮；肢凉畏风者，加麻黄、桂枝、细辛。中成药：加味益气丸（每次 1 丸，每日 3 次口服）、附桂骨痛胶囊（每次 3 粒，每日 3 次口服）等。

四、预防与调护

在良好的复位与固定的基础上，应尽早进行功能锻炼，可以促进血液循环，减少肌萎缩，消除软组织肿胀，加速骨折愈合。早期锻炼的主要形式是肌肉有节奏地收缩和放松；中期除继续肌肉收缩锻炼外，应做一些主动的关节屈伸活动，后期骨折已临床愈合，或已去除外固定，患者可做一些力所能及的轻工作，使各个关节得到全面锻炼。

由于骨骺损伤可导致骨骼生长障碍，其发生时间早晚不一，所以骨骺损伤的患儿，应在 2 年内密切观察，每 4 个月拍片一次，以后 1～2 年拍片一次，直至骨骺成熟为止。应告诫患儿家长保存好影像学资料、长期随访的重要性。

（高　曦）

第四章　脱　　位

第一节　肩关节脱位

肩关节脱位亦称肩胛骨脱出、髃骨骱失或肩骨脱臼。《灵枢·经脉》篇称肩关节为“肩解”，《医宗金鉴·正骨心法要旨》说：“其处名肩解，即钹肩与儒骨合缝处也。”肩关节由肩胛骨的关节盂与肱骨头所构成，其解剖特点是肱骨头大，呈半球形，关节盂小而浅，约为肱骨关节面的1/3，关节囊和韧带薄弱松弛，关节囊的前下方缺方韧带和肌肉覆盖；其运动幅度最大，能使上臂前屈、后伸、上举、内收、外展及内外旋，是人体活动最灵活的关节。因肩关节结构灵活性和不稳定性，故其脱位在临床中较常见。在关节脱位中，其发生仅次于肘关节脱位而居第二位。

肩关节脱位好发于20～50岁的男性，根据脱位的时间与复发次数，可分为新鲜、陈旧和习惯性三种；按脱位后肱骨头的位置又可分为前脱位和后脱位两大类：前脱位还可分为喙突下、盂下、锁骨下脱位三种（图4-1），前脱位常见，其中以喙突下脱位最多，后脱位极少见。

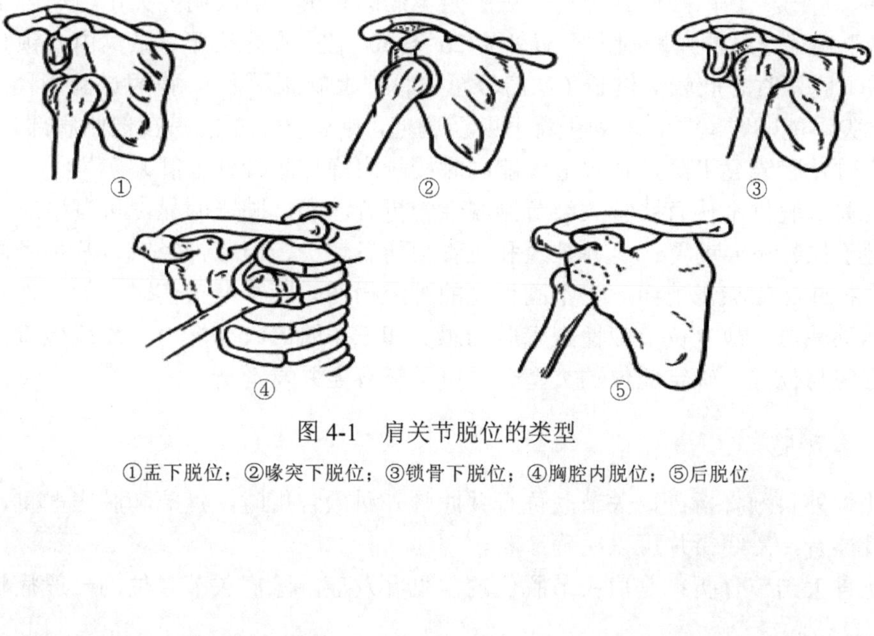

图4-1　肩关节脱位的类型

①盂下脱位；②喙突下脱位；③锁骨下脱位；④胸腔内脱位；⑤后脱位

一、病因与分类

肩关节脱位的病因有直接和间接暴力两种。直接暴力引起者少见，间接暴力引起者较多见。

（1）直接暴力：多因打击或冲撞等外力直接作用于肩关节而引起。患者常是向后跌倒，肩部着地，或因来自肩后方的冲击力，使肱骨头向前脱出。

（2）间接暴力：可分为传达暴力和杠杆作用力两种，临床最多见。

1）传达暴力：患者侧向跌倒，上肢外展外旋，手掌向下撑地，或肘后着地，暴力由掌面沿肱骨纵轴向上传达到肱骨头。肱骨头可能冲破较薄弱的肩关节囊前壁，向前滑出至喙突下间隙，形成喙突下脱位，较为多见。若暴力继续向上传达，肱骨头可能被推至锁骨下部成为锁骨下前脱位，较为少见。

2）杠杆作用力：当上肢过度高举、外展，外旋向下跌倒，肱骨颈受到肩峰冲击，成为杠杆支点，使肱骨头向前下部滑脱，先呈盂下脱位，因胸大肌和肩胛下肌的牵拉，肱骨头又滑至肩前成为喙突下脱位。

肩关节脱位的主要病理变化为关节囊撕裂及肱骨头移位，肩关节周围的软组织可发生不同程度的损伤，或合并肩胛盂边缘骨折、肱骨头骨折与肱骨大结节骨折等，其中以肱骨大结节骨折最为常见，30%～40%的患者合并有大结节撕脱性骨折。偶见腋神经损伤，故复位前后应注意检查神经有无损伤。

二、诊断思维

（一）诊断要点

（1）有明显的外伤史，或既往有习惯性肩关节脱位史，稍受外力作用又复发。脱位发生后患肩疼痛、肿胀、功能障碍。患肩失去膨隆丰满的外形，肩峰明显突出，肩峰下部空虚，形成“方肩”畸形，患臂弹性固定于肩外展20°～30°位，在喙突下、腋窝内或锁骨下可触及肱骨头，盂下脱位时患肢较健侧长（从肩峰至肱骨外上髁测量之）。搭肩试验阳性（患侧肘关节屈曲，肘尖不能贴紧胸壁，若勉强将肘贴及胸壁，则患侧手不能搭在健侧肩部），直尺试验阳性（检查时，腋皱襞下降，直尺边缘能同时接触肩峰与肱骨外上髁）。

（2）肩关节脱位常伴有肱骨大结节撕脱性骨折者，局部肿胀明显，可有瘀斑及骨擦音，患者常用健手扶托患肢前臂；合并神经和血管损伤者较少，但腋神经或臂丛神经内侧束有时会被肱骨牵拉或肱骨头压迫而产生不同程度的神经损伤。腋神经损伤时，能出现三角肌麻痹和肩后部感觉减退，故复位前应检查患肢的感觉和三角肌的收缩能力。X线检查可了解肱骨头移位的方向与位置，确定脱位的类型，并可了解有无并发骨折。

（二）鉴别诊断

（1）肱骨外科颈骨折：肩关节脱位合并肱骨外科颈骨折时，疼痛和肿胀严重，肩部有异常活动和骨擦音，X线摄片可以明确诊断。

（2）肱骨大结节骨折：是肩关节脱位的常见并发症，除肩关节脱位的一般症状外，疼痛肿胀更加明显，可触及骨折碎片或骨擦音。

（3）肩袖损伤：肩关节脱位后肩关节处疼痛和功能障碍，肩关节脱位复位后，检查肩关节的外展功能。如无肱骨大结节撕脱，肱骨头脱位明显应考虑肩袖损伤。

三、治疗方略

对于新鲜肩关节脱位，只要手法应用得当，一般都能成功。陈旧性脱位在1个月左右者，关节内外若无钙化影，亦可采用手法复位。若手法复位失败及习惯性肩关节脱位者，应考虑手术治疗。手法复位成功后，可结合药物、物理疗法等进一步巩固治疗。

（一）非手术治疗

1. 整复方法

（1）牵引推拿法：患者仰卧，用布带绕过胸部，一助手向健侧牵拉，另一助手用布带绕过腋下向上、向外牵引，第三助手紧握患肢腕部向下牵引，向外旋转，并内收患肢。三助手同时徐缓、持续不断地牵引，可使肱骨头自动复位。若不能复位，术者可用一手拇指或手掌根部由前上向外下，将肱骨头推入关节盂内。第三助手在牵引时，应多做旋转活动，一般均可复位。

（2）手牵足蹬法：患者取仰卧位，以右肩为例，术者立于患侧，双手握住患肢腕部，右膝伸直用足蹬于患者腋下，做顺势用力牵拉患肢，持续1～3分钟，先外展、外旋，后内收、内旋，伤处有滑动感，即表明复位成功。

（3）拔伸托入法：患者取坐位，第一助手立于患者健侧肩后，两手斜形环抱固定患者作反牵引，第二助手一手握肘部，一手握腕上，向外下方牵引，用力由轻而重，持续2～3分钟，术者立于患肩外侧，两手拇指压其肩峰，其余手指插入腋窝内，在助手对抗牵引下，术者将肱骨头向外上方钩托，同时第二助手逐渐将患肢向内收、内旋位牵拉，直至肱骨头有回纳感觉，复位即告完成。

（4）牵引回旋法：患者取坐位，助手一人立于其后，用手按住患者双肩。术者立于患侧，用一手臂从肩部后侧穿过腋下，屈肘90°，握住其腕部；用另一手握住患者肘部。术者两手臂协同用力，轻轻摆动患肢，然后术者握肘部之手先用力向下牵拉，当肱骨头被牵下时，置于腋下的手臂用力向外上拉肱骨上段，此时握肘部之手向上推送患臂，当有滑动感时，即表明复位成功。

（5）椅背复位法：患者坐在靠背椅上，将患肢放在椅背外侧，腋肋紧靠椅背，用棉垫置于腋部，保护腋下血管、神经，一助手扶住患者和椅背，术者握住患肢，先外展、外旋牵引，再逐渐内收，并将患肢下垂，然后内旋屈肘，即可复位成功。此法是应用椅背作为杠杆支点整复肩关节脱位的方法，适用于肌力较弱的肩关节脱位者。

（6）悬吊复位法：患者俯卧于床上，患肢悬垂于床旁，根据患者肌肉发达程度，在患肢腕部系布带并悬挂2～5kg重物（不要以手提重物），依其自然位持续牵引15分钟左右，多可自动复位。有时术者需内收患肩或以双手自腋窝向外上方轻推肱骨头，或轻旋转上臂，肱骨头即可复位。此方法安全有效，对于老年患者尤为适宜（图4-2①）。

2. 固定方法

固定方法一般采用胸壁绷带固定，将患侧上臂保持在内收、内旋位，肘关节屈曲60°～

90°，前臂依附胸前，用绷带将上臂固定于胸壁 2～3 周。一般原则是年龄越小，制动时间越倾向于较长（图 4-2②）。

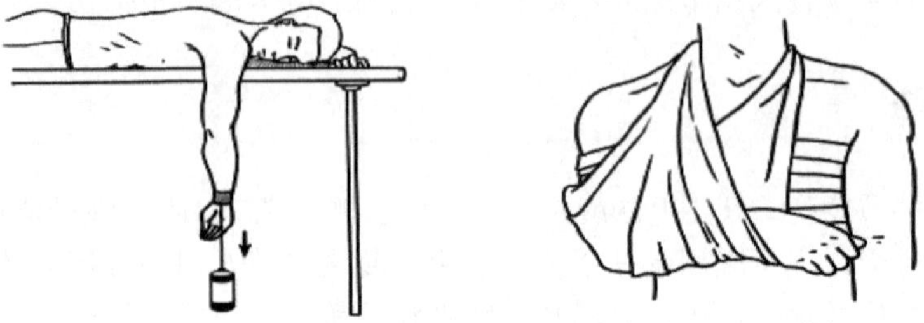

①　　　　②

图 4-2　肩关节脱位非手术治疗

①悬吊复位法；②肩关节脱位复位后固定

3. 物理疗法

红外线、半导体激光、中药离子导入等理疗具有消肿止痛、活血化瘀之功效，可用于早期辅助治疗及后期康复。

4. 中药外敷或熏洗

早期贴敷活血止痛膏或七厘散（每次 6g，每日 3 次口服）、消瘀软膏调敷患处，也可选用骨科洗药一方熏洗患处；中晚期用苏木煎局部熏洗，外敷通络骨质宁膏。

（二）手术治疗

（1）多数新鲜肩关节脱位，都能通过手法复位，但遇到下列情况者，可考虑切开复位：合并肱二头肌长头腱向后滑脱、肱骨外科颈骨折、关节盂大块骨折、肱骨大结节骨折等，手法复位不能成功者；或脱位合并血管、神经损伤，临床症状明显者。

（2）陈旧性脱位 6 个月以内的青壮年患者，或陈旧性脱位时间虽短，但合并有肱骨大结节骨折、肱骨颈骨折、腋部神经损伤及闭合复位不成功的患者。手术方法较多，手术方式有肩胛下肌关节囊重叠缝合术（Putti-Platt 法）、肩胛下肌止点外移术（Magnuson 法）、切开复位、肱骨头切除术、人工肱骨头置换术和肩关节融合术等。

（三）中医辨治

（1）气滞血瘀证：脱位早期，肩部肿胀，疼痛拒按，动则加重；方形肩，可触及肩关节盂空虚，患者头偏向健侧，以手托患肢，表情痛苦，舌红，苔薄，脉弦。

治法：活血祛瘀，消肿止痛。

推荐方药：舒筋活血汤或活血止痛汤加减；解除固定后可用骨科外洗一方或上肢损伤洗方熏洗患处。中成药：养血止疼丸（每次 6g，每日 3 次口服）、独一味胶囊（每次 3 粒，每日 3 次口服）、痛舒片（每次 3 粒，每日 3 次口服）等；外敷双柏散、活血散或活血止痛膏。

（2）瘀血阻络证：脱位中期，复位及治疗不当，病证由实转虚，肩部肿胀及疼痛较初期有所缓解，皮下可见青紫瘀斑，患侧活动受限，面色少华，四肢乏力，舌质紫黯或有瘀点，脉涩。

治法：活血行气，逐瘀通络。

推荐方药：身痛逐瘀汤加黄芪、党参、茯苓、柴胡、桂枝等；气虚明显者可用补中益气汤加减。中成药：加味益气丸（每次 1 丸，每日 3 次口服）、七厘散（每次 6g，每日 3 次口服）、瘀血痹片（每次 3 粒，每日 3 次口服）等。

（3）肝肾亏虚证：肩关节脱位后期，久病损及肝肾，局部无明显肿胀，患肢下垂，脱位处有压痛，皮色黯淡挛缩，可见暗紫瘀斑，面色晦暗，神疲乏力，腰膝酸软，舌淡，苔白，脉沉细。

治法：滋肝补肾，舒筋通络。

推荐方药：壮筋养血汤或补肾壮筋汤加减。中成药：珍牡肾骨胶囊（每次 1 粒，每日 3 次口服）、仙灵骨葆胶囊（每次 3 粒，每日 3 次口服）等；外敷通络骨质宁膏。

四、预防与调护

制动期间可行肘、腕、手的功能锻炼及上肢肌肉的舒缩活动。去除固定后，开始肩关节功能锻炼。6 周内禁止做强力外旋动作。对青少年患者，当脱位复位后，应接受严格制动 3～4 周，并按一定康复要求进行功能锻炼，不要过早参加剧烈活动。

（高　曦）

第二节　肩锁关节脱位

肩锁关节脱位较为多见，肩峰内端及锁骨肩峰端，借着关节囊、肩锁韧带、三角肌、斜方肌腱附着部和喙锁韧带等连接组成肩锁关节。此关节的稳定全赖肩锁和喙锁两条韧带，其中喙锁韧带尤为重要，当肩锁韧带破裂时，仅能引起半脱位，喙锁韧带破裂则能引起全脱位。

一、病因与分类

本病可因直接暴力由上部向下冲击肩峰而发生脱位；或间接暴力过度牵引肩关节向下而引起脱位；或上肢贴于胸壁跌倒，肩端或前面或后面撞击地面，其力作用于肩峰端，使肩胛骨向前、向下（或向后）错动，而引起脱位，损伤轻者，仅有关节囊撕裂，无畸形移位，重者，肩锁韧带、喙锁韧带等断裂、锁骨外端因斜方肌的作用而向下、向内错动，因此肩锁关节部出现畸形移位。

二、诊断思维

（一）诊断要点

（1）患者有受伤史，半脱位者，症状不甚明显，初期局部压痛，轻度肿胀。触诊肩峰与锁骨不在同一平面，可摸到高低不平的肩锁关节，肩关节活动功能障碍。完全脱位时，外部畸形明显，肩峰受上肢重量牵引，则锁骨外端明显隆起，肩峰低陷。

（2）伤后局部肿胀、疼痛，肩关节功能障碍、触诊有压痛。外部畸形不显，摸之肩锁关节高低不平，是为半脱位。外部畸形显著，肩峰低陷，锁骨外端陷起，是全脱位。拍双侧X线片对比，可确诊半脱位。肩关节正位X线片显示肩峰与锁骨距离增大，即确诊为全脱位。

（二）鉴别诊断

（1）肩关节前脱位：受伤机制与本病相近，也表现为肩部肿痛，活动受限。但有方肩畸形，可扪及异位肱骨头，肩关节弹性固定，两者常合并存在。

（2）肱骨外科颈骨折：症状、体征相似，但本病肿胀及瘀斑较明显，肱骨上端环形压痛，可有异常活动。X线片见骨折线位于肱骨外科颈，亦可两者合并存在。

（3）肩峰骨折：均为肩部肿痛，但压痛点位于肩峰部，被动外展时可有一定的活动度；X线片可见肩峰骨折。

（4）锁骨骨折：锁骨处有骨擦音、骨擦感，X线可明确诊断。

三、治疗方略

对于Ⅰ型损伤，用三角巾悬吊患肢2～3周后开始肩关节活动，可获得较好功能。Ⅱ型损伤有学者主张手法复位、加垫外固定，但固定常不可靠，易并发压疮或演变为陈旧性脱位。对有症状的陈旧性半脱位及Ⅲ型患者，尤其是肩锁关节移位超过2cm者，可选择手术治疗。

（一）非手术治疗

1. 手法整复

肩锁关节脱位手法整复容易，但整复后保持其对位却很困难。整复时，术者一手置于肩部，用力下压患侧的锁骨外端，另一手握住患侧上臂向上推动，即可获得复位。

2. 固定方法

（1）胶布固定法：用宽胶布沿上臂纵轴，绕住锁骨远端与肘关节。前臂以颈腕带悬吊胸前，如胶布带松动，应随时加固黏绑，以促进损伤关节囊及韧带的修复，维持固定3～4周。

（2）石膏围腰及压迫带固定法：患者取直立位，两上肢高举，先上石膏围腰，上缘齐乳头平面，下缘至髂前上棘稍下部，围腰前后各装一腰带铁扣，待石膏凝固干透后，用厚毡一块置于肩上锁骨外端隆起部（不是肩峰部）。另用宽3～5cm皮带或帆布带，通过患肩所放置的厚毡上，将带之两端系于石膏围腰前后的铁扣上，适当用力拉紧，使分离之锁骨外端与肩峰接近同一平面，拍X线片须是复位后，以三角巾将患肢悬吊于胸前，固定3～4周。

（二）手术治疗

肩锁关节全脱位，即Ⅲ型损伤的患者，因其关节囊及肩锁韧带、喙锁韧带均已断裂，使肩锁关节完全失去稳定，上述外固定效果不满意，对年龄小于45岁者，应手术修复。常用的手术方法有肩锁关节切开复位内固定术、喙锁韧带重建或固定术、锁骨外端切除术、肌肉动力重建术等。

（三）中医辨治

中医辨治参照肩关节脱位。

四、预防与调护

固定 5～6 周后开始主动活动肩关节，先做肩部的伸展活动，以后再做上臂的外旋、内旋、外展、内收及上举等动作，如上提下按、双手托天、前俯分掌等。活动应逐渐加强，防止粗暴被动活动，有时亦可配合按摩和熏洗等。

附：肩肘带治疗锁骨骨折及肩锁关节脱位

1. 肩肘带的结构与原理

肩肘带由肩腋环行带和 8 字提肘带组成，此两带用宽绷带缠数圈即可。事先在患侧肩上方、肘部和对侧腋下部各加一毛巾衬垫。患侧肩锁关节上方放一硬纸壳，将 8 字提肘带用布带结扎于肩腋环行带之前后，达到下压锁骨近端或肩锁关节锁骨端，上提远端的目的，使锁骨能对线甚至达到对位（图 4-3）。

在肩锁关节脱位时，提肘向上，肩胛骨亦随之上移，使喙突和锁骨接近，于喙锁韧带两断端的靠拢，为喙锁和肩锁韧带的纤维愈合制造了条件（图 4-4）。

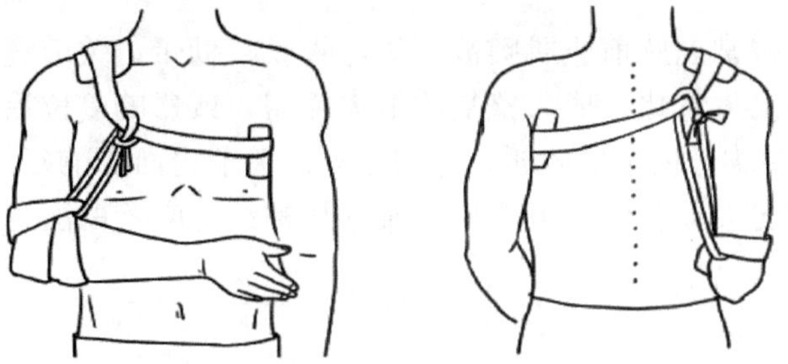

图 4-3 肩肘带

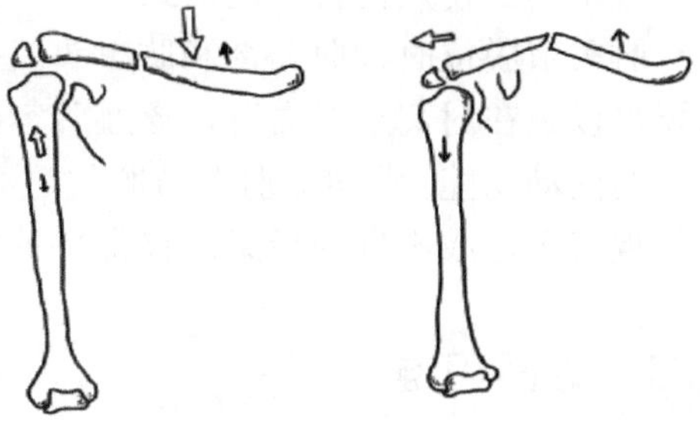

图 4-4 肩肘带的作用力及 8 字绷带的作用力

2. 临床应用中的注意事项

（1）固定时间为 6 周，3 周内患者可短时坐起（如吃饭、解手等），不要长时间坐立，以免上肢下垂时间过长。

（2）注意背侧的布带对皮肤的压迫，亦可垫以毛巾。隔日调整检查一次松紧。

（3）用于锁骨外 1/3 骨折或肩锁关节脱位时，肩腋环行带要松些，以压于锁骨外侧。

（4）用于锁骨内 1/3 折时，肩腋环行带。

（高 曦）

第三节 肘关节脱位

肘关节又名曲瞅骱，《伤科补要》说：“肘骨者，舵膊中节上下支骨交接处也，俗名鹅鼻骨，上接臑骨，其骱名曲瞅。”肘关节是由肱桡关节、肱尺关节和尺桡关节三个关节所组成，这三个关节共包在一个关节囊内，有一个共同的关节腔，关节囊的前后壁薄弱而松弛，但其两侧的纤维层则增厚形成桡侧副韧带和尺侧副韧带，关节囊纤维层的环行纤维形成一坚固的桡骨环韧带，包绕桡骨小头。肘关节从整体来说，以肱尺部为主，与肱桡部、上尺桡部协调运动，使肘关节做屈伸动作，肘部的三点骨突标志是肱骨内、外上髁及尺鹰嘴突。伸肘时，这三点成一直线，屈肘时，这三点成一等边三角形，因此又称“肘后三角”。

肘关节脱位是最常见的脱位之一，多发生于青壮年，儿童与老年人少见。按脱位的方向，可分为前脱位、后脱位两种。后脱位最为常见，前脱位甚少见。

一、病因与分类

本病多因传达暴力或杠杆作用所造成。患者跌仆时，肘关节伸直前臂旋后位手掌面触地，传达暴力使肘关节过度后伸，以致鹰嘴尖端急骤撞击肱骨下端的鹰嘴窝，在肱尺关节处形成杠杆作用，使止于喙突上的肱前肌及肘关节囊的前壁被撕裂，肱骨下端向前移位，尺骨喙突和桡骨头同时滑向后方而形成肘关节后脱位。由于环状韧带和骨间膜将尺骨、桡骨比较牢固地束缚在一起，所以脱位时尺骨、桡骨多同时向背侧移位。由于暴力作用不同，尺骨鹰嘴和桡骨头除向后移位外，有时还可以向桡侧或尺侧移位，形成肘关节侧方移位，部分患者可合并喙突骨折。若屈肘位跌仆，肘尖触地，暴力由后向前，可将尺骨鹰嘴推移至肱骨的前方，成为肘关节前脱位，多并发鹰嘴骨折，偶尔可出现肘关节分离脱位，因肱骨下端脱位后插入尺桡骨中间，使尺桡骨分离而致。

肘关节脱位时，肘窝部和肱三头肌肌腱常因肱前肌肌腱被剥离，骨膜、韧带、关节囊被撕裂，以致在肘窝形成血肿，该血肿容易发生骨化，成为整复的最大障碍，或影响复位后肘关节的活动功能。另外，肘关节脱位可合并肱骨内上髁骨折，有的还夹入关节内而影响复位，若忽视将会造成不良的后果。移位严重的肘关节脱位，可能损伤血管与神经，应予以注意。

二、诊断思维

（一）诊断要点

（1）后脱位：肘关节肿胀，疼痛，弹性固定于135°左右，肘前后径增宽，肘窝前方饱满，可摸到肱骨滑车部，肘后鹰嘴异常后突，上方凹陷、空虚，肘后三点关系改变。

（2）前脱位：肘后部空虚，前臂较健侧长，肘前方可触及尺骨鹰嘴，肘后三点关系改变。

（3）外脱位：肘内外径变宽，前臂外移，可触及鹰嘴位于外髁外侧，桡骨小头突出。

（4）内脱位：肘内外径增宽，在肘关节内侧可触及尺骨鹰嘴及桡骨小头。

（5）脱位合并骨折：常合并肱骨内上髁骨折，肘部肿胀严重，肱骨内上髁压痛敏锐，可扪及骨擦音，或肱骨内上髁部平坦（图4-5、图4-6）。

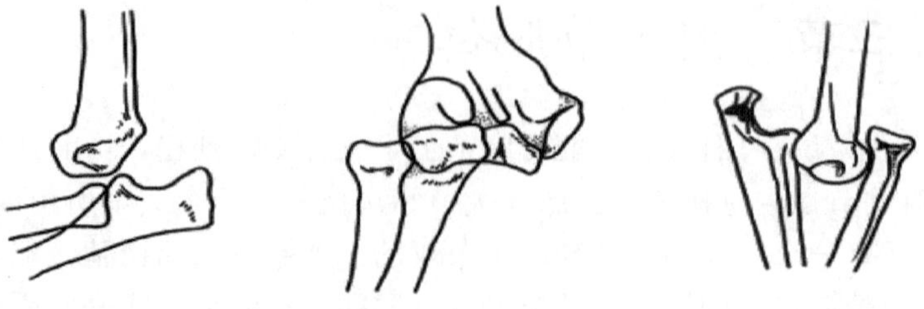

①　　②　　③

图4-5　肘关节脱位分型

①后脱位；②合并侧方脱位；③合并分离脱位

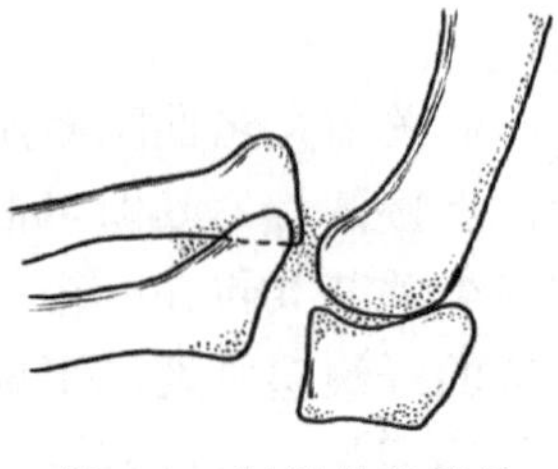

图4-6　肘关节前脱位

（二）鉴别诊断

肱骨髁上骨折：多发生于儿童，肘部疼痛肿胀相对较轻；X线示骨折线未波及关节面，治疗后肘关节功能恢复良好。

三、治疗方略

新鲜性肘关节脱位应以手法整复为主，宜早期复位及固定。并发骨折者，应先整复脱位，然后处理骨折。麻醉的选择，原则上应使复位手法在肌肉高度松弛及无疼痛感觉下进行。陈旧性脱位，应力争手法复位，若复位失败，可根据实际情况考虑用手术治疗。

（一）非手术治疗

1. 整复方法

（1）拔伸屈肘法：患者取坐位，助手立于患者背侧，以双手握其上臂，术者站在患者前面，以双手握住腕部，置前臂于旋后位，与助手相对牵引，3～5分钟后，术者以一手握腕部保持牵引，另一手的拇指抵住肱骨下端向后推按，其余四指置于鹰嘴处，向前端提，并缓慢地将肘关节屈曲，若闻及入臼声，则说明脱位已整复（图4-7）。

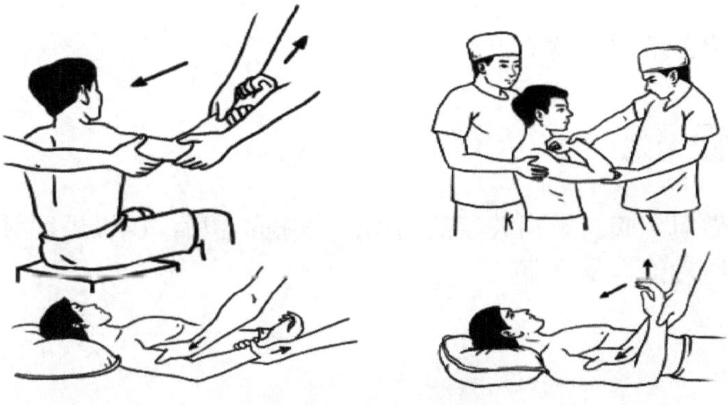

图4-7 拔伸屈肘法

（2）膝顶复位法：患者取坐位，术者立于患者前面，一手握其前臂，一手握住腕部，同时一足踏在凳面上，以膝顶在患侧肘窝内，先顺势拔伸，然后逐渐屈肘，有入臼声音，患侧手指可摸到同侧肩部，即为复位成功（图4-8）。

（3）推肘尖复位法：患者取坐位，一助手双手握其上臂，第二助手双手握腕部，术者立于患侧，双拇指置于鹰嘴尖部，其余手指环握前臂上段，先拉前臂向后侧，使冠突与肱骨下端分离，然后助手在相对牵引下，逐渐屈曲肘关节，同时术者由后向前下用力推鹰嘴，即可还纳鹰嘴窝而复位。

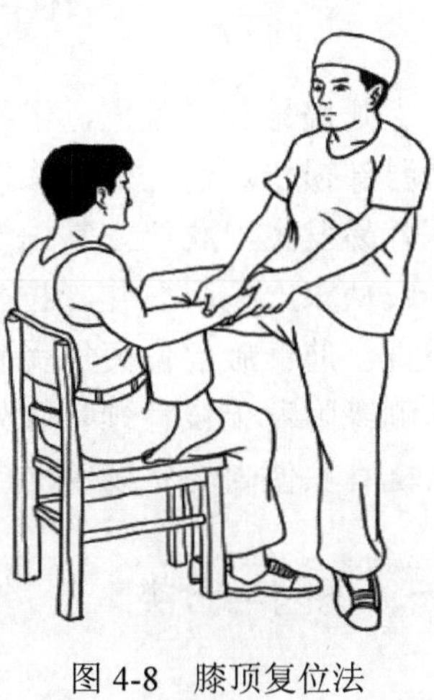

图4-8 膝顶复位法

2. 固定方法

脱位复位后，一般用绷带做肘关节屈曲位“8”字固定；1周后采用肘屈曲90°前臂中立位，三角巾悬吊或直角夹板固定，将前臂横放胸前，2周后去固定。合并骨折者，可加用夹板固定，亦可采用长臂石膏后托在功能位制动3周。

3. 物理疗法

物理疗法可选用红外线、半导体激光、中药离子导入等方法进行局部理疗。

4. 中药外敷或熏洗

本法参照肩关节脱位处方及用药。

（二）手术治疗

手术治疗适用于闭合复位不成功者或伤后已数月且无骨化性肌炎和明显骨萎缩者。若脱位时间长，关节僵在非功能位，有明显功能障碍，此时关节软骨已变性及剥脱，不可能再行开放复位术，而患者之职业又要求有活动的肘关节，此时可做关节切除或成形术。人工关节置换术能恢复良好的关节活动并有适度的稳定性。习惯性肘关节脱位产生原因有先天性关节囊松弛、鹰嘴发育不全、冠突骨折不愈合及后外侧脱位伴肱骨外上髁骨折不愈合等因素。其治疗应根据不同的病理变化采用不同疗法，如后外侧关节囊及侧副韧带紧缩术等。

（三）辨证论治

辨证论治参照肩关节脱位章节。

四、预防与调护

固定期间，可做肩、腕及掌指关节的活动；去除固定后，积极进行肘关节的主动活动，以屈肘为主，因伸肘功能容易恢复。

（高　曦）

第四节　小儿桡骨头半脱位

小儿桡骨头半脱位，俗称“肘错环”“肘脱环”，多发生于4岁以下的幼儿，是临床中常见的肘部损伤。幼儿桡骨头发育尚不完全，头颈直径几乎相等，环状韧带松弛，故在外力作用下容易发生半脱位。常由于大人领着患儿走路、上台阶时，在跌倒瞬间猛然拉住患儿手致伤；或从床上拉起患儿，拉胳膊伸袖穿衣；或抓住患儿双手转圈玩耍等原因，患儿肘关节处于伸直，前臂旋前位突然受到牵拉而发病致伤。当伸肘、前臂旋前位牵拉肘关节时，环状韧带远侧缘附着于桡骨颈骨膜处发生横断撕裂。当前臂旋前时桡骨头直径短的部分转至前后位，因而桡骨头便自环状韧带的撕裂处脱出，环状韧带嵌在肱桡关节间。

一、病因与分类

本病多因幼儿在肘关节伸直时腕部受到牵拉所致，如穿衣、走路跌倒时腕部被成人握住，由于肘部突然受牵拉力，肱桡关节间隙加大，关节内负压骤增，关节囊和环状韧带被吸入肱桡关节间隙，环状韧带向上滑越桡骨小头，嵌于桡骨小头和肱骨小头之间，阻碍了桡骨头回复而形成桡骨头半脱位。

二、诊断思维

（一）诊断要点

本病多发生于幼儿，患儿哭闹不止，患肢有被牵拉的损伤史，患肘部疼痛，肘关节呈半屈曲、前臂呈旋前位，不敢旋后，不能抬举与取物，肘关节不能自由活动。桡骨小头处压痛，局部无明显肿胀或畸形，X线检查常不能显示病变。

（二）鉴别诊断

（1）肱骨外髁骨折：外侧肿胀，并逐渐扩散至整个关节。骨折脱位型肿胀最严重。肘外侧出现瘀斑，逐渐扩散可达腕部。

（2）桡骨小头脱位：半脱位时患儿哭闹，肘部疼痛，肘部半屈曲，前臂中度旋前，不敢旋后和屈肘，不肯举起和活动患肢，桡骨头部位压痛，X线检查阴性。

三、治疗方略

手法复位，不必任何麻醉。术者一手握住小儿腕部，另一手托住肘部以拇指压在桡骨头部位，肘关节屈曲至90°，开始做轻柔的前臂旋后，旋后来回数次后大都可感到轻微的弹响声，若小儿肯用手来取物说明已复位，复位后不必固定，但须告诫家长不可再暴力牵拉以免再发。

（一）非手术治疗

（1）复位手法：不需麻醉，家长抱患儿正坐，术者与患儿相对。以右侧为例，术者左手拇指放在桡骨头外侧处，右手握其腕上部，并慢慢地将前臂旋后，一般半脱位在旋后过程中常可复位。若不能复位，则右手稍加牵引至肘关节伸直旋后位，左手拇指加压于桡骨头处，然后屈曲肘关节，常可听到或感到轻微的入臼声，或屈肘90°向旋后方向来回旋转前臂，也可复位。

（2）固定：为防止复位后桡骨小头脱出，可用三角巾悬吊患肢，或石膏固定肘关节，待关节稳定性恢复后，去除固定物即可。

（二）中医辨治

（1）肾精不足证

治法：补肾益气，填精生髓。

推荐方药：六味地黄汤或桂枝龙骨牡蛎汤加减。中成药：龙牡壮骨颗粒（每次1袋，每日3次口服）、左归丸（每次6g，每日2次口服）、加味地黄丸等。

（2）气滞血瘀证

治法：行气止痛，活血化瘀。

推荐方药：复元活血汤加减；气滞重者加川芎、香附、郁金、青皮等，瘀血重者加乳香、没药、延胡索、三七等；外用骨科外洗一方或上肢损伤一方熏洗患处。中成药：养血止疼丸（每次 6g，每日 3 次口服）、独一味胶囊（每次 3 粒，每日 3 次口服）、痛舒片（每次 3 粒，每日 3 次口服）等。外用消瘀软膏或活血止痛膏贴敷患处。

（3）营血虚滞证

治法：益气补血，逐瘀通经。

推荐方药：八珍汤或黄芪桂枝五物汤加减；气虚重者可用补中益气汤加减。中成药：加味益气丸（每次 1 丸，每日 3 次口服）、十全大补丸（每次 1 丸，每日 3 次口服）、珍牡肾骨胶囊（每次 1 粒，每日 3 次口服）等。

四、预防与调护

复位后患儿肘部疼痛立即消失，停止哭闹，屈肘自如，如能上举取物。如无明显肿胀，一般不用外敷药物，可用颈腕吊带悬挂于屈肘位 2～3 天，并嘱家长为小儿穿脱衣时多加注意，避免牵拉患肢，以防屡次发生而形成习惯性脱位。

（高　曦）

第五节　月骨脱位

腕骨脱位古称“手腕出臼、手腕骨脱”，腕关节的腕骨中以月骨脱位最常见。月骨居近排腕骨中线，正面观为四方形，侧面观呈半月形，掌侧较宽，背侧较窄。月骨近端与桡骨下端、远端与头状骨、内侧与三角骨、外侧与舟状骨互相构成关节面。月骨四周均为软骨面，与桡骨下端之间仅有桡月背侧、掌侧韧带相连，细小的营养血管经过韧带进入月骨，以维持其正常血液供应。月骨的前面相当于腕管，为屈指肌腱和正中神经的通道。临床上月骨向掌侧脱位为多，向背侧脱位很少。

一、病因与分类

本病多由传达暴力所致。《伤科补要・手腕骱》中说：“若手掌着地，只能伤腕，若手指着地，其指翻贴于臂者，腕缝必开。”跌倒时手掌先着地，腕部极度背伸，月骨被桡骨下端和头状骨挤压而向掌侧移位，关节囊破裂，而引起月骨向掌侧脱位。此时前面的腕管受压，可使屈指肌肌腱与正中神经产生受压症状和功能障碍，脱位时桡月背侧韧带已断裂，若桡月掌侧韧带又扭曲或断裂，则影响月骨血液循环，容易引起缺血性坏死。

二、诊断思维

（一）诊断要点

本病有明显手掌着地、腕背伸外伤史。腕部掌侧肿胀、隆起、疼痛、压痛明显。由于月骨脱位压迫指屈肌肌腱使之张力加大，腕关节呈屈曲位，中指不能完全伸直，握拳时第三掌骨头明显塌陷，叩击该掌骨头有明显疼痛。脱位的月骨压迫正中神经，使拇、食、中三指感觉异常与屈曲障碍。X 线正位片显示月骨由正常的四方形变成三角形，侧位片可见月骨凹形关节面与头状骨分离而转向掌侧（图 4-9）。

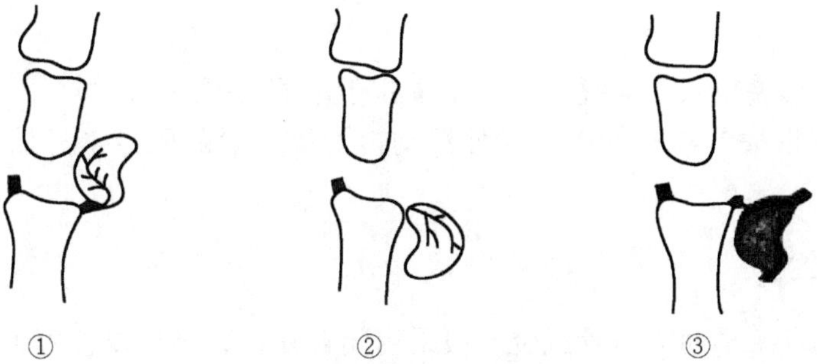

图 4-9 月骨脱位

①向掌侧旋转 90°，桡月背侧韧带断裂，掌侧韧带未断；②向掌侧旋转大于 90°，桡月背侧韧带断裂，掌侧韧带扭曲；③并向掌侧移位，桡月掌侧韧带和背侧韧带均发生断裂

（二）鉴别诊断

本病要注意经舟骨、月骨周围背侧脱位与月骨周围背侧脱位伴舟骨骨折的鉴别。

（1）两鉴别要点是舟骨近侧部骨块与月骨的关系，如果与月骨关系保持不变，则为胫舟骨、月骨周围背侧脱位，否则为月骨周围背侧脱位伴舟骨骨折。

（2）舟骨、头状骨、月骨周围背侧脱位与舟-头综合征的鉴别，前者头状骨近侧骨块及舟骨近侧骨块与月骨关系保持不变，而其余腕骨均向背侧脱位，而后者是在前者的基础上，脱位腕骨因反弹而复位，头状骨近端出现了旋转，故头状骨近端复位困难且血运严重受损，需手术复位及重建血运。

三、治疗方略

早期尽早实施手法复位及固定，结合口服或外用药物、物理疗法等巩固治疗；复位失败或脱位晚期的患者应积极进行手术治疗。

（一）非手术治疗

1. 手法复位

（1）拇指整复法。《伤科汇纂・腕骨》载：“手掌骨出臼……不拘左右两手，请旁人将患人身手扶住，若外出者，令其仰掌，医者用两手齐托伤处，两大拇指捺在骨陷之所，医者之掌复又压在患手之上擎住，尽力四指向上一拗，掌往下捺，微带拽势，则入窠臼矣。”患者在麻醉下（如臂丛麻醉、局部麻醉），取坐位，肘关节屈曲 90°，两助手分别握住肘部和手指对抗牵引，在拔伸牵引下前臂旋后（即仰掌），腕关节背伸（四指向上一拗），使桡骨与头状骨之间的关节间隙加宽，术者两手握住患者腕部，两手拇指用力推压月骨凹面的远端（捺在骨陷之所），迫使月骨进入桡骨和头状骨间隙，然后逐渐使腕掌屈（掌往下捺，微带拽势），当月骨有滑动感，中指可以伸直时，多数表明已复位。

（2）针拨整复法。麻醉后，在无菌操作及 X 线透视下，用 20 号注射针头或细钢针，自掌侧刺入月骨凹面的远端，在腕背伸对抗牵引下，向背侧顶拨，协助复位，然后将腕掌屈，如中指可以伸直，表示脱位已整复。在 X 线下复查，若月骨凹形关节面已与头状骨构成关节，证明复位良好。

2. 固定

复位后，用塑形夹板或石膏托将腕关节固定于掌屈 30°～40° 位，一周后改为中立位，固定期间经常作掌指关节与指间关节屈伸活动，两周后解除固定，开始做腕关节主动屈伸活动。

（二）手术治疗

（1）切开复位术：早期的月骨脱位一般采用闭合复位、撬拨复位等手法，不建议首先采取切开手术治疗，因为会对已经受损的月骨周围血供系统造成再次损伤。如手法复位失败，可考虑行切开复位手术治疗，但也应该在脱位早期进行。

（2）月骨切除术：对于陈旧性月骨脱位或月骨移位较大造成手法复位困难的患者，月骨失去周围血液供应，可采取切除月骨的方法，以肌腱或假体替代填塞空处，或行舟大小多角骨间融合术。

（三）中医辨治

（1）气滞血瘀证

治法：活血化瘀，行气止痛。

推荐方药：舒筋活血汤加减，外用骨科洗药一方熏洗患处。中成药：瘀血痹片（每次 3 粒，每日 3 次口服）、养血止疼丸（每次 6g，每日 3 次口服）、痛舒片（每次 3 粒，每日 3 次口服）等；外用活血止痛膏或消瘀软膏贴敷患处。

（2）气虚血瘀证

治法：活血益气，散瘀通络。

推荐方药：桃红四物汤加减。气虚明显者黄芪、党参，血滞明显者易白芍为赤芍，加乳香、没药，偏寒者加炮姜、肉桂、吴茱萸，偏热者加黄芩、牡丹皮，易熟地黄为生地黄。中成药：加味益气丸（每次 1 丸，每日 3 次口服）、十全大补丸（每次 1 丸，每日 3 次口服）、独一味（每次 3 粒，每日 3 次口服）等。

（3）肝肾亏虚证

治法：补肾益肝，强筋健骨。

推荐方药：补肾壮筋汤加减。外用八仙逍遥散或上肢损伤熏洗方熏洗患处。中成药：仙灵骨葆胶囊（每次 3 粒，每日 3 次口服）、骨康胶囊（每次 3 粒，每日 3 次口服）、骨蚀灵胶囊（每次 6 粒，每日 3 次口服）等；外敷通络骨质宁膏。

四、预防与调护

固定期间，应鼓励患者做掌指关节的屈伸活动，以促进局部血液循环，消除肿胀；固定解除后，逐渐做腕关节主动屈伸活动，但早期应避免做过度腕背伸动作，以防重新脱出。对于手术治疗患者，固定 1 周即可开始掌指关节及腕关节的功能锻炼，以避免日后出现关节功能障碍。

（高　曦）

第六节　掌指关节脱位

掌指关节由各掌骨头与近节指骨基底构成。《医宗金鉴·正骨心法要旨》说："手掌与背，其外体虽混一不分，而其骨在内，乃各指之本节相连而成者也。"掌指关节的活动主要是屈伸，屈力比伸力大，伸直时有 20°～30° 的侧方活动，屈曲时侧方活动微小，故掌指关节伸直时易因外力作用而发生脱位。临床中多见向掌侧脱位，尤以第一掌指关节脱位为多。

一、病因与分类

掌指关节脱位多由于关节过伸时遭受外来暴力所致，如跌倒时指端触地或打球时指端猛烈撞击，掌指关节极度背伸，掌侧关节囊被撕裂，掌骨头穿过关节囊裂口脱向掌侧皮下，近节指骨基底向背侧移位。如关节囊裂口较小，掌骨头往往如纽扣状被交锁其中，有的屈肌肌腱亦可移位于掌骨头和指骨基底之间，造成复位困难。

指间关节脱位多因外力使关节极度过伸、扭转或侧方挤压，造成关节囊破裂、侧副韧带撕断而引起，甚至伴有指骨基底小骨片撕脱。脱位的方向大多是远节指骨向背侧移位，同时向侧方偏移，向掌侧移位者极少见。

二、诊断思维

1. 掌指关节脱位

患处疼痛、肿胀、功能丧失，指间关节屈曲、掌指关节过伸畸形，并弹性固定。掌侧面隆起，在远侧掌横纹皮下可摸到脱位的掌骨头，手指缩短。X 线片可清楚地显示移位的掌骨头及近节指骨基底部。

2. 指间关节脱位

伤后关节呈梭形肿胀、畸形、疼痛、局部压痛。弹性固定，被动活动时疼痛加剧。若侧副韧带已断，则出现明显侧方活动。X 线片显示指间关节脱离正常关系，并可确定是否并发指骨基底撕脱性骨折。

三、治疗方略

（一）非手术治疗

手法复位比较容易成功。复位时一手捏持患侧拇指，在过伸位牵引，另一手握患侧腕部，用拇指向远端推挤指骨基底部，并且逐渐屈曲掌指关节。复位成功后用夹板、铝条或者石膏条固定拇指掌指关节于轻度屈曲位。3 周后行功能锻炼。

1. 手法复位

（1）掌指关节脱位整复法。《伤科汇纂》说："掌骨也，乃五指本节之后节也""陷下须用手法托出，突出须用手捺入，均要略带拽势，不可强为。"麻醉下，术者用一手拇指与食指握住脱位手指，呈过伸位，顺势作拔伸牵引，同时用另一手握住患侧腕关节，以拇指抵于患指基底部推向远端，使脱位的指骨基底与掌骨头相对，然后向掌侧屈曲患指，即可复位。

（2）指间关节脱位整复法。术者一手固定患肢掌部，另一手握患指末节顺势拔伸牵引，同时用拇指将脱出的指骨基底部推向前方，然后屈曲手指，即可复位。

2. 固定

用铝板压弯塑形或用绷带卷垫于掌指关节与指间关节的掌侧，固定患指手轻度屈曲对掌位 1～2 周。指间关节脱位整复后还可采用邻指胶布固定。

（二）手术治疗

陈旧性拇指单指关节脱位。手法复位失败者可以行手术治疗，切开复位内固定术。对于复杂性掌指关节脱位，手法复位失败时，可考虑行切开复位术，手术入路一般选择掌侧或背侧。掌侧入路切口小，可充分暴露手术野，但掌侧血管神经较多，容易造成副损伤，且较难修复损伤的指侧副韧带；背侧切口安全性较高，对软组织损伤小，指侧韧带易于修复，缺点是会造成指伸肌肌腱的损伤，容易形成软组织的粘连，临床术前需辨别应用。

（三）中医辨治

固定期间，应活血祛瘀、消肿止痛，内服舒筋活血汤或跌打丸等；去除固定后，应舒筋活络，可用上肢损伤洗方熏洗患指，并配合按摩理筋手法，理顺筋络。

（四）练功活动

早期除患指外可做余关节的练功活动；去除固定后，可做受伤掌指关节或指间关节的主动屈伸练功活动，活动范围由小到大。

四、预防与调护

本病主要是由于间接外力所造成，故对本病的预防最主要是要防止手指扭伤、戳伤等。对于已受伤的患者，应及时就医，以便在早期得到及时的治疗，以免造成更严重的损害。同时还应注意在医生的指导下进行功能锻炼，以使手部功能尽快恢复。

（1）固定后需重视患指以外手指的功能锻炼；去固定后可做患指的掌指关节和指间关节的主动屈伸活动，活动范围由小到大，逐渐进行，并可配合轻手法按摩，以理顺筋络，切忌采用粗暴手法推拿。

指间关节脱位，手指功能的恢复较缓慢，且常遗留关节增粗、疼痛、强硬，屈伸功能受限等症状。

（2）陈旧性脱位，施行切开复位往往留有关节僵硬、疼痛，最终需行关节融合术。因此症状不重者，可不做特殊处理。

（高　曦）

第七节 髋关节脱位

《灵枢·经脉》篇称髋关节为"髀枢"。髋关节脱位古称"胯骨出""机枢错努""大腿根出臼""胬骱出"等，《医宗金鉴·正骨心法要旨》说："环跳者，髋骨外向之凹，其形似臼，以纳髀骨之上端如杵者也，名曰机，又名髀枢，即环跳穴处也。"髋关节是典型的杵臼关节，由股骨头与髋臼构成，髋臼周缘附有关节盂缘软骨，以加深关节窝，可容纳股骨头的2/3，且有坚强的关节囊和与股骨头相连的圆韧带，这构成了髋关节的稳定性。因此，髋关节一般不易发生脱位，只有在强大暴力作用下才可能发生。髋关节脱位多见于活动力强的青壮年男性。

根据脱位后股骨头移位的情况，可分成前脱位、后脱位和中心性脱位三种，临床以后脱位多见。

一、病因与分类

本病多因间接暴力引起。《医宗金鉴·正骨心法要旨》说："或因跌打损伤，或蹉垫挂镫，以致机枢错努。"髋关节是结构比较稳定的关节，引起脱位常需强大的暴力，如车祸、堕坠、塌方等，亦可发生于屈髋位如自高处跳下、骑马跌倒等，足或膝着地而致脱位。当髋关节屈曲90°时，如果过度内收并内旋股骨干；则使股骨头的大部分不能抵触于髋臼内，而移到较薄弱的关节囊后下方，股骨颈前缘紧抵髋臼前缘而形成杠杆的支点，此时来自腿与膝前方或腰部背侧的暴力，可使股骨头受到杠杆的作用而冲破关节囊，脱出髋臼，造成后脱位，有时还合并髋臼后缘骨折、股骨头骨折或坐骨神经受到移位的股骨头压迫、牵拉而损伤。

当髋部因外力强度外展、外旋时，大转子顶端即与髋臼上缘相接触。股骨头因受杠杆作用而被顶出髋臼，突破关节囊的前下方，而形成前脱位。如股骨头停留在耻骨上支水平，则可引起股动、静脉受压而导致血液循环障碍。

当强大的暴力作用于股骨大转子外侧，或髋关节在轻度屈曲外旋位，顺着股骨纵轴加以外力冲击，传达的暴力使股骨头撞击髋臼底部，引起臼底骨折。如外力继续作用，股骨头可连同髋臼骨折片一齐向盆腔内移位，形成中心性脱位。中心性脱位必然合并髋臼底骨折，骨折多呈星状或粉碎性。如髋臼骨折片夹住股骨颈，会阻碍突入盆腔内的股骨头复位。但这种情况比较少见。

二、诊断思维

（一）诊断要点

髋关节脱位均有明显外伤史，伤后髋部疼痛，肿胀，活动功能障碍，不能站立行走。不同类型的脱位具有不同的体征，严重者还可发生骨折及神经血管损伤等并发症。

（1）后脱位的体征：患肢呈屈曲、内收、内旋畸形，患侧膝关节亦轻度屈曲，常置于健侧膝上部，患肢外形较健侧缩短，如清·赵廷海《救伤秘旨》云："足短。"患侧臀部膨隆，股骨大转子上移凸出，在髂前上棘与坐骨结节连线后上方可触及股骨头，即《仙授理伤续断秘方》云："凡胯骨，从臀上出者。"患肢不能主动活动。在做外展、外旋动作时呈弹性固定。黏膝征阳性：患侧膝部靠在对侧大腿上。《普济方·折伤门》云："凡辨腿胯骨出，以患人比，并之如不黏膝，便是出向内（即前脱位）；如黏膝不能开，便是出向外（即后脱位）。"黏膝征是鉴别诊断髋关节前脱位、后脱位的检查法。X线检查可见股骨头向后上方移位。

（2）前脱位的体征：患肢呈外展、外旋及轻度屈曲畸形，即"如不粘膝，便是出向内"，又"出前"。患肢外形较健侧增长，即《救伤秘旨》云："足长。"在腹股沟处可触及股骨头，即《仙授理伤续断秘方》云："如胯骨从裆内出。"患肢不能主动活动，在做内收、内旋动作时呈弹性固定。黏膝征阴性，患侧膝部不能靠在对侧大腿上。X线检查可见股骨头向前下方移位。

（3）中心性脱位的体征：患肢缩短，大转子内移（若股骨头移位不多者，则不明显）。若髋臼骨折形成血肿，患侧下腹部有压痛，肛门指检常在患侧有触痛和触到包块。X线片可显示髋臼骨折与突入盆腔的股骨头。

（二）鉴别诊断

（1）膀胱阴道瘘与输尿管阴道瘘：口服吡啶姆使尿液呈橙黄色，一小时后置3个棉球于阴道内，然后将亚甲基蓝注入膀胱，嘱患者稍散步后检查棉球，若最外侧棉球被湿染成橙黄色，即提示为输尿管阴道瘘，若最内侧棉球被湿染成蓝色，则可诊断为膀胱阴道瘘，若仅为最外侧棉球呈蓝色，患者可能为尿失禁。

（2）股骨颈骨折两者都有患髋部疼痛、肿胀、下肢功能障碍，但髋关节脱位有各种畸形，在臀部或闭孔附近或腹股沟部可触及异位股骨头；而股骨颈骨折有纵轴叩击痛，掌中试验阳性等体征，拍X线片可以鉴别。

三、治疗方略

本病可采用药物、手法、固定、手术等方法进行治疗。

（一）非手术治疗

1. 手法复位

手法复位前应解除患者疼痛，可选择全部麻醉、腰麻或硬膜外麻醉。患者仰卧于木板上，木板平放在地上，只要患者全身情况许可，可立即进行手法复位。

（1）髋关节后脱位

1）屈髋拔伸法：患者仰卧，助手用两手按压髋嵴固定骨盆。术者面向患者，骑跨于屈髋屈膝各90°的患肢上，用双前臂、肘窝部扣在患肢腘窝部，逐渐拔伸，使股骨头接近关节囊破裂口，在向上牵拉的同时，略将患肢旋转，促使股骨头滑入髋臼，感到入臼声后，再将患肢伸直（图4-10）。

2）回旋法：清代钱秀昌在《伤科补要》中介绍：髋关节（臀骱）"若出之则难上，因其膀大肉厚，手捏不住故也。必得力大者三四人，使患侧卧，一人抱住其身，一人捏膝上拔下，一手篡其骱头迭进，一手将大膀曲转，使膝近其腹，再令舒直，其骱有响声者已上。"此法患者仰卧，助手以双手按压双侧髂嵴固定骨盆，术者立于患侧，一手握住患肢踝部，另一手以肘窝提托其腘窝部，在向上提拉的基础上，将大腿内收、内旋，髋关节极度屈曲，使膝部贴

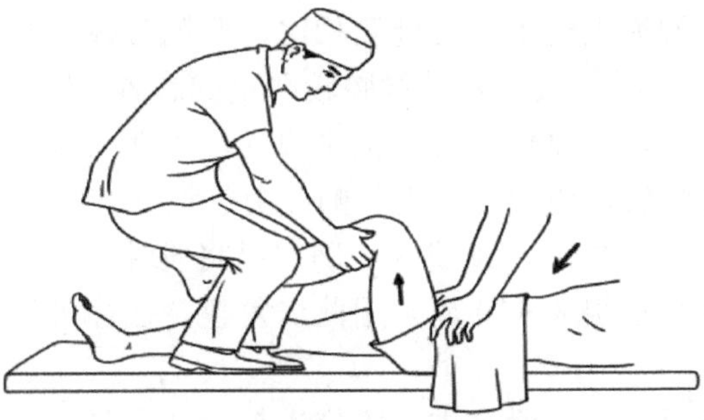

图 4-10 后脱位屈髋拔伸法

近腹壁（大膀曲转，使膝近其腹），然后将患肢外展、外旋、伸直（再令舒直）。在此过程中，其骱有响声者，复位即告成功。因此法的屈曲、外展、外旋、伸直是一连续动作，形状恰似一个问号“?”或反问号“⸮”故亦称划问号复位法。回旋法应用杠杆原理整复脱位，当屈髋牵引，内收内旋髋关节时，使股骨头与髋臼上缘分离，然后继续屈髋屈膝，使股骨头向前下方滑移，再外展外旋髋关节，利用髂股韧带为支点，依靠杠杆作用使股骨头移至髋臼下缘，最后伸直大腿，使股骨头向上滑入髋臼，由于回旋法的杠杆作用力较大，施行手法时动作要轻柔，不要使用暴力，以免导致骨折或加重软组织的损伤。

3）拔伸足蹬法：如唐代蔺道人在《仙授理伤续断秘方》中云：“凡胯骨从臀上出者，可用两三人，挺定腿拔伸，乃用脚跨入。”《伤科汇纂·环跳骨》更详细描述“如左足出臼，令患人仰卧于地，医人对卧于患人之足后，两手将患脚拿住，以右足伸牮，患人胯下臀上，两手将脚拽来，用足牮去，身子往后卧倒，手足身子并齐用力，则入窠臼矣”。患者仰卧，术者两手握患肢踝部，用一足外缘蹬于坐骨结节及腹股沟内侧（左髋脱位用左足，右髋脱位用右足），手拉足蹬，身体后仰，协同用力，两手可略将患肢旋转，即可复位。

4）俯卧下垂法：患者俯卧于床缘，双下肢完全置于床外。健肢由助手扶持，保持在伸直水平位；患肢下垂，助手用双手固定骨盆，术者一手握其踝关节上方，使屈膝 90°，利用患肢的重量向下牵引，术者在牵引过程中，可轻旋患侧大腿，用另一手加压于腘窝，增加牵引力，使其复位。

（2）前脱位复位手法

1）屈髋拔伸法：患者仰卧于铺于地面的木板上，一助手将骨盆固定，另一助手将患肢微屈膝，并在髋外展、外旋位渐渐向上拔伸至屈髋 90°；术者双手环抱大腿根部，将大腿根部向后外方按压，可使股骨头回纳髋臼内。

2）侧牵复位法：患者仰卧于木板床上，一助手以两手按压两髂前上棘以固定骨盆，另一助手用一宽布绕过大腿根部内侧，向外上方牵拉，术者两手分别扶持患膝及踝部，连续伸屈患髋，在伸屈过程中，可慢慢内收内旋患肢，即感到腿部突然弹动，同时可听到响声，畸形可随着响声消失，此为复位成功。

3）反回旋法：其操作步骤与后脱位相反，先将髋关节外展、外旋，然后屈髋、屈膝，再内收、内旋，最后伸直下肢。

（3）中心性脱位复位手法

1）拔伸扳拉法：若轻微移位，可用此法。患者仰卧，一助手握患肢踝部，使足中立，髋外展约 30°，在此位置下拔伸旋转；另一助手把住患者腋窝行反向牵引。术者立于患侧，先用宽布带绕过患侧大腿根部，一手推骨盆向健侧，另一手抓住绕大腿根部之布带向外拔伸，可将内移之股骨头拉出。触摸大转子，与健侧相比，两侧对称，即为复位成功。

2）牵引复位法：适用于股骨头突入骨盆腔较严重的患者。患者取仰卧位，患侧用股骨髁上牵引，重量 8～12kg，可逐步复位。若复位不成功，可在大转子部前后位用骨圆针贯穿，或在大转子部钻入一带环螺钉，做侧方牵引，侧牵引重量 5～7kg。在向下、向外两个分力同时作用下，可将股骨头牵出。经床边 X 线片，确实已将股骨头拉出复位后，减轻髁上及侧方牵引重量至维持重量，继续牵引 8～10 周。用此法复位，往往可将移位的骨折片与脱位的股骨头一齐拉出。

（4）陈旧性脱位复位手法：一般来讲，脱位未超过 2 个月者，仍存在闭合复位的可能，可先试行手法复位。在行手法复位前，先行股骨髁上牵引 1～2 周，重量 10～20kg，由原来的内收、内旋和屈髋位逐渐改变牵引方向，至伸直和外展位，待股骨头牵至髋臼水平或更低，即可在麻醉下行手法复位。施行手法时，用力应由轻到重，活动范围应由小到大，逐步解除股骨头周围的粘连。松动至最大限度，再按新鲜脱位的手法复位。切忌使用暴力，以防发生股骨头塌陷或股骨颈骨折等合并症。如手法复位遭遇困难，不应勉强反复进行而应改行手术治疗。

（5）合并同侧股骨干骨折复位手法：两处损伤的处理顺序，应视具体情况而定，在多数情况下，先处理髋关节脱位为宜。复位方法，用一斯氏针穿过股骨粗隆部或用一螺丝装置拧入股骨近端，用以牵拉复位。有人认为在充分麻醉下，仍有可能通过徒手牵引，同时推挤股骨头而获得复位，并非必须使用辅助牵引装置。对股骨干骨折，多主张行切开复位内固定术。

2. 固定疗法

复位后，可采用皮肤牵引或骨牵引固定，患肢两侧置沙袋防止内、外旋，牵引重量 5～7kg。通常牵引 3～4 周，中心性脱位牵引 6～8 周，要待髋臼骨折愈合后才可考虑解除牵引。合并同侧股骨干骨折者，一般以股骨髁上骨牵引，牵引时主要考虑股骨干骨折的部位及移位方向，时间及注意事项与股骨干骨折相同。

（二）手术治疗

后脱位合并大块臼缘骨折，妨碍手法复位者，可行切开复位，螺钉固定骨折块，修补关节囊。中心性脱位，骨折块夹住股骨头难以脱出者，亦可考虑切开复位。如臼底骨折为粉碎者，则不宜切开复位。如考虑有坐骨神经、闭孔神经、股动脉、股静脉受压，手法复位不能解除压迫，则应尽快行切开复位，以便及时解除压迫。复位后，持续地足背或胫后动脉搏动消失，是手术探查动脉的指征。坐骨神经损伤，一般是压迫所致。如考虑为臼缘骨折块脱落压迫，要及时去除压迫，使神经早日恢复。陈旧性脱位时间在 3～6 个月者，以及上述闭合复位失败者，可行手术切开复位。脱位时间已超过 6 个月及上述不宜再复位的患者，截骨术往往是首先考虑的治疗方法，可通过截骨矫正畸形，恢复负重力线，改善功能。

（三）中医辨治

（1）气滞血瘀证：脱位初期，髋部肿胀畸形，疼痛剧烈，患肢弹性固定，活动受限，腹胀或大便不下，舌红，苔薄，脉弦。

治法：活血祛瘀，消肿止痛。

推荐方药：活血止痛汤或肢伤一方加减。若腹胀、大便秘结、口干舌燥苔黄者，宜加通腹泻热药，如厚朴、枳实、芒硝等。外用骨科外洗一方或下肢损伤洗方熏洗患处。中成药：

养血止疼丸（每次 6g，每日 3 次口服）、痛舒片（每次 3 粒，每日 3 次口服）等；外敷消瘀软膏或活血止痛膏。

（2）瘀血阻络证：脱位中期，髋部肿胀及疼痛较初期有所缓解，患肢畸形仍存在，脱位处皮下或有瘀斑，有压痛或活动痛，面色无华，腰膝乏力， 舌质紫黯或有瘀点，脉沉涩。

治法：活血益气，逐瘀通经。

推荐方药：四物汤加川断、五加皮、牛膝、陈皮、茯苓等。中成药：加味益气丸（每次 1 丸，每日 3 次口服）、独一味胶囊（每次 3 粒，每日 3 次口服）、瘀血痹片（每次 3 粒，每日 3 次口服）等。

（3）肝肾亏虚证：脱位后期，髋部无明显肿胀，疼痛较初、中期有所减轻，关节活动不利，局部皮色黯淡，可见暗紫瘀斑，面色晦暗，精神萎靡，四肢无力，食少纳差，舌淡白，脉沉细。

治法：滋肝补肾，强筋健骨。

推荐方药：补肾壮筋汤加减。外用海桐皮汤熏洗患处。中成药：健步虎潜丸（每次 4～6 粒，每日 3 次口服）、骨康胶囊（每次 3 粒，每日 3 次口服）、仙灵骨葆胶囊（每次 3 粒，每日 3 次口服）等；通络骨质宁膏外敷。

四、预防与调护

单纯性脱位及时复位固定后功能恢复良好，但延迟负重时间对预防股骨头缺血性坏死有很大好处。即使下地活动后也应尽可能减少患肢负重，以有效地防止股骨头缺血性坏死的发生。

（高 曦）

第八节 外伤性小儿髋关节假性脱臼

所谓“小儿髋关节假性脱臼”，其实质乃是髋关节的周围肌肉损伤。虽非脱臼，但其症状与脱臼类似，用脱臼复位的手法治疗可达痊愈。为便于诊断和治疗，故以“假性脱臼”命名。本病是小儿的常见损伤，如未能早期诊断及时治疗，便可导致股骨头的无菌性坏死，严重影响儿童健康。男性多于女性，最早的临床征发生于 5～10 岁。

一、病因与分类

“小儿髋关节假性脱臼”的发展其发病原因均系由外伤而来，因患者有的年龄太小不能主诉病因，故常以不明原因如滑冰、跳绳、踢毽、赛跑、摔跤、滑倒以致损伤了同侧或对侧的肌肉（自主运动可伤及同侧肌肉，被动运动可伤及对侧肌肉）。如外展肌群受伤，势必产生疼痛，为了缓解疼痛，患侧肌肉则呈保护性挛缩，肌肉挛缩可使下肢处于外展位，由于肌肉挛缩可使骨盆向患侧倾斜，患肢相对变长，走路呈拖拉步态。如内收肌群受伤，以同样的机制，则骨盆向健侧倾斜，患侧下肢相对变短，走路出现跛行。在上述外伤情况下，无论患肢处于内收或外展位置上走路，股骨头在髋臼内也处于不正常的位置而与髋臼互相摩擦，股骨头的圆韧带便被挤压、碾挫，久之则出现水肿。股骨头因圆韧带长期受压出现供血障碍，出现凹凸不平与髋臼关节面摩擦，产生疼痛，继而发生表层软骨坏死。待股骨头表层脱出，患儿会出现病情加重的现象。此时多在伤后6～8个月，在X线片上可以显示，便成为已定名的“幼年畸形性骨软骨炎”的病症了。在早期X线摄影尚未显示之前，是本文所谈的手法治疗的适应证。

二、诊断思维

患者多在伤后次日就诊，当主诉或代诉时，常说昨晚还很好，今早起床后便觉髋关节疼，走路瘸，不敢蹲。检查时，令患者脱去下衣，平卧床上，令其肌肉放松，双腿伸直，身体摆正。此时，可见骨盆倾斜，引起下肢变长或变短，在患侧腹股沟有明显压痛，髋关节屈曲至90°以上时，可出现不可忍受的疼痛。在屈曲髋关节的姿势下进行下列检查：腿变长者，内收内旋时疼痛加剧；腿变短者，外展外旋疼痛加剧。注意排除髋关节结核及各种炎症。

三、治疗方略

首先让患者仰卧床上，两手交叉枕于头下。一助手按扶其双肘勿令两手由头下抽出。另一助手按住健侧下肢，勿令屈膝翻身，以防影响复位。术者立于患侧，一手握于患肢踝上，另一手握于患肢膝关节部。轻轻屈膝髋两关节，在无痛范围内做屈伸活动，待患者能放松肌肉自动配合屈伸活动时，便可乘其不备，猛然屈膝髋两关节至极度。此时患者会出现突然疼痛，但无妨，仍当在此位置上稳定片刻，待疼痛渐轻时，分辨症状施以不同手法。腿长者将患肢做内收内旋随即将患肢伸直，腿短者将患肢做外展外旋随即将患肢伸直。在手法中常可听到“哈达”的弹响音，手法毕，两下肢对比等长，疼痛立刻消失或疼痛减轻，均为复位成功的标志。如一次手法无效，可再行二次。注意：术后嘱患者切忌将患肢置于外旋位，以防复发。如家长背着走路，持双腿外展令其大小便，患者自己侧身下楼梯等动作均能导致复发，如有复发，可再复诊治。

（高　曦）

第九节　骶髂关节半脱位

骶髂关节是由骶骨与髂骨的耳状面组合而成，其关节面凹凸不平，两者之间的结合十分紧密。骶髂关节面上覆有关节软骨，两侧参差不齐的关节面相互交错，借以稳定关节。骶髂关节的前后侧有长短不等的韧带保护，在髂骨粗隆与骶骨粗隆之间有骶骨间韧带加强。因而，骶髂关节只有少量有限的活动，超过生理功能外的扭转活动，则可引起关节扭伤和半脱位。

一、病因与分类

骶髂关节损伤多由外伤所致，如弯腰搬取重物时姿势不当；跌倒时臀部着地；肩担重物时突然失足；上下楼梯或走路时登空身体失去平衡，重心突然转移，身体来不及适应而导致骶髂关节错位。根据受伤的姿势与外力的作用方向，可造成骶髂关节向前或向后脱位。前脱位发生于下肢伸髋屈膝的位置上，如剧烈奔跑、跳远或劳动中一腿伸髋屈膝，用肩推重物时，大腿前部的股四头肌强力收缩向前猛力牵拉髂骨，同时由于同侧骶髂关节后面韧带的作用，使骶髂关节向后旋转，导致髂骨向前下错位；后脱位发生于下肢屈髋伸膝的位置上，如跨越沟壕、弯腰搬取重物时，大腿的后部肌肉强力收缩，牵拉髂骨向后，躯干、脊柱及骶骨向对侧前方旋转时，导致骶骨向后上错位。

二、诊断思维

（一）诊断要点

病史：①外伤、劳损、产后、风寒湿侵袭、先天因素。②继发于其他疾病及损伤，如腰椎间盘突出、腰肌劳损、椎管狭窄、骨质增生、盆内脏炎症等（需排除关节结核、强直性脊柱炎、肿瘤侵犯等）。症状：腰骶部痛，或可沿坐骨神经放射性痛（或麻）。鞍区症状，腹股沟部及内收肌群痉挛性疼痛，其他内脏表现（如痛经、阳痿等）。

体征：压痛（关节部、梨状肌、坐骨神经行程、内收肌群等），髂后上棘不等高、腰骶三角不等腰、髂嵴不等高、下肢不等长、腰椎侧弯等。

X 线片：关节间隙不等宽，密度不均，骨盆倾斜，或可见耻骨联合分离。

（二）鉴别诊断

腰椎间盘突出：腰部疼痛及下肢放射性疼痛，下肢疼痛常伴有大腿、小腿及足部感觉异常，腰痛、下肢窜痛可同时存在也可单独发生。腰痛多在下腰部，腰骶部或局限于一侧。并因疼痛和肌肉痉挛而影响腰部屈伸运动。

三、治疗方略

本病一般采取保守疗法，如卧硬板床休息、理疗、局部按摩、膏药外敷及局部封闭等方法症状多数可缓解。对同时伴有腰椎或腰骶关节退变或椎间盘突出者，需加以相应处理。

（一）非手术治疗

1. 松筋手法

患者俯卧，医生站于患侧，双手叠掌按揉腰骶部 1 分钟，再用肘关节滑按两侧腰部肌肉 1 分钟，用单手拇指按揉肾俞、大肠俞及髂后上棘周围的压痛点，以透热为度，双手拿揉下肢肌肉 3～5 遍，再用一手的食、中、无名指三指共同滑按第 1、2 跖骨关节之间，以止痛解痉。

2. 复位手法

（1）呼吸按压法：患者取半侧卧位，医生站于患侧，双手叠掌按于髂后上棘处，令患者吸足气后，再慢慢呼气，于呼气末医生双手加力下压，即可听到“咔嚓”的复位声，复位即告成功。此手法适用于骶髂关节后脱位。

（2）侧卧推扳法：以右侧为例，患者取左侧卧位，医生站其后，左手拢住患者的胁肋处，右手抵住右侧髂后上棘，嘱患者放松，趁机双手发力，向反方向用力，即可听到“咔嚓”的复位声，本手法适用于后脱位。要求医生右手发力要快，力量必须作用于髂后上棘处。

（3）屈膝屈髋复位法：患者仰卧，医生站其患侧，令患者屈膝屈髋，医生一手拿握膝关节处，一手握住踝关节，嘱咐患者随着医生的双手，使下肢外展外旋，再随之内收内旋，当下肢与躯干处于一条直线时，用力将膝关节下压，即可听到“咔嚓”的复位声，此手法适用于骶髂关节前脱位。

（4）拢背推髂复位法：以右侧为例，患者仰卧，医生站立其左侧，令其下肢不动，上身向左转，医生用右臂拢住其右背，左手掌根按住其右侧髂前上棘处，当患者上身旋转到尽头时，医生双臂向相反方向发力，医生左手感到有移动感，即告成功，适用于骶髂关节前脱位。

（5）斜扳法（搬肩推臀旋脊法）：患者取侧卧位。患侧下肢屈曲在上，健侧下肢伸直在下，术者一手搬肩，一手推患侧骶髂关节外侧，将脊柱极度旋转后突然顿挫发力使骶髂关节复位。此法用于前旋半脱位。

（6）反向斜扳法：患者侧卧位，患肢伸直在上，健肢屈曲在下。术者一手推肩胛骨外侧向前，一手搬髂前上棘向后，极度旋转脊柱后突然顿挫发力使骶髂关节复位。此法用于后旋转半脱位。

（7）足蹬法：患者取仰卧位或俯卧位，术者坐在患肢侧床边，双手牵患肢足踝部，足蹬患肢侧坐骨结节，足与双手相反方向顿挫发力使骶髂关节复位。仰卧位用于前旋半脱位。俯卧位用于后旋半脱位。

（8）骶髂关节过伸法：患者取侧卧位，患侧下肢在上，健侧下肢在下伸直，术者一手推臀，一手将患肢踝部向后牵拉至极限后，双手相反方向顿挫发力，使骶髂关节复位。此法用于前旋半脱位。

（二）手术治疗

对反复发作、症状严重者，可经后路暴露行骶髂关节融合术。

四、预防与调护

（1）半脱位整复后，应注意处理臀部筋肉组织的损伤。

（2）施术手法后，嘱患者卧床休息2～3周，卧床时应在腘窝部放置一厚棉垫，将患肢髋膝关节保持轻度屈曲位，1周后逐渐开始功能锻炼并配合局部热敷，每日1次。

（3）注意局部保暖，勿受凉。个别病情较重者，可用1%普鲁卡因加泼尼松龙局部痛点封闭。

（高　曦）

第五章 筋伤部分

第一节 颈肩部筋伤

颈部扭挫伤

颈部扭挫伤是常见的颈部筋伤，各种暴力打击或者碰撞、过度牵拉或扭曲等因素导致颈部韧带、肌肉、筋膜等软组织的损伤。颈部扭挫伤是较为常见的颈部筋伤，除了筋伤外，还可能兼有骨折、脱位，严重者伤及颈髓，危及生命，临证时须仔细加以区别，以免误诊。

一、病因与分类

颈部可因突然扭转或前屈、后伸而受伤。如在高速车上突然减速或突然停止时，头部猛烈前冲，打篮球投篮时头部突然后仰，嬉闹扭斗时颈部过度扭转或头部受到暴力冲击，均可引起颈项部扭挫伤。钝器直接打击颈部引起的挫伤较扭伤少见。中医学认为颈部扭挫伤因颈项闪挫，气滞血瘀，颈部气血不畅而发病。现代医学认为颈部急性扭挫伤时，颈椎枕肌群痉挛，产生颈部疼痛、活动障碍等症状，部分患者因痉挛的肌肉压迫神经及椎动脉可引起头痛和头晕等症状。

二、诊断思维

（一）诊断要点

（1）有明显的外伤史。

（2）扭伤者可呈现颈部一侧疼痛，头多偏向患侧，颈项部活动受限，肌肉痉挛，在痛处可触及肿块或条索状硬结。

（3）挫伤者局部有轻度肿胀、压痛明显。

检查时要注意有无手臂麻痛等神经根刺激症状，需要排除颈椎骨折、脱位。颈部扭挫伤患者往往首先拍摄颈部X线片，包括正、侧位片及左、右斜位和开口片，以帮助观察颈部扭挫伤时，脊柱颈段生理弧度可有改变，严重者可见椎体撕脱骨折、棘突骨折等。严重病例根据具体情况可选择MRI检查，可详细了解椎体及其周围软组织解剖形态学的变化；以及脊髓损伤的程度及病理改变，有助于判断预后和制订治疗方案。

（二）鉴别诊断

颈部急性扭挫伤应与项背部筋膜炎和落枕相鉴别，项背部筋膜炎指筋膜、肌肉、肌腱和韧带等软组织的病变，引起项背部疼痛、僵硬、运动受限和软弱无力等症状，常累及胸锁乳突肌、肩胛提肌等。落枕颈部症状有时与本病相似，但一般无明显的外伤史，症状较轻。

三、治疗方略

颈部扭挫伤可采用药物、手法、固定、练功及理疗等方法进行治疗。

（一）非手术治疗

（1）理筋手法：患者正坐，术者立于背后，左手扶住患者额部，右手以拇、中指轮换点压痛点及天柱、风池等穴，继而用右手拇、食指在患侧颈部做由上而下的按摩，重复进行几遍。对扭伤者在压痛点周围可加用搽法和拿捏法，以小鱼际与掌尺背侧在患处做上下来回搽动，再以拇、食、中指对握痉挛的颈肌，做拿捏手法。

（2）练功活动：疼痛缓解后练习头颈的前屈后伸和左右旋转动作，以舒筋活络，增强颈部肌肉力量。

（3）可用颈托、颈椎支具保护2～3周。

（4）理疗：可用体外冲击波治疗、中频脉冲电治疗、微波治疗等。

（二）中医辨治

清·胡延光《伤科汇纂》载："凡从高坠下顿缩者先用消风散，或住痛散加麻药服之，令患者仰卧，用布巾带兜住下颏直上。"早期可用口服虎力散胶囊（每次1粒，每日2次口服）、愈伤灵胶囊（每次3粒，每日3次口服）等药物以活血化瘀、行气止痛。中期和后期可服用骨康胶囊（每次3粒，每日3次口服）、仙灵骨葆胶囊（每次3粒，每日3次口服）等。兼有头痛头晕者可酌用疏散风邪药物，内服防风芎归汤加减，症状好转时可服小活络丸。外治药：以祛瘀止痛为主，局部肿胀者外敷祛瘀止痛类药膏药，活血止痛膏、不肿胀者可外贴伤湿止痛膏。

可酌情使用消炎镇痛药，如双氯芬酸、氟比洛芬巴布膏等，可迅速缓解创伤后的炎性反应起到镇痛的作用。

（1）气血瘀滞证：晨起颈项疼痛，活动不利，活动时患侧疼痛加剧，头部歪向病侧，局部有明显压痛点，有时可见筋结。舌紫暗，脉弦紧。

治法：行气活血，化瘀通络。

推荐方药：桃红四物汤加减。熟地黄、当归、白芍、川芎、桃仁、红花、牛膝、延胡索。

（2）风寒湿证：颈项背部犟痛，拘紧麻木。可兼有淅淅恶风、微发热、头痛等表证。舌淡，苔薄白，脉弦紧。

治法：祛风散寒，化瘀除湿。

推荐方药：桂枝芍药知母汤。桂枝、芍药、甘草、麻黄、生姜、白术、知母、防风、附子。

（3）外治法：可用双氯芬酸乳膏外擦，每日 2 次，或使用消肿止痛膏或双柏膏，每日外敷一次，用于损伤的急性期。

四、预防与调护

剧烈运动或乘车时要注意自我保护，以防颈部扭挫伤。伤后应尽量保持头部于正常位置，以松弛颈部的肌肉，必要时用颈部围领固定。平时经常做颈部功能锻炼，增强颈部肌力，维持颈稳定，增强对抗损伤的耐受力。

颈部扭挫伤后，针对其工作性质与职业特点加以指导，以减轻韧带的负重与损伤，必要时需改变工作及生活习惯。自行锻炼应在医师指导下进行，特别是当颈部急性扭挫伤合并颈椎间盘退变、椎体失稳时，如进行旋转或扭动颈椎的操练则会使椎间盘的负荷加大，增加神经根及脊髓的压迫，因而使临床症状加重，应绝对禁止。体育锻炼较好的为太极拳，因为太极拳可起到对整个脊柱及颈椎肌肉柔韧性的锻炼及对手功能的锻炼作用。

五、各家发挥

对于颈部扭挫伤的治疗，在排除骨折、脱位、脊髓损伤的情况下，8～12小时内冷敷减轻肿胀，可用颈椎斜板手法解除小关节紊乱及肌肉痉挛，亦可配合外用消瘀膏，晚期可用海桐皮汤剂中药熏洗促进积血的吸收和肿胀的消除。

（徐炜明）

落　　枕

落枕又称失枕，多因睡眠姿势不良，睡起后颈部疼痛，活动受限，好似身虽起而颈尚留落于枕，故名落枕，好发于青壮年，冬春两季多发。

一、病因与分类

睡眠时姿势不良，头颈过度偏转，或睡眠时枕头过高、过低或过硬，使局部肌肉处于长时间紧张状态，持续牵拉而发生静力性损伤。

颈背部遭受风寒侵袭也是常见因素，如严冬受寒，盛夏贪凉，风寒外邪使颈背部某些肌肉气血凝滞，经络痹阻，僵凝疼痛，功能障碍。

素有颈椎病等颈肩部筋伤，稍感风寒或睡姿不良，即可引发本病甚至可反复“落枕”。

二、诊断思维

（一）诊断要点

晨起突感颈部疼痛不适，出现疼痛，头常歪向患侧，活动欠利，不能自由旋转后顾，如向后看时，须整个躯干向后转动。颈项部肌肉痉挛压痛，触及条索状硬结，斜方肌及大小菱形肌部位亦常有压痛。

风寒外束，颈项强痛者，可有淅淅恶风、身有微热、头痛等表证。往往起病较快，病程较短，2～3天内即能缓解，一周内多能痊愈。如痊愈不彻底，易于复发。若久延不愈，应注意与其他疾病引起的颈背痛相鉴别。

（二）鉴别诊断

（1）颈椎病（颈型）：以颈肩及枕部酸、痛、胀及不适感为主，颈部活动受限，多呈现颈部自然伸直，生理曲度减小或消失，棘突间、旁压痛。X线片上显示颈椎曲度改变，动力性侧位片上见椎节梯形变。

（2）肌筋膜病：颈部酸痛，肌肉僵硬发板，有沉重感，疼痛常与天气变化有关，阴雨天及劳累后可使症状加重。颈部有广泛压痛点，肌肉僵硬，沿肌肉行走方向常可触到条索状的改变。功能活动大多正常。X线检查无阳性征。

三、治疗方略

本病采用非手术治疗都可获得痊愈或好转。

（一）非手术治疗

1. 理筋手法

理筋手法治疗落枕有很好的疗效，可很快缓解肌肉痉挛，消除疼痛，往往经治疗一次后，症状即减轻或治愈。但部分患者实际上是在颈部长期病变的基础上发病，如颈部肌肉长期劳损或颈椎有退行性病变等，在一定条件下诱发本病，即使通过治疗使紊乱的关节复位，但颈部软组织的充血、水肿、增厚等炎性变化也会继续造成颈部不适，需要2周以上的治疗才能痊愈。

理筋手法有以下几种方法：①按摩者立于落枕者身后，用一指轻按颈部，找出最痛点，然后用拇指从该侧颈上方开始，直到肩背部为止，依次按摩，对最痛点用力按摩，直至感明显酸胀即表示力量已够，如此反复按摩2～3遍，再以空心拳轻叩按摩过的部位，重复2～3遍。重复上述按摩与轻叩，可迅速使痉挛的颈肌松弛而止痛；②将左手或右手中、食、无名指并拢，在颈部疼痛处寻找压痛点（多在胸锁乳突肌、斜方肌等处），由轻到重按揉5分钟左右。可左右手交替进行；用小鱼际由肩颈部从上到下、从下到上轻快迅速击打2分钟左右；用拇指和食指拿捏左右风池穴、肩井穴1～2分钟；以拇指或食指点按落枕穴（手背第2、3掌骨间，指掌关节后5分处），待有酸胀感觉时再持续2～3分钟；最后进行头颈部前屈、后仰、左右侧偏及旋转等活动，此动作应缓慢进行，切不可用力过猛；③两手同时点揉承浆、风府穴约1分钟，手法轻柔，然后双手点揉患部对侧之合谷、后溪穴，强刺激（以患者耐受为度），同时令患者轻缓左右扭颈，尽量扭转至最大限度，约1分钟，然后低头，仰头，活动颈部。若落枕症状较轻，此手法即可获效。头痛严重、颈部不能转动者，可先按揉患侧肩井穴2～3分钟，并嘱患者缓缓转动颈项，当疼痛稍减后，再行治疗，效果更佳。

此外，对于颈椎棘突有偏歪者，还可以应用扳法，通常对于外伤型落枕更为有效。操作时用力要求稳而有突发性，以听到有弹响声为佳，但切不可强求有弹响声，要适可而止，不能粗暴用力。行扳法前要明确诊断，排除其他疾病，以免造成不必要的损害。

2. 针灸疗法

（1）针刺主穴：悬钟、养老、后溪。配穴：内关、外关、中渚、阳陵泉。治法：以主穴为主，每次仅取一穴，效欠佳时，加用或改用配穴。悬钟穴，直刺 1.5～1.8 寸深，用强或中等刺激，得气后留针 15～20 分钟；养老穴，针尖向上斜刺 1.5 寸，使针感传至肩部；后溪，直刺 0.5～0.8 寸，得气后捻转运针 1～3 分钟，亦可加电针刺激，频率 40～50 次/分，连续波。配穴，用常规针法，深刺，务求得气感强烈。在上述任一穴位针刺时，均须要求患者主动活动颈部，范围由小渐大。留针均为 15 分钟，每日 1 次。或者采用主穴：大椎。配穴：肩井。治法：令患者端坐于椅上，头向前倾。取准穴后，针尖偏向患侧进针深度 0.5～1 寸，使针感向患侧颈、肩部传导，得气后，操作者用一手按患侧肩井穴，让患者做最大限度左右活动颈部，同时，另一手捻针 3～4 分钟。如效果不显著，取艾条长约 5cm，插于针柄上点燃，至灸完后起针，穴区加拔罐 10～15 分钟。每日 1 次。

（2）指针主穴：外关、内关、阿是穴。配穴：风池、肩井、肩贞、养老、天柱、风府、大椎、理想穴。理想穴位置：风池至肩井穴之中点。治法：主穴为主，效不佳时加配穴。先轻拍或指按疼痛处即阿是穴 1 分钟。术者以拇指掐压患者内关穴，中指或食指抵于外关穴，每次 2～3 分钟，用力由轻而重，使压力从内关透达外关，患者可有酸、麻、胀、热感，或有此类得气感上传的感觉。掐压过程中，宜嘱患者左右旋转颈部。配穴，单手拿风池穴 20 次，双手拿肩井穴 20 次，余穴可采用指压法，或上下左右推按，每穴 1～2 分钟。上述方法每日 1 次，3 次为一个疗程。

（3）电针主穴：分两组。第一组为养老、新设、外关、肩中俞；第二组为风池、肩井、大椎旁 1 寸、肩外俞。治法上穴均取。应用直流感应电疗机，取直径为 3cm 的圆形手柄电极操作。其中阳极取第 1 组穴，阴极取第 2 组穴。通电前先轻揉穴位片刻，再通以感应电，电量渐增大至 2～10V，以患者能耐受为限，每次通电 3～5 秒钟。当看到患侧肌肉收缩，即改为直流电治疗，为 20～40mA，每次亦通电 3～5 秒钟，治疗时令患者做颈部活动。全部治疗时间 5～10 分钟。每日 1 次，3 次一个疗程。

（4）耳穴压丸主穴：颈、神门。治法：双侧主穴均用。取压豆 1～2 粒，置于以外用膏药剪成的 1cm×1cm 的方块中，粘贴于所选耳穴，将边缘压紧。之后，按压该耳穴 0.5～1 分钟，手法由轻到重，至有热胀及疼感为佳，并嘱患活动颈部 2～3 分钟。要求患者每日自行按压 3 次，贴至痊愈后去掉。

3. 外治法

外贴伤湿止痛膏、活血止痛膏等。

物理疗法可选用电疗、磁疗、超声波、冲击波等，以局部透热，缓解肌肉痉挛。

4. 运动疗法

颈部屈伸：患者坐位挺胸，头先向下低，以下颌骨挨着胸部为止，然后向上仰头，眼朝上看。停 3 秒钟再低头，如此反复 20 次。

颈部摇摆：患者坐位两臂自然下垂，头先向左摆，然后再向右摆，这样反复 20 次。

颈部伸缩：患者坐位挺胸，先将颈部尽量向上伸长，再将颈部尽量向下收缩，连续伸缩 20 次。

颈部旋转：患者坐位保持上身不动，先向左旋转颈部 90°，再向右旋转颈部 90°，连做 20 次。

（二）中医辨治

（1）气血瘀滞证：晨起颈项疼痛，活动不利，活动时患侧疼痛加剧，头部歪向病侧，局部有明显压痛点，有时可见筋结。舌紫暗，脉弦紧。

治法：行气活血，通络止痛。

推荐方药：身痛活血汤加减。

（2）风寒侵袭证：颈项背部犟痛，拘紧麻木。可兼有淅淅恶风、微发热、头痛等表证。舌淡，苔薄白，脉弦紧。

治法：祛风散寒，舒筋通络。

推荐方药：桂枝汤合舒筋汤加减。

中成药治疗可以选择治以行气活血，祛风散寒，舒筋通络。内服瘀血痹片（每次 3 粒，每日 3 次口服）等中成药。

四、预防与调护

调整好睡枕，应能支撑颈椎的生理曲线，并保持颈椎的平直放松状态为宜。枕头要稳定有弹性，枕高为 8～10cm，仰卧时不能使颈部脱空。颈部保暖避免受寒冷刺激，注意防止颈肩部受凉。保持颈椎姿势正确，减少劳累，避免使肌肉疲劳，避免颈椎损伤。

颈部保护操：①头中立位前屈至极限，回复到中立位；后伸至极限，回复到中立位；左旋至极限，回复到中立位；右旋至极限，回复到中立位；左侧屈至极限，回复到中立位；右侧屈至极限，回复到中立位。动作宜缓慢，稍稍用力。锻炼时，有的患者颈部可感觉到响声，如果伴有疼痛，应减少锻炼的次数或停止锻炼；如果没有疼痛，则可以继续锻炼。②头中立位双手十指相叉抱在颈后，头做缓慢的前屈和后伸运动，与此同时，双手用力对抗头的运动，以锻炼颈椎后侧的肌肉力量。落枕后尽量保持头部于正常位置，以松弛颈部的肌肉。

（徐炜明）

颈椎病

颈椎骨质增生、颈项韧带钙化、颈椎间盘萎缩或突出等退行性改变，以及相应的继发性改变刺激或压迫邻近组织、并引起一系列症状和体征者，称之为颈椎病。传统的本病概念多指 40 岁以上颈椎退行性改变所引起的颈部疾病，而临床上还有许多青年学生或伏案工作者，出现以颈项肩背的肌筋膜劳损引发单纯颈椎生理曲度改变，亦可导致颈椎周围的神经或血管受累而出现颈椎病的临床表现，现也主张归属于本病论治。

颈椎病是一种常见病，中医学中无颈椎病的提法，属“项痹”的概念范畴，其相关症状还散见于痹证、痿证、项强、眩晕等方面的论述。

一、病因与分类

颈椎的退行性改变为颈椎病发生的主要原因，椎间盘变性、韧带—椎间盘间隙的出现与血肿形成、椎体边缘（钩突关节）骨刺形成是主要的退行性病理变化，还有椎间关节炎、黄韧带与项韧带的增生和钙化或骨化、颈椎生理曲度改变等。不良睡眠体位、姿势不当、不适当的锻炼、外伤、咽喉部炎症、发育性椎管狭窄、先天性畸形等原因是慢性致病因素。

颈椎的退行性变可以对颈椎内部和周围的神经、脊髓、动脉、交感神经、食管等组织产生刺激、压迫，从而引起相应的一系列症状和体征。

根据颈部受累组织的症状或症候群特点来确定的分型，称为临床简易分型法。一般将其分为以下各种类型。

（1）颈型：以颈肩及枕部酸、痛、胀及不适感为主，颈部活动受限，多呈现“军人立正体征”（即颈部自然伸直，生理曲度减小或消失），棘突间及两侧可有压痛。X线片上显示颈椎曲度改变，动力性侧位片上见椎节不稳与松动（多为轻度梯形变状）。

（2）神经根型：主要表现为上肢症状。神经根性痛范围与受累椎节的脊神经分布区相一致，有感觉、肌力、腱反射改变。有明显的颈部痛、压痛及压颈试验、臂丛牵拉试验阳性。影像检查可出现椎节不稳（梯形变）、颈椎生理曲线变异、椎间孔狭窄、颈椎增生、椎间盘突出等退行性改变中的一种或数种。

（3）脊髓型：锥体束征为主要特点，下肢无力如缚绑、跛行易跪倒（或跌倒）、步态拙笨及束胸感、反射亢进、踝膝阵挛及肌肉萎缩等。肢体麻木主要因丘脑束同时受累所致，有分离性感觉障碍。四肢病理反射阳性。二便功能障碍。屈颈试验时四肢可有“触电”样感觉。

（4）椎动脉型：因椎基底动脉供血不全所引起偏头痛、耳迷路症状（耳鸣、听力减退及耳聋等）、与颈部转动作有关的眩晕、记忆力减退、视力障碍、发音障碍。“猝倒”系椎动脉痉挛引起锥体交叉处突然缺血所致。

（5）交感神经型：受累时波及颈部交感神经而引起胃肠、呼吸及心血管紊乱症状。个别病例可出现霍纳综合征（瞳孔缩小、眼睑下垂及眼球内陷）。

（6）食管压迫型：以吞咽困难为主要表现，仰颈时明显，屈颈时或消失。

（7）混合型：具有前者两组以上症状者。临床上以神经根、脊髓型、椎动脉型、混合型多见，交感神经型多伴随椎动脉型出现。食管压迫型少见。有学者主张颈型不作为颈椎病的一型，归属于其他类颈部伤筋。按疾病进程分为急性期、缓解期、康复期。

专科分型法为另一种分类方法，该分型法能够明确病变的病理解剖和病理生理实质，明确病变的特点，明确对治疗方法的选择，便于对其预后的判定。按以下四期进行分类。①颈椎病前期：应称之为“颈椎退行性改变”，而不冠以“颈椎病”前期，与简易分类中的“颈型”相似。②颈椎间盘症期：实质上是颈椎病的初期阶段。③骨源性颈椎病：主要由增生的骨刺刺激和（或）压迫脊髓、脊神经根与椎动脉者。④脊髓变性期：为脊髓长期受压继发变性者。

二、诊断思维

（一）诊断要点

（1）神经根型颈椎病：多数无明显外伤史。大多患者逐渐感到颈部单侧局限性痛，颈根部呈电击样向肩、上臂、前臂乃至手指放射，且有麻木感，或以疼痛为主，或以麻木为主。疼痛呈酸痛、灼痛或电击样痛，颈部后伸、咳嗽甚至增加腹压时疼痛可加重。上肢沉重，酸软无力，持物易坠落。

临床检查：颈部活动受限、僵硬，颈椎横突尖前侧有放射性压痛，患侧肩胛骨内上部也常有压痛点，部分患者可摸到条索状硬结，受压神经根皮肤节段分布区感觉减退，腱反射异常，肌力减弱。颈5～6椎间病变时，刺激颈6神经根引起患侧拇指或拇、食指感觉减退；颈6～7椎间病变时，则刺激颈7神经根而引起食、中指感觉减退。臂丛神经牵拉试验阳性，颈椎间孔挤压试验阳性。

影像检查：可显示椎体增生，钩椎关节增生，椎间隙变窄，颈椎生理曲度减小、消失或反角，轻度滑脱，项韧带钙化和椎间孔变小，椎间盘突出、椎管狭窄等改变。

（2）脊髓型颈椎病：缓慢进行性双下肢麻木、发冷、疼痛，走路欠灵敏、无力，打软腿、易绊倒，不能跨越障碍物。休息时症状缓解，紧张、劳累时加重，时缓时剧逐步加重。晚期下肢或四肢瘫痪，二便失禁或尿潴留。

临床检查：颈部活动受限不明显，上肢活动欠灵活，双侧脊髓传导束的感觉与运动障碍，即受压脊髓节段以下感觉障碍，肌张力增高，反射亢进，锥体束征阳性。

影像检查：显示颈椎生理曲度改变，病变椎间隙狭窄，椎体后缘唇样骨赘，椎间孔变小，颈椎间盘变性，颈椎增生，椎管前后径缩小，脊髓受压或水肿变性等改变。

（3）椎动脉型颈椎病：主要症见单侧颈枕部或枕顶部发作性头痛、视力减弱、耳鸣、听力下降、眩晕，可见猝倒发作。常因头部活动到某一位置时诱发或加重，头颈旋转时引起眩晕发作是本病的最大特点。

影像检查：椎动脉血流检测及椎动脉造影可协助诊断，辨别椎动脉是否正常，有无压迫、迂曲、变细或阻滞，显示椎节不稳及钩椎关节侧方增生。

（4）交感神经型颈椎病：主要症见头痛或偏头痛，有时伴有恶心、呕吐，颈肩部酸困疼痛，上肢发凉发绀，眼部视物模糊，眼窝胀痛，眼睑无力，瞳孔扩大或缩小，常有耳鸣、听力减退或消失。心前区持续性压迫痛或钻痛，心律不齐，心跳过速。头颈部转动时症状可明显加重，压迫不稳定椎体的棘突可诱发或加重交感神经症状。

此外，颈型以颈肩及枕部酸、痛、胀及不适感为主，颈部活动受限，多呈现颈部自然伸直，生理曲度减小或消失，棘突间及两侧可有压痛。X线片上显示颈椎曲度改变，动力性侧位片上见椎节不稳与松动（多为轻度梯形变状）。食管压迫型以吞咽困难为主要表现，仰颈时明显，屈颈时或消失。混合型具有前者两组以上的症状与体征。

（二）鉴别诊断

由于许多疾病可以出现与颈椎病相似的临床表现，因此尚需与各相关的伤病进行鉴别。

（1）“落枕”：系睡眠中颈部体位不良以致局部肌肉损伤痉挛，有明显压痛之条索状肌肉，颈部向上牵引时疼痛加剧。

（2）肩关节周围炎：疼痛位于肩关节处。关节活动明显受限，尤以外展为甚。

（3）肌纤维织炎：广泛肌肉酸痛（可呈游走性），畏风寒，无固定压痛，叩之有舒适轻快感。

（4）上肢神经卡压或损伤：①尺神经，肘后尺神经沟压痛，感觉障碍分布区为第8颈脊神经分布区，呈“爪形手”，主因骨间肌受累使掌指关节过伸及指间关节屈曲，以无名指及小指为明显。②正中神经，感觉障碍分布区主要为背侧指端及掌侧1～3指处，呈“猿状手”，主因大鱼际肌萎缩所致。肱三头肌反射可减弱或消失。③桡神经，垂腕征为特有症状，主要由于伸腕及伸指肌失去支配所致。感觉障碍区主要表现为除指尖部以外的手背侧（1～3 指）及前臂背侧，而 1、2 指掌侧则无障碍。肱二头肌与肱三头肌反射均减弱或消失。

（5）胸腔出口综合征：多见，因其可直接压迫臂丛下干，或是由于前斜角肌挛缩、炎性刺激而使颈脊神经前支受累以致引起上肢症状，多以感觉障碍为主，并可引起手部肌肉萎缩而肌力减弱等。本病主要包括前斜角肌征合征、颈肋（或第 7 颈椎横突过长）综合征和肋锁综合征。此三者虽有区别，但均具有以下特点，以神经根型颈椎病鉴别。

臂丛神经受累常表现为自上臂之尺侧延及前臂和手部尺侧的感觉障碍与尺侧腕屈肌、指浅屈肌和骨间肌受累。患侧锁骨上窝处多呈饱满状，检查时可触及条索样之前斜角肌或骨性颈肋，向深部加压（或让患者做深吸气运动）可诱发或加剧症状。斜角肌压迫（Adson）征阳性。

（6）腕管综合征：正中神经通过腕管时受压所致。主要特点是腕中部加压试验、腕背屈试验阳性，用局部封闭有效。

（7）肿瘤：指侵及脊神经根部之肿瘤。其中以转移性者为多见。当波及脊神经根或颈丛或臂丛时则可引起形形色色的根性或丛性症状。因此除常规对锁骨上窝及颈肩部进行视诊与触诊检查外，对有异样感者应以肩颈部为中心拍片，以防漏诊或误诊。

（8）肌萎缩型脊髓侧索硬化症：属于运动神经元疾病的一种，病因尚未明了，在临床上主要引起以上肢为主或四肢性瘫痪，因此易与脊髓型颈椎病相混淆。多无任何原因突然发病，常先从肌无力开始，且病情发展快。肌萎缩可发生于胸锁乳突肌、肩胛提肌及颈部肌群，发音障碍。椎管矢状径、脑脊液检查正常。

（9）进行性脊肌萎缩症：指运动神经元变性局限于脊髓前角细胞而不波及上神经元者。肌萎缩征先从部分肌肉开始，渐而累及全身。表现为肌无力、肌萎缩及肌束颤动，强直征不明显。

（10）脊髓空洞症：属慢性退行性脊髓病变，以髓内空洞形成及胶质增生为特点。感觉障碍的痛温觉丧失，而触觉及深感觉则基本正常，称为感觉分离。关节处可引起沙尔科关节。

（11）共济失调症：系遗传性病变，有肢体共济失调、眼球震颤及肢体肌张力低下等症状。

（12）多发性硬化症：为病因不明的中枢神经脱髓鞘疾病，可出现锥体束症状及感觉障碍，视神经受累较多。

（13）周围神经炎：由于中毒、感染及感染后变态反应等所引起的周围神经病变；表现为对称性或非对称性（少见）的肢体运动、感觉及自主神经障碍。症状有对称性运动障碍、感觉障碍、自主神经功能障碍。

（14）颈髓过伸性损伤（脊髓中央管综合征或挥鞭性损伤）：属颈部外伤中的一型，过伸性损伤致脊髓中央管周围损害，脊髓前中央动脉的痉挛与狭窄迅速出现供血不全症状。运动障碍下肢重于上肢。出现感觉分离现象，即温度觉、痛觉消失，位置觉、深感觉存在。

（15）梅尼埃病：因内耳淋巴回流受阻引起水肿所致。临床上具有三大特点：发作性眩晕，波动性、进行性和感音性听力减退，耳鸣。

（16）动脉硬化症：椎动脉本身出现硬化，所产生之症状常与颈源性椎动脉供血不全者完全相似，多需依据椎动脉造影确诊。长期高血压病史可作为参考依据之一。

（17）眩晕症：药物中毒性眩晕以链霉素中毒为多见。流行性眩晕为群发性，预后佳。体位性眩晕多因贫血或长期卧床所引起。损伤性眩晕为外伤致内耳、听神经、中枢前庭核等受累引起。神经症多因长期失眠所致。

（18）创伤后颈脑综合征：又名外伤性钩椎关节病，是指外伤后由于钩椎关节创伤反应造成椎动脉痉挛、狭窄或折曲而引起颅脑症状（椎基底动脉供血不足症状），故亦称之谓外伤性椎动脉型颈椎病。本病旋颈试验多为阳性，单侧性偏头痛，伴有颈痛，颈源性眼球震颤试验阳性，高渗液静脉内注射试验阴性，脑电图无特殊所见。

诊断方面临床医师仍须遵循以临床为主的原则，特殊病例需要采取影像、神经电图等特殊检查。

三、治疗方略

治疗应坚持以非手术治疗为主的原则，90%以上都可获得痊愈或好转，只有那些经过正规非手术治疗无效，而又影响工作及生活者方可考虑手术。手术方法选择应遵循在减压彻底的前提下，手术越小、越简单和损伤越轻的原则。

（一）非手术治疗

1. 牵引治疗

本病常用枕颌带牵引法。牵引体位可选取坐位或仰卧位。我们认为取仰卧位时，颈椎充分放松，去除头部重量影响，并且躯干保持固定不动有利于调整牵引方向，优点较多，故适宜选用。

牵引方向：神经根型、椎动脉型牵引体位取颈前屈 20°～30°，此体位牵引可以使椎间隙距离拉大，颈椎弧度变直，使扭曲的椎动脉变直，钩椎关节骨赘远离椎动脉；脊髓型采用中立位牵引，能顺应原颈椎的生理弧度，比前屈方向牵引疗效突出；混合型以偏重于某一型而采用相应的牵引角度。颈椎后伸位的牵引通过颈椎及其周围组织的均匀布散，较集中地作用于中段颈椎，并且利于生理曲度的恢复。牵引角度小时最大应力位于颈椎上段，随着牵引角度的增大，最大应力的位置逐渐下移，可根据颈椎病的病变节段选择合适的牵引角度。

合适牵引力量为 5～15kg，或体重的 15%～20%。牵引时间一般每日 1～2 次，每次 20～30 分钟。间断牵引在临床应用更为广泛。

曲度邦三维牵引对恢复颈椎生理曲度有较好效果。颈椎牵引器自我治疗也可使用。

2. 理筋手法

（1）松解类手法

基本手法：头颈部一指禅推法、点按法、㨰法、拿法、揉法、推法、叩击法等，可选择上述手法一种或几种放松颈项部的肌肉，时间可持续 3～5 分钟。

通调督脉法：患者取俯卧位，医者以大拇指指端按顺序分别点按风府穴、大椎穴、至阳穴、命门穴，每穴 0.5～1 分钟，点揉第 1～12 胸椎两侧夹脊穴、膀胱经腧穴，反复三遍，力量以患者出现局部温热、酸胀、传导为度。

间歇拔伸法：患者取仰卧位，一手托住颈枕部，一手把住下颌，纵向用力拔伸，持续 2～3 分钟，可反复 3～5 次。

牵引揉捻法：患者取坐位，医者站在患者身后，双手拇指置于枕骨乳突处，余四指托住下颌。双前臂顶住患者双肩，双手腕立起，牵引颈椎，保持牵引力，环转摇晃头部 3～5 次，然后保持牵引力，做头部前屈后伸运动各1次，最后左手改为托住下颌部，同时用肩及枕部顶在患者右侧颞枕部以固定头部，保持牵引力，用右手拇指按在右侧胸锁乳突肌起点处（或痉挛的颈部肌肉处），右手拇指沿胸锁乳突肌自上而下做快速揉捻，同时将患者头部缓缓向左侧旋转，以颈部的基本手法进行治疗。

拔伸推按法：（以右侧为例）患者取坐位，医者站在患者右前方，右手扶住患者头部，左手握住患者右手2～5指，肘后部顶住患者肘窝部，令患者屈肘，然后医者右手推按患者头部，左手同时向相反方向用力。

（2）整复类手法

旋提手法：嘱患者颈部自然放松，主动将头部水平旋转至极限角度，并做最大限度屈曲，达到有固定感。医生以肘部托住患者下颌，轻轻向上牵引3～5秒钟后，用短力快速向上提拉，常可听到“喀”的弹响声。扳动时要掌握好发力时机，用力要快而稳。

定位旋转扳法：以向右旋转为例。患者取坐位，医生站于患者后方，以左手拇指指腹推顶在患者病变颈椎棘突（或横突）旁，用右手（或肘窝）托住患者下颌部。嘱其颈项部放松，低头屈颈15°～30°，然后嘱患者顺着医生的右手在屈曲状态下向右慢慢转头，当旋转到最大限度而遇有阻力时，医生顺势施以快速地向右扳动，同时推顶棘突的左手拇指向右用力推压，两手协调动作，常可听到“喀”的弹响声，有时医生拇指下亦有轻微的位移感。

旋转法：上颈段病变，要求患者将头颈屈曲15°；中段病变，将颈椎置于中立位；下段病变，将颈椎屈曲30°～45°。在此位置向上牵引30秒。嘱患者头部向一侧旋转，旋转至极限角度（约80°），达到有固定感，同时迅速准确地做同向用力旋转，操作成功可以听到弹响声。注意用力要轻重适当，避免因过猛过重而加重原有的损伤。

3. 针灸疗法

针刺法：局部取穴为主，远部取穴为辅，可选用运动针灸、平衡针、腹针、头针、手针、火针、铍针等特色针刺疗法。

取穴：主穴，分2组。①夹脊颈；②哑门、风池、天柱、大椎。配穴，神经根型加肩井、胛缝、曲池、合谷、后溪、养老；椎动脉型加百会、四神聪、太阳、头维、三阴交、太溪、行间；交感型加百会、四神聪、心俞、肝俞、胆俞、太冲；脊髓型加足三里、太阳、外关、委中、阳陵泉、环跳。胛缝穴，肩胛骨内缘痛点。

针法：主穴每次选1组，可轮流选用。夹脊穴取28～30号1.5～2寸之毫针，向脊椎方向成75°角刺入或旁开夹脊穴成45°角刺入，至针尖有抵触感即退针5分。采用提插结合小幅度捻转，促使针感传导。疼痛重者紧提慢插，肢体麻凉甚者紧插慢提。一般则用平补平泻法。哑门为直刺1～2寸，反复提插不捻转，要求取穴准确，得气后轻提插3～5分钟或捣针2～3分钟，针感为上肢或四肢触电感。针感宜由弱到强，逐步获得，不可乱捣猛刺。如针感不满意，可调整方向。缓慢出针，出针后揉按穴孔片刻。大椎穴快速进针，缓慢送针至1.5寸深。进针时针尖略朝上，得气后针尖略朝下，然后以拇、食指夹持针柄做快速小幅度捻转，使患者有酸麻感循督脉下行，继而改为自上而下有节奏捻转，运针半分钟。退针至皮下，复将针尖指向患侧，提插捻转1分钟，使酸麻达到肩臂，不留针。风池向鼻尖方向进针1.5寸左右，使针感向头颈部放射。天柱穴略向脊椎斜刺，针感向颈部放散为宜，均用平补平泻之法。配穴进针得气后亦用平补平泻法。胛缝穴进针3～5分，有局部酸胀为宜。养老穴取穴时手掌朝胸前，针尖向内关方向刺入，针感应向肩、肘、腕放射。以上穴位，除不留针者外，均留针20分钟。每日或隔日1次，10～12次为一个疗程，疗程间隔3～

5天。

4. 灸法

灸法有直接灸、艾条灸、热敏灸、雷火灸等。

5. 针刀疗法

小针刀治疗颈椎病主要对颈椎生物力学的失衡进行调整和治疗。原理是利用小针刀特殊的结构设计和治疗手法，剥离、疏通肌肉、韧带、筋膜间的各种粘连，使肌肉、韧带、筋膜得以松解、修复，恢复颈椎的动力平衡，解除或减轻活动受限症状，阻止、减缓颈椎间盘的退变。

（1）调整颈椎动态平衡失调。

大“T”形松解术：横线为五点，中点为枕外粗隆，向两侧分别旁开2.5cm、5.0cm为其余四点，松解项韧带止点、胸锁乳突肌后侧止点、斜方肌起点、头最长肌止点、头半棘肌止点。竖线为5点，分别为C3～C7棘突顶点，松解项韧带、斜方肌、头夹肌和颈夹肌起点。

小“T”形松解术：横线五点同前。竖线2点为寰椎后结节、枢椎棘突，松解头后小直肌、头后大直肌、头下斜肌的起点。

（2）调整颈椎力平衡失调。

寰椎横突点松解术：松解头上斜肌起点和头下斜肌止点。

钩椎关节松解术：包括双侧椎间关节囊韧带、横突后结节的松解，根据病变部位和范围选择2～4节段。

（3）肩背部肌筋膜松解。

6. 外治法

（1）敷贴法：各种活血化瘀、通经止痛类的中药贴敷剂。

（2）中药熏蒸、离子导入法：通过电、热等物理手段，增强中药外用的吸收和效果。方药：桂枝、葛根、羌活、藁本、防风、川芎、赤芍、红花、泽泻、白芷、延胡索、细辛、川乌、海桐皮、五加皮等。

（3）其他：刮痧、拔罐、蜡疗、穴位埋线、封闭、超声波、冲击波、红外线、微波、电磁疗等。

（二）手术治疗

具有以下情况者考虑手术治疗：经正规非手术治疗3个月以上无效者；临床表现、X线片所见及神经学定位相一致，有进行性肌肉萎缩及剧烈疼痛者；虽对非手术治疗有效，但由于症状反复发作影响工作、学习和生活者。

术式以颈前路减压术为宜，不仅疗效较佳，且对颈椎的稳定性影响不大。颈后路通过切开小关节达到减压目的，术式虽有疗效，但因术后易引起颈椎成角畸形而逐渐为大家所放弃。因颈椎不稳或颈椎间盘突出所致者，可行椎体间植骨融合术或髓核摘除术。

脊髓型颈椎病出现脊髓功能损害者多属手术适应证。神经根压迫严重出现肌肉麻痹无力、疼痛难忍，经过系统保守治疗无效者，也要根据病理变化选取射频消融、热凝，髓核摘除，植骨融合内固定，椎管成形及人工椎间盘置换术。有严重椎管矢状径狭窄者，一般先行后路减压术或椎管成形术，以开门术及半椎板扩大切除椎管成形术为多用。

（三）中医辨治

（1）风寒痹阻证：颈、肩、上肢窜痛麻木，以痛为主，头有沉重感，颈部僵硬，活动不利，恶寒畏风。舌淡红，苔薄白，脉弦紧。

治法：祛风散寒，祛湿通络。

推荐方药：羌活胜湿汤加减。

（2）血瘀气滞证：颈肩部、上肢刺痛，痛处固定，伴有肢体麻木。舌质暗，脉弦。

治法：行气活血，通络止痛。

推荐方药：桃红四物汤加减。

（3）痰湿阻络证：头晕目眩，头重如裹，四肢麻木，纳呆。舌暗红，苔厚腻，脉弦滑。

治法：祛湿化痰，通络止痛。

推荐方药：半夏白术天麻汤加减。

（4）肝肾亏虚证：眩晕头痛，耳鸣耳聋，失眠多梦，肢体麻木，面红目赤。舌红少苔，脉弦。

治法：补益肝肾，通络止痛。

推荐方药：肾气丸加减。

（5）气血亏虚证：头晕目眩，面色苍白，心悸气短，四肢麻木，倦怠乏力。舌淡苔少，脉细弱。

治法：益气温经，和血通痹。

推荐方药：黄芪桂枝五物汤加减。

成药可选择治以补肝肾、祛风寒、活络止痛，内服颈舒颗粒（每次1袋，每日3次口服）、颈复康颗粒（每次1袋，每日3次口服）、根痛平胶囊（每次3粒，每日3次口服）等中成药。根据病情需要，选择脱水、止痛、营养神经等药物对症治疗，可缓解急性期症状，修复神经组织损伤。活血类药物可改善脑供血不足。

“活血利水”中药疗法：“脊痛消”胶囊是黑龙江中医药大学骨科的经典中药成方，由黄芪、当归、川芎、泽泻、车前子、五灵脂、延胡索等13味中药组成，功效为益气、活血、利水。以气为动力，使血运水行，则经脉畅通得以滋养，用于颈、腰椎疾病的神经与脊髓卡压、水肿变性，疗效颇佳。

（四）练功活动

颈椎功能训练：以颈部伸肌训练、柔韧性与系统性训练为主要目的的各类功法操，如保健操、太极拳、“施氏十二字养生功”等。

现代康复训练：运用神经肌肉反馈重建（Neurac）技术加强颈椎稳定性；运用颈椎检测与训练系统（MCU）对颈椎进行运动训练。

四、预防与调护

合理用枕，选择合适的高度与硬度，保持良好睡眠体位。长期伏案工作者，应注意经常做颈项部的功能活动，以避免颈项部长时间处于某一低头姿势而发生慢性劳损。急性发作期应注意休息，以静为主，以动为辅，可用颈围或颈托固定1～2周。慢性期以活动锻炼为主。颈椎病病程较长，非手术治疗症状易反复，患者往往有悲观心理和急躁情绪。因此要注意心理调护，以科学的态度向患者做宣传和解释，帮助患者树立信心，使其配合治疗，早日康复。

（徐炜明）

胸廓出口综合征

胸廓出口综合征是臂丛神经和锁骨下动、静脉在胸廓出口部受压迫而产生的症候群。如手臂冰凉、容易疲劳，或肩、臂或手有钝性疼痛，上肢举起超过头部活动时困难等。以往根据不同的病理命名的名称很多，如前斜角肌综合征、肋锁综合征、颈肋综合征、胸小肌综合征、过度外展综合征、肩手综合征等，现统一采用本名。

前斜角肌起自第3～6颈椎横突的前结节，肌纤维向前外下走行，止于第1肋骨的前端上缘锁骨下动脉沟前方的前斜角肌结节，中斜角肌起自2～7颈椎横突后结节，向外下止于第1肋骨上面锁骨下动脉沟的后方或外后方。前、中斜角肌与第1肋骨构成的三角形间隙，称为斜角肌间隙。第1肋骨与锁骨之间的间隙为肋锁间隙，被前斜角肌分为前后两部分。其内还存在锁骨下肌，外展并后伸上肢可使锁骨向内下和后方移动，导致肋锁间隙狭窄。第1肋骨和胸小肌喙突止点间的间隙即胸小肌间隙，为臂丛神经、锁骨下动脉、静脉走向上肢的通道，上肢外展使此间隙狭窄，因为血管神经束在喙突处被钩住，并且向上屈曲，同时胸小肌收缩，其下方的血管神经束可受到压迫。

锁骨下动脉自主动脉弓发出后，呈弓形跨越第1肋骨，穿过斜角肌间隙，进入肋锁间隙。锁骨下静脉不通过斜角肌间隙，而是自前斜角肌的前方越过，注入颈静脉。臂丛神经由C5～T1神经根前支组成，各神经根出椎间孔后向外下走行，于锁骨下动脉的后上方穿过斜角肌间隙。C5、C6神经根组成臂丛神经的上干，C7神经根单独组成中干，C8、T1神经根组成臂丛神经的下干，其中下干直接跨越第1肋骨，各干分为前、后两股共同走行于肋锁间隙内，向外下通过此间隙后，进入胸小肌后面的胸小肌后间隙，再进入腋部。

臂丛神经和锁骨下动、静脉在上述行程中，在以下部位最易受压：①斜角肌间隙；②肋锁间隙；③胸小肌后间隙。上述解剖部位的任何先天性或后天因素所造成的异常，直接或间接地压迫锁骨下血管及臂丛神经，产生临床症状。

一、病因与分类

先天性解剖结构异常包括骨性异常及软组织的异常。常见有颈肋、第7颈椎横突过长、第1肋骨的上移使肋锁间隙狭窄。软组织异常可由于前中斜角肌的肥厚；前斜角肌与第1肋骨之间的先天性束带；斜角肌挛缩、斜角肌间隙变小；胸小肌的止点异常及其他部位先天性的异常纤维束带压迫等。

后天性因素包括上述解剖部位的肌肉组织增生及萎缩而导致肌肉力量失衡，解剖位置改变，牵拉及压迫血管神经束。颈部继发性形态改变及肩胛带下垂的人群易发生胸廓出口综合征。

此外，创伤在胸廓出口综合征的发生中亦有一定作用，锁骨及肋骨骨折不仅可直接损伤锁骨下血管及臂丛神经，而且可因骨折畸形愈合、异常的骨痂生长、局部瘢痕组织增生及肌肉组织损伤后出血水肿、纤维化，压迫血管神经束。血管损伤产生的假性动脉瘤或胸廓出口处发生的肿瘤也可直接压迫臂丛神经。在上述病因中，以斜角肌病变最为常见，颈肋次之，肋锁间隙及胸小肌间隙狭窄少见。

（一）机械性压迫

（1）骨性压迫：颈肋是较少见的畸形，因其与颈椎相连故名颈肋，多在第 7 颈椎的一侧或两侧，其尖端突入斜角肌三角导致斜角肌三角狭窄，造成臂丛神经和血管的卡压症状。锁骨、第 1 肋骨骨折畸形愈合、骨痂形成或外生骨疣，均可引起肋锁间隙狭窄。第 1 肋骨畸形、第 7 颈椎横突过长可造成与颈肋相似的压迫症状。

（2）肌性压迫：前斜角肌、中斜角肌、锁骨下肌、胸小肌等发生肥厚、痉挛、纤维化，或喙锁筋膜增生，可压迫血管神经束而产生症状。

（3）先天性纤维性或肌性束带压迫臂丛和锁骨下血管。

（二）损伤

（1）急性损伤：肩、颈部外伤如牵拉伤、捩伤、挥鞭伤，可使斜角肌产生损伤、痉挛、纤维化。

（2）职业性劳损：反复抬高上肢、上肢外展或向后向下牵拉上肢（如携带重物），因上肢处于外展外旋位时，锁骨以胸锁关节为支点向后下方旋转，靠近第 1 肋，锁骨和第 1 肋骨如同剪刀的双叶相互靠近，剪力增加使胸廓出口狭窄。

（3）肩胛带下降：正常人出生后肩胛带逐步下降，尤以中年以后因肌肉力量不能适应劳动和肩胛带的重量，使肩胛带下降；或因神经系统疾病的姿态缺陷。肩胛带下降可牵拉臂丛神经，造成肋锁间隙狭窄，导致斜角肌痉挛，压迫血管神经束。

（三）其他原因

其他原因如肺尖肿瘤、肿大淋巴结、维生素缺乏、糖尿病等。

二、诊断思维

（一）诊断要点

本病可发生于 15～60 岁的人群，以 20～40 岁的女性发病率最高，与女性颈肋的发生率较高，并且女性的肌力弱，易出现肩胛带下垂有关。

（1）臂丛神经受压：臂丛神经以跨越第 1 肋骨的下干最易受压。主要表现为患侧肩部及上肢疼痛、刺痛、麻木、感觉过敏、烧灼感、蚁行感、进行性乏力、酸乏等。发病早期疼痛为间歇性，可向前臂及手部尺侧放射，肩外展及内旋时疼痛加剧。疼痛与咳嗽、打喷嚏无关。严重者可出现前臂及手部尺侧的感觉异常，甚至出现肌肉瘫痪。肌肉瘫痪及萎缩以小鱼际及骨间肌为甚，表现为爪形手畸形，有时也存在大鱼际肌及前臂肌肉肌力减退，一般无病理反射。颈侧、锁骨上窝部可有压痛并向前臂放射。

（2）血管受压：当病变刺激动脉血管时，可出现上肢“手套状”感觉异常，患肢上举时感觉冰冷，颜色苍白，桡动脉搏动减弱。锁骨下静脉严重受压时，则出现患肢远端水肿、发绀。血管严重受压时可出现锁骨下血管血栓形成，肢体远端血运障碍。

（3）特殊检查：①Adson 征，患者端坐，双手置于膝上，将头转向患侧，下颌抬起使颈伸直，嘱患者深吸气后屏气，如桡动脉搏动减弱或消失者为阳性。②Wright 征，患者取坐位，检查者一手触摸患者桡动脉，同时将上臂被动地过度外展，如桡动脉搏动减弱或消失，腋下出现杂音者为阳性。③Roos 征，将患者的双侧上肢外展 90° 并外旋、屈肘 90°，嘱患者做双手连续快速的伸、屈指动作，如出现疼痛加重、无力、患肢自动下落者为阳性。④前斜角肌紧张试验，患者坐位，头转向健侧，颈部过伸，同时将健侧手臂向下牵拉，患肢麻木疼痛加重并向远端放射为阳性。⑤肋锁压迫试验，患者取坐或直立位，令患者将肩胛向后向下旋转而成军人的立正姿态，如果脉搏减弱、消失，同时锁骨下动脉闻及杂音，上肢出现放射样麻痛则为阳性，表示锁骨下动脉、静脉或臂丛神经受压。

（4）电生理检查：可判断神经损伤的水平，而且有助于鉴别肌源性或神经源性病变。本病肌电图检查异常常局限于手内部肌，表现为出现纤颤电位，运动单位电位（MuP）下降等慢性神经源性病变的表现。神经传导研究（NCS）的改变具有特征性，表现为前臂内侧皮神经感觉神经动作电位（SNAP）振幅降低或不能引出，尺神经感觉神经动作电位振幅稍降低，正中神经运动神经动作电位振幅降低，而正中神经感觉神经动作电位正常。F 波延长。体感诱发电位检查（SEPs）的典型改变是尺神经 SEPs 异常，而正中神经的 SEPs 正常，常表现为尺神经 N9 反应振幅衰减，伴或不伴 N13 反应振幅衰减。少数情况下，N9 及 N13 反应不能引出，或虽能引出，但潜伏期延长。

（5）影像学检查：X 线检查是协助诊断本病的一项重要检查方法。颈椎正位片可发现有无颈肋及第 7 颈椎横突过长；胸片及锁骨的切线位片可发现有无锁骨及肋骨的畸形。MRI 检查有助于发现锁骨上区是否存在肿瘤及是否有纤维束带压迫血管神经，但有人对此持不同意见，认为 MRI 并不能发现压迫臂丛神经的纤维束带。

（二）鉴别诊断

（1）颈椎病：亦可出现上肢疼痛，无力，感觉异常。但颈椎病常有颈部压痛，压头试验及臂丛神经牵拉试验常为阳性。X 线片上示有颈椎骨刺增生、椎间隙变窄、钩椎关节改变等退行性变的表现，CT 及 MRI 可显示椎间盘变性及神经根、脊髓受压。

（2）肘管综合征：为尺神经在肘管内受压所产生的临床综合征，表现为手无力，患肢手部尺侧感觉异常，小鱼际及骨间肌萎缩，爪形手，与本病主要累及尺神经所产生的临床表现相似，但前者无肩部症状，不波及正中神经，体征局限于肘部以下，Adson 征、Wright 征、Roos 征等特殊试验阴性。

（3）腕管综合征：为正中神经在腕管内受压所致，主要表现为手部桡侧 2/3 及桡侧 3 个半手指的感觉障碍，拇指对掌功能障碍，体征局限于腕、手部。

（4）颈肩部肿瘤：可发现局部肿物或畸形，MRI 检查显示占位性病灶。

（5）脊髓空洞症：以髓内空洞形成及胶质增生为特点。感觉障碍的痛温觉丧失，而触觉及深感觉则基本正常，称为感觉分离。关节处可引起沙尔科关节。

三、治疗方略

当患者自觉症状轻微、无神经损伤的表现，可采用非手术治疗的方法进行治疗，包括悬吊上肢、局部理疗、局部封闭、口服药物、肩部功能锻炼等方法。如非手术治疗无效，或患者症状严重，存在感觉减退、肌肉萎缩瘫痪等神经损伤的表现，应尽早手术，以解除臂丛神经及锁骨下动、静脉的压迫。本病的手术方式及手术入路较多，目前临床上常采用的手术方式有切除颈部压迫臂丛神经及锁骨下血管的各种肌肉组织、骨性组织、各种肌纤维束带、韧带，同时还可进行肩胛上臂丛神经的松解。

（一）非手术治疗

（1）理筋手法：患者取坐位，术者一手托住患者头部，另一手以小鱼际揉按颈椎两侧肌肉，约 5 分钟。再用㨰法、弹拨法松解斜角肌、胸锁乳突肌、斜方肌、冈上肌等约 10 分钟。牵抖、揉搓上肢而结束。手法每日 1 次，连续 2～3 周。

（2）针灸疗法：取阿是穴、风池、风府、天鼎、肩井、缺盆等。可选择针刺法或指针法，可配合电针、灸法。

（3）外治法：应用中药熥法治疗。方药组成为桂枝、威灵仙、防风、荆芥、没药、细辛、五加皮等，装入药袋中，蒸锅内热蒸 15 分钟，晾凉至适宜温度后外敷于颈侧、锁骨上区。可反复加热使用，每日两次，每次半小时左右。热灸法、活血止痛膏等外用药等对轻症有一定的疗效。

理疗可选择冲击波、红外线、微波、电磁疗、超声波等。

（4）针刀疗法：松解斜角肌和异常纤维束带，刀口平行神经走行方向，以提插针法进行。有动脉卡压症状禁用，易损伤动脉；治疗时不宜局部麻醉或封闭，避免损伤神经干。于喙突部松解胸小肌止点，可减轻胸小肌间隙的神经、血管卡压症状。

（5）牵引疗法：颈椎牵引在某些情况下可有助于症状缓解。

（6）封闭疗法：锁骨上窝压痛区、斜角肌内封闭治疗，每周 1 次，3～5 次为一个疗程。局部肌肉有劳损史者效果明显。

（二）手术治疗

手术治疗适用于经过 1～3 个月非手术治疗后症状无改善甚至加重，尺神经传导速度经过胸廓出口低于 60m/s 者；血管造影显示锁骨下动脉和静脉明显狭窄受阻者；局部剧痛或静脉受压症状显著者。手术原则是解除对血管神经束的骨性剪刀样压迫，必须截除第 1 肋骨全长和解除有关压迫因素，使臂丛和锁骨下动脉下移而又不产生畸形并发症。

手术途径有以下两种。

（1）腋下途径：全身麻醉或高位硬膜外麻醉，斜卧位，患肢抬高 45°，抬举上肢后在腋毛下缘第 3 肋骨水平做长 6～7cm 横行切口。在胸大肌和背阔肌间解剖至胸廓，在筋膜下向上分离至腋窝顶部。在第 1 肋骨上缘见到神经血管束。抬举上肢使血管神经束离开第 1 肋骨，切断前斜角肌，切除第 1 肋骨和骨膜，前端至肋软骨，后端至横突，术毕检查骨残端有无压迫臂丛。此手术创伤较小，出血较少，但显露差，易造成第 1 肋骨切除不彻底。

（2）肩胛旁途径：全身麻醉下患者取侧卧位，患肢向上 90°。切口起自高位肩胛骨旁区，沿肩胛骨内方向下绕向腋部。切断背阔肌，菱形肌和前锯肌。将肩胛骨向上向外撑开，切断中斜角肌纤维，显露第 1 肋骨。切除第 2 肋骨后段，增加对第 1 肋骨显露而对第 2 肋间神经起减压作用。对颈椎侧凸或圆椎胸也起到扩大胸顶空隙作用。切断第 1 斜角肌和第 1 肋骨全长，而对骨性异常如颈肋、椎体横突过长及异常纤维束带等均应切除，此手术切口较大，术毕时需仔细止血防止血肿后机化粘连。此切口能满意截除第 1 肋骨和解除有关压迫因素，适用于再次手术患者。缺点是创伤较大，出血较多。手术并发症有损伤胸膜引起气胸，术中牵拉臂丛引起手臂麻木无力或术后血肿的感染。术后约有 90%以上的病例症状消失。

（三）中医辨治

（1）气滞血瘀证：颈肩疼痛拒按，疼痛可沿上肢向手部放射，痛处固定，动则加重，夜不能眠。舌暗红苔黄，脉弦。

治法：行气活血，通经活络。

推荐方药：和营止痛汤加减。

（2）风寒湿痹证：颈肩与上肢疼痛，偏寒者得寒痛增，肢体发凉，畏冷，舌淡苔薄腻，脉沉紧。偏湿者肢体麻木，酸痛重着，舌淡苔白腻，脉濡缓。

治法：祛风散寒，祛湿通络。

推荐方药：蠲痹汤加减。

（3）肝肾亏虚证：颈肩与上肢酸痛，患肢乏力，遇劳更甚，卧则减轻。偏阳虚者面色无华，手足不温，舌质淡，脉沉细；偏阴虚者面色潮红，手足心热，舌质红，脉弦细数。

治法：补益肝肾，温经通络。

推荐方药：补肾壮筋汤加减。

中成药根据病情需要，选择脊痛消、活血胶囊等药物对症治疗。可缓解急性期症状，修复神经组织损伤。

四、预防与调护

患者发病期应注意休息，将患肢悬吊制动，避免上肢过久下垂和提重物，保持颈部松弛状态。积极进行上肢活动和功能锻炼，以减少肌肉萎缩，促进血液循环，还应注意保暖避寒。

（宋寒冰）

肩部扭挫伤

肩部扭挫伤是肩部筋伤的常见病，本病可发生于任何年龄，多由于肩部受到外力的打击或扭捩致伤。损伤的部位多见于肩部的上方或外上方，以闭合伤为常见，注意与肩部骨折、肩关节脱位相鉴别。

一、病因与分类

本病多因跌挫、扭转、打击等因素造成，可分为新伤、陈伤两类。受伤后微细血管破裂，血溢脉外，停于皮下，相继出现一系列经筋功能紊乱的症状。肩关节过度扭转，可引起肩关节囊、筋膜的损伤或撕裂。重物直接打击肩部，可引起肌肉或脉络的损伤或撕裂，致使瘀肿疼痛，功能障碍。当上肢突然外展或已外展的上肢受外力使之突然下降，均可使冈上肌腱部分或全部断裂。如损伤严重，筋膜大片受伤，肿痛剧烈，往往导致瘀肿难以消除，疼痛不易全消，而形成慢性过程，继发肩关节周围炎等。

二、诊断思维

（一）诊断要点

患者有明显外伤史。伤后肩部疼痛、肿胀、压痛，肩关节活动受限，其受限多为暂时性。如肩部肿痛范围较大者，要查出肿痛的中心点，根据压痛最敏感的部位，判定受伤的准确位置。

应仔细触摸肩前部有无骨性隆突或骨擦音，有无间接压痛，以排除肱骨外科颈嵌入性骨折或大结节撕脱性骨折。还要注意与肩关节脱位及肩锁关节分离相鉴别。如外伤暴力不大。但引起严重肿痛者，要问清患肩受伤前有无疼痛等症状，以排除骨囊肿、骨结核等病变。必要时拍摄 X 线片，可进一步明确诊断。

（二）鉴别诊断

本病应与肩部骨折、脱位相鉴别。①肱骨外科颈骨折；②肱骨大结节撕脱骨折；③肩锁关节损伤；④肩关节脱位。

三、治疗方略

凡跌打仆闪挫，或恼怒气滞血凝作痛，以及元气素弱，或因气血损伤，或过服克伐之剂，或外敷寒凉之药，致气血凝结者，俱宜用活血顺气之剂。《金匮要略》曰：“见肝之病，先当实脾。”本病可采用药物、手法、固定、练功等方法进行治疗。

（一）非手术治疗

（1）理筋手法：患者正坐，术者立于患侧，嘱尽量放松上肢肌肉，一手握住患侧手腕，一手以虎口贴患处，并徐徐自肩部向下抚摩至肘部，重复五六次。接着术者一手托患肘，一手握患腕，将患肢缓缓向上提升，又缓缓下降，可重复数次。最后术者双手握患侧手腕，肩外展 60°，肘关节伸直，做连续不断的抖动半分钟至 1 分钟，可使伤处有轻快感。

（2）药物治疗：损伤初、中期以散瘀消肿、生新止痛为主，内服舒筋活血汤，疼痛难忍时加服云南白药，外敷消瘀止痛药膏或三色敷药；后期以活血舒筋为主，可内服舒筋丸，并配合熏洗。

（3）固定方法：扭挫伤较重者，伤后应用肩人字绷带包扎，再用三角巾将患肢屈肘 90°悬挂胸前，以限制患肩活动 2～3 周。

（4）针灸可取肩髎、肩井、肩宗、风池、合谷、阿是穴等。

（5）理疗电子脉冲理疗仪具有镇痛、缓解肌肉痉挛、改善局部微循环作用，可选择使用。

（6）局部封闭疗法：常用的药物为普鲁卡因加醋酸泼尼松龙或醋酸氢化可的松局部痛点注射。

（二）中医辨治

（1）气血瘀滞型：局部肿胀，疼痛拒按，功能受限，或见瘀血斑。舌质暗或有瘀斑，苔白或薄黄，脉弦或细涩。

治法：行气活血，化瘀通络。

推荐方药：桃红四物汤加减。熟地黄、当归、白芍、川芎、桃仁、红花、牛膝、延胡索。

（2）风寒湿型：多见于后期，以肩部酸胀痛为主，有沉重感，遇风寒则疼痛加重，得温则疼痛减轻。舌质淡，苔薄白或腻，脉紧。

治法：祛风散寒，化瘀除湿。

推荐方药：桂枝芍药知母汤。桂枝、芍药、甘草、麻黄、生姜、白术、知母、防风、附子。

中成药可选择内服药可予以急性损伤、肿胀期，治宜行气、活血、消肿定痛，可用正骨紫金丹（每次 6g，每日 3 次口服）、独一味胶囊（每次 3 粒，每日 3 次口服），慢性恢复期宜舒筋通络，可用补筋丸。外用药可用正骨水、跌打万花油外擦、复方南星止痛膏等。

（三）练功活动

肿痛减轻后，应做肩关节前伸后屈、内外运旋、叉手托上及自动耸肩等锻炼，使其尽早恢复活动功能。

四、预防与调护

肩部扭挫伤初期，出现瘀肿时忌热敷，可用冷水、冰块、冰袋或冰冻手巾贴敷，以减轻疼痛和抑制患部出血。由于肩部急性筋伤易于迁延成慢性筋伤，因此在治疗过程自始至终要注意动静结合，制动时间不宜过长，要早期练功，争取及早恢复功能，尽量预防转变为慢性筋伤。

（宋寒冰）

肩关节周围炎

肩关节周围炎是一种以肩部逐渐产生疼痛，夜间为甚，肩关节活动功能受限而且逐渐加重为主要特征的筋伤，简称“肩周炎”。其属于肩关节囊及其周围韧带、肌腱和滑囊的慢性特异性炎症，主要问题在于冈上肌、肱二头肌等肌腱与肩关节周围其他组织粘连。本病多见于体力劳动者。如得不到有效的治疗，有可能严重影响肩关节的功能活动。肩关节可有广泛压痛，并向颈部及肘部放射，还可出现不同程度的三角肌的萎缩。

其病名较多，因睡眠时肩部受凉引起的称为“漏肩风”或“露肩风”；因肩部活动明显受限，形同冻结而称“冻结肩”；因该病多发于 50 岁左右，故又称“五十肩”。此外，还有“肩凝风”“肩凝症”等名称。

一、病因与分类

五旬之人，肝肾渐衰、肾气不足、气血虚亏、筋肉失于濡养，加之外伤劳损、风寒湿邪侵袭肩部而引起本症。外伤劳损为其外因，气血虚弱、血不荣筋为其内因。肩关节的关节囊与关节周围软组织发生了范围较广的慢性无菌性炎症反应，而引起软组织的广泛性粘连，致使肩关节活动发生障碍。

肩部的骨折、脱位，臂部或前臂的骨折，因固定时间太长或在固定期间不注意肩关节功能锻炼亦可诱发肩周炎。

颈椎病，心、肺、胆道疾病，因原发病长期不愈且牵涉肩部疼痛，使肩部肌肉持续性痉挛、缺血而形成炎性病灶，诱发形成肩周炎。此病病程较长，一般在一年以内，长者可达两年左右。根据不同病理过程和病情状况，可将本病分为急性疼痛期、粘连僵硬期和缓解恢复期。

二、诊断思维

（一）诊断要点

（1）本病多见于 50 岁以上的中老年人，多数患者呈慢性发病，少数有外伤史。

（2）肩部疼痛：起初肩部呈阵发性疼痛，多数为慢性发作，以后疼痛逐渐加剧或钝痛，或刀割样痛，且呈持续性，气候变化或劳累后常使疼痛加重，疼痛可向颈项及上肢（特别是肘部）扩散，当肩部偶然受到碰撞或牵拉时，常可引起撕裂样剧痛，肩痛昼轻夜重为本病一大特点，若因受寒而致痛者，则对气候变化特别敏感。

（3）肩关节活动受限：肩关节向各方向活动均受限，以外展、上举、内旋外旋更为明显，随着病情进展，由于长期失用引起关节囊及肩周软组织的粘连，肌力逐渐下降，加上喙肱韧带固定于缩短的内旋位等因素，使肩关节各方向的主动和被动活动均受限，特别是梳头、穿衣、洗脸、叉腰等动作均难以完成，严重时肘关节功能也可受影响，屈肘时手不能摸到同侧肩部，尤其在手臂后伸时不能完成屈肘动作。肩外展试验阳性，即肩外展功能受限，继续被动外展时，肩部随之高耸。此时一手触摸肩胛骨下角，一手将患肩继续外展，可感到肩胛骨随之向外上转动。

（4）畏寒：患者常以棉衣或棉垫包肩，即使暑热夏季肩部也不敢裸露受风。

（5）压痛：在肩关节周围可触到明显的压痛点，压痛点多在肱二头肌长头肌肌腱沟处、肩峰下滑囊、喙突、冈上肌附着点等处。

（6）肌肉痉挛与萎缩：三角肌、冈上肌等肩周围肌肉早期可出现痉挛，晚期可发生失用性肌萎缩，出现肩峰突起、上举不便、后伸不能等典型症状，此时疼痛症状反而减轻。

（7）肩关节 X 线检查和 MRI 检查

1）X 线检查：早期的特征性改变主要是显示肩峰下脂肪线模糊变形乃至消失。所谓肩峰下脂肪线是指三角肌下筋膜上的一薄层脂肪组织在 X 线片上的线状投影。当肩关节过度内旋位时，该脂肪组织恰好处于切线位，而显示线状。肩周炎早期，当肩部软组织充血水肿时，X 线片上软组织对比度下降，肩峰下脂肪线模糊变形乃至消失。

中晚期肩部软组织钙化，X 线片可见关节囊、滑液囊、冈上肌腱、肱二头肌长头腱等处有密度淡而不均的钙化斑影。在病程晚期，X 线片可见钙化影致密锐利，部分病例可见大结节骨质增生和骨赘形成等。此外，在肩锁关节可见骨质疏松、关节端增生或形成骨赘或关节间隙变窄等。

2）MRI 检查：肩关节 MRI 检查可以确定肩关节周围结构信号是否正常，是否存在炎症，可以作为确定病变部位和鉴别诊断的有效方法。

（二）鉴别诊断

（1）颈椎病（神经根型）：颈部疼痛、压痛向肩及上肢放射，上肢有神经功能障碍的表现；影像检查有神经卡压的病理表现。

（2）肩关节脱位：关节活动受限，有方肩、弹性固定等脱位特征，搭肩试验阳性；X 线可见关节脱位改变。

（3）肩关节感染、结核：关节红肿热痛或寒性脓肿，实验室与影像学检查有感染性炎症及其关节骨破坏的改变。

（4）肩部肿瘤：局部畸形，有占位影像指征。

（5）风湿性、类风湿关节炎：主要通过实验室检查进行鉴别。

（6）冈上肌腱损伤：关节被动活动可达正常范围，有“疼痛弧”存在。

（7）肩袖撕裂：主动活动功能丧失，被动活动可达正常范围。

（8）肱二头肌肌腱炎：关节活动无受限，肱二头肌抗阻力试验阳性。

（9）肩峰滑囊炎：有活动痛，关节功能活动可达正常。

三、治疗方略

（一）非手术治疗

（1）理筋手法：患者端坐位、侧卧位或仰卧位，术者主要是先运用㨰法、揉法、拿捏法作用于肩前、肩后和肩外侧，用右手的拇、食、中三指对握三角肌束，做垂直于肌纤维走行方向的拨法；再弹拨痛点附近的冈上肌、肱二头肌的肌腱以充分放松肌肉；然后术者左手扶住肩部，右手握患手，做牵拉、抖动和旋转活动；最后帮助患肢做外展、内收、前屈、后伸等动作，解除肌腱粘连，帮助功能恢复。手法治疗时，会引起不同程度的疼痛，要注意用力适度，以患者能忍受为度，隔日治疗一次，10 次为一个疗程。

（2）针灸疗法：肩髃、肩贞、臂臑、曲池、外关、列缺、合谷、后溪、小海、太渊。肩髃、肩贞、臂臑为主穴，其他为辅穴；宜泻法，可加灸，频捻针强刺激，留针 15～20 分钟。每日一次。

（3）外治法：外用药，急性期疼痛、触痛敏感，肩关节活动障碍者，可选用海桐皮汤热敷熏洗或热熨帖，外贴复方南星止痛膏、活血止痛膏等。物理疗法：可采用超短波、磁疗、蜡疗、光疗、热疗等。

（4）针刀疗法：①于喙突顶点的外 1/3 处，纵向松解肱二头肌短头起点。②于肱骨小结节处，向内下斜行松解肩胛下肌止点。③于肱骨结节间沟处，以提插、弧形铲剥法松解肱二头肌长头粘连。④于肱骨大结节后下方，横向松解小圆肌止点。⑤于肱骨大结节最上方内侧处，以提插、弧形铲剥法松解冈上肌腱粘连。

（二）中医辨治

（1）风寒湿痹证：肩部窜痛，遇风寒痛增，得温痛缓，畏风恶寒，或肩部有沉重感。舌质淡，苔薄白或腻，脉弦滑或弦紧。

治法：祛风散寒，祛湿通络。

推荐方药：独活寄生汤或蠲痹汤加减。

（2）气血瘀滞证：肩部肿胀，疼痛拒按，以夜间为甚。舌质暗或有瘀斑，舌苔白或薄黄，脉弦或细涩。

治法：行气活血，通络止痛。

推荐方药：身痛逐瘀汤加减。

（3）气血瘀滞证：肩部肿胀，疼痛拒按，以夜间为甚。舌质暗或有瘀斑，舌苔白或薄黄，脉弦或细涩。

治法：益气温经，和血通痹。

推荐方药：当归鸡血藤汤加减。

中成药治以祛风散寒除湿、活血化瘀通络、补益气血扶正，内服蠲痹丸（每次 1 丸，每日 3 次口服）、瘀血痹片（每次 3 粒，每日 3 次口服）等中成药。

（三）练功活动

早期患者肩关节的活动减少，粘连僵硬期，患者可在早晚反复做外展、上举、内旋、外旋、前屈、后伸、环转等功能活动，如“内外运旋”“叉手托上”“手拉滑车”“手指爬墙”等动作。锻炼必须量力而行，循序渐进，持之以恒，久之可见效果。否则，操之过急，有损无益。

四、预防与调护

中老年人平时肩部要注意保暖，勿受风寒湿邪侵袭，并经常进行肩关节的自我锻炼活动。急性期以疼痛为主，肩关节被动活动尚有较大范围，应减轻持重，减少肩关节活动；慢性期关节已粘连，关节被动活动功能严重障碍，肩部肌肉萎缩，要加强功能锻炼。

肩周炎病程长、疗效慢，部分患者虽可自行痊愈，但时间长，痛苦大，功能恢复不全。因此要鼓励患者树立信心，配合治疗，加强自主练功活动，以增进疗效，缩短病程，加速痊愈。

（宋寒冰）

肩袖损伤

肩袖又称肩腱袖、肩旋转腱袖，肩袖（rotator cuff）是肩关节周围四块重要肌肉的统称，由冈上肌、冈下肌、肩胛下肌、小圆肌的肌腱在肱骨头前、上、后方形成的袖套样肌样结构。这四块肌肉主要的作用在于支配肩关节进行各个方向的运动。Clark 等认为，肩袖肌群在近肱骨大结节止点处融合为一。喙肱韧带在冈上肌、冈下肌之间的深浅两面使肩袖的联结得到加强。

所谓肩袖损伤是指肩袖肌腱的损伤及无菌性炎症或冈上肌腱的断裂，即覆盖于肩关节的肌腱帽遭到破坏而出现肩关节功能障碍。

一、病因与分类

（一）病因

对肩袖损伤的病因有退变学说、血运学说、撞击学说及创伤学说四种主要论点。

（1）退变学说：Yamanaka 通过尸检标本研究所描述的肌腱退变的组织病理表现为肩袖内细胞变形、坏死、钙盐沉积、纤维蛋白样增厚、玻璃样变性、部分肌纤维断裂，有原纤维形成和胶原波浪状形态消失，小动脉增殖，肌腱内软骨样细胞出现。肩袖止点（enthesis）退化的表现为潮线的复制和不规则，正常的四层结构（固有肌腱、潮线、矿化的纤维软骨和骨）不规则或消失，或出现肉芽样变。这些变化在 40 岁以下的成人中很少见，但随年龄增长呈加重的趋势。

（2）血运学说：Codman 最早描述的“危险区”位于冈上肌腱远端 1cm 内，这一无血管区域是肩袖撕裂最常发生的部位。尸体标本的灌注研究都证实了危险区的存在，即滑囊面血供比关节面侧好，与关节面撕裂高于滑囊面侧相一致。Brooks 发现，冈下肌腱远端 1.5cm 内也存在乏血管区。但冈上肌的撕裂发生率远高于冈下肌肌腱，因此除了血供因素外，应当还存在其他因素。

（3）撞击学说：肩撞击征（impingement syndrome of the shoulder）的概念首先由 NeerⅡ于 1972 年提出，他认为肩袖损伤是由于肩峰下发生撞击所致。这种撞击大多发生在肩峰前 1/3 部位和肩锁关节下面喙肩穹下方。NeerⅡ依据撞击征发生的解剖部位而将其分为冈上肌腱出口撞击征（outlet impingement syndrome）和非出口部撞击征（non-outlet impingement syndrome）。他认为 95%的肩袖断裂是由于撞击征引起。冈上肌腱在肩峰与大结节之间通过，肱二头肌长头腱位于冈上肌深面，越过肱骨头上方止于顶部或肩盂上粗隆。肩关节运动时，这两个肌腱在喙肩穹下往复移动。肩峰及肩峰下结构的退变或发育异常，或者因动力原因引起的盂肱关节不稳定，均可导致冈上肌腱、肱二头肌长头腱及肩峰下肌腱的撞击性损伤。早期为滑囊病变，中晚期出现肌腱的退化和断裂。

但一些临床研究表明，肩袖撕裂的病例中有相当一部分与肩峰下的撞击无关，而是单纯由于损伤或肌腱退化所致。此外，存在肩峰下撞击的解剖异常的病例也并非都会发生肩袖破裂。因此，肩峰下撞击征是肩袖损伤的一个重要病因，但不是惟一的因素。

（4）创伤学说：作为肩袖损伤的重要病因已被广泛接受。劳动作业损伤、运动损伤及交通事故都是肩袖创伤的常见原因。Neviaser 等在 40 岁以上的患者中发现，凡发生盂肱关节前脱位者，若在复位之后患肩仍不能外展，则其肩袖损伤的发生率为 100%，而腋神经损伤仅占 7.8%。在老年人中，未引起骨折或脱位的外伤也可以引起肩袖撕裂。任何移位的大结节骨折都存在肩袖撕脱性骨折。创伤可根据致伤暴力大小而分为重度暴力创伤与反复的微小创伤，后者在肩袖损伤中比前者更重要。日常生活活动或运动中的反复微小损伤造成肌腱内肌纤维的微断裂（microcrack），这种微断裂若无足够的时间修复，将进一步发展为部分或全层肌腱撕裂。这种病理过程在从事投掷运动的职业运动员中较为常见。

综上所述，肩袖损伤的内在因素是肩袖肌腱随增龄而出现的组织退化，以及其在解剖结构上存在乏血管区的固有弱点。而创伤与撞击则加速了肩袖退化和促成了断裂的发生。正如 Neviaser 强调指出，4 种因素在不同程度上造成了肩袖的退变过程，没有一种因素能单独导致肩袖的损伤，其中的关键性因素应根据具体情况分析得出。

（二）发病机制

肩袖挫伤使肌腱充血、水肿乃至发生纤维变性，是一种可复性损伤。肌腱表面的肩峰下滑囊伴有相应的损伤性炎性反应，滑囊有渗出性改变。肩袖肌腱纤维的部分断裂可发生于冈上肌腱的关节面侧（下面）或滑囊面侧（上面），以及肌腱内部。不完全性断裂未获妥善处理或未能修复时常发展为完全性断裂。完全性断裂是肌腱全层断裂，使盂肱关节与肩峰下滑囊发生贯通性的损伤。此种损伤多见于冈上肌腱，其次为肩胛下肌腱及小圆肌腱较少发生。冈上肌腱与肩胛下肌腱同时被累及者也不少见。

肌腱断裂后裂口方向与肌纤维方向垂直者，称为横行断裂；裂口方向与肌纤维方向一致者，称作纵行断裂。肩袖间隙的分裂也属于纵行断裂，是一种特殊的损伤类型。根据肌腱断裂的范围又可分为小型撕裂、大型撕裂与广泛撕裂 3 类。按 Lyons 的分类法：小型＜3cm；中型为 3～4cm；大型为＜5cm；超大型＞5cm，并有 2 个肌腱被累及。作者的分类法是，小型断裂：单一肌腱断裂范围小于肌腱横径 1/2；大型断裂：单一肌腱断裂长度大于肌腱横径的 1/2；广泛断裂：范围累及 2 个或 2 个以上的肩袖肌腱，伴有肩袖组织的退缩和缺损。

一般认为，3 周以内的损伤属于新鲜损伤，3 周以上的属于陈旧性损伤。新鲜肌腱断裂断端不整齐，肌肉水肿，组织松脆，盂肱关节腔内有渗出。陈旧性断裂断端已形成瘢痕，光滑圆钝，比较坚硬，关节腔内有少量纤维素样渗出物，大结节近侧的关节面裸区被血管翳或肉芽组织覆盖。

二、诊断思维

1. 肩外展痛、肩峰下压痛

肩袖损伤最典型的表现主要为两个方面：肩关节疼痛及肩关节无力。有些患者在睡觉时会因为肩关节疼痛而痛醒。如果以力弱为最显著表现者，患者可感到患肢无力，自己难以抬起受伤侧的上肢，但用好手可以将坏手托起。

（1）外伤史：急性损伤史，以及重复性或累积性损伤史，对肩袖损伤的诊断有参考意义。

（2）疼痛与压痛：常见部位是肩前方痛，位于三角肌前方及外侧。急性期疼痛剧烈，呈持续性；慢性期呈自发性钝痛。在肩部活动后或增加负荷后症状加重。被动外旋肩关节也使疼痛加重。夜间症状加重是常见的临床表现之一。压痛多见于肱骨大结节近侧或肩峰下间隙部位。

（3）功能障碍：肩袖大型断裂者，主动肩上举及外展功能均受限。外展与前举范围均小于 45°。但被动活动范围无明显受限。

（4）肌肉萎缩：病史超过 3 周以上者，肩周肌肉有不同程度的萎缩，以三角肌、冈上肌及冈下肌较常见。

（5）关节继发性挛缩：病程超过 3 个月者，肩关节活动范围有程度不同的受限，以外展、外旋及上举受限较明显。

2. 特殊体征

（1）肩坠落试验（arm drop sign）：被动抬高患臂至上举 90°～120°，撤除支持，患臂不能自主支撑而发生臂坠落和疼痛即为阳性。

（2）撞击试验（impingement test）：向下压迫肩峰，同时被动上举患臂，如在肩峰下间隙出现疼痛或伴有上举不能时为阳性。

（3）疼痛弧征（pain arc syndrome）：患臂上举 60°～120° 出现肩前方或肩峰下区疼痛时即为阳性，对肩袖挫伤和部分撕裂有一定诊断意义。

（4）盂肱关节内摩擦音：即盂肱关节在主动运动或被动活动中出现摩擦声或轧砾音，常由肩袖断端的瘢痕组织引起。

3. 辅助检查

（1）X 线摄片：X 线检查对肩袖损伤的诊断无特异性。部分肩袖损伤病例大结节部皮质骨硬化表面不规则或有骨疣形成，骨松质呈现骨质萎缩和疏松。此外，若存在肩峰位置过低、钩状肩峰及肩峰下关节面硬化、不规则等 X 线表现，则提供了存在撞击因素的依据。在患臂上举运动的动态观察，可以观察大结节与肩峰相对关系及是否存在肩峰下撞击现象。X 线检查还有助于鉴别和排除肩关节骨折、脱位及其他骨关节疾病。

（2）关节造影：盂肱关节在正常解剖情况下与肩胛下肌下滑液囊及肱二头肌长头腱鞘相通，但与肩峰下滑囊或三角肌下滑囊不相交通。若在盂肱关节造影中出现肩峰下滑囊或三角肌下滑囊的显影，则说明其隔断结构——肩袖已发生破裂，导致盂肱关节腔内的造影剂通过破裂口外溢，进入了肩峰下滑囊或三角肌下滑囊内。盂肱关节腔的造影对肩袖完全断裂是一种十分可靠的诊断方法，但对肩袖的部分性断裂则不能做出正确诊断。

三、治疗方略

（一）非手术综合治疗

非手术综合治疗适用于 Neer I 期，特别是伤后少于 3 个月，肩袖部分撕裂、不愿接受手术治疗的完全撕裂和老年患者，予以镇痛、止血、脱水、活血化瘀等药物治疗，同时配合局部痛点封闭、理疗，并于随后进行肩关节功能锻炼，多可收到良好的疗效。

（1）理筋手法：对于早期急性期的患者应当慎用理筋手法，避免病情加重。恢复期可以在肩关节周围实施局部按摩、弹拨、拿捏、点按等手法，配合患肢各方向活动，以争取早日恢复肩关节活动功能。

（2）固定方法：扭挫伤较重者，伤后应予以患肩外展、前屈、外旋位予石膏或外展架固定 4～5 周。

（3）练功活动：肿痛减轻后，应做肩关节前伸后屈、内外运旋、叉手托上及自动耸肩等锻炼，使其尽早恢复活动功能。

（4）其他疗法：针灸，可取肩髎、肩井、天宗、手三里、曲池、合谷、阿是穴等。理疗，电子脉冲理疗仪具有镇痛、缓解肌肉痉挛、改善局部微循环作用，可选择使用。局部封闭疗法，常用的药物为普鲁卡因加醋酸泼尼松龙或醋酸氢化可的松局部痛点注射。

（二）手术治疗

若非手术综合治疗4～6周仍不能基本恢复肩关节的外展活动，则需考虑手术治疗。手术治疗适用于完全性肩袖撕裂和非手术治疗不满意的肩袖部分撕裂者。对肩袖完全撕裂者手术方法应选择原肌腱附着区域肌腱-骨重新固定，用不可吸收缝线牢固缝合；对肩袖部分撕裂者，手术宜行断裂部位吻合修复。

（三）中医辨治

（1）气血瘀滞型：局部肿胀，疼痛拒按，功能受限，筋肉痿弱，或见瘀血斑。舌质暗或有瘀斑，苔白或薄黄，脉弦或细涩。

治法：行气活血，化瘀通络。

推荐方药：桃红四物汤加减。熟地黄、当归、白芍、川芎、桃仁、红花、牛膝、延胡索。

（2）风寒湿型：多见于后期，以肩部酸胀痛为主，有沉重感，遇风寒则疼痛加重，得温则疼痛减轻。舌质淡，苔薄白或腻，脉紧。

治法：祛风散寒，化瘀除湿。

推荐方药：桂枝芍药知母汤。桂枝、芍药、甘草、麻黄、生姜、白术、知母、防风、附子。

（3）血不荣筋型：伤后日久未愈，肩部乏力，肌萎筋缓，面色苍白少华，舌淡苔少，脉细。

治法：补血荣筋。

推荐方药：当归鸡血藤汤加减。当归、熟地黄、桂圆肉、白芍、丹参、鸡血藤。

急性损伤可中成药可选择内服肿胀期，治宜行气、活血、消肿定痛，可用正骨紫金丹（每次6g，每日3次口服）、虎力散胶囊（每次1粒，每日2次口服）、独一味胶囊（每次3粒，每日3次口服），慢性恢复期宜舒筋通络，可用补筋丸。外用药可用通络骨质宁膏、正骨水、跌打万花油外擦、复方南星止痛膏等。

四、预防与调护

正确诊断、早期处理、术后进行系统的康复治疗是取得满意疗效的基本条件。日本信原病院报道了迄今国际上最大的一组肩袖修补手术病例的手术结果，共1148例，1235个肩，平均随访6.73年。70.1%患者的疼痛完全消除，肌力恢复达到5级者占79.4%，活动范围能满足日常生活需要者达94%。

对肩袖损伤若不进行修复，顺其发展，则最终会引起肩袖性关节病，出现关节不稳定或继发性关节挛缩症，导致关节功能的病废。

（宋寒冰）

冈上肌腱炎

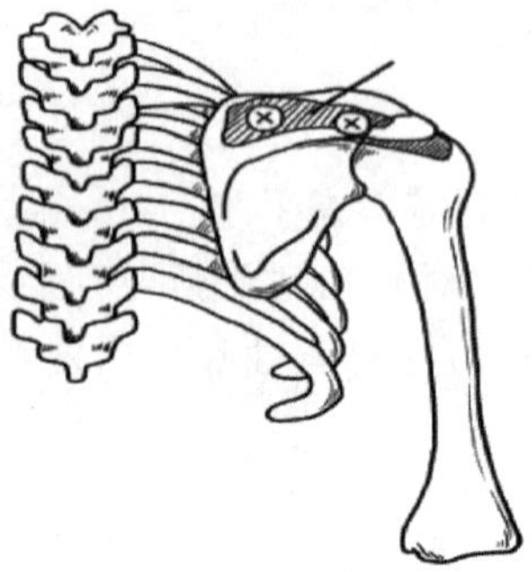

图 5-1　冈上肌腱

冈上肌起于肩胛冈上窝，其肌腱在喙突肩峰韧带和肩峰下滑囊的下面、肩关节囊的上面通过，止于肱骨大结节的上方。冈上肌被斜方肌和三角肌覆盖，其肌腱与冈下肌、肩胛下肌、小圆肌共同组成肩袖。冈上肌起于肩胛骨冈上窝，肌腱在喙肩韧带及肩峰下滑液囊下，肩关节囊之上通过，止于肱骨大结节。其形状如马蹄形，其作用为固定肱骨于肩胛盂中，并与三角肌协同动作使上肢外展，肩峰下滑囊将冈上肌腱与肩峰相隔，以减轻两者之间的摩擦，由于活动频繁又是肩部肌肉收缩力量的交汇点，故易损伤（图 5-1）。另外由于肌腱处存在“乏血管区”，本病治愈后容易复发。

一、病因与分类

当肩关节外展至 90° 时，肩峰下滑囊完全缩进肩峰下面，冈上肌腱必然受到喙突肩峰韧带和肩峰的挤压和摩擦，日久而形成劳损。冈上肌由肩胛上神经支配，肩胛切迹处易受损伤的嵌压点，为人体局部解剖的一个薄弱点，冈上肌肌纤维细长且跨度大，运动中易受损。中年以后冈上肌发生退行性变，更易发生劳损，冈上肌肌腱呈慢性炎症改变，即冈上肌腱炎，临床比较多见。少数患者的冈上肌肌腱因劳损而渐趋粗糙甚至钙化，或有冈上肌肌腱的部分断裂。肩部急性筋伤，或感受风寒湿邪，局部气血瘀滞，筋膜粘连，冈上肌腱更易受到而转变为冈上肌腱炎。

二、诊断思维

（1）本病好发于中青年及以上体力劳动者、家庭主妇、运动员，一般起病缓慢，常因轻微的外伤史或受凉史，或单一姿势工作、劳动而诱发本病。

（2）急性期或慢性肩痛急性发作者，肩部有剧烈的疼痛，肩部活动、用力、受寒时尤其加重。疼痛部位一般在肩外侧、大结节处，并可放射到三角肌止点或手指处。

（3）肩关节活动受限及压痛明显。活动受限以肩关节外展至 60°～120° 时，可引起明显疼痛为主要特征，当大于或小于这一范围及肩关节其他活动不受限制，亦无疼痛，出现“疼痛弧”现象。这与肱二头肌腱炎和肩周炎明显不同。

（4）X 线检查：偶见冈上肌肌腱钙化，骨质疏松，为组织变性后的一种晚期变化（图 5-2）。

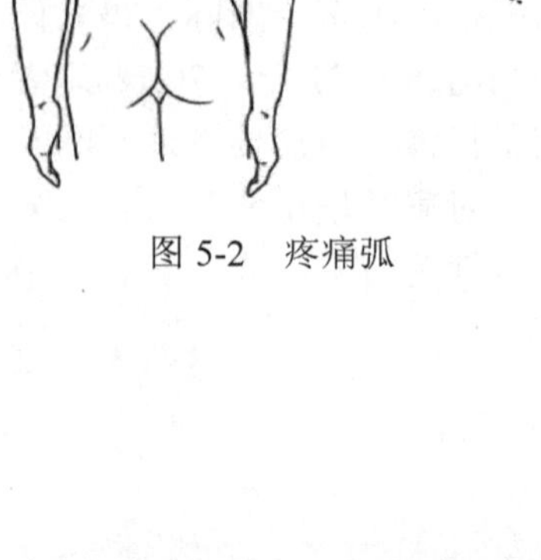

图 5-2　疼痛弧

三、治疗方略

（一）非手术治疗

（1）理筋手法：患者正坐，术者先用拿法，拿捏冈上部、肩部、上臂部，自上而下，以疏通经络；然后术者用拇指在冈上肌部位做局部弹拨、按揉、分筋法，以舒筋活络；最后术者一手按肩部，一手拿腕部，相对用力拔伸肩关节，拿腕之手做肩摇法，以两手扣住患侧手大、小鱼际部，在向下牵引的同时做上肢的牵抖法，以滑利关节。

（2）药物治疗

1）内服药：急性期以舒筋活血、通络止痛为主，内服舒筋活血汤加减；慢性期可内服舒筋丸；局部疼痛畏寒者可内服大活络丸或小活络丸；兼有血虚者可内服当归鸡血藤汤。

2）外用药：急性期疼痛较重时，外敷消瘀止痛膏或三色敷药；后期外贴伤湿止痛膏等，亦可用熏洗或腾药热熨患处。

（3）固定：急性期肿痛难忍者可用三角巾悬吊，做短期制动。

（4）针刀治疗：小针刀微创疗法是在古代九针中的锋针、圆利针等疗法基础上并在长期的临床实践中演变而来的一种现代中医治疗技术，尤其适用于软组织损伤和骨关节病变，对软组织粘连有良好的松解作用。治疗时取穴少而精，一般只有1～3处；治疗次数少，一般5天左右1次；疗程短，一般2～5次，临床疗效显著。针刀疗法可以将治疗的操作点送达病变部位，将冈上肌与周围组织的粘连进行剥离，使骨骼肌肉恢复正常的舒缩功能。同时使小血管扩张，加强局部病变组织的营养供应，提高局部新陈代谢，最终达到减轻症状、治愈疾病的目的。选用肱骨大结节点或冈上肌肌腹为操作点，将刀口线与冈上肌走行方向平行刺入，深达骨面，纵行疏通、横行剥离，若此点钙化则行通透剥离。对于钙化性冈上肌腱炎，小针刀治疗效果更好。

（5）局部注射治疗：局部注射是指通过将药物直接注射于病变部位从而阻断疼痛刺激传导，以达到解除肌肉紧张、改善局部循环的目的。

（二）中医辨治

（1）瘀滞型：肩部疼痛肿胀，以夜间为甚，痛处固定，拒按，肩部活动时可闻及摩擦音。舌质暗红，或有瘀斑，苔白或薄黄，脉弦或细涩。

治法：活血化瘀，消肿止痛。

推荐方药：桃红四物汤加减。熟地黄、当归、白芍、川芎、桃仁、红花、牛膝、延胡索。

（2）虚寒型：肩部酸胀，劳累后疼痛加重，遇寒痛剧，得温痛缓。舌质淡，苔薄白，脉沉细无力。

治法：散寒化瘀，温经止痛。

推荐方药：寄生血藤汤加减。桑寄生、鸡血藤、独活、秦艽、当归、威灵仙、川芎、防风、杜仲。

中成药可用口服虎力散胶囊（每次1粒，每日2次口服）、愈伤灵胶囊（每次3粒，每日3次口服）、痛舒片（每次3粒，每日3次口服）等中成药物以活血化瘀，行气止痛。外治药：以祛瘀止痛为主，局部肿胀者外敷祛瘀止痛类药膏、活血止痛膏。

（三）练功活动

肿痛缓解后进行功能锻炼，如肩外展、前屈、外旋、甩手、上举等活动，以舒筋活络，恢复肩臂活动功能。

四、预防与调护

中老年人，尤其是平时缺乏锻炼者，在肩部活动时要避免突然、强力的动作，特别是在做大角度的外展、后伸、上举等动作时更要注意，以防本病的发生。发病后肩部疼痛明显时，应避免上肢外展外旋等用力动作，肩部注意避风寒。中后期肩痛缓解后，逐步开始功能锻炼。

（宋寒冰）

第二节　上肢筋伤

肱二头肌长头肌腱炎

肱二头肌长头肌腱起于肩胛骨盂上结节，在肱骨结节间沟与横韧带形成的骨纤维管道中通过。当肩关节后伸、内收、内旋时，该肌腱滑向上方；而当肩关节前屈、外展、外旋时则滑向下方。当上肢在外展位屈肘时，肱二头肌长头肌肌腱容易磨损，长期的摩擦或过度活动可引起腱鞘充血、水肿、增厚，造成腱鞘滑膜层急性水肿或慢性损伤性炎症，从而导致肱二头肌长头肌肌腱在腱鞘内的滑动功能发生障碍，从而出现临床症状，称为肱二头肌长头肌腱炎或腱鞘炎。本病好发于40岁以上的中年人，多因外伤或劳损后急性发病，是肩痛的常见原因之一。其临床表现主要为肩部疼痛、压痛明显、肩关节活动受限等。若不及时治疗，可发展成为肩周炎（图5-3）。

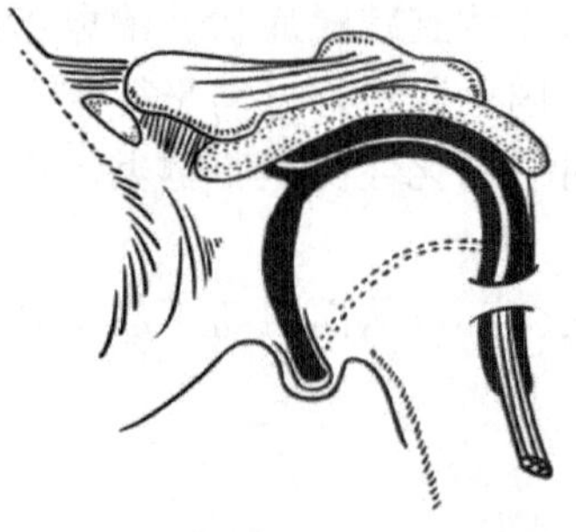

图5-3　肱二头肌长头肌腱

一、病因与分类

（1）跌仆闪挫：肩关节的直接外伤或肱二头肌用力不当，造成局部充血、血肿而又未及时恢复；或陈旧性损伤，如肩关节脱位、肱骨外科颈骨折，形成粘连变性。

（2）慢性劳损：使用肩部从事体力劳动者，如搬运工和从事投掷、棒球等运动的运动员，因长期、反复使肩关节处于活动范围极限的情况或用力转肩活动，肱二头肌长期的劳累，使长头肌腱在结节间沟的骨质上反复摩擦、而使腱鞘水肿，增厚，导致粘连和肌腱退变产生肱二头肌长头肌腱炎。

（3）精亏血虚：年老体衰，肾气不足，肾精亏损，筋脉失养，则拘紧挛急。临床上可见肋骨及颈部的骨质增生，肩袖的退行性病变。

二、诊断思维

（1）肱二头肌长头肌腱炎患者有明显外伤史。

（2）局部疼痛及活动有僵滞感或急性发病，在突然抗阻力收缩后发生。

（3）肱二头肌被断裂，或为自发性断裂，多有肌腱炎的病史，发病均有局部锐利撕割样疼痛、屈肘无力、肩前肿胀、皮下瘀斑等。

（4）结节间沟部有压痛，或可摸到轻微捻发音或摩擦感。断裂后，屈肘时可见上臂有“肿物隆起”，其下方可见凹陷。

（5）抗阻力试验表现无力或疼痛加重。

三、治疗方略

（一）非手术治疗

非手术治疗肱二头肌长头肌腱炎多可奏效，如减少手部活动外涂中药红花油等活血消肿药物，贴敷膏药，口服非甾体抗炎药。必要时可做局部封闭治疗，将 0.5～1ml 利多卡因与醋酸曲安奈德的混悬液注射于腱鞘之内，早期者一针即可见效，对顽固者可每周 1 次，不超过 4 次。疼痛较重者可用三角巾悬吊前臂；避免过度使用肩关节。

在肱二头肌间沟压痛最明显处，先注入 1%普鲁卡因 5ml，然后将醋酸氢化可的松或泼尼松龙 1ml（25mg）行鞘内注射，每周 1 次，可用 1～3 次。须严格无菌操作。多数疗效显著。有的患者注射 3 日内可因药物反应症状稍有加重。

（1）针灸治疗：采用复合针刺疗法。取穴时，主穴取百会、颈夹脊穴、大椎、肩井、阿是穴，可随证加减，每日 1 次，每次 30 分钟；电针取夹脊穴以疏经止痛；红外照射适用于寒湿痹者；刺络拔罐时，用皮肤针叩刺压痛点和病变部位，出现少量出血点后，加拔火罐。

（2）针刀治疗：患者取坐位或侧卧位，肩关节外展、肘关节屈曲，于肱骨结节间沟至肩峰下寻找痛点 1～2 个，用甲紫定点标记。严格按无菌手术规程操作，碘伏常规消毒，铺巾。用体积分数 2%利多卡因 2ml 经标记逐层麻醉。持 0.4mm 针刀垂直进针，刀口线与肱骨长轴方向一致，刺入结节间沟后针刀下有阻力感时即达到腱鞘管内，行纵疏、横拨、切割等手法，手下有松动感后出针。术毕按压针孔，局部无菌纱布覆盖，避开重要的血管、神经。嘱患者 3 天内禁做肱二头肌抗阻运动。每周 1 次，3 次为一个疗程。

（3）手法治疗：原则为整复移位，舒筋止痛。

手法操作：①先用㨰法按摩肩部，再点按肩部穴位，以达到舒筋止痛的目的。②用拨络法弹拨肌筋，以松解肌腱和腱鞘的粘连，软化局部硬结，并用摇肩法以恢复肩关节功能。③用摩法、揉法、搓擦法等按摩肩部舒筋活血，最后以牵抖、捋顺等手法结束。

（二）中医辨治

（1）寒湿型：肩部胀痛，有重着感，遇寒痛增，得温痛缓，或兼有畏寒。舌质淡红，苔白或腻，脉弦滑。

治法：温经散寒，除湿通络。

推荐方药：羌活胜湿汤加减。

（2）瘀滞型：多见于早期。肩部疼痛较局限，以夜间为明显，压痛明显，可触及硬结或活动有摩擦音。舌质暗红或有瘀斑，脉弦或细涩。

治法：活血祛瘀，通络止痛。

推荐方药：舒筋活血汤加减。

（3）气血不足：多为后期，肩部酸痛，劳累后疼痛加重，皮色苍白，或有头晕心悸，肌肉萎缩。舌质淡苔白，脉沉细无力。

治法：补气养血止痛。

推荐方药：补气养血汤加减。

急性疼痛者中成药可用口服虎力散胶囊（每次1粒，每日2次口服）、肿痛安胶囊（每次3粒，每日3次口服）、痛舒片（每次3粒，每日3次口服）等中成药物以活血化瘀，行气止痛。外治药：以祛瘀止痛为主，局部肿胀者外敷祛瘀止痛类药膏，如温经通络膏、活血止痛膏。

四、预防与调护

本病多因肩部反复活动劳损所致，所以日常生活和工作中要避免肩关节经常不断地不协调活动，尤其要避免过度的上肢外展位屈伸肘关节活动。急性发作期疼痛较重者，应卧床休息，适当制动，避免肩部感受风寒。缓解恢复期应加强肩部练功活动，以恢复肩关节功能，预防肩周炎的发生。

（宋寒冰）

肩峰下滑囊炎

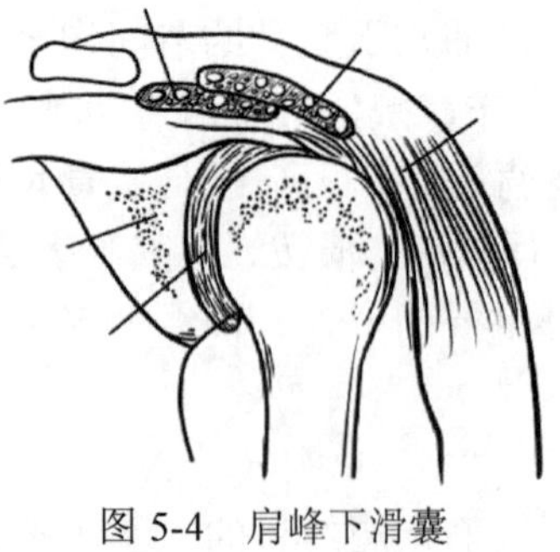

图5-4 肩峰下滑囊

肩峰下滑囊又称三角肌下滑囊，是全身最大的滑囊之一，位于肩峰、喙肩韧带和三角肌深面筋膜的下方。肩袖和肱骨大结节的上方。肩关节外展并内旋时，此滑囊随肱骨大结节滑入肩峰的下方，不能被触摸到。肩峰下滑囊有许多突起，以伸入肩峰下部分的最明显。另外，此囊附着于冈上肌的囊底较小，而游离缘较大，对肩部的运动很是有利。因此，肩峰下滑囊对肩关节的运动十分重要，被称为第二肩关节（图5-4）。

一、病因与分类

肩峰下滑囊又名三角肌下滑囊，滑囊将肱骨大结节与三角肌、肩峰隔开，使肱骨大结节不致在肩峰下面发生摩擦。正由于这一滑囊组织夹于活动频繁、运动范围又大的肩关节肩峰与肱骨头之间，常因在该间隙忽大忽小，变化无常的过程中，可因直接或间接外伤引起，但大多数病例是继发于肩关节周围组织的损伤和退行性变，尤以滑囊底部的冈上肌腱的损伤、退行性变、钙盐沉积最为常见。肩峰下滑囊由于损伤或长期受挤压、摩擦等机械性刺激，使滑囊壁发生充血、水肿、渗出、增生、肥厚、粘连等无菌炎症反应。

急性炎症期渗出肿胀，疼痛，滞动感，日久慢性炎症残存，不断刺激，组织肥厚，相互粘连，以囊内为著，失其正常的缓冲功能，从而影响关节的展举旋转活动，活动痛及压痛，并常与邻近软组织慢性炎症并存，且互为因果与渗透传变。另外，本病在大多数情况下常是其周围组织病变的继发病，尤以冈上肌的损伤、退行性变、钙盐沉积和肌腱袖破裂的影响最大。有时冈上肌已有病损而似无痛感，直到病变波及肩峰下滑囊才引起疼痛。

二、诊断思维

（1）一般症状：疼痛、运动受限和局限性压痛是肩峰下滑囊炎的主要症状。疼痛为逐渐加重，夜间痛较著，运动时疼痛加重，尤其在外展和外旋时（挤压滑囊）。疼痛一般位于肩部深处，涉及三角肌的止点等部位，亦可向肩胛部、颈部和手等处放射。

（2）局部症状：检查在肩关节、肩峰下、大结节等处有压痛点，可随肱骨的旋转而移位。当滑囊肿胀积液时，整个肩关节区域和三角肌部均有压痛。为减轻疼痛，患者常使肩关节处于内收和内旋位，以减轻对滑囊的挤压刺激。随着滑囊壁的增厚和粘连，肩关节的活动范围逐渐缩小以至完全消失。晚期可见肩胛带肌肉萎缩。

（3）X 线摄片可发现冈上肌的钙盐沉着。

三、治疗方略

（一）非手术治疗

首先查明原发病因，施以针对性的处理。急性期的治疗包括休息，给予消炎镇痛药、物理治疗、针灸和将患肢置于外展外旋位，类固醇激素局部注射有较好效果。慢性期除了上述疗法外，要强调不增加疼痛的康复治疗，主要恢复肩关节在三个轴上的运动功能。

（1）理筋手法：急性期，宜采用较轻柔的手法如指揉、一指禅推法及加入介质后擦法及穴位的点按等。取穴：肩井、肩髃、肩内陵等。

慢性期，可用揉、推、点、按及冈上肌腱炎之第三法。

（2）药物治疗：风寒侵袭宜祛风散寒、通络止痛为主，内服蠲痹汤加减；寒湿凝滞证可以散寒除湿、化瘀通络为主。方药：乌头汤加减。瘀血阻络证治则为活血化瘀，通络止痛。方药可用活络效灵丹与桃红四物汤合并加减。外用药：外贴伤湿止痛膏等，亦可用熏洗或腾药热熨患处。

中药熏药：可随证选用口服中药处方面部中药蒸汽熏洗，每次 30 分钟，每日 1 次。

（3）固定方法：急性期肿痛难忍者可用三角巾悬吊，做短期制动。

（二）手术治疗

对经保守治疗无效者，可考虑手术治疗，包括滑囊切除术、冈上肌腱钙化灶刮除术、肩峰和喙肩韧带切除等成形手术等。

（三）辨证论治

（1）风寒侵袭证：肩部疼痛较轻，病程较短，疼痛局限于肩部，多为钝疼或隐痛，或有麻木感，不影响上肢活动，局部发凉，得暖或抚摩则痛减，舌苔白，脉浮或紧。

治法：祛风散寒，通络止痛。

推荐方药：羌活胜湿汤加减。

（2）寒湿凝滞：肩部及周围筋肉疼痛剧烈或向远端放射，昼轻夜甚，病程较长，因痛而不能举肩，肩部感寒冷、麻木、沉重、畏寒得暖稍减。舌淡胖，苔白腻，脉弦滑。

治法：祛风除湿，通络止痛。

推荐方药：独活寄生汤加减。

（3）瘀血阻络：外伤后或久病肩痛，痛有定处，局部疼痛剧烈，呈针刺样，拒按，肩活动受限。或局部肿胀，皮色紫暗，舌质紫暗，脉弦涩。

治法：活血化瘀，通络止痛。

推荐方药：桃红四物汤加减。

中成药早期可用口服虎力散胶囊（每次 1 粒，每日 2 次口服）、独一味胶囊（每次 3 粒，每日 3 次口服）等药物以化瘀祛湿，行气止痛。中期和后期可服用骨力胶囊（每次 3 粒，每日 3 次口服）、痛舒片（每次 3 粒，每日 3 次口服）等。外治药：以祛湿化瘀止痛为主，可外贴伤湿止痛膏等外用贴膏。

亦可酌情使用消炎镇痛药，如双氯芬酸、氟比洛芬巴布膏等，可迅速缓解创伤后的炎性反应达到镇痛的作用。

（四）练功

肩部要注意保暖，避免寒湿邪侵袭，并经常进行肩关节的自我锻炼活动。急性炎症期，应减轻持重，减少肩关节活动，关节被动活动功能严重障碍、肩部肌肉萎缩者，要加强功能锻炼。

四、预防与调护

可因直接或间接外伤、冈上肌腱损伤或退行性变、长期挤压和刺激所致。如摔伤、坠落、乘车时紧急刹车直接引起。故注意生活习惯，高危工作者，如建筑工人、采矿工人、机师容易造成损伤，在工作过程中应注意保护自己。本病经治疗后，一般预后良好。肩峰下滑囊炎严重者可并发肩关节纤维性强直。

（宋寒冰）

肘关节扭挫伤

肘关节扭挫伤是常见的肘关节闭合性损伤，多在劳动、运动、玩耍时致伤。凡使肘关节发生超过正常活动范围的运动，均可引起关节内、外软组织损伤。常见的有肘关节尺、桡侧副韧带撕裂，关节囊、肱二头肌肌腱部分撕裂及其他肘部肌肉、韧带、筋膜撕裂。其撕裂程度差异性较大，有的在骨折、脱位纠正后，肘关节扭挫伤就成为突出的病症；也有某些运动造成肘关节扭挫伤，损伤后并未引起注意，至出现并发症引起肘关节活动受限时，才引起重视。

一、病因与分类

本病多因跌挫、扭转等外力引起。如跌仆滑倒、手掌撑地时，肘关节处于过度外展、伸直或半屈位，均可致肘关节扭伤。由于关节的稳定性主要依靠关节囊和韧带的约束，而侧副韧带又有防止肘关节侧移的作用，所以肘关节扭挫伤常可损伤侧副韧带、环状韧带、关节囊和肌腱，造成肘关节尺、桡侧副韧带撕裂，关节囊、肘部肌肉和韧带筋膜的撕裂。

直接暴力可造成肘关节软组织挫伤，如跌仆滑倒，手掌撑地，传导暴力可使肘关节过度外展、伸直或扭转，造成肘关节扭伤。由于关节的稳定性主要依靠关节囊和韧带约束，故临床以桡侧韧带损伤最为常见，尺侧次之，后侧较少。

严重的肘关节扭伤、挫伤，伤后不固定或固定不恰当，或因进行不适当的反复按摩，都可使血肿扩大。这种血肿有软组织内血肿和骨膜下血肿，常互相沟通。在血肿机化时，通过膜下骨化，以及骨质内钙质进入结缔组织肿块内，造成关节周围组织的钙化、骨化，即造成所谓骨化性肌炎。

二、诊断思维

患者有明显的外伤史，肘关节呈半屈伸位，患者以手托肘，关节活动受限。重者关节伤侧肿痛明显，皮下有瘀斑，甚至有波动感。

初起时肘部疼痛，活动无力。肿胀常因关节内积液和鹰嘴窝脂肪垫炎，或肱桡关节后滑膜囊肿胀而逐渐加重，以致伸肘时鹰嘴外观消失。

部分严重的肘部扭伤有可能是肘关节脱位后已自动复位，只有关节明显肿胀，已无脱位形态，易误认为单纯扭伤。其中关节囊和韧带、筋膜若有撕裂性损伤，做关节被动活动时有“关节松动”的不稳定感，并引起肘部剧烈性疼痛。

X线检查：常规拍摄肘关节正、侧位X线片，排除是否合并有骨折等。对可疑病例在进行局部麻醉后，伸直肘关节，做被动肘外翻30°摄片，若内侧关节间隙明显增宽，则说明肘关节尺侧副韧带撕裂。同样，亦可做桡侧副韧带损伤检查。在儿童骨骺损伤时较难区别，可与健侧同时拍片以检查对比，可以减少漏诊。

本病应与肘部骨折和（或）脱位相鉴别，后者X线片有明显异常。

三、治疗方略

《医宗金鉴·正骨心法要旨》论述肘部损伤时指出“其斜弯之筋，以手推摩，令其平复，虽即时能垂能举，仍当以养息为妙”，说明肘部损伤后功能恢复不可操之过急，应根据损伤程度的不同，采用相应的方法加以调治。凡跌仆闪挫，或恼怒气滞血凝作痛，以及元气素弱，或因气血损伤，或过服克伐之剂，或外敷寒凉之药，致气血凝结者，俱宜用活血顺气之剂。本病可采用药物、手法、固定、练功等方法进行治疗。

（一）非手术治疗

非手术治疗以固定、练功为主，配合药物、手法治疗。

（1）理筋手法：伤后即来诊治者，宜将肘关节做一次0～140°的被动伸屈，这对于微细的关节错位可起到整复的作用。在触摸到压痛点后，以两手掌环握肘部，轻轻按压1～2分钟，有减轻疼痛的作用。然后用轻按摩拿捏手法，以患者有舒适感为度。但不宜反复做，尤其在恢复期，更不能做猛烈的被动伸屈，这样虽能拉开粘连，但同时又引起血肿，以后粘连更加严重，甚至引起血肿的钙化、骨化。

（2）固定方法：初期患肢用三角巾悬吊，肘关节置于屈曲功能位，以限制肘关节的伸屈活动，并督促患者多做手指伸屈、握拳活动，以利于消肿。

（二）手术治疗

肘关节尺侧副韧带完全断裂，宜行外科治疗。外科治疗切口取肘关节内侧切口，患者取仰卧位，切口以肱骨内上髁为中心，沿肱骨内上髁嵴向上延伸5cm，沿前臂内侧纵轴向下延伸5cm。术中注意避开和保护尺神经。

（三）中医辨治

早期为气滞血瘀，治宜以活血化瘀，行气止痛。方选羌活灵仙汤加味。中期治宜和营止痛，方选和营止痛汤加减，后期治宜补益肝肾，方选壮筋养血汤加减。外治法可用双氯芬酸乳膏外擦，每日2次。或使用消肿止痛膏或双柏膏，每日外敷一次，用于损伤的急性期。

（1）气滞血瘀型：肘部疼痛，弥漫性肿胀，偶见瘀斑，局部压痛，肘关节活动受限。舌可见瘀点，脉弦紧。

治法：活血化瘀，消肿止痛。

推荐方药：桃红四物汤加减。

（2）虚寒型：多见于后期，肘部酸胀疼痛，劳累后疼痛加重，畏寒喜温。舌质淡，苔薄白，脉细。

治法：散寒化瘀，温经止痛。

推荐方药：寄生血藤汤加减。

中成药内服药：早期宜应用活血化瘀、消肿止痛之药，如桃红四物汤加减。西药应用非甾体消炎镇痛药，如塞来昔布、乐松片。外用药：早期外敷消肿止痛膏或狗皮膏，可用活血止痛膏，后期用中药海桐皮汤熏洗。

（四）练功活动

肿痛减轻后，可逐步练习肘关节的屈伸功能，使粘连组织逐步松解，以恢复正常。如做被动屈伸活动，必须是轻柔的，不引起明显疼痛的活动，禁止做被动粗暴的屈伸活动。

四、预防与调护

严重的肘关节扭挫伤，治疗不及时或治疗不当，或因进行不适当的反复按摩，都可造成关节周围组织的钙化、骨化，形成骨化性肌炎。因此肘关节损伤后功能恢复是不能操之过急的，否则常遗留关节强直的后患。

（宋寒冰）

肱骨外上髁炎

肱骨外上髁炎亦称肱桡关节滑囊炎、肱骨外髁骨膜炎，肱骨外上髁炎在临床上十分多见，为骨科门诊就诊率最高的常见病之一。打网球者经常反手挥拍击球，若不得法常引发本病，因此俗称为网球肘（tennis elbow）。

一、病因与分类

本病多因慢性劳损致肱骨外上髁处形成急、慢性炎症所引起。起于肱骨外上髁部的有桡侧腕长伸肌、桡侧腕短伸肌、肱桡肌、旋后肌等，主要功能为伸腕、伸指，其次使前臂旋后。当腕背伸或前臂旋后过度都会使附着于肱骨外上髁部的腕伸肌肌腱、筋膜受到牵拉而致伤。肱骨外上髁是前臂腕伸肌的起点，由于肘、腕关节的频繁活动，长期劳累，使腕伸肌的起点反复受到牵拉刺激，引起部分撕裂和慢性炎症或局部的滑膜增厚、滑囊炎等变化。因职业需反复用力伸腕活动，如乒乓球、网球中的“反拍”击球。泥瓦工、理发员、会计，以及偶然从事单纯收缩臂力活动工作的人，都会引起附着于肱骨外上髁部肌腱、筋膜的慢性劳损。

二、诊断思维

起病缓慢，初起时在劳累后偶感肘外侧疼痛，延久逐渐加重，疼痛甚至可向上臂及前臂放散，影响肢体活动。做拧毛巾、扫地、端壶倒水等动作时疼痛加剧，前臂无力，甚至持物落地。

肱骨外上髁及肱桡关节间隙处有明显的压痛点，腕伸肌紧张试验阳性，前臂伸肌腱牵拉试验（Mill）征阳性，将患侧肘伸直，腕部屈曲，做前臂旋前时，外上髁处出现疼痛。

X 线检查多属阴性，偶见肱骨外上髁处骨质密度增高的钙化阴影或骨膜肥厚影；若病变发生在肱骨内上髁，则为肱骨内上髁炎，肿痛和压痛在肘内侧，抗阻力屈腕时疼痛明显；若病变发生在尺骨鹰嘴，则为鹰嘴滑囊炎，肿痛和压痛在肘后侧，肘关节伸屈轻度受限。

三、治疗方略

（一）非手术治疗

以手法治疗为主，配合药物、理疗、针灸、针刀和水针疗法等治疗。

（1）理筋手法：用肘部弹拨法、分筋法、屈伸法、顶推法。

患者正坐，术者先用拇指在肱骨外上髁及前臂桡侧痛点处做弹拨、分筋法；然后术者一手从背侧握住腕部，另一手掌心顶托肘后部，拇指按压在肱桡关节处，握腕部之手使桡腕关节掌屈，并使肘关节做屈伸的交替动作，同时另一手于肘关节由屈曲变伸直时在肘后部向前顶推使肘关节过伸，肱桡关节间隙加大，如有粘连时，可撕开桡侧腕伸肌之粘连。

（2）物理疗法：可采用超短波、磁疗、蜡疗、光疗、离子透入疗法等，以减轻疼痛、促进炎症吸收。

（3）针灸治疗：以痛点及周围取穴，隔日一次。或用梅花针叩打患处，再加拔火罐，3～4 天一次。

（4）针刀疗法：局部麻醉后患侧伸肘位，术者左手拇指在桡骨粗隆处将肱桡肌拨向外侧，将小针刀沿肱桡肌内侧缘刺入，直达肱桡关节滑囊和骨面，做切开剥离 2～3 针刀即可出针，无菌纱布覆盖针孔后患肘屈伸数次。

（5）水针疗法：用 2%盐酸普鲁卡因 2ml 加醋酸泼尼松龙 12.5mg 作痛点封闭，每周一次，连续三次。或用当归注射液 2ml 做痛点注射，隔日一次，10 次为一个疗程。

（二）手术治疗

顽固性病例可在局部麻醉下于肱骨外上髁处做纵切口，手术剥离或松解伸肌总腱，切断或松解血管神经束。亦有人认为，顽固性病例大多系由桡侧腕短伸肌腱膜及旋后肌腱膜弓对桡神经深支的牵拉所致，需行该神经松解术方可使症状消失。

（三）中医辨治

（1）内服药：风寒阻络型宜祛风散寒，通络止痛，用以舒筋汤，湿热内蕴型治则清热祛湿，通络止痛，可内服清热定痛汤，气血亏虚治宜养血荣经，舒筋活络，内服活血汤等。

（2）外用药：外敷定痛膏或用海桐皮汤熏洗。

中成药对于风寒阻络型可口服尪痹片（每次 3 粒，每日 3 次口服）、金骨莲胶囊（每次 3 粒，每日 3 次口服）等，湿热内蕴型可口服中成药痛舒片（每次 3 粒，每日 3 次口服）等，气血亏虚者可口服仙灵骨葆胶囊（每次 3 粒，每日 3 次口服）、骨力胶囊（每次 3 粒，每日 3 次口服）等中成药物，亦可外用活血止痛膏、通络骨质宁膏等贴膏治疗。

四、预防与调护

肱骨外上髁炎是由于肘、腕关节的频繁活动，腕伸肌的起点反复受到牵拉刺激而引起，因此尽量避免其剧烈活动。疼痛发作期应减少活动，必要时可做适当固定，可选择三角巾悬吊或前臂石膏固定 3 周左右，待疼痛明显缓解后应及时解除固定并逐渐开始肘关节功能活动，但要避免使伸肌总腱受到明显牵拉的动作。

五、各家发挥

邓福树研制消瘀膏外用治疗肘部筋伤，将消瘀膏以水温烫化，以不烫皮肤为度，然后均匀涂于肘外髁部，1 周为一个疗程，效果明显。

（宋寒冰）

肘管综合征

肘管综合征是指尺神经在肘部尺神经沟内的一种慢性损伤，过去又称为迟发性尺神经炎，较为常见。常见的病因：肘外翻程度轻者，可在数十年后发病，而程度重者一二年内即可发病。

尺神经在肱骨内上髁后方及尺骨鹰嘴间（尺神经沟）的一段接近浅表，易因骨折或脱位而受累。尺神经沟过浅、肘外翻畸形等，使尺神经易于受压而损害。手术将尺神经前移即可。神经可能在尺侧屈腕肌腱膜下的肘管处受压，也可能在腕部的尺管内受压。尺神经麻痹的典型表现是爪形手畸形，因手部小肌肉萎缩而手掌凹陷，掌指关节过伸，指间关节屈曲，因食指、中指的蚓状肌受正中神经支配，故手指屈曲畸形以无名指、小指为著，拇指常处于外展状态，手指分开、合并动作受限制，小指动作丧失。感觉丧失区主要在手背尺侧，小鱼际、小指和无名指的尺侧一半（图 5-5）。

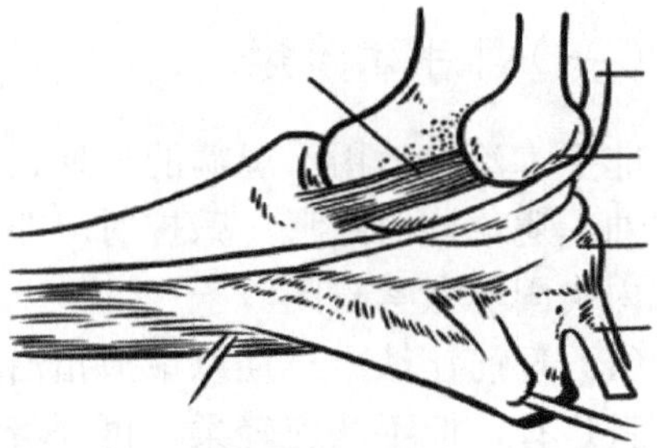

图 5-5 肘管

一、病因与分类

肘管综合征的常见原因有外伤、创伤后肘外翻、肘关节长期的伸位压迫、反复性轻微外伤、关节炎及弓状韧带增厚等。其发病机制主要是肘管狭窄，造成尺神经在肘管内受弓状韧带压迫所致，亦可因腱鞘囊肿和脂肪瘤等软组织肿块外在压迫所致。尺神经受压后可出现该神经支配区域的感觉和运动障碍。此外，由于弓状韧带撕裂或松弛而导致尺神经半脱位、尺神经沟过浅等引起的摩擦性神经炎，亦可出现类似肘管综合征的症状。

二、诊断思维

（一）诊断要点

（1）小指动作丧失，腕和手指屈曲力弱，拇指不能内收及对掌，屈腕时手偏向桡侧。

（2）小鱼际肌及各骨间肌常发生萎缩。

（3）小指及无名指尺侧感觉障碍。

（4）常有肱骨骨折、肘关节脱位、腕部或肘部外伤直接损伤尺神经史，亦可见于大骨节病和麻风病患者。

（5）肌电图和神经传导速度有异常。

（二）鉴别诊断

（1）正中神经麻痹（play of median nerve）：肌萎缩分布于前臂中下 1/3 及大鱼际肌，并屈曲。做捏纸试验时患者用拇指与食指的根部捏纸。

正中神经与尺神经合并损害：如上肢外伤骨折压迫等引起，此两神经麻痹时在前臂掌侧出现局限性肌萎缩，而肱桡肌、桡侧屈腕长肌、桡侧屈腕短肌则无萎缩，大小鱼际肌、骨间肌有萎缩，手掌平坦呈“猿手”。

（2）肌皮神经损害（musculocutaneous nerve injury）：前臂前面出现肌萎缩。

三、治疗方略

（一）非手术治疗

非手术治疗适用于患病的早期、症状较轻者。可调整臂部的姿势、防止肘关节长时间过度屈曲，避免枕肘睡眠，戴护肘。非类固醇抗炎镇痛药物偶尔可缓解疼痛与麻木，但不提倡肘管内类固醇激素封闭。

（1）理筋疗法：早期以单拇指沿肱骨内上髁尺神经沟部进行尺神经弹拨，在伸肘和屈肘位交替进行，但手法应轻柔。再顺着尺神经方向按压小海、灵道等穴位。最后揉捏患侧小鱼际、骨间肌及手指。反复3～5次，约10分钟。

（2）固定方法：早期宜适当休息，患肢制动，可用三角巾轻度屈肘前臂中立位悬吊固定3～4周。必要时可行夹板或石膏固定。

（3）练功活动：早期应多做握拳活动，促进患肢血液循环，若病情至晚期或手术治疗后期，更应该多做握拳动作，配合手滚圆球锻炼，以尽快恢复手指功能。

（4）物理疗法：可选用电子脉冲理疗仪、激光电治疗仪等局部治疗，也可做骨科体外冲击波治疗。

（5）针灸疗法：选取阿是穴，左手拇指找准压痛点后固定不动，沿拇指甲快速进针，行提插、捻转手法，得气后，行温针灸。

（二）手术治疗

手术治疗适用于手内在肌萎缩、保守治疗效果不好者。以下手术术式常用：将尺神经从尺神经沟中解脱出来，移至肘前皮下。尺神经前移时要往远、近端做充分游离，并需切断神经的关节支及1～2个肌支，以利于向肘前移位，以防移位后肌内卡压。在屈肌起点处掀起一片深筋膜，将移位的尺神经控制在肘前部，以防伸肘时移位的神经滑回原位。翻转的深筋膜要有一定的宽度及长度，防止对尺神经形成新的卡压。一般不主张行神经束间松解，否则会使症状加重。术后于屈肘位石膏托制动，3周后开始练习活动。其他手术方法虽然临床也有应用，但不甚普及。

（三）中医辨治

（1）内服药：手指麻木疼痛，筋肉萎软，属气血不足，筋失所养，治宜补气血、养筋脉，可选用八珍汤或黄芪桂枝五物汤加减。

（2）外用药：可贴宝珍膏或万应膏，去除外固定后可用八仙逍遥汤熏洗患肢。

中成药内服药：可选用补气血、养筋脉的中成药物治疗，给予如意珍宝丸（每次2～4粒，每日2次口服）或根痛平胶囊（每次3粒，每日3次口服）胶囊口服，外用药：可贴活血止痛膏或通络骨质宁膏外贴治疗。

四、预防与调护

（1）注意休息，避免手部、肘部受压。

（2）因患手的感觉功能减退，日常活动中要保护好患部，防止继发性损伤，如烫伤、擦伤等。

附 腕尺管综合征

腕尺管综合征指尺神经在腕部尺侧骨性纤维管道中由于某些因素导致卡压而引起的感觉、运动功能障碍的症状和体征。腕尺管又名 Guyon 管，位于腕前区尺侧，由腕横韧带和腕掌侧韧带远侧部共同构成。管内有尺动脉、尺静脉和尺神经通过，在管内尺神经分为深支和浅支，即运动支和感觉支。腕尺管上口由豌豆骨近侧缘、腕掌侧韧带和腕横韧带围成；腕尺管下口由腕掌侧韧带、掌短肌及腱膜、豆钩韧带、尺侧腕屈肌腱和手内侧肌群的肌腱围成。

诊断要点：①中年男性多见，劳动者或有掌腕部外伤史、骨折史。②如尺神经浅支受累，临床表现为手掌尺侧小指及环指尺侧的皮肤感觉障碍，腕关节以上感觉正常，症状轻且局限、无运动功能障碍。③如尺神经深支受累，临床表现为手内肌运动障碍，骨间肌萎缩、无力或麻痹，病程长者可出现爪形畸形，无感觉障碍。④腕屈肌如在尺侧扪及压痛性肿物，则提示有腱鞘囊肿或肿瘤压迫。⑤屈腕试验可使无名指、小指麻木、刺痛、灼热感加重。

主要治疗方法：对于单纯感觉障碍较轻患者可暂保守治疗，予局部封闭及口服神经营养药物。余腕尺管综合征一经确诊均应及早手术治疗。病程越短，神经功能恢复越快，其原因为手术解除了神经四周的纤维瘢痕和机械性压迫，改善了神经局部血流障碍，降低了神经内液压，利于维持神经内环境的稳定性，促进神经纤维再生，恢复其正常传导功能。

（宋寒冰）

腕部扭挫伤

腕部扭挫伤是指外力作用造成的腕关节部的韧带、筋膜等筋伤。当人跌倒以手着地时，腕关节是首先承受并向肢体近端传导外力的关节。因此，腕关节容易受到损伤，如损伤后治疗不当，可引起腕骨间关系改变，即所谓腕关节不稳定。

一、病因与分类

由于跌仆时手掌或手背着地，或用力过猛，迫使腕部过度背伸、掌屈及旋转活动，超出腕关节正常活动范围，引起腕部韧带、筋膜、关节囊的扭伤或撕裂。直接暴力打击可致腕部挫伤。对腕部损伤的机制有不同看法，但多数学者认为是由腕部过度背伸承受暴力所致。当腕关节处于背伸、尺侧偏斜位时，加上受到过猛的外力作用，使腕关节活动超出正常范围，会引起相应的腕部韧带、筋膜等组织损伤。

二、诊断思维

诊查要点：患者有明显的外伤史，伤后腕部肿胀、疼痛，活动时加剧，局部压痛，腕关节活动受限。

腕部的挫伤要与无移位的桡骨远端骨折、腕舟骨骨折相鉴别。无移位的桡骨远端骨折肿胀多不明显，压痛局限在桡骨远端；腕舟骨骨折时，肿胀和压痛点局限在阳溪穴部位。拍摄腕关节X线片可以鉴别。

三、治疗方略

（一）非手术治疗

伤后早期宜冷敷，有韧带撕裂者需予以固定。可根据损伤程度的不同，采用相应的方法加以调治；可采用活血消肿止痛之法，给予药物、手法、固定、练功等方法进行治疗。

以手法治疗为主，配合药物、固定治疗。

（1）理筋手法：患者正坐，术者先在腕部肿痛部位做抚摩、揉、捏等手法，然后拿住拇指及第一掌骨，自外向里摇晃6～7次，再拔伸、屈腕。按上法依次拔伸2～5指，最后将腕关节背伸。术毕再依肌腱走行方向理顺筋络数次。

（2）固定方法：对损伤较重者，可用两块夹板将腕关节固定于功能位2周。去除固定后，可用弹力护腕保护。

（二）中医辨治

（1）瘀滞型：多见于损伤早期，局部肿痛，皮肤灼热，按痛，腕部活动不利。舌质红，苔薄黄，脉弦数或弦涩。

治法：活血化瘀，消肿止痛。

推荐方药：桃红四物汤加减。中成药：瘀血痹片（每次3粒，每日3次口服）、独一味（每次3粒，每日3次口服）等。

（2）虚寒型：多见于损伤后期，局部肿胀不明显，活动痛，喜按喜揉，腕部活动不利。舌质淡，苔薄白，脉细或沉细。

治法：散寒化瘀，温经止痛。

推荐方药：寄生血藤汤加减。中成药：金骨莲胶囊（每次3粒，每日3次口服）、寒湿痹片（每次3粒，每日3次口服）等。

（3）外用药：初期外敷三色敷药或双柏散；后期损伤用中药熏洗。

（4）其他用药：早期宜应用活血化瘀、消肿止痛之成药，西药应用非甾体消炎镇痛药，如塞来者布、乐松片。早期可外敷消肿止痛膏或狗皮膏，可用活血止痛膏，后期用中药海桐皮汤熏洗。

四、预防与调护

腕部扭挫伤后期容易发生腕部的韧带挛缩，出现腕部关节、掌指关节的僵硬，应主动进行活动，如揉转金属球、核桃，以锻炼手腕部屈、伸和桡、尺侧偏斜及环转。

（宋寒冰）

桡骨茎突狭窄性腱鞘炎

桡骨茎突狭窄性腱鞘炎是由于拇指或腕部活动频繁，使拇短伸肌和拇长展肌肌腱在桡骨茎突部腱鞘内长期相互反复摩擦，导致该处肌腱与腱鞘产生无菌性炎症反应，局部出现渗出、水肿和纤维化，鞘管壁变厚，肌腱局部变粗，造成肌腱在腱鞘内的滑动受阻而引起的临床症状。其临床表现主要为桡骨茎突部隆起、疼痛，腕和拇指活动时疼痛加重，局部压痛（图 5-6）。本病多见于中年以上，女多于男（约 6∶1），好发于家庭妇女和手工操作者（如纺织工人、木工和抄写员等），哺乳期及更年期妇女更易患本病。起病缓慢。本病经非手术治疗，多能获满意效果。个别反复发作或非手术治疗无效者，可行手术切开狭窄的腱鞘，疗效良好。

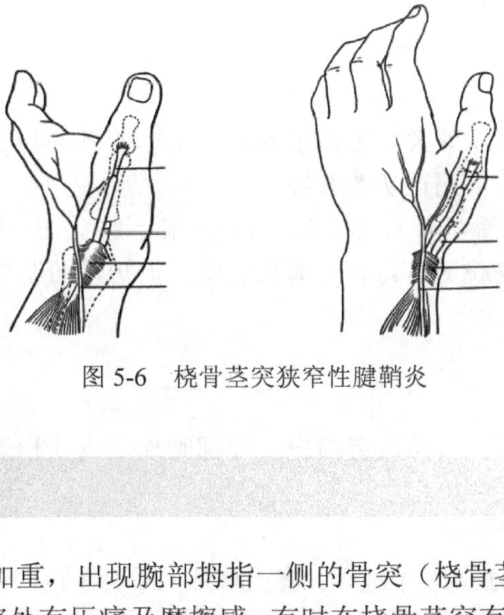

图 5-6 桡骨茎突狭窄性腱鞘炎

一、病因与分类

本病起病缓慢，逐渐加重，出现腕部拇指一侧的骨突（桡骨茎突）处及拇指周围疼痛，拇指活动受阻，在桡骨茎突处有压痛及摩擦感，有时在桡骨茎突有轻微隆起豌豆大小的结节。若把拇指紧握在其他四指内，并向腕的内侧（尺侧）做屈腕活动，则桡骨茎突处出现剧烈疼痛。在急性期，局部可有肿胀。当肿大的肌腱通过狭窄的腱鞘这一“隧道”时，拇指在屈伸时，会发生响声，对此又有“弹响指”之称。

二、诊断思维

本病多见于中年妇女，发病缓慢，腕部桡侧疼痛，提物乏力，尤其不能作提壶倒水等动作。桡骨茎突处有隆起，或可有结节，在桡骨茎突及第一掌骨基底部之间有压痛。部分患者局部有微红、微肿、微热，疼痛可放射至手部。

握拳试验阳性［芬克斯坦（Finkeisten）征］，即将患者拇指尽量屈曲握于掌心，同时将腕关节尺偏，可引起桡骨茎突患处剧痛。

三、治疗方略

（一）非手术治疗

（1）理筋手法：患者正坐，术者一手托住患手，另一手于腕部桡侧疼痛处及其周围上下来回地按摩、揉捏；然后按压手三里、阳溪、合谷等穴，并弹拨肌腱4～5次；再用左手固定患肢前臂，右手握住患手，在轻度拔伸下缓缓旋转及伸屈腕关节；最后用右手拇、食两指捏住患手拇指末节，向远心端拉伸，起舒筋解粘、疏通狭窄的作用，结束前再按摩患处一次。理筋手法每日或隔日一次。

（2）针灸治疗：取阳溪为主穴，配合谷、曲池、手三里、列缺、外关等，得气后留针15分钟，隔日一次。

（3）针刀疗法：小针刀切口和桡动脉呈平行刺入，在鞘内纵行疏剥，病情严重者，亦可刺穿腱鞘使刀口接触骨面，刀身倾斜，将腱鞘从骨面上剥离铲起，出针，针孔按压至不出血为止。注意勿伤桡动脉和神经支。

（二）手术治疗

反复发作而非手术治疗无效者，可做手术切开狭窄的腱鞘和松解粘连，但要注意勿伤及头静脉和桡神经浅支。术后早期行功能锻炼。

腱鞘松解术：以上方法治疗未见效果者，可在局麻下纵行切开腕背韧带和腱鞘（不缝合），解除对肌腱的卡压，缝合皮肤切口。有时拇长展肌与拇短伸肌肌腱各有一个腱鞘，此种解剖变异，术中应探查清楚。

（三）中医辨治

（1）瘀滞型：多为早期，有急性劳损史。局部肿痛，皮肤稍灼热，筋粗。舌苔薄黄或薄白，脉弦或弦涩。

治法：活血化瘀，消肿止痛。

推荐方药：桃红四物汤加减。中成药：瘀血痹片（每次3粒，每日3次口服）、独一味（每次3粒，每日3次口服）等。

（2）虚寒型：多为后期，劳损日久，腕部酸痛乏力，劳累后加重，局部轻度肿胀，筋粗，喜按喜揉。舌质淡，苔薄白，脉沉细。

治法：散寒化瘀，温经止痛。

推荐方药：寄生血藤汤加减。中成药：金骨莲胶囊（每次3粒，每日3次口服）、痹祺胶囊（每次3粒，每日3次口服）等。

四、预防与调护

本病与劳累损伤有关，骤然增加手及腕部劳动强度会诱发该病，多次大量洗衣服、织毛衣为常见的诱发因素，老年人劳动量要适当避免劳动量及强度突然增加。患者平时做手部动作要缓慢，尽量脱离手腕部过度活动的工作，少用凉水，以减少刺激。疼痛严重时，可用夹板或硬纸板将腕关节固定于桡偏、拇指伸展位 3～4 周，以限制活动，可缓解症状。

（宋寒冰）

腕管综合征

腕管综合征（carpal tunnel syndrome）是周围神经卡压综合征中最为常见的一种，中年人好发，为正中神经在腕部受到卡压而引起的一系列症状和体征。Paget 于 1853 年首先描述此病。

一、病因与分类

腕管在腕部的掌侧，由坚强的腕横韧带与腕骨（由钩骨、头骨、大多角骨、小多角骨等组成）构成骨—纤维性管道，称为腕管。在肘关节尺侧后方有肘管，正中神经即在肘管中通过进入手掌，“腕管综合征”是由于从手臂通往手指的神经——正中神经，在腕部受到压迫所导致的症候群。正中神经受压后，受正中神经所“指挥”的三个手指，拇指、食指、中指会首先产生疼痛和感觉麻木。受其支配的手部小肌肉萎缩，因而出现“猿形手”，拇指不能对掌，拇指与食指对指无力、手指不能分开与并拢等现象。腕部的创伤，如桡骨下端骨折、腕骨骨折脱位、腕部扭挫伤、腕部慢性损伤，或腕管内有腱鞘囊肿、脂肪瘤等原因导致腕管内容积减少。由于腕管内腔缩小，指屈肌肌腱和正中神经与腕横韧带来回摩擦，而引起肌腱、肌腱周围组织、滑膜水肿、肿胀、增厚，使管腔内压力增高，压迫正中神经，发生腕管综合征（图 5-7）。

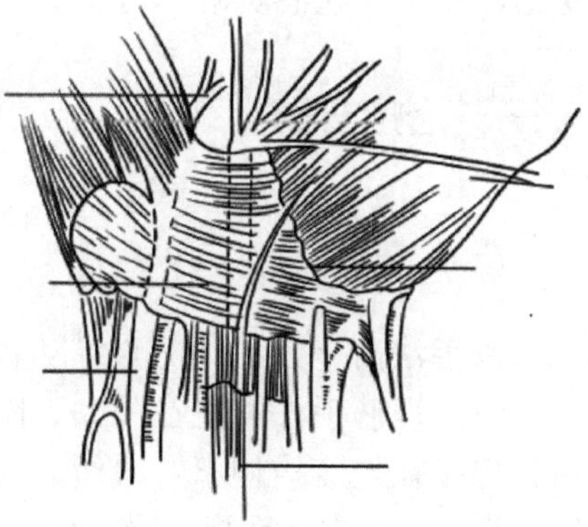

图 5-7 腕管

二、诊断思维

（一）诊断要点

腕管综合征主要表现为正中神经受压后，引起腕以下正中神经支配区域内的感觉、运动功能障碍。患者桡侧 3 个半手指麻木、刺痛或烧灼样痛、肿胀感。患手握力减弱，拇指外展、对掌无力，握物端物时，偶有突然失手的情况。夜间、晨起或劳累后症状加重，活动或甩手后症状可减轻。寒冷季节患指可有发冷、发绀等改变。病程长者大鱼际萎缩，患指感觉减退，出汗减少，皮肤干燥脱屑。

屈腕压迫试验，即掌屈腕关节同时压迫正中神经1分钟，患指症状明显加重者为阳性。叩击试验，即叩击腕横韧带之正中神经处，患指症状明显加重者为阳性。肌电图检查可见大鱼际出现神经变性，可协助诊断。

（1）Tinel征，在腕韧带近侧缘处用手指叩击正中神经部位，拇、食、中三指有放射痛者为阳性。

（2）屈腕试验，双肘搁于桌上，前臂与桌面垂直，两腕自然掌屈，此时正中神经被压在腕横韧带近侧缘，腕管综合征者很快出现疼痛。

（3）可的松试验，在腕管内注射氢化可的松，如疼痛缓解则有助于确诊。

（4）止血带试验，将血压计充气到收缩压以上30～60秒钟即能诱发手指疼痛者为阳性。

（5）伸腕试验，维持腕于过伸位，很快出现疼痛者为阳性。

（6）指压试验，在腕横韧带近侧缘正中神经卡压点用指压迫能诱发手指疼痛者为阳性。

（7）正中神经传导速度，正常时正中神经从近侧腕横纹到拇对掌肌或拇短展肌之间的运动纤维传导速度短于5微秒，如长于5微秒为异常，腕管综合征可达20微秒，表明正中神经受损，传导时间大于8微秒者应考虑手术治疗。

（二）鉴别诊断

本病应注意与颈椎病、多发性神经炎等疾病相鉴别。颈椎病引起神经根受压时，则麻木区不单在手指，往往前臂也有痛觉减退区，并且运动、腱反射也出现某一神经根受压的变化，同时有颈部的症状体征。多发性神经炎症状常为双侧性，并不局限于正中神经，桡尺神经也受累，呈手套状感觉麻木区。

三、治疗方略

（一）非手术治疗

以手法治疗为主，配合练功、药物、针灸治疗，必要时行手术治疗。

（1）理筋手法：先在外关、阳溪、鱼际、合谷、劳宫等穴位处施以按压、揉摩手法；然后将患手在轻度拔伸下，缓缓旋转、屈伸腕关节数次；再左手握住腕上，右手拇、食指捏住患手拇、食、中、环指远节，向远心端迅速拔伸，以发生弹响为佳。以上手法可每日做一次，局部不宜过重过多施用手法，以减少已增加的腕管内压。

（2）药物治疗：内服药，治宜祛风通络，内服大活络丹。

外用药，外贴宝珍膏或万应宝珍膏，并用八仙逍遥汤或海桐皮汤熏洗。

（3）针刀疗法：对患者患侧腕部仔细查看，确定压痛点并在尺侧、桡侧腕屈肌的内侧缘做好标记。对腕部皮肤常规消毒，术者对双手严格消毒后，以右手拿针刀，左手帮助患者保持腕部平衡，确保刀口、韧带、肌纤维保持一致走向，避免术后留瘢明显。当针刀进至皮肤之后，缓慢送入，注意不可损伤四周血管与神经，顺屈肌肌腱内侧将屈肌肌腱、腕横韧带指尖的粘连剥离，同时将神经卡压去除。完成治疗后将小针刀取出，以棉球对伤口压迫3分钟，渗血停止后用在创面贴上创可贴，嘱咐患者3天内不可让伤口接触水。每周治疗1次，2周一个疗程。

（4）针灸治疗：取阳溪、外关、合谷、劳宫等穴，得气后留针 15 分钟，每日或隔日一次。

（二）手术治疗

手术治疗包括各种切开手术、小切口减压及内窥镜手术等。手术目的是松解正中神经，切开松解减压最好在止血带下进行，可减少或避免造成一束甚至几束正中神经损伤。

（三）中医辨治

（1）瘀血阻滞型：手指刺痛、麻木，或肿胀，疼痛拒按，苔暗红，脉涩。

治法：活血散瘀，通络止痛。

推荐方药：复元活血汤加减。

（2）外邪侵袭型：手指麻木疼痛，筋肉萎废，神疲乏力，有恶寒、发热等感受外邪病史，舌质淡。

治法：祛风散邪，通络止痛。

推荐方药：羌活胜湿汤加减。

（四）练功活动

练习手指、腕关节的屈伸及前臂的旋转活动，防止失用性肌萎缩和粘连。

四、预防与调护

对腕部的创伤要进行及时、正确的处理，尤其是腕部的骨折、脱位，要对位良好。已发生腕管综合征者，施行理筋手法之后要固定腕部，可用纸壳夹板，也可以将前臂及手腕部悬吊，不宜做热疗，以免加重病情。经保守治疗无效者应尽快决定手术治疗，防止正中神经长时间严重受压而变性。

腕管综合征可由多种病因引起，多数患者是因手、腕部活动过度所致，对于这类原因引起的患者预防工作是有意义的，其意义不仅在于发病前预防，而且还在于症状缓解后预防复发。

（1）手及腕劳动强度大时应注意劳动间期休息，防止腕部正中神经持续性受压，中年女性在劳动中更要注意这一点，另外，在劳动前和劳动后放松腕部，充分活动腕关节，有助于防止腕管综合征的发生。

（2）注意避免劳作中洗冷水，避免寒冷刺激和过度伸屈用力，注意局部保暖。

（3）对于已经患该病的患者经过治疗后如症状缓解，要注意防止复发，要避免长时间手腕强度较大的活动。

（4）因外伤所致的骨折，脱位患者如有手指麻木，疼痛，要及时到医院检查，及时治疗，可获得良好疗效。

（宋寒冰）

指屈肌腱腱鞘炎

指屈肌腱腱鞘炎是由于指屈肌腱与掌指关节处的屈指肌腱纤维鞘管反复摩擦，产生慢性无菌性炎症反应，局部出现渗出、水肿和纤维化，鞘管壁变厚，肌腱局部变粗，阻碍了肌腱在该处的滑动而引起的临床症状。当肿大的肌腱通过狭窄鞘管隧道时，可发生一个弹拨动作和响声，指屈肌腱腱鞘炎又称“弹响指”“扳机指”。本病好发于拇指，亦有单发于食指和中指者，少数患者为多个手指同时发病。起病缓慢。本病经非手术治疗，多能获良好疗效。个别病例需手术治疗才奏效。

一、病因与分类

局部劳作过度，积劳伤筋，或受寒凉，气血凝滞，气血不能濡养经筋而发病。长期用力握持硬物，使骨性纤维管受硬物与掌骨头的挤压，致骨性纤维管发生局部充血、水肿，继之纤维管变性，使管腔狭窄。指屈肌腱在狭窄的管腔内受压而变细，两端膨大呈葫芦状。屈指时，膨大的肌腱部分通过腱鞘狭口受到阻碍，使屈伸活动受限，勉强用力伸屈患指或被动伸屈时，便出现扳机样的弹跳动作，并伴有弹响声（图 5-8）。

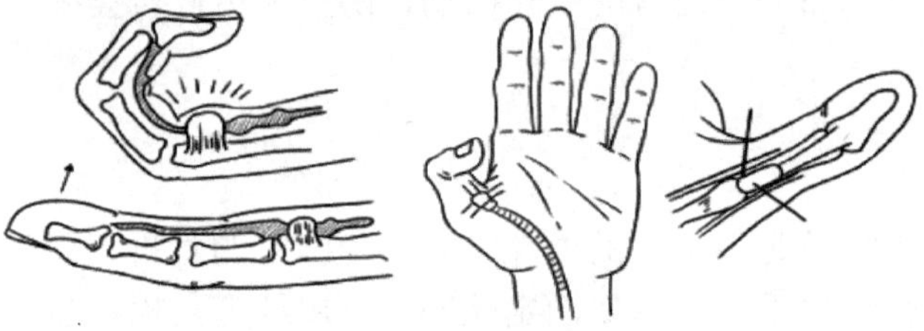

图 5-8　指屈肌腱腱鞘炎

二、诊断思维

初起为患指不能伸屈，用力伸屈时疼痛，并出现弹跳动作，以晨起、劳动后和用凉水后症状较重，活动或热敷后症状减轻。在掌骨头的掌侧面明显压痛，并可触到米粒大的结节。压住此结节，再嘱患者做充分的屈伸活动时，有明显疼痛，并感到弹响由此发出。由于伸屈受限，对工作和生活带来不便，严重者患指屈曲后不能自行伸直，需健手帮助伸直。

三、治疗方略

（一）非手术治疗

本病系因局部劳作过度，积劳伤筋，或受寒凉，致使气血凝滞，不能濡养经筋而发病。治疗应遵循活血化瘀、消肿止痛的原则，既要祛除寒湿致病外邪，又需疏通经络、调和气血，以使气血运行通畅，局部循环得以改善，受损组织得以修复，从而达到治愈目的。

（1）理筋手法：术者左手托住患侧手腕，右拇指在结节部做按揉弹拨、横向推动、纵向拨筋等动作，最后握住患指末节向远端迅速拉开，如有弹响声则效果较好。每日或隔日作一次。

（2）针灸治疗：取结节部及周围痛点针刺，隔日一次。

（3）针刀疗法：局部麻醉后，用小针刀平行于肌腱方向刺入结节部，沿肌腱走行方向做上下挑割，不要向两侧偏斜，否则可损伤肌腱、神经和血管。如弹响已消失，手指活动恢复正常，则表示已切开腱鞘。若创口小者可不缝合，以无菌纱布加压包扎即可。

（二）辨证论治

（1）瘀滞型：多为急性劳损后出现，局部轻度肿胀、疼痛，压痛，扪及筋结，指屈伸不利，动则痛甚，有弹响声或交锁。舌质红，苔薄黄，脉弦。

治法：活血化瘀，消肿止痛。

推荐方药：桃红四物汤加减。熟地黄、当归、白芍、川芎、桃仁、红花、牛膝、延胡索。

（2）虚寒型：多为慢性劳损或急性劳损后期，局部有酸痛感，按痛，可扪及明显结节，指屈伸不利，有弹响声或交锁。舌质淡，苔薄白，脉细或沉细。

治法：散寒化瘀，温经止痛。

推荐方药：寄生血藤汤加减。桑寄生、鸡血藤、独活、秦艽、当归、威灵仙、川芎、防风、杜仲。

（三）中医辨治

（1）瘀滞型

治法：活血化瘀，消肿止痛。

中成药：瘀血痹片（每次 3 粒，每日 3 次口服）、独一味（每次 3 粒，每日 3 次口服）等。

（2）虚寒型

治法：散寒化瘀，温经止痛。

中成药：金骨莲胶囊（每次 3 粒，每日 3 次口服）、寒湿痹片（每次 3 粒，每日 3 次口服）等。

（3）其他用药：西药可应用非甾体抗炎镇痛药，如塞来昔布、乐松片。早期可外敷消肿止痛膏或狗皮膏，可用活血止痛膏，后期用中药海桐皮汤熏洗。

（四）中医特色技术

四、预防与调护

患者平时做手部动作要缓慢，避免劳累，少用凉水，以减少局部刺激。对发病时间短、疼痛严重的患者更要充分休息，有助于损伤肌腱的恢复。施用理筋手法要适当，对晚期硬结明显者尽量不用，以免适得其反，可采用水针或小针刀治疗。

（宋寒冰）

腱鞘囊肿

腱鞘囊肿是发生在关节或腱鞘内的囊性肿物，内含有无色透明或微呈白色、淡黄色的浓稠冻状黏液。古称“腕筋结”“腕筋瘤”“筋聚”“筋结”等。任何年龄均可发病，以青壮年和中年多见，女性多于男性（图 5-9）。

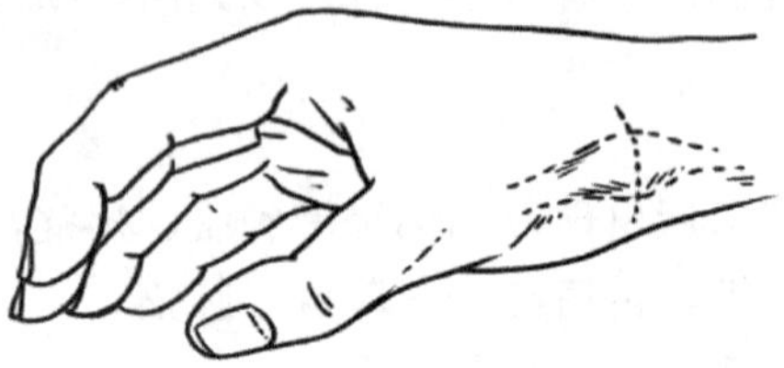

图 5-9　腱鞘囊肿

一、病因与分类

本病多为劳损所致。形成囊肿的原因与关节囊、韧带、腱鞘中的结缔组织营养不良，发生退行性变有关。

目前多数人认为，是关节囊、韧带、腱鞘上的结缔组织因局部营养不良，发生退行性变形成囊肿。部分病例与外伤有关。腱鞘囊肿的囊壁为致密的纤维结缔组织，囊壁内无衬里细胞，囊内为无色透明胶冻黏液，囊腔多为单房，也有多房者。囊肿与关节囊或腱鞘密切相关，有人认为囊腔与关节腔或腱鞘滑膜腔相通，有人则认为只是根部相连，并不相通。

二、诊断思维

（1）本症的主要表现是局部有一个发展缓慢的半球形包块凸起。

（2）患者感觉囊肿局部轻度酸胀、疼痛，腕手部无力。患部远端出现软弱无力感者，提示囊肿与腱鞘相连所致。但亦有部分病例，无任何不适感，仅觉是一种累赘，不美观。但腕部活动过度（由于内压加大），可出现酸胀无力感。

（3）检查囊肿触之表面光滑与皮肤无粘连，早期质软有轻度波动感；后期因纤维化改变，而显得小而坚硬，用力按压时则有酸胀感，或向囊肿周围放散性疼痛。若囊肿生长于小鱼际近端或腕管内，可压迫尺神经或正中神经，则出现相应部位的肌肉麻痹或感觉异常。

（4）X 线检查，无异常发现。

三、治疗方略

（一）非手术治疗

（1）理筋手法：对于发病时间短、囊壁较薄、囊性感明显者，可用按压法压破囊肿。

将腕关节背伸，使囊肿固定和高突，术者用双手拇指压住囊肿，并加大压力挤压囊肿，使囊壁破裂。捏破后局部按摩，以便囊内液体充分流出，散于皮下，使之逐渐减少或消失。

（2）针灸或针刀治疗：对囊壁厚，囊内容物张力不大，压不破者，可加针灸或针刀进行针刺治疗。患处消毒后，用大直径针灸针或针刀垂直刺入囊肿内。起针后在肿块四周加以挤压，可使囊肿内容物挤入皮下，部分胶状黏液可从针孔中挤出，然后用消毒敷料加压包扎，以减少复发。

（3）抽液疗法：局部麻醉下用较粗的针头穿刺，尽量抽出胶状液，然后注入醋酸氢化可的松 0.5ml，加压包扎。

（二）手术治疗

对于反复发作者，可手术切除。仔细分离并完整切除囊壁，如囊壁与关节相通者，应用细针线，缝合关节囊，再将筋膜下左右两侧组织重叠缝合，术毕加压包扎。

（三）中医辨治

（1）气滞型：症多为初起，肿块柔软可推动，时大时小，局部可有疼痛或胀感。舌红，脉弦。

治法：行气散结，舒筋通络。

推荐方药：活血舒肝汤加减。中成药选用疏肝理气丸、舒筋活络丸等。

（2）瘀结型：多有反复发作病史，肿块较小、而硬，可硬似软骨，患肢可有不同程度的活动功能障碍。舌红，质暗，脉滑弦。

治法：化瘀散结，通络止痛。

推荐方药：舒筋活血汤加减。中成药选用虎力散胶囊（每次 1 粒，每日 2 次口服）、独一味胶囊（每次 3 粒，每日 3 次口服）等。

四、预防与调护

囊壁挤破后，在患部放置半弧形压片（如纽扣等），适当加压保持 1～2 周，以使囊壁间紧密接触，形成粘连，避免复发。患部的活动应适当，避免使用不适当的按摩手法，以免增加滑液渗出，使囊肿增大。

（宋寒冰）

手指筋伤

人类的劳动必须通过手指的活动来进行，故手指筋伤很常见。特别在球类运动、生产劳动等过程中，受伤的机会较多。

一、病因与分类

手指在伸直位最易受伤，手指伸直时，指间关节两侧副韧带紧张，无外展内收活动，此时手指受到骤然猛烈的外力，可使手指过度伸屈或侧偏，则可发生关节伸屈肌腱、侧副韧带或关节软骨损伤。重者可致韧带断裂、骨折、脱位、半脱位。

二、诊断思维

患者有明显的外伤史。指间关节扭挫伤可发生于各手指的远、近侧指间关节，以远侧较多见。受伤后，指间关节迅速肿胀、剧烈疼痛，强直于几乎伸直位置，严重者手指不能伸屈，病程往往较长。

检查患指关节有明显压痛，做被动侧向活动时疼痛加重。如侧副韧带断裂或关节囊撕裂，则指间关节不稳，有侧向异常活动，并可见手指偏斜畸形。并发脱位，则畸形更明显，半脱位则有软骨面塌陷。应 X 线摄片检查以除外关节边缘的撕脱性骨折。

三、治疗方略

（一）非手术治疗

伤后早期宜冷敷，有侧副韧带撕裂者需予以固定。可根据损伤程度的不同，采用相应的方法加以调治。可采用活血消肿止痛之法，给予药物、手法、固定、练功等方法进行治疗。

（1）理筋手法：术者左手托住患手，右手拇、食指握住患指末节向远端牵引，使关节间隙拉宽，将卷曲的筋膜舒顺，而后将患处轻揉伸屈、微微旋转，以滑利关节。侧副韧带断裂者，顺韧带的方向轻轻推压，将分离的组织推回原位，使其续接，并轻轻按压片刻以镇定，再在局部做推揉按摩，以局部舒适轻松为度。

（2）固定治疗：带有撕脱小骨片者，可用铝板、夹板，将患指近侧指间关节尽量屈曲，远侧指间关节过伸位固定 4～6 周，当骨片愈合时，末节指骨无力背伸的症状即可消失。若伸指肌腱断裂，可行手术缝合。

（二）中医辨治

（1）瘀滞型：损伤早期，局部肿痛，皮肤灼热，压痛，指关节屈伸不利。舌质红，苔薄白或薄黄，脉弦或弦涩。

治法：活血化瘀，消肿止痛。

推荐方药：桃红四物汤加减。中成药：瘀血痹片（每次 3 粒，每日 3 次口服）、独一味（每次 3 粒，每日 3 次口服）等。

（2）虚寒型：损伤日久，局部筋粗，按痛，酸痛乏力，指屈伸不利。舌质淡红，苔薄白，脉细弱或沉细。

治法：散寒化瘀，温经止痛。

推荐方药：寄生血藤汤加减。中成药：金骨莲胶囊（每次 3 粒，每日 3 次口服）、寒湿痹片（每次 3 粒，每日 3 次口服）等。

（3）其他用药：应用非甾体抗炎镇痛药，如依托考昔片、乐松片、布洛芬等。早期可外敷消肿止痛膏或狗皮膏，可用活血止痛膏，后期解除固定后，用海桐皮汤熏洗。

（三）练功活动

解除固定后即开始锻炼手指屈伸功能，练功前可先做局部的热敷或熏洗，锻炼应循序渐进，以不引起疼痛为限，禁止做被动猛烈的屈伸活动。

四、预防与调护

指间关节扭挫后，往往需要较长的时间才能痊愈，伤后肿痛期应以制动为主，肿痛减轻后再进行活动，不要操之过急。

（宋寒冰）

第三节　腰骶尾部筋伤

腰部位于躯干后侧，在胸椎、肋骨与骶骨之间。腰部有 5 个腰椎，有椎体、椎弓、横突、关节突、棘突等结构。腰椎通过椎间关节、椎间盘和韧带等相连接。腰椎主要有椎管、椎间孔两个通道，分别有脊髓、马尾神经和腰脊神经通过。腰部的肌肉主要有骶棘肌、多裂肌、回旋肌、腰大肌、腰方肌、腹直肌和腹内斜肌、腹外斜肌等，可使腰部做屈、伸和旋转等运动。骶尾部上接腰椎，下接臀部。骶骨由 5 个骶椎融合而成，通过腰骶关节、骶髂关节与腰椎、髂骨相连接，其关节由较多韧带加强。尾骨由 4～5 个尾椎构成，上接骶骨，下端游离。骶骨和尾骨参与构成骨盆，主要起承重和保护盆腔脏器作用，无运动功能。

腰椎是脊柱负重量较大，活动又较灵活的部位，支持人体上半身的重量，能做前屈、后伸、侧屈、旋转等各个方向的运动，在身体各个方向的运动，在身体各部运动时起枢纽作用，成为日常生活和劳动中活动最多的部位之一。所以，腰部的关节、韧带、肌肉、筋膜、椎间盘等易于受损，产生一系列腰部筋伤的疾病。中医学对腰痛早有认识，有“肾主腰脚”“腰为肾之府”“凡腰疼痛有五”等论点，认为引起腰痛有多种病因，但与肾虚、外伤劳损、外感风寒湿邪、脏腑经络等关系最为密切，因此，在辨证施治时应重视气血损伤、风寒湿邪和肾气内虚 3 个方面。

急性腰扭伤

急性腰扭伤是指腰部肌肉、筋膜、椎间关节、腰骶关节的急性损伤，俗称闪腰岔气，属中医学的“瘀血腰痛”范畴，是临床常见病，易发生于腰部，以青壮年和体力劳动者多见。但平素缺乏锻炼者偶然参加劳动也易发生急性腰扭伤。本病男性患者多于女性。

腰部范围内的肌肉、筋膜、韧带和关节在急性损伤时可单独发生，亦可合并损伤。但不同部位和组织损伤其临床表现不尽相同。急性腰扭伤发生后，早期如得到正确的治疗，一般多能痊愈。若失治、误治，可致腰痛迁延，转成慢性。急性腰扭伤常见类型有以下几种。

一、急性腰肌筋膜扭挫伤

本病多由腰部突然闪扭所致，受损组织以腰部肌群及筋膜为主，是一种较常见的损伤，属中医学“闪腰”“岔气”范畴，损伤多发生在竖脊肌和胸腰筋膜的附着部。本病多见于体力劳动者，如搬运工、建筑工人、农民等。男性占绝大多数，发病者多为21～30岁的青年人。如果损伤后又感风寒湿之邪，可导致腰部的慢性痹痛。

（一）病因与分类

本病多由间接暴力造成，常常是人体在某种状态下腰部肌肉强烈收缩，使肌肉和筋膜受到过度牵拉、扭曲，甚至撕裂，而致剧烈腰痛。损伤因受力的大小不同，组织损伤的程度也不一样。骶骨是胸腰筋膜及竖脊肌的起点，肩部组织损伤，血离经脉，瘀积于内，气机受阻，不通则痛。致病原因很多，最常见的有以下几种。

1. 动作失调

劳动时配合不当，搬抬重物时一人上肩快或下肩早，或放下时动作先后不一致，或其中一人突然失足。患者瞬间处于姿势不当且毫无思想准备的状态下，身体为了保持平衡，反射性引起腰肌强烈收缩，导致腰肌筋膜损伤。

2. 姿势不良

猛然搬提过重物体或搬物时姿势不正确，所提物体的重心离躯干的中轴线过远，使腰部肌肉负荷过大，或腰肌收缩运动不协调，常可使腰骶部肌肉、筋膜受到过度的牵拉或撕裂。

3. 重心失衡

不慎摔倒时，身体重心突然失去平衡，腰肌骤然收缩；或跌倒时腰部屈曲，下肢伸展，造成腰骶部肌肉及筋膜损伤。

4. 准备不足

在日常生活中，如泼水、弯腰、起立，甚至挂手巾、打喷嚏、打哈欠等，由于准备不足，可造成腰肌及筋膜扭伤，即“闪腰”。

（二）诊断思维

1. 诊断要点

（1）临床表现：患者多有腰部扭挫伤史。腰部一侧或两侧疼痛剧烈，腰部在活动、咳嗽、打喷嚏，甚至深呼吸时疼痛加剧。轻者伤时疼痛不明显，数小时后或次日症状加重。严重者腰部当即呈撕裂样疼痛，不能坐立、行走，疼痛有时可牵涉一侧或两侧臀部及大腿后侧。腰肌呈紧张状态，常见一侧肌肉高于另一侧。有时可见脊柱腰段生理性前曲消失，甚至出现侧曲。患者常用两手撑腰，借以防止因活动而发生更剧烈的疼痛。严重者卧床难起，辗转困难。

（2）检查

1）压痛点：损伤早期，绝大多数患者有明显的局限性压痛，多位于腰骶关节、髂嵴后部或第3腰椎横突处，同时可扪及腰部肌肉明显紧张，并有压痛。

2）腰部功能：腰部各个方向活动均受限，特别是前屈受限明显，检查时见患者上床、翻身、起坐困难，可与腰椎间盘突出症等压迫神经根引起的下肢痛相鉴别。

3）特殊检查：直腿抬高试验及拾物试验可呈阳性，但加强试验为阴性。

（3）X线检查：可见脊柱腰段生理性前曲消失或有轻度侧曲。

2. 鉴别诊断

本病需要与急性腰部韧带损伤、急性腰椎关节突关节扭伤相鉴别。

（三）治疗方略

1. 非手术治疗

本病可采用药物、手法、理疗、封闭等方法进行治疗。

（1）手法治疗

1）按揉法：患者取俯卧位，尽量使肢体放松。医者用两手拇指指腹或掌根，先自大杼穴开始由上而下按揉。再点按环跳、承扶、委中、承山、昆仑等穴，以膀胱经腧穴为主，目的在于舒通经脉。

2）调理腰肌：患者取俯卧位，医者推其两侧腰肌，着重于痉挛一侧。由周围逐步向痛点推理，再在痛点上方将竖脊肌向外下方推理直至髂后上棘，反复操作3次或4次。

3）捏拿腰肌：医者以两手的拇指和其余 4 指对合用力，捏拿方向与肌腹垂直，从腰 1 起至骶部臀肌。重点是两侧竖脊肌和压痛点处，反复2～5分钟。

4）按腰扳腿：医者一手按住患者腰部，另一手前臂及肘部托住患者一侧小腿上段，手反扣大腿下段。双手配合，下按腰部及托提大腿相对用力，有节奏地使下肢起落数次，随后摇晃、拔伸，有时可闻及响声。同法再做健侧。

5）揉摸舒筋：医者以掌根或小鱼际着力，在患者腰骶部行揉摸手法。以患侧及痛点处为主，边揉摸边滑动，以局部感到微热为宜。

（2）针灸疗法：局部取穴或循经取穴，常用穴位有肾俞、命门、志室、腰阳关、委中、承山、昆仑、阿是穴，多用强刺激的泻法，留针10分钟，取针后用热沙袋在腰部压痛处热敷5分钟。

（3）其他疗法

1）封闭疗法：用曲安奈德20mg、2%利多卡因2ml、生理盐水2ml的混合液局部注射痛点，每周1次，3次为一个疗程。

2）物理疗法：可选用红外线、超短波、中药离子导入等方法配合治疗。

2. 中医辨治

（1）内服药：治宜活血散瘀、行气止痛，方用复元活血汤、血府逐瘀汤加减。以气滞为主者用泽兰汤加独活、乳香、没药；以血瘀为主者，用地龙散加减，伴有便秘者可加用桃仁承气汤和大承气汤；若伴有气血虚弱者，不宜攻之过猛，可加补气行气、补血活血之药，或适当加服六味地黄丸。还可内服跌打丸、云南白药、三七总苷片、龙血竭胶囊、伤科七厘散（每次6g，每日3次口服）等中成药。

（2）外用药：可用狗皮膏、伤湿止痛膏外贴于患处，或用红花油、正骨水、独活止痛搽剂外搽腰部痛处。

（四）预防与调护

损伤早期不宜强行锻炼，应卧硬板床适当休息，防止进一步损伤，并有利于组织修复。疼痛缓解后宜做背伸锻炼。后期宜加强腰部的各种功能锻炼，以防粘连，并增强肌力，可做飞燕点水、仰卧架桥锻炼。

二、急性腰部韧带损伤

腰部韧带主要有前纵韧带、后纵韧带、棘间韧带、棘上韧带、黄韧带、横突间韧带及脊椎各关节囊韧带。腰部韧带损伤多见于棘上韧带、棘间韧带和髂腰韧带。棘上韧带为索状纤维组织，比较坚韧，但在腰骶部较为薄弱。棘间韧带位于相邻的两棘突之间，呈长方形，其腹侧与横韧带相连，背侧与背部长肌的筋膜和棘上韧带融合在一起，棘间韧带纤维较短。下腰部活动度大，韧带所受压力也最大，故棘间韧带于腰。至骶髂之间的部分损伤机会也最多，髂腰韧带比较坚韧，自髂嵴后部的内侧面至第5腰椎横突，呈向内、向下的斜行走向。该韧带有限制第5腰椎前屈的功能，当腰部完全屈曲时，竖脊肌完全放松，该韧带将承受巨大的牵拉力，故弯腰工作时易致髂腰韧带损伤。

腰部韧带损伤常见于青壮年体力劳动者。损伤之后，若失治或误治，可转为慢性韧带损伤。

（一）病因与分类

腰部韧带损伤与腰部肌肉、筋膜损伤有密切联系。当腰部肌肉、筋膜损伤后，韧带失去保护，受力增加，易导致韧带损伤。反之，腰部韧带受损后，腰部支持、稳定能力降低，腰部肌肉、筋膜为之代偿，易产生腰肌、筋膜的损伤。

1. 弯腰搬物

腰部有一系列韧带限制脊柱过度前屈，这些韧带在正常情况下都能得到竖脊肌的保护。当人体过度弯腰、搬移重物时，竖脊肌处于松弛状态，臀、大腿部肌肉收缩，以腰椎为杠杆将重物搬起，支点位于腰骶部。此时韧带无竖脊肌的保护，如搬物过重，且重心距躯干支点过远时，极易造成棘间韧带、棘上韧带损伤，以腰骶部位多见。

2. 突然摔倒

突然摔倒时，两腿伸直，臀部着地，躯干过伸，此时股后肌群紧张，两髂骨及骶骨相对固定，腰骶部的棘上韧带或棘间韧带可发生部分或全部撕裂。若暴力强大时，在骶骨相对固定的情况下，髂骨亦可同时向前屈曲旋转，引起骶髂关节的韧带损伤。

3. 暴力撞击

暴力直接作用于腰背部，使腰背过度前屈，可造成腰部韧带损伤。这种损伤有时很重，可能合并骨折、脱位，甚至神经损伤。

（二）诊断思维

1. 诊断要点

（1）临床表现：患者有明显外伤史，常发生于弯腰工作或暴力突然迫使腰部前屈，伤时可自觉腰部有一清脆响声或撕裂样感觉，常呈断裂样、刀割样或针刺样锐痛。有时可伴有下肢反射性疼痛，腰部活动时疼痛加剧。

（2）检查：局部可出现肿胀、瘀斑，腰肌痉挛，棘突间有明显压痛，腰部活动明显受限，前屈受限尤为明显。直腿抬高试验和屈膝屈髋试验均可呈阳性。合并棘上韧带、棘间韧带断裂时，棘突间距离可加宽。如腰部韧带损伤，其压痛点在髂嵴后部与第5腰椎间三角区有深压痛，屈腰旋转脊柱致腰痛加剧。

（3）X 线检查：棘上、棘间韧带断裂者，可有棘突间距增大。X 线摄片对诊断或排除骨折、脱位有十分重要的意义。

2. 鉴别诊断

急性腰肌及胸腰筋膜扭伤：与本病的发病机制可以一样，两病常合并存在。但腰肌及筋膜扭伤时压痛点多位于椎旁竖脊肌起止点或髂嵴后部，腰部韧带损伤后压痛点位于棘突上或棘突间韧带处。前者腰部活动各方向均受限，后者主要为腰部屈曲时明显受限。

（三）治疗方略

1. 非手术治疗

本病可采用药物、手法、理疗、封闭等方法进行治疗。

（1）手法治疗

1）理筋复位：适用于棘上韧带撕裂或从棘突上剥离者。患者取站立或端坐位，医者坐于患者身后，以两手拇指触摸棘突，手摸心会，找到棘上韧带剥离处。嘱患者略弯腰，医者一手拇指按于被剥离的棘上韧带上端，向上推按牵引；另一手拇指左右拨动已剥离的韧带，找到剥离面，然后顺脊柱纵轴方向由上而下顺势按压，使其复位。

2）理筋通络：适用于韧带扭伤而未发生断裂者。患者取俯卧位，医者先在其脊柱两侧以按揉法调理，然后用拇指在棘上韧带方向垂直做弹拨治疗，并沿棘上韧带方向做上抹法，再于腰背部督脉上做直擦，以透热为度。

（2）针灸疗法：局部取穴或循经取穴，常用穴位有肾俞、命门、志室、腰阳关、委中、承山、昆仑、阿是穴，多用强刺激的泻法，留针 10 分钟，取针后用热沙袋在腰部压痛处热敷 5 分钟。

（3）封闭疗法：用曲安奈德 20mg、2%利多卡因 2ml、生理盐水 2ml 的混合液局部注射痛点，每周 1 次，3 次为一个疗程。

2. 中医辨治

初期治宜活血祛瘀、行气止痛，内服活血止痛汤，外敷消瘀止痛药膏。兼有便秘、腹胀实证者，宜通里攻下，用大承气汤加减。中、后期治宜补益肝肾、舒筋活络，内服补肾壮筋汤，外敷跌打风湿膏或酌情应用补肾活血药酒内服。

（四）预防与调护

早期应卧硬板床休息 1～2 周。若棘上韧带或棘间韧带断裂者，应给予固定，可佩带腰围 3 个月加以保护。腰部疼痛消失后，应进行积极的腰背肌锻炼，注意避免过度前屈活动。

三、急性腰椎关节突关节扭伤

急性腰椎关节突关节扭伤又称为腰椎关节突关节紊乱症、腰椎间关节突关节综合征或急性腰椎关节突关节滑膜嵌顿、关节突关节错缝等，属中医学“闪腰”或“弹背”范畴，本病还包括腰骶关节和骶髂关节的损伤。

（一）病因与分类

本病是因腰椎间关节周围的韧带、关节囊及滑膜的扭伤或撕裂，或滑膜嵌顿于关节突关节内而发生的一种疾病，常伴有关节错缝移位。

1. 腰椎关节突关节扭伤

人体站立时，腰椎两侧关节突关节与椎间盘呈三角负重状态。脊柱前屈时椎间盘负重力增大，关节突关节略为张开；后伸时两侧关节突关节负重力增大。脊柱旋转、侧屈时，一侧关节突关节受压，关节间隙变窄，另一侧关节突关节张开。当运动姿势不正确，肌肉平衡失调时，易引起急性关节突关节扭伤。若腰椎前屈或旋转过度，关节突关节张开，使关节腔内负压增大而吸入滑膜。此时，如腰椎又突然后伸，滑膜可能来不及退出而被嵌顿于关节面之间，形成腰椎关节突关节滑膜嵌顿，引起腰部剧烈疼痛。

2. 急性腰骶关节扭伤

腰骶关节位于腰椎最下部，与骨盆间构成关节，负重量大、活动多，为躯干活动枢纽，经常处于运动状态，故易受损伤。如有第 1 骶椎隐裂或腰骶角过大等先天畸形，极易造成腰骶关节损伤。当局部软组织肿胀刺激腰骶部神经根时，可引起反射性下肢疼痛。

（二）诊断思维

1. 诊断要点

（1）临床表现：患者均有闪腰、屈腰、旋转等外伤史。疼痛突发，转为剧烈。关节损伤后，局部组织的炎症、水肿可影响神经根，故有时伴有不同程度的下肢放射性疼痛。腰部活动或打喷嚏、咳嗽等腹腔压力增高时，腰部疼痛加剧。

（2）检查：腰部肌肉紧张，有时局部肿胀，腰椎向一侧偏歪，腰部活动功能明显受限，压痛明显。确定压痛部位对诊断关节扭伤有十分重要的意义。

1）急性椎间关节突关节扭伤：压痛点位于棘突两侧或一侧稍下方，一般无放射痛。患者拒绝做腰部试验，直腿抬高试验为阳性，但加强试验为阴性。

2）急性腰骶关节扭伤：多有腰骶部负重扭伤史。伤后感腰骶部剧痛，不敢直腰。直腰时多以一手或两手叉腰，或以手支撑腰部，以减少腰骶关节活动，步行迟缓，表情痛苦，第 5 腰椎与骶骨底之间有明显压痛和叩击痛。屈膝屈髋试验阳性。

（3）X 线检查：一般无异常改变，有的呈脊柱侧弯，或椎间隙变窄变宽或模糊等。

2. 鉴别诊断

本病常被误诊为急性腰肌筋膜扭伤或急性腰肌纤维组织炎等而延误治疗，转为慢性腰痛，应注意鉴别。

（1）腰肌扭伤：腰部肌肉在脊柱各节段中最为强大，其主要作用在于维持身体的姿势。坐位或立位时，腰背部肌肉无时无刻不在收缩，以抵抗重力作用于头、脊柱、肋骨、骨盆，不仅控制前屈时身体向下传达的重力，且能恢复直立姿势。除侧方的肌群外，骶棘肌最易受累而引起损伤。其好发部位以骶骨附着点处最常见，其次为棘突旁或横突上的腱膜附着处，而位于肌腹中部的撕裂则较少见。

（2）棘上韧带损伤：棘上韧带是附着于各椎骨棘突上的索状纤维组织，表面与皮肤相连，起保持躯干直立姿势，以及限制脊柱过度前屈的作用。腰部棘上韧带较强大，但在腰 5～骶 1 处常缺如或较为薄弱，而腰部活动范围较大，故也易造成损伤。

（3）棘间韧带损伤：棘间韧带位于相邻的两个棘突之间，位于棘上韧带的深部，其腹侧与黄韧带相连，背侧与脊肌的筋膜和棘上韧带融合在一起，形成脊柱活动的强大约束。腰部屈伸动作使棘突分开和挤压，棘间韧带的纤维之间相互摩擦，日久可引起变性。在此基础上，加之外伤因素，棘间韧带可发生断裂或松弛。

（4）腰骶关节损伤：人体上半身重量依靠腰骶间的椎间盘和小关节支撑在下半身上，腰骶部是整个脊柱中负重最大的部分。当脊柱发生屈曲、后伸和旋转运动时，都作用于关节突关节上，而关节有关节囊、韧带相连，允许一定的活动，但在过伸时遭到牵拉伤、撕裂和半脱位，导致腰骶关节损伤。另外，腰骶部的异常结构如隐性脊柱裂、腰椎骶化也是诱发因素。

（三）治疗方略

1. 非手术治疗

（1）手法治疗：手法可分为两步，首先采用一般的活血止痛、理筋解痉按摩松解手法，如点按穴位和揉、擦等法；第二步为复位手法，纠正关节紊乱，解除滑膜嵌顿，以迅速消除疼痛，恢复正常功能。常用复位手法有下列几种。

1）斜扳法：患者取侧卧位，患侧在上，髋、膝关节屈曲，健侧髋、膝关节伸直。医者可立于患者前侧或背侧，一手置于其肩部，另一手置于其臀部，两手相对用力，使患者上身和臀部做反向旋转（肩部旋后，臀部旋前，同时令患者腰部尽量放松），活动到最大程度时，用力做一稳定推扳动作。此刻往往可听到清脆的弹响声，腰痛一般可随之缓解。

2）牵拉法：患者取俯卧位，一助手抱住患者的腋下，或嘱患者两手拉住头侧床沿。医者抓住患者两踝关节或一侧踝关节，做对抗牵引，持续1～2分钟，再慢慢松开，重复数次。最后用力将下腰快速地上下牵拉数次，使牵拉力传递至腰部关节，使其复位。

3）坐位脊柱旋转法：患者端坐于方凳上，两足分开与肩等宽，以右侧痛为例，医者坐或立于患者之后右侧，右手经患者右腋下至患者颈后，用手掌压住其颈后，拇指向下，其余4指扶持左颈部，同时嘱患者双足踏地，臀部正坐不要移动，医者左拇指推住偏歪的腰椎棘突之右侧压痛处。一助手面对患者站立，两腿夹住并用双手协助固定患者左大腿，使患者在复位时能维持正坐姿势。然后医者右手压患者颈部，使上半身前屈60°～90°，再继续向后内侧旋转，同时左拇指向左顶推棘突，此时可感到指下椎体轻微错动，有“喀啦”响声。最后使患者恢复正坐，医者用拇指、食指自上而下理顺棘上韧带及腰肌。

（2）针刺疗法：可针刺肾俞、命门、志室、大肠俞、腰阳关、委中、承山、阿是穴、后溪、委中等强刺激手法，留针10分钟。亦可行手针治疗，在手背腕横纹远侧1.5寸，第2伸指肌腱桡侧，第4伸指肌腱尺侧处，用两根长毫针，分别斜刺于伸指肌腱与掌骨之间，进针5～8分，用捻转、提插、强刺激手法，同时令患者做弯腰活动，腰痛缓解后即拔针。

（3）其他疗法

1）封闭疗法：用曲安奈德20mg、2%利多卡因2ml、生理盐水2ml的混合液局部注射痛点，每周1次，3次为一个疗程。

2）疼痛缓解后，可用理疗、磁疗、中药离子导入等方法进一步治疗。

2. 中医辨治

（1）内服药：早期治宜以活血化瘀、行气止痛为主，用和营止痛汤加减，也可用跌打丸、三七片、伤科七厘散（每次 6g，每日 3 次口服）等中成药。后期治宜以补益肝肾、活血强筋为主，用补肾健筋汤、补肾壮筋汤加减。

（2）外用药：可选用活血行气、消瘀止痛的外用药，如消瘀膏、双柏散、消肿散、消瘀止痛膏等敷贴，或外擦红花油、正骨水、伤药酊。

（四）预防与调护

早期应适当卧床休息，避免过度腰部活动或负重，必要时可佩带腰围站立、行走。腰痛症状缓解后，应注意逐步加强腰背肌的功能锻炼，以增强腰部抵抗力。

（1）应该宣传教育职工，严格遵守操作规程，熟悉生产技术，防止蛮干，杜绝、减少工伤的发生率。

（2）尽可能改善劳动条件，以机械操作代替繁重的体力劳动。劳动时注意力要集中，特别是集体抬扛重物时应在统一指挥下，齐心协力，步调一致。

（3）掌握正确的劳动姿势，如扛、抬重物时要尽量让胸、腰部挺直，髋膝部屈曲，起身应以下肢用力为主，站稳后再迈步，搬、提重物时应取半蹲位，使物体尽量贴近身体。

（4）加强劳动保护，在做扛、抬、搬、提等重体力劳动时应使用护腰带，以协助稳定腰部脊柱，增强腹压，增强肌肉工作效能。若在寒冷潮湿环境中工作后，应洗热水澡以祛除寒湿，消除疲劳。尽量避免弯腰性强迫姿势工作时间过长。

（胡　海）

慢性腰肌劳损

慢性腰肌劳损是指腰部肌肉、韧带等积累性、机械性、慢性损伤，或急性腰扭伤后未获得及时有效的治疗而转为慢性者。有人称之为功能性腰痛，是引起慢性腰痛的常见原因之一。

一、病因与分类

各行各业的人都可发病，体力劳动和脑力劳动者的发病人数往往没有多大差别，对人们的日常生活和劳动影响较大，应积极进行防治。本病患者往往无明显的外伤史，常在不知不觉中出现腰痛，发病无明显职业区别。

常见原因为腰部长期过度负重或长期腰部姿势不良，使腰部肌肉、韧带持久地处于紧张状态。如搬运工腰背部经常过度负重、过度疲劳，长期伏案工作者姿势不良、弯腰持续工作时间太长等。这种长期积累性劳损导致了肌肉、韧带（常见于棘上韧带）慢性撕裂，出现炎症反应，以致腰痛持久难愈。

腰部急性扭伤后，局部肌肉、韧带等组织受损，若失治或误治，损伤未能恢复，迁延成为慢性。反复多次腰肌轻微损伤亦可导致慢性腰肌劳损。

腰椎先天畸形的解剖缺陷，如腰椎骶化、骶椎腰化、椎弓根断裂等，以及后天性损伤，如腰椎压缩性骨折、脱位和腰椎间盘突出、腰椎滑脱等，这些都可造成腰部肌肉、韧带的平衡失调，而引起慢性腰肌损伤。

祖国医学认为，素体肾虚，复感风寒湿邪，留滞肌肉、筋膜，以致筋膜不和，肌肉筋膜拘挛，经络闭阻，气血运行障碍而致慢性腰痛。

二、诊断思维

（一）诊断要点

1. 临床表现

患者无明显外伤史，部分患者有感受风寒湿邪病史，腰部隐痛反复发作，劳累后加重，休息后缓解。弯腰困难，持久弯腰时疼痛加剧，适当活动或经常变换体位后腰痛可减轻。睡觉时用小枕垫于腰部能减轻症状，常喜用两手叉腰，可使腰部感觉舒服并减轻疼痛。

2. 检查

腰部外观多无异常，有时可见生理性前突变小。单纯性腰肌劳损的压痛点常位于棘突两旁的竖脊肌处，或髂嵴后部，或骶骨后面的竖脊肌附着点处。若伴有棘间、棘上韧带损伤，压痛点则位于棘间、棘突上。腰部活动功能多无障碍，严重者可稍有受限。直腿抬高试验阴性，神经系统检查无异常。

可见骨质普遍疏松，椎体可出现鱼尾样双凹形，椎间隙增宽，受累椎体多发、散在。可有脊柱腰段的生理性弯曲改变或有轻度侧弯。有时可发现先天性异常，如第 5 腰椎骶化、第 1 骶椎腰化、隐性骶椎裂，或有骨质增生现象等。

（二）鉴别诊断

本病应与骶椎隐裂、腰椎骨质增生症、第三腰椎横突综合征等相鉴别。

三、治疗方略

（一）非手术治疗

本病可采用药物、手法、针灸、理疗、封闭等方法进行治疗。

（1）手法治疗：大致与治疗腰部扭挫伤的揉按、拿捏等手法相同。对于老年患者手法宜轻，尤其振动手法应慎用，以免引起不良反应。手法治疗隔日 1 次，10 次为一个疗程，治疗期间不宜劳累，并避免受凉。

先按揉腰腿部腧穴，如肾俞、腰阳关、八髎穴、阿是穴、委中、承山等。再按揉两侧竖脊肌，推理腰部肌肉，推拿或弹拨腰肌或韧带，必要时施以过度屈、伸腰部或扳腰手法，应轻快、柔和、灵活、稳妥，忌用强劲暴力，以免加重损伤。每日 1 次，连做 10 次为一个疗程。

（2）针刀疗法：可用小针刀对压痛点可触及的条索状结节组织粘连部分进行局部剥离、松解，以达到疏通经络、松解粘连的目的。

（3）针灸疗法：取肾俞、命门、腰阳关、委中、三阴交等穴位针刺，痛点可配用拔火罐疗法，以温通经脉，消除炎症。

（4）其他疗法

1）局部封闭疗法：可在局部用曲安奈德 20mg 加 1%利多卡因 2ml、生理盐水 2ml 做痛点注射，每周 1 次，2 次或 3 次为一个疗程。

2）也可选用理疗、电疗等方法治疗。

（二）中医辨治

1. 内服药

（1）肝肾亏虚型：腰部酸痛乏力，喜按喜揉，足膝无力，遇劳更甚，卧则减轻。偏阳虚者面色㿠白，手足不温，少气懒言，舌淡，脉沉细；偏阴虚者心烦失眠，咽干口渴，面色潮红，舌质红少苔，脉弦细数。

肾阳虚者，治宜温补肾阳，用补肾活血汤加减；肾阴虚者，治宜滋补肾阴，用知柏地黄丸（每次 6g，每日 2 次口服）、大补阴丸加减，或内服壮腰健肾丸等中成药。

（2）气滞血瘀型：腰痛如刺，痛有定处，拒按。轻则俯仰不利，重则卧床不起，转侧困难。舌紫暗，脉弦。

治宜活血化瘀、行气止痛，用地龙散加杜仲、续断、桑寄生、狗脊等。

（3）风寒湿痹型：腰部冷痛重着，转侧不利，静卧不减，阴雨天加重。舌苔白腻，脉沉。治宜祛风散寒胜湿，方用羌活胜湿汤或独活寄生汤加减。

（4）湿热蕴结型：腰痛处伴有热感，热天或雨天疼痛加重，活动后可减轻，尿赤。舌苔黄腻，脉滑数。治宜清化湿热，用二妙汤加木瓜、薏苡仁、生地黄、黄柏、豨莶草之类。

2. 外用药

本病可用外擦药，如正红花油、正骨水、骨友灵等。或外贴伤湿止痛膏、宝珍膏、奇正消痛贴、温经通络膏等伤科膏药。

四、预防与调护

注意避免长时间过度弯腰工作，在劳动中尽可能经常变换体位，注意纠正不良姿势。佩带腰围护腰，避免风寒湿邪。同时加强腰背肌的功能锻炼，如行仰卧五点、三点法或拱桥式练习，亦可采用俯卧位的飞燕式锻炼。

（胡　海）

第三腰椎横突综合征

腰部肌肉在第三腰椎横突处反复摩擦，产生炎症反应，刺激周围神经，造成慢性腰痛，出现以第三腰椎横突处压痛为主要特征的慢性腰痛疾病称为第三腰椎横突综合征，又称第三腰椎横突滑膜囊炎、第三腰椎横突周围炎、第三腰椎横突炎等。本病多见于青壮年，尤以体力劳动者常见。

一、病因与分类

第3腰椎位于各腰椎的中点，处于脊柱腰曲前凸顶点，为5个腰椎体的活动中点，其活动度较大。其两侧的横突最长，横突是腰肌和腰方肌的起点，并有腹横肌、背阔肌的深部筋膜附着其上，故腰腹部肌肉弹力收缩时，此处受力最大，易使附着点处撕裂致伤。伤后局部发生炎性肿胀、充血、液体渗出等病理变化，以后可产生骨膜、纤维组织、纤维软骨等增生。臀上皮神经发自腰1～腰3脊神经后支的外侧支，穿横突间隙向后，再经过附着于第一～四腰椎横突的腰背筋膜深层，分布于臀部及大腿后侧皮肤。故第三腰椎横突处周围组织损伤可刺激该神经纤维，日久神经纤维可发生变性，导致臀部及腿部疼痛。

第三腰椎横突部的组织损伤缘于急性损伤处理不当或慢性劳损，而引起横突周围瘢痕粘连、筋膜增厚、肌腱挛缩等病理改变，风寒湿邪侵袭可加剧局部炎症反应。

腰部一侧的第三腰椎横突损伤可使同侧肌紧张或痉挛，日久继发对侧腰肌紧张，导致对侧第三腰椎横突受累、牵拉而发生损伤，故临床上常见双侧出现症状。

二、诊断思维

（一）诊断要点

1. 临床表现

患者常有腰部扭伤史，也可无任何明显诱因。腰部疼痛多表现为腰部及臀部弥散性疼痛，有时可向大腿后侧及至腘窝处扩散，一般不超过膝关节。腰部活动时或活动后疼痛加重，有时患者翻身及行走均感困难，晨起或弯腰时疼痛加重。

2. 检查

早期可见患侧腰部及臀部肌肉痉挛，表现为局部隆起、紧张，晚期则病侧肌肉萎缩。竖脊肌外缘第三腰椎横突尖端处有局限性压痛（有的可在第二腰椎或第四腰椎横突尖端处），有时压迫该处可引起同侧下肢反射痛，反射痛的范围多不过膝。腰部功能多无明显受限。直腿抬高试验可呈阳性，但多超过50°，加强试验阴性。

3. X线检查

X线检查可见第三腰椎横突明显过长，有时左右两侧横突不对称或向后倾斜。

（二）鉴别诊断

本病应注意与腰椎间盘突出症、急性腰骶关节扭伤及臀上皮神经损伤等进行鉴别，压痛点位置上的差异具有鉴别诊断意义。

三、治疗方略

（一）非手术治疗

本病可采用药物、手法、针灸、理疗、封闭等方法进行治疗。

1. 手法治疗

（1）放松手法：患者取俯卧位，双下肢伸直。医者以推、揉、按等手法作用于脊柱两侧的竖脊肌，直至骶骨或臀及大腿后侧，并按揉腰腿部的膀胱经腧穴，施术以患侧为主，以达到理顺腰、臀、腿部肌肉，解除痉挛，缓解疼痛的目的。

（2）双指封腰法：用拇指及中指分别挤压、弹拨第三腰椎横突尖端两侧，以剥离粘连、活血散瘀、消肿止痛。手法应由浅入深，由轻到重。

（3）肘揉环跳法：患者侧卧，患侧在上，患肢屈曲，健肢伸直。医者以肘尖压揉环跳及臀部条索状结节。

（4）扳法：必要时可扳腿使腰部反复后伸，或斜扳腰部，或采用晃腰手法使腰部肌肉进一步放松。

2. 针刀疗法

本病可用小针刀直刺达第三腰椎横突尖部，在其周围做剥离、松解，以疏通经络、松解粘连。

3. 针灸治疗

选用第三腰椎横突端或横突下，深度为 6～8cm，行提插捻转手法 1～2 分钟，然后向一个方向大幅度捻转至滞针为度，再以电针治疗仪作电疗刺激，配穴人中、命门、委中、太溪等，主穴配穴均每 10 分钟行手法 1 次，并留针 40 分钟，每天 1 次，7 天为一个疗程。

4. 其他疗法

（1）局部封闭疗法：可在局部用曲安奈德 20mg 加 1%利多卡因 2ml、生理盐水 2ml 做第三腰椎横突封闭，应将药液均匀地向第三腰椎横突四周做浸润注射。每周 1 次，2 次或 3 次为一个疗程。

（2）可局部热敷、熏洗、蜡疗或用红外线、频谱仪治疗。

（二）手术治疗

非手术治疗反复治疗无效，且腰部长期疼痛无法正常工作和生活者，可考虑行手术治疗。在局部麻醉或连续硬膜外麻醉下，行胸腰筋膜松解加横突部软组织剥离术。必要时，可行第三腰椎横突切除术。

（三）中医辨治

（1）血瘀气滞证：腰痛如刺，痛处固定，拒按，腰肌板硬，转摇不能，动则痛甚。舌质暗红，脉弦紧。

治法：活血化瘀，舒筋理气。

推荐方药：活血祛痛汤加减。丹参、赤芍、当归、川芎、茯苓、肉桂、延胡索、香附、地龙、川断、狗脊、桑寄生、黄芪、甘草等。

（2）风寒阻络证：腰部冷痛，转侧俯仰不利，腰肌硬实，遇寒痛增，得温痛缓。舌质淡苔白滑，脉沉紧。

治法：祛风散寒，通络止痛。

推荐方药：独活寄生汤加减。独活、桑寄生、杜仲、牛膝、细辛、秦艽、茯苓、桂心、防风、川芎、人参、甘草、当归、芍药、地黄等。

（3）湿热痹阻证：腰部疼痛，腿软无力，痛处伴有热感，遇热或阴雨天痛增，活动后痛减，恶热口渴。小便短赤。苔黄腻，脉濡数或弦数。

治法：清热化湿，宣通经络。

推荐方药：四妙丸加减。苍术、黄柏、川牛膝、薏苡仁等。

（4）肝肾亏虚证：腰痛日久，酸软无力，遇劳更甚，卧则减轻，腰肌萎软，喜按喜揉。偏阳虚者面色无华，手足不温，舌质淡，脉沉细；偏阴虚者面色潮红，手足心热，舌质红少苔，脉弦细数。

治法：补益肝肾，强筋壮骨。

推荐方药：六味地黄丸或金匮肾气丸（每次8粒，每日3次口服）加减。熟地黄、山茱萸、肉苁蓉、巴戟天、山药、泽泻、炙甘草、大枣等。

四、预防与调护

患者应配合进行适当的功能锻炼。患者身体直立，两足分开，与肩同宽，两手叉腰，两手拇指向后挺按第三腰椎横突，揉按局部，然后旋转、后伸和前屈腰部，以利于舒通筋脉、放松腰肌、解除粘连、消除炎症。但应避免过度或过久的腰部活动，以免加重损伤。

（1）疼痛较剧烈患者应绝对卧硬板床休息1周，减轻腰部负担，避免久坐，避免过度劳累，尽量避免弯腰提重物。

（2）受凉是第三腰椎横突综合征的重要诱因，注意保暖，防止受凉。

（3）加强腰背肌功能锻炼，注意持之以恒。

（4）建立良好的生活方式，生活要有规律，发病期间多卧床休息，注意保暖，保持心情愉快。

五、各家发挥

黄殿栋提出，第三腰椎横突在站立、行走及劳动过程中起着重要的杠杆作用，因此在横突附着处的软组织结构容易产生积累性损伤。肌腱、韧带等软组织，在第三腰椎横突附着处的病变是以增生为主的病理变化，即纤维组织明显增生，玻璃样变性，甚至发生软骨化生或者骨化。患者第二腰椎神经后外支与第三腰椎横突的接触处发生粘连后，其位移受限，在肌肉收缩时，分布于第三腰椎横突附近的骨骼肌与肌腱连接处的本体感受器，因感受强的牵张性刺激而引起疼痛的感觉。温经止痛中药注射液和“横突根部离断术”两者疗效都较满意。

（胡　海）

腰椎间盘突出症

由于退行性变或外力作用，使腰椎间盘纤维环破裂、髓核突出，压迫神经根、血管、脊髓、马尾神经等，产生腰痛、下肢放射痛为主要表现的疾病称为腰椎间盘突出症，又称腰椎间盘纤维环破裂症、腰椎间盘脱出症、腰椎间盘膨出症等。本病好发于20～40岁的青壮年，占腰椎间盘突出症总发患者数的80%，男性患者多于女性，下腰部椎间盘为本病的好发部位，其发病约占总发患者数的98%。其中，第四、五腰椎之间的椎间盘占60%，第五腰椎与骶骨之间的椎间盘次之。

一、病因与分类

腰部有5个椎间盘，牢固地联结两个相邻的椎体。每个椎间盘由三部分构成，椎间盘外周有坚韧而富有弹性的纤维软骨组织构成的纤维环，内有乳白色透明胶状体，富有弹性的髓核，其上、下面各有一薄层软骨板，为透明软骨构成，紧密附着于坚强的前纵韧带。纤维环的后部最薄弱，较疏松地附着于薄弱的后纵韧带，在椎管腔前壁后纵韧带尤为薄弱。髓核组织在幼年时呈半液体状态或胶冻样，随着年龄增大，其水分逐渐减少，纤维细胞、软骨细胞和无定型物质逐渐增多，以后髓核变成颗粒状和脆弱易碎的退行性组织，除胎儿时期外，椎间盘无血管供应，其营养主要依靠椎体血管和组织液渗透，故当椎体病变时，椎间盘不易被吸收消失。椎间盘相当于一个微动关节，是实现椎骨之间活动的重要组成部分，其弹性很大，具有与气垫相仿的压缩、伸展作用，可吸收由各种原因产生的震荡力，亦可因压缩力不匀而向前、后、左、右倾斜。腰部前屈时椎间盘前方承重，髓核后移；腰后伸时椎间盘后方负重，髓核前移。因此，在日常生活、工作中，椎间盘不断地承受脊柱纵轴的挤压力和牵拉力。

椎间盘退行性变是造成纤维环破裂、髓核突出的基本原因。因随着年龄的增长，椎间盘组织水分减少，失去弹性，椎间隙变窄，周围韧带松弛等一系列退行性改变，是造成椎间盘容易破裂的内因。急性或慢性损伤为发生椎间盘突出的主要外因，最常见的原因是在姿势不当或准备欠充分的情况下搬动或抬举重物，或长时间弯腰后猛然伸腰、猝倒时臀部着地等，腰部直接外伤引起本病者比较少见。在某些情况下，甚至由于腰部的轻微扭动，也可导致腰椎间盘突出的发生，如弯腰洗脸时、打喷嚏或咳嗽后也能引起本病。由于椎间盘退变是发病的重要因素，有些患者无明显诱因而发病，可能是由于肌肉痉挛所致。另外，汽车和拖拉机驾驶员在驾车过程中，长期处于坐位及颠簸状态，使腰椎间盘承受的压力增大，以及腰椎穿刺、遗传因素、年龄大小等亦与本病的发生有关。

二、诊断思维

（一）诊断要点

1. 临床表现

腰腿痛是腰椎间盘突出症最主要的症状。患者常有腰部扭伤病史，损伤后出现严重腰痛，轻者尚可耐受，重者卧床不起，翻身极为困难。卧床后急性腰痛逐渐减轻，数日或数周后感到腿部不适或疼痛，以下位腰椎间盘突出常见，腰4、腰5和骶1神经根受压而出现坐骨神经支配区域痛，表现为沿患侧臀部、大腿后侧、小腿外侧和足外侧部麻木或放射痛。当椎间盘突出较多或中央型突出，可为两侧下肢疼痛。上部椎间盘突出可为股神经痛，股神经由腰2至腰4三条神经根的前支组成。腰腿痛可因咳嗽、打喷嚏、用力排便等腹腔内压升高时加剧，步行、弯腰、伸膝起坐等牵拉神经根的动作也使疼痛加剧，屈髋屈膝、卧床休息可使疼痛减轻。故患者在行走时常取前倾位，卧床休息时取弯腰、侧卧、屈髋、屈膝的“三屈位”。严重的患者取胸膝卧位姿势睡觉。严重的椎间盘突出可使马鞍区麻痹、大小便困难和双足麻痹。

2. 检查

（1）腰部畸形：腰椎间盘突出先有脊柱腰段生理性前曲减少或消失，甚至变为反曲。由于髓核向后突出，腰部被动前屈可缓解神经根所受的压迫。腰椎侧屈发生较晚，多数出现在腰腿痛持续时间较久的病例。脊柱侧屈可以屈向患侧，亦可屈向健侧，均为保护性体位。当椎间盘突出压迫神经根内下方时（腋下型），脊柱向患侧弯曲；当椎间盘突出压迫神经根外上方时（肩上型），则脊柱弯向健侧，均可不同程度减少神经根的受压，临床上以后者多见，检查可见腰肌紧张明显，以患侧为甚。

（2）腰活动受限：急性期因保护性腰肌紧张，腰椎各方向活动均受限。慢性期主要以腰部前屈和向患侧侧屈受限较明显，强制弯曲时加重放射痛。

（3）椎旁压叩痛并向同侧下肢放射：腰椎间隙棘突旁有深压痛，压痛点对诊断定位有重要意义。急性期可出现广泛性压痛，但总有一个压痛点最为明显。按及压痛点或叩击腰椎可产生腰部剧痛，并向患侧下肢放射，直到足跟。沿坐骨神经体表投影通路有压痛，如环跳、承扶、委中、承山等穴。若俯卧位检查局部压痛不明显时，患者可取站立后伸位，并向一侧弯曲，使腰肌松弛，再压棘突旁。若为椎间盘突出，可产生明显压痛及放射痛。

（4）直腿抬高试验及加强试验阳性：直腿抬高 30° 以下为强阳性，40° ～50° 为中等阳性，60° 以上为弱阳性。

（5）皮肤感觉异常：突出的椎间盘压迫神经根会出现相应的神经所支配区域皮肤感觉减退或麻木。上腰部脊神经根受压引起的障碍主要出现于大腿前面、小腿内侧，腰部脊神经根受压引起的障碍则出现于大腿后面及小腿上外侧、足趾根部，骶 1 神经根受压表现在足外侧及外踝部。中央型椎间盘突出压迫马尾神经，可出现马鞍区麻木，膀胱、肛门括约肌功能障碍。

（6）肌力减弱：第三、四腰椎椎间盘突出，股四头肌肌力减弱，肌肉萎缩；第四、五腰椎间盘突出，腓肠肌张力减弱，拇指背伸肌力减弱；腰 5 骶 1 椎间盘突出，足跖屈力减弱，病程久者常有足背伸肌群萎缩，胫骨前嵴突出征象。

3. CT、MRI 检查

CT、MRI 检查可清晰地显示椎间盘突出的影像，通过断层反映出硬脊膜囊及神经根受压的状态，是目前诊断本病最常用的检查方法。

（二）鉴别诊断

（1）急性腰扭伤：有明显外伤史，病程短，局部压痛明显，痛点进行局部封闭后可使疼痛明显减轻或消除。一般无放射性坐骨神经痛的症状。CT 检查无腰椎间盘突出。

（2）腰椎结核：可有腰腿痛征象，病程长，常伴有全身症状，如低热、盗汗、消瘦、乏力、血沉加快，下腹部有时可触及冷性脓肿。X 线摄片显示椎间隙模糊、变窄，椎体相对边缘有骨质破坏。

（3）马尾神经瘤：腰腿痛呈持续性，无间歇缓解。白天稍活动可减轻，夜间卧床时感疼痛加剧。脊柱无侧曲，腰部功能尚好。下肢运动及感觉均有不同程度障碍，以及括约肌功能紊乱。脑脊液检查示总蛋白量增高，脊髓造影有占位性病变。

（4）腰椎椎管狭窄症：多见于中、老年人，以长期慢性腰腿痛和间歇性跛行为主要表现，卧床休息后症状可明显减轻或消失，脊柱后伸时疼痛加重。本病多因黄韧带肥厚和中央型腰椎间盘突出压迫硬膜囊引起，CT、椎管造影可明确诊断。

（5）强直性脊柱炎：病变为进行性，早期腰痛伴坐骨神经痛，开始在骶髂关节发病，病变逐步向上发展，血沉加快。晚期椎体呈竹节样变，关节融合，血沉增快。

（6）梨状肌综合征：以臀腿痛为主要表现，压痛点位于环跳穴处，腰部无明显压痛点，梨状肌紧张试验阳性，腰部功能正常，直腿抬高试验阳性。

（7）其他疾病：如腰椎转移癌、骨性关节病、骨髓炎、骨折及脱位等各有其特征，应注意鉴别。

三、治疗方略

（一）非手术治疗

本病可采用药物、手法、针灸、针刀及牵引等方法进行治疗。

1. 手法治疗

手法治疗能缓解腰臀部肌肉痉挛、活血祛瘀、松解神经粘连、促进局部炎症消退、使突出的椎间盘回纳。

（1）准备手法

1）按摩法：患者俯卧，医者用两手拇指或掌部自肩向下按摩脊柱两侧膀胱经，至患肢承扶穴处改用揉捏法，下抵殷门、委中、承山穴，反复数次。

2）推压法：医者两手交叉，右手在上，左手在下，手掌向下用力推压脊柱，从胸椎至骶椎，反复数次。

（2）调理关节回纳法

1）俯卧拔腿法：医者一手按患者腰部，另一手托住患者两腿或单腿，使其下肢尽量后伸。两手相对用力，可听到一声弹响。可做 1 次或 2 次。

2）斜扳法：患者侧卧，在上的下肢屈曲，贴床的下肢伸直。医者一手扶患者肩部，另一手同时推髂部向前，两手反向用力使腰部扭转，可闻及“咔嗒”响声。

3）牵引按压法：患者俯卧。一助手于床头抱住患者肩部，另一助手拉患者两踝，对抗牵引数分钟。而后用拇指或掌根按压疼痛部位，按压时由轻到重，使腰后伸，椎间隙进一步增宽，回纳突出的椎间盘。

4）旋转复位法：患者端坐于方凳上，两足分开与肩等宽。以患侧是右侧为例。助手面对患者，两腿挟持固定患者左腿。医者立于患者身后，右手经患者腋下绕至颈部，左拇指顶推偏歪的腰椎棘突右侧，右手压患者颈部，使其腰部前屈 60°～90°，再向右旋转。左拇指同时发力向左顶推，可感觉椎体轻微错动或闻及弹响。

（3）结束手法

1）牵抖法：患者俯卧，两手抓住床头。医者双手握住患者两踝，用力牵抖并上下抖动其下腰，带动腰部，再行按摩下腰部。

2）滚摇法：患者仰卧，双髋、双膝屈曲。医者一手扶患者两踝，另一手扶患者双膝，将患者腰部旋转滚动，持续 1～2 分钟。

2. 中药贴敷治疗

中药贴敷治疗可在疼痛部位或腰阳关、环跳、承山等穴贴敷温经通络膏、消痛贴膏或通络骨质宁膏等。

3. 牵引疗法

牵引疗法主要采用骨盆牵引法，适用于早期患者或反复发作的急性患者。患者仰卧于病床上，缚骨盆引带，有时为增加胸胁部力量可用固定带拴于床头以增加抗牵引能力，牵引重量可根据患者的感受进行调节，一般在20kg左右，每日牵引1次，每次约30分钟。目前，临床上多采用多功能牵引床牵引，可配合熏蒸疗法。

4. 针灸疗法

（1）主要穴位采用腰椎夹脊穴，膀胱经穴和下肢坐骨神经沿线穴位，可辅助脉冲电治疗。急性期以每日针1次，以泻法为主；缓解期及康复期可隔日一次，以补法泻法相互结合，配合患者四型辨证取穴。

（2）灸法：直接灸、艾条灸、温针灸、雷火灸等。

5. 针刀治疗

在治疗部位刺入深部到病变处进行轻松的切割、剥离等不同程度的刺激，以达到止痛祛病的目的。

6. 局部封闭疗法

治疗本病可取曲安奈德行穴位注射或行椎间孔封闭，对慢性期疗效尚可。

7. 物理治疗

物理治疗具有松解粘连、软化瘢痕的作用，应用天然或人工制造的声、光、电、热、磁等物理因子作用于人体，达到防治疾病的方法，简称理疗。可选用红外线、半导体激光、中药离子导入等仪器进行局部理疗，温筋通络，消肿止痛，消除病症。

（二）手术治疗

如游离型脱出或者巨大型椎间盘突出，髓核压迫神经根明显，并出现下肢肌力下降，感觉减退，严重影响生活工作，且保守治疗无效者，根据具体手术适应证选择适宜的手术治疗，一般选用椎板切除髓核摘除术或腰椎间孔镜下髓核摘除术治疗。

（三）中医辨治

（1）血瘀气滞证：腰腿痛如刺，痛有定处，日轻夜重，腰部板硬，俯仰旋转受限，痛处拒按。舌质暗紫，或有瘀斑，脉弦紧或涩。

治法：行气活血，祛瘀止痛。

推荐方药：身痛逐瘀汤加减。川芎、当归、五灵脂、香附、甘草、羌活、没药、牛膝、秦艽、桃仁、红花、地龙等。中成药：祖师麻片（每次3粒，每日3次口服）、芪芍通痹胶囊（院内制剂）（每次3粒，每日3次口服）等。

（2）寒湿痹阻证：腰腿部冷痛重着，转侧不利，痛有定处，虽静卧亦不减或反而加重，日轻夜重，遇寒痛增，得热则减，舌质淡胖，苔白腻，脉弦紧，弦缓或沉紧。

治法：温经散寒，祛湿通络。

推荐方药：独活寄生汤加减。独活、桑寄生、杜仲、牛膝、党参、当归、熟地黄、白芍、川芎、桂枝、茯苓、细辛、防风、秦艽、蜈蚣、乌梢蛇等。中成药：腰痹通胶囊（每次3粒，每日3次口服）等。

（3）湿热痹阻证：腰筋腿痛，痛处伴有热感，或见肢节红肿，口渴不欲饮，苔黄腻，脉濡数或滑数。

治法：清热利湿，通络止痛。

推荐方药：大秦艽汤或当归拈痛汤加减。川芎、独活、当归、白芍、地龙、甘草、秦艽、羌活、防风、白芷、黄芩、白术、茯苓、生地黄、熟地黄等。中成药：湿热痹片（每次3粒，每日2次口服）等。

（4）肝肾亏虚证：腰腿痛缠绵日久，反复发作，乏力，不耐劳，劳则加重，卧则减轻，包括肝肾阴虚及肝肾阳虚证。阴虚证症见心烦失眠，口苦咽干，舌红少津，脉弦细而数。阳虚证症见四肢不温，形寒畏冷，筋脉拘挛，舌质胖淡，脉沉细无力等症状。

治法：补益肝肾，通络止痛。

阳虚证推荐方药：右归丸加减。山药、山茱萸肉、杜仲、附子、桂枝、枸杞子、鹿角胶、当归、川芎、狗脊、牛膝、川断、桑寄生、菟丝子等。

阴虚证推荐方药：虎潜丸加减。知母、黄柏、熟地黄、锁阳、龟甲、白芍、牛膝、陈皮、当归、狗骨等。中成药：珍牡肾骨胶囊（每次1粒，每日3次口服）等。

四、预防与调护

平时要经常锻炼腰背肌，要注意腰部的保暖，勿受风寒。疼痛明显时应卧硬板床休息，起床活动时可用腰围保护，以减轻疼痛，缓解肌肉痉挛。

五、各家发挥

邓福树根据多年的临证经验，结合中医基础理论认为腰椎间盘突出症的发病机制主要是外伤或劳损等原因，导致局部气血运行紊乱，正气虚弱，瘀血内停，水湿内阻，血水互结，经脉不通，日久失养。确立脊痛消治疗腰椎间盘突出症，主要功效为益气、活血、利水。方中重用黄芪等药补气升阳，以助血水运行。以川芎、当归等药活血祛瘀，调理血脉。应用车前子、泽泻等药利水消肿除湿，疏通经脉。选择五灵脂、延胡索等药缓急止痛，治疗腰腿痛之标，兼助活血益气利水之药效。诸药配伍，相得益彰，共同调理气、血、水的运行输布，疏导并滋养经脉。

董清平在治疗腰椎间盘突出症方面擅用化瘀止痛、利水消肿、解经通络等中药，依据传统医学的通则不痛、痛则不通的病机理论，他认为腰椎间盘突出症的患者的腰痛和下肢放射痛，是由于腰部劳损、经络瘀滞所致，在用药方面选用活血化瘀兼能止痛的中药，常用乳香、没药、苏木、当归、川芎、姜黄等中药。若血不利、则为水，血水同病是本病重要的病机之一，故认为选用利水药与活血药相配伍，尤其同时具有化瘀利水作用或通经利水作用的中药，常用泽兰、猪苓、泽泻、防己等，若筋骨劳伤、拘紧不利，日久有肌肉挛急，选用解痉通络、舒筋缓急的中药，常用伸筋草、透骨草、木瓜、白芍等。

他运用改良术式提高了手术成功率。手术的改进点：①对巨大型突出提出“釜底抽薪”法，先从对侧取出间盘，使患侧巨大间盘变小，对神经根起到保护作用。②用骶棘肌代棘间韧带，加强术后腰部稳定性。

李贵对腰椎间盘突出症进行了较深入的研究，他和黄殿栋对扩大棘突椎间入路治疗腰椎间盘突出症218例进行了总结，得到的体会：①从前应用“开窗式”手术方法，视角小，只有术者能看清楚，助手看不清，有时盲目拉钩。手术区很小，只容纳一个拉钩和一个吸引器头，所剩余的就不多了，不能保护静脉丛，稍一出血就无法进行手术，很容易造成副损伤。因此，改用扩大棘突椎板间入路，本术式采用俯卧位，正中切口，术野宽敞、视角大，显露充分，操作方便。显露突出物时可将硬膜囊和神经根一并拉过棘突中线，神经根看得清楚，操作安全，静脉丛不受损伤，避免出血，术野干净，突出物显露完全，切除彻底。②对中央型、巨大型突出，“开窗式”方法根本不能彻底切除突出物。中央型突出物多数是圆锥形，从前方正中突向硬脊膜，使硬膜囊套覆在突出物上，巨大的突出物一直将硬膜顶到椎管后壁，单纯侧方入路是没有办法取出突出物的。若采用本术式，将套覆的硬脊膜拉起，用特制管状凿先从一侧斜行切入，取出部分突出物，然后再用神经剥离器将中央部突出内容推入凿成的柱状凹陷内，用髓核钳子取出。如不能彻底切除，再从对侧用同样的方法切取，从双侧进行可全部完成手术。这样避免了剖开前后硬脊膜切取突出物，也避免了马尾神经损伤。③对横贯型、双侧型、松动型、软骨板剥脱型等突出，这样类型的间盘广泛退变大部膨出，使双侧神经根受累和马尾受压。“开窗式”和半椎板切除单侧入路是不能达到手术目的的，而却是该术式的主要适应证。④间盘突出症往往合并很多其他因素，如黄韧带增厚、神经根粘连、神经根管狭窄等。在手术的同时必须进行神经根松解术，才能彻底达到目的。而“开窗式”方法却不能进行神经根管的探查和松解，用本术式就很方便，使手术顺利完成。⑤对双间隙突出的手术方法，基本同单间隙一样，再扩大另一间隙，两间隙相邻的椎板和棘突仍大部分保留，形成桥梁式。这样愈合后既有棘上韧带连接棘突、又有瘢痕组织连接棘突之间，保证恢复脊椎后部稳定装置。另外可防止硬脊膜广泛暴露引起术后粘连。由此看来，本手术入路比全椎板切除广泛暴露硬脊膜有其优越性。本术式重点是扩大椎间横径，全椎板切除是扩大纵径，使椎板丢失，马尾失去了保护，并非必要。⑥本组术后复发 3 例，一例间隔 9 年，一例 3 年，一例 2 年，均为另间隙再发，本组没有原间隙复发病例，由此我们感到本术式切除最为彻底，是理想的手术方法。⑦此手术入路，因能显露间盘在椎管内的全部，对突出范围大小和表面是否平整都能观察清楚，亦即能看出小面积的纤维环破裂型还是大面积的软骨板剥脱型。从而能总结出这两种类型在年龄的分布和临床体征的关系，也能确定推拿和牵引疗法的适应证，为保守治疗提供依据。

（胡　海）

腰椎椎管狭窄症

凡造成腰椎椎管、神经根根管及椎间孔隧道的变形或狭窄而引起马尾神经或神经根受压出现腰腿痛、间歇性跛行临床症状者称为腰椎椎管狭窄症。本病又称腰椎椎管狭窄综合征，多见于中、老年人，约 80%发生于 40～60 岁，男性患者较女性患者多见，体力劳动者多见。

一、病因与分类

本病病因分为原发性和继发性两种，原发性多为先天性所致，继发性多为后天性所致。其中，退行性变是本病的主要发病原因，先天性发育性原因较少见。

先天性腰椎椎管狭窄是指椎管本身由于先天性或发育性因素而致的腰椎椎管狭窄，表现为腰椎椎管的前后径和横径均匀一致性狭窄，可见于侏儒症、椎弓根短缩等患者。此类型临床较为少见。

后天性腰椎椎管狭窄主要由于椎间盘退变、腰椎椎体间失稳、椎间关节突关节松动，导致腰椎退行性变，腰椎骨质增生，黄韧带松弛、肥厚或内陷，关节突关节松动、增生或肥大，椎板肥厚等均可使腰椎椎管内径缩小，椎管内有效容积减少，达到一定程度后可引起脊神经根或马尾神经受挤压而发病。

原发性和继发性两种因素常常相互联系，相互影响。临床上常可见到两种因素相结合，即在先天发育不良基础上再发生各种退变性因素而导致本病。这种混合型腰椎椎管狭窄症比较多见。

腰椎椎管狭窄症属中医学“腰腿痛”范畴。中医认为本病发生的主要内因是先天肾气不足，后天肾气虚衰，以及劳役伤肾等，而反复外伤、慢性劳损和风寒湿邪的侵袭则为其常见外因。其主要病机是肾虚不固、邪阻经络、气滞血瘀、营卫不和，以致腰腿筋脉痹阻而产生疼痛。

二、诊断思维

（一）诊断要点

本病主要症状是长期慢性腰腿痛、间歇性跛行。腰痛仅表现为下腰及骶部痛，多于站立或行走过久时发生，若躺下、蹲下或骑自行车时疼痛多可自行消失。局部有明显酸、胀、痛感，无固定压痛点，常处于强迫前屈位，后伸时因腰骶神经根受压使腰痛加剧。腿痛常累及两侧，亦可单侧或左右交替出现。间歇性跛行是本病的主要特征，80%以上的患者多有间歇性跛行，常在行走和锻炼以后出现单侧或两下肢麻木、沉重、疼痛、无力，越走症状越严重，常被迫停下休息。

下蹲后症状马上缓解，若继续行走则出现同样症状，通常形象地描述为走路走不了几十米，骑车能骑几十里。病情严重者可引起尿急或排尿困难、两下肢不完全瘫痪、马鞍区麻木、肢体感觉减退及二便障碍。

腰椎椎管狭窄症状和体征的不一致是本病的特点之一，在患者伸腰活动后立即检查，体征可明显些。有的表现类似椎间盘突出症，有脊柱腰段生理性前曲减弱或侧弯，但多较轻。直腿抬高试验阳性者少，常为两侧性或一侧轻一侧重，部分患者可出现下肢肌肉萎缩，以胫前肌和趾长伸肌最明显，小腿外侧痛觉减退或消失常见，跟腱反射消失，膝反射无变化。如有马尾神经受压可出现鞍区麻木，肛门括约肌松弛、无力或男性阳痿。

（1）腰椎正、侧位片：正位片可见椎体骨质增生。两侧关节突关节增生、肥大，关节面的方向接近矢状位。椎弓根增粗，椎弓根间距变窄，椎板增厚，密度增高。侧位片可见椎间隙狭窄，椎弓根变短，椎弓及关节突关节骨质增生，密度增高，椎体滑脱。

（2）CT 及 MRI 检查：可显示椎体后缘骨质增生呈骨唇或骨嵴，椎管矢径变小；关节突关节增生、肥大，向椎管内突出，椎管呈三叶形，中央椎管、侧隐窝部狭窄，黄韧带肥厚等征象。

（二）鉴别诊断

（1）血栓闭塞性脉管炎：属于缓慢性、进行性动脉、静脉同时受累的全身性疾病，表现为下肢麻木、酸胀、疼痛和间歇性跛行，足背动脉和胫后动脉搏动减弱或消失，后期可产生肢体远端溃疡或坏死。腰椎椎管狭窄症的患者，其足背、胫后动脉搏动是良好的，不会发生坏死。

（2）腰椎间盘突出症：多见于青壮年，起病较急，有反复发作病史，腰痛并有放射性腿痛。体征上有脊柱侧弯，脊柱腰段生理性前突减弱或消失。在下腰部棘突旁 1～2cm 处有压痛，并向一侧下肢放射，直腿抬高试验和加强试验阳性。腰椎椎管狭窄症多见于 40 岁以上的中年人，起病缓慢，与中央型椎间盘突出症常突然发病不同。主要症状是腰痛、腿痛和间歇性跛行，腰痛主要在下腰部及骶部，站立、行走时加重，坐位及侧卧位屈髋时减轻。腿痛主要因骶神经根受压所致，常累及两侧，咳嗽时多不加重，但步行时加重，或伴有下肢感觉异常、运动乏力，特称为马尾性间歇性跛行。

三、治疗方略

（一）非手术治疗

本病可采用药物、手法、针灸、针刀等方法进行治疗。

1. 手法治疗

手法治疗腰椎椎管狭窄症可以舒筋活络、疏散瘀血、松解粘连，使症状得以缓解或消失。适用于轻度椎管狭窄的患者，根据其腰痛及腿痛情况，可选用点穴舒筋、腰部三扳法、抖腰法等手法，但手法应和缓，且不可粗暴，以免加重损伤，对于脊椎滑脱患者应慎用手法治疗。

（1）掌按揉法

1）患者取俯卧位，医者立于患者一侧，在腰骶部采用掌根按、揉法，沿督脉、膀胱经向下，经臀部、大腿后部、腘窝部直至小腿后部上下往返 2 次或 3 次；然后点按腰阳关、肾俞、大肠俞、次髎、环跳、承扶、殷门、委中、承山等穴。弹拨骶部两侧的竖脊肌。

2）患者取仰卧位，医者用掌揉法自大腿前、小腿外侧直至足背上下往返 2 次或 3 次，再点按髀关、伏兔、血海、风市、阳陵泉、足三里、绝骨、解溪等穴，拿委中、昆仑穴。

（2）腰部按抖法：一助手握住患者腋下，一助手握住患者两踝部，两人对抗牵引。医者两手交叠在一起置于患者第四、五腰椎外行按压抖动。一般要求抖动 20～30 次。

（3）直腿屈腰法：患者仰卧或两腿伸直端坐于床上，两足朝向床头端，医者面对患者两足底部，然后以两手握住患者的两手或前臂，用力将患者拉向自己，再放松回到原位。一拉一松，迅速操作，重复 8～12 次。最后屈伸和搓动患者下肢，结束手法。

2. 中药贴敷治疗

中药贴敷治疗可在疼痛部位或腰阳关、环跳、承山等穴贴敷通络骨质宁膏、消痛贴膏等。

3. 局部封闭疗法

局部封闭疗法常用曲安奈德 40mg 加 1%利多卡因 5ml、生理盐水 5ml 封闭腰阳关、环跳、承山、足三里等穴位，也可行骶管封闭。

4. 针灸疗法

针灸疗法取肾俞、志室、气海、命门、腰阳关等，每日或隔日 1 次，10 次为一个疗程。

5. 针刀治疗

针刀治疗指在治疗部位刺入深部到病变处进行切割、剥离等不同程度的刺激，以达到止痛祛病的目的。

6. 物理治疗

物理治疗可选用红外线、半导体激光、中药离子导入等仪器进行局部理疗，温筋通络，消肿止痛，消除病症。

（二）手术治疗

手术的目的是解除椎管内、神经根管内或椎间孔内的神经组织和血管所受的压迫。手术适应证是疼痛剧烈，影响日常生活，行走或站立时间不断缩短，有明显的神经根传导功能障碍，尤其是某些肌肉无力和萎缩者。常用的手术方式为椎板切除、神经根减压术。根据临床表现、脊髓造影、X 线征象和 CT、MRI 检查，确定术中探查减压范围。一般应切除见到硬脊膜搏动时为止。

（三）中医辨治

（1）气虚血瘀证：面色少华，神疲无力，腰痛不耐久坐，疼痛缠绵，下肢麻木。舌质瘀紫，苔薄，脉弦紧。

治法：补气活血，祛瘀止痛。

推荐方药：身痛逐瘀汤加减。川芎、当归、五灵脂、香附、甘草、羌活、没药、牛膝、秦艽、桃仁、红花、地龙等。中成药：祖师麻片（每次 3 粒，每日 3 次口服）、芪芍通痹胶囊（院内制剂）（每次 3 粒，每日 3 次口服）等。

（2）风寒痹阻证：腰腿部酸胀重着，时轻时重，拘急不舒，遇寒痛增，得热则减，舌质淡，苔白滑，脉沉紧。

治法：温经散寒，祛风通络。

推荐方药：独活寄生汤加减。独活、桑寄生、杜仲、牛膝、党参、当归、熟地黄、白芍、川芎、桂枝、茯苓、细辛、防风、秦艽、蜈蚣、乌梢蛇等。中成药：腰痹通胶囊（每次 3 粒，每日 3 次口服）等。

（3）肾气亏虚证：腰腿酸痛，腿膝无力，遇劳更甚，卧则减轻，肌肉瘦削。舌淡苔薄白，脉沉细。

治法：补肾益气，通络止痛。

推荐方药：虎潜丸加减。知母、黄柏、熟地黄、锁阳、龟甲、白芍、牛膝、陈皮、当归、狗骨等。中成药：珍牡肾骨胶囊（每次 1 粒，每日三次口服）等。

（四）功能锻炼

病情缓解后应加强腰背肌锻炼，还可练习行走、下坐、蹬空、侧卧外摆等动作以增强腿部肌力。

四、预防与调护

急性发作时应卧床休息 2～3 周。症状严重者可佩带腰围，以固定腰部，减少后伸活动。腰部勿受风寒、勿劳累。后期要行腰背肌及腰屈曲功能锻炼，以增强腰椎稳定性，改善症状。

五、各家发挥

董清平医师善于思考和独立钻研。研究总结出有利于腰椎管狭窄诊断的俯卧持续髋后伸试验（yeoman 试验）。通过髋关节后伸，骨盆横轴产生旋转扭力，骶髂关节有病则产生疼痛。今改为：患者俯卧诊查床，腰伸直令其自动后伸髋关节，使腰呈后伸位，这种体位保持一分钟，若出现小腿或足出现麻木或放射痛即为阳性，并让患者划出麻木或放射痛的范围，作为定位诊断的重要参考，若同时出现两个神经根支配区损害时，病损多为高节段，如腰 5 神经根及骶 1 神经根支配区症状同时存在时，多在腰 5 节段，个别为两个节段。

（胡 海）

骶髂关节错缝

骶髂关节错缝是指骶髂关节因外力而造成关节的微小移动，不能自行复位，引起骶髂关节疼痛和功能障碍。骶髂关节错缝亦称骶髂关节半脱位。

一、病因与分类

骶髂关节是骨盆中的能动关节，它有完整的关节结构，但活动范围微小，关节面不平，有凹陷和隆起互相咬合，借以稳定关节。它的稳定性又依靠坚强的骶髂前后韧带和骶髂间韧带加强。一般没有外力，骶髂关节是不易错缝的。脊柱所承负的重量必须通过两侧骶髂关节才能传达到下肢，而来自足底或坐骨结节的力量也必须通过骶髂关节才能达到躯干。正常的骶髂关节只有少许的前后旋转活动，以缓冲弯腰和负重时脊柱所承担的外力。

骶髂关节的结构具有双重性，该关节一部分属于纤维连结，另一部分属于滑膜连结。在骶粗隆与髂粗隆之间的缝隙为纤维所填充。承受压力、传递重力及缓冲支撑反作用力的主要是该关节的纤维部。此部韧带除了人体在卧位状态外，经常处于重压之下，易于损伤，一旦骶髂关节纤维部损伤，滑膜连结难以维持关节的完整性。

突然滑倒单侧臀部着地，地面的反冲外力沿坐骨结节向上传导，上身重力向下冲击，两力集中在骶髂关节上，迫使髂骨向上向内移错；或使单下肢突然负重，剪力作用于骶髂关节，如打球、跳高、单足失足等，都可以使骶髂关节过度前后旋转，髂骨遭受向上向内的外力引起错缝。若妇女妊娠晚期和产后早期，在不正常的体位上扭转、牵拉、挫碰等，亦可引起本病。髂骨向上错缝者多见，向下错缝者罕见。

严重的骶髂关节错缝可使关节周围的肌肉、韧带等产生撕裂，造成关节的稳定性降低，而负重或活动时又加重错缝的程度，但轻微的错缝有自行恢复的可能。若骶髂关节反复损伤或关节错缝未得到及时治疗，局部出血机化、瘢痕形成充填于关节间隙，造成关节内粘连或关节不稳，久之引起顽固性、持续性下腰部疼痛。

二、诊断思维

（一）诊断要点

（1）患者多有外伤史。患侧骶髂关节疼痛，常放射到臀部和股外侧，有的甚至放射到小腿外侧，并且通常有患侧竖脊肌痉挛。躯干向患侧倾斜，患肢不敢负重，跛行，甚至不能独自起立行走，需要在扶持或支撑下侧身用手掌保护患侧骶髂关节部方能勉强行动，上、下阶梯时需要健侧先移动。平卧不适，翻身困难。站立位弯腰时疼痛加剧并活动受限。患者常以健侧臀部坐凳，疼痛严重者需要用双手分别撑住凳子两侧以减轻疼痛。但坐位弯腰时疼痛不堪，这是因为股后肌群松弛之故。

（2）本病临床好发于青壮年女性，自诉下腰痛，走路、转身疼痛加重，侧卧时痛侧在上则舒服，在下或平卧加重。患侧骶髂关节可有肿胀，较健侧隆起，在髂后下棘的内下角处有压痛和叩击痛。下肢轴向叩击痛阳性。

（3）骨盆分离挤压试验阳性，骶髂关节“4”字试验阳性，下肢后伸试验阳性，单足站立试验阳性。

（4）X线检查多数显示正常，部分患者可见患侧间隙增宽，关节面排列紊乱。晚期患者可见关节边缘骨质增生或骨密度增高。CT诊断可见明显关节面不对称。

（二）鉴别诊断

（1）腰椎间盘突出症：患者腰痛伴有一侧下肢麻木，脊椎两侧肌肉紧张，椎旁有明显压痛及向患肢放射痛。骶髂关节损伤较重或有错缝者，局部疼痛较剧烈，可向股外侧放射，局部肌肉痉挛，腰骶部有侧屈和前屈畸形。

（2）骶髂关节结核：无外伤史或仅有轻微外伤史。有全身结核中毒症状，如低热、盗汗、消瘦等。X线摄片显示骨质破坏。

（3）骶髂关节致密性骨炎：患者多有劳损史，关节逐渐发生疼痛，由轻到重，休息后缓解，X线片多见关节骨质密度增高。

三、治疗方略

（一）非手术治疗

本病可采用药物、手法、针灸、针刀及牵引等方法进行治疗。

1. 手法治疗

（1）整复法

1）前错缝：患者取俯卧位，以右侧前错位为例，医者立于患侧，用右足跟蹬在患者坐骨结节上，双手握住患足踝部，然后用力向上蹬坐骨结节，同时用力牵拉下肢，听到或感到弹响，提示复位。

2）后错缝：患者取仰卧位，医者立于患侧，过度屈曲患髋、膝关节，紧贴腹部，然后猛然伸直下肢，并向下用力牵拉患肢，使其复位。

（2）牵抖法：适用于陈旧性骶髂关节错缝。患者取俯卧位，双手抓床头，术者站于床尾，两手分别握住患者两踝，逐渐向下牵引身体。在牵引的同时，抬高下肢，使小腹部略离床面，然后左右摆动下肢数次，在摆动下肢的过程中上下抖动数次，使其复位。

2. 固定治疗

错缝轻微者不需要固定；较重经复位后应佩戴腰围卧硬板床休息1～2周，然后方可逐渐进行活动。

3. 中药贴敷治疗

本病患者可在疼痛部位或腰阳关、环跳、承山等穴贴敷消痛贴膏或通络骨质宁膏等。

4. 牵引疗法

牵引疗法主要采用患肢皮肤牵引法，适用于早期患者或反复发作的急性患者。患者仰卧于病床上，患肢缚皮肤牵引带，牵引重量可根据患者的感受进行调节，一般在 10kg 左右，每日牵引 1 次，每次 2 小时。

5. 针灸疗法

（1）主要穴位采用八髎穴、三焦俞、小肠俞、后溪等。急性期以每日针 1 次，以泻法为主；缓解期及康复期可隔日一次，以补法泻法相互结合，配合患者四型辨证取穴。

（2）灸法：直接灸、艾条灸、温针灸、雷火灸等。

6. 针刀治疗

针刀治疗指在治疗部位刺入深部到病变处进行切割、剥离等不同程度的刺激，以达到止痛祛病的目的。

7. 封闭疗法

封闭疗法用曲安奈德 40mg、2%利多卡因 2ml、生理盐水 2ml 的混合液局部注射痛点，每周 1 次，2 次为一个疗程。

8. 物理治疗

物理治疗可选用半导体激光、中药离子导入等仪器进行局部理疗，温筋通络，消肿止痛，消除病症。

（二）中医辨治

（1）气滞血瘀：扭伤后，腰骶部疼痛剧烈，刺痛或胀痛，痛有定处，日轻夜重，俯仰受限，转侧步履困难。舌红或紫暗，脉弦细。

治法：行气活血，祛瘀止痛。

推荐方药：活络效灵丹加减。中成药：祖师麻片（每次 3 粒，每日 3 次口服）、腰痹通胶囊（每次 3 粒，每日 3 次口服）等。

（2）气虚血凝证：腰骶部拘急不舒，疼痛隐隐，活动不利，时轻时重，腰肌板硬。舌质暗红，脉弦细或涩。

治法：补中益气，活血通络。

推荐方药：补阳还五汤加减。中成药：补中益气丸配合腰痹通胶囊（每次 3 粒，每日 3 次口服）等。

（3）气血两亏：腰骶部酸痛，痛连臀腿，遇劳则甚，动作不利，体倦乏力，面色无华。舌质淡，脉细无力。

治法：补益气血，通络止痛。

推荐方药：八珍汤加减。中成药：归脾丸（每次 6g，每日 2 次口服）等。

（4）肝肾亏虚：腰胀隐痛，遇劳更甚，卧则减轻，腰肌酸软无力，喜按喜揉。偏阳虚者面色无华，手足不温，阳痿或早泄，舌质淡，脉沉细；偏阴虚者面色潮红，手足心热，失眠遗精，舌质红，脉弦细数。

治法：补益肝肾，通络止痛。

阳虚证推荐方药：金匮肾气丸（每次 8 粒，每日 3 次口服）加减。

阴虚证推荐方药：虎潜丸加减。中成药：珍牡肾骨胶囊（每次 1 粒，每日 3 次口服）等。

四、预防与调护

（1）急性者应及时治疗，以免迁延不愈而成慢性。
（2）合理休息，加强腰背肌锻炼。
（3）孕妇及哺乳期妇女，以休息为主。
（4）肥胖者应控制体重。

五、各家发挥

樊春洲在六十余年的医疗实践中，博采众家之长，自成一家对骨伤科领域疑难问题，经常琢磨，如骶髂关节错缝的治疗以手法复位为主要疗法。常用手法有二：①单人复位法，令患者俯卧床上，术者立于患侧，面向患者头部。如患者是左侧髂骨向上移位，术者用左足跟蹬在健侧的坐骨结节上，双手握患侧踝上，然后在足跟用力向上蹬的同时，两手用力向上牵拉患肢，如此 1～2 次，便可将向上移位的髂骨拉回原位。在复位过程中常可听到复位音，最后术者放下患肢，改为面向患者足侧，用两手掌交叉按在患者两侧髂后上棘部位（即左手按左侧、右手按右侧），向左右用力分离推按，使向脊中线移位的髂骨复位。②两人复位法，令患者俯卧床上，术者立于患侧面向患者足部，用双手重叠按在患者髂骨翼后上方，做好向下用力推的准备。助手一人立于患者健侧面向患者头部，用双手重叠按在患者健侧的坐骨结节部位，做好向上用力推的准备。然后两人同时用力相对推之即可纠正向上错位的髂骨，如一次未愈可连续操作 2、3 次即可复位。最后按单人复位推按两髂骨向外。复位后取仰卧位在床上休息，新伤 1 周即可恢复，如系陈伤（伤后超过 3 周者）可休息 2、3 周方可下床扶拐走路。如休息时间过短，可因关节周围韧带损伤未得恢复而导致韧带松弛，日后残留骶髂关节松动的不良后果。不论新伤与陈伤，经复位后症状势必大减，对尚存的负重力弱和残存的微小疼痛等症状，其恢复的时间长短，因损伤的程度与损伤的时间及休息彻底与否而有所不同。

（胡　海）

尾骨挫伤

尾骨由 4 块或 5 块尾椎构成，当跌倒时臀部着地易造成尾骨的挫伤，预后一般良好。

一、病因与分类

本病多为直接暴力所致，如从高处坠落、滑倒或坐空致臀部着地，造成骶尾部的软组织挫伤或尾骨骨膜损伤，主要为尾骨周围韧带损伤。

二、诊断思维

（一）诊断要点

（1）患者多有明显外伤史。受伤后立即感到骶尾部疼痛，坐凳时疼痛加剧，由坐位站起时疼痛明显。患者常采取半侧臀部坐位，行走时疼痛不会加剧。

（2）检查时局部多无明显肿胀，尾椎尖部压痛明显。肛门指检可触及疼痛部位。

（3）X线摄片检查多无异常，可排除骨折、脱位或其他骨病。

（二）鉴别诊断

尾骨骨折：尾骨处疼痛明显，尾骨侧位片可明确诊断。

三、治疗方略

（一）非手术治疗

本病可采用药物、手法、理疗、封闭等方法进行治疗。

（1）手法治疗：患者取侧卧位，髋、膝关节屈曲。医者左手戴手套，食指伸入患者肛门，按摩尾骨两侧，以缓解两侧肌肉痉挛，改善局部血液循环。按摩手法宜轻柔，逐步加重按摩力量。

（2）其他疗法：可采用理疗、局部封闭等疗法。

（二）中医辨治

（1）内服药：治以行气活血、祛瘀止痛为主。用桃红四物汤加减，或内服三七伤药片、跌打丸等。

（2）外用药：可用伤科洗方熏洗臀尾部或进行坐浴。

四、预防与调护

加强臀部肌肉锻炼，可做提肛练习。

（胡　海）

第四节　髋部筋伤

臀肌肌筋膜炎

肌筋膜炎是指肌肉和筋膜的无菌性炎症反应，又称“肌肉劳损”“肌纤维组织炎”“筋膜疼痛症候群”等。臀肌肌筋膜炎为其中之一，指发生臀后区的肌筋膜炎。本病属于中医学“痹证”“肌痹”等范畴。

肌肉、韧带为人体各种活动的动力基础，其末端装置是各肌肉附着骨骼处，是带动骨骼、关节的力量传递枢纽，也是应力集中和交汇的部位，因此极容易损伤。反复损伤局部肌肉，当损伤愈合后可遗留瘢痕或粘连，瘢痕组织可使局部血管数量减少或管径变小，发生局部微循环血流调节能力降低，从而导致肌肉供血不足和无氧工作能力丧失。因肌肉局部缺血使其末梢神经受刺激引起疼痛，患者不能耐受长时间的体力活动甚至静坐活动。如长期姿势不正确或心理压抑，均可引起局部肌肉的生理性挛缩，长期反复肌痉挛引起肌肉缺血，无菌渗出，瘢痕形成，局部肌筋膜经常承受体位性负荷而极度紧张、疲劳引起姿势性损伤，反复劳累致肌肉微小撕裂性损伤，在肌筋膜微血管反应区周围出现致痛物质。类风湿肌炎、强直性脊柱炎或病毒性肌炎因肌肉肿胀引起末梢神经受压，长期可形成痛觉敏感点或痛性肌硬结，经历长期的局部刺激、炎症、愈合、增生或瘢痕等复杂交织反应过程，局部组织出现疼痛并有炎症渗出物沉积钙化并发展为肌挛缩。缺氧或能量代谢缺乏可能是继发于局部血流量的减少，是致痛的重要机制，可造成肌肉功能障碍和组织破坏，因此任何改善肌肉和神经微循环的手段，都可使疼痛症状有所缓解。

一、病因与分类

当机体受到风寒侵袭、疲劳、外伤或睡眠位置不当等外界不良因素刺激时，可以诱发肌肉筋膜炎的急性发作，肌肉、韧带、关节囊的急性或慢性的损伤等是本病的基本病因。由于在急性期没有得到彻底的治疗而转入慢性；或者由于患者受到反复的劳损、风寒等外因刺激，可以反复出现持续或者间断的慢性肌肉疼痛、酸软无力等症状。

慢性劳损是最多见的原因之一。肌肉、筋膜受损后发生纤维化改变，使软组织处于高张力状态，从而出现微小的撕裂性损伤，最后又使纤维样组织增多、收缩，挤压局部的毛细血管和末梢神经出现疼痛。潮湿、寒冷的气候环境为另一重要发病因素，湿冷可使肌肉血管收缩、缺血，引起局部纤维浆液渗出，最终形成纤维织炎。慢性感染、精神忧郁、睡眠障碍、甲状腺功能低下及高尿酸血症等疾病也经常并发肌筋膜炎。常见如下几个诱发因素。

（1）部分患者有程度不同的外伤史。肌肉、筋膜受损伤后，未及时治疗或治疗不彻底，迁延日久而致病。

（2）虽无明显急性外伤史，但因久坐少动，或姿势不良，或精神紧张，过度劳累等，迁延日久而致病。

（3）感受风寒湿邪，经络阻滞、气血运行不畅、影响肌肉筋膜的营养和代谢，迁延日久而致病。

（4）患者体弱，免疫功能不强；或腰骶椎先天变异（畸形）；或脊柱退行性疾病（骨质增生）诱发。

痛性结节的病理特点：①一块肌肉中一束被无菌性炎症的肌膜包绕的肌纤维，较硬；②有病变的皮神经；③增生的炎症性脂肪结缔组织，与深筋膜紧密相连；④运动神经进入肌肉的部位。痛性结节多发生在棘上韧带、棘间韧带、椎板后肌群、横突上和横突间肌群、腰背肌群、竖脊肌等。目前研究认为肌筋膜痛实际上的病变部位不在肌筋膜，而是在骨骼肌的运动终板部位，长期的肌筋膜炎会可使急性疼痛转变为慢性疼痛。中医学认为，本病因筋肉外伤、劳逸失度、邪客筋肉，使肌筋气血瘀滞、筋失濡养，或筋硬筋萎，或筋肉挛缩。

二、诊断思维

（一）诊断要点

急性期患者臀部疼痛剧烈，有烧灼感，髋部活动时症状加重，局部压痛较显著（多在病变肌肉的起止点处），有的患者体温升高，血液检查可见白细胞增高。急性发作后，少数患者症状可完全消退，多数会遗留疼痛，或相隔数月、数年以后再次发作。慢性病例表现为臀部酸痛，肌肉僵硬，有沉重感，常在天气变化时（如阴雨天）、夜间，或潮湿地域时疼痛加重，晨起腰部酸痛加重，稍加活动可缓解，劳累后又加重。臀部压痛广泛，腰、髋功能活动可正常，但活动时臀部酸痛明显。

症状特征：①局部肌肉痛，慢性持续性酸胀痛或钝痛，疼痛呈紧束感或重物压迫感，范围在臀腿区。②缺血性疼痛，局部受凉或全身疲劳、天气变冷会诱发疼痛，深夜睡眠中会痛醒、晨起僵硬疼痛，活动后减轻，但常在长时间工作后或傍晚时加重，当长时间不活动或活动过度甚至情绪不佳时也可疼痛加重。③固定压痛点，患者一侧或局部肌肉紧张、痉挛、隆起、挛缩或僵硬。压痛点位置常固定在肌肉的起止点附近或两组不同方向的肌肉交接处，压痛点深部可摸到痛性硬结或痛性肌索。④可能有局部或临近部位的损伤史，妇女发病多于男性。

通过对交感神经的影响，可伴有下腹痛、腰膝及腿痛且无力、坐骨神经痛、尿频尿少。辅助检查主要应用红外热像图，肌筋膜炎的患区与邻近区温差明显升高，红外热像为异常或明显异常。

（二）鉴别诊断

（1）急性腰、髋部扭伤：患者多有明显的扭伤史，伤后立刻出现疼痛，活动受限，有明显压痛点，体位不能自如转换，疼痛为痉挛性疼痛，X线检查无异常。

（2）腰椎间盘突出症：患者多有损伤史，伴肢体放射性疼痛，症状时轻时重，活动受限，咳嗽、喷嚏、转头、弯腰则可加重症状，休息后疼痛缓解。棘突间或棘旁有明显压痛，直腿抬高试验阳性，并有相应的神经根支配区域感觉及运动障碍。CT、MRI可协助确诊。

（3）腰椎管狭窄症：腰痛反复发作，下肢麻木行走无力、间歇性跛行，X线片或腰椎CT可见椎间隙变窄，椎管内径变窄。

（4）第三腰椎横突综合征：多有扭伤或劳损史，第三腰椎横突处明显压痛并向下腰及臀部放射，第三腰椎横突附近可触及条索状或结节状物。

（5）肿瘤转移疼痛：高龄，近期体重减轻明显，尤其是存在夜间疼痛，需要相关检查排除肿瘤。

三、治疗方略

筋膜炎如果不及时治疗，会引发腰椎间盘突出、腰椎管狭窄、腰椎滑脱等疾病，增添更多痛苦，增加治疗难度。此外，患者经常因为腰痛而难以集中精力学习、工作，不少人甚至因此引发焦虑、抑郁等心理问题。而且随着时间的延长，病情的进展，筋膜炎会导致整体脊柱的问题。

治疗包括去病因、改善血供、消炎镇痛、消灭触痛点、体育锻炼、抗忧郁治疗等方面。症状顽固、久治不愈的患者就需微创手术治疗。

（一）非手术治疗

（1）理筋手法：患者取俯卧位，自腰、臀部起至髋外侧、大腿后侧，施以按揉、㨰法、拿捏、弹拨、叩击等手法，对肌肉筋膜进行调理，达到松解痉挛、理顺筋络、改善血运、解除粘连的目的。上下往返约 15 分钟，再配合髋关节屈伸的被动运动，最后于患处施擦法，以皮肤产生温热为度。

（2）针灸疗法：选穴，肝俞、肾俞、腰阳关、居髎、环跳、风市、承扶等。取泻法，频繁捻针，配合灸法。

（3）外治法：应用南星止痛膏、活血止痛膏外敷；海桐皮汤熏洗等。理疗可选择冲击波、红外线、微波、电磁疗、超声波等。

（4）针刀疗法：选择各处痛点为进针点，针刀体垂直皮肤，刀口线垂直肌筋膜纤维方向，每处剥离、切割 2～4 刀。对筋膜结节以提插刀法切割 3～4 刀。

（5）恢复期应进行腰、髋部的功能锻炼。

（6）封闭疗法：选择各处痛点，将封闭药物注入。可每周一次，连续 2～3 次。

（二）手术治疗

超声引导下的小针刀或者射频等肌肉松解治疗对顽固性肌筋膜炎效果尤为理想。在超声影像上可清晰地观察到局部的筋膜上有裂隙，有脂肪从裂隙中疝出，这就是临床上所扪及的结节。脂肪与周围组织包括筋膜及邻近的皮神经分支相粘连，这可能是疼痛的原因。手术应切除结节，修补筋膜，分离粘连及切除皮神经。效果常良好，但由于常为多发性病变，手术只能解决一处的症状，故仍应严格掌握手术指征。

在超声引导下应用射频热凝松解粘连的肌筋膜瘢痕或挛缩点，比以往使用的其他松解方法更有效和安全。射频治疗可达到分离组织粘连、松解挛缩和促进局部组织血流供应及烧灼局部增生的末梢神经的作用。治疗时在肌筋膜上的固定压痛点进行局部麻醉，射频加热至 75℃持续 20 秒，在相距 1～2cm 再向疼痛的中心点进针作射频热凝。

（三）中医辨治

（1）风寒湿痹证：臀痛板滞，髋部牵拉性疼痛，甚者痛引大腿，伴恶寒怕冷。舌淡苔白，脉弦紧。

治法：祛风除湿，温经通络。

推荐方药：蠲痹汤加减。

（2）气滞血瘀证：晨起臀部板硬刺痛，活动后减轻。舌暗苔少，脉涩。

治法：活血化瘀，通经活络。

推荐方药：身痛逐瘀汤加减。

（3）气血亏虚证：臀部隐痛，时轻时重，劳累后疼痛加剧，休息后缓解。舌淡苔少，脉细弱。

治法：补益气血，扶正固本。

推荐方药：八珍汤加减。

中成药根据病情需要，依据上述辨证选择相应中成药对症治疗，如瘀血痹片（每次 3 粒，每日 3 次口服）、痛舒胶囊（每次 3 粒，每日 3 次口服）、虎力散等。

四、预防与调护

防止潮湿、寒冷受凉；急性损伤应积极治疗，防止转成慢性；运动或剧烈活动时做好准备活动；纠正不良姿势，如弯腰或伏案过久等；防止过度劳累；使用硬板垫床；注意控制体重，节制饮食，加强锻炼；不要长时间保持一个固定的姿势，如久站久坐。

（徐炜明）

梨状肌综合征

由于各种原因所致臀部梨状肌损伤，并产生坐骨神经刺激、卡压所出现的一组临床症候群，称梨状肌综合征。臀、腿疼痛为其主要症状表现。

梨状肌是位于臀部深层的一块小肌肉，呈内宽外窄的三角形，因似梨样外观故名梨状肌；其起于盆内骶骨前面 2、3、4 骶前孔的外侧，向外下穿过坐骨大孔到臀部，以肌腱止于股骨大粗隆的后内侧，是髋关节的外旋肌。约 1/4 的人梨状肌可出现异常走行。梨状肌将坐骨大孔分为梨状肌上孔和梨状肌下孔。梨状肌上孔介于坐骨大切迹与梨状肌上缘之间，有臀上神经和臀上动、静脉穿过。梨状肌下孔介于坐骨棘和骶棘韧带及梨状肌下缘之间，除臀下神经和臀下动、静脉通过外，尚有坐骨神经、股后皮神经及阴部神经等穿出。该肌由第 1、2 骶神经支配，当其收缩时，参与髋关节外旋及外展活动。该处易受外伤及寒冷潮湿的刺激而引起局部肌纤维组织的水肿、渗出及纤维析出，而形成粘连，并波及神经、血管。

梨状肌体表投影区：自髂后上棘至尾骨尖做一连线，其中点至股骨大粗隆顶点的连线即梨状肌下缘。下缘线的中内 1/3 处为坐骨神经与梨状肌的交界点。

一、病因与分类

病因主要包括以下几个方面。

（1）遭受风寒湿：因风寒湿邪侵犯，如久坐卧湿地，致使梨状肌痉挛、炎症改变。

（2）外伤：如髋部扭伤，特别是髋关节的急剧内收内旋，使梨状肌遭受突然的牵拉而损伤等因素，即可引起该肌肉紧张、痉挛，造成局部组织充血、水肿、挛缩。

（3）盆腔炎、腹膜炎、髋关节或骶髂关节炎等蔓延到梨状肌，造成梨状肌炎性改变。

由于外伤或重手法推拿，局部肌纤维及筋膜组织可出现水肿、胞质外渗、蛋白析出，渐而肌纤维呈现程度不同的变性改变，成纤维细胞活跃，并在肌纤维组织内增生，最后使肌纤维形成纤维化及筋膜肥厚样改变，以致影响其正常功能。

由于纤维粘连物在血管外周包绕、收缩及纤维化，以致形成动脉壁增厚，管腔狭窄；静脉近端受阻后，因血管回流障碍而引起扩张，甚至可呈瘤状，并有“水囊”样肿物出现。

早期的病理改变，多系极度外展外旋的急性扭伤、突然由蹲位站起等局部外伤的创伤性反应，轻者表现为梨状肌肌纤维的水肿、渗血和毛细血管扩张，重者梨状肌可出现痉挛、出血和肿胀。如损伤轻微，或及时予以有效的治疗，一般可恢复到正常状态。但损伤过重，或是反复多次损伤，再加之其他致病因素，如寒冷、潮湿等，则使此病理过程持续发展，形成慢性过程，并出现一系列继发性改变。后期的主要病理改变是梨状肌本身的肥厚、挛缩、瘢痕及粘连形成。其病变范围视病情不同而长短不一，以局限性改变为多见，少有整条梨状肌出现瘢痕化者。

因梨状肌本身肥厚或瘢痕组织压迫坐骨神经干者少见，多因挛缩之梨状肌使得坐骨神经盆腔出口狭窄，以致坐骨神经等被嵌于此狭窄出口之中而引起症状；亦可出现相似的继发性改变，包括局部静脉怒张、动脉壁增厚及其他所见。

二、诊断思维

（一）诊断要点

大多数患者有过度旋转髋关节的病史，有些患者有夜间受凉病史。其起病可急可缓，慢性者多有间歇期。

本病主要症状是臀部疼痛，可向小腹部、大腿后侧及小腿外侧放射。疼痛多发生于一侧臀腿部，髋内旋内收活动时疼痛加重。严重者自觉臀部有“刀割样”或“烧灼样”疼痛，大、小便或大声咳嗽等引起腹内压增高时可使疼痛加剧，睡卧不宁甚至走路跛行。偶有会阴部不适，小腿外侧麻木。

检查患者腰、髋部无明显压痛和畸形，活动可不受限。梨状肌处可触及条索状隆起的肌束或痉挛的肌肉，有钝厚感，或者肌腹呈弥漫性肿胀，肌束变硬、坚韧，弹性减低，臀肌可有轻度萎缩。压痛点多位于梨状肌下缘线的中内 1/3 处，即坐骨神经与梨状肌的交界点。直腿抬高试验在小于 60° 时，梨状肌被拉紧，疼痛明显，而大于 60° 时，梨状肌不再被拉长，疼痛反而减轻。加强试验阴性。梨状肌紧张试验阳性，即髋关节内旋内收活动疼痛加重。梨状肌封闭后，疼痛可消失。

如出现坐骨神经受损，可表现为干性受累的特征，沿坐骨神经的放射痛及其所支配区的运动（股后，小腿前、后，以及足部诸肌群）、感觉（小腿外侧、足底和足前部）和反射（跟腱和跖反射）障碍等，病程较长者，可出现小腿肌萎缩甚至足下垂等症状。

如坐骨神经受压引起损伤、变性，肌电图可呈现震颤电位或单纯相等变化。髋部 X 线摄片，除中、老年患者显示与年龄、外伤相应的退行性变外，多无明显异常。

（二）鉴别诊断

（1）腰椎椎管狭窄症：患者具有间歇性跛行，有主诉多而体征少、腰椎后伸受限及压痛三大症状，坐骨神经盆腔出口处无明显压痛。

（2）腰椎间盘突出症：患者有典型的下肢放射痛，但属神经根性痛，其所引起的症状不同于坐骨神经干性痛症状，且腰部症状较明显。对个别难以鉴别者，可进一步做 MRI 检查。

（3）腰椎椎管内肿痛：患者呈持续性疼痛，尤以夜间加剧，并有与受压神经根相应的症状与体征，发病早期往往出现膀胱直肠症状。对个别难以鉴别者，可行 MRI 检查或造影检查。

（4）盆腔疾病：以女性多见。因盆腔疾病所引起骶丛神经受压，除了坐骨神经受刺激并出现症状与体征外，臀上神经、股神经、闭孔神经、股外侧皮神经及阴部内神经等也可同时被波及。因此症状更广泛，与骶丛神经分布相一致。

（5）髋关节疾病：包括化脓性关节炎、关节结核、股骨头坏死、类风湿关节炎等。X线检查及实验室检查可以协助诊断。

三、治疗方略

治疗以非手术治疗为主，90%以上可获得痊愈或好转。经过非手术治疗无效，而又影响工作及生活者，应进行手术治疗。

（一）非手术治疗

（1）理筋手法：患者取俯卧位，术者先按摩臀部痛点，使局部略有发热的舒适感，然后术者以双拇指相重叠，触摸钝厚变硬的梨状肌，用力深压并用弹拨法来回拨动梨状肌，弹拨方向应与肌纤维相垂直，对较肥胖患者力度不够时，可用肘尖部深压弹拨。弹拨10～20次后，再做痛点按压。最后由外侧向内侧顺梨状肌纤维走行方向做推按捋顺，两手握住患肢踝部牵抖下肢而结束。手法每周2～3次，连续2～3周。

（2）针灸疗法：取阿是穴、环跳、殷门、承扶、阳陵泉、足三里等穴，用泻法，以有酸麻感向远端放散为宜。针感不明显者，可加强捻转。急性期每天针刺一次，好转后隔日一次，可加灸法。

（3）外治法：应用中药熥法治疗。方药组成为桂枝、威灵仙、防风、荆芥、没药、细辛、五加皮等，装入药袋中，蒸锅内热蒸15分钟，晾凉至适宜温度后外敷于局部。可反复加热使用，每日两次，每次半小时左右。

理疗可选择冲击波、红外线、微波、电磁疗、超声波、火罐等。

（4）针刀疗法：患者取俯卧位，于坐骨神经与梨状肌的交界点（髂后上棘至尾骨尖作连线，其中点至股骨大粗隆顶点的连线的中内1/3处）做局部麻醉后，由此点垂直进针，刀口平行下肢纵轴，当患者感觉有麻痛出现，即达梨状肌病变处。退针1cm后，斜向内侧、外侧15°再进针1cm，各以提插刀法切割2～3刀，范围1cm以内。

（5）封闭疗法：以坐骨神经与梨状肌的交界点（髂后上棘至尾骨尖作连线，其中点至股骨大粗隆顶点的连线的中内1/3处）为进针点，垂直进针达梨状肌，将封闭药物注入。可每周一次，连续2～3次。

（二）手术治疗

非手术治疗无效，或症状较严重需早日施术者，可行梨状肌切断（除）术。术中需要将病变之梨状肌于瘢痕化处切除以消除对坐骨神经的嵌压，之后可再将已纤维化的梨状肌逐段切除。梨状肌异常型者，则需视肌束与神经关系不同而剪断或切除相应之肌束。

（三）中医辨治

（1）气滞血瘀证：臀痛如锥，拒按，疼痛可沿大腿后侧向足部放射，痛处固定，动则加重，夜不能眠。舌暗红苔黄，脉弦。

治法：行气活血，通络止痛。

推荐方药：活血止痛汤加减。

（2）风寒湿阻证：臀腿疼痛，屈伸受限。偏寒者得寒痛增，肢体发凉，畏冷，舌淡苔薄腻，脉沉紧。偏湿者肢体麻木，酸痛重着，舌淡苔白腻，脉濡缓。

治法：祛风散寒，祛湿通络。

推荐方药：蠲痹汤加减。

（3）湿热蕴蒸证：臀腿灼痛，腿软无力，关节重着，口渴不欲饮，尿黄赤。舌质红，苔黄腻，脉滑数。

治法：祛湿清热，通络止痛。

推荐方药：加味二妙散加减。

（4）肝肾亏虚证：臀部酸痛，腿膝乏力，遇劳更甚，卧则减轻。偏阳虚者面色无华，手足不温，舌质淡，脉沉细；偏阴虚者面色潮红，手足心热，舌质红，脉弦细数。

治法：补益肝肾，通络止痛。

推荐方药：肾气丸加减。

（5）中成药根据病情需要，选择脊痛消（每次 6 粒，每日 3 次口服）、活血胶囊（每次 3 粒，每日 3 次口服）等药物对症治疗。可缓解急性期症状，修复神经组织损伤。

四、预防与调护

急性期疼痛严重者应卧床休息，将患肢保持在外旋、外展位，避免髋关节的旋转动作，使梨状肌处于松弛状态。疼痛缓解后应加强髋关节及腰部活动和功能锻炼，以减少肌肉萎缩，促进血液循环。

（徐炜明）

臀上皮神经卡压综合征

臀上皮神经为由腰 1～3 脊神经后支的外侧支所组成的皮肤分支群。当其穿过腰部筋膜后即达皮下，并于皮下跨过髂后嵴中部达臀部，分布于臀部外侧及大粗隆部皮肤，司该区的皮肤感觉。当臀上皮神经受某种因素刺激或卡压时出现其分布区感觉异常、疼痛等一系列神经功能障碍症状，临床称之为臀上皮神经卡压综合征。本病属于中医学“痹证”“痛证”“麻木不仁”等范畴。

一、病因与分类

本病病因有以下几种：①臀部筋膜纤维织炎，当该神经穿过腰部筋膜时，如该处患有纤维织炎，致使局部纤维增生，则易导致该神经支受卡压而引起症状。②外伤，腰、髋部急性或慢性损伤易引起该神经支水肿、充血，从而导致该神经失去功能；或是由于后期神经周围组织纤维增生而引起对该神经的卡压。③劳损，反复腰、髋部屈伸活动和用力时，因臀上皮神经受髂后棘的摩擦刺激引起本病。

病理改变呈现三期特征。早期多由于神经的局限性缺血出现间断性感觉异常，症状时轻时重；或在特定体位时才出现疼痛、麻木症状。中期则因神经纤维脱髓鞘或结缔组织样改变，感觉异常呈持续性。晚期神经出现瓦勒变性、纤维缺失，表现为完全麻木、位置觉消失，以及肌无力或萎缩。

中医学认为，本病机制为气血阻滞，正气不足，脉络不和。

二、诊断思维

（一）诊断要点

腰、臀部广泛性疼痛，多起自髂后嵴中部，并向下放射至大腿后外侧，呈阵发性或持续性，灼痛与静止痛为主要形式，多无诱因而出现。压痛点位于髂后棘区域，局部还可触及痛性结节或条索状包块。腰臀部感觉麻木或缺失，感觉障碍范围模糊。神经干叩击试验阳性，即叩击神经走行处，远端支配区出现感觉异常、放射性麻痛。

封闭试验：在髂后嵴中部上后方推注封闭药物而症状缓解者为阳性。

臀下神经因与坐骨神经伴行出盆腔坐骨大孔，其所引起的症状易与之相混淆，临床上难以鉴别，实际上两者多同时受累。

（二）鉴别诊断

（1）坐骨神经干卡压：在感觉障碍同时伴有运动功能障碍，神经牵拉试验阳性。

（2）周围神经炎：因感染、变态反应、中毒等原因引起，表现为多发性神经麻痹，对称或非对称性的肢体感觉及运动障碍。

（3）腰背部筋膜炎：广泛性酸痛，感觉障碍可有可无，症状表现区域不确定。

三、治疗方略

治疗以非手术治疗为主，多数患者可获得痊愈或好转。经过非手术治疗无效者应进行手术治疗。

（一）非手术治疗

（1）理筋手法：患者取俯卧位，推拿腰、臀部肌肉和筋膜，采用按、揉、拿、擦、拨法等，解除肌肉痉挛，松解组织粘连。手法每日 1 次，连续 2～3 周。

（2）针灸疗法：取阿是穴配合局部取穴。针法选泻法，可配合灸法。

（3）外治法：应用中药熥法治疗。方药组成为桂枝、威灵仙、防风、荆芥、没药、细辛、五加皮等，装入药袋中，蒸锅内热蒸 15 分钟，晾凉至适宜温度后外敷于局部。可反复加热使用，每日两次，每次半小时左右。

理疗可选择冲击波、红外线、微波、电磁疗、超声波等。

（4）针刀疗法：选择痛点、筋膜结节部位进针，针刀体垂直皮肤，刀口线平行皮神经走向，提插切割 2～3 刀，范围在 0.5cm 以内。

（5）封闭疗法：选择一个或数个痛点部位、筋膜结节部位，将封闭药物注入。可每周一次，连续 2～3 次。

（二）手术治疗

非手术治疗无效者，可行该神经干的松解术或切断术。其部位一般选择髂后嵴上方，操作时应注意避免误伤坐骨神经及伴行血管。

（三）中医辨治

（1）气血瘀阻证：腰臀部刺痛，牵扯腿部，痛处固定，夜间尤甚，转侧俯仰困难。舌质暗紫，脉弦涩或弦紧。

治法：行气活血，舒筋止痛。

推荐方药：舒筋活血汤加减。

（2）气血不足证：腰臀酸痛，腿窜痛麻木，体倦无力，遇劳则甚，头晕眼花，面色苍白。舌淡，脉虚细。

治法：补益气血，通络止痛。

推荐方药：当归活血汤加减。

中成药根据病情需要，选择益血生（每次 3 粒，每日 3 次口服）、活血胶囊（每次 3 粒，每日 3 次口服）等药物对症治疗。

四、预防与调护

患者应注意休息，避免劳累、着凉。纠正日常生活、工作中的不良姿势习惯。加强髋关节及腰部活动和功能锻炼，以促进血液循环，防止粘连。

（徐炜明）

髋部扭挫伤

髋部扭挫伤是指暴力作用或髋关节骤然过度活动，致使髋部周围的肌肉、韧带和关节囊等组织产生的损伤，属于急性筋伤。

一、病因与分类

直接暴力挫伤多见于外力撞击或打击。间接暴力扭伤多见于青壮年，因跌倒、剧烈用力或高处坠下时，髋关节在过度屈曲、伸直、内收或外展、内外旋转等姿势下，导致肌肉、韧带和关节囊或有撕裂、断裂伤，或有关节囊嵌顿发生。

二、诊断思维

（一）诊断要点

患者多有外伤史或过度运动史。

损伤后患侧髋部疼痛、肿胀、功能障碍。活动时加重，休息静止时疼痛减轻。患肢不能负重行走，呈保护性姿态，如跛行、拖拉步态等。

查体可见骨盆向患侧倾斜，患侧腹股沟、股骨大粗隆后方处有明显压痛，髋关节各方向活动受限，被动活动时均可出现疼痛加重。患肢假性变长，呈外展、外旋、半屈位。托马斯（Thomas）征可出现阳性。

X 线检查多无异常表现。

（二）鉴别诊断

（1）股骨头骨骺炎与无菌性坏死：患肢间接长度短缩，影像检查股骨头压缩和骨质破坏。

（2）髋关节炎：包括化脓性关节炎、关节结核、风湿性关节炎等。X 线检查及实验室检验可以协助诊断。

三、治疗方略

（一）非手术治疗

（1）理筋手法：患者取俯卧位，术者在髋部痛点做按压揉摩；然后改仰卧位，在髋部痛处做按摩揉拿等理筋活络手法；最后一手固定骨盆，另一手握膝在屈膝屈髋下边摇转边下压，并外展、外旋伸直下肢数次，可使嵌顿的圆韧带或关节囊松解，消除肌肉痉挛，恢复髋关节活动度。该手法应于伤后 2～3 天进行。

（2）外治法：早期以消瘀膏、南星止痛膏外敷；后期应用活血止痛膏、中药熥法治疗。

理疗：早期冷敷处理，后期可选择红外线、微波、电磁疗、超声波等。

（3）封闭疗法：于局部疼痛处将封闭药物注入。单独 1 次或每周一次、连续 2 次。

（二）手术治疗

该损伤无须手术治疗。

（三）中医辨治

（1）气滞血瘀证：髋部疼痛，痛处固定，动则加重，夜不能眠，关节屈伸不能。舌质暗红、瘀斑，脉涩。

治法：行气活血，通络止痛。

推荐方药：活血止痛汤加减。

（2）湿热蕴蒸证：髋部灼痛，腿软无力，关节重着，口渴不欲饮，尿黄赤。舌质红，苔黄腻，脉滑数。

治法：祛湿清热，通络止痛。推荐方药：加味二妙散加减。

根据病情需要，选择活血胶囊、痛舒胶囊（每次 3 粒，每日 3 次口服）等药物对症治疗，可缓解急性期症状，修复组织损伤。

四、预防与调护

急性期无须严格的固定，以卧床休息为主，避免活动和负重，并注意避风寒侵袭；后期应进行髋关节功能锻炼，促进血液循环，加快损伤恢复。

（徐炜明）

闭膜管综合征

“闭膜管”为闭孔上外侧的裂孔。上方为耻骨的闭孔沟，下方为闭孔内、外肌和闭孔膜。管长1～2cm、宽1cm，管内有闭孔神经和闭孔动脉通过。

闭孔神经起于腰2、3、4神经前支，出现于腰大肌内侧缘，在髂总动脉后方下行，穿过盆筋膜入骨盆，沿骨盆侧壁与闭孔动脉共同穿过闭膜管至股部。闭孔神经在闭膜管内分为：①前（浅）支下行于闭孔外肌、内收短肌之前，耻骨肌、内收长肌之后。前支又分为关节支，于近闭孔处发出，达髋关节；肌支，至股薄肌及内收长肌等；皮支，分布于大腿内侧皮肤，有时缺如；血管支，至股动脉下部。②后（深）支穿出闭孔外肌，位于内收大肌前、内收短肌后。穿过闭孔外肌上部，于内收短肌及内收大肌之间下降，并分为肌支，至闭孔外肌、内收大肌及内收短肌；关节支，到达膝关节的腘窝。

闭孔神经在髋部“闭膜管”处受到刺激或压迫，引起一系列与闭孔神经相关的症状和体征，称为闭膜管综合征。临床上还有“闭孔神经卡压综合征”的称谓，因与其他各部位神经卡压综合征的命名相统一，故称为闭膜管综合征。中医学中无本病的概念，隶属于髋部筋伤范围。

一、病因与分类

闭孔神经受外力牵拉损伤，并与周围组织发生粘连，是本病的主要原因；亦可因闭膜管或附近处的肿瘤占位、耻骨增生等病变产生神经压迫所致；还可见于孕妇来自胎儿的挤压等。

二、诊断思维

（一）诊断要点

腹股沟部疼痛，下肢放射性麻痛至大腿内侧、膝部，平卧位时髋关节活动时可有“脱节”感。

临床检查：髋关节活动可无受限，但后伸时疼痛感明显。内收肌紧张痉挛，可触到条索或结节，“4”字试验阳性。压痛点位于内收长肌外缘与腹股沟韧带交点处下方。单侧下肢负重、跳跃时无疼痛。下肢内收及外旋无力，严重者双下肢难以交叉。分布区感觉异常，主要为大腿下部内侧。

影像学和辅助检查：X线、CT、MRI等检查无异常，神经电图可有闭孔神经传导阻滞。

（二）鉴别诊断

（1）股骨头无菌性坏死：关节外展、外旋活动明显受限；X线、CT、MRI等影像检查有股骨头骨质破坏。

（2）小儿扁平髋：跛行步态，患肢间接长度减小；X 线、CT、MRI 显示有股骨头骨质破坏、变形。

（3）髋关节脱位：关节活动受限，弹性固定；X 线显示有髋关节结构异常。

（4）髋关节原发性骨关节病：关节各方向活动范围显著减小；X 线、CT 显示有髋关节骨质增生，密度增大，关节间隙减小。

（5）髋关节感染性炎症：关节红肿热痛，或有寒性脓肿；X 线、CT、MRI 显示有髋关节骨质破坏、结构异常。

三、治疗方略

治疗以非手术治疗为主，70%以上可获得痊愈或好转。经过非手术治疗无效，而又影响工作及生活者，肿瘤占位、耻骨增生等病变所致者，应进行手术治疗。

（一）非手术治疗

（1）理筋手法：患者取仰卧位，术者先按摩髋前部痛点，使局部略有发热的舒适感，然后术者以拇指触摸钝厚变硬的内收肌近端肌腱，用力深压并用弹拨法来回拨动，弹拨方向应与肌腱相垂直。弹拨 10～20 次后，再做痛点按压。最后由上向下对内收肌群纤维走行方向做推按捋顺，两手握住患肢踝部牵抖下肢而结束。手法每周 2～3 次，连续 2～3 周。

（2）针灸疗法：取穴，阿是穴、阳陵泉、三阴交、足三里、秩边、膝阳关等。针法选泻法，可配合电针、灸法。

（3）外治法：应用中药熥法治疗。方药组成为桂枝、威灵仙、防风、荆芥、没药、细辛、五加皮等，装入药袋中，蒸锅内热蒸 15 分钟，晾凉至适宜温度后外敷于局部。可反复加热使用，每日两次，每次半小时左右。

理疗可选择冲击波、红外线、微波、电磁疗、穴位埋线、超声波等。

（4）针刀疗法：松解长收、短收肌和股薄肌起点。于耻骨结节处进针，针刀体垂直皮肤，刀口线平行下肢纵轴，向耻骨下支方向行进，出现针刀下有坚韧感时为长收肌起点，上下铲剥 2 刀，范围在 0.5cm 以内。再向下到耻骨下支，有坚韧感时为短收肌、股薄肌起点，上下铲剥 2 刀，范围在 0.5cm 以内。

（5）封闭疗法：髋关节前侧内收长肌外缘与腹股沟韧带交点处下方压痛点为进针点，向耻骨水平推进，进入闭膜管，注射器回抽无回血，将封闭药物注入。可每周一次，连续 3～4 次。

（二）手术治疗

对引起严重关节疼痛者，或由髋关节本身病变（如股骨头无菌性坏死等）刺激关节支出现疼痛及活动受限时，可将其关节支切断（对肌支一般尽量保留）。肿瘤占位病变则进行相应手术切除治疗。

（三）中医辨治

（1）气滞血瘀证：髋前疼痛如锥，拒按，疼痛可沿大腿内侧向膝部放射，痛处固定，动则加重，夜不能眠。舌暗红，苔黄，脉弦。

治法：行气活血，通络止痛。

推荐方药：桃红四物汤加减。

（2）风寒湿阻证：髋腿疼痛，偏寒者得寒痛增，肢体发凉，畏冷，舌淡苔薄腻，脉沉紧。偏湿者肢体麻木，酸痛重着，舌淡苔白腻，脉濡缓。

治法：祛风散寒，祛湿通络。

推荐方药：蠲痹汤加减。

（3）湿热蕴蒸证：髋腿灼痛，腿软无力，关节重着，口渴不欲饮，尿黄赤。舌质红，苔黄腻，脉滑数。

治法：祛湿清热，通络止痛。

推荐方药：清热利湿汤加减。

（4）肝肾亏虚证：髋部酸痛，腿膝乏力，遇劳更甚，卧则减轻。偏阳虚者面色无华，手足不温，舌质淡，脉沉细；偏阴虚者面色潮红，手足心热，舌质红，脉弦细数。

治法：补益肝肾，通络止痛。

推荐方药：肾气丸加减。

中成药根据病情需要，选择脊痛消（每次6粒，每日3次口服）、活血胶囊（每次3粒，每日3次口服）等药物对症治疗。可缓解急性期症状，修复神经组织损伤。

四、预防与调护

急性期疼痛严重者应卧床休息，将患肢保持在内收中立位，避免髋关节的旋转动作，使内收肌处于松弛状态。疼痛缓解后应加强髋关节及腰部活动和功能锻炼，以减少肌肉萎缩，促进血液循环。

（徐炜明）

髋关节一过性滑膜炎

本病多见于10岁以下的儿童，是一种非特异性炎症所引起的短暂的以急性髋关节疼痛、肿胀、跛行为主的自限性病症。临床病名称谓还有单纯性滑膜炎、急性短暂性滑膜炎、小儿髋关节扭伤、小儿髋关节半脱位、应激性髋关节综合征等。本病虽可自限性痊愈，但仍有部分患儿因未做及时治疗，继而引发股骨头缺血性坏死的情况出现。

一、病因与分类

本病病因尚未完全明确。多数患儿发病前有髋部的过度外展、外旋，劳累或感受风寒湿邪史，跳跃、奔跑、跌倒等情况下，髋关节过度活动致间隙加大，滑膜嵌顿于关节间隙中，造成滑膜充血消肿而致病。

中医学认为本病系正气不足、外邪流注、经脉痹阻、瘀血凝滞、筋翻肿硬所致。

二、诊断思维

（一）诊断要点

本病多数起病急骤，起病前患儿多有蹦、跳、滑、跌等外伤史。髋关节突发疼痛、肿胀、跛行，可伴有同侧大腿内侧及膝关节疼痛。髋关节囊前方及后方均可有压痛，髋关节处于屈曲、内收、内旋位，被动内旋、外展及伸直活动受限，且疼痛加剧，并有不同程度的股内收肌群痉挛。身体摆正后可见骨盆倾斜，两下肢长短不齐，患肢延长 2cm 以内。个别病例发热，持续数天，重者类似急性关节感染。

X 线摄片检查：主要表现为髋关节囊阴影膨隆，关节腔积液严重时可见股骨头向外侧移位，关节间隙增宽，无骨质破坏。

髋关节穿刺检查：穿刺液透明，细菌培养阴性。关节囊滑膜组织检查为非特异性炎症变化。白细胞总数可增高，血沉略快。

化验检查，多数病例白细胞计数和血沉均正常，结核菌素试验阴性，抗链球菌溶血素“O”在正常范围以内。

（二）鉴别诊断

（1）髋关节滑膜结核：有明显的结核中毒症状，初起症状为髋痛，患髋活动受限，跛行，髋关节屈曲挛缩试验阳性。X 线片可见关节囊肿胀，关节间隙稍宽或窄，晚期可发展为骨关节结核，骨质破坏明显。

（2）化脓性髋关节炎：起病急、高热、寒战，白细胞总数及中性粒细胞升高，血沉加快，有败血症表现。髋痛、活动受限，患肢短缩屈曲畸形，关节穿刺可抽出脓性液体，细菌培养可得化脓菌。

（3）风湿热合并髋关节炎：多表现为多发性、游走性关节痛，伴有高热，关节症状较重。血沉加快，抗链球菌溶血素“O”升高。

（4）股骨头缺血性坏死：髋关节活动轻、中度受限，X 线片显示股骨头骨骺有密度增高或碎裂，股骨颈变短而宽。

三、治疗方略

治疗以非手术治疗为主，多可获得痊愈或好转。一般无须手术治疗。

（一）非手术治疗

（1）理筋手法：患儿取仰卧位，术者立于患侧，先用拇指轻柔弹拨患髋股内收肌群，以缓解肌肉痉挛；而后一手虎口压在腹股沟处，另一手握住小腿下端，将下肢拔直环绕摇晃髋关节；将患侧踝部挟在腋下，在拔伸牵引下，将患侧髋关节尽量屈曲，使膝靠近胸部，足跟接近臀部；做屈髋、内收、内旋患肢，同时缓缓将伤肢伸直；若患肢变短者，则做屈髋、外展、外旋手法。检查双下肢等长，骨盆不倾斜，症状可立即消失。若仍有残留症状，可再施手法一次。一般患者经手法治疗后一次可愈。

（2）外治法：于腹股沟部外用活血消肿止痛中药热敷。

理疗可选择红外线、微波、电磁疗、超声波等。

（二）中医辨治

（1）肝火流筋证：患肢疼痛跛行，面红目赤，烦躁易怒，夜寝不安，低热。舌尖红，苔薄黄，脉弦数。

治法：疏肝理气，祛火解郁。

推荐方药：舒肝丸加减。

（2）湿热阻络证：患肢疼痛跛行，面垢目眵，口臭尿臭，便秘或便溏，不思饮食。舌质红或淡红，苔黄腻，脉滑数。

治法：祛湿清热，宣痹通络。

推荐方药：薏苡仁汤加减。

（3）脾胃虚弱证：患肢酸痛跛行，痿软乏力，面黄无华，纳呆便溏，怠倦无力，神疲懒言。舌淡苔白或厚腻，脉缓。

治法：补脾养胃，行气解郁。

推荐方药：归脾汤加减。

（4）中成药根据病情需要，依据辨证选择相应药物对症治疗。

四、预防与调护

小儿应避免下肢过度的外展、外旋或内收、内旋活动。若患儿较小，回家时可抱，不可背。治疗期间应卧床休息2～3日，避免负重和限制活动，局部可适当热敷，以利于滑膜炎症的消退。

（徐炜明）

扁平髋

扁平髋又称股骨头骨骺炎、小儿股骨头无菌性坏死，是一种自限性疾病，病变部位在股骨头的骨化中心，股骨头的形态因发生不同程度改变而导致股骨头与髋臼匹配关系失衡，晚期形成退行性关节炎。本病好发于3～12岁儿童，单侧发病多见。

一、病因与分类

本病病因至今不明。目前总体认为由于局部血供障碍引起；相关原因为外伤、血管解剖变异、全身性骨骼疾病、免疫性变态反应、先天性遗传等。而使用激素类药物、髋关节发育不良、痛风、类风湿、牛皮癣等都与本病的发生有密切关系。

中医学认为，小儿稚阴稚阳之体，外感湿邪，湿浊痹阻，脾虚水湿不化，阻滞静脉关节。与本病关系最为密切的为肝、脾、肾三脏。肾为先天之本，主骨生髓，肾健则髓充，髓满则骨坚。反之，则髓枯骨萎，失去应有的再生能力。肝主筋藏血，与肾同源，两藏荣衰与共，若肝脏受累，藏血失司，不能正常调节血量，“心主血，肝藏之，人动则运于诸经，人静则血归于肝脏”。若血液藏运不周，营养不济，亦是造成缺血性股骨头坏死的重要因素。

二、诊断思维

（一）诊断要点

本病慢性起病，髋或膝痛，跛行，活动加重，休息减轻。典型体征为患髋有轻度屈曲，内旋畸形，伸直时有外展、内旋受限，病变中后期出现。主要体征有肥胖体型、髋关节活动范围减少和内收肌痉挛。

髋关节疼痛多为轻痛或钝痛，位于腹股沟、大腿内侧，并放射到膝部，休息后疼痛减轻。常见患儿表述膝部疼痛，称为异位性疼痛。跛行呈进行性加重，活动后更为明显。查体时存德林伯氏征阳性，“4”字试验阳性。多数患儿可出现大腿、臀部肌肉明显萎缩，并有下肢短缩、乏力。双侧下肢短缩者可见蹒跚步态。

X 线检查是主要诊断依据。初期表现为关节囊影增大，关节间隙增宽，股骨头中心轻度致密，股骨颈上端骨质疏松。活动期可见股骨头致密、扁平，骨质密度不均匀，有囊状间隙或“碎裂”现象，股骨颈变宽、短。恢复期则遗留股骨头变扁，颈宽短，大小转子相对上移，甚至有半脱位、髋内翻。

本病病理分期如下。

Ⅰ期：身体症状不明显，劳累后出现的局部不适；在 X 线、CT 片上改变不明显或有点滴密度改变，磁共振和同位素扫描可以发现。

Ⅱ期：劳累后出现髋不适或疼痛，休息能好转。

Ⅲ期：疼痛较重，静止时时有疼痛；X 线、CT 片上可有骨小梁断裂和骨皮质不连续，或密度不均等改变，此时股骨头已经裂解，但外形改变不大。

Ⅳ期：疼痛剧烈，伴有功能障碍；X 线、CT 片上股骨头变形并有间隙变化或伴有髋关节的变形。

（二）鉴别诊断

（1）髋关节结核：早期出现低热、盗汗、纳差、消瘦等阴虚内热证候，髋部可出现脓肿或窦道，X 线可显示骨与关节面破坏。

（2）股骨头骨骺滑脱症：有明显的外伤史，多见于男性儿童与少年。有髋部疼痛，跛行。X 线片显示股骨头骨骺轮廓及密度正常，侧位片见股骨头向后下方滑脱。

（3）类风湿关节炎：关节出现晨僵；至少一个关节活动时疼痛或压痛；从一个关节肿胀到另一个关节肿胀应不超过 3 个月。关节往往呈对称性肿胀。在骨隆起部位或关节伸侧常有皮下结节。实验室检查血沉加快，多数患者类风湿因子阳性。X 线片显示关节间隙病变早期因滑膜充血、水肿而变宽，以后变狭窄。骨质疏松，关节周围韧带可出现钙化。

（4）风湿性关节炎：关节出现红、肿、热、痛，疼痛呈游走性。实验室检查血清抗链球菌溶血素“O”可为阳性。X 线片骨结构改变不明显。

三、治疗方略

小儿股骨头坏死的治疗目的，是保持一个理想的解剖和生物力学环境，消除或缓解对坏死骨骺的局限性压力，防止或减轻股骨头继发性畸形，使其得以顺利地进行重建和模造，顺利完成其自限性过程。

治疗原则：①髋关节制动，避免负重，恢复髋关节的正常活动，防止股骨头骨骺塌陷。②取得髋臼对股骨头的最大包容，依靠正常髋臼的塑形和抑制作用，防止或减轻股骨头的继发畸形。

（一）非手术治疗

（1）理筋手法：对髋部周围软组织施以推拿按摩手法，可改善髋关节周围软组织血运，缓解肌肉痉挛，增加关节活动度。

（2）针灸疗法：取穴，①居髎、五枢、髀关、气冲；②足五里、急脉、冲门、环跳。每次选针 1 组穴位，交替使用。常规消毒后，避开血管，急脉穴针 13mm，环跳穴针 50mm 左右，其他穴位针 25mm 左右，采用提插捻转手法，得气后留针 5 分钟再行第二次捻转，留针 30 分钟。同时配合 TDP 照射。取针后在针刺穴位处拔火罐 1～3 个（火罐直径 3～5mm），留罐 5～10 分钟。每天治疗一次，5 次为一个疗程。针刺、拔罐能活络散瘀、通络止痛；TDP 照射能解除髋关节周围软组织的痉挛，加速血液循环，促进炎症的吸收。

（3）外治法：采用化瘀通络洗剂治疗。

组成：骨碎补 15g，桃仁 9g，红花 6g，川芎 6g，续断 6g，苏木 15g，归尾 9g，桑枝 9g，桑寄生 15g，伸筋草 15g，威灵仙 15g。

功效：活血舒筋，化瘀通络。用法：水煎熏洗，每剂加黄酒 60g，每日一剂，熏洗 2 次。

理疗可选择红外线、微波、电磁疗、超声波等。

（4）针刀疗法：选择腹股沟中内 1/3 点下方 0.5cm 处进针，针刀体垂直皮肤，刀口线与内收肌肌腱方向垂直，对内收肌肌腱横向切割 2～3 刀进行松解，触压内收肌肌腱有松脱感即出刀。

（5）行走支架：患髋固定于外展 45°，内旋 10° 位，白天配合双拐行走，晚上去除支架，三角枕置于两腿之间维持下肢外展内旋位。固定 1～2 年，定期复查 X 线。

（6）髋人字支具：患髋固定于外展内旋位。每 3 个月休息一周，在不负重情况下锻炼髋膝关节，防止关节僵硬和关节软骨的变性。

（7）牵引疗法：对患肢进行牵引（皮牵引）以缓解髋关节周围软组织痉挛，减低关节内压力。若在下肢外展、内旋位牵引，还可以增加髋臼对股骨头的包容量。

（二）手术治疗

Ⅱ期可采用髋关节滑膜次全切除术，或股骨头骨骺钻孔术；Ⅲ期可做髋关节全滑膜切除术；Ⅳ期可采用髋关节臼盖成形术以改善股骨头与髋臼的包容。半脱位明显者可行股骨转子下内旋内翻截骨术等。

（三）中医辨治

（1）气滞血瘀证：髋部疼痛，夜间痛剧，刺痛不移，关节屈伸不利。舌暗或有瘀点，脉弦或沉涩。

治法：活血化瘀，通经活络。

推荐方药：顺气活血汤加加减。

（2）风寒湿痹证：髋部疼痛，疼痛遇天气转变加剧，关节屈伸不利，伴麻木，喜热畏寒。苔薄白，脉弦滑。

治法：祛风除湿，温经通络。

推荐方药：桂枝芍药知母汤加减。

（3）痰湿内聚证：髋部沉重疼痛，痛处不移，关节漫肿，屈伸不利，肌肤麻木，形体肥胖。苔腻，脉滑或濡缓。

治法：健脾利湿，化痰除痹。

推荐方药：归脾汤合二妙散加减。

（4）气血虚弱证：髋疼痛，喜按喜揉，筋脉拘急，关节不利，肌肉萎缩，伴心悸气短，乏力，面色不华。舌淡，脉弱。

治法：补益气血，扶正固本。

推荐方药：八珍汤加减。

（5）肝肾不足证：髋痛隐隐，绵绵不休，关节强硬，伴心烦失眠，口渴咽干，面色潮红。舌红，脉细数。

治法：补益肝肾，强筋壮骨。

推荐方药：左归丸（每次 6g，每日 2 次口服）加减。

（6）中成药：根据病情需要，依据上述辨证选择相应中成药对症治疗，如益血生（每次 3 粒，每日 3 次口服）、骨康胶囊（每次 3 粒，每日 3 次口服）、养荣丸（每次 6g，每日 3 次口服）等。

四、预防与调护

本病早诊断，早治疗，效果好。患病期间少站，少走，减轻股骨头受压。非手术治疗患者需观察肢体是否保持合理的外展位。手术治疗患者需做好手术后护理。

注意避免外邪侵袭、再次损伤；忌用激素类、抗炎镇痛类药物；避免食用水产品引发痛风发作；加强室内功能锻炼（患肢内旋、外旋、空蹬等），模造髋关节；补钙和维生素 D；控制饮食避免体重持续增加，低脂、低胆固醇饮食；预防骨折，防止骨关节面塌陷；不可在病伤未愈情况下过多行走。坚持按疗程治疗，不能半途而废，也不能时断时续。不过于频繁复查 X 线片或 CT。

（徐炜明）

弹 响 髋

弹响髋是指髋关节在主动伸屈活动和行走时，髋外侧粗隆处出现听得见或感觉得到的响声，又称为髂胫束摩擦综合征、阔筋膜紧张症，多见于青壮年，常为双侧性。

阔筋膜位于大腿上部的前外侧，是全身最厚的筋膜。阔筋膜的外侧部分在股外侧中上 1/3 部位有阔筋膜张肌的腱纤维编入，而且特别厚呈扁带状，称髂胫束，向下止于胫骨外上髁。

髂胫束的后缘或臀大肌肌腱部的前缘增厚，在髋关节做主动屈曲、内收、内旋活动时，增厚的组织在大粗隆部前后滑动而发出弹响，同时可触摸到一条粗而紧的纤维带在大粗隆上滑过，被动运动时无此现象。

一、病因与分类

髂胫束因某些原因导致肥厚或紧张，或大转子过于突出，或有滑囊炎，就可以造成髋关节活动时两者相互摩擦产生弹响。

这种弹响往往是自发出现的，可以发展到走一步响一声的严重程度。但一般无疼痛，如出现疼痛，则常是并发大粗隆部滑囊炎的结果。还有一种弹响髋是因为髋关节先天性脱位或关节囊松弛，造成髋关节过伸外旋时出现弹响。故弹响髋就病因而言分为关节内型和关节周围型两种。

髂胫束或臀大肌肌腱前缘增厚与外伤或劳损有关，外伤或劳损后受累组织充血水肿及无菌性炎症反应，导致纤维组织增生等一系列病理改变。有时增大的大粗隆上缘钩住髂胫束后部而产生弹响；有时髋部弹响系由髂腰肌肌腱于髂耻结节上或髂前下棘上滑移所致；有时是于屈髋位时紧张的臀大肌下缘与坐骨摩擦而产生弹响；大粗隆骨软骨瘤也可引起弹响髋。弹响髋患者常有髋内翻，由于股骨颈干角变小，使得臀中肌和臀小肌力臂变短，外展功能受影响，这会增加髂胫束上部的张力，引起弹响和功能障碍。

中医学认为本病由于气血凝滞、筋失濡养，或湿热壅滞，而致筋肉挛缩。

二、诊断思维

（一）诊断要点

当髋关节在做屈伸、内收或内旋运动时，由于髂胫束的后缘或臀大肌肌腱前缘的增厚组织滑过大粗隆的突起部而发生弹响。同时可触及甚至可从体表见到一条粗而紧的纤维在大粗隆上前后滑动。一般没有疼痛症状，但患者始终自觉髋部不适。若伴有继发性滑囊炎时，可有局部疼痛。髂胫束挛缩试验阳性。X 线检查无异常改变。

（二）鉴别诊断

髋关节脱位：患肢间接长度短缩，关节活动受限，行走跛行，若有弹响来自关节内部。X 线显示关节结构改变。

三、治疗方略

弹响髋不伴疼痛时，一般无须治疗。伴有疼痛或对弹响有精神负担时，可采用非手术治疗或进行手术治疗。

（一）非手术治疗

（1）理筋手法：患者取侧卧位，患侧在上，从臀部起，经阔筋膜的外侧部、髂胫束而下用掌根按揉法至膝关节外侧，上下往返 5～8 分钟，并配合髋关节屈伸的被动运动。再沿髂胫束做自上而下往返弹拨法。再取仰卧位，从髂前上棘、阔筋膜张肌起始部向下，经股前近端、股外侧至膝关节外侧用掌根按揉法，上下往返5～8分钟，并配合髋关节内、外旋转的被动运动。再弹拨髂前上棘的阔筋膜张肌和大粗隆处紧张的筋膜。最后在病患处施擦法，以皮肤产生温热为度。

（2）针灸疗法：选穴，居髎、环跳、风市、阳陵泉、委中等。取泻法，频繁捻针，配合灸法。

（3）外治法：应用南星止痛膏外敷；海桐皮汤熏洗等。

理疗可选择冲击波、红外线、微波、电磁疗、超声波等。

（4）针刀疗法：选择粗隆外侧痛点处进针，针刀体垂直皮肤，刀口线平行髂胫束，于髂胫束两侧纵向切割1～2刀。刀口线旋转90°，于髂胫束紧张部铲剥2刀，刀下有松脱感即出刀。

（5）封闭疗法：选择粗隆外侧痛点处，将封闭药物注入。可每周一次，连续2～3次。

（二）手术治疗

疼痛症状重，条索状物增厚明显，保守治疗无效，以及患者有严重心理负担时可手术治疗。在局部麻醉下进行，有四种方法：①增厚的索状物切断或切除，直至弹响，摩擦完全消除为止，这是常用的术式；②索状物切断，远侧断端移位缝合，如伴有滑囊炎同时切除大转子滑囊；③髂胫束延长术，可保持骨盆在站立或行走时的稳定性；④如局部骨突过大，也可将骨突部分凿去，术后早期进行功能锻炼。

（三）中医辨治

（1）筋脉失养证：髋外钝痛酸痛，喜按喜揉，肢软乏力，动则弹响。面色少华，舌淡苔少，脉沉细。

治法：养血荣筋。

推荐方药：壮筋养血汤加减。

（2）湿热壅盛证：局部肿胀，灼热红肿，动则疼痛加重，扪之有筋结或波动。可有发热、口渴，舌质红，苔黄腻，脉弦数。

治法：清热解毒，除湿通络。

推荐方药：五味消毒饮合三妙丸加减。

中成药根据病情需要，依据上述辨证选择相应中成药对症治疗。

四、预防与调护

本病应注意避免髋关节过度内收、内旋活动。患者有严重心理负担时应做好心理疏导工作。

（徐炜明）

第五节　膝与小腿部筋伤

膝关节是全身最大、最复杂的关节，为屈戌关节。其骨性结构由股骨远端两个弧形的股骨内、外侧髁和胫骨近端一个比较平坦的胫骨平台，以及前方的髌骨所构成。膝关节的稳定性由骨、韧带、半月板和肌肉来共同维持。膝关节侧方有胫、腓侧副韧带，膝关节之中有前、后交叉韧带，膝关节间隙有内、外侧半月板，膝关节前方有股四头肌，膝关节后方有腘绳肌，膝关节周围有较多的肌腱和滑膜囊，膝关节腔为人体最大的滑膜腔。这些组织结构对维持膝关节的稳定、维护膝关节的屈伸活动起着重要作用，任何一种结构的损伤都会影响关节的稳定性及运动功能，从而出现膝关节肿胀、疼痛、活动受限等症状。

中医称膝关节为"膝骱"，由于膝关节周围筋肌结构甚多，所以有"诸筋者，皆属于节"和"膝为筋之府"之说。膝关节浅在，活动量大，摩擦劳损及创伤机会多，故膝部筋伤在临床上较为常见。在膝关节损伤的治疗过程中，要最大限度地保护和修复膝关节的侧副韧带、交叉韧带、半月板和髌腱等结构。股四头肌主要是伸膝功能，对膝关节的稳定性也有重要作用。当膝关节长期制动时，常造成股四头肌的萎缩，影响关节功能的恢复，所以在任何膝关节损伤治疗过程中，都应重视股四头肌的练功活动。

膝关节侧副韧带损伤

膝关节的关节囊松弛薄弱，关节的稳定性主要依靠关节的韧带和肌肉。膝关节侧副韧带包括胫侧副韧带和腓侧副韧带，胫侧副韧带亦称内侧副韧带，腓侧副韧带亦称外侧副韧带，是关节外起稳定作用的主要韧带。其稳定作用主要有两个方面：一是通过韧带内神经纤维及反射弧，通过反射，引起相应的肌肉收缩，防止膝关节超范围活动；二是当肌肉力量不足以防止关节超范围活动时，侧副韧带则机械性地起到限制作用。当暴力超过副韧带或其附着点所受的限度时，即会产生副韧带的损伤。

一、病因与分类

当膝关节处于半屈曲位时，胫侧副韧带松弛，小腿突然外展、外旋，常使韧带发生撕裂或断裂。当膝关节外侧受到直接暴力，使膝关节突然外翻时，也易使胫侧副韧带发生撕裂或断裂。这些损伤多见于运动创伤，如滑雪、摔跤、足球等运动中。

腓侧副韧带损伤多为膝关节内翻引起。由于受到对侧下肢的保护及腓侧髂胫束的有力保护，单独腓侧副韧带损伤较胫侧少见。一旦内翻暴力足够大，致使腓侧副韧带断裂时，常合并腓骨头的骨折，严重者可使髂胫束及腓总神经受损。

长期患有膝关节骨性关节炎的老年患者，关节结构发生改变，甚至处于半脱位状，膝周韧带长时间处于不正常的张力状态，久则劳损易出现损伤情况。

二、诊断思维

（一）诊断要点

患者多有明显外伤史，可见局部肿胀、疼痛，有皮下瘀血及明显压痛。膝关节胫侧副韧带损伤后，膝关节呈 135°，半屈曲位，主动或被动活动受限，小腿外展时疼痛加重。若合并半月板损伤，膝关节出现交锁痛。如合并半月板和前交叉韧带损伤或胫骨嵴撕脱性骨折，称为“膝关节损伤三联症”。晚期可出现关节不稳定、膝关节积液、交锁及股四头肌萎缩等。一般腓侧副韧带损伤症状较轻，多不合并半月板损伤，而易合并腓总神经损伤，可见足下垂和小腿外侧下 1/3 及足背外侧面的感觉障碍。

胫侧副韧带损伤时，压痛点在股骨内上髁，腓侧副韧带损伤时，压痛点在腓骨小头或股骨外上髁。膝关节侧方应力试验阳性。韧带断裂时可触及凹陷。

X 线检查，需要两侧膝关节同时拍摄 X 线片，以便对照。膝关节胫侧副韧带损伤，患侧膝关节于极度外翻位拍摄 X 线正位片，可见膝关节内侧关节间隙异常增宽。腓侧副韧带损伤，膝关节极度内翻拍片，可发现外侧关节间隙增宽。若有骨折撕脱者，可在膝关节内见有骨碎片。

（二）鉴别诊断

结合临床表现、检查及 X 线表现，膝关节胫、腓侧副韧带损伤的诊断并不困难，主要应鉴别有无合并损伤，如合并半月板损伤检查可见麦氏征阳性，如合并交叉韧带损伤检查则见抽屉试验阳性，结合 X 线检查，可以鉴别有无撕脱性骨折。

三、治疗方略

（一）非手术治疗

本病可采用针灸、针刀、药物、手法、固定、练功及抽吸积液等方法进行治疗。

（1）手法治疗：损伤初期一般不做手法理筋，撕裂伤如须理筋者可予伸屈膝关节 2 次或 3 次，以恢复轻微之错位，舒顺卷曲的筋膜，但这种手法也不宜多做，否则有可能加重损伤，断裂伤者禁用手法治疗。在中后期应做局部按摩舒筋，可先点按血海、梁丘、阴陵泉、阳陵泉及内外膝眼、悬钟等穴。

内侧韧带损伤时，患者屈膝垂足，正坐床边。助手坐在患者伤侧，双手固定患者大腿下端。医者半蹲在患者前方，一手由外侧用拇、食两指圈住髌骨，并用拇指按住内侧副韧带损伤处，其余 3 指在腘部拿住伤肢，另一手由两侧握住伤肢足踝部，轻轻环转摇晃伤肢 6 次或 7 次，然后医者站在患者伤肢外侧，与助手用力相对拔伸，使伤肢盘膝，大腿外展、外旋，使足跟尽量靠近健侧腹股沟部，拿膝之手拇指沿内侧关节间隙推持，最后将伤肢拔直，用捋、顺、推、揉法按摩拿筋。

外侧副韧带损伤时，患者面向医者，侧卧床边，伤肢在上。助手固定大腿下端，勿使其晃动。医者用一手拇指按住外侧副韧带损伤处，其余 4 指在膝内侧拿住伤肢，另一手握住足踝部，将小腿环转摇晃 6 次或 7 次，再与助手用力相对拔伸，然后将膝关节屈曲，同时助手撤去，使患者膝靠近胸部，足跟靠近臀部，拿膝之手的拇指用力向内推挤。最后将伤肢拔直，用摩、擦、揉法按摩舒筋。

（2）小针刀疗法：找准压痛点，如在韧带附着点处，用纵行疏通剥离法，如不在附着点处则用横行铲剥法。

（二）手术治疗

膝关节腓侧副韧带完全断裂，过去认为可不必手术修补，但大量观察表明这会造成膝关节不稳定，近年来对严重腓侧副韧带断裂或经保守治疗无效的患者多采用手术修补的方法治疗。胫侧副韧带部分断裂合并交叉韧带损伤者应先缝合交叉韧带，然后修补胫侧副韧带。胫侧副韧带完全断裂者，必须手术修补才能保持膝关节的稳定性。

对陈旧性胫侧副韧带断裂，特别是合并交叉韧带损伤的治疗，必须行重建手术。可选用股薄肌腱、半腱肌腱修补法。腓侧副韧带因松弛或合并交叉韧带损伤而造成膝关节不稳定时，也应选择手术修补的治疗方法。

（三）中医辨治

（1）瘀血留滞证：损伤早期，伤后膝关节肿胀严重，疼痛剧烈，皮下瘀斑，局部压痛明显，膝关节松弛，屈伸活动障碍。

治法：活血化瘀，消肿止痛。

推荐方药：桃红四物汤加减。常用药：桃仁、红花、赤芍、生地黄、当归、川芎等。

（2）湿阻筋络证：伤后日久，或已经治疗，但关节仍有反复肿胀，时轻时重，重坠酸胀，屈伸不利，每遇阴雨天或轻微损伤而复发或加重，但以肿胀为明显，关节仍有积液，而疼痛已轻，舌淡胖，苔白滑，脉滑。

治法：祛湿除风，舒筋通络。

推荐方药：薏苡仁汤加减。常用药：薏苡仁、瓜蒌仁、牡丹皮、桃仁、白芍等。

（3）筋脉失养证：伤后迁延，肿胀减轻，膝部仍有酸痛，活动受限，喜揉按，肌肉萎缩，膝软无力。

治法：养血壮筋，通利筋络。

推荐方药：壮筋养血汤加减。常用药：当归、白芍、川芎、川续断、红花、生地黄、牛膝、牡丹皮、杜仲等。

（4）中成药：红药贴膏（气雾剂）外用，适用于瘀血留滞证；抗骨增生胶囊（每次 3 粒，每日 3 次口服），适用于筋脉失养证；复方南星止痛膏，适用于湿阻筋络证。

四、预防与调护

侧副韧带部分断裂的患者，可将膝关节固定于功能位 4～6 周，并做股四头肌舒缩锻炼。

损伤后期或手术后解除内固定后，患者可做膝关节屈伸活动及肌力锻炼，如体疗的蹬车或各种导引练功法等。

（胡　海）

膝关节交叉韧带损伤

膝关节交叉韧带损伤是膝关节内较为严重的损伤之一。交叉韧带又称十字韧带，位于膝关节关节囊之中，分为前交叉韧带和后交叉韧带，均有滑膜覆盖，相当于中医学的“内连筋”。前交叉韧带起自股骨外侧髁的内侧面的后部，向前下止于胫骨髁的隆起的前方，主要限制胫骨向前移位。后交叉韧带起自股骨内侧髁外侧面的前面，向后下止于胫骨髁隆起的后方，主要限制胫骨向后移位。交叉韧带和副韧带一起，对膝关节的稳定具有重要的作用。

一、病因与分类

交叉韧带损伤多见于较剧烈的竞技运动中。前交叉韧带损伤是运动员最常见的损伤，直接病因为膝关节减速外翻、外旋或减速内旋和过度后伸；伸直位时内翻或屈曲位时外翻损伤均可导致前交叉韧带损伤；此外，来自膝关节后方的暴力也可使前交叉韧带损伤，甚至断裂，如果断裂可造成膝的不稳定。单独前交叉韧带损伤少见，多同时合并胫、腓侧副韧带或半月板损伤。

后交叉韧带多见于屈膝位时由前向后暴力导致的撕裂伤。暴力自前方作用于胫骨上端，使胫骨后移，无论膝关节处于伸直或屈曲位，均可致后交叉韧带损伤。后交叉韧带断裂将引起膝向后脱位，使髌股之间的接触和摩擦力增加，发生髌股关节间的骨性关节炎，后交叉韧带单独损伤更为少见，通常同时合并前交叉韧带损伤。

二、诊断思维

（一）诊断要点

患者多有明显的外伤史。当膝关节受损伤时，患者常可闻及撕裂音或有撕裂感而摔倒地上，随即膝关节感觉软弱无力，关节周围剧烈疼痛，迅速肿胀，并逐渐出现关节周围皮下瘀血斑。膝关节一般呈半屈曲状态，膝关节功能障碍。膝关节穿刺可抽出全血，如果血中有油滴，表明合并有关节内骨折。

膝关节抽屉试验是诊断交叉韧带损伤的重要方法。检查前先抽出关节内积血或积液，并在局部麻醉下进行检查，前交叉韧带损伤前抽屉试验呈阳性，后交叉韧带损伤后抽屉试验呈阳性。

膝关节 X 线片可见交叉韧带于胫骨的附着点有撕脱性骨折，并可出现膝关节间隙增宽。膝屈曲 90°，做前、后抽屉试验，并与健侧作对比，可见胫骨的移位。

关节镜检查可见交叉韧带断裂端出血、小血块凝集或附带骨折片。

（二）鉴别诊断

（1）膝关节半月板损伤：与交叉韧带损伤在受伤姿势及早期临床表现方面可以相同，两者容易混淆，应注意鉴别诊断。受伤急性期过后，膝关节半月板损伤出现负重时疼痛，活动伴弹响、交锁，而交叉韧带损伤则表现为快速行走、旋转时不稳，抽屉试验、lanchman 试验阳性。两者借 MRI 等检查可以鉴别。

（2）膝关节侧副韧带损伤：膝关节侧副韧带损伤时多曾受到明显的侧翻应力，出现膝关节两侧肿胀、瘀斑，压痛明显，行内、外翻应力试验为阳性，抽屉试验及 lanchman 试验为阴性，通过详细询问病史、体格检查及影像检查可以鉴别诊断。

（3）单纯性膝关节血肿：虽然也有关节肿胀、疼痛及功能障碍，但无关节不稳定现象，抽屉试验阴性，X 线摄片无胫骨髁间嵴撕脱性骨折及前后过度移动。

三、治疗方略

（一）非手术治疗

本病可采用针灸、针刀、药物、手法、固定、练功等方法进行治疗。

1. 手法治疗

膝关节交叉韧带损伤早期应制动，不宜行手法治疗。后期可适当进行膝部和股四头肌的手法治疗，用捋、顺、推、揉手法按摩拿筋，舒筋活血，并可适当帮助做屈伸关节锻炼。

2. 针刺治疗

针刺治疗取膝阳关、犊鼻（斜刺 1 寸）、血海（直刺 1 寸）、阳陵泉（1.5 寸）、阴陵泉（直刺 1.5 寸）、曲泉（直刺 1 寸）、梁丘（直刺 1 寸）、足三里（1.5 寸）、阿是穴（直刺 1～1.5 寸）等穴。用毫针直刺，行泻法。每日治疗 1 次。

（二）手术治疗

交叉韧带完全断裂或部分断裂出现关节不稳定者，应在关节镜下行交叉韧带重建术。最常用的移植物为自体骨-髌腱-骨复合体，以前交叉韧带（ACL）重建为例。

手术方法：首先进行膝关节镜检查，在确认前交叉韧带断裂的同时检查、处理合并损伤，然后取膝前内侧髌腱旁侧纵切口（长 7～8cm）进入，解剖髌腱，根据其测量宽度切取上带髌骨骨块（长 2.0cm，厚 0.5～0.6cm）下带胫骨骨块（长 2.0cm，厚 0.8～1.0cm），两端骨块宽度同所取髌腱宽度的髌腱中 1/3 的骨-髌腱-骨复合体，修整后备以重建前交叉韧带（ACL）。

关节镜下清理前交叉韧带（ACL）残端及髁间，并进行髁间窝成形，使用前交叉韧带定位器定胫侧骨道位点，由胫骨内侧向原前交叉韧带（ACL）下止点中心稍偏后内，经导针钻骨道，然后利用胫骨导向器在股骨外髁髁间面测定前交叉韧带（ACL）上止点中心部位（左右膝分别在 1 点与 11 点处），在导针的引导下，利用镜内钻头钻外髁侧骨道，深度为 3.0～3.5cm 为宜。确定骨道的完整性后，利用尾部带孔的导针穿入骨道，经外髁侧引出，利用该导针将骨-腱-骨复合体由胫侧引进装入骨道中，髌腱部留在关节腔内，两端骨块分别位于两侧骨道内，在关节镜下调整张力，下端骨块外向旋转 180°，检查重建的韧带是否等距、有无撞击后，利用挤压螺钉拧紧嵌入骨块与骨道之间进行固定。术后长腿石膏后托保护性固定。术后康复：术后即鼓励患者进行肌肉收缩练习，48～72 小时内酌情引流，3～5 天后去石膏后托改用活动型支具并可利用 CPM 在 30°～60° 内进行膝关节活动，1 周免负重，2 周部分负重，3 周全负重，4 周弃拐杖。膝关节活动范围：3 周屈至 90°，并开始伸膝练习，8 周屈伸应至正常。戴活动型关节支具保护膝关节 3 个月，半年内免体育活动，半年至 1 年练好肌力的同时逐渐恢复运动。

（三）中医辨治

（1）瘀血留滞证：伤后膝关节肿胀严重，疼痛剧烈，皮下瘀斑，膝关节松弛，屈伸活动障碍。

治法：活血化瘀，消肿止痛。

推荐方药：桃红四物汤加减。中成药：瘀血痹片（每次 3 粒，每日 3 次口服）。

（2）湿阻筋络证：伤后日久，反复肿胀，时轻时重，重坠酸胀，屈伸不利。舌淡胖，苔白滑，脉沉弦。

治法：祛湿除风，通利筋络。

推荐方药：舒筋活血汤加减。中成药：金骨莲胶囊（每次 3 粒，每日 3 次口服）。

（3）筋脉失养证：伤后迁延，肿胀未消，膝部酸痛，喜揉按，肌肉萎缩，膝软无力。

治法：养血柔筋，通利筋络。

推荐方药：补筋丸加减。中成药：骨力胶囊（每次 3 粒，每日 3 次口服）。

四、预防与调护

损伤早期，石膏托固定膝关节于 30° 位，使韧带处于松弛状态，以利于修复。患者早期可行股四头肌等长功能锻炼，预防肌萎缩。去除外固定后，患者可练习膝关节屈伸活动，并逐步练习扶拐负重行走。

（胡 海）

膝关节半月板损伤

半月板是一种月牙状的纤维软骨，充填于股骨和胫骨关节间隙内，外缘附着于胫骨内、外侧髁的边缘。每一膝关节有两个半月板，可分为内侧半月板和外侧半月板。内侧半月板较大，形近“C”形，前后长，左右窄，其后半部与胫侧副韧带相连，故后半部固定；外侧半月板稍小，形似“O”形，前后角距离较近，不与腓侧副韧带相连，故外侧半月板的活动度较内侧大。正常半月板具有缓冲作用和稳定膝关节的功能。

在人的胚胎期，半月板为一完整的软骨，随着胚胎的发育，半月板分为内、外两侧，中心部分不断吸收，正常在出生时，已发育成为“O”形或“C”形。如果半月板中心部分未被吸收而发育为椭圆形盘状畸形，称为盘状半月板。在我国外侧盘状半月板常见。盘状半月板容易受损，遭受轻微外伤即可发生破裂。

半月板在膝关节中的位置随着关节的运动而改变。屈膝时，半月板滑向后方，伸膝时，滑向前方。旋转时，一侧半月板滑向前，另一侧滑向后。当突然伸小腿并用力旋转时，半月板可能退让不及，而发生半月板撕裂。

一、病因与分类

半月板承受膝关节的部分应力，位置与形态随着膝关节的运动而改变。当膝关节处于半屈曲状态时，半月板向后方移动，如果此时突然将膝伸直，并伴有旋转，重力在受挤压的软骨上研磨，半月板即发生破裂。造成半月板损伤必须有 4 个因素：①膝的半屈；②内收外展；③挤压；④旋转。

研磨力量是导致半月板损伤的主要原因。最容易受损伤的体位是膝关节由屈曲位转变为伸直位运动，同时伴随旋转。膝关节呈半屈曲位时，关节周围肌肉、韧带较松弛，可进行内收与旋转活动，容易发生半月板损伤。常见的运动如足球运动员跑步射门、篮球运动员转身跳跃、铁饼运动员用力掷铁饼等。长期蹲位的工作亦可劳损致伤，如煤矿工人长期蹲位工作及铲煤、抛煤的动作均易造成膝关节半月板的损伤。

除外力作用外，半月板自身的改变也是引起损伤的一个重要原因，如半月板囊肿、盘状半月板等的存在，使得轻微的外力即可造成半月板的损伤。

半月板损伤一般可分为以下类型：纵裂（桶柄样撕裂）、前角撕裂、前 1/3 撕裂、中 1/3 撕裂、后 1/3 撕裂、分层掰裂等。

二、诊断思维

（一）诊断要点

半月板损伤多见于青壮年人、运动员，患者多有膝关节突然扭伤史，伴有膝关节肿胀、疼痛及功能障碍，或有多次膝关节扭伤、肿痛史。

疼痛为半月板损伤的常见症状，通常局限于半月板损伤侧，影响膝关节的伸屈运动。多数患者可见关节肿胀，一般损伤早期明显，随时间的推移，逐渐消退。部分患者损伤的同时可出现关节内的响声，一些慢性损伤的患者在膝关节活动时可出现响声，如出现响声的同时伴有疼痛或交锁症状，多可证实为半月板损伤。交锁症状是本病的一个特征性症状，是指患者行走时，膝关节突然被卡住，既不能伸直，也不能屈曲，同时伴有疼痛。稍微屈伸活动膝关节后，可发生弹响，交锁即可解除。慢性半月板损伤患者可出现股四头肌萎缩、肌力减弱、膝关节控制乏力等症状。

特殊检查：仰卧回旋挤压试验（麦氏试验）阳性；研磨试验阳性；慢性患者可见股四头肌萎缩，出现浮髌试验阳性。

X 线检查：拍摄膝关节 X 线片对半月板损伤的直接诊断意义不大，但可排除膝关节的其他病变。膝关节充气造影、碘造影或充气和碘剂结合造影具有一定诊断价值，可以确定半月板损伤的部位。

膝关节镜检查：对半月板损伤诊断有较高的准确率，可对关节内结构提供直观影像。近年来，随着关节镜技术的进一步完善及在临床的广泛应用，使一些以往影像检查难以发现的半月板损伤得以发现，还可同时发现有无交叉韧带、关节软骨及滑膜的病变。对确诊的病例，也可通过膝关节镜同时行手术治疗。

MRI 检查：半月板损伤时可见半月板表面高信号线形影像（撕裂）或纵形影像（断裂）。

（二）鉴别诊断

（1）关节内游离体：能引起与半月板损伤相同的交锁症状和响声，但交锁和发生响声的位置会变动，而不像半月板损伤时有固定的角度和体位发生交锁。X 线摄片可以明确诊断。

（2）髌骨软化症、膝关节骨性关节炎：疼痛在髌骨前明显，髌骨下区有较局限压痛。

（3）膝部周围骨折：骨折后有明显肿、痛、活动障碍，可出现畸形外观，有骨擦音和下肢纵向叩击征阳性。X 线摄片则能做出明确诊断。

（4）半月板囊肿：以外侧多见，局部肿胀，有持续疼痛，在膝关节间隙处可触到肿块，屈膝时较突出，伸膝后消失或变小。

三、治疗方略

（一）非手术治疗

手法法疗：同膝关节侧副韧带损伤。有股四头肌萎缩者可在股四头肌的部位做揉法，以促进局部气血流通，增强肌张力，防止肌肉萎缩。如半月板损伤出现交锁现象，经微屈、伸膝关节仍不能解锁者，可令患者正坐床边，第一助手用双手固定患者大腿下端，勿使其摇动，第二助手一手握住患者足踝部，另一手拿住伤肢足跖部，两助手缓缓用力拔伸。医者半蹲在伤肢外侧，一手轻轻握住伤肢小腿下端，另一手握空拳，拳眼在上，嘱第二助手轻轻向内、向外旋转小腿，当足尖向上时，医者握拳之手的拳眼迅速向上击打腘窝（用力要适中），同时撤除第一助手，拿小腿之手与第二助手配合用力将伤膝屈曲，握拳之手改推膝部，使膝关节尽量极度屈曲，然后将伤腿拔直，用捋顺、揉、捻法按摩舒筋。

（二）手术治疗

经保守治疗无效、经常发生交锁，反复打软腿，疼痛严重且诊断明确者应行手术治疗。20 世纪 80 年代以前，认为半月板没有血运，一经确诊半月板损伤均要求采取手术切除，还认为半月板切除后具有再生能力或纤维组织软骨化，可部分代替半月板的功能。当时近期效果较好，但经过几十年的观察，半月板切除后关节间隙变窄，关节病变时间较正常人明显提前。20 世纪 80 年代以后，由于关节镜的广泛应用和对半月板的重新认识，镜下手术已逐渐代替了传统的手术切开半月板摘除术。通过关节镜一方面可以直接观察半月板损伤的部位、类型和关节内其他结构的情况，有助于疑难病例的诊断；另一方面可同时对发现的损伤进行处理。

（1）半月板修补术：损伤的部位在边缘、前角或后角等具有血液供应者，采用非手术治疗未愈合者，可进行缝合或可吸收箭钉修补术。

（2）半月板部分切除术：半月板为纵行、桶柄样、瓣状、横行或水平裂，可行半月板部分切除术。尽可能多保留半月板，有利于关节的稳定，功能的早期恢复，避免关节早期退变。

（三）中医辨治

（1）气滞血瘀证：伤后早期膝关节肿胀严重，疼痛剧烈，关节交锁不易解脱，局部压痛明显，动则痛甚。舌暗红，脉弦或细涩。

治法：治宜消肿止痛，内服桃红四物汤或舒筋活血汤。

（2）肝肾亏虚证：伤后迁延，肿胀未消，膝部酸痛，弹响交锁频作，肌肉萎缩，舌淡，少苔，脉细或细数。

治法：治宜温经，通络止痛，内服健步虎潜丸（每次 4～6 粒，每日 3 次口服）或补肾壮筋汤。

外用药气滞血瘀证局部外敷三色敷药，局部红肿较甚者可敷清营退肿膏。肝肾亏虚证可用四肢损伤洗方或海桐皮汤熏洗。中成药可选用红药贴膏（气雾剂）外用，适用于气滞血瘀证；抗骨增生胶囊（每次 3 粒，每日 3 次口服），适用于肝肾亏虚证。

四、预防与调护

半月板损伤急性期患者可用夹板或石膏托将膝关节固定于屈曲 10° 位 3～4 周，固定期间进行股四头肌的主动收缩锻炼，防止肌肉萎缩。去除固定后，继续行股四头肌收缩锻炼，并同时在医生指导下进行膝关节的屈伸活动和步行锻炼。

训练前，应充分进行膝部准备活动；不应在疲劳时作高难度训练，以免引起损伤；加强股四头肌力量训练，增强膝关节的稳定性。

（胡 海）

膝关节创伤性滑膜炎

膝关节受到创伤引起的滑膜无菌性炎症反应，称为膝关节创伤性滑膜炎。膝关节的关节囊滑膜层是构成膝关节内腔的主要结构之一，膝关节的关节腔除了股骨下端内外侧髁、胫骨平台及髌骨的关节软骨面之外，其余大部分为关节囊滑膜所遮盖。滑膜富有血管，血运丰富。滑膜细胞分泌滑液，保持关节软骨面的润滑，并能吸收营养，排除代谢产物，增加关节活动的范围。一旦滑膜病变，如不及时有效地处理，滑膜则发生功能障碍，影响关节活动而成为慢性滑膜炎，关节软骨受损，逐渐变成骨关节炎。

一、病因与分类

膝关节创伤性滑膜炎是指膝关节损伤后引起的滑膜无菌性炎症反应，临床上分为急性创伤性炎症和慢性劳损性炎症两种。

急性创伤性炎症，多发生于爱好运动的年轻人，以出血为主。由于暴力打击、扭伤、关节附近骨折或手术创伤等，使滑膜受伤出血，产生大量积液，滑膜损伤破裂则大量血液渗出，其中含有血浆、白细胞、吞噬细胞等。积液、渗血可增加关节内压力，阻碍淋巴系统的循环。由于关节内酸性代谢产物的堆积，可使碱性关节液变成酸性。如不及时清除积液或积血，则关节滑膜在长期慢性刺激和炎性反应下逐渐增厚、纤维化，并引起关节粘连，影响关节功能活动。

慢性劳损性炎症，以渗出为主。一般由急性创伤性滑膜炎失治转化而成，或其他慢性劳损引起。慢性劳损多发生于中老年人、身体肥胖者或过用膝关节负重的人。慢性损伤导致滑膜产生炎性渗出、关节积液。本病属中医学的“痹证”范围，多由风寒湿三气杂合而成，一般挟湿者为多。或肥胖之人，湿气下注于关节而发病。

二、诊断思维

（一）诊断要点

（1）急性滑膜炎：有膝关节受到打击、碰撞、扭伤等明显的外伤史。膝关节伤后肿胀、疼痛，一般呈膨胀性胀痛或隐痛，尤以伸直及完全屈曲时胀痛难忍。膝关节活动不利，跛行。压痛点不定，可在原发损伤处有压痛。肤温可增高，按之有波动感，浮髌试验阳性，关节穿刺可抽出血性液体。急性滑膜炎常是膝关节其他损伤的合并症，应仔细检查，需与骨折、脱位、韧带及半月板损伤相鉴别。

（2）慢性滑膜炎：有劳损或关节疼痛的病史。膝关节肿胀、胀满不适、下蹲困难，或上下楼梯疼痛，劳累后加重，休息后减轻，肤温正常，浮髌试验阳性。病程久则股四头肌萎缩，滑膜囊壁增厚，摸之有韧厚感，关节不稳，活动受限。关节穿刺可抽出淡黄色清亮的渗出液，表面无脂肪滴。X 线片示膝关节结构无明显异常，可见关节肿胀，有的患者可见骨质增生。

（二）鉴别诊断

（1）色素绒毛结节性滑膜炎：多发于中年人，男性多于女性，多数有膝关节外伤史。关节肿胀，时轻时重，反复发作，病程较长。关节活动受限不明显，皮温有时略高。病程长者可摸到滑膜有肥厚感。一般没有全身症状，体温不高，血沉不快，血常规也无改变。关节穿刺可抽出血性或咖啡色液体，具有诊断价值。

（2）滑膜结核：关节呈弥漫性肿胀，滑膜肥厚，外观呈梭形，关节积液不多，疼痛，关节活动受限。有低热、消瘦、纳差等全身症状。血沉快。X 线片可见关节骨质普遍疏松。关节骨刺可抽出米黄色混浊液体。

三、治疗方略

（一）非手术治疗

本病可采用药物、手法、固定、练功及抽吸积液等方法进行治疗。

1. 手法治疗

急性损伤后，将膝关节做一次充分的伸直、屈曲活动，可解除关节内组织的紊乱和滑膜嵌顿，使局部的血肿消散，减轻疼痛。1 周后使用手法的目的主要是疏通气血，解除粘连，滑利关节，防止肌肉萎缩。具体手法包括以下几种。

（1）点穴法：患者取仰卧位，患肢伸直，双手点髀关、伏兔、鹤顶和双膝眼；患肢屈曲位，术者双手点血海、梁丘、内外膝眼、内外膝缝、阴陵泉、阳陵泉、足三里及三阴交。

（2）滚法：股四头肌和膝关节周围行滚法。

（3）揉捏法：广泛揉捏大腿、小腿的肌肉和膝关节周围。

（4）膝关节屈伸法：拔伸下将膝关节屈伸幅度由小到大，以患者感觉无痛为度。

（5）搓散法：双手在患膝两侧搓散使膝关节感到温热为度。

2. 物理治疗

物理治疗具有松解粘连、软化瘢痕的作用，应用天然或人工制造的声、光、电、热、磁等物理因子作用于人体，达到防治疾病的方法，简称理疗。

可选用中药熏洗、半导体激光、中药离子导入等仪器进行局部理疗，温筋通络，消肿止痛，消除病症。

3. 关节穿刺抽液配合中药外敷

关节积血积液肿胀明显时，在无菌操作下，在髌骨外缘行关节穿刺，将液体抽净，消瘀膏（组成：大黄、栀子、木瓜、蒲公英、姜黄、黄柏。用法：研末，加适量蜂蜜外用，日 1 次。出自于《中医伤科学》）外敷（避开针眼），厚度约 1 元硬币厚，弹力绷带加压包扎。如仍有积液，1 周后可再抽 1 次。

4. 制动

制动指可用长腿石膏托固定膝关节于屈曲 15°～30° 位 2 周，使损伤的组织修复。

（二）手术治疗

对于反复发作，顽固性滑膜炎，非手术治疗效果不佳者，可行膝关节镜检查，镜下滑膜切除术。一方面可明确诊断；另一方面可对增生的滑膜行刨削术，效果较好。

（三）中医辨治

（1）气滞血瘀证：伤后即肿，肿胀较甚，按之如气囊，广泛瘀斑，疼痛，活动时疼痛剧烈。舌质红，苔薄，脉弦。

治法：活血祛瘀，通络止痛。

推荐方药：桃红四物汤加减。熟地黄、当归、白芍、川芎、桃仁、红花、牛膝、延胡索。中成药：瘀血痹片（每次 3 粒，每日 3 次口服）、独一味（每次 3 粒，每日 3 次口服）等。

（2）脾肾不足证：肿胀持续日久，面色少华，纳呆便溏，肌肉萎缩，膝酸软无力。舌红光，脉细无力。

治法：补益脾肾，通利关节。

推荐方药：参苓白术散加减。人参、白术、山药、茯苓、甘草、白扁豆、莲子肉、砂仁、桔梗、牛膝、枸杞子、骨碎补。

若风邪偏盛，治宜祛风通络，内服蠲痹汤；若寒邪盛，治宜散寒止痛，内服乌头汤。中成药：珍牡肾骨胶囊（每次 1 粒，每日 3 次口服）、附桂骨痛颗粒（每次 1 袋，每日 3 次口服）等。

四、预防与调护

（1）耐心细致向患者讲述疾病治疗及康复的过程、注意事项，消除紧张和顾虑，积极配合治疗和护理。

（2）注意休息，适当进行一些活动，以保持关节的活动功能。

（3）疼痛严重者应卧床休息，膝关节制动，患肢抬高。

（4）膝关节注意保暖，勿受寒冷刺激，戴护膝保护。

（5）饮食宜清淡易消化，多吃蔬菜水果，忌食生冷、发物及煎炸品。

（6）功能锻炼：做足踝关节屈伸运动及股四头肌舒缩运动，防止股四头肌萎缩；1 周后除做肌肉锻炼外，开始做膝关节的屈伸运动，活动范围逐步增加。逐渐到膝关节负重下蹲练习。

（胡　海）

髌骨软化症

髌骨是人体最大的籽骨，位于股骨下端的前面，被股四头肌肌腱包裹。前面粗糙，后面为关节面，与股骨髌骨面构成髌股关节。

髌骨软化症是髌骨软骨面及与其相对的股骨髌面的关节软骨因慢性损伤而引起的退行性变。主要病理变化包括软骨肿胀、侵蚀、龟裂、破碎、脱落等。

一、病因与分类

（1）慢性劳损：如膝的长期、快速、猛烈的屈伸活动，增加髌股关节的磨损，这种情况常见于自行车运动员及滑冰运动员。

（2）发育异常：也是引起该病的常见原因，如先天性髌骨形态异常、位置异常，股骨髁大、小异常，以及后天性的膝关节内、外翻，胫骨外旋畸形等，均可造成髌骨不稳，使应力集中于髌股关节面的某一部位，造成慢性损伤而引发该病。

（3）营养因素：各种原因引起的关节液成分的改变，可以导致髌股关节面软骨营养不足或不良而发生退变，导致本病。

（4）年龄因素：多见于中老年人，肝气不足、肾气衰退，筋纵弛缓、骨萎不用，此为病之内因。

二、诊断思维

（一）诊断要点

1. 临床表现

本病多见女性，患者多有反复长期过度受伤史，个别有明确的半蹲位扭动受伤史。主要症状初为膝部不适，继而出现髌骨深面间歇性疼痛，屈膝、久坐或下蹲时症状加重，膝关节发软、无力，上、下楼梯及关节开始活动时尤为明显。常见体征有髌骨内侧关节面压痛，髌股关节摩擦时疼痛或出现摩擦音。

2. 检查

（1）髌骨压摩试验：挤压髌骨或左右、上下滑动髌骨时有粗糙感和摩擦音，并伴有疼痛不适；或一手尽量将髌骨推向一侧，另一手直接按压髌骨，若髌骨后出现疼痛者，均为阳性。

（2）单腿下蹲试验：患肢单腿站立，逐渐屈膝下蹲时出现膝软、膝痛即为阳性，髌下出现摩擦音亦为阳性。

3. X 线检查

X 线摄片早期可无病变，晚期为膝关节骨性关节炎表现。

4. 膝关节镜检查

膝关节镜检查不仅可以发现病灶，还可以明确病灶的广度和深度。

（二）鉴别诊断

本病需与半月板损伤、胫骨结节骨软骨病和髌下脂肪垫肥厚相鉴别。

三、治疗方略

本病可采用药物、手法、手术等方法进行治疗。

（一）非手术治疗

1. 手法治疗

患者仰卧，患肢伸直，股四头肌放松。医者可在其膝关节周围及痛点处施以拿法、揉捻法等舒筋手法，并以手掌轻轻按压髌骨体做研磨动作，以不痛为度，每次5～10分钟。然后用六指六穴点按膝关节周围经穴。最后用旋转屈伸及捋顺、揉捻等手法结束。

2. 其他疗法

症状较轻者，可口服非激素类抗炎止痛药物。避免用激素类药物做关节内注射。

（二）手术治疗

非手术治疗无效者，可做手术治疗。可在关节镜下行软骨病灶切除术、髌骨软骨面全切除术，或行胫骨结节前移术、髌韧带转位术等。症状较重者应及时手术，根据髌骨的病变情况做适当处理。

（1）髌骨软骨切削术：包括软骨表浅切削，切削软骨达骨质及骨质钻孔术。①软骨表浅切削，用锐刀切削退化软骨直至软骨正常部分。浅削后虽然软骨修复能力甚弱，但切去糜烂软骨后，经数月的塑形作用，使表面变为平滑，且覆以数层扁平细胞，使手术取得较满意效果。②软骨切削至骨质，如软骨损坏已达骨质，可切削全层软骨，修整创面边缘成斜面，外露骨质不作处理。未达髓腔的全层软骨缺损，可得到缓慢的内源性再生，再生的软骨为透明软骨。③软骨切削至骨质及钻孔切削去病变的全层软骨，外露骨质用克氏针钻数个孔，造成骨床出血，深达髓腔的关节软骨全层缺损，可得到来自髓腔的间叶组织的外源性修复。上述手术可通过关节镜完成，用刨刀切削，也可行关节切开直视下完成手术。

（2）髌骨成形术：切削去病变的软骨后，骨质外露较大者（2～3cm），可用邻近的滑膜或切削一层脂肪垫翻转缝合覆盖外露的骨面。

（3）髌骨切除术：患者年龄较大，症状重，骨质外露面积大（超过3cm），相对的股骨髁软骨磨损也较大，不能做髌骨成形术者，可考虑做髌骨切除术。

（三）中医辨治

（1）痰湿痹阻证：膝关节酸软不适或疼痛，日渐加重，疼痛部位不确切，上下楼梯、下蹲时疼痛加重，局部肿胀明显，体倦神疲，纳呆，舌淡胖，苔白腻，脉弦滑。

治法：祛湿化痰，通络止痛。

推荐方药：羌活胜湿汤加减。中成药：附桂骨痛颗粒（每次1袋，每日3次口服）等。

（2）肝肾亏虚证：膝软无力，上下楼梯时明显，局部压痛，大腿肌肉萎缩，舌淡，苔薄白，脉细无力。

治法：补益肝肾，强筋健骨。

推荐方药：补肾壮骨汤加减。中成药：珍牡肾骨胶囊（每次 1 粒，每日 3 次口服）等。

四、预防与调护

患者应避免能引起膝关节疼痛的各种活动，同时进行股四头肌等长收缩锻炼。症状消失后，可进行膝关节屈伸活动和步行锻炼。避免长期、用力、快速屈伸运动。髌骨软化症的发生对中老年人来说有其内在因素和外在因素。内在因素就是关节软骨本身的退变，这与年龄等因素有关。外在因素就是机械性因素对关节软骨的慢性损伤。预防髌骨软化症的发生主要是减少对髌股关节的持续压力，改善软骨的营养。

（胡 海）

腘窝囊肿

腘窝囊肿又称膝关节囊后疝，也称贝克囊肿（Baker cyst），是腘窝内滑液囊肿的统称。腘窝囊肿多发生于半膜肌肌腱滑囊和腓肠内侧头与半膜肌之间的滑囊，占腘窝囊肿的 50%以上，常与关节腔相通。此外，股二头肌、半腱肌、韧带及关节囊等的较薄弱的部位，也可发生。

一、病因与分类

腘窝囊肿的发病原因很多，可能与膝关节的慢性损伤有关。此外，滑囊无菌性炎症积液积聚或继发于膝关节疾病如骨性关节炎、类风湿关节炎及关节损伤等产生较多渗出物可使滑囊由深部向后膨出，发生腘窝囊肿。最根本的原因是关节内的疾病增加了关节的压力，迫使液体进入腓肠内侧的滑囊或经后方关节囊的薄弱环节形成滑膜疝。

二、诊断思维

（一）诊断要点

患者可有腘窝部不适或肿胀感，有时有下肢乏力感，部分患者无明显自觉症状。检查时可见在膝关节后方有一囊性肿物，大小不等，一般直径 4～10cm，呈圆形或椭圆形，囊性而有张力，表面光滑，无压痛或仅有轻压痛。伸膝时软组织紧张，肿块界限触不清，屈膝时软组织松弛，在腘窝部可触及肿块边界。囊肿较大时可影响膝关节活动。囊肿可与关节囊相通，有时可伴有关节退行性变、损伤、积液和股四头肌萎缩，胫神经或腓神经放射性疼痛。穿刺肿物其内容物为淡黄色胶样黏液。

彩超检查可以帮助诊断，常提示囊状液性暗区，还可测量肿物大小。X 线检查对囊肿的诊断帮助不大，但可排除膝关节的其他病变。

（二）鉴别诊断

（1）半月板囊肿：少数半月板囊肿可在离半月板相当远的部分出现。源于内侧半月板的囊肿，通常要比源于外侧者大些，患内侧半月板囊肿时，做屈膝动作，由于膝内侧腘韧带的压力，可使其自膝内侧消失，自腘窝部显示出来。

（2）膝部腱鞘囊肿：系一些硬度相同的软组织肿块，此种肿块易与脂肪瘤相混淆，病因不明。

（3）腘窝动脉瘤：腘窝包块，应想到此病的可能性，腘窝动脉瘤并非罕见，但常被漏诊。由于膝关节退变可并发腘窝囊肿，动脉硬化症可并发动脉瘤，两者均发生在同一年龄组；此外，腘窝动脉瘤和腘窝囊肿相似，常呈对称性且均无明显症状，因此两者很易混淆，有腘窝囊肿时，腘窝动脉被囊肿遮盖，不易触及，如腘窝部大范围内能触及与脉搏一致的搏动，可能患有动脉瘤。此外，若发现震颤与杂音，更可加强动脉瘤的诊断，但如动脉瘤的囊腔已栓塞，此两项体征则难以发现。

（4）腘窝动脉囊性变：这种病的病因尚不清楚，被认为是与动脉粥样硬化无关的动脉外膜黏液性退变，加于腘动脉的反复轻度损伤，可能是其原因。因病变靠近膝关节，关节的经常运动，可能是造成损伤的因素，起病可缓慢也可突然，运动时足变冷而苍白，本病的一个特点是肿块并不经常存在，肿块仅是偶然被发现，这一点有助于避免误诊。

（5）腘窝脂肪瘤：质地较软，无囊性感，一般不随膝关节体位改变而变化。肿物穿刺一般抽不出黏液样内容物。

三、治疗方略

（一）非手术治疗

（1）手法治疗：对滑膜囊与关节腔相通、囊肿较小者，可试行挤压法。患者患膝呈屈曲位，医者用手把囊肿推挤到一边，最好能压在骨性的壁上，然后，拇指用力把囊壁挤破，加压揉挤，使黏液分流，囊壁闭锁。再给予局部加压包扎。

（2）其他疗法：单纯腘窝囊肿，可用 10ml 注射器囊内抽吸胶样黏液，然后囊内注射曲安奈德注射液 40mg。由关节内病变引起的腘窝囊肿，应先处理关节内病变。通常关节内病变治愈后，囊肿可自行消失。

（二）手术治疗

非手术治疗无效或囊肿较大者，需要行手术治疗。手术切除囊肿，关节囊缺损不必修补。术后复发者，可再次手术切除。

（三）中医辨治

（1）内服药：囊壁挤压破裂，囊肿变小后，可服用活血化瘀的中药，如七厘散（每次 6g，每日 3 次口服）、云南白药等。

（2）外用药：如囊壁已破，囊肿变小，为使肿块进一步消散，可在局部搽万花油、正红花油，或外敷消瘀止痛膏、双柏膏。

四、预防与调护

本病通过积极治疗，预后良好。治疗期间应减少膝关节屈伸活动。对继发性腘窝囊肿要积极治疗原发的膝关节损伤与疾病，通常原发病治愈后，囊肿可自行消失。

（胡 海）

腓肠肌损伤

腓肠肌位于小腿后方，是小腿三头肌的浅表层肌肉，分为内侧头和外侧头，分别起于股骨内、外侧髁的后面，两头会合，在小腿中点处渐移行为腱，向下与比目鱼肌的肌腱共同构成跟腱，止于跟骨结节处。腓肠肌强而有力，在站立时能够固定踝关节，防止身体向前倾斜，对人体的站立具有重要的作用。

一、病因与分类

腓肠肌损伤多为小腿肌肉强力收缩或拉伸的间接暴力伤所致，如从高处跳下前足着地，过度负重行走或剧烈奔跑等，多见于运动员、搬运工、杂技演员等。

直接暴力伤多为利刃、棍棒伤及足球运动员的冲撞踢伤，多发生于肌腹及跟腱部分。腓肠肌损伤，也可由长期反复的慢性劳损所致，慢性劳损多发生于肌肉与肌腱联合部。

二、诊断思维

（一）诊断要点

（1）临床表现：急性损伤，伤后立即出现局部肿胀、疼痛、压痛，并有广泛性皮下出血，行走困难，小腿屈曲受限。慢性损伤者肿胀不明显，局部疼痛较轻，被动牵拉或主动收缩小腿后部肌肉均感损伤部位疼痛。

（2）X线检查：可排除骨折损伤。损伤严重时，可见肿胀的软组织影。

（二）鉴别诊断

跟腱周围炎：多发生于春季，尤其以体力劳动者多见，疼痛及压痛局限于跟腱及周围，触诊时可有捻发音。

三、治疗方略

本病可采用药物、手法、理疗、封闭、手术等方法进行治疗。

(一)非手术治疗

1. 手法治疗

(1)揉捻法:患者取俯卧位,医者用揉捻法在其大腿下部之后侧到足跟部施术,起到舒筋活血、改善局部新陈代谢、促进组织修复的作用。

(2)捋法:医者以拇指沿患者腓肠肌之肌纤维及腱部走行方向进行捋顺,以消肿、止痛,理顺挛缩,消散粘连。

(3)侧击法:医者手指稍微分开,以两手小鱼际部对患者小腿腓肠肌进行由轻至重的叩击,使肌肉振动,加速局部血运,解除局部粘连,促进功能恢复。

2. 其他疗法

(1)局部封闭疗法:对慢性劳损性损伤,可在疼痛局部注射曲安奈德注射液40mg加1%利多卡因2~4ml,每周1次。

(2)理疗:损伤中后期,可用中药离子透入法治疗。

(二)手术治疗

对急性损伤致肌肉大部或全部断裂者,应及早行手术修补。

(三)中医辨治

(1)内服药:急性损伤者治宜活血化瘀、消肿止痛,可服用活血祛瘀汤、活血止痛汤等。

(2)外用药:急性损伤者可局部外敷驳骨散、伤湿止痛膏,并可配合中药外洗。对损伤中后期的患者,中药外洗效果更佳,可选用骨科外洗一方。

(3)中成药局部可外敷双柏散、消炎散。

四、预防与调护

腓肠肌损伤应适当休息,减少活动,以利于损伤的修复。严重者可给予夹板或石膏固定。解除固定后,在医生指导下进行下肢关节的功能锻炼。

(胡 海)

第六节 踝及足部筋伤

踝关节由胫、腓骨的下端的踝关节面与距骨滑车组成,主要功能为负重和运动。足部骨骼由跗骨、跖骨及趾骨组成,构成距下关节、跖舟关节、跟骰关节、跖趾关节及趾间关节等,足弓颇似拱桥,有纵弓和横弓,依靠腱膜、韧带及肌肉维持,有很强的弹跳力和缓冲力。

足踝部的重要韧带有踝内、外侧副韧带。重要支持带有踝内外侧支持带、小腿横韧带及交叉韧带。踝关节的血供来自胫前、后动脉及腓动脉穿支和外踝后动脉。神经支配主要来自腓神经、隐神经、腓神经及腓肠神经。踝关节通过骨性结构、韧带、关节囊及肌肉、肌腱等结构互相协调共同完成各种动作,如背伸、跖屈、内旋、外旋和内翻、外翻等。踝与足部负重量大,关节活动多,遭受损伤的机会也多,所以踝与足部筋伤的发生率较高。

踝部扭伤

踝关节韧带是维持踝关节稳定的重要结构，其周围主要的韧带有内侧副韧带、外侧副韧带和胫腓韧带。内侧韧带又称三角韧带，上方起于内踝，向下呈扇形附着于足舟骨、距骨和跟骨；外侧副韧带起自外踝，分成3束止于距骨前外侧、距骨后突及跟骨外侧面，分别称其为距腓前韧带、距腓后韧带及跟腓韧带；胫腓韧带又称下胫腓韧带，为胫骨干与腓骨下端之间的骨间韧带。

踝部扭伤是日常生活中最容易发生的外伤，尤以外侧副韧带扭伤最为多见。但对这类损伤迄今尚未受到应有的重视。事实是，严重的损伤可使韧带断裂，治疗不当可后遗关节不稳定，容易反复扭伤，久之可继发关节粘连或创伤性关节炎，造成关节功能障碍，因此，对其治疗应加以重视。临床上以外侧副韧带损伤最为多见，下胫腓韧带单独损伤较为少见，多与踝关节骨折、脱位合并存在。

一、病因与分类

踝关节内踝较外踝短，外侧副韧带较内侧副韧带薄弱，足部内翻肌群较外翻肌群力量强，因此，当行走或跑步时突然踏着不平地面或上下楼梯、走坡路不慎踏空；如果足部来不及协调位置，容易造成内翻位着地，使外侧副韧带遭受超过生理限度的强大外力，发生外侧副韧带损伤。当足部内翻跖屈位着地时，距腓前韧带遭受的张力最大，因此，损伤的机会也最多。内侧副韧带损伤多因行走或跑步时突然踏着不平的地面，或上下楼梯、走坡路不慎踏空，或骑自行车、踢球等体育运动时不慎跌倒，致使足过度外翻而产生踝部扭伤。

二、诊断思维

（一）诊断要点

1. 临床表现

患者有明确的外伤史。伤后踝部疼痛，活动功能障碍，损失轻者仅局部肿胀，重者整个踝关节均肿胀，并有明显的皮下瘀斑，皮肤呈青紫色，跛行步态，伤足不敢用力着地，活动时疼痛加剧。

2. 检查

检查踝关节局部压痛明显，被动活动疼痛加重。内翻扭伤时，外踝前下方肿胀，压痛明显，若将足部做内翻动作时，则外踝前下方发生剧痛。外翻扭伤时，内踝前下方肿胀，压痛明显，若将足部做外翻动作时，则内踝前下方发生剧痛。若外侧或内侧副韧带断裂时，可在侧副韧带处摸到凹陷，甚至摸到移位的关节面，踝关节有异常活动。

3. X 线检查

拍摄踝关节正、侧位片可以帮助排除内、外踝的撕脱性骨折。对无骨折又不能排除韧带断裂的病例，应拍摄内翻或外翻位片，一侧韧带撕裂往往显示患侧关节间隙增宽，下胫腓韧带断裂可显示内、外踝间距增宽。MRI 检查可明确韧带损伤或断裂。

（二）鉴别诊断

踝部骨折：局部压痛明显，可有骨畸形、骨擦音等。X 线摄片检查有骨折征象。

三、治疗方略

本病可采用药物、手法、理疗、封闭、手术等方法进行治疗。

（一）非手术治疗

1. 手法治疗

损伤严重、局部瘀肿较甚者不宜行手法治疗。对单纯的踝部筋伤或部分韧带撕裂者，可使用理筋手法。患者平卧，术者一手托住足跟，一手握住足前部，缓缓做踝关节的背屈、跖屈，若内翻损伤做外翻动作，若外翻损伤做内翻动作，然后用两掌心对握内外踝，轻轻用力按压，理顺筋络，有消肿止痛的作用。

恢复期或陈旧性踝关节扭伤者，手法宜重，特别是血肿机化，产生粘连，踝关节功能受损的患者，则可施以牵引摇摆，摇晃屈伸踝关节，对粘连韧带用弹拨揉捻手法，以解除粘连，恢复其功能。

2. 固定治疗

采用理筋手法治疗之后，将踝关节固定于受损韧带松弛的位置。可用踝关节弹力固定带固定或石膏绷带外固定，内翻损伤采用外翻固定，外翻损伤采用内翻固定，并抬高患肢，以利于消肿，暂时限制行走。固定时间根据损伤的轻重不同需 3 周左右。若为韧带断裂则固定 4～6 周。

3. 其他疗法

（1）局部封闭疗法：对踝关节损伤的中后期，关节仍疼痛、压痛较局限者，可选用曲安奈德 30mg 加 2%利多卡因 2～4ml、生理盐水 3ml 做痛点封闭。每周 1 次或 2 次。

（2）物理疗法：可选用红外线、超短波、中药离子导入等方法配合治疗。

（二）手术治疗

外侧副韧带断裂，单纯行石膏固定，断裂的韧带可因回缩、瘢痕形成，不能得到良好愈合，踝关节可松弛无力，早期手术修补可愈合良好，重建韧带功能。手术方法：行外踝前下方弧形切口，切开皮肤后清除血肿，即可显露损伤的韧带。将其分离清楚，使足部保持 90°背伸和轻度外翻位。将断裂的韧带两端对齐，用 1 号丝线做“8”字形间断缝合，术后用石膏固定 3 周即可。术时应注意避免损伤足背外侧皮神经。陈旧性损伤外侧韧带断裂未能及时修复，致踝关节有松动不稳等症状时，可用腓骨短肌进行外侧副韧带重建术。

（三）中医辨治

（1）内服药：早期治宜活血化瘀、消肿止痛，内服虎力散或愈伤灵胶囊（每次 3 粒，每日 3 次口服）。后期治宜舒筋活络、温经止痛，内服小活络丹。

（2）外用药：初期肿胀明显者可外贴伤痛膏。中、后期肿胀较轻，可配合活血舒筋的中药外洗，如苏木合剂、骨科外洗一方、骨科外洗二方。

四、预防与调护

外固定之后，应尽早练习跖趾关节屈伸活动，进而可做踝关节背屈、跖屈活动。肿胀消退后，可在医生的指导下做踝关节内翻、外翻的功能活动，以防韧带粘连，增强韧带的力量。

五、各家发挥

邓福树研制消瘀膏外用治疗踝部扭伤，效果显著。

（胡　海）

跗跖关节扭伤

跗跖关节是中足复杂结构，它在步行时完成重力由中足向前足的传导，并在步态各期中支持体重。跗跖关节是前中足之间的关节，第一～三跖骨和相应楔骨形成关节，骰骨与第四、五跖骨相关节，组成足的横弓结构。其骨和韧带结构特点使该关节具有相当的稳定性。关节的背后面及足底面有均匀长短不一的韧带将足骨紧密地连接在一起，有的韧带构成关节囊的一部分。跗跖关节跖侧有丰富的软组织保护，在结构上较牢固。而背侧仅有关节囊及韧带覆盖，在结构上较薄弱，受到外力作用易发生背侧损伤或脱位。跗跖足底韧带较坚韧，维持足弓的重要韧带还有跟舟韧带、跖长短韧带、内侧韧带和足底腱膜。跗跖足底韧带的主要作用是拉紧跟骰和跟跖，防止关节脱位。足底腱膜为一坚强腱膜，犹如弓弦维持足弓，同时保护足底的肌肉、血管和神经。

一、病因与分类

跗跖关节扭伤的因素有从高处坠下、行走失足、跑跳过力等，这些致伤因素可使足背着地或直接暴力（如压砸等，进而使跗跖部足背侧韧带、关节囊及伸趾肌肌腱过度牵拉受伤，甚至部分断裂，关节失去稳定性，可出现关节微细错缝、韧带撕裂或半脱位。由于足的内翻跖屈位扭伤机会较多，所以临床上多见外侧的跗跖关节扭伤。跖跗关节扭伤也可与踝关节扭伤同时发生。暴力较大时可合并骨折或脱位，以合并第五跖骨基底部骨折多见。

二、诊断思维

（一）诊断要点

1. 临床表现

患者足部明显肿胀、疼痛，足的活动功能受限，着地走路时疼痛加重。足内翻损伤时，第四、五跖跗关节处压痛明显；足外翻损伤时，第一楔骨与第一跖骨组成的跗跖关节处疼痛明显。

2. X 线检查

一般骨关节检查无明显变化，轻微的骨错缝行 X 线摄片检查亦难以显示，但合并骨折或脱位时可见相应表现。

（二）鉴别诊断

本病注意与跗跖关节脱位及骨折脱位相鉴别，拍摄 X 线片显示骨折或脱位可资鉴别。

三、治疗方略

（一）非手术治疗

1. 手法治疗

（1）内外翻挤按法：适用于骰骨与第四、五跖骨组成的外侧跗跖关节和第一楔骨与第一跖骨组成的内侧跗跖关节损伤。以外侧跗跖关节损伤为例，患者正坐，伤足伸出床边，医者坐在伤肢内侧，一手拿握骰骨部位将跗骨部固定，一手拿握第四、五跖骨部，双拇指相对，拿跖骨部之手做轻微摇法，并同时相对拔伸牵引，再使伤足内翻跖屈，然后在持续拔伸下，将足外翻背屈，双拇指向内下方按法，最后拉住第四、五足趾牵引，另一手在伤处轻轻地用捋顺法。此法可使关节错缝复位，撕裂的韧带捋顺，积聚的瘀血消散。

（2）跖屈挤按法：适用于整个跗跖关节扭伤，尤其是第二～四跗跖关节扭伤。患者正坐，伤足伸出床边，一助手用双手固定患者的跗骨部，医者双手拿住跖骨部，拇指压患处，先摇拔牵引使足跖屈，然后再足背伸，同时双手拇指将跖骨向下捋按，最后再用理筋手法理顺筋肌。

2. 固定方法

损伤严重者，可根据其损伤程度选用绷带、胶布或石膏外固定，保持跗跖关节受伤韧带于松弛的位置，并抬高患肢，以利于消肿，暂时限制行走。一般固定 3 周左右。若韧带完全断裂者，固定 4～6 周。

3. 其他疗法

（1）局部封闭疗法：中、后期仍有疼痛、压痛较局限者，可选用曲安奈德 30mg 加 2%利多卡因 2～4ml、生理盐水 3ml 做痛点封闭。每周 1 次或 2 次。

（2）物理疗法：可选用红外线、超短波、中药离子导入等方法配合治疗。

（二）中医辨治

（1）内服药：早期治宜活血化瘀、消肿止痛，服用虎力散胶囊，每次 1 粒，每日 2 次。中后期治宜舒筋活络，服用伸筋胶囊。

（2）外用药：早期可外用伤痛膏，每日 1 贴。中后期用苏木合剂外洗，每 3 日 1 剂。

四、预防与调护

扭伤早期局部宜冷敷，切忌热敷。固定期间应抬高患肢，以利于消肿。早期应避免下地行走。解除外固定后，积极进行踝关节的屈伸功能锻炼，并逐步练习行走。

（胡　海）

跟腱断裂

跟腱断裂是一种常见的损伤，多发生于青壮年。跟腱是人体最长和最强有力的肌腱之一，成人跟腱长约 15cm，起于小腿中部，自上而下逐渐变窄增厚，止于跟骨结节，能使踝关节做跖屈运动，承受负重步行、跳跃、奔跑等强烈的牵拉力量而不易被拉伤。跟腱在邻近肌肉部和附着点部分均有较好的血液供应，而其中下部即在跟腱附着点上 2～6cm 处血液供应较差，肌腱营养不良，因而该处容易断裂。临床上根据跟腱断裂的程度、是否有伤口及受伤的时间分为完全性断裂与不完全性断裂、开放性跟腱断裂与闭合性跟腱断裂、新鲜损伤与陈旧损伤。

一、病因与分类

直接暴力多为刀、铲、斧等锐器直接切割所致，造成跟腱开放性断裂。断裂口较整齐，腱膜也多同时受损伤。

间接暴力伤多由于跟腱本身存在的病理变化引起，如职业性运动损伤造成的小血管断裂、肌腱营养不良、发生退行性改变或跟腱钙化等，再受到骤然猛力牵拉，如从高处跳下前足着地或剧烈奔跑等，均可使跟腱受过度牵拉而产生部分甚至完全性的跟腱断裂，断端多参差不齐，一般损伤在跟腱的附着点以上 2～6cm 处，腱包膜可能完整，多见于演员及运动员。

二、诊断思维

（一）诊断要点

1. 临床表现

开放性跟腱断裂易于诊断，跟腱走行部位有伤口存在，即提示有跟腱断裂的可能性，若清创时仔细检查伤口，即可发现跟腱断裂，明确诊断。闭合性跟腱断裂有典型的外伤史，局部有明显肿胀、疼痛、小腿无力，行走困难。

2. 检查

患侧踝关节跖屈活动减少或完全消失，而被动的踝关节活动反较正常侧增加；在跟腱断裂处可触及一横沟，并有明显压痛。患者处于直立位，足跟离地，即提踵试验，可发现患足不能提踵或较健侧力弱，提踵的高度也低。Thompsons 试验阳性亦表明跟腱断裂，其方法为患者俯卧，双足下垂于检查床缘，挤捏腓肠肌，如足不能出现跖屈即为阳性。小腿三头肌是踝关节跖屈运动的主要肌肉，但不是唯一的屈肌，胫后肌、腓骨肌、趾长屈肌、拇长屈肌也有协同作用，故跟腱断裂后，仍可做 30° 的锻炼活动，所以跟腱断裂后不是跖屈活动消失，而是跖屈力量减弱。

3. X 线检查

X 线摄片可排除跟骨结节部的撕脱性骨折。

（二）鉴别诊断

跟骨骨折：表现有局部压痛、叩击痛，或有骨擦音、畸形等，X 线检查有骨折征象。

三、治疗方略

跟腱断裂的治疗目的在于恢复跟腱的完整性，以保持足踝的跖屈力量。在修复过程中尽力设法保持跟腱的平滑，以利于跟腱的活动。

（一）非手术治疗

1. 手法治疗

急性期不宜行手法治疗。对于陈旧性损伤踝关节活动功能受限者，可用摇踝法环旋摇晃踝关节，并使踝关节被动跖屈，背伸及内、外翻，最后可用推按手法及劈法收功。

2. 固定方法

新鲜闭合性不完全性跟腱断裂，可采用前后石膏托固定于膝关节屈曲、踝关节跖屈位，使跟腱处于放松状态，3 周后更换石膏，将踝关节改为中立位固定，继续固定 2～3 周。

3. 其他疗法

物理疗法，可选用红外线、超短波、中药离子导入等方法配合治疗。

（二）手术治疗

对于专业运动员、年轻患者、对功能要求较高的中老年人，跟腱断裂已超过 1 周的患者，应行手术治疗。手术治疗具有较准确地恢复跟腱的长度等优点。

对于新鲜的儿童跟腱断裂，由于其组织修复和再生力强，腓肠肌张力不大，手术采用“8”字缝合即可。但成人的马尾状撕裂，如果撕裂纤维短，可修整残端重叠缝合，否则用编入缝合法。手术时应保留肌腱周围疏松的结缔组织，以免手术后发生过多的粘连。术后用长腿管型石膏将膝关节固定于 30°～40° 屈曲位和踝关节跖屈位 6～8 周。

有的病例因早期未明确诊断或未经正规的非手术方法治疗，以致延误遗留为陈旧性损伤。对陈旧性断裂伤，因腓肠肌短缩，一般常做跟腱修补，可采用近侧肌腱延长或用阔筋膜修补缺损。常用的方法有如下。

（1）Bosworth 法：由腓肠肌中间纵行取一条宽 2cm，长 8～10cm 的腱膜，向下翻转与远端盘绕后固定。

（2）Lindholm 法：由腓肠肌两侧边各翻一条长腱膜向下与跟腱远端缝合。

（3）Abraham 倒 V-Y 腱成形术：切除或切开断端间瘢痕，在腓肠肌肉-肌腱移行部的下方 1cm 处向下，倒 V 形切开肌腱，倒 V 形腱臂的长度，约大于缺损段的 1.5 倍。将“∧”部向下拉以使肌腱的断端接触，在无张力下直接缝合，然后缝合倒 V 形部。

（三）中医辨治

（1）内服药：早期治宜活血祛瘀、消肿止痛，选用虎力散（每次 1 粒，每日 2 次口服）、云南白药胶囊（每次 1～2 粒，每日 4 次口服）等，后期可选用六味地黄丸、伸筋胶囊等以补肾滋肝舒筋。

（2）外用药：后期可配合运用中药外擦、熏洗，如苏木合剂外洗，中药电脑熏蒸床熏洗等。

四、预防与调护

早期应在医生指导下做股四头肌的收缩锻炼，外固定解除后在医生指导下做踝关节的屈伸活动及行走锻炼。

（胡　海）

跟腱周围炎

跟腱是小腿三头肌的延伸组织，附着于跟骨结节，是人体最强大的肌腱之一。在小腿三头肌收缩时，有屈小腿、提足跟和固定踝关节及防止身体前倾的作用。跟腱周围炎是指跟腱及其周围组织（脂肪、筋膜、滑膜囊）因外伤或慢性劳损引起的炎症。本病多见于中老年人，是足踝部、足跟部疼痛的常见疾病，保守治疗多可获得良好效果。

一、病因与分类

外伤、慢性劳损是引起本病的主要原因。外伤性如跟腱突然受到外力的撞击、挤压、钝挫，造成跟腱本身周围的充血、水肿等；人体在弹跳、急跑中由于小腿三头肌用力过猛，急剧收缩，造成跟腱的撕裂、捩伤，以致跟腱周围充血、水肿等。慢性劳损性滑囊炎是由于跟腱、滑膜囊的退行性改变，或长时间站立或穿鞋过紧致使跟腱长期与周围组织摩擦也可造成慢性的局部炎症性改变等。

二、诊断思维

（一）诊断要点

1. 临床表现

急性损伤即见跟腱周围肿胀、压痛，踝关节屈伸可引起疼痛，做足跖屈抗阻力试验疼痛加剧。后期可见跟腱周围变硬，踝关节屈伸受限，此时疼痛可能减轻，但踝关节活动不便，上、下楼梯时更感觉困难。跟腱附着部肿胀、疼痛，活动后疼痛加重，跟骨后上方有囊样隆起，表面皮肤增厚，皮色略红、肿胀、触之有囊样弹性感，局部压痛明显。

2. X 线检查

X 线片多无异常发现，病程长而影响行走者，跟骨可有骨质疏松的表现。晚期可见跟腱周围的钙化影。

（二）鉴别诊断

闭合性跟腱断裂：跟腱断裂多发生于年轻人，一般在骤然运动或劳动时，因足跖屈所致，感觉跟腱部位骤然疼痛，有受沉重打击之感。此后走路时跖屈无力，检查时发现在跟腱止点上约 3cm 处有压痛，断裂处可摸到凹陷，足跖屈功能减弱，伤腿单独站立时不能抬起足跟。

三、治疗方略

本病可采用药物、手法、理疗、封闭、手术等方法进行治疗。

（一）非手术治疗

（1）手法治疗：患者俯卧于床上，医者左手握其前足，使足呈外旋位，右手拇指揉、按压跟骨后滑囊7次或8次；然后弹拨滑囊，拇指由滑囊内侧向外侧，垂直跟腱轻轻弹拨1次或2次；最后用右手拇指从滑囊处向四周推运，主要向上推运，以透热为度。早期局部肿胀较甚，可用拇、食两指在跟腱两侧轻揉推擦，以通经活血，消肿止痛。可反复操作，每日1次或2次。中后期肿胀消退，但跟腱局部变性硬化，则可使用提、推、拨、按等法。手法应轻柔，不能过重，因此时肌腱变性、钙化，手法过重可人为造成跟腱断裂。

（2）固定疗法：一般不需要外固定，但急性期宜相对静止休息，症状好转后仍宜减少活动，且可在患足鞋后帮内衬置海绵垫，以减少与跟腱部位的摩擦。

（3）理疗手法：治疗后可配合理疗，如使用超短波、磁疗，以促进局部血液循环，加速组织的修复，恢复肢体功能。

（4）局部封闭疗法：可在局部用曲安奈德20mg加1%利多卡因2ml、生理盐水2ml做囊内注射，每周1次，2次或3次为一个疗程。

（5）针刀疗法：跟腱周围组织粘连严重者，可行小针刀剥离。

（二）手术治疗

经保守治疗无效、病情严重的跟腱滑囊炎患者，可做滑囊切除术。手术时须将跟骨结节的后上角突起部切除，以防术后复发。

（三）中医辨治

（1）内服药

1）血瘀气滞证：见于急性期，治宜活血化瘀、消肿止痛，方用七厘散（每次6g，每日3次口服）或桃红四物汤加减。

2）筋脉失养证：见于慢性期，治宜养血壮筋，方用补肾壮骨汤或壮筋养血汤加减。

（2）外用药：外用苏木合剂熏洗患足，亦可用复方南星止痛膏外用。

四、预防与调护

一般无须外固定，但急性期宜相对静止休息，症状好转后仍宜减少活动。可在患足鞋后帮内衬置海绵垫，以减少与跟腱部位的摩擦。局部宜热敷，或经常用热水浸泡及洗脚。注意局部防寒保暖，避免风寒湿邪浸淫。

（胡　海）

踝管综合征

踝管综合征是指因剧烈运动、踝关节反复扭伤等使踝管相对狭窄，胫后神经受压，出现足跟内侧及足底麻木或烧灼样疼痛等症状的一组症候群，又称跖管综合征。踝管系踝关节内侧之纤维骨性隧道，长2～2.5cm。其顶部由屈肌支持带构成，两侧和底部由距骨和跟骨的内侧面构成。踝管内按前后排列有胫后肌肌腱、趾长屈肌肌腱、胫后动脉、胫后静脉、胫后神经及䠀长屈肌肌腱。胫后血管在踝管发出分支，供应足内侧皮肤。胫后神经通过踝管后发出的足底内侧神经，支配拇展肌、5个趾短屈肌、第1蚓状肌和内侧三个半脚趾的感觉；足底外侧神经则潜入拇展肌深面，通过拇长屈肌肌腱旁的纤维弓，然后经过足底面，支配跖方肌、小趾展肌和外侧的一个半足趾的感觉。

本病好发于青壮年人，以男性多见，多数为从事站立工作者或运动员。

一、病因与分类

产生本病的主要病因是足踝部的突然剧烈运动或踝关节反复扭伤，使踝管内肌腱发生腱鞘炎，腱鞘肿胀、水肿，使踝管相对狭窄，管内压力增高，加重了对胫后神经、肌腱的压迫造成腱鞘水肿、充血，鞘壁增厚，体积增大，以致挤压管内胫后神经而产生踝管综合征。其他原因有踝管内腱鞘囊肿、肿瘤、踝部骨折，足姿势异常如扁平足，均可引起踝管综合征。

二、诊断思维

（一）诊断要点

1. 临床表现

主要症状是内踝酸痛、足底烧灼样疼痛或麻木，踝内侧有压痛及放射痛，肌力一般不受影响。轻者常在行走、久立或劳累后内踝下方有不舒服的感觉，局部有压痛。较重者足跗部和跟骨内侧出现感觉异常或麻木，踝管部有梭形肿块，叩压可引起明显疼痛，并可向足部放射，足趾皮肤可有发亮、汗毛脱落、少汗等自主神经功能紊乱征象，甚或有足部内在肌萎缩现象。

2. 检查

（1）神经干叩击试验：叩击或重压内踝后面可出现疼痛或向足底放射及麻木感觉即为阳性。

（2）止血带试验：在小腿双侧扎止血带，充气后使压力维持在收缩压以下，阻滞静脉回流，而动脉保持通畅。患肢足底如出现疼痛与麻木感觉为阳性。

3. X线检查

晚期X线片可在距骨内侧显示有骨质增生。

（二）鉴别诊断

本病应与坐骨神经痛、周围血管病、跖间神经纤维瘤、跖底胼胝、急性纵弓扭伤或足底筋膜炎及局部风湿样病损相鉴别。

三、治疗方略

本病可采用药物、手法、理疗、封闭、针刀、手术等方法进行治疗。

（一）非手术治疗

1. 手法治疗

早期可在内踝后做推揉摩擦，并嘱患者自行推揉、摩擦，起到活血、通络、止痛的作用。

2. 针刀疗法

患者取俯卧位，以压痛点为进针点，刀口线与人体纵轴平行，穿过皮肤、皮下组织至骨面，纵行剥离 3～4 次，横行切开 3～4 次出针，敷料外贴。

3. 其他疗法

（1）局部封闭疗法：可在局部用曲安奈德 20mg 加 1%利多卡因 2ml、生理盐水 2ml 做痛点注射，每周 1 次，2 次或 3 次为一个疗程。

（2）也可选用理疗、电疗、针灸、肢体抬高等方法治疗。

（二）手术治疗

临床上反复发作症状较重，可触及踝管内有包块生长，或 X 线上显示距骨有明显骨疣生长者；踝管附近曾有骨折致踝管内有骨痂或瘢痕形成者，可考虑行手术治疗。手术可在硬膜外或腰麻下进行，由胫骨内踝后方做弧形切开，并切除部分分裂韧带。首先是进行踝管探查，注意胫后神经在进入屈肌支持带下方后有多个分支，不可贸然切断，应向远端追踪每一根神经，直到无纤维束卡压。部分患者在胫后神经的深面有骨性隆起，可游离胫后神经，并向后拉开，切开关节囊将骨隆起凿去，若有腱鞘囊肿等包块亦应一并切除。缝合切口后包扎固定，先用石膏固定足于轻度内翻位 1 周，后改用中立位固定 2 周。

（三）中医辨治

1. 内服药

（1）气滞血瘀：由外伤，劳损所致，轻者步行久或久坐后内踝后方出现酸胀不适，休息后消失，重者足底灼痛，麻木或蚁行感，夜重日轻。舌红苔薄，脉弦。

治法：治宜活血化瘀通络、消肿止痛。

推荐方药：舒筋活血汤、大活络丸加减。

（2）肝血不足：局部皮肤发白，发凉，或皮肤干燥，漫肿或见皮肤发亮变薄，足底肌萎缩，内踝后方可有胀硬感，或可扪及棱形肿胀，压痛，伴放射状麻木感。舌淡，脉弦细。

治法：养血壮筋。

推荐方药：壮筋养血汤加减。

2. 外用药

气滞血瘀证外敷可用活血消肿药物金黄膏等。肝血不足证可用苏木合剂进行熏洗、热敷。

四、预防与调护

避免踝关节周围的慢性损伤，急性损伤应及时制动，对于骨折者应及时恢复其解剖结构。

后期可经常用热水泡脚，注意局部防寒保暖。

（胡 海）

跟 痛 症

跟痛症是指由于外伤、劳损、足跟部某种疾病引起的跟部疼痛，好发于40岁以上的中、老年人。本病大多为单侧发病，青少年较少见。

一、病因与分类

本病多因老年肝肾不足或久病体虚，气血衰少，筋脉懈惰，加之体态肥胖，体重增加，久行久站造成足底部皮下脂肪、跖腱膜负荷过重。足底的跖腱膜起自跟骨结节跖面，向前伸展止于5个足趾近节趾骨的骨膜上，因长期反复受到牵拉，可在跖腱膜的跟骨结节附着处发生慢性劳损或骨质增生，致使局部无菌性炎症刺激而引起疼痛。本症常由于突然长途行走，或长时间站立劳动，或足跟损伤后周围软组织的炎症反应，或鞋底过硬等原因而诱发。

二、诊断思维

（一）诊断要点

本病起病缓慢，多为一侧发病，可有数月或数年的病史。足跟部疼痛，行走加重。典型者晨起后站立或久坐起身站立时足跟部疼痛剧烈，行走片刻后疼痛减轻，但行走或站立过久疼痛又加重。跟骨的跖面和侧面有压痛，局部无明显肿胀。若跟骨骨质增生较大时，可触及骨性隆起。

X线片检查多数见有骨质增生，但临床表现常与X线征象不成正比，部分患者有骨质增生但无症状，而有的患者有症状但无明显骨质增生。

（二）鉴别诊断

本病应与足跟部软组织化脓性感染和跟骨结核相鉴别。足跟部软组织化脓性感染虽有跟痛症状，但局部有红、肿、热、痛，严重者有全身症状。跟骨结核多发生于青少年，局部微热，肿痛范围大。

三、治疗方略

本病可采用药物、手法、理疗、封闭、针刀、手术等方法进行治疗。

（一）非手术治疗

（1）中药熏洗：将四肢洗方用布包好加水1000ml，浸泡20分钟左右，煎煮30分钟后，先以热气熏蒸患处，待温度合适时再以药水浸洗患处，每日1次，每次20分钟。局部无红肿者可选用海桐皮汤或舒筋活血洗方加减；局部有红肿者可加用双柏散或雨露散。

（2）中药涂擦：予中药擦剂涂擦并按摩患处，每日 1 次，每次 10 分钟。

（3）中药贴敷：局部可选用消瘀止痛药膏等敷贴，每日 1 贴。

（4）针刀：患者俯卧，踝关节前垫一枕头，足跟朝上，将足放稳，常规消毒铺巾，在压痛点最明显处亦即骨刺的尖部进针刀，刀口线和纵轴平行，针体和足跟底的后平面成 60° 角，按小针刀进针四步规程：定点、定向、加压分离、刺入，深度达骨刺尖部，做横行切开剥离，三四下即可出针。出针后按压 1～2 分钟止血包扎，24 小时内保持局部干燥清洁。一般 1 次即痊愈，如未治愈，有余痛，5 天后再做 1 次，最多不超过 3 次。

（5）体针：患者仰卧或坐位，针刺部位在内踝或外踝后缘直下 4cm 处（相当于跟骨结节前方）、跟痛穴（三阴交后 1 寸），太溪、照海、昆仑、承山、阿是穴等。隔天治疗 1 次。

（6）灸法：在足跟疼痛点下方，让艾灸燃烟熏灸疼痛点。每次 15～20 分钟，每日 1 次。

（7）局部封闭疗法：可在局部用曲安奈德 20mg 加 1%利多卡因 2ml、生理盐水 2ml 做痛点注射，每周 1 次，2 次或 3 次为一个疗程。

（二）手术治疗

保守治疗无效者，应考虑手术治疗。较常用的手术方法有跖腱膜切断、跟骨骨刺切除、跟骨钻孔减压术等。

（三）中医辨治

（1）气滞血瘀证：足跟痛如刺，痛处固定，拒按，动则更甚。舌质紫暗或有瘀斑，苔薄白或薄黄，脉弦紧或涩。

治法：理气活血，化瘀止痛。

推荐方药：身痛逐瘀汤加减。川芎、当归、五灵脂、香附、甘草、羌活、没药、牛膝、秦艽、桃仁、红花、地龙等。中成药：七厘散（每次 6g，每日 3 次口服）等。

（2）湿热内蕴证：足跟局部疼痛，轻度红肿，有热感，压痛明显，伴口渴不欲饮。舌苔黄腻，脉濡数。

治法：清热化湿，通络止痛。

推荐方药：四妙丸加减。苍术、牛膝、黄柏、薏苡仁、杜仲、鸡血藤、川芎、延胡索、当归等。中成药：四妙丸（每次 6g，每日 3 次口服）等。

（3）寒湿痹阻证：足跟痛缠绵日久，反复发作，腰膝酸软无力，可伴心烦失眠，口苦咽干，舌红少津，脉弦细而数；或伴四肢不温，形寒畏冷，筋脉拘挛，舌质淡胖苔薄白，脉沉细无力。

治法：祛湿散寒，通络止痛。

推荐方药：独活寄生汤加减。独活、桑寄生、杜仲、牛膝、党参、当归、熟地黄、白芍、川芎、桂枝、茯苓、细辛、防风、秦艽等。中成药：小活络丹（每次 5～6g，每日 2 次口服）等。

（4）肝肾亏虚证：足跟疼痛日久，劳则更甚，休息减轻，腰膝酸软无力，伴失眠、口苦咽干，舌红少津，脉弦细。

治法：补益肝肾，通络止痛。

推荐方药：左归丸（每次 6g，每日 2 次口服）或右归丸加减。熟地黄、山药、山茱萸、枸杞子、菟丝子、鹿角胶、龟板胶、川牛膝等；或熟地黄、山药、山茱萸、枸杞子、菟丝子、鹿角胶、肉桂、附子、当归等。中成药：左归丸（每次 6g，每日 2 次口服）、右归丸（每次 6g，每日 3 次口服）、抗骨增生胶囊（每次 3 粒，每日 3 次口服）等。

四、预防与调护

（1）治疗期间宜休息，并抬高患肢，不宜久行久立。肥胖者注意饮食，控制体重。

（2）宜穿宽大的厚底鞋，鞋内放置海绵厚垫或足跟减压垫，以保护足跟和减少跖筋膜张力。平足者可选用矫形垫，垫起足弓。

（3）可做以下功能锻炼

1）练习 1：身体前倾面对墙壁，双手伸直平推墙壁，有疼痛症状的膝关节向后绷直，另一个膝关节向前呈弓步。屈肘，增大身体前倾，保持后膝绷直和足跟触地。

2）练习 2：患者坐位，患肢搭在健侧腿上，踝关节背伸 90° 以上，健侧手握住足跟，再用对侧手将患足拇趾用力背伸，自我感觉到足底的腱膜有牵拉痛。

根据患者实际情况日常选择适合的运动，如散步、游泳、太极拳等。行动不方便者可以每天做足部肌肉的收缩锻炼，以增强足底肌的力量，减缓韧带退变松弛。

五、各家发挥

各医家治疗跟骨骨刺，多用针灸方法为主，结合其他方法综合治疗，疗效不错。有加刺足三里、三阴交健脾补肾固本治疗，有结合水泉穴、申脉穴放血疗法治疗，有合用外敷膏药治疗的，均获得很好效果。

（胡　海）

跖痛症

跖痛症主要指由于跖骨头横韧带劳损、松弛引起的疼痛，也可指由于足底神经受压所引起的跖骨头部疼痛称跖痛症，多发生于横弓处。

一、病因与分类

临床上分为松弛性跖骨痛症和压迫性跖骨痛症。松弛性跖骨痛症大都是在有先天性第一跖骨畸形基础上发生的，如第一跖骨过短、内翻或异常频繁活动等。第一跖骨不能有效地负载体重，而需由第二或第三跖骨替代，从而导致足骨间肌萎缩虚弱，致足横弓下榻，前足增宽，跖骨头间横韧带因长期牵拉受力而松弛，发生疼痛。压迫性跖痛症则主要由于穿高跟鞋、窄头鞋等因素使跖骨头部长期被外力挤压导致跖神经长期受压或刺激引起局部神经呈瘤样增生粗大所致。

二、诊断思维

（一）诊断要点

松弛性跖痛症的患者前足跖骨头跖面横韧带部位有持续性的灼痛，不负重时疼痛立即减轻或消失，行走时疼痛加剧，可放射至小腿。严重时行走或站立时患足跖部不能着地，有时需改变着力点才能减轻疼痛。检查跖骨头的跖侧及背侧均有压痛，侧方挤压跖骨头可以减轻疼痛，可在第一、二跖骨头之间摸到间隙。第二、三跖骨头跖面常有胼胝并有压痛。前足变宽，骨间肌萎缩，有爪状趾畸形。

压迫性跖痛症的患者前足底部疼痛，行走时加重，休息、脱去鞋袜和按摩受累部位后症状可缓解。疼痛多为烧灼痛，个别可有剧痛、刀割样痛，有时可放射至远侧，相邻两趾的皮肤麻木。检查患足多细长，足跖面有压痛，侧方挤压跖骨头疼痛加重。跖神经支配区的皮肤感觉减退，足趾过伸时可加重症状。

X 线检查，松弛性跖痛症可见第一、二两跖骨及两楔状骨间隙增宽，第二、三跖骨粗壮肥大，密度增加，以及第一跖骨缩短、内翻畸形等。压迫性跖痛症骨无病理改变，MRI 检查可显示神经瘤存在。

（二）鉴别诊断

跖骨头无菌性坏死引起的跖痛症：好发于第二跖骨头，X 线片显示跖骨头变平、硬化变形等。

三、治疗方略

本病可采用药物、手法、理疗、封闭、手术等方法进行治疗。

（一）非手术治疗

1. 手法治疗

患者仰卧，下肢伸直。医者先点按阴谷、阴陵泉、三阴交、太溪、照海等穴，然后以拇指点按、揉捻痛点，再以擦法使足底发热。

固定与练功：跖部疼痛严重者，宜适当休息，并抬高患肢，症状好转后避免长途步行，穿用合适的矫形鞋，以垫高跖骨头近端，使跖骨头少持重，减少疼痛，并训练跖趾关节运动，做跖趾关节跖屈、背伸活动，锻炼前足内在肌，增强肌力。亦可在鞋底钉上一条橡皮横条，置于跖骨头后方，避免跖骨头负重。也可制作一横弓垫，高 5mm 宽 2.5cm，长于鞋底宽的皮革条，放在鞋内，其作用如橡皮横条。或用 2.5cm 宽胶布 3～4 条加在横弓垫处，粘贴在足的跖侧及内、外侧，注意胶布在足背留有空隙。

2. 其他疗法

（1）封闭疗法：用曲安奈德 20mg、2%利多卡因 2ml、生理盐水 2ml 的混合液局部注射痛点，每周 1 次，3 次为一个疗程。

（2）物理疗法：可选用红外线、超短波、中药离子导入等方法配合治疗。

（二）手术治疗

保守治疗无效者，应考虑手术治疗。松弛性跖痛症可行跖骨头悬吊术、跖骨截骨术、跖骨头切除术等。压迫性跖痛症可行神经松解术或行趾神经瘤切除术等。

（三）中医辨治

内服药治宜活血舒筋、通络止痛，方用活血舒筋汤加减；外用药可选用活血止痛中药煎洗，如苏木合剂，每日 2 次，亦可外敷消瘀软膏。

四、预防与调护

跖部疼痛严重者宜适当休息，减少活动，并抬高患肢。症状好转后避免长途步行，并穿合适的矫形鞋，垫高跖骨头近端，使跖骨头减少承重，缓解疼痛。

（胡　海）

足底腱膜炎

足底腱膜炎又称跖筋膜炎，足底腱膜起自跟骨结节，沿足底面向前伸展而附着于 5 个足趾的脂肪垫上，止于趾骨骨膜，其作用是维持足纵弓的关系和参与跖屈肌腱的活动。足底腱膜炎多指发生于足底腱膜跟骨结节起始部的无菌性炎症。

一、病因与分类

患者大多由于长期站立工作或长期从事奔跑、跳跃等运动，或属扁平足，以致足底腱膜长期处于紧张状态，在跟骨的附着处产生炎性渗出、水肿从而引起疼痛。

二、诊断思维

1. 临床表现

患者站立或行走时足跟下面或足心疼痛，足底有胀裂感，疼痛可沿跟骨内侧向前扩散至足底。早晨起床以后或休息后开始行走时疼痛更明显，活动一段时间后疼痛反而减轻。压痛点在跟骨负重点稍前方的足底腱膜处。

2. X 线检查

X 线片可见在足底腱膜跟骨附着处有钙化现象，其形状类似跟骨嵴，不过足底腱膜的钙化显得平而小，不如跟骨嵴突向皮下。

三、治疗方略

本病可采用药物、手法、理疗、封闭等方法进行治疗。

（一）非手术治疗

（1）手法治疗：顶捻法，用拇指在压痛部位顶压，同时做捻法。

（2）以近部选穴为主，多选用压痛点、昆仑、太溪、仆参、水泉、然谷为主，毫针针刺，中等刺激强度，留针 30 分钟，每日 1 次，10 次为一个疗程。采用平补平泻手法，结合温针灸，用 2cm 艾条一段，插在针柄上施灸。

（3）其他疗法

1）穴位注射疗法。用曲安奈德 20mg、2%利多卡因 2ml、生理盐水 2ml 的混合液局部注射在跟骨结节前，呈扇形浸润注射，每周 1 次。

2）足跟垫高可减少跖腱膜张力，有一定的治疗作用。

3）理疗：可选用超短波电疗法，每日 1 次，每次 20～30 分钟，亦可选用红外线疗法。

（二）中医辨治

外用药：可选用苏木合剂，每日熏洗局部，洗时尽量做踝部背屈、跖屈等动作。

四、预防与调护

患者应避免长期剧烈运动，适当进行体育锻炼，饮食上应注意钙质的补充。

（胡 海）

第六章 骨病部分

第一节 急性化脓性骨髓炎

急性化脓性骨髓炎（acute pyogenic osteomyelitis）是各种化脓菌引起的骨髓腔、骨及骨膜的急性炎症。该症好发于儿童，男孩多于女孩，其比例约为 4∶1，虽然全身所有骨骼均可发生，但以股骨下端、胫骨上端最为常见。引起急性化脓性骨髓炎的病因为化脓菌性细菌感染。任何细菌都可以引起骨髓炎，而最常见的细菌是溶血性金黄色葡萄球菌，其次是链球菌及白色葡萄球菌。骨髓炎的致病细菌可存在于正常人体之内，但并不发病，仅在一定条件下才会引起发炎，这一方面取决于细菌的数量、毒力大小；另一方面取决于机体的抵抗力、机体的免疫系统是否完善，当各种因素导致机体抵抗力下降、体质衰弱、营养不良的情况下，细菌便会乘虚而入，导致发炎。急性化脓性骨髓炎的临床特征：①起病急骤，全身不适，高热寒战，汗出而热不退，食欲不振，尿赤便秘，甚则恶心呕吐，舌质红，苔黄腻，脉滑数。②患肢局部疼痛，皮红焮热，呈环形肿胀，活动受限。③局部压痛明显，附近肌肉痉挛，关节屈曲，开放性骨折则伤口化脓。④早期无骨质改变，发病 2 周后才出现轻度骨膜反应，3 周后出现骨膜增厚，以后出现骨破坏、死骨和新生骨。祖国医学没有急性化脓性骨髓炎病名，主要归属于“附骨疽”范畴。

一、病因与分类

（一）高度感染力的细菌侵入人体

病原菌以溶血性金黄色葡萄球菌最为多见（占 80%～90%），其次为乙型链球菌和大肠杆菌。肺炎双球菌、白色葡萄球菌、伤寒杆菌等则少见。一般进入骨骼途径有三：①血源性，化脓性细菌通过循环在局部骨质发生病变，即为血源性骨髓炎。感染病灶常为扁桃腺炎、中耳炎、疖、痈等。患者大多身体衰弱，营养较差，过度疲劳或急性病后发生。外伤常为一诱因，患者有时有轻度外伤史，外伤决定发病部位，如局部轻度挫伤后可发生股骨或胫骨骨髓炎。②外伤性，系直接感染，由火器伤或其他外伤引起的开放性骨折，伤口污染，未经及时彻底清创而发生感染，即为外伤性骨髓炎。骨与关节手术时，无菌操作不严，也可引起化脓性感染。③骨骼附近软组织感染扩散引起，如脓性指头炎，若不及时治疗，可以引起指骨骨髓炎。

（二）全身或局部骨骼的抗菌力降低

全身或局部骨骼的抗菌力降低是内在因素。以血源性化脓性骨髓炎为例说明其发生过程。在正常人的血液里有时有少数细菌侵入，但由于机体抵抗力而被消灭，如在机体抵抗力降低，并有感染病灶时，细菌可从病灶进入血液，机体未能将其全部消灭，细菌随循环可侵入骨骼。是否发生感染，要看当时机体对感染的敏感性，局部的抵抗力等条件决定。从解剖学上看，在长骨干骺端有很多的终末小动脉，循环丰富，血流较慢，利于细菌繁殖。细菌积聚越多，毒力越大，则消灭越难，发生骨髓炎的机会也就增加。有的细菌如葡萄球菌，常积聚成团，在细小动脉内可形成栓塞，使该血管的末端阻塞，使局部组织坏死，利于细菌生长和感染的发生。临床上骨髓炎的发生常和外伤（扭伤、挫伤等）有关，局部损伤常为诱因，有利于细菌生长。

（三）病理特点

急性骨髓炎以骨质吸收、破坏为主。慢性骨髓炎以死骨形成和新生骨形成为主。大量的菌栓停滞在长骨的干骺端，阻塞了小血管，迅速发生骨坏死，并有充血、渗出与白细胞浸润。白细胞释放的蛋白溶解酶破坏了细菌、坏死的骨组织与邻近的骨髓组织。渗出物和破坏的碎屑成为小型脓肿并逐渐增大，使容量不能扩张的坚硬骨腔内的压力增高。其他的血管亦受到压迫而形成更多的坏死骨组织。脓肿不断扩大并与邻近的脓肿合并成更大的脓肿。脓腔内高压的脓液可以沿着哈弗斯管蔓延至骨膜下间隙将骨膜掀起成为骨膜下脓肿。骨密质外层 1/3 的血供系来自骨膜，骨膜的掀起会剥夺外层骨密质的血供而成为死骨。骨膜穿破后脓液便沿着筋膜间隙流注而成为深部脓肿。穿破皮肤，排出体外，成为窦道。脓肿也可以穿破干骺端的骨密质，形成骨膜下脓肿，再经过哈弗斯管进入骨髓腔。脓液还可以沿着骨髓腔蔓延，破坏了骨髓组织、松质骨和内层 2/3 密质骨的血液供应。严重病例骨密质的内、外面都浸泡在脓液中而失去血供，这样便会形成大片的死骨。脓液进入邻近关节比较少见，因为骨骺板具有屏障作用。成人骺板已经融合，脓肿可直接进入关节腔形成化脓性关节炎。小儿股骨头骺板位于髋关节囊内，该处骨髓炎可以直接穿破干骺端骨密质而进入关节。骨组织失去血供后，部分骨组织因缺血而坏死。在周围形成炎性肉芽组织，死骨的边缘逐渐被吸收，使死骨与主骨完全脱离。在死骨形成过程中，病灶周围的骨膜因炎性充血和脓液的刺激而产生新骨，包围在骨干的外层，形成“骨性包壳”，包壳上有数个小孔与皮肤窦道相通。包壳内有死骨、脓液和炎性肉芽组织，往往引流不畅，成为骨性无效腔。小片死骨可以被肉芽组织吸收掉，或为吞噬细胞所清除，也可经皮肤窦道排出。大块死骨难以吸收或排出，长期留存体内，使窦道经久不愈合，疾病进入慢性阶段。

二、诊断思维

（一）诊断

1. 诊断标准

（1）有感染史，或有外伤史。

（2）起病急骤，始有寒战高热，患部疼痛彻骨，不能活动，动则剧痛，局部肿胀。

（3）骨膜穿刺可抽出脓液。

（4）脓肿穿破骨膜后疼痛缓解，溃后脓水淋漓，不能愈合，可形成窦道。

（5）化验检查，血液白细胞总数及中性粒细胞明显增高，血细菌培养可阳性。

（6）X 线检查，一般 2～3 周后能显示骨影模糊区、骨膜反应、骨皮质有虫蛀样破坏。

2. 影像学检查

（1）X 线检查：是临床上检查急性化脓性骨髓炎的重要检查方法。最初的 7～10 天内，对软组织进行观察，常可见到邻近的肌肉肿胀，其脂肪间隙模糊或消失。发病两周左右时，即可见到骨质的早期 X 线表现：干骺端松质骨开始显示骨质稀疏、密度减低，骨小梁模糊不清，甚至消失而形成边缘模糊的斑点状透亮区。由于骨膜下脓肿的刺激引起修复作用，在皮质周围产生明显的骨膜反应，呈一层较淡而不规则的致密影，与骨干平行，有时骨膜新骨呈花边状，由于骨膜掀起及血栓性动脉炎，使骨质血液供应受阻，产生骨皮质坏死，沿长轴形成大片长条状死骨。因肉芽组织和脓液将其与骨干分离而在其周围呈现一透亮带，加之周围的骨质稀疏，使死骨显得相对浓白。这种较大的长条状死骨片是化脓性骨髓炎的特征。在急性期，以骨破坏为主，但增生修复作用已开始。除骨膜增生骨化外，在髓腔内的破坏透亮区周围可见骨质增生硬化，两者关系密切，此种改变见于整个病变区。

（2）同位素骨扫描：具有很高的敏感性，在发病数小时内即有患骨的代谢异常，出现放射性同位素浓聚，临床上可高度怀疑早期急性化脓性骨髓炎，而 X 线片骨改变阴性时，对确定诊断很有帮助。

（3）CT 表现：急性化脓性骨髓炎早期的髓内和周围软组织的充血水肿，CT 表现为骨髓密度的减低，肌肉密度下降，肌间脂肪变薄和移位。对及早发现软组织和骨膜下脓肿作用较大，表现为边界较清楚的囊状低密度区，增强后脓肿壁明显强化，而脓腔不强化，使脓肿范围更清楚。此外，对显示死骨 CT 比 X 线片优越。

（4）MR 表现：早期骨髓的炎性渗出与水肿，MRI 尤其敏感，表现为 T_1 加权骨髓正常的高信号被低信号取代，T_2 加权病变的骨髓信号比正常更高。周围软组织水肿在 T_2 加权呈高信号，皮下脂肪水肿在 T_1 加权表现为高信号的脂肪层内出现不规则的低信号影。MRI 能够全方位显示早期的骨膜下和软组织脓肿的范围，脓肿在 T_1 加权为低信号，在 T_2 加权呈均匀高信号影，增强见脓肿壁明显强化。正常皮质骨在 T_1 加权和 T_2 加权均呈低信号，骨破坏表现为低信号的骨皮质变薄不规则或消失，被高信号取代。MRI 对死骨的发现不如 X 线检查和 CT 敏感。

3. 实验室检查

在急性血源性骨髓炎，血常规可见白细胞总数增高，可达（30～40）$\times 10^9$/L，中性白细胞增加，一般伴有血红蛋白降低。血沉增快，可用于病情的观测。局部脓液培养有化脓性细菌。血培养可获知具体致病菌，但并非每次培养均可获阳性结果，特别是已经用过抗生素者血培养阳性率更低。在寒战高热期抽血培养或初诊时每隔 2 小时抽血培养一次，共 3 次，可以提高血培养阳性率。所获致病菌均应做药物敏感试验，以便调整抗生素。

（二）鉴别诊断

（1）蜂窝织炎：局部出现红、肿、热、痛是所有发炎最初的症状，会引发蜂窝织炎，还会出现局部灼热感及压痛现象，局部水肿、红斑的情况。同时也会有发热、畏寒、全身倦怠、头痛或关节痛等症状，血液检查时，血中白细胞会明显上升。若不及时治疗，会出现淋巴腺肿大，表示细菌已经侵入血液中，严重者，甚至会引发败血症而危及生命。当细菌造成严重的发炎时可能已找不到伤口，或是细菌转移至其他部位而不在原来的伤口处发炎。

（2）化脓性关节炎：有两种类型一为病原体直接侵犯关节，如金黄色葡萄球菌、肺炎双球菌、脑膜炎双球菌、淋球菌及链球菌等感染，尤其发生败血症时，在原发感染的基础上，患者出现寒战、高热、受累关节剧烈疼痛，关节肿胀活动障碍。如髋关节和膝关节发病最多，不对称，多为单关节炎。关节腔穿刺液呈化脓性改变。涂片或培养可找到细菌。X 线关节摄片可见关节局部脱钙、骨质侵蚀及关节间隙变窄。易并发骨膜炎及骨髓炎。另一为感染性变态反应性关节炎；在感染过程中，由于细菌毒素或代谢产物所致。如金黄色葡萄球菌败血症、亚急性细菌性心内膜炎、猩红热后关节炎、细菌性痢疾后关节炎、脑膜炎后关节炎及布氏杆菌性关节炎等。主要表现为四肢大关节游走性疼痛，可有局部红肿，一般经 1～2 周后自愈。

（3）风湿性关节炎：多见于儿童及青年，起病以急性发热及关节肿痛为主。主要侵犯大关节，如膝关节、踝关节、腕、肘、肩等关节，关节红肿热痛，呈游走性，一处关节炎症消退，另处关节起病。关节炎症消退后不留永久性损害，X 线关节摄片骨质无异常，血清类风湿因子阴性，抗链球菌溶血素、抗链激酶及抗透明质酸酶阳性。

（4）本病需与中医学的流注、髋关节流痰相鉴别。流注患处皮色不变，漫肿疼痛，为多发性，位于肌肉深部，常此处未愈，他处又起，溃后不损伤筋骨。流痰好发于骨关节间，初起局部和全身症状均不明显，化脓约在得病后半年至 1 年以上，溃后脓水清稀，且夹有败絮状物质，愈后往往形成残疾。

三、治疗方略

（一）西医治疗

（1）全身支持疗法：包括充分休息与良好护理，注意水、电解质平衡，少量多次输血，预防发生压疮及口腔感染等，给予易消化的富于蛋白质和维生素的饮食，使用镇痛剂，使患者得到较好的休息。

（2）药物治疗：及时采用足量而有效的抗菌药物，开始可选用广谱抗生素，常两种以上联合应用，以后再依据细菌培养和药物敏感试验的结果及治疗效果进行调整。抗生素应继续使用至体温正常、症状消退后 2 周左右。大多可逐渐控制毒血症，少数可不用手术治疗。如经治疗后体温不退，或已形成脓肿，则药物应用需与手术治疗配合进行。

（3）局部治疗：用合适的夹板或石膏托限制活动，抬高患肢，以防畸形，减少疼痛和避免病理骨折。如早期经药物治疗后，症状消退，可延缓手术，或无须手术治疗。但如已形成脓肿，应及时切开引流。如脓肿不明显，症状严重，药物在 24～48 小时内不能控制，患骨局部明显压痛，应及早切开引流，以免脓液自行扩散，造成广泛骨质破坏。手术除切开软组织脓肿外，还需要在患骨处钻洞开窗，去除部分骨质，暴露髓腔感染部分，以求充分减压引流。早期可行闭式滴注引流，伤口愈合较快。

（4）手术治疗：目的为①引流脓液，减少毒血症症状；②阻止急性骨髓炎转变为慢性骨髓炎。手术治疗宜早，最好在抗生素治疗后 48～72 小时仍不能控制局部症状时进行手术，也有主张提前为 36 小时的。延迟的手术只能达到引流的目的，不能阻止急性骨髓炎向慢性阶段演变。

手术有钻孔引流或开窗减压两种。在干骺端压痛最明显处做纵行切口，切开骨膜，放出骨膜下脓肿内高压脓液。如无脓液，向两端各剥离骨膜2cm，不宜过广，以免破坏骨密质的血液循环，在干骺端以4mm口径的钻头钻孔数个。如有脓液溢出，可将各钻孔连成一片，用骨刀去除一部分骨密质，称为骨“开窗”。一般有骨膜下脓肿存在时，必然还有骨内脓肿。即使钻孔后未发现有骨内脓肿损伤亦不大者，不论有无骨内脓肿，不要用探针去探髓腔，亦不要用刮匙刮入髓腔内。手术伤口的处理：①作闭式灌洗引流，在骨腔内放置两根引流管做连续冲洗与吸引，关闭切口。置于高处的引流管以1500～2000ml抗生素溶液做连续24小时滴注；置于低位的引流管接负压吸收瓶。引流管留置3周，或体温下降，引流液连续3次细菌培养阴性即可拔除引流管。②单纯闭式引流，脓液不多者可放单根引流管接负压吸瓶，每日经引流管注入少量高浓度抗生素液。③伤口不缝，填充碘仿纱条做延迟缝合。5～10天后再做延迟缝合。

（二）中医治疗

祖国医学认为本病是由风寒风热之邪外袭，化热搏结于骨节，或由于疔疮走黄，疽毒内陷，或病后余毒不清，湿热内盛，其毒深窜入里，留于筋骨，或由于外来直接伤害，局部骨骼损伤，复因感染邪毒，瘀热搏结，凝滞筋骨而成。本病好发于四肢长骨，局部胖肿，附筋着骨，推之不移，疼痛彻骨，溃后脓水淋漓，不易收口，可成瘘道，损伤筋骨。本病始则全身不适，继而寒热交作，甚而壮热不退，或伴有汗出，便秘尿赤，肌骨胀痛，疼痛彻骨，拒按，是为实热之证。成脓期湿热郁滞于骨，热盛肉腐骨败，则焮肿日著，寒热交作，或日晡更甚，但患肢疼痛可略缓解。溃后诸症渐伏，精神渐佳，唯疮口脓水淋漓，迟迟不敛，或有腐骨从疮口排出，可形成瘘道。若经久不愈，久耗气血，则见气血两虚之象。

中医病因病机主要包括以下三个方面：①热毒炽盛，流注筋骨，由于疔毒疮疖、扁桃腺炎、麻疹、伤寒等病后热毒未尽，深蕴入内流注于骨，繁衍聚毒为病。②外伤感染，因开放性损伤或跌打损伤，借伤成毒，侵延注骨为病。或因肢体软组织感染湿热内蕴，深蕴入里，留于筋骨经络阻隔，气凝血滞，腐筋蚀骨蕴郁成脓。③正气亏损，明代陈实功《外科正宗·附骨疽》曰：“夫附骨疽者，乃阴寒入骨之病也。但人之气血生平壮实，虽遇寒冷则邪不入骨。”因正气虚弱，正不胜邪，毒邪深窜入骨，这是本病的内在因素。

1. 外治法

（1）初起：皮色不变者，以冲和膏外敷，若皮色转红时，宜洪宝丹冷茶调敷，或敷以如意金黄散。

（2）脓成：宜及时切开排脓，并于疮口纳入纸捻以利于引流。也可酌情用二黄煎液冲洗脓腔。

（3）溃后：宜用七三丹或八二丹药线引流，红油膏或冲和膏盖贴。如触及死骨松动者，可用镊子钳去。形成窦道者，用千金散或五五丹药线腐蚀窦道，后改用八二丹药线、太乙膏或红油膏盖贴。也可做手术清创，脓尽改用生肌散、生肌白玉膏。

2. 内治法

中医内服法是治疗急性化脓性骨髓炎的常用方法。中医学认为由风寒风热之邪外袭，化热搏结于骨节，或由于疔疮走黄，疽毒内陷，或病后余毒不清，湿热内盛，其毒深窜入里，留于筋骨，或由于外来直接伤害，局部骨骼损伤，复因感染邪毒、瘀热搏结、凝滞筋骨而成。中医内治法以消法为主，宜清热解毒，活血通络，分三种证型论治：①风热炽盛型，症见寒战、高热、面红、气热息粗、便秘溲赤、渴喜冷饮。舌质红，苔黄，脉滑数。当采用清热解毒、疏风通络之法，方以黄连解毒汤（王焘《外台秘要》）合仙方活命饮（吴谦等《医宗金鉴》）加减。②脓毒蕴积型，症见患部焮肿日增，疼痛，寒热交作或日晡尤甚，口干不甚喜饮。舌苔黄腻，脉滑数。当采用清营、托里、透脓之法，方以五味消毒饮或托里消毒饮加味。③正虚恋邪型，症见疮色晦暗不鲜，脓水淋漓，面色苍白或萎黄，唇淡，全身倦怠，或心悸，失眠，自汗，短气，舌淡苔少，脉细数或无力。当采用扶正托毒、调补气血。方以十全大补汤（陈师文等《太平惠民和剂局方》）合五味消毒饮加减。

四、预防与调护

（1）饮食调理：患者应进食高蛋白、高热量、富含维生素的清淡可口的食物，少食多餐，以补充营养，增强机体抵抗力；高热时，及时进食温糖盐开水，以防虚脱。多饮水，以加速毒物排泄。

（2）体位与休息：卧床休息，尽量减少患肢活动以减轻疼痛，防止病理性骨折和关节畸形。

（3）坚持使用抗生素至体温正常后 2 周，以巩固疗效，防止转为慢性。

（4）伤口愈合后又出现红、肿、热、痛、流脓等，则提示转为慢性，需及时诊治。

（5）避免患肢负重至骨愈合，并防跌倒后而致病理骨折。

（唐　瑞）

第二节　慢性骨髓炎

慢性骨髓炎大多数有外伤、开放性骨折、血源性感染、闭合性骨折内固定术后等。慢性骨髓炎常为急性骨髓炎在早期得不到及时、有效的治疗演变而来。慢性骨髓炎因局部有死骨、无效腔，周围软组织广泛纤维瘢痕化，血液供应不足，细菌潜伏于无效腔、死骨内及周围硬化的瘢痕组织内，抗生素不能达到有效的抗菌浓度，导致迁延不愈，难以根治，容易复发。开始即为亚急性或慢性，并无明显急性期症状。急性期的症状消失后，一般情况好转，但病变持续，转为慢性期。由于死骨形成，较大死骨不能被吸收，成为异物及细菌的病灶，引起周围炎性反应及新骨增生，形成包壳，故骨质增厚粗糙。如形成窦道，常经年不愈。如引流不畅，可引起全身症状。如细菌毒力较小，或机体抵抗力较强，脓肿被包围在骨质内，呈局限性骨内脓肿，称布劳德氏脓肿。常发生在胫骨上下端，起病时一般无明显症状，仅于数月或数年后第一次发作时才有局部红肿和疼痛。如病变部骨质有较广泛增生，使髓腔消失，循环较差，发生坚实性弥散性骨髓炎，称加利氏骨髓炎。最常发生在股骨和胫骨，以间歇疼痛为主。中医称为“附骨疽”，俗称“蛀骨病”。

一、病因与分类

慢性骨髓炎是指长期迁延不愈而又经常反复急性发作的骨组织化脓性感染，其中 1/3 以上是由急性血源性骨髓炎发展演变而来，一部分是由各种创伤和手术继发引起，一部分是邻近软组织局部的慢性顽固性感染直接侵袭骨组织所致，还有少数因机体抵抗力强，或致病菌毒力低而无明显典型急性期症状，在发病初期即表现慢性骨组织化脓性感染，即所谓的原发慢性骨髓炎。其致病菌因慢性骨髓炎的起因不同而有较大差异。其中血源性慢性骨髓炎和原发性慢性骨髓炎是以金黄色葡萄球菌和乙型链球菌为主；而外伤、手术继发的骨髓炎除金黄色葡萄球菌外，表皮葡萄球菌和革兰阴性细菌越来越多见；由软组织感染直接侵袭的慢性骨髓炎常由多种细菌所致，其中绿脓杆菌最为常见，另外还包括链球菌、大肠杆菌、奇异变形杆菌、脆弱类杆菌等。随着我国经济的快速发展，高能损伤及重度复合伤迅速增加，因此，外伤引起的骨髓炎已占疾病的大部分，其后果十分严重。外伤后骨感染首先在骨折端形成一个炎性病灶区，继而形成脓肿感染，以骨折端为中心向整个术区扩散，断端及内固定物浸泡在脓液中，早期感染以破坏为主，可造成创伤部位软组织坏死，脓肿压力增高形成窦道，骨膜及骨组织出现大段缺血坏死，骨修复停止，粉碎性骨折碎片缺乏血供，继发感染之后更易形成死骨，内固定多发生松动，失去固定作用，急性期过后，窦道形成及骨膜反应性增生标志感染进入慢性期，极易形成缺损和骨不连。骨组织中脓液、死骨、无效腔及反应性新骨形成窦道，其过程主要为骨髓炎急性期如果修复不彻底便会演变成慢性骨髓炎，并有周围组织的充血和骨骼脱钙。肉芽组织的形成带来破骨细胞和成骨细胞，坏死的松质骨逐渐被吸收掉并为新骨所代替。坏死的骨密质其交界部分先行吸收，最终脱钙成为死骨，死骨脱钙是破骨细胞和蛋白溶解酶协同作用的结果，因而表面变得不规则。由于缺乏血供，死骨不会脱钙，相反，还比邻近的骨组织更为致密。一旦死骨脱落，便处于四周完全游离的空隙内，死骨浸泡在脓液中，吸收非常缓慢，甚至停止吸收。为了使感染局限化，周围的骨骼逐渐致密、硬化，外周骨膜亦不断形成新骨而成为骨壳。少数病例整段骨干脱落成为死骨，由新生的骨壳包围着，骨壳逐渐变厚、致密。骨壳通常有多个孔道，经孔道排出脓液及死骨碎屑至身体表面。软组织毁损严重而形成瘢痕，表面皮肤极易破损，窦道经久不愈，表皮会内陷生长深入窦道内。窦道长期排脓会刺激窦道口皮肤恶变成为鳞状上皮癌。死骨、无效腔因缺乏血液循环，机体抵抗力和药物很难到达，病灶长期存在绵延不愈，一旦机体抵抗力下降或窦道封闭导致引流不畅，会出现反应性的急性发作。

二、诊断思维

（1）患者有急性血源性骨髓炎、开放性骨折或外伤史。

（2）症状与体征：局部红肿、疼痛、流脓，可伴有恶寒、发热等全身症状，反复发作，病程漫长。窦道周围皮肤有色素沉着，瘢痕，窦道口有肉芽组织增生。

（3）影像检查：X 线、CT 检查见病变骨质失去原有外形，骨干增粗、皮质增厚、密度普遍增高硬化，骨髓腔不规则、变窄甚至消失，有大小不等的死骨。

（4）实验室检查：血白细胞计数可以正常，但血沉和 C-反应蛋白多增高（部分炎症静止期患者可正常）；病原微生物培养见致病菌生长可以明确诊断。

（5）病理诊断：病理检查应作为确诊的依据；病理检查在排除癌变的同时，可以与骨结核相鉴别。

（6）鉴别诊断：根据既往急性化脓性骨髓炎的病史、体征、典型的 X 线表现，诊断多无困难。

结核性骨髓炎：一般多侵入关节，病史较缓慢，有结核或结核病接触史等。X 线片显示以骨质破坏为主而少有新骨形成。

骨样骨瘤：常易诊断为局限性脓肿，但其特征为经常性隐痛，夜间疼痛较重，局部压痛明显，但无红肿，少有全身症状，X线片可进一步提供鉴别依据。

骨干肉瘤：局部及X线片表现偶可与骨髓炎混淆，但根据发病部位、年龄、临床表现及X线片特征可做鉴别。对病程长，窦道久治不愈，局部疼痛剧烈，有异常肉芽，脓液量多且有恶臭味，应注意有恶变的可能。

三、治疗方略

（一）西医治疗

慢性化脓性骨髓炎的治疗应尽可能彻底清除病灶，摘除死骨，清除增生的瘢痕和肉芽组织，消灭无效腔，改善局部的血液循环，促进创面的愈合。由于炎症的反复发作，患者体质较弱，除用抗菌药物控制感染外，应增进营养，必要时输血，以改善患者的全身情况。应根据细菌培养及药物敏感试验选用有效、敏感的抗菌药物。对有死骨、空洞及窦道流脓，新骨形成的包壳能支持肢体的患者，应选择手术治疗。慢性骨髓炎手术一般渗血多，要求尽量在止血带下进行，做好输血准备。

1. 手术疗法

（1）病灶清除：彻底去除窦道、瘢痕组织、死骨、异物，刮除无效腔中的肉芽组织，切除坏死的骨质及空腔边缘，使之呈碟形，即奥尔法手术。目前已较少使用。

（2）清除病灶、滴注引流：彻底清除病灶，无效腔碟形化后，置入冲洗引流管，持续冲洗引流。由于伤口的充分冲洗引流，感染容易控制，创面多能一期愈合，随着骨腔凝血机化、骨化而修复骨缺损。

（3）消灭无效腔：股骨、胫骨慢性化脓性骨髓炎，在病灶清除术后如无效腔很大，可用带蒂大网膜或肌瓣充填无效腔。肌瓣不宜太大，避免蒂部扭转及受压。

（4）病骨切除：有些部位的慢性骨髓炎如肋骨、腓骨中上段髂骨和股骨大粗隆等，因对功能影响不大，可手术切除病骨。

（5）截肢：病程较长的慢性骨髓炎骨质受累广泛，患肢功能完全丧失、失用及周围皮肤恶变；或严重感染不能控制，甚至危及患者生命时，经慎重考虑后，可截肢。

2. 西药治疗

（1）抗菌药物：根据细菌培养及药敏结果，应用抗菌药物。

（2）抗凝药物：应用预防血栓药物。

（二）辨证论治

中医治疗慢性骨髓炎以扶正祛邪为总则，以益气健脾、补肾壮骨、活血通络、祛湿解毒为法则，祛除留驻湿毒，恢复机体正气。慢性骨髓炎在中医学上属于“附骨疽”的范畴，中医认为本病为体虚外感风寒湿邪，或因跌打损伤筋骨，毒邪深袭附着于骨，经脉气血被阻。慢性骨髓炎病程长，病变经年累月不愈，导致全身正气虚弱，虚中挟实。病程期间阴长阳消，虚实寒热，变化较多，认为由于慢性化脓性骨髓炎多为急性化脓性骨髓炎迁延而致，急性期后余毒未清而正气已伤，故治法为清热解毒、散瘀消肿。总之，中医对于慢性骨髓炎的治疗，内外兼治，针对不同症候选用不同方剂，调理脏腑气血，辅以外敷及拔罐等局部治疗方法。

（1）热毒蕴结证：患部疼痛，皮肤红肿，触痛明显，肢体局部可触及波动感，或窦道可见脓性分泌物流出，可闻及异常气味，受累肢体关节主被动活动受限，或伴寒战、发热，舌红，苔黄，脉弦数或滑数。

治法：清热解毒，消肿排脓。

推荐方药：仙方活命饮加减。白芷、浙贝母、防风、赤芍、生归尾、生甘草、皂角刺（炒）、天花粉、乳香、没药、金银花、陈皮等。可予相同功效的中成药口服。局部未溃破者，以清热解毒、活血消肿类中药研粉或制成软膏外敷于患处；中药泡洗，局部溃破者，以清热解毒、活血消肿类中药水煎泡洗溃破处。

（2）正虚邪滞证：患部时有疼痛，活动、劳累或逢阴雨天气后加重，皮肤轻肿不红，触痛轻微，窦道时愈时溃，脓液或稠或稀伴轻度异常气味，或可见死骨排出，受累肢体关节僵硬时轻时重，偶见低热，舌质淡红，苔薄腻或薄黄，脉滑。

治法：补气养血，托毒透脓。

推荐方药：内补黄芪汤加减。黄芪、麦冬、熟地黄、人参、当归、甘草（炙）、茯苓、白芍、远志、川芎、肉桂、生姜、大枣等。局部无窦道者，以活血消肿、托毒排脓类中药研粉或制成软膏外敷于患处；局部溃破形成窦道者，以活血消肿、托毒排脓类中药水煎泡洗窦道。

（3）肾虚瘀阻证：肢体畸形，关节僵硬，活动障碍，患部隐隐作痛，局部肤色晦暗，漫肿不消，隐痛不适，得温痛减。窦道周围皮肤暗紫无弹性，窦道久不收口，脓水清稀不断，不伴异常气味，骨质萎缩缺损，骨折久不愈合或延迟愈合，伴形体羸瘦，面色苍白，肢冷畏寒，倦怠乏力，舌质暗淡，苔薄或无苔，脉沉细、沉迟，见肾亏骨空、虚寒内生、气血不足之象。

治法：益肾填髓，温通化滞，托里排脓。

推荐方药：阳和汤加减。黄芪、麦冬、熟地黄、白芥子（炒）、鹿角胶、甘草（炙）、赤芍、山茱萸、远志、丹皮、肉桂、生姜、大枣等。局部无窦道者，以温经通络、敛疮生肌类中药研粉或制成软膏外敷于患处；局部溃破形成窦道者，以温经通络、敛疮生肌类中药水煎泡洗窦道。

四、预防与调护

（1）饮食调理：注意调理患者饮食，多食滋补肝肾及补气养血的食品，如动物肝、肾、瘦肉、牛奶等，提高机体素质，增强抗病能力。

（2）情志调理：做好慢性疾病患者心理疏导及宣教工作，增加治疗依从性。

（唐 瑞）

第三节 化脓性关节炎

化脓性关节炎是指关节的化脓性感染，临床上多表现为急性过程，可发生于任何年龄，多见于小儿和青少年，男多于女。以膝、髋关节多发，其次是肘、肩、距小腿和骶髂关节。一般是单个关节受累，但在儿童亦可见数个关节同时发病。祖国医学认为本病是机体正气不足，邪毒壅滞关节所致，称为“热痹”。

一、病因与分类

现代医学认为，本病是由化脓性细菌感染所致，以血源性感染最常见。细菌也可由伤口直接进入关节发生感染。有时关节附近的化脓性骨髓炎可直接蔓延至关节而发病，这种情况多见于髋关节。任何化脓性细菌均可引起本病，其中最常见者为金黄色葡萄球菌，约占85%。其他如溶血性链球菌、淋病球菌、肺炎球菌、脑膜炎球菌、绿脓杆菌、伤寒杆菌、大肠杆菌等，也可引起感染。

病理变化过程一般分为以下三期：①浆液性渗出期；②浆液纤维蛋白渗出期；③脓性渗出期。

二、诊断思维

（一）临床表现

1. 病史

患者可能有外伤史和身体其他部位感染史。

2. 症状与体征

（1）全身表现常起病急骤，初期全身不适，纳差，继而寒战高热，脉紧数。高热可达40℃以上，小儿往往发生惊厥，或表现为脓毒血症或败血症。

（2）局部表现

1）关节疼痛为本病最早的局部表现，程度因病情轻重而异。当活动受累关节时疼痛加重，髋关节化脓性关节炎可引起放射性膝关节疼痛。

2）关节肿胀浅表的关节如肘、腕、膝、距小腿关节，早期就可见局部肿胀，甚者按之波动，伴有红、热。在膝关节可有浮髌现象。在髋关节等肌肉较多的关节，早期常不易发现肿胀。

3）关节功能障碍，由于炎症和疼痛的刺激，患肢肌肉发生保护性痉挛，肢体多呈屈曲位。同时，随着炎症的发展和关节内脓液的增多，使关节常固定在关节间隙充分扩大的位置，如髋关节往往处于屈曲、外展、外旋位，且关节不敢活动。

4）关节脱位由于关节囊积液膨胀而囊腔扩大，加之强烈的肌肉痉挛，常发生病理性脱位或半脱位。此时，关节的主动和被动活动均丧失。

3. 实验室检查

（1）血液检查：白细胞总数增高，有时可高达（20～40）$\times10^9$/L 以上，中性粒细胞近80%～90%，血沉增快。血培养常为阳性，如早期阴性，可多次反复培养，有助于诊断。

（2）关节液检查：关节液穿刺对本病的诊断具有重要价值。抽出液除大体检查外，还可做细胞计数、细菌培养和涂片。大体检查：早期可能为淡黄色澄清液体，继而出现黄色混浊样液体，晚期为脓性液体。镜检：早期有红细胞、白细胞，可无细菌。继而可出现大量纤维蛋白，白细胞总数可达 50×10^9/L 以上，中性粒细胞达 90%以上。晚期见到脓细胞、细菌和坏死组织。

4. X 线检查

X 线检查可见早期骨与软骨多无改变，仅软组织肿胀和关节内积液，可见关节周围软组织肿胀的影像和骨质疏松的表现，关节囊边界模糊，关节间隙增宽。以后随着渗出液增多，关节腔膨胀，可见脱位现象。晚期关节软骨破坏，关节间隙变窄，周围有骨质增生、硬化。如病情严重可致关节间隙消失，发生纤维性强直或骨性强直。

（二）鉴别诊断

（1）急性化脓性骨髓炎。

（2）关节结核，发病较急的关节结核与发病缓慢的化脓性关节炎有时不易区别，但关节液检查的结果可做出区别。

（3）非化脓性关节疾病，如风湿性或类风湿关节炎局部症状明显时也需加以区别。但此类疾病关节肿痛为游走性，间歇性发作，关节液内无脓细胞，无细菌，血清抗链球菌溶血素“O”或类风湿因子试验常为阳性。

（4）关节出血性疾病。

三、治疗方略

（一）西医治疗

早期诊断，早期治疗，是治疗本病的关键。及时、足量、有效的抗生素，不仅能保护患者生命，还可保留肢体功能，最大限度地防止患肢致残。一旦关节内脓液已形成，应尽早切开排脓。如果关节破坏严重，功能已丧失，必须使关节强直固定在功能位，以免关节非功能位强直而严重影响功能。必要时，尚需输血、补液，注意水、电解质和酸碱平衡失调的纠正。如全身中毒反应严重，甚至出现中毒性休克者，应积极抗休克治疗。

（1）早期足量全身性使用抗生素，原则同急性血源性骨髓炎。

（2）关节腔内注射抗生素：每天做一次关节穿刺，抽出关节液后，注入抗生素。如果抽出液逐渐变清，而局部症状和体征缓解，说明治疗有效，可以继续使用，直至关节积液消失，体温正常。如果抽出液性质转劣而变得更为混浊甚至成为脓性，说明治疗无效，应改为灌洗或切开引流。

（3）经关节镜灌洗：在关节镜直视下反复冲洗关节腔，清除脓性渗液、脓苔与组织碎屑，灌洗后在关节腔内留置敏感的抗生素，可助减轻症状。

（4）关节腔持续性灌洗：适用于表浅的大关节，如膝部，在膝关节的两侧穿刺，经穿刺套管插入两根塑料管或硅胶管留置在关节腔内。退出套管，用缝线固定两根管子在穿刺孔皮缘以防脱落。或在关节镜灌洗后在关节内置放两根管子。一根为灌注管，另一根为引流管。每日经灌注管滴入抗生素溶液 2000～3000ml。引流液转清，经培养无细菌生长后可停止灌洗，但引流管仍继续吸引数天，如引流量逐渐减少至无引流液可吸出，而局部症状和体征都已消退，可以将管子拔出。

（5）关节切开引流：适用于较深的大关节，穿刺插管难以成功的部位，如髋关节，应该及时作切开引流术。切开关节囊，放出关节内液体，用盐水冲洗后，在关节腔内留置 2 根管子后缝合切口，做关节腔持续灌洗。

关节切开后以凡士林油布或碘仿纱条填塞引流，往往引流不畅而成瘘管，不宜采用。

（6）为防止关节内粘连尽可能保留关节功能可做持续性关节被动活动。在对病变关节进行了局部治疗后即可将肢体置于下（上）肢功能锻炼器上做24小时持续性被动运动，开始时有疼痛感，很快便会适应。至急性炎症消退时，一般在3周后即可鼓励患者做主动运动。没有下（上）肢功能锻炼器时应将局部适当固定，用石膏托固定或用皮肤牵引以防或纠正关节挛缩。3周后开始锻炼，关节功能恢复往往不甚满意。

（7）后期病例如关节强直于非功能位或有陈旧性病理性脱位者，须行矫形手术，以关节融合术或截骨术最常采用。为防止感染复发，术前、术中和术后都须使用抗生素。此类患者做人工全膝关节置换术感染率高，须慎重考虑。

（二）辨证论治

1. 辨证分型

祖国医学认为本病的机制是机体正气不足，邪毒壅滞关节所致。主要可概括为以下四个方面。

（1）热毒余邪，流注关节疔疮疖肿等失于治疗，或余毒未尽，而机体正气不足以使其内消外散，邪毒走散，流注于关节而发病。

（2）感受外邪尤其是暑湿之邪，客于营卫，阻于经脉、肌肉之内，流注于关节而发病。

（3）瘀血停滞，化热成毒积劳、过累，或因跌仆闪挫，瘀血停滞，郁而化热成毒，聚注关节为害。

（4）损伤感染，常因开放性损伤、关节腔封闭术操作不当、关节手术术后护理不佳，人体正气受损，毒邪入里以致发病。

2. 分期治疗

（1）初期

1）内治法

治法：清热解毒，利湿化瘀。

方药：黄连解毒汤、五神汤。因感受暑湿邪毒者，加佩兰、薏苡仁、六一散等；因热毒余邪发病者加生地黄、丹皮；因蓄瘀化热而成者，加桃仁、红花、丹参、三七等。

2）外治法：①损伤感染，常因开放性损伤、关节腔封闭术操作不当、关节手术术后护理不佳，人体正气受损，毒邪入里以致发病。②局部敷药，选用拔毒消疽散、玉露膏、金黄膏等。③关节穿刺，当关节积液有波动时，可行关节穿刺，抽尽渗出液后注入冰黄液或小檗碱液，或抗生素。

（2）酿脓期

1）内治法

治法：清热解毒，凉血利湿。

方药：五味消毒饮合黄连解毒汤。湿热重者，加薏苡仁、茯苓、泽泻、车前子；热毒内盛，出现高热神昏、身见出血点者，属危症，加水牛角、生地黄、丹皮，并加用醒脑静、紫雪丹等；若炽热伤阴、气阴亏损者，加生脉饮。

2）外治法：①局部敷药同初期。②关节穿刺，如抽出液为脓性，应吸尽关节内积液，用冰黄液或抗生素冲洗。③患肢制动，以牵引制动效果较好。

（3）溃脓期

1）内治法

a. 将溃未溃，或初溃泄脓不畅。

治法：托里透脓。

方药：托里消毒饮或透脓散。热毒盛者，加薏苡仁、黄连、蒲公英、败酱草等，以清热解毒。

b. 溃后正虚。

治法：补益气血。

方药：八珍汤或十全大补汤。脾胃虚弱、纳差者，加四君子汤和陈皮、山楂、鸡内金等；如正气虽虚但热毒未尽，或初溃不久，用药不宜过于辛温，以防助热为患。

2）外治法：①局部敷药，局部外用五加皮、白莲、芒硝水湿敷，以局限感染，促进早日溃脓。②患肢制动，患肢继续牵引制动。

（4）恢复期：经过治疗，炎症消退，病灶愈合，恢复较好，应尽快进行关节功能锻炼。同时，用五加皮汤或海桐皮汤熏洗，可配合手法、理疗松解粘连，促进血液循环，以早日恢复功能。若关节强直于功能位，关节稳定度较高、疼痛不显著，对工作、生活影响不大者，一般无须特殊处理。

四、预防与调护

（1）预防病理性骨折：由于炎症侵犯骨质，髓腔受损，骨质疏松，如缺乏局部保护，易发生病理性骨折。治疗中需观察邻近关节是否有红、肿、热、痛及身体其他部位有无病灶转移，预防病理性骨折。

（2）预防肌肉萎缩、关节强直。

1）肢体位置，患肢制动，保持患肢关节于功能位，以防感染扩散，减轻肌肉痉挛及疼痛，防止畸形及病理脱位，减轻关节软骨面的压力及软骨破坏，防止非功能性痉挛或僵直。

2）关节活动，当急性炎症消退后，关节破坏不明显者，待体温平稳后两周，即可逐渐进行被动关节。待关节腔灌洗管拔除后，开始进行主动关节伸屈练习，股四头肌等长收缩练习；拔管后5～7日，做关节屈曲运动。根据关节功能改善及肌肉恢复情况，逐步增加活动量。功能锻炼贵在坚持，直到恢复正常活动为止。

（3）增加营养：多食牛奶、瘦肉、鸡蛋及豆类等营养丰富且易消化之食物。

（4）保持患肢于功能位。

（5）遵医嘱坚持使用抗生素至临床症状消失后2～3周。

（唐　瑞）

第四节　骨与关节结核

骨与关节结核是一种因感染结核杆菌而继发于骨骼系统的继发性结核病变，90%继发于肺结核，绝大多数病例是通过血液传播的。一般在抵抗力低时发病，骨与关节结核在儿童与青少年发病率最高，继发于脊柱的最多，约占50%，负重关节如髋关节、膝关节、踝关节等亦发病较多；上肢如肩、肘和腕关节较少。

骨与关节结核，祖国医学称之为“骨痨”，认为是由于正气虚亏，筋骨伤损，蓄结瘀聚化为痰浊，流注骨骼关节而发，属中医学“骨痨”范畴，俗称流痰。由于发病部位及形态不同，还有许多不同名称，如发于背脊的名“龟背痰”，发于腰椎两旁的名“肾俞虚痰竹”，发于髋部的名“附骨痰”“环跳痰”，发于膝关节的名“鹤膝痰”，发于踝关节的名“穿拐痰”等。

一、病因与分类

骨与关节结核多继发于肺或肠结核，结核杆菌由原发病灶经血液侵入关节或骨骼，当机体抵抗力较强时，病菌被控制或消灭；机体抵抗力降低时，可繁殖形成病灶，并出现临床症状。一般病程缓慢，偶有急性发作。骨与关节结核是全身性疾病的局部表现，检查时应注意有无呼吸系、消化系及淋巴结等结核；治疗上必须注意全身与局部两个方面情况。

骨与关节结核的病理和其他结核一样，可分为三期：第一期为渗出期；第二期为繁殖期；第三期为干酪样变性期。预后三种情况：①病灶纤维化、钙化或骨化而愈；②病灶被纤维组织包围，长期静止状态；③病灶发展扩大。根据病变部位和发展情况可分为单纯性骨结核、单纯性滑膜结核和全关节结核。当病变仅局限于骨组织或滑膜组织时，关节软骨尚无损害，如能在此阶段治愈，关节多能保存。单纯性（骨或滑膜）结核进一步发展，均可破坏关节软骨，而使关节的三个组成部分（骨、滑膜、软骨）同时受累，即为全关节结核。在单纯性骨结核，病灶未侵入关节前即予消除，可防止全关节结核的发生，在单纯滑膜型结核，早期去除滑膜病灶可防止其发展为全关节结核，并保持关节的一定功能；全关节结核应清除病灶，考虑融合关节，以求保持肢体的一定功能，因此，及时恰当的治疗在治疗过程中常有着决定性的影响。

二、诊断思维

（一）临床表现

1. 症状

（1）全身症状：通常起病缓慢，常伴有低热、乏力、盗汗、消瘦、食欲不振、贫血等症状；亦有起病急骤，常伴高热及毒血症状，多见于儿童。

（2）局部症状：多为单发，少数可多发。患者常同时患肺、胸膜或淋巴结结核；因此，除检查骨与关节外，还应进行胸部及淋巴结结合筛查。进行局部检查时，应首先观察步态及肢体位置，然后检查局部有无肿胀、窦道及疼痛。如有肿胀，观察其皮肤颜色是否正常，有无热感及波动。如有波动则需进行穿刺，检查脓液的性状，并进行细菌培养。如窦道是寒性脓肿自行破溃后形成，需观察窦道的性状，与急性炎症脓肿破溃相鉴别。对于病灶位置深、死骨不明显、窦道长期不愈合的患者，应进行窦道造影，明确窦道的径路及来源，作为手术参考依据。检查时，应注意关节活动程度，有无活动受限，有无局部疼痛或压痛，压痛的部位及程度，活动时疼痛程度有无加重。其次，应观察脊柱生理曲度，有无侧弯及后凸畸形。需注意脓肿的部位及流向。如颈椎结核，在纵隔两侧可发现有脓肿，胸腰椎结核可在小腿上

1/3 处发现脓肿。最后，脊柱结核并发截瘫，初期症状为肌力减弱，活动失灵，腱反射亢进，感觉减退及膀胱和肛门括约肌功能障碍，甚至完全丧失控制。因此对于主诉不灵活的患者不能忽视，应想到是否为截瘫早期症状，进行脊柱和神经系统检查，判断其截瘫可能性并与常见脊柱疾病进行鉴别诊断。

2. 影像学检查

（1）X 线检查：是诊断骨关节结核的重要手段。通过 X 线片和断层片，不但能确定病变的部位及程度，还能明确病变的性质和病理改变程度，对于早期诊断及指导治疗都有重要意义。骨与关节结核初期的 X 线片表现为局部骨质疏松，关节间隙或椎间隙狭窄模糊。继而骨质局部骨纹理结构紊乱，密度减低，界线模糊不清。骨松质结核的一般表现为周围骨质疏松，但无明显增生。

当病变发生在骨骼边缘时，骨纹理紊乱，造成溶骨破坏，在 X 线片上呈现磨玻璃样改变；当病变位于中央时，在破坏区内常可见到半溶骨所形成的状密度增高的条块死骨阴影。病程处于进展期时，病灶周边区域一般模糊不清，周围骨质一般无明显密度增高的增生阴影。病程处于稳定期时，破坏区的边界比较清晰，但仍无明显的骨质增生。治愈修复期时，边界清晰并伴有密度增高，出现硬化现象。

脊柱结核除椎体及椎间隙改变外，还可见脓肿阴影。颈椎结核侧位像常显示椎前有弧形脓肿阴影。胸椎结核正位像显示病变双侧椎旁有梭形脓肿阴影。腰椎结核正位像可见腰大肌内脓肿阴影。

（2）CT 检查：对于脊柱结核，CT 检查较一般的 X 线检查相比，优势明显，不仅能发现椎体、椎间盘及附件的改变，还可发现其周围软组织如腰大肌等部位的改变，从而能确切定位，为定性及后续手术治疗提供依据。

CT 检查椎体结核的信息量较大，如椎体破坏呈碎片状，或散在椎旁低密度软组织中呈碎片型；椎体前缘或中心骨破坏成溶骨型；椎体前缘参差不齐的骨破坏，椎旁有环形或半环形钙化灶呈骨膜下型；或破坏区周围有硬化带呈局限性骨破坏。

（3）MRI 检查：对于骨与关节结核的诊断目前主要还是依靠 X 线片、断层和 CT。但在进一步明确病变程度及范围或为某些疑难病例进行早期或特异性诊断时，MRI 检查能提供更多信息。尤其在脊柱结核方面，诊断意义重大。

3. 实验室检查

（1）血沉：结核病活动期，血沉通常增快。虽然这一现象并不为结核病所特有，但测定血沉对诊断结核仍有积极意义。血沉变化较 X 线反应快，因此通过定期检查血沉可判断病变活动程度。但是必须结合临床及影像资料，需要与炎症及恶性肿瘤相鉴别。

（2）结核菌素试验：对 5 岁以下儿童的早期诊断有一定意义，其试验结果阴性转阳性表明结核感染时间较短。对 5 岁以上的儿童，因绝大部分儿童均呈阳性，此试验诊断意义不大。但当试验结果出现强阳性反应时，亦应给予足够重视。

（3）结核菌培养：脓液结核菌培养阳性率一般为 50%～60%，特异性不足，不能作为诊断骨与关节结核的依据。

（4）动物接种：结核性脓液进行动物接种阳性率较高，对疾病诊断有一定价值。但是动物接种手续复杂，时间较长。

（5）病理检查：对于早期和不易诊断的滑膜结核和骨关节结核，可以病理活检结果作为诊断依据。采取活组织的方法：①粗针头抽取；②小切口活检；③手术探查取样。

（二）鉴别诊断

（1）类风湿关节炎：单关节类风湿关节炎与单纯滑膜结核鉴别较困难，需依靠滑膜活检及关节液细菌学检查才可确诊。类风湿关节炎常累及多个关节，关节积液无混浊及脓性变，无破溃，X线片显示关节面无较深骨质破坏。

（2）化脓性关节炎：急性化脓性关节炎与关节结核的鉴别诊断较易；但当结核呈急性发展或化脓性关节炎表现为亚急性慢性病变时，两者不易鉴别。本病需依靠其病史、结核病诊断史或化脓病灶、关节穿刺液的细菌学检查进行鉴别。

（3）化脓性骨髓炎：急性化脓性骨髓炎发病急骤，全身和局部症状明显，2周后X线片可见广泛骨质破坏、大块坏死骨及大量骨膜、新骨形成，与骨结核鉴别较易。慢性化脓性骨髓炎常发生于骨端、骨干或发生在骨松质，经由病史、病程、体征、X线资料，与骨结核鉴别较易，确诊需要做细菌学及病理学检查。发生于椎体的急性炎症通过其剧痛症状、全身感染反应及X线片检查，不难与骨结核相鉴别。

（4）骨肿瘤：骨干结核需与尤因（Ewing）肉瘤相鉴别；椎体中心型结核需与转移癌或网织细胞肉瘤相鉴别；掌、指骨骨干结核需与内生软骨瘤相鉴别。寒性脓肿常与肿瘤相混淆，但前者具有轻微波动感，可穿刺出脓液；后者一般质地较硬，呈实体感，可穿刺取肿瘤组织或血液；需结合患者的年龄、病史、临床表现、实验室和X线检查，必要时可采取切开活检确诊。

（5）色素性绒毛结节性滑膜炎：与滑膜结核鉴别较易；色素性绒毛结节性滑膜炎多发生于膝关节，发展缓慢，体温、血沉正常；受累关节肿胀积液，穿刺液呈咖啡色，关节功能受限少，一般活动不痛，沿关节周围可以触及不规则结节状物，压痛不重，病理活检可确诊。

（三）临床分型

①骨结核；②滑膜结核；③全关节结核。

三、治疗方略

原则：控制结核，服用抗结核药，及时、彻底清除病灶

（一）全身治疗

（1）支持疗法（休息、营养）：适当休息。脊柱结核、下肢大关节结核，应卧床休息，营养应注意补充热量、蛋白质和维生素。一般支持疗法包括服用鱼肝油、钙剂、维生素B、维生素C；贫血者给予抗贫血药物；必要时应间断输血，混合感染者则应根据药敏实验给予敏感的抗生素。

（2）抗结核药（联合、足量、足疗程）：目前常用且疗效较好的抗结核药有异烟肼、利福平、链霉素、对氨基水杨酸、乙胺丁醇、卡那霉素。另外，吡嗪酰胺对细胞内结核杆菌有效，可与其他抗结核药合并使用，如将用量控制在每日1.5～2.5g以内，对肝脏影响不大。

（二）局部治疗

（1）局部制动（患肢休息，减轻疼痛，以防病理骨折、脱位、关节畸形，制动1～3个月）：

适用于关节结核急剧发展、疼痛和肌肉痉挛比较严重的病例。制动方法可使用石膏、牵引、夹板等。

（2）脓肿穿刺：脓肿较大、压迫症状明显而不适合立刻行病灶清除术的患者，可选做穿刺吸脓减压，但注意避免反复穿刺形成窦道及混合感染。可酌情对脓肿进行试验性穿刺，并抽取脓液行细菌学检查辅助诊断。

（3）局部注药：适用于单纯滑膜结核早期及手、足、短骨结核，局部注射具有局部药物浓度高、全身反应少的优点。常用药物为异烟肼，需要时可与链霉素合用，但链霉素刺激性较强，局部刺激较大。

（三）手术治疗

1. 关节结核

（1）冷脓肿有混合感染，中毒症状，全身情况不允许手术时可切开引流，待情况改善后再行病灶清除。

（2）病灶清除术：①术前 2～4 周应用抗结核药，控制结核，防止扩散。②符合手术指征，死骨明显及脓肿较大；窦道成型，不愈；骨结核髓内高压；滑膜结核药物疗效不显著；脊柱结核压迫脊髓。③手术禁忌证，有其他器官活动性结核；混合感染，中毒症状重；身体情况较差；身体有其他疾病不能耐受手术者。④其他手术，关节融合术、关节置换术、截骨融合术、畸形矫正术。

2. 脊柱结核

（1）全身治疗：休息、营养、抗结核。

（2）局部治疗：①活动期应该卧硬板床或石膏床制动。②稳定期可早期运动，配合支架、石膏背心。

（3）合并瘫痪患者，应防止压疮，泌尿系感染、肺炎三大并发症。

（4）手术治疗：①清除病灶，解除压迫，植骨融合，稳定脊柱。②术后应卧床休息 3～6 个月，抗结核，定期复查。

3. 肩关节结核

（1）全身治疗：休息、营养、抗结核。

（2）局部治疗：肩部使用人字石膏或外展支具固定于功能位。

（3）手术治疗：①非手术治疗虽然可痊愈，但除单纯滑膜结核和骨结核外，肩关节功能恢复较差。②手术可行病灶清除术、截骨术、关节融合术；术后应使用石膏固定或三角巾悬吊。

4. 肘关节结核

（1）全身治疗：休息、营养、抗结核。

（2）局部治疗：单纯滑膜结核可关节内注射抗结核药物，三角巾悬吊固定关节于中立位。

（3）手术治疗：①肘关节位置表浅，容易显露，在抗结核药物配合下手术治疗可取得较好效果。②根据情况手术可行滑膜切除术、病灶清除术、关节融合术；术后石膏固定。

5. 腕关节结核

（1）全身治疗：休息、营养、抗结核。

（2）局部治疗：短石膏托固定、背伸 30°。

（3）手术治疗：①根据腕部解剖特点，常采用背侧入路。②滑膜切除术、病灶清除术；

术后石膏托固定3～4周。

6. 髋关节结核

（1）早期进行病灶清除，抗结核治疗以保存关节功能。

（2）全身治疗配合局部制动（石膏、牵引）。

（3）手术可行融合术及人工关节置换（前提为抗结核治疗严格有效）。

7. 膝关节结核

（1）全身治疗。

（2）局部穿刺注射抗结核药。

（3）如保守治疗无效需采取手术治疗（①滑膜切除；②病灶清除）。

（4）15岁以上可行融合术，15岁以下只宜行病灶清除。

（5）成年人、病灶控制较好，可行关节置换术。

8. 踝关节结核

（1）全身治疗。

（2）局部穿刺注射抗结核药。

（3）手术治疗：滑膜切除术、病灶清除术、腓骨固定法、胫骨片滑动植骨法、加压融合法。

9. 骨干结核

（1）全身治疗。

（2）长骨的骨干结核：经恰当的非手术治疗都能好转，局部有明显死骨或经非手术治疗无效者可行病灶清除术。术后一般不加外固定。

（3）短骨的骨干结核：自愈能力强，多采用非手术治疗、局部注射及间断石膏托固定。非手术治疗无效可行病灶清除术，术后短期石膏托固定。

（四）药物治疗

1. 药物治疗原则

治疗骨与关节结核，最重要的措施是使用抗结核药物。合理的化疗是治疗及防止病变复发的重要手段。目前主张联合用药，以异烟肼、利福平和乙胺丁醇为一线药物，尤其以异烟肼和利福平为首选药物。化疗的总原则为早期、联用、适量、规律和全程用药。

2. 药物选择

（1）全杀菌药：利福平（Rifampicin，R）其主要作用是抑制结核菌RNA聚合酶，阻碍其mRNA合成。利福平对细胞内、外代谢旺盛及偶尔繁殖的结核菌均有作用。成人剂量每日一次，空腹口服0.45～0.6g。本药的不良反应轻微，除消化道不适、流感症候群外，偶有短暂性肝功能损害。

异烟肼（Isoniazid，H）具有杀菌力强、可以口服、不良反应少、价廉等优点。其主要作用是抑制结核菌DNA的合成，并阻碍细菌细胞壁的合成。口服后吸收快，渗入组织，通过血脑屏障，杀灭细胞内外的代谢活跃或静止的结核菌。常用剂量为成人每日0.3g（或每日4～8mg/kg），一次口服。小儿每日5～10mg/kg（每日不超过0.3g）。本药常规剂量不良反应较少，偶见周围神经炎、中枢神经系统中毒（兴奋或抑制）、肝脏损害（血清谷丙转氨酶升高）等。

（2）半杀菌药：链霉素（Streptomycin，S）为广谱氨基糖苷类抗生素，对结核菌有杀菌作用。能干扰结核菌的酶活性，阻碍蛋白合成。链霉素在偏碱性的环境中才能发挥最大作用，且很少渗入吞噬细胞，对细胞内的结核菌作用较小。剂量：成人每日肌内注射 1g（50 岁以上或肾功能减退者可用 0.5～0.75g。链霉素的主要不良反应为第 8 对脑神经损害，表现为眩晕、耳鸣、耳聋，严重者应及时停药，肾功能严重减损者不宜使用。其他过敏反应有皮疹、剥脱性皮炎、药物热等，过敏性休克较少见。单独用药易产生耐药性。

吡嗪酰胺（Pyrazinamide，Z）可渗入吞噬细胞，但仅在偏酸性环境中才有杀菌作用，能杀灭吞噬细胞内、酸性环境中的结核菌。剂量：每日 1.5g，分 3 次口服。偶见高尿酸血症、关节痛、胃肠不适及肝损害等不良反应。

（3）抑菌药：乙胺丁醇（Ethambutol，E）对结核菌有抑菌作用，与其他抗结核药物联用时，可延缓细菌对其他药物产生耐药性。剂量：25mg/kg，每日 1 次口服，8 周后改为 15mg/kg，不良反应甚少为其优点，偶有胃肠不适。剂量过大时可引起球后视神经炎、视力减退、视野缩小、中心盲点等，停药多能恢复。

对氨基水杨酸（Sodium Para-aminosalicylate，P）为抑菌药，与链霉素、异烟肼或其他抗结核药物联用，可延缓对其他药物发生耐药性。其抗菌作用可能在结核菌叶酸的合成过程中与对氨本甲酸（PABA）竞争，影响结核菌的代谢。剂量：成人每日 8～12g，分 2～3 次口服。不良反应有食欲减退、恶心、呕吐、腹泻等。

3. 化疗方案

（1）标准化疗方案：3HRSE（Z）/6～15HRE（Z），即异烟肼、利福平、链霉素、乙胺丁醇（或吡嗪酰胺）联用 3 个月后停用链霉素，其他三药继续治疗 6～15 个月；总疗程为 9～18 个月；脊柱结核一般疗程为 18 个月。该方案一般用于骨关节结核初治病例（指治疗开始时不合并截瘫或瘘管，接受其他化疗药物连续不超过 4 周的病例）。中间如有药物中毒反应，及时停药或改服另一种药。

（2）短程化疗方案：9 个月，4SHRE/5HRE；8 个月方案：3SHRZ/5HRZ。

（3）超短程方案：2SHRZ/2.5HRZ。

（4）利福喷丁化疗方案：利福喷丁是一种新的合成的长效利福霉素类抗生素，半衰期较长，可间歇给药，对生长期的结核菌作用强，能聚集于巨噬细胞内，在细胞内浓度为细胞外的 5 倍，对肝脏的毒性较少，是一种高效、长效、低毒的抗结核药。含利福喷丁的有效化疗方案为 2SHRZ/6H3Z3L1，2SHBZ/5H3Z3L1。

（5）初治失败化疗：经标准化疗 6 个月以上，骨病灶进一步破坏或脓肿增大或截瘫发生，残留瘘管，但骨病灶无硬化性骨髓炎的表现等。常规进行病灶（脓）结核菌培养和耐药试验，根据药敏试验结果，选用初始未使用过的药物和药敏试验仍敏感的药物作为主要药物，重新组合新的化疗方案。对于确定后的化疗方案（初治或复治化疗方案）原则上不应任意改动（包括用药种类、剂量、用药方式）。一旦出现明显的毒副作用或病情恶化时，可根据具体情况替换药物种类，增减剂量，改变给药方式。

（6）肝病患者的化疗：肝病合并结核病时抗结核药物的选用，应根据肝病和结核病的病情而定，对于肝硬化等重症肝病患者应尽量选用对肝脏无明显毒性的药物，如氟喹诺酮类、氨基糖苷类、乙胺丁醇等。3levoSE/9levoE 治疗方案临床证实对肝病患者确实有效。另外，这类病例在使用含喹诺酮类的方案中仍需严格筛选，防止滥用。

（五）治愈标准

（1）全身情况良好，体温正常，食欲良好。

（2）局部症状消失，无脓肿、压痛或冷脓肿，无疼痛不适，窦道闭合。

（3）X 线显示局部软组织肿胀或脓肿阴影消失或钙化，无死骨，病灶边缘轮廓清晰。

（4）ESR 检查结果正常次数超过 3 次。

（5）起床活动 1 年，上述指标正常。

（六）中医治疗

（1）虚寒痰浊凝聚证（初期、脓未形成）：病变局部隐隐酸痛，不红不热，皮色如常，有叩击痛，活动时痛剧，逐渐加重，继之关节活动障碍。

治法：散寒化痰，温经通络。

推荐方药：阳和汤加减。麻黄、熟地黄、桂枝、鹿角胶、炮姜、白芥子、百部、丹参。阳虚寒甚，加附子温阳散寒；痛甚，加细辛散寒通滞止痛。

（2）正虚邪实证（中期、脓肿已成）：病变部位漫肿，色暗红，触之应指，时有疼痛，全身症状明显。

治法：养阴清热，托里透脓。

推荐方药：用大补阴丸合透肿散加减。黄柏、龟板、知母、玄参、地骨皮、丹参、黄芪、皂角刺、炙穿山甲等。盗汗不止，加浮小麦、煅牡蛎以益气固表，敛津止汗。

（3）气血两虚证（后期、脓肿已溃）：脓肿溃后，脓液清稀或成脓成豆腐花块样，脓出后，肿仍不消。

治法：补益气血、扶正透脓。

推荐方药：人参养荣汤加减。黄芪、党参、当归、熟地黄、茯苓、白术、赤芍、黄芪、贝母、炙甘草。腰脊酸软加杜仲、川断、鹿角胶以补益肝肾，强壮筋骨。

四、预防与调护

由于本病是继发性病变，预防的关键在于对原发结核的防治，以降低骨关节结核的发病率。

休息、制动和营养：身体状况的好坏与病情的好转或恶化有密切关系。休息和营养作为改善全身情况的一个重要步骤是不可忽视的。休息能降低机体代谢速率，减少消耗，调节体温，增加体重，有利于体力的恢复。局部制动减轻病变处负重，减少活动，既减轻疼痛，又能防止病变扩散，有利于组织修复；局部可使用皮牵引、夹板、石膏托或支架制动；但不能过长时间制动，待疼痛减轻后即可解除制动。除休息和制动外，改善患者营养状态也十分重要。发热患者应给予可口、易消化、富于营养的食物。一般患者以多种食物杂食为佳，避免偏食，营养不均衡。乳类、蛋类、鱼类、青菜、水果都可食用。粗粮的营养价值较细粮高，故应搭配食用。

（唐　瑞）

第五节　风湿性关节炎

风湿性关节炎是一种常见的急性或慢性的结缔组织炎症，可反复发作并能累及心脏。风湿性关节炎是风湿热的主要表现之一，是一种与溶血性链球菌感染有关的变态反应性疾病。风湿性关节炎的典型表现是轻度或中度发热，游走性关节炎，受累关节多为膝踝、肩、肘腕等大关节，常见由一个关节转移至另一个关节，病变局部呈现红肿、灼热、剧痛，部分患者也有几个关节同时发病，不同典型的患者仅有关节疼痛而无其他炎症表现，急性炎症一般于2～4周消退不留后遗症，但常反复发作。若风湿活动影响心脏则可发生心肌炎甚至造成心脏瓣膜病变。

在祖国医学中，风湿性关节炎属于“痹证”，主要由于素体虚弱，营卫不固，复感风寒湿邪，流注经络关节而导致气血运行不畅，关节活动失灵而形成。

一、病因与分类

风湿性关节炎的发病机制：感染因子或结缔组织内在代谢异常，在关节滑膜中产生抗原性变。这些抗原刺激关节滑膜中浆细胞产生抗体。抗原抗体复合物形成后，抗体性质转变为异体，刺激关节滑膜中浆细胞产生风湿因子。抗原抗体复合物能促进吞噬和引起溶酶中酶的释放，滑膜细胞的溶酶体膜容易脆裂，其释放的酶常导致关节组织产生损伤及炎症反应，从而导致风湿性关节炎产生。而引起风湿性关节炎发病机制启动的原因有很多，主要分为两种：直接原因和间接原因。

直接原因：由于自身免疫应答缺陷，人体免疫细胞无法正确识别，会主动攻击、吞噬滑膜组织造成滑膜软组织损伤，使关节活动能力受损，而人体关节滑膜间充斥着一层滑膜液（玻璃酸钠），滑膜液会形成保护层，保护滑膜免受自身免疫细胞损害，如滑膜液分泌减少，则会给免疫细胞创造破坏滑膜的机会，风湿性关节炎由此产生。

间接原因：一般多认为与感染（细菌、病毒、支原体）、遗传、内分泌代谢、营养等多种因素有关。寒冷潮湿是其主要发病诱因。引起风湿的病原体种类繁多，如类白喉杆菌、梭状芽孢杆菌、支原体（一种介于细菌与病毒之间的微生物）和风疹病毒等，均可引起风湿性关节炎的发生。

二、诊断思维

根据昆明全国中西医结合风湿类疾病学术会议修订的诊断标准（1988），具体内容如下。

（1）病史：病前多有溶血性链球菌感染史。

（2）症状：四肢大关节（腕、肘、肩、踝、膝、髂）游走窜痛或肿痛。

（3）体征：受累关节红、肿、热、痛或热痛、活动受限，部分病例可兼有低热、环形或结节性红斑，以及心脏病变等。

（4）实验性检查：活动期血沉一般多增快，非活动期多正常。ASO阳性（在1∶600单位以上），有的白细胞增多。如ASO阴性（在1∶400单位以下），必须有环形红斑或结节性红斑的现症，否则不能诊断为风湿性关节炎。

（5）X线检查：受累关节仅见软组织肿胀，无骨质改变。预后：缓解期或治愈后，受累关节不留畸形。分级量化标准见表6-1。

表 6-1 风湿性关节炎分级量化标准

主要症状	受累关节疼痛	受累关节功能	实验室检查
轻	较轻，不影响日常生活	活动轻度受限	ESR20～40mm/1h，ASO 在 1∶600 单位以下
中	较重，影响日常生活	活动明显受限	ESR40～80mm/1h，ASO 在 1∶（600～800）单位
重	疼痛严重，肿胀明显，常无法忍受	活动困难	ESR>80mm/1h，ASO 在 1∶（800～1000）单位以上

三、治疗方略

（一）一般疗法

1. 针疗法

（1）疗法 1

1）取穴：外关、曲池、手三里、足三里、外膝眼、阳陵泉、血海、风市、环跳、条口、绝骨、昆仑、肾俞、命门、至阴、阿是穴。

2）药物及方法：选用复方马钱子注射液，根据患病部位，每次选穴 2～3 个，每次注射 0.5～1ml 药液，日 1 次，7 次为一个疗程，疗程间隔 4～7 日。

（2）疗法 2

1）取穴：上肢取外关为主穴，配曲池、合谷；下肢取阳陵泉为主穴，配绝骨、解溪；腰背取大杼为主穴，配大椎、身柱、至阳、阳关、命门。

2）药物及方法：用凤仙透骨草、骨碎补注射液，每次选 3～6 个穴位，每穴注药 0.5～0.8ml。10 次为一个疗程，隔日 1 次，3 个疗程后休息 2～4 周。

（3）疗法 3

1）取穴：①膝眼、鹤顶、阳关、曲泉、委中；②梁丘、血海、阴陵泉、阳陵泉；③足三里、三阴交、昆仑、照海。

2）方法：每次取各组的 1～3 穴，隔日 1 次，交替取穴。用 28 号毫针 5～6 寸及电针机。用捻转泻法，重刺激，留针 20～30 分钟，5～10 分钟行针 1 次。电针用疏密波 20～30 分钟，刺激强度以能耐受为度，10 次为一个疗程。

2. 推拿法

（1）推拿法 1

1）取穴：指掌关节取合谷、后溪、二间、中渚、劳宫、四缝；腕关节取曲池、天井、小海、手三里等；肩关节取肩贞、天宗、肩井、臂臑；踝关节取昆仑、丘墟、悬钟、解溪、商丘、太溪、申脉；膝关节取膝眼、阳陵泉、阴陵泉、委中、梁丘、丰隆、足三里；髋关节取环跳、秩边、髀关、承扶；下颌关节取下关、合谷、翳风、颊车、内庭；脊柱关节取病变部位相应的督脉和膀胱经有关穴位。

2）操作手法：①上肢，患者取仰卧或坐位，先用推法和一指禅推法，继用㨰法、揉法，沿指、腕、肘反复施术，在受累关节处作重点治疗。捻指间关节，按掐四缝、劳宫；点阳溪、大陵、曲泽，拿合谷、曲池、肩井。屈伸、摇、搓、拔伸各受累关节。擦热患处再施拍打诸法，使热透入关节。②下肢，患者取卧位，先用推法和一指禅推法，继而沿足太阳经施推、㨰、揉、运诸法。拿太溪、昆仑、委中；点承扶、环跳、秩边；擦热患处再施拍打诸手法，使热透入关节。③下颌关节，凡下颌关节受累者可推下关，颊车；按太阳、翳风、外关；拿合谷、内庭。

以上推拿隔日1次，30次为一个疗程。疗程间休息期内嘱患者进行关节功能锻炼。1个月后再进行下一个疗程治疗。

（2）推拿法2：病变在四肢者，取穴及操作手法如下。

1）取穴：以病变关节为治疗重点。常取八邪、阳溪、阳池、阳谷、内关、外关、后溪、小海、天井、曲池、曲泽、肩贞、天宗、八风、商丘、解溪、丘墟、照海、昆仑、太溪、申脉、飞扬、承山、悬钟、阴陵泉、阳陵泉、膝眼、鹤顶、血海、梁丘、秩边、环跳、承扶。

2）操作手法：①患者取坐姿，术者按常规用滚法在患肢手臂内、外侧施治。从肩至腕部，上下往返3～4遍。②接上势，术者循患臂上下循经用拿法，同时重点在肩、肘、腕部配合按、揉曲池、曲泽、手三里、合谷等穴。指间关节做捻法，然后在病变关节施以按揉局部穴位以痛为俞。最后再用揉法施于患肢，并配合被动活动有关关节而结束上肢治疗。时间约10分钟。③患者仰卧，术者一手握住患者踝关节上方，另一手以㨰法从大腿前部及内、外侧至小腿外侧施术，同时被动伸展活动下肢。随即在踝关节处以㨰法治疗，同时伸展内、外翻活动该关节。再循髋关节、膝关节、踝关节上下先按揉伏兔、梁丘、丘墟、八风等穴。时间约10分钟。④患者俯卧，术者以㨰法施于臀部至小腿后侧，并重点施术于髋关节、膝关节，然后再按揉环跳、秩边、承扶、承山、委中、飞扬、悬钟、太溪、申脉、昆仑等穴。时间约5分钟。

3. 外敷法

风痛散：桂枝、细辛、白芷等药按一定比例研细末，纳入铁砂，透膜包裹，外敷，每日1次。

4. 熏洗法

（1）川乌15g，草乌15g，生附子（先煎）15g，半夏15g，洋金花3～6g，冰片6g。煎汤熏洗，每次30～60分钟，每日2次。或研末，以水或黄酒或醋调成薄饼，外敷肿痛关节处，每日1次。治疗痹证寒湿偏胜者。

（2）半夏30g，天南星30g，丁香9g，乳香、没药各6g，肉桂10g，冰片6g。煎汤熏洗，每次30～40分钟，每日2次。或研末，以水或黄酒或醋调成薄饼，外敷肿痛关节处，每日1次。治疗痹证痰瘀互结者。

5. 穴位注射

穴位注射时常选用木瓜注射液或红花注射液，或复方当归注射液，于病痛部位选穴，每穴注入0.5～0.8ml液体，以疏经通络止痛。注意勿注入关节腔内。每隔1～3日注射1次。

6. 直流电离子导入

直流电离子导入多用中药的浸出液，常用蒸馏水制成50%乙醇溶液或50度以上的白酒浸泡中草药。

（二）药物治疗

（1）可注射青霉素：为了清除链球菌感染的影响，发病初期风湿性关节炎的患者应使用青霉素，成人每次肌内注射80万单位，每日注射2～3次，10～14天为一个疗程。对青霉素过敏者，可改为口服红霉素，成人每次服0.25g，每日服4次；也可改用罗红霉素，成人每次口服150mg，每日2次。

（2）青霉胺：是一种含巯基的氨基酸药物，治疗慢性类风湿关节炎有一定效果。它能选择性抑制某些免疫细胞使 IgG 及 IgM 减少。副作用有血小板减少、白细胞减少、蛋白尿、过敏性皮疹、食欲不振、视神经炎、肌无力、转氨酶增高等。用法第一个月每天口服 250mg，第二个月每次 250mg，每日 2 次。无明显效果第三个月每次 250mg，每日 3 次。每次总剂量达 750mg 为最大剂量。多数在 3 个月内临床症状可改善，症状改善后用小量维持，疗程约一年。

（3）口服阿司匹林：阿司匹林对风湿性关节炎有迅速而神奇的疗效。阿司匹林的口服剂量为成人每次 0.9～1.2g，每日 3 次，饭后服用。为了减少药物对胃的刺激，可将阿司匹林药片咬碎后咽下。4～6 周为一个疗程。在服药过程中患者要定期进行血液检查，如测定凝血酶原的时间等，目的是观察患者是否有出血倾向。如患者有出血倾向可加服维生素 K。不能耐受阿司匹林的患者可改用双氯芬酸。双氯芬酸的口服剂量为成人每次服 25～50mg，每日 3 次，也可选服萘普生。萘普生的口服剂量是成人每次服 0.25g，每日 2 次。也可选用其他非激素类抗炎药。

（4）氯喹：有一定抗风湿作用，但显效甚慢，常 6 周至 6 个月才能达到最大疗效。可作为水杨酸制剂或递减皮质类固醇剂量时的辅助药物。每次口服 250～500mg，每日 2 次。疗程中常有较多胃肠道反应如恶心、呕吐和食欲减退等。长期应用须注意视网膜的退行性变和视神经萎缩等。

（5）免疫抑制剂：适用在其他药物治疗无效的严重类风湿关节炎患者、停药情况下或激素减量的患者。常用的有硫唑嘌呤，每次 50mg，每日 2～3 次。环磷酰胺每次 50mg，每日 2 次。待症状或实验室检查有所改善后，逐渐减量。维持量为原治疗量的 1/2～2/3。连续用药 3～6 个月。副作用有骨髓抑制、白细胞及血小板下降，肝脏毒性损害及消化道反应、脱发、闭经、出血性膀胱炎等。

（6）武力拔寒散：功能祛风除湿，通阳活血，止痛消肿，用时取药适量，以鸡蛋清略加温开水或人乳将药调成糊状、分摊在蜡纸上，贴于穴位或患处。用药期间忌生冷，不可内服。皮肤贴药处 10 天内不可用水洗。脐轮、脚心等处不可贴用。儿童、体弱及水肿者忌用。

（7）伤湿止痛膏：功能祛风散寒，除湿通络，活血止痛。使用时先用温水将皮肤清洗擦干，将止痛膏贴于患处，用手掌按摩膏药，使其黏在皮肤上，凡对橡皮膏过敏，皮肤糜烂有渗液或外伤合并化脓者不宜贴用。与其功用类似的还有藿香壮骨膏、青海康香膏、关节止痛膏等，以供选用。

（8）狗皮膏：功能祛风散寒除湿，舒筋活络止痛。使用时将膏药加温软化后，贴于患处。与其功用类似的还有万灵筋骨膏、追风膏、老鹅草膏等，亦可选用。

（9）口服泼尼松等激素类药物：糖皮质激素不是治疗风湿性关节炎的必用药物。但在关节炎患者伴有心肌炎的情况时，可考虑使用此类药物。常用的激素类药物为泼尼松。其使用剂量为成人每次口服 10mg，每日 3 次。待病情缓解后可减至成人每天口服 10mg 左右。为防止停用激素类药物后出现病情反跳，可在停用激素类药的前两周或更早一些时候，口服阿司匹林。在停用激素类药物 2 周后，再停用阿司匹林。

（10）非甾体类抗炎药（NSAIDS）：用于初发或轻症病例，其作用机制主要抑制环氧化酶使前列腺素生成受抑制而起作用，以达到消炎止痛的效果。但不能阻止类风湿关节炎病变的自然过程。本类药物因体内代谢途径不同，彼此间可发生相互作用不主张联合应用，并应注意个体化。

（三）中医辨治

（1）行痹：关节、肌肉疼痛，屈伸不利，疼痛呈游走性，多见于上肢关节，初起可见发热、恶风等表证，舌苔薄白，脉浮或浮滑。

治法：祛风除湿，散寒通络。

推荐方药：防风汤加减。防风 15g，麻黄 9g，桂枝 15g，葛根 30g，当归 12g，茯苓 15g，生姜 6g，大枣 9g，甘草 6g。加减：腰背酸痛者，加杜仲 15g，续断 15g，桑寄生 15g，淫羊藿 15g，巴戟天 15g 以温肾阳，祛风湿。关节肿大、苔薄黄者，有化热之象，以桂枝芍药知母汤加减。

（2）痛痹：关节、肌肉疼痛，遇寒则剧，得热痛减，关节拘紧，屈伸不利，疼痛固定而恶寒，舌质淡，苔薄白，脉弦紧。

治法：散寒通络，祛风除湿。

推荐方药：乌头汤加减。制川乌（先煎）3g，麻黄 9g，白芍 15g，甘草 9g，黄芪 15g。加减：关节冷痛剧烈、拘急难伸，加附子（先煎）12g，细辛 3g，干姜 9g，当归 12g，以温经散寒止痛。

（3）着痹：关节、肌肉疼痛酸楚，沉重麻木，肿胀明显，关节活动受限，多见于下肢关节，舌质淡，舌苔白腻，脉濡缓。

治法：除湿通络，祛风散寒。

推荐方药：薏苡仁汤加减。薏苡仁 30g，苍术 15g，甘草 6g，羌活 15g，独活 15g，防风 9g，麻黄 9g，桂枝 15g，制川乌（先煎）3g，当归 9g，川芎 6g。加减：关节肿胀明显，加萆薢 15g 以祛风除湿；肌肤麻木不仁，加海桐皮、豨莶草各 15g 以祛风通痹；小便不利，浮肿，加车前子（先煎）15g，泽泻 9g，茯苓 15g，以利尿渗湿；痰湿盛，加法半夏 9g，胆南星 6g 以燥湿化痰。

（4）风湿热痹：关节、肌肉疼痛呈游走性，痛处灼热红肿，痛不可触，得冷稍舒，可见皮下结节或红斑，常见有发热、恶风、汗出、口渴、烦躁不安，舌质红，苔黄或黄腻，脉滑数或浮数。

治法：清热通络，祛风除湿。

推荐方药：白虎加桂枝汤合宣痹汤加减。石膏（先煎）30g，知母 9g，黄柏 9g，连翘 15g，桂枝 15g，防己 9g，杏仁 9g，滑石 15g，赤小豆 9g，蚕沙（先煎）9g，甘草 6g。加减：咽痛，加荆芥 6g，薄荷（后下）3g，牛蒡子 9g，桔梗 6g 以疏风利咽；皮肤红斑，加赤芍 15g，牡丹皮 10g，生地黄 15g，紫草 9g 以凉血消斑；热盛伤阴，口渴心烦，加生地黄 15g，玄参 15g，麦冬 15g 以滋阴清热除烦。热毒炽盛，化火伤津，见关节红肿、触之灼热、痛如刀割、筋脉拘急抽掣、入夜尤甚、壮热烦渴、舌红少津、脉弦滑而数者，用五味消毒饮合犀黄丸加减。

（5）痰瘀痹阻证：痹证日久，关节、肌肉疼痛如刺，固定不移，或关节紫暗、肿胀，肌肤顽麻或重着，或关节僵硬，有硬结、瘀斑，面色暗黑，眼睑浮肿，或胸闷多痰，舌质紫暗或有瘀斑、瘀点，苔白腻，脉弦涩。

治法：化痰行瘀，蠲痹通络。

推荐方药：双合汤加减。桃仁 9g，红花 9g，当归 9g，川芎 6g，赤芍 15g，茯苓 15g，法半夏 9g，陈皮 6g，白芥子 9g，姜汁（冲服）9g。加减：皮下结节，加胆南星 6g，天竺黄 6g，白芥子 9g 以化痰；瘀血明显，加莪术 6g，三七（冲服）3g，土鳖虫 6g 以加强祛瘀通络；痰瘀交结，疼痛不已，加白花蛇3g，全蝎3g，蜈蚣3g，地龙9g以搜风通络；有化热之象，加黄柏、牡丹皮各9g以清热。

（6）肝肾两虚证：肢冷，阳痿遗精或骨蒸劳热，心烦口渴，舌质淡红，苔薄白或少津，脉沉细弱或细数。

治法：培补肝肾，舒筋活络。

推荐方药：补血荣筋丸加减。熟地黄15g，肉苁蓉15g，骨碎补30g，补骨脂12g，鹿衔草20g，菟丝子15g，牛膝15g，杜仲20g，桑寄生15g，续断15g，天麻15g，木瓜30g，当归9g，白芍15g，炙甘草6g。加减：腰膝酸软较甚，乏力明显，加鹿角霜15g，狗脊30g以壮腰膝，强筋骨；畏寒肢冷明显，关节拘急，加附子（先煎）9g，干姜9g，巴戟天15g以温经散寒止痛；低热心烦或午后潮热，加龟甲（先煎）9g，生地黄15g，女贞子15g以清虚热。若痹证迁延日久，气血不足，肝肾亏损致面色苍白、少气懒言、自汗疲乏、肌肉萎缩、腰腿酸软无力、头晕耳鸣，可用独活寄生汤加减。

四、预防与调护

本病与气候和生活环境有关，平素应注意避风、防寒、防潮，不可久居湿地。特别是气候骤变或天气寒冷时，更应注意保暖，免受风寒侵袭。劳作汗出之后，切勿当风贪凉，或汗出入水。平时注意生活调适，坚持锻炼身体，增强体质，提高机体抵御外邪的能力。

（唐 瑞）

第六节 类风湿关节炎

类风湿关节炎是一种病因不明的自身免疫性疾病，主要表现为对称性、慢性、进行性多关节炎。关节滑膜的慢性炎症、增生形成血管翳，侵犯关节软骨、软骨下骨、韧带和肌腱等，造成关节软骨、骨和关节囊破坏，最终导致关节畸形和功能丧失。

类风湿关节炎在中医学中没有对等病名，根据其临床表现，属于“尪痹”“痹证”等范畴，在中医文献中也有“鹤膝风”“痛风”“历节”“白虎历节风”等类似病名，一般是指由于正气不足，感受风寒湿热等外邪，痹阻经络及筋骨关节，气血不通，出现关节及周围肌肉的疼痛、肿胀、僵硬，甚则关节变形、骨质受损的一类疾病。

一、病因与分类

本病病因至今尚未明了，以下因素可能与本病的发生有关。

（1）感染因素：近年来不少文献报道爱泼斯坦一巴尔病毒（EB）感染可能与本病有关。EB病毒是一种多克隆的B细胞刺激物，可刺激B细胞产生包括类风湿因子的免疫球蛋白，约有8%的类风湿关节炎患者血清中检验出高滴度的抗EB病毒抗体。有资料证明，约有50%的患者血清能与人淋巴母细胞样细胞株的核抗原发生反应，这种淋巴母细胞样细胞是人淋巴细胞受EB病毒感染而建立的，其核中常有EB病毒存在。

（2）内分泌失调因素：有研究证实，患有类风湿关节炎的妇女在其月经期或妊娠期，症状可缓解；而月经后或产后则关节病变又见恶化。且已证明，妇女月经期及妊娠期，体内肾上腺皮质激素的分泌量有所增加。又有资料表明，类风湿关节炎患者的肾上腺皮质分泌氢化可的松的高峰时间通常比正常人延长4～5个小时。另外，临床上我们应用肾上腺皮质激素治疗类风湿关节炎，常能迅速缓解临床症状，减轻病痛。上述研究表明，内分泌失调在类风湿关节炎的发病中起一定的作用。

（3）风寒湿邪因素：多数类风湿关节炎患者在发病前有风寒湿邪侵袭史，提示本病的发生与风寒湿邪侵袭有关。

（4）遗传因素：随着人类白细胞抗原系统（HLA）的深入研究，人们发现，类风湿关节炎的家族发病率伴随着人类白细胞抗原（HLA）阳性率的增高而增高。认为类风湿关节炎的发病与遗传因素有关。有学者调查研究发现，类风湿关节炎患者家族中该病的发病率比健康人群家族的发病率高2～3倍。已知HLA是一个极为重要的多态性遗传基因系统，位于第6对染色体上，具有A、B、C、D、DR、DQ和DP7个位点，每个位点控制着不同数目的抗原，而与类风湿关节炎密切相关的是HLA-DR抗原，为类风湿关节炎的易感基因。

（5）免疫因素：由于免疫学的发展，类风湿关节炎因免疫而发病的机制已被普遍接受。免疫学研究资料表明：①类风湿关节炎滑膜组织有淋巴细胞和浆细胞集结；②类风湿关节炎滑膜组织有合成免疫球蛋白的功能，关节液中可检出免疫球蛋白的复合体；③滑膜渗出液和滑膜被覆细胞有免疫球蛋白和补体的沉积物；④滑膜渗出液中补体活性降低与免疫激活相符。

（6）代谢异常：类风湿关节炎的发生与体内酶及某些物质代谢异常有一定的联系，依据是①近年研究发现，类风湿关节炎患者体内的歧化酶缺乏，而血胆碱酯酶、透明质酸酶、溶酶体酶等活性则提高；②类风湿关节炎患者的血清锌及组氨酸水平降低，采用硫酸锌及组氨酸治疗后，症状可获改善。

二、诊断思维

（一）诊断要点

1. 临床表现

发病前可有体重减轻、低热及疲乏感等全身症状，但症状隐匿，多数未引起重视而就诊。类风湿关节炎的关节病变可不同程度地累及全身的滑膜关节。关节受累常从四肢远端的小关节开始，起初常仅1～2个关节受累，以后逐之一是晨僵，最突出的症状是疼痛。至中晚期患者可出现手指的“天鹅颈”及“纽扣花”渐发展为对称性多关节炎。本病的重要诊断依据为畸形。关节强直和掌指关节半脱位，表现掌指关节向尺侧偏斜。严重者双膝屈曲外翻畸形，外侧应力试验阳性。关节外病变可见皮下结节、类风湿血管炎、类风湿心脏炎症，以及其他全身并发症包括类风湿肺病、肾脏损害、葡萄膜炎、角膜炎、费尔蒂（Felty）综合征、干燥综合征（Sjogren’s syndrome）、消化道损害等。

2. 辅助检查

（1）实验室检查：血液检查患者一般有轻、中度贫血。白细胞正常或增高，少数重症患者嗜酸粒细胞增高。活动期血沉增快，缓解期可降至正常。关节液检查颜色呈草黄色，白细胞（2～7.5）$\times 10^9$/L，半数以上为中性粒细胞，细菌培养阴性，黏蛋白凝固试验凝块松散，补体水平降低。

（2）X 线检查：早期表现为关节周围软组织肿胀，关节附近轻度骨质疏松，稍后出现关节间隙变窄，关节面不规则，关节边缘有骨质破坏或囊性透明区，骨质疏松明显，晚期可有关节脱位或骨性强直。

（二）诊断标准

美国风湿学会（ARA）1987 年 6 月第 51 届风湿病会议修订的类风湿关节炎的诊断标准：①晨僵，关节及其周围僵硬感至少持续 1 小时（病程≥6 周）；②3 个或 3 个以上区域的关节炎，医生观察到下列 14 个区域（左侧或右侧的近端指间关节、掌指关节、腕、肘、膝、踝及跖趾关节）中累及 3 个，且同时软组织肿胀或积液（不是单纯骨隆起）（病程≥6 周）；③手关节炎：腕、掌指或近端指间关节炎中，至少有一个关节肿胀（病程≥6 周）；④对称性关节炎，两侧关节同时受累（双侧近端指间关节、掌指关节及跖趾关节受累时，不一定绝对对称）（病程≥6 周）；⑤类风湿结节，医生观察到在骨突部位，伸肌表面或关节周围有皮下结节；⑥类风湿因子阳性：任何检测方法证明血清类风湿因子含量异常，而该方法在正常人群中的阳性率小于 5%；⑦放射学改变，在手和腕的后前位相上有典型的类风湿关节炎放射学改变，必须包括骨质侵蚀或受累关节及其邻近部位有明确的骨质脱钙。以上 7 条满足 4 条或 4 条以上，并排除其他关节炎即可诊断类风湿关节炎。

三、治疗方略

（一）非手术治疗

1. 一般治疗

（1）积极沟通：使患者正确认识疾病，树立信心和耐心，能够与医生配合治疗。

（2）关节肿痛明显者应强调休息及关节制动，而在关节肿痛缓解后应注意早期开始关节僵直的功能锻炼。此外，理疗、外用药等辅助治疗可快速缓解关节症状。

（3）针灸治疗：选穴的原则是按病取经，经穴相配，远近结合。

（4）理筋手法：局部肿痛者，可选用点穴镇痛和舒筋手法；关节活动不利、功能障碍者，可选用活节展筋手法。

（5）物理疗法：理疗可增加局部血液循环，达到消炎退肿、镇痛的效果。但急性期理疗（特别是热疗）会加剧症状，应先用药物解除急性炎症后再进行。

2. 药物治疗

（1）一线药物：包括水杨酸制剂，如阿司匹林、水杨酸钠；消炎止痛药物，如吲哚美辛、舒林酸等；灭酸类药物，如甲芬那酸、氟芬那酸、氯芬那酸、甲氯芬那酸、吡罗昔康等；丙酸类药物，如布洛芬等；吡唑酮类药物，如羟布宗、保泰松、瑞比林。

（2）二线药物：包括金制剂，如硫代苹果酸金钠、硫代葡萄糖金钠、硫代硫酸金钠、金诺芬；抗疟药，如氯喹、羟氯喹、青蒿素；以及 D-青霉胺。常用慢反应药的有甲氨蝶呤，口服或静脉滴注；柳氮磺吡啶，从小剂量开始，逐渐递增，以及羟氯喹、来氟米特、环孢素、金诺芬、白芍总苷等。

（3）云克即锝［^{99}Tc］亚甲基二膦酸盐注射液，是一种非激发状态的同位素，治疗类风湿关节炎缓解症状的起效快，不良反应较小。静脉用药，10 天为一个疗程。

（4）糖皮质激素不作为治疗类风湿关节炎的首选药物。但在下述四种情况可选用激素：①伴随类风湿血管炎包括多发性单神经炎、类风湿肺炎及浆膜炎、虹膜炎等。②过渡治疗重症类风湿关节炎患者，可用小量激素快速缓解病情，一旦病情控制，应首先减少或缓慢停用激素。③经正规慢作用抗风湿药治疗无效的患者可加用小剂量激素。④局部应用如关节腔内注射可有效缓解关节的炎症。总原则为短期小剂量（10mg/d 以下）应用。

（5）生物制剂目前在类风湿关节炎的治疗上，已经有几种生物制剂被批准上市，并且取得了一定的疗效，尤其在难治性类风湿关节炎的治疗中发挥了重要作用。几种生物制剂在类风湿关节炎中的应用：①Infliximab 也称 TNF-α嵌合性单克隆抗体。临床试验已证明对甲氨蝶呤等治疗无效的类风湿关节炎患者用 Infliximab 可取得满意疗效。近年来强调早期应用的效果更好。用法为静脉滴注，每间隔 4 周重复 1 次，通常使用 3～6 次为一个疗程。本药需与 MTX 联合应用，抑制抗体的产生。②Etanercept 人重组 TNF 受体 p75 和 IgGFc 段的融合蛋白。Etanercept 治疗类风湿关节炎和强直性脊柱炎疗效肯定，耐受性好。目前国内有恩利及益塞普两种商品剂型。③阿达木单抗（修美乐）是针对 TNF-的全人源化的单克隆抗体，不易诱导抗抗体的产生。④抗 B 细胞治疗越来越受到重视。⑤抗 CD20 单抗 Rituximab（美罗华）治疗类风湿关节炎取得了较满意的疗效。Rituximab 也可与环磷酰胺或甲氨蝶呤联合用药。

（6）植物药：目前已有多种用于类风湿关节炎的植物药，如雷公藤、白芍总苷、青藤碱、昆仙胶囊等。部分药物对治疗类风湿关节炎具有一定的疗效，但作用机制需进一步研究。

（二）手术治疗

经内科治疗不能控制及严重关节功能障碍的类风湿关节炎患者，外科手术是有效的治疗手段。外科治疗的范围从腕管综合征的松解术、肌腱撕裂后修补术至滑膜切除及关节置换术。

（三）中医辨治

（1）风寒湿型：肢体关节疼痛，屈伸不利。冬春及阴雨天气易发作，局部皮色不变，触之不热，遇寒痛增，得热则减。风偏盛者，疼痛游走不定，或呈放射状，闪电样，涉及多个关节，以上肢多见，或有表证，苔薄白，脉浮缓。寒偏盛者，痛有定处，疼痛剧烈，局部欠温，得热则缓，苔薄白，脉弦紧；湿偏盛者，疼痛如坚如裹，重着不移，肿胀不适，或麻木不仁，以腰及下肢多见，苔白腻，脉濡。

治法：祛风通络，散寒除湿，活血养血。

推荐方药：通痹汤加减。若风偏盛者，加防风、羌活、威灵仙；寒偏盛者，加制川乌、制草乌、桂枝、细辛；湿偏盛者，加薏米。此外，本证易兼见气虚阳虚之象，患者往往对气候变化敏感，甚则出现局部肌肉萎缩、关节僵硬之象。气虚加黄芪、白术，阳虚加淫羊藿、仙茅。

（2）风湿热型：关节疼痛，扪之发热，甚则红肿热痛，痛不可触，得冷则舒，遇热则剧，屈伸不利。风热盛者，疼痛剧烈，兼见发热，口渴，汗出，咽喉肿痛，或皮肤红斑，皮下结节，疼痛涉及多个关节，舌红苔薄黄或黄燥，脉浮数。湿热盛者，兼见胸烦闷，身重、肿痛以下肢为多，苔黄腻，脉滑数。

治法：清热解毒，疏风除湿，活血通络。

推荐方药：清痹汤加减。风热表证者，加连翘、葛根；气分热盛者，加生石膏、知母；热入营血者，加生地黄、丹皮、元参；湿热盛者，加防己、白花蛇舌草；阴虚内热者，加生地黄、白芍、知母。临床所见，属寒属热并非为纯寒纯热，也有寒热错杂者，治疗时宜寒热并用。

（3）瘀血型：关节肿痛，痛如针刺、刀割样，固定不移，压痛明显，局部皮色紫黯，或顽痹不愈，或关节肿大变形，肌肤甲错，或舌紫黯有瘀斑，脉弦涩。

治法：活血化瘀，行气通络。

方药：化瘀通痹汤加减。偏寒者，加桂枝、制川乌、制草乌、细辛；偏热者，加败酱草、丹皮；气虚者，加黄芪；久痹骨节肿大变形者，加穿山甲、乌梢蛇、地龙、蜈蚣、土鳖虫、制马钱子。

（4）正虚型：痹病日久，必有正虚。临床多见肝肾亏虚、脾虚、气血虚。

1）肝肾虚者：筋骨、关节疼痛、不能活动，关节肿大、痿软、畸形，伴头晕、耳鸣、目眩、倦怠乏力、毛发稀疏等。

治法：补肝肾，强筋骨，通经络。

推荐方药：独活寄生汤加减。

2）脾虚者：四肢关节疼痛，消瘦，肌弱无力，四肢怠惰，伴面色萎黄或㿠白，纳呆，便溏，舌淡苔白，脉沉细弱。

治法：健脾益气，养血通络。

推荐方药：右归饮加减。

3）气血虚者：肌肉关节酸痛无力，时轻时重，活动后加剧；或见关节变形，肌肉萎缩，伴面色少华，心悸气短，乏力，自汗，舌淡少苔，脉沉细无力。

治法：补益气血，活络祛邪。

推荐方药：黄芪桂枝五物汤或三痹汤加减。

中成药可选用痹苦乃停片（每次 3 片，每日 3 次口服）、痹隆清安片（每次 3 粒，每日 3 次口服）、尪痹冲剂（每次 1～2 袋，每日 3 次口服）、益肾蠲痹丸（每次 6g，每日 3 次口服）、风湿寒痛片（每次 3 粒，每日 3 次口服）、雷公藤片（每次 2 片，每日 3 次口服）等。

（四）练功活动

功能锻炼是类风湿关节炎患者关节功能得以恢复及维持的重要方法。一般来说，在关节肿痛明显的急性期，应适当限制关节活动。但是，一旦肿痛改善，应在不增加患者痛苦的前提下进行功能活动。对无明显关节肿痛，但伴有可逆性关节活动受限者，应鼓励其进行正规的功能锻炼。在有条件的医院，应在专科医师的指导下进行。

四、预防与调护

患者由于治疗周期漫长、致残率高，容易出现情绪、心理方面问题，故治疗期间心理关怀应重视。根据病情，在急性活动期应限制关节活动，保持关节功能位，但不宜绝对卧床。症状控制后，鼓励患者早下床活动，但活动适度。

（唐　瑞）

第七节　强直性脊柱炎

强直性脊柱炎是一种主要累及脊柱、中轴骨骼和四肢大关节，并以椎间盘纤维环及其附近结缔组织纤维化和骨化及关节强直为病变特点的慢性炎症性疾病。强直性脊柱炎一般先侵犯骶髂关节，其后由于病变发展，逐渐累及腰、胸、颈椎，出现椎间关节突关节间隙模糊、融合消失及椎体骨质疏松、破坏，韧带骨化终致脊柱强直或驼背固定，甚至丧失劳动能力。

本病属于中医学“大偻”范畴，是由于风寒湿热等外邪入侵，闭阻经络关节，气血运行不畅，以全身关节呈游走性红、肿、重着、疼痛甚至关节畸形、强直为主要临床表现。本病常见于16～40岁的青壮年，以男性多见。

一、病因与分类

本病病因至今未明，以下因素可能与本病的发生有关。

（1）基因因素：强直性脊柱炎比类风湿关节炎有更强的家族遗传倾向，不少学者在临床上都看到过兄弟或父子同时患病的情况。

（2）感染因素：诺曼纳斯（Romanus）在1953年强调生殖泌尿系感染是引起本病的重要因素。

（3）其他因素：包括外伤、甲状旁腺疾病、肺结核、铅中毒、上呼吸道感染、淋病、局部化脓性感染、内分泌及代谢缺陷、过敏等因素。总之，强直性脊柱炎很可能是由于基因和环境因素的综合作用所引起的疾病。能够解释本病的家族倾向的学说是多因素遗传。

二、诊断思维

（一）病史

患者可能有家族史，80%左右呈隐渐发病。

（二）症状与体征

1. 疼痛和功能受限

本病初发症状常为下腰、臀、髋部疼痛和活动不便（腰僵），阴天或劳累后加重，休息或遇热减轻。其疼痛常因腰部扭转、碰撞、咳嗽、喷嚏而加重。一般持续数月即缓解消失。以后随着病变的进展，疼痛和腰僵均渐变为持续性，卧床休息后不能缓解，疼痛的性质变为深部钝痛、刺痛、酸痛或兼有疲劳感，甚至可使患者在凌晨从睡梦中痛醒。部分患者可出现单侧或双侧的坐骨神经痛，此多系骶髂关节疼痛反射到坐骨神经，而非腰椎间盘突出症。数年之后，疼痛和脊柱活动受限逐渐上行扩展到胸和颈椎，只有少部分呈下行性发展。此时，患者出现胸痛、胸部呼吸运动减弱甚至消失，主要以腹式呼吸为主。胸椎和肋椎关节病变可刺激肋间神经，引起肋间神经痛，如发生在左侧易误诊为心绞痛。患者为减轻疼痛，无论站立或睡卧都喜欢采取脊柱前屈的姿势，日久脊柱发生驼背畸形。该畸形早期属可逆性，久坐加重，平卧则减轻。

2. 其他症状

有 15%年龄较小的患者，始发症状为单侧或双侧的膝、距小腿关节肿痛，易与类风湿关节炎混淆。部分患者早期可在大转子、坐骨结节、跟骨结节和耻骨联合等肌腱附着点出现疼痛、压痛或肿胀。约有 20%的患者呈急骤发病，患者可有较高的体温和明显的全身症状，除脊柱和骶髂关节外，髋、膝、距小腿、肩等关节均可同时被累及。如果脊柱和双侧髋、膝关节均在畸形位强直，患者多数被迫卧床不起，如勉强行走必须借助于拐杖或板凳；如强直在功能位，患者尚能直立，并能利用身体的转动和距小腿关节的背屈和跖屈活动缓慢步行。如不幸跌倒，常易导致颈椎骨折、脱位甚至四肢瘫痪。有 20%的患者经常患有复发性虹膜炎，引起复发性眼痛和视力减退。

3. 常见体征

（1）脊柱僵硬和姿势改变：早期即可见到平腰（腰椎前凸减少或消失）及腰椎背伸受限；晚期可见到腰椎前凸反向变为后凸，脊柱各方面活动均受到限制。除非髋关节有内收、外展畸形，脊柱侧凸很少见到。晚期有脊柱侧凸时可见到弓弦征，即侧弯活动时，凹侧椎旁肌肉像弓弦一样紧张。当患者整个脊柱发展成纤维性或骨性强直时，脊柱活动则完全丧失，脊背呈板状固定，严重者呈驼背畸形，甚至迫使有的患者站立时只能脸向地面，只可向下看而不能向前看，更不能向上看，有的患者需由别人牵手引路才敢前行。测量脊柱活动度的方法有多种，较常用的方法是改良 Sehober 试验。其方法是测量髂后上棘水平以上垂直距离 10cm 处的脊柱前屈度和腋中线上 20cm 距离的脊柱侧屈度，前屈或侧屈达到 5～10cm 者为正常。测量前屈时，指尖到地面的距离反映总的适应性和髋部状态，而不代替脊柱本身的运动，但由于本项测量简便易行，故临床上常作为评价整体功能状态的指标之一。

（2）胸廓呼吸运动减少一般认为，胸部的周径扩张度少于 3cm 者为阳性，表示其扩张受限，严重时可消失。

（3）骶髂关节检查法挤压或旋转骶髂关节而引起的疼痛是骶髂关节炎的可靠体征。一般可用以下四种方法：①骨盆分离试验；②骨盆挤压试验；③骶骨下压试验；④床边试验。

（4）周围受累关节的体征早期可见受累关节肿胀、积液和局部皮肤发热，颇似类风湿关节炎的体征。晚期可见各种畸形，髋关节常出现屈曲挛缩和内收、外展或旋转畸形，骨性强直机会多；膝关节可呈屈曲挛缩畸形，常可见到髋膝综合征和站立时的“Z”形姿势。

（5）肌腱附着点病变体征：于大转子、坐骨结节、髂骨嵴、耻骨联合及跟骨结节均能发病，但前四者接近中心发病区域，其症状、体征不典型。而跟骨结节远离发病中心部位，且位置表浅，故症状、体征显著。早期即可见跟腱附着处红、肿、热、压痛、跛行，如合并跟腱前、后滑膜囊炎，则肿胀更甚。晚期，因骨质增生，可出现并触及局部骨性粗大畸形。

（三）实验室检查

本病的实验室检查缺乏特异性。在早期和活动期，80%的患者血沉增快，在静止期或晚期血沉多降至正常。但是，即使在病变的活跃时期，也有约 1/5 的病例血沉不快。因此，绝不能因血沉不快而否定本病的诊断。当临床和 X 线片尚不足以诊断本病时，如血沉较快，则可增加诊断的依据。贫血和白细胞增多不常见，偶见血浆球蛋白的增多和白蛋白降低。狼疮细胞多为阴性。脑脊液蛋白稍增加（0.45～0.60g/L），尤其多见于合并坐骨神经痛的病例。90%以上的患者其组织相容抗原（HLA-B27）为阳性。

（四）X 线检查

骶髂关节改变是诊断本病的主要依据。可以这样说，一张正常的骶髂关节 X 线片几乎可以排除本病的诊断。本病早期骶髂关节的 X 线片改变比腰椎更具有特点，更容易识别。一般来说，骶髂关节可有三期改变。①早期：关节边缘模糊，并稍致密，关节间隙加宽；②中期：关节间隙狭窄，关节边缘骨质腐蚀与致密增生交错，呈锯齿状；③晚期：关节间隙消失，骨小梁通过，呈骨性融合。

三、治疗方略

同时根据阴阳气血的虚衰，注意培本，补养气血，调补脾肾。外治法以“以疏治痛，祛痛致疏”为理论指导，以电针、艾灸、中药塌渍、中药封包、中药熏洗等为基本外治法。

1. 湿热蕴结证

治法：清热利湿，通络止痛。

推荐方药：三妙散合当归拈痛汤加减。加减：可选加利尿除湿之品，如猪苓、泽泻、车前子、防己、滑石之类；选加健脾化浊之品，如薏苡仁、土茯苓、金钱草之类；热盛者，选加忍冬藤、连翘、黄柏之类；阴津耗伤者，选加生地黄、玄参、麦冬之类；肿痛较甚者，选加乳香、没药、秦艽、络石藤、海桐皮、桑枝、地龙、全蝎之类；关节周围有红斑者，选加生地黄、丹皮、赤芍之类；下肢痛甚，可选加牛膝、木瓜、独活之类；上肢痛甚，可选加羌活、威灵仙、姜黄之类药物。

2. 脾虚湿阻证

治法：健脾利湿，益气通络。

推荐方药：黄芪防己汤加减。皮下结节，可选用天南星、白芥子之类；关节疼痛甚者，可选加乳香、没药、延胡索；关节肿甚者，适当选加防己、土茯苓、滑石；关节久痛不已，可加全蝎、乌梢蛇、炮山甲；久病体虚，面色不华，神疲乏力，加党参、黄芪。

3. 寒湿痹阻证

治法：温经散寒，除湿通络。

推荐方药：乌头汤加减。可参用风湿热痹证型加利尿除湿之品和健脾化浊之品及上、下肢引经药。风邪偏胜者，可重用羌活、独活、防风，或选加祛风通络之品如海风藤、秦艽之类；寒邪偏胜者，可加温经散寒之品，如制草乌、制附子、细辛之类；湿邪偏胜者，可选加胜湿通络之品，如防己、萆薢、川木瓜之类；对皮下结节可重加通络之品，如天南星、金钱草、炮山甲之类。

4. 痰瘀痹阻证

治法：活血化瘀，化痰散结。

推荐方药：桃红四物汤合当归拈痛汤加减。皮下结节，可选用天南星、白芥子之类；关节疼痛甚者，可选加乳香、没药、延胡索；关节肿甚者，适当选加防己、土茯苓、滑石；关节久痛不已，可加全蝎、乌梢蛇、炮山甲；久病体虚、面色不华、神疲乏力者，加党参、黄芪。

四、预防与调护

由于反复关节炎发作，常导致患者情绪焦虑不安，护理人员要及时对患者进行心理安慰，解释病情，帮助其了解该病的病因及防治对策，增加配合治疗的信心。

（唐　瑞）

第八节　骨关节炎

骨关节炎为一种退行性病变，系由于增龄、肥胖、劳损、创伤、关节先天性异常、关节畸形等诸多因素引起的关节软骨退化损伤、关节边缘和软骨下骨反应性增生，又称骨关节病、退行性关节炎、老年性关节炎、肥大性关节炎等。本病与中医学的“痹证”相似，可归属于“痹证”范畴。本病多中年以后发病，好发于负重大、活动多的关节，如脊柱、膝、髋等。

一、病因与分类

根据有无局部和全身致病因素，将骨关节炎分为继发性和原发性两大类。

1. 继发性骨关节炎

（1）机械性或解剖学异常：髋关节发育异常，股骨头骨骺滑脱、股骨颈异常、多发性骨骺发育不良、陈旧性骨折、半月板切除术后、关节置换术后、急慢性损伤。

（2）炎症性关节疾病：化脓性关节炎、骨髓炎、结核性关节炎、类风湿关节炎、血清阴性脊柱关节病、白塞综合征、Paget 病。

（3）代谢异常：痛风、戈谢病、糖尿病、进行性肝豆状核变性、软骨钙质沉着症、羟磷灰石结晶。

（4）内分泌异常：肢端肥大症、性激素异常、甲状旁腺功能亢进、甲状腺功能减退伴黏液性水肿、肾上腺皮质功能亢进。

（5）神经性缺陷：周围神经炎、脊髓空洞症、夏科（Charcot）关节病。

2. 原发性骨关节炎

原发性骨关节炎的病因尚不清楚，可能与性别、年龄、肥胖及过度使用等因素有关。

二、诊断思维

（一）临床表现

主要症状为关节疼痛，常发生于晨间，活动后疼痛反而减轻，但如活动过多，疼痛又可加重。另一症状是关节僵硬，常出现在早晨起床时或白天关节长时间保持一定体位后。检查受累关节可见关节肿胀、压痛，活动时有摩擦感或弹响，病情严重者可有肌肉萎缩及关节畸形。

（二）辅助检查

（1）实验室检查：血沉、血常规均无异常变化，关节液常较为清澈、色微黄且黏稠度高，白细胞计数常在 10×10^9/L 以内，以单核细胞为主，黏蛋白凝块坚实。

（2）其他辅助检查：X 线片于早期并无明显异常，约数年后方逐渐出现关节间隙狭窄，这表明关节软骨已开始变薄。开始时，关节间隙在不负重时正常，承重后出现狭窄。病变后期，关节间隙有显著狭窄，软骨下可有显微骨折征，而后出现骨质硬化，最后关节边缘变尖，有骨赘形成，或因骨质损坏出现关节面凹凸不平甚至塌陷，负重处软骨下可有骨性囊腔形成典型的骨关节病征象。CT 及 MRI 检查可在早期发现关节软骨及软骨下骨质的异常改变。

可根据慢性病史临床表现及影像学明确诊断。必要时可做关节滑液检查，以证实诊断。X 线改变不能说明是原发性骨关节病，应从病史中明确病损是原发性或继发性。

（三）诊断标准

（1）近 1 个月内反复膝关节疼痛。

（2）X 线片（站立或负重位）示关节间隙变窄、畸形，软骨下骨硬化和（或）囊性变，关节缘骨赘形成，关节面不平整，关节面塌陷。

（3）关节液（至少 2 次）清亮、黏稠，白细胞<2000 个/ml。

（4）中老年患者（≥40 岁）。

（5）晨僵≤30 分钟。

（6）活动时有骨擦音（感）。

综合临床、实验室及 X 线检查，符合第 1、2 条或第 1、3、5、6 条或第 1、4、5、6 条，即可诊断膝关节骨性关节炎。

（四）骨性关节炎的分级

根据 Kellgren 和 Lawrecne 的放射学诊断标准，骨性关节炎分为五级。

0 级：正常。

Ⅰ级：关节间隙可疑变窄，可能有骨赘。

Ⅱ级：有明显的骨赘，关节间隙轻度变窄。

Ⅲ级：中等量骨赘，关节间隙变窄较明确，软骨下骨质轻度硬化改变，范围较小。

Ⅳ级：大量骨赘形成，可波及软骨面，关节间隙明显变窄，硬化改变极为明显，关节肥大及明显畸形。

三、治疗方略

（一）非手术治疗

（1）非药物治疗：对于初次就诊且症状不重的骨关节炎患者，非药物治疗是首选的方式。治疗方法是减少关节的负重和过度的大幅度活动，以延缓病变的进程。肥胖患者应减轻体重，减少关节的负荷。下肢关节有病变时可用拐杖或手杖，以求减轻关节的负担。理疗及适当的锻炼可保持关节的活动范围，必要时可使用夹板支具及手杖等。

（2）药物治疗：治疗骨性关节炎的药物种类繁多，要根据药物疗效、作用机制和不同患者的特点选用药物。目前没有任何药物可以使骨性关节炎的病程逆转和停止，但药物对消除症状有明显疗效，主要包括各种非甾体抗炎药和软骨保护药。

（3）针刀治疗（针刀松解配合手法解锁法治疗膝关节骨性关节炎）：患者取仰卧位，患膝垫枕，根据病情，选择膝关节及髌骨内、外上 1/3 边缘，膝关节内外侧副韧带附着点，髌下脂肪垫，髌上、下滑囊，髌韧带止点，以及各压痛显著点等部位，用紫药水做好定位标记，常规消毒，严格无菌操作。用小针刀在所定部位分别做铲剥、松解，待行以上闭合性松解术后，再用膝关节解锁手法对髌骨沿下肢纵行进行推、按、提、拿，直到髌骨活动自如，并被动屈、伸膝关节到最大活动范围，每周一次，3 次为一个疗程，针刀治疗在针灸、推拿、熏蒸等疗程开始前和休息时进行，术后嘱患者制动休息，24 小时后再行其他外治法治疗。

（二）手术治疗

当患者病情严重，出现持续性疼痛及明显的关节活动障碍，保守治疗无效，影响工作及生活时，应考虑外科手术治疗。

（1）关节镜手术：对早中期骨关节炎、关节腔内有游离体且有关节卡锁症状患者选择关节镜清理。

（2）关节周围截骨术：目前多用于髋、膝关节骨性关节炎患者。临床研究证明，早期年龄轻、疼痛重并有对线不良的骨性关节炎患者可选用关节周围截骨术，使关节的负重力线有损坏的关节间隙转移到相对正常的关节间隙，改善关节负重异常状态，达到降低骨内压、促进新的关节面形成、减轻症状的目的。

（3）关节融合术：由于人工关节置换术疗效确切，因此关节融合术目前已经不再作为骨性关节炎的常规治疗手段。但从恢复关节承重功能角度看，关节融合术仍有其独特的优点。关节融合术适用于单侧关节严重骨性关节炎，手术后需继续从事重体力劳动的年轻患者，或对活动要求不高的老年患者。

（4）人工关节置换术：主要适用于骨性关节炎晚期，疼痛和功能障碍严重的老年患者，手术禁忌证包括脏器功能低下，全身或局部有活动性感染，关节主要运动肌瘫痪或肌肉肌腱等组织破坏。

（三）中医辨治

中医认为，本病的发生以肾精亏虚为本，还与外邪侵袭、劳损过度、外伤等有关。本病基本病因病机为虚、瘀、湿、热，而精血亏虚、肝肾阴虚是发病的关键。病位在筋骨，与肝、肾密切相关。病性多为本虚标实，发作期以治标为主，缓解期以补虚为主。

（1）风寒湿痹证：肢体、关节酸痛，屈伸不利，遇寒增剧，得热痛减，局部皮色不红，触之不热，活动时疼痛加重，舌苔薄白或白滑，脉弦紧或涩。

治法：祛风散寒，利湿通络。

推荐方药：蠲痹汤加减。

（2）血瘀阻痹证：痹痛日久，患处刺痛、掣痛，疼痛较剧，痛有定处或痛且麻木，不可屈伸，反复发作，骨关节僵硬变形，关节及周围呈黯瘀色，舌体暗紫或有瘀点、瘀斑，脉细涩。

治法：活血化瘀，舒筋理气。

推荐方药：身痛逐瘀汤加减或活血止痛胶囊等。

（3）肾虚骨痹证：骨关节疼痛日久不愈，时轻时重，或筋脉拘急牵引，屈伸运动而加剧，或关节变形，筋肉萎缩，腰膝酸软，形寒肢冷，尿多便溏，心悸气短，食少乏力，面色萎黄，或头晕耳鸣，烦热盗汗，舌淡白，或舌红少津，脉沉细，或沉细而数。

治法：补益肝肾，通利筋脉。

推荐方药：独活寄生汤加减。偏阳虚者加淫羊藿、巴戟天；偏阴虚者，加熟地黄、桑寄生、旱莲等。

（4）湿热痹阻证：关节肿胀、积液，以下肢膝、踝关节为重，伴疼痛、灼热，周身困乏无力，下肢沉重酸胀（胶着感），舌体胖，边有齿印，舌质红，苔黄腻，脉滑数。

治法：清热化湿，宣通经络。

推荐方药：宣痹汤加减。如痛甚者加姜黄、桑枝、海桐皮。

（四）练功活动

功能锻炼贯穿于整个治疗过程中，以主动不负重为主，先做增强肌力训练，再逐渐锻炼关节。①股四头肌舒缩锻炼：患者仰卧床上，患膝伸直，将股四头肌等长收缩，然后放松静力训练。②膝关节伸屈活动：患者坐床边，将患膝置于床旁，尽量伸直膝关节，保持伸直位，有酸胀感时，缓慢屈曲膝关节达最大限度，反复进行。③直腿抬高锻炼：患者仰卧，屈膝将大腿抬高，然后伸直膝关节，保持到酸胀时屈曲膝关节。

四、预防与调护

患者在治疗期间，要注意休息，避免参与可能引起生理性负荷增加或有创伤的体力劳动，尽可能减少登梯、长时间站立、行走等活动。

（唐　瑞）

第九节　股骨头缺血性坏死

股骨头坏死全称股骨头无菌性坏死或股骨头缺血性坏死，是由于多种原因导致的股骨头局部血运不良，从而引起骨组织进一步缺血、坏死、骨小梁断裂、股骨头塌陷的一种病变。自1888年世界医学界首次认识股骨头坏死这一疾病至今，股骨头坏死已由少见病转变为多发病、常见病，尤其是激素的问世及其广泛应用以来，股骨头坏死的发病率逐渐上升。加之交通事故的增多，人们生活方式的改变均使得该病患者数量剧增。据不完全统计，目前全世界股骨头坏死3000万人，我国约有400万人。最新的调查表明，股骨头坏死的发生无明显性别差异，任何年龄均可患病，而有过激素应用史、髋部外伤史、酗酒史、相关疾病史者发病的概率明显增多。股骨头坏死属于中医学“骨痛”“骨痹”“骨蚀”等症范畴之内，是骨伤科疑难症之一。

一、病因与分类

（一）创伤性股骨头坏死

其发病机制为骨内外动脉突然阻断而导致的缺血。骨外血管损伤是由于关节囊或圆韧带损伤时损害了供应支持带动脉的供血血管或圆韧带内的血管。骨内血管损伤就是骨折直接破坏血管、骨内血供障碍。

（二）非外伤性股骨头坏死

其发病机制比较复杂，常见的原因可以归纳为以下几个方面。

（1）与血管有关的病变：可以分为骨外和骨内血管阻塞。阻塞可发生于动脉、静脉或毛细血管，因为股骨头坏死好发于糖尿病及酗酒者，通常伴有高血脂、高血压和冠状动脉粥样硬化。Saito 等则认为阻塞性血管炎是由于免疫复合抗体沉积，于血管壁所引发的变态反应所致。放射性动脉炎、骨内阻塞性血管炎也与坏死有关。

（2）关节腔压力增高：关节腔内积液、外伤、炎症、关节炎及血友病所致关节囊内出血都会增加关节腔内压力，压迫通过关节囊基底部的血管影响股骨头血供。

（3）骨髓腔内压力增加：由于股骨头内是一个密闭的空间，这个空间内任何原因引起的体积增大都会使髓腔内压力增加，压迫血管，发生坏死。激素可导致骨髓脂肪细胞肥大、堆积，造成髓内压力增高，压迫骨内微血管结构，导致循环障碍。同样骨髓脂肪可以吸收大量氮气从而增大体积，镰状细胞贫血可以使脂肪细胞增大，骨细胞内脂肪增多也可以增大体积压迫静脉阻碍回流。贫血引起的骨髓增生也可以使髓腔内压力增加。戈谢病由于缺乏β-葡萄糖苷酶，使得骨髓网状内皮细胞内的葡糖脑苷脂无法分解，越来越多地聚集在内皮细胞内，造成骨内压力增加。血友病患者的髓腔内反复出血也可以增加髓内压。炎症与肿瘤的骨髓转移也可以增高髓腔内压力，引起坏死。

（4）骨结构机械强度降低：肾透析以后甲状旁腺素水平提高，使得软骨下骨骨结构更新速度加快，新生的紊乱的骨基质无法承担正常负重，造成微骨折增加了髓腔内压力。骨质疏松较重也容易增加微骨折数量从而造成骨内压力增高。酗酒可以促进骨质疏松的发生，减低骨的机械强度。另外，乙醇和激素本身对骨头有毒性作用。

（5）股骨头的病变：骨骺滑脱可见于甲状腺功能减退、使用生长激素及接受放射治疗的患者。发生股骨头骨骺滑脱时骨骺向外上方移位、干骺端外旋使得外侧骨骺动脉扭曲，影响骨骺供血。先天性髋关节脱位时出现外展和内旋，髂腰肌和髋关节边缘压迫旋股内动脉影响股骨头血供。

（三）股骨头坏死的分型

根据坏死部位的范围大小和形状分为六类，具体如下。

（1）股骨头全部坏死：较少见，是指股骨头从髋关节边缘起全部坏死。头下型股骨颈骨折常常可以引起股骨头全头坏死。

（2）股骨头锥（楔）形坏死：最多见，正常股骨头分为中心持重区和内、外无压区。股骨头中心锥形坏死即为中心持重区骨坏死。

（3）股骨头顶半月状坏死：发生率很高，骨坏死发生于股骨头的前上方，死骨呈半月状，节蛙式外展位 X 线片显示最为清楚。

（4）股骨头灶性骨坏死：症状最轻，这一类型一般不发生股骨头塌陷。

（5）股骨头核心性坏死。

（6）非血管性骨坏死。

二、诊断思维

（一）临床表现

股骨头坏死最先出现的自觉症状就是疼痛，疼痛的部位是髋关节周围、大腿内侧、前侧或膝部。早期疼痛开始为隐痛、钝痛、间歇痛，行走后疼痛加重，休息可以缓解。但也有呈持续性疼痛的，不管是劳累还是休息，甚至躺在床上也痛，主要由于骨内压增高引起疼痛，这种静息痛可在股骨头出现塌陷后逐渐减轻或消失。早期在 X 线上虽然没有明显的形态异常改变，但是患者髋关节已有不同程度的功能受限。比如患者患侧髋关节外展、旋转受限，下蹲不到位等。股骨头坏死到了晚期，股骨头塌陷、碎裂、变形，有的可造成髋关节半脱位，此时的疼痛与髋关节活动、负重有直接关系。活动时关节内因骨性摩擦而疼痛，静止时头臼之间不发生摩擦，疼痛也就不明显了。所以，行走、活动疼痛加重，动则即痛，静则痛止或减轻。总之，早期是以疼痛为主，伴有功能受限；晚期以功能障碍为主，伴有疼痛。

体征可见：局部深压痛，内收肌止点压痛，“4”字试验阳性，Galeazzi 征阳性，A11is 征阳性，Trendelenburg 试验阳性。外展、外旋或内旋活动受限，可伴有患肢可缩短、肌肉萎缩甚至髋关节半脱位体征。有时轴冲痛阳性。

（二）辅助检查

（1）X 线检查：无论坏死范围大小，单发或多发，股骨头坏死的 X 线分期方法很多，但我们一般采用 Arlet、Ficat 和 Hageffard 的 5 期分类法。

Ⅰ期（前放射线期）：约有 50%的患者可出现轻微髋痛，负重时加重。查体：髋关节活动受限，最早出现内旋活动受限，强力内旋时髋关节疼痛加重。X 线片显示可为阴性，也可见散在性骨质疏松或骨小梁界限模糊。

Ⅱ期（坏死形成，头变扁前期）：临床症状明显，且较Ⅰ期加重。X 线片显示股骨头广泛骨质疏松，散在性硬化或囊性变，骨小梁紊乱、中断，可见部分坏死区，关节间隙正常。

Ⅲ期（移行期）：临床症状继续加重。X 线片显示股骨头轻度变扁，塌陷范围在 2mm 以内，关节间隙轻度变窄。

Ⅳ期（塌陷期）：临床症状较重。下肢功能明显受限，疼痛多缓解或消失，患肢肌肉萎缩。X 线片显示可见股骨头外轮廓和骨小梁紊乱、中断，有半月征，塌陷范围大于 2mm，有死骨形成，头变扁，关节间隙变窄。

Ⅴ期（骨关节炎期）：临床症状类似骨性关节炎表现，疼痛明显，关节活动严重受限。X 线片显示股骨头塌陷，边缘增生，关节间隙融合或消失，髋关节半脱位。

正确的诊断和分期，与治疗方法的制订和治疗效果有密切的关系。早期治疗可防止骨坏死造成的股骨头塌陷。如果在 X 线上发现或怀疑有骨坏死，可继续做磁共振（MRI）或 CT 扫描。

（2）CT 检查：对于Ⅱ期、Ⅲ期病变，CT 检查可清楚显示坏死灶的边界、面积、硬化带、病灶自行修复及软骨下骨等变化。CT显示软骨下骨折的清晰度与阳性率优于MRI及X线片，加用三维重建可显示股骨头冠状位整体情况。CT扫描有助于确定病灶及选择治疗方法。

（3）MRI检查：典型股骨头缺血性坏死的T_1加权相改变为股骨头残存骨骺线，临近或穿越骨骺线的蜿蜒带状低信号区，以及低信号带包绕高信号区或混合信号区。T_2加权相可出现双线征（double line sign）。专家建议的扫描序列为T_1及T_2加权，对可疑病灶可另加T_2抑脂或短T_1反转恢复（STIR）序列。一般采用冠状位与横断面扫描，为了更精确估计坏死体积，以及更清楚显示病灶，可另加矢状位扫描。

（4）核素扫描检查：诊断早期股骨头缺血性坏死敏感性高而特异性低。采用^{99}锝二磷酸盐扫描，若出现热区中有冷区即可确诊。但单纯核素浓度（热区）则应与其他髋关节疾病鉴别。此检查可用于筛查病变及寻找多部位坏死灶。单光子发射体层成像（SPECT）可增强其敏感性，但特异性仍不高。

（三）诊断标准

1. 主要标准

（1）临床症状、体征和病史：以腹股沟和臀部、大腿部位为主的关节痛，髋关节内旋活动受限，有髋部外伤史、皮质类固醇应用史、酗酒史。

（2）X线片改变：股骨头塌陷，不伴关节间隙变窄；股骨头内有分界的硬化带；软骨下骨有透X线带（新月征，软骨下骨折）。

（3）核素扫描示股骨头内热区中有冷区。

（4）股骨头MRI的T_1加权相呈带状低信号（带状类型）或T_2加权相有双线征。

（5）骨活检显示骨小梁的骨细胞空陷窝多于50%，且累及邻近多根骨小梁，有骨髓坏死。

2. 次要标准

（1）X线片示股骨头塌陷伴关节间隙变窄，股骨头内有囊性变或斑点状硬化，股骨头外上部变扁。

（2）核素骨扫描示冷区或热区。

（3）MRI示等质或异质低信号强度而无T_1加权相的带状类型。

符合两条或两条以上主要标准可确诊。符合一条主要标准，或次要标准阳性数≥4个（至少包括一种X线片阳性改变），则可能诊断。

三、治疗方略

目前尚无哪一种方法能同时治愈不同类型、不同分期及不同坏死体积的股骨头缺血性坏死。制订合理的治疗方案应综合考虑分期、坏死体积、关节功能及患者年龄、职业等。

（一）股骨头坏死的非手术治疗

要注意非手术治疗股骨头缺血性坏死的疗效尚难预料。

（1）保护性负重：学术界对于该方法能否减少股骨头塌陷仍有争论。使用双拐可有效减少疼痛，但不提倡使用轮椅。

（2）药物治疗：适用于早期（0、Ⅰ、Ⅱ期）股骨头缺血性坏死，可采用非类固醇消炎止痛剂，针对高凝低纤溶状态可用低分子肝素及相应中药治疗，阿仑膦酸钠等可防止钙质流失，扩血管药物也有一定疗效。

（3）物理治疗：包括体外震动波、高频电场、高压氧、磁疗等，对缓解疼痛、促进骨修复有益。

（二）手术治疗

多数股骨头缺血性坏死患者会面临手术治疗，手术包括保留患者自身股骨头手术和人工髋关节置换术两大类。保留股骨头手术包括髓芯减压术、植骨术、截骨术等，适用于ARCO Ⅰ、Ⅱ期和Ⅲ期早期，坏死体积在15%以上的股骨头缺血性坏死患者。如果方法适当，可避免或推迟行人工关节置换术。

1. 保留自身股骨头手术

（1）股骨头髓芯减压术植骨术：建议采用直径约3mm左右细针，在透视引导下多处钻孔。可配合进行自体骨髓细胞移植、骨形态蛋白（BMP）植入等。也可在髓芯进行较粗通道的建立（8～10mm），以便清除死骨及打压植骨，此疗法不应在晚期（Ⅲ期、Ⅳ期）使用。

（2）带血管自体骨移植：应用较多的有带血管腓骨移植、带血管髂骨移植等，适用于Ⅱ期、Ⅲ期股骨头缺血性坏死，如应用恰当，疗效较好。但此类手术可能导致供区并发症，并且手术创伤大、手术时间长、疗效差别大。

（3）不带血管骨移植：应用较多的有经股骨转子减压植骨术、经股骨头颈灯泡状减压植骨术等。植骨方法包括压紧植骨、支撑植骨等。应用的植骨材料包括自体皮松质骨、异体骨、骨替代材料。此类手术适用于Ⅱ期和Ⅲ期早期的股骨头缺血性坏死，如果应用恰当，中期疗效较好。

（4）截骨术：将坏死区移出股骨头负重区，将未坏死区移到负重区。应用于临床的截骨术包括内翻或外翻截骨、经股骨转子旋转截骨术等。该方法适用于坏死体积中等的Ⅱ期或Ⅲ期早中期的股骨头缺血性坏死。此术式会为以后进行人工关节置换术带来较大技术难度（一般费用也是在1万~2万）。

（5）另外还有死骨清除骨水泥填充股骨头重建术。

2. 人工关节置换术

股骨头一旦塌陷较重（Ⅲ期晚期、Ⅳ期、Ⅴ期），出现关节功能障碍或疼痛较重。对于50岁以下患者，可选用表面置换，此类手术能为日后翻修术保留更多的骨质，但各有其适应证、技术要求和并发症，应慎重选择。

人工关节置换术对晚期股骨头缺血性坏死有确切疗效，一般认为，非骨水泥型或混合型假体的中长期疗效优于骨水泥型假体。股骨头坏死的人工关节置换有别于其他疾病的关节置换术，要注意一些相关问题：①患者长期应用皮质类固醇，或有基础病需继续治疗，故感染率升高；②长期负重、骨质疏松等原因导致假体易穿入髋臼；③曾行保留股骨头手术，会带来各种技术困难。

另外，学术界对无症状的股骨头缺血性坏死治疗存在争议，有研究认为对坏死体积大(>30%)、坏死位于负重区的股骨头缺血性坏死应积极治疗，不应等待症状出现。

（三）中医辨治

（1）肝肾阴虚型：症见髋部疼痛较轻，活动时加重，休息后减轻，患肢肌肉萎缩，自汗或盗汗，善忘失眠，五心烦热，舌红少苔，脉细数。

治法：滋补肝肾。

推荐方药：熟地黄20g，山药、山茱萸、茯苓各15g，知母、黄柏、泽泻、丹皮、甘草各10g。

（2）气虚血瘀型：症见髋关节胀痛，刺痛均不剧烈，或只感觉轻微疼痛，功能障碍，甚至卧床或扶拐行走，有时伴轻度肌肉萎缩，面色无华，少气懒言，舌质暗红，苔薄白。

治法：益气活血。

推荐方药：党参、当归各15g，黄芪、熟地黄各20g，桃仁、红花、白芍、川芎各10g。

（3）气血两虚型：症见髓关节长期功能障碍，跛行，或行动困难，甚则大部分时间卧床，髋部钝痛，有时疼痛沿大腿内侧向膝部放散，休息时疼痛减轻，活动后加重，病侧肌肉萎缩，面色苍白，唇甲白无华，气短乏力，舌淡苔薄白，脉细弱。

治法：补气养血。

推荐方药：党参、当归、茯苓各15g，黄芪、熟地黄各20g，白术、白芍、川芎、甘草各10g。

（4）气滞血瘀型：症见髋部胀痛或刺痛，痛处固定不移，久坐久卧后疼痛加重，适当活动后疼痛减轻，但大幅度活动后疼痛又加重，舌质略暗，脉沉涩。

治法：行气活血，化瘀。

推荐方药：柴胡18g，当归15g，酒大黄3g，红花、桃仁、炮山甲、甘草各10g。

（四）练功活动

早期以不负重的髋关节屈伸训练为主，同时进行股四头肌收缩训练；治疗期间尽可能以自行车代步，减少加重病变关节的因素，有利于疾病的康复。

四、预防与调护

生活中要注意少饮酒，最好不饮酒。髋部因创伤骨折后，要进行及时、正确的治疗，避免发生创伤性股骨头无菌性坏死。因病使用激素治疗，要在医嘱下进行，医务人员也不能滥用激素。接触放射线要注意防护。股骨头坏死患者的保养之道俗语说“三分治，七分养”，对于患股骨头坏死的患者来说，如果患病后不懂得保养，无疑是雪上加霜。

（唐　瑞）

第十节　骨质疏松症

骨质疏松症是一种系统性骨病，其特征是骨量下降和骨的微细结构破坏，表现为骨的脆性增加，即使是轻微的创伤或无外伤的情况下也容易发生骨折，有时候并无明显症状。主要临床表现为疼痛、身长短缩、易发骨折等。祖国医学认为该病属于“痿证”范畴，病变在骨，其本在肾。骨痿属痿证之一，症见腰背酸软，难于直立，下肢痿弱无力，面色暗黑，牙齿干枯等。由大热灼伤阴液，或长期过劳，肾精亏损，肾火亢盛等，使骨枯而髓减所致。

一、病因与分类

目前普遍认为骨质疏松症的发病是多种因素共同作用的结果，与多种内分泌紊乱（包括性激素、甲状旁腺激素、降钙素、前列腺素、活性维生素 D 及相关的促激素等）、营养因素（钙缺乏或吸收不良）、遗传因素（VDRG、ERG、Ⅰ型胶原基因、IL-6 基因、TGF-β1 基因、胶原酶基因等）、失用因素及吸烟酗酒等不良生活习惯有着密切的关系。

（一）内分泌紊乱

目前研究较多的是性激素。

众所周知，雌激素水平下降是绝经期骨质疏松（PMOP Ⅰ型）的主要病因，一方面，其导致活性维生素 D 的生成和活性降低，减少肠道钙吸收，同时雌激素水平下降，雌激素受体直接抑制成骨细胞活性，骨基质形成不足；另一方面，由于雌激素水平下降而致降钙素水平降低，增强了破骨细胞活性，并增强了骨对甲状旁腺激素的敏感性，使骨吸收增多。综合结果，骨吸收超过骨形成，导致骨质疏松。但也有研究持不同的意见，他们认为雌激素的减少，并非像某些学者提出的抑制成骨活性，而是同时增强成骨及破骨活性，只因后者作用强于前者，结果导致骨吸收。此外，与原发性骨质疏松症相关的雌激素还有甲状旁腺激素（PTH）、降钙素（CT）、活性维生素 D（1,25-（OH）$_2D_3$）、甲状腺素、雄激素、皮质类固醇激素、生长激素及细胞因子等。

（二）力学因素

过去对骨质疏松症病因的研究多集中在非力学因素上，而生物力学的研究多侧重于对原发性骨质疏松症的后果——骨力学强度下降的检测和分析，并没有真正认识到生物力学因素在保持骨的结构与强度、引发骨质疏松症的机制中所占的重要地位。目前的研究认为，骨应变幅度有助于控制骨塑形活动而增加骨强度和骨量，而骨重建则维持或降低骨强度和骨量。无论从应变或应力角度看，骨重建阈值 MESr 应低于骨塑形阈值 MESm，MESm 又应低于显微损伤阈值 MESp，而 MESp 则应显著低于骨极限强度即骨折阈值 Fx。正常的骨塑形与骨重建可调整骨骼的总体强度和刚度，以保持正常的峰值，防止其超过骨塑形阈值和显微损伤阈值，即应满足 $MESr<E<MESm<<MESp<<<Fx$。该公式（模式）可解释不同类型骨质疏松症的生物力学原理。

在骨质疏松性骨折的研究中，骨力学强度下降被认为是骨质疏松症的本质特征，骨力学强度取决于骨基质的材料特征、骨的显微结构及骨矿物含量。前两者构成了“质”的因素，后者构成了“量”的因素。骨质疏松时骨的显微结构存在于两个方面的变化：①骨小梁显微结构退行性变：由于骨吸收大于骨形成，导致骨小梁变细、骨小梁体积下降、骨小梁数目下降，而骨小梁穿孔、消失，导致骨小梁间距增大，骨小梁网状结构连续性中断；这些变化引起残存骨小梁承受的应力相对增加，骨折危险性增大。②骨小梁显微骨折，由于骨小梁显微结构退行性变，导致易发生骨折，扫描电镜下显微骨折存在以下组织学特征，早起骨折愈合形成的编织骨将骨折断端连续起来，形成榴状、纺锤状、角状、结节状；后期编织骨中无成骨细胞和破骨细胞，形成较平滑的粗大骨小梁。此外，单个骨小梁的材料性质也发生了变化，进一步的研究发现，在骨质疏松性骨折的椎体中，虽然其胶原密度与正常人无异，但是其胶原交联却减少；也有研究发现，穿孔的骨小梁上仅有 10%～20%的部位有新形成的胶原纤丝，比完整的骨小梁上的新形成胶原纤丝的部位明显减少。

（三）营养因素

营养因素在原发性骨质疏松症的发病中起着重要作用，主要是钙、磷、蛋白质、氨基酸及活性维生素D等，对提高和维持峰值骨量有重要意义。

（四）遗传因素

大量的研究表明，原发性骨质疏松症人群的某些遗传学改变与骨转换、骨密度及骨骼结构等有一定的关联。首先，骨量的获得存在遗传因素的差异，虽然骨量的获得受众多因素的影响，尤其是运动和钙的摄入，但每一个人最终所能获得的骨量无疑受到遗传控制；其次，基因多态性对骨质疏松有影响，研究较多的有维生素 D 受体基因（VDRG）、雌激素受体基因（ERG）、Ⅰ型胶原α-1 基因、白细胞介素 6 基因、转移生长因子β1 基因及胶原酶基因等。目前认为，Ⅰ型胶原基因和雌激素受体基因是最有影响的基因，因为Ⅰ型胶原基因在不多的研究中就极其显著地表现出与骨量的相关性，而雌激素受体基因与骨转换的关系和临床发现相吻合（雌激素水平下降引起的高骨转换率）。

（五）年龄因素

女性骨量丢失主要与停经时间有关，而并非年龄。一个提前绝经十年的妇女较相同年龄者有明显骨量丢失。

对原发性骨质疏松症，祖国医学依据“肾主骨，生髓”“腰者，肾之府，转摇不能，肾将惫矣；膝者，筋之府，屈伸不能，行则偻附，筋将惫矣；骨者，髓之府，不能久立，行则振掉，骨将惫矣”等理论，将其辨证为“肾虚为本”，又因原发性骨质增生症病程长，故其发展中势必波及他脏，肾藏精，肝藏血，生理上有“肝肾同源”，病理上两者常相互影响，肾阴不足可致肝阴不足，从而导致“肝肾亏虚”；同时，肾为先天之本，脾为后天之本，两者在病理上相互影响。对原发性骨质疏松症而言，雌激素水平下降是其重要致病因素，且《素问•上古天真论》云：“女子……七七，任脉虚，太冲脉衰少，天癸竭，地道不通，故形坏而无子也。”所以对于原发性骨质疏松症而言，应强调调补冲任，相当于现代医学中对下丘脑—垂体—性腺轴的调节。另外，从提高骨质量的角度入手，在符合辨证施治的原则下，应选择一些含有钙质、胶原纤维等成分的药物，有望提高疗效。

二、诊断思维

临床上诊断骨质疏松症应包括两个方面：具有骨质疏松的临床表现和排除其他影响骨代谢疾病。

（一）临床表现

疼痛、脊柱变形和发生脆性骨折是骨质疏松症最典型的临床表现。但许多骨质疏松症患者早期常无明显的症状，往往在骨折发生后经 X 线或骨密度检查时才发现已患有骨质疏松。

（1）疼痛：患者可有腰背疼痛或周身骨骼疼痛，负荷增加时疼痛加重或活动受限，严重时翻身、起坐及行走有困难。

（2）脊柱变形：骨质疏松严重者可有身高缩短和驼背，脊柱畸形和伸展受限。胸椎压缩性骨折会导致胸廓畸形，影响心肺功能；腰椎骨折可能会改变腹部解剖结构，导致便秘、腹痛、腹胀、食欲减低和过早饱胀感等。

（3）脆性骨折：是指低能量或者非暴力骨折，如从站立高度或者小于站立高度跌倒或因其他日常活动而发生的骨折为脆性骨折。发生脆性骨折的常见部位为胸、腰椎、髋部，桡、尺骨远端和肱骨近端，其他部位亦可发生骨折。发生过一次脆性骨折后，再次发生骨折的风险明显增加。

（二）诊断标准（基于骨密度测定）

骨质疏松性骨折的发生与骨强度下降有关，而骨强度是由骨密度和骨质量所决定。骨密度约反映骨强度的 70%，若骨密度低同时伴有其他危险因素会增加骨折的可能性。因目前尚缺乏较为理想的骨强度直接测量或评估方法，临床上采用骨密度（BMD）测量作为诊断骨质疏松、预测骨质疏松性骨折风险、监测自然病程及评价药物干预疗效的最佳定量指标。骨密度是指单位体积（体积密度）或者是单位面积（面积密度）的骨量，两者能够通过无创技术对活体进行测量。骨密度及骨量测量的方法也较多，不同方法在骨质疏松症的诊断、疗效的监测及骨折危险性的评估作用也有所不同。临床应用的有双能 X 线吸收测定法（DXA）、外周双能 X 线吸收测定法（pDXA）及定量计算机断层照相术（QCT）。其中 DXA 测量值是目前国际学术界公认的骨质疏松症诊断的金标准。

参照世界卫生组织（WHO）推荐的诊断标准。基于 DXA 测定：骨密度值低于同性别、同种族正常成人的骨峰值不足 1 个标准差属正常；降低 1～2.5 个标准差之间为骨量低下（骨量减少）；降低程度等于和大于 2.5 个标准差为骨质疏松；骨密度降低程度符合骨质疏松诊断标准同时伴有一处或多处骨折时为严重骨质疏松。骨密度通常用 T-Score（T 值）表示，T 值=（测定值-骨峰值）/正常成人骨密度标准差（表 6-2）。

T 值用于表示绝经后妇女和大于 50 岁男性的骨密度水平。对于儿童、绝经前妇女及小于 50 岁的男性，其骨密度水平建议用 Z 值表示，Z 值=（测定值-同龄人骨密度均值）/同龄人骨密度标准差。

表 6-2 骨质疏松诊断标准

T 值	T 值≥-1.0	-2.5<T 值<-1.0	T 值≤-2.5
诊断	正常	骨量低下	骨质疏松

（三）骨质疏松的鉴别诊断及实验室检查

1. 骨质疏松的鉴别诊断

骨质疏松可由多种病因所致。在诊断原发性骨质疏松症之前，一定要重视排除其他影响骨代谢的疾病，以免发生漏诊或误诊。需要鉴别的疾病如影响骨代谢的内分泌疾病（性腺、肾上腺、甲状旁腺及甲状腺疾病等）、类风湿关节炎等免疫性疾病，影响钙和维生素 D 吸收及调节的消化道与肾脏疾病、多发性骨髓瘤等恶性疾病，需长期服用糖皮质激素或其他影响骨代谢药物的疾病，以及各种先天和获得性骨代谢异常疾病等。

2. 基本检查项目

为帮助进行鉴别诊断，对已诊断和临床怀疑骨质疏松的患者至少应做以下几项基本检查。

（1）骨骼 X 线片：关注骨骼任何影像学的改变与疾病的关系。

（2）实验室检查：血、尿常规；肝、肾功能；钙、磷、碱性磷酸酶、血清蛋白电泳等。

原发性骨质疏松症患者通常血钙、磷和碱性磷酸酶值在正常范围，当有骨折时血碱性磷酸酶值水平有轻度升高。如以上检查发现异常，需要进一步检查或转至相关专科做进一步鉴别诊断。

3. 酌情检查项目

为进一步鉴别诊断的需要，可酌情选择性地进行以下检查：血沉、性腺激素、1,25（OH）D、甲状旁腺激素、尿钙和磷、甲状腺功能、皮质醇、血气分析、血尿轻链、肿瘤标志物、放射性核素骨扫描、骨髓穿刺或骨活检等检查。

4. 骨转换生化标志物

骨转换生化标志物，就是骨组织本身的代谢（分解与合成）产物，简称骨标志物（bone markers）。骨转换生化标志物分为骨形成标志物和骨吸收标志物，前者代表成骨细胞活动及骨形成时的代谢产物，后者代表破骨细胞活动及骨吸收时的代谢产物，特别是骨基质降解产物。在正常人不同年龄段，以及各种代谢性骨病时，骨转换标志物在血液循环或尿液中的水平会发生不同程度的变化，反映了全身骨骼的动态状况。这些指标的测定有助于判断骨转换类型、骨丢失速率、骨折风险评估、了解病情进展、干预措施的选择及疗效监测等。有条件的单位可选择性做骨转换生化标志物测定以指导临床决策（表 6-3）。

表 6-3 骨转换生化标志物

骨形成标志物	骨吸收标志物
血清碱性磷酸酶（ALP）	空腹 2 小时的尿钙/肌酐比值
骨钙素（OC）	清抗酒石酸酸性磷酸酶（TRACP）
骨碱性磷酸酶（BALP）	血清Ⅰ型胶原交联 C 末端肽（S-CTX）
Ⅰ型原胶原 C 端前肽（c-PICP）	尿吡啶啉（Pyr）
Ⅰ型原胶原 N 端 H-肽（PINP）	尿脱氧吡啶啉（D-Py）
	尿Ⅰ型胶原交联 C 末端肽（U-CTX）尿Ⅰ型胶原交联 N 末端肽（U-N'rx）

在以上诸多指标中，国际骨质疏松基金会（IOF）推荐的Ⅰ型原胶原 N 端前肽（PINP）和血清Ⅰ型胶原交联 C 末端肽（S-CTX）是敏感性相对较好的两个骨转换生化标志物。

三、治疗方略

（一）非药物治疗

（1）调整生活方式：富含钙、低盐和适量蛋白质的均衡膳食。注意适当户外活动，有助于骨健康的体育锻炼和康复治疗。避免嗜烟、酗酒，慎用影响骨代谢的药物等。

（2）骨健康基本补充剂：①钙剂，我国营养学会制订成人每日钙摄入推荐量 800mg（元素钙量）是获得理想骨峰值、维护骨骼健康的适宜剂量，如果饮食中钙供给不足可选用钙剂补充，绝经后妇女和老年人每日钙摄入推荐量为 1000mg。我国老年人平均每日从饮食中获钙约 400mg，故平均每日应补充的元素钙量为 500～600mg。钙摄入可减缓骨量的丢失，改善骨矿化。用于治疗骨质疏松症时，应与其他药物联合使用。目前尚无充分证据表明单纯补钙可以替代其他抗骨质疏松的药物治疗。钙剂选择要考虑其安全性和有效性。②维生素 D，有利于钙在胃肠道的吸收。维生素 D 缺乏可导致继发性甲状旁腺功能亢进，增加骨的吸收，从而引起或加重骨质疏松。成年人推荐剂量为每天 200U/d（5μg/d），老年人因缺乏日照及摄入和吸收障碍常有维生素 D 缺乏，故推荐剂量为 400～800U/d（10～20μg/d）。有研究表明补充维生素D能增加老年人肌肉力量和平衡能力，因此降低了跌倒的危险，进而降低骨折风险。维生素D用于治疗骨质疏松症时，应与其他药物联合使用。临床应用时应注意个体差异和安全性，定期监测血钙和尿钙，酌情调整剂量。

（二）药物治疗

适应证：已有骨质疏松症（T≤-2.5）或已发生过脆性骨折；或已有骨量减少（-2.5<T<-1.0）并伴有骨质疏松症危险因素者。

（1）抗骨吸收药物：①双膦酸盐类，有效抑制破骨细胞活性、降低骨转换。大样本的随机双盲对照临床试验研究证据表明阿仑膦酸盐（Alendronate）（福善美或固邦）可明显提高腰椎和髋部骨密度，显著降低椎体及髋部等部位骨折发生的危险。国内已有阿仑膦酸盐制剂，其他双膦酸盐如依替膦酸二钠（Etidronate）也可探索性地应用（周期用药）。应用时应根据各种制剂的特点，严格遵照正确的用药方法（如阿仑膦酸钠应在早晨空腹时以200ml清水送服，进药后30分钟内不能平卧和进食），极少数患者发生药物反流或发生食管溃疡，故有食管炎、活动性胃炎及十二指肠溃疡、反流性食管炎者慎用。目前临床上应用的阿仑膦酸钠有每片10mg（每日一次）和每片70mg（每周1次）两种，后者服用更方便，对消化道刺激更小，有效且安全，因而有更好的依从性。②降钙素类，能抑制破骨细胞的生物活性和减少破骨细胞的数量，可预防骨量丢失并增加骨量。目前应用于临床的降钙素类制剂有两种：鲑鱼降钙素和鳗鱼降钙素类似物。随机双盲对照临床试验研究证据显示每日200U合成鲑鱼降钙素鼻喷剂（密盖息），能降低骨质疏松患者的椎体骨折发生率。降钙素类药物的另一突出特点是能明显缓解骨痛，对骨质疏松性骨折或骨骼变形所致的慢性疼痛及骨肿瘤等疾病引起的骨痛均有效，因而更适合有疼痛症状的骨质疏松症患者。降钙素类制剂应用疗程要视病情及患者的其他条件而定。一般情况下，应用剂量为鲑鱼降钙素每次50U，皮下或肌内注射，根据病情每周2～5次，鲑鱼降钙素鼻喷剂每日200U。应用降钙素，少数患者可有面部潮红、恶心等不良反应，偶有过敏现象。③选择性雌激素受体调节剂（SERMs），能有效抑制破骨细胞活性，降低骨转换至妇女绝经前水平。大样本的随机双盲对照临床试验研究证据表明，每日一片雷洛昔芬（Raloxifene，60mg），能阻止骨丢失，增加骨密度，明显降低椎体骨折发生率，是预防和治疗绝经后骨质疏松症的有效药物。该药只用于女性患者，其特点是选择性地作用于雌激素的靶器官，对乳房和子宫内膜无不良作用，能降低雌激素受体阳性浸润性乳癌的发生率，不增加子宫内膜增生及子宫内膜癌的危险，对血脂有调节作用。少数患者服药期间会出现潮热和下肢痉挛症状，潮热症状严重的围绝经期妇女暂时不宜用。国外研究显示，该药有轻度增加静脉栓塞的危险性，故有静脉栓塞病史及有血栓倾向者如长期卧床和久坐期间禁用。④雌激素类，只能用于女性患者。雌激素类药物能抑制骨转换阻止骨丢失。临床研究已充分证明雌激素或雌孕激素补充疗法（ERT或HRT）能降低骨质疏松性骨折的发生危险，是防治绝经后骨质疏松的有效措施。基于对激素补充治疗利与弊的全面评估，建议激素补充治疗遵循以下原则。适应证为有绝经期症状（潮热、出汗等）及（或）骨质疏松症及（或）骨质疏松危险因素的妇女，尤其提倡绝经早期开始用收益更大风险更小。禁忌证为雌激素依赖性肿瘤（乳腺癌、子宫内膜癌）、血栓性疾病、不明原因阴道出血及活动性肝病和结缔组织病的妇女。子宫肌瘤、子宫内膜异位症、有乳腺癌家族史、胆囊疾病和垂体泌乳素瘤者慎用。有子宫者应用雌激素时应配合适当剂量的孕激素制剂，以对抗雌激素对子宫内膜的刺激，已行子宫切除的妇女应只用雌激素，不加孕激素。激素治疗的方案、剂量、制剂选择及治疗期限等应根据患者情况个体化，应用最低有效剂量。坚持定期随访和安全性监测（尤其是乳腺和子宫）。是否继续用药应根据每位妇女的特点每年进行利弊评估。

（2）促进骨形成药物：甲状旁腺激素（PTH）。随机双盲对照试验证实，小剂量 rhPTH（1-34）有促进骨形成的作用，能有效地治疗绝经后严重骨质疏松，增加骨密度，降低椎体和非椎体骨折发生的危险，因此适用于严重骨质疏松症患者，一定要在专业医师指导下应用，治疗时间不宜超过 2 年。一般剂量是 20μg/d，肌内注射，用药期间要监测血钙水平，防止高钙血症的发生。

（3）其他药物：①活性维生素 D，适当剂量的活性维生素 D 能促进骨形成和矿化，并抑制骨吸收。有研究表明，活性维生素 D 对增加骨密度有益，能增加老年人肌肉力量和平衡能力，降低跌倒的危险，进而降低骨折风险。老年人更适宜选用活性维生素 D，它包括 1α-羟维生素 D（α-骨化醇）和 1,25-双羟维生素 D（骨化三醇）两种，前者在肝功能正常时才有效，后者不受肝、肾功能的影响。应在医师指导下使用，并定期监测血钙和尿钙水平。1,25-双羟维生素 D 剂量为 0.25～0.5μg/d；1α-羟维生素 D 为 0.25～0.75μg/d。在治疗骨质疏松症时，可与其他抗骨质疏松药物联合应用。②中药，经临床证明有效的中成药如强骨胶囊（每次 3 粒，每日 3 次口服）亦可按病情选用。③植物雌激素，日本骨质疏松诊治指南将依普黄酮列为骨质疏松标准治疗药物，表明植物雌激素制剂治疗骨质疏松有较好的应用前景。

（三）中药辨治

（1）阳虚湿阻证：腰部冷痛重着，转侧不利，虽静卧亦不减或反加重，遇寒冷及阴雨天疼痛加剧，舌淡、苔白腻，脉沉而迟缓。

治法：散寒祛湿，温通经络。

推荐方药：肾着汤加减。干姜 6g，甘草 6g，茯苓 12g，牛膝 15g，苍术 12g，淫羊藿 15g。加减：偏寒加附子 6g；偏湿加薏米 12g，防己 9g。中成药：健步壮骨丸（每次 1 丸，每日 3 次口服）。

（2）气滞血瘀证：骨节疼痛，痛有定处，痛处拒按，筋肉挛缩，骨折，多有久病或外伤史，舌质紫暗，有瘀点或瘀斑，脉涩。

治法：理气活血，化瘀止疼。

推荐方药：身痛逐瘀汤加减。秦艽 9g，羌活 12g，香附 9g，川芎 15g，桃仁 9g，没药 9g，牛膝 12g，地龙 6g，甘草 6g。中成药：仙灵骨葆胶囊（每次 3 粒，每日 3 次口服）。

（3）脾气虚弱证：腰背酸痛，肢体倦怠无力，消瘦，少气懒言，纳少，大便溏薄，舌淡苔白，脉缓弱无力。

治法：健脾益气壮骨。人参 10g，茯苓 15g，白术 10g，山药 12g，陈皮 10g，薏苡仁 10g，莲子 8g，砂仁 3g，桔梗 6g，甘草 8g。中成药：龙牡壮骨颗粒（每次 1 袋，每日 3 次口服）。

（4）肝肾阴虚证：腰膝酸痛，膝软无力，驼背弯腰，患部萎软微热，形体消瘦，眩晕耳鸣，或五心烦热，失眠多梦，男子遗精，女子经少经闭，舌红少津，少苔，脉沉细数。

治法：滋补肝肾，养阴填精。

推荐方药：左归丸加减。熟地黄 20g，山药 15g，山茱萸 12g，枸杞子 12g，牛膝 15g，茯苓 12g，鹿角胶 12g（烊化），龟甲胶 12g（烊化），菟丝子 12g。中成药：①知柏地黄丸（每次 6g，每日 2 次口服）；②健步丸（每次 6g，每日 2 次口服）；③虎潜丸（每次 4～6 粒，每日 3 次口服）。

（5）肾阳虚衰证：腰背冷痛，酸软无力，甚则驼背弯腰，活动受限，畏寒喜暖，遇冷加重，尤以下肢为甚，小便频多，或大便久泻不止，或浮肿，腰以下为甚，按之凹陷不起，舌淡苔白，脉沉细或弦。

治法：补肾健阳，强身健骨。

推荐方药：右归丸加减。熟地黄 20g，附子 9g（先煎），肉桂 6g，山药 12g，山茱萸 12g，枸杞子 12g，杜仲 12g，菟丝子 12g，鹿角胶 12g，补骨脂 20g。中成药：金匮肾气丸（每次 6g，每日 2 次口服）。

（6）肾精不足证：患部酸楚隐痛，筋骨萎软无力，动作迟缓，早衰，发脱齿摇，耳鸣健忘，男子精少，女子经闭，舌淡红，脉细弱。

治法：滋肾填精，养髓壮骨。

推荐方药：河车大造丸加减。紫河车粉 3g，熟地黄 15g，杜仲 12g，天冬 12g，龟甲 9g，黄柏 9g，炙牛膝 6g。中成药：健肾壮腰丸（每次 6g，每日 3 次口服）。

（7）气血两虚证：腰脊酸痛，肢体麻木软弱，患部肿胀，神疲乏力，面白无华，食少便溏，舌淡苔白，脉细弱无力。

治法：气血双补，养髓壮骨。

推荐方药：八珍汤加减。人参 9g，白术 12g，茯苓 12g，川芎 15g，当归 15g，白芍 15g，熟地黄 15g，炙甘草 6g。中成药：十全大补丸（每次 1 丸，每日 3 次口服）。

（四）其他治法

（1）灸法：取穴，肾俞、脾俞、足三里、大椎、大杼、命门、神阙、中脘、关元。痛处所属经脉络穴，应直接灸或隔药饼灸。

（2）外敷：防风 100g，威灵仙 100g，川乌 100g，草乌 100g，续断 100g，狗脊 100g，红花 60g，葛根 100g，蛇床子 100g，牛膝 100g，白芍 100g，黄芪 120g，淫羊藿 60g，杜仲 60g，研细末，每次用 50～100g 醋调外敷，装纱布袋上加热水袋覆于皮肤上，每次 30 分钟，每天 1～2 次，30 天为一个疗程。

（五）练功活动

本病必须遵循治疗的个性化原则。许多基础研究和临床研究证明，运动是保证骨骼健康的成功措施之一，不同时期运动对骨骼的作用不同，儿童期增加骨量，成人期获得骨量并保存骨量，老年期保存骨量减少骨丢失。针对骨质疏松症制订的以运动疗法为主的康复治疗方案已被大力推广。运动可以从两个方面预防脆性骨折，提高骨密度和预防跌倒。

四、预防与调护

骨痿患者一般多见老年人，所以更注重饮食，应吃清淡、低蛋白、低热量、易消化的食物。要及时进餐，不可暴饮暴食。进食时充分咀嚼食物，尽量避免摄取高热量、高蛋白及寒凉等刺激性强的食物。给患者调药时要注意药物的使用方法，汤剂宜温服。

（唐　瑞）

第十一节 先天性髋关节脱位

先天性髋关节脱位是小儿比较常见的先天性畸形之一，以后脱位多见，出生时即存在，女多于男，比例为6∶1，左侧比右侧多一倍，双侧者较少。主要由于髋臼、股骨头、关节囊、韧带和附近肌肉先天性发育不良或异常，导致关节松弛，半脱位或脱位。此外，胎儿在子宫内位置不正常，髋关节过度屈曲，也易致本病，另外遗传因素也较明显。

一、病因与分类

有许多理论阐述先天性髋关节脱位的病因，如机械因素、内分泌诱导的关节松弛、原发性髋臼发育不良和遗传因素等。臀位生产时有异常屈髋的机械应力，可导致股骨头后脱位。韧带松弛曾被认为是重要发病因素，妊娠后期母亲雌激素分泌增多会使骨盆松弛，有利于分娩，也使子宫内胎儿韧带产生相应松弛，在新生儿期较易发生股骨头脱位。但很难以单一的因素来解释本病的原因，一般认为遗传和原发性胚质缺陷对发病可能起重要作用。胎儿的髋关节开始是间质性软骨形成的裂隙，先呈深凹圆形，然后逐渐变浅，呈半圆形。出生时，髂骨、坐骨及耻骨仅部分融合，髋臼窝极浅，所以分娩时胎儿髋关节有很大的活动幅度，以使胎儿容易通过产道。因此，胎儿在出生前后这段时间内，最容易发生髋关节脱位。若胎儿下肢置于伸直内收位，则股骨头不易置于髋臼的深处，极易脱位。

出生时以关节囊松弛为主要病理改变，随着年龄增大和脱位程度加重，特别是开始行走后，可逐渐出现下列病理变化。

（1）关节囊伸长，与髂骨粘连，中部狭窄呈哑铃状。

（2）髋臼盂唇增厚，开始为外翻，随行走增多而成内翻。圆韧带增长变粗，横韧带肥厚。髋臼因缺乏股骨头的正常压力刺激而发育不良，变浅并呈斜坡状。

（3）股骨头骨骺发育延迟，甚至发生缺血性坏死。股骨颈前倾角和颈干角增大。

（4）股内收肌挛缩，臀肌松弛。

（5）髂骨翼处形成假臼。骨盆倾斜和代偿性脊柱侧凸。

二、诊断思维

（一）临床表现

1. 症状

（1）站立前期：新生儿和婴儿临床表现较轻，症状常不明显，往往不能引起家长的注意。如果发现有下列体征时应视为有先天性髋关节脱位的可能：①两侧大腿内侧皮肤皱褶不对称，患侧皮皱加深增多。患儿会阴部增宽，双侧脱位时更为明显。②患侧髋关节活动少，活动时受限。蹬踩力量较健侧弱，常处于屈曲位，不能伸直。③患侧肢体短缩。④牵拉患侧下肢时有弹响声或弹响感，有时患儿会哭闹。

（2）脱位期：患儿一般开始行走的时间较正常儿晚。单侧脱位时，患儿步态跛行。双侧脱位者，站立时骨盆前倾，臀部后耸，腰部前凸特别明显，行走呈鸭行步。患儿取仰卧位，双侧髋、膝关节各屈曲 90° 时，双侧膝关节不在同一平面。推拉患侧股骨时，股骨头可上下移动，似打气筒样。内收肌紧张，髋关节外展活动受限。Trendelenburg 征（单足站立试验）呈阳性：如果站立侧有先天性髋关节脱位时，因臀中、小肌松弛，对侧骨盆不但不能抬起，反而下降。X 线检查可明确诊断。

2. 特殊检查

（1）外展试验：正常婴儿双髋外展一般在 70°～80°，若外展在 50°～60° 为阳性，在 40°～50° 为强阳性。大多数髋关节脱位患儿此试验为阳性或强阳性。

（2）Allis 征：双髋屈曲 90°，双膝充分屈曲时，因髋关节脱位使大腿短缩，所以一侧膝关节低于对侧膝关节，称 Allis 征阳性。此征只适用于单侧发病者。

（3）Ortolani 及 Barlow 试验（“弹进”及“弹出”试验）

1）Ortolani（“弹进”）试验：新生儿取仰卧位，助手固定骨盆。检查者一手拇指置于股内侧上段正对大转子处，其余指置于股骨大转子外侧。另一手将同侧髋、膝关节各屈 90°，并逐步外展，同时置于大转子外侧的四指将大转子向前、内侧推压，此时可有“弹跳感”，这是脱位的股骨头通过杠杆作用滑入髋臼而产生，即为阳性，可诊断为先天性髋关节脱位。因新生儿哭闹、乱动或内收肌挛缩时，该体征可能变化为阴性，但并不能排除脱位的存在。

2）Barlow（“弹出”）试验：在上述的体位，使髋关节逐步内收，检查者用拇指向外、向后推压，若股骨头自髋臼脱出，可有“弹跳感”。当解除推压力时，股骨头可滑回髋臼内，亦可出现“弹跳感”，即为阳性。阳性结果表示有可能脱位，目前还未脱位，应诊断为不稳定髋。

上述方法对于 3 个月以上的婴幼儿不适用，因为有可能造成损害。

（4）股动脉搏动减弱：腹股沟韧带与股动脉交叉点以下一横指可扪到股动脉，股骨头衬托股动脉，搏动强而有力。股骨头脱位后股动脉衬托消失，搏动减弱，需两侧对比观察。

（5）望远镜试验：检查者一手握住大腿远端，另一手拇指和其余四指置于髂嵴处，令髋关节处于内收位，相继屈曲和伸直牵拉动作时有活塞样异常活动或感觉者为阳性，又称套叠征。

（6）大粗隆上：正常婴儿自髂前上棘经大粗隆顶点至坐骨结节呈一条直线，称作奈氏线（Nelaton）。倘若股骨头不在髋臼内，而向上脱位时，大粗隆随之上升，这三点不在一条直线上。

（7）患侧股内收肌紧张、挛缩。

3. 影像学检查

（1）B 超检查：可早期发现新生儿先天性髋关节脱位，是一种有用而又无损伤的方法，进行普查时可用此法最为方便有效。

（2）X 线检查：新生儿和婴儿期的 X 线诊断依据存在一定困难，婴儿出生后 2～3 个月内，股骨头骨骺骨化中心尚未出现，X 线检查依靠股骨颈与髋臼关系来测量。骨化中心出现后，双侧髋关节的正侧位片可以确定诊断，患儿年龄超过 1 岁以后，股骨头骨骺已骨化，骨盆平片上清晰可见股骨头脱出髋臼，向外方移位，髋臼变浅变小。

（二）鉴别诊断

1. 先天性髋内翻

先天性髋内翻又称扁平髋，多见于 4～8 岁儿童，男孩较女孩多 5 倍。以髋部疼痛和跛行为主要症状和体征，疼痛常向膝部、大腿内侧和臀部放散。X 线片显示股骨头变扁、碎裂并有透亮区。晚期可有股骨头脱位，但髋臼发育良好，颈干角与前倾角尚正常，此与先天性髋关节脱位不同，以资鉴别。

2. 病理性髋脱位

（1）小儿髋关节结核：好发于10岁以下儿童，如不治疗病灶破坏发展较快，患肢出现短缩和畸形。早期患侧髋关节疼痛，活动受限并有跛行，也可有膝部或大腿前方疼痛。检查患髋各方向活动均受限，并伴有肌肉痉挛，日间肌痉挛的保护作用在夜间入睡后消失而出现夜啼。晚期会出现窦道口及髋关节的病理脱位，实验室检查血沉增快，比先天性髋关节脱位病程长，无疼痛症状和体征。

（2）小儿急性化脓性髋关节炎：以婴儿和1～2岁小儿最多，多有外伤或感染史，起病较急。以髋部疼痛、跛行、活动受限为主诉，有发热，甚或高热等全身反应。血沉增快，白细胞或中性粒细胞增高等与先天性髋关节脱位明显不同。

三、治疗方略

本病的治疗原则是尽早诊断，及时治疗。出生后一旦确立先天性髋关节脱位的诊断，应立即开始治疗，可望获得一个功能接近正常的髋关节。治疗开始时的年龄越大，效果越差。治疗目的：①尽早复位；②防止股骨头骨骺缺血坏死；③矫正残留的发育不良，恢复正常关节结构。

（一）保守治疗

1. 保守疗法的理论基础

保守疗法的理论基础是Harris定律，即头臼同心是髋关节发育的基本条件。为了实现复位后髋关节的稳定必须具备以下条件。

（1）选择一个维持髋关节稳定的姿势，传统的蛙式位是最理想的姿势，但不利于股骨头的血液供应。

（2）根据患者的不同年龄选择支具、夹板或石膏固定，要求稳定、舒适、方便、便于二便护理，最好能使髋关节保持适当活动。

（3）选择髋关节发育的最适宜的年龄，年龄越小越好，一般以3岁以下为宜。

（4）头臼比例应相称，如比例失调，则不能维持髋关节的稳定甚至治疗失败。

（5）复位维持一定的时间，使关节囊回缩至接近正常，去掉固定后可不再脱位。通常需3～6个月的时间，患者年龄越小，固定时间相应越短。

2. 方法

（1）手法复位和各种夹板、石膏固定：手法复位后，对年龄在1岁以下的患者可应用各种可调式夹板或支具固定；而对1岁以上的患者，因其肌力增大，复位后不易稳定，造成夹板与支具不稳而发生脱位，需用石膏固定2～3个月后再改用夹板或支具固定。若可实现手法复位，为防止股骨头缺血性坏死的发生，一般要采用以下各种措施加以预防。第一是要进行复位前牵引，以克服髋关节周围软组织挛缩，使肌肉松弛，以减轻复位后头臼间的压力。通常行悬吊皮牵引，对年龄2～3岁的Ⅲ度脱位者亦可选用骨牵引，一般牵引2～3周。第二是切断内收肌。旋股内动脉走行于内收肌与髂腰肌之间，当处于蛙式位时，此动脉受压而影响股骨头血供，因此切断内收肌不仅可克服内收肌挛缩，对防止股骨头坏死也有一定作用。第三是在全身麻醉下轻柔手法操作。全身麻醉后肌肉松弛，有利于复位，但手法要轻柔，应采用一次复位的原则，即一次复位未获成功，切忌反复进行整复，这样会使股骨头反复创伤，所以对一次复位未成功者，原则上应手术治疗。第四是用人位（human position）固定法，即从外展、外旋 90° 起，逐渐内收至发生脱位的角度，这两个角度间为安全范围，选择这个角度的中间值。如外展、外旋 90°，内收至 60° 时发生了脱位，其安全范围为 30°，故人位为外展、外旋 75° 位，其安全范围与内收肌挛缩程度有关，挛缩程度越重，安全范围越小。人位有利于预防股骨头缺血性坏死的发生，一般需固定 6 个月。

（2）影响复位的因素：影响复位成功的因素较多，主要有以下几种。

1）髂腰肌挛缩横过关节囊前方，使股骨头与髋臼分离，久而久之使关节囊粘连，甚至形成葫芦状关节囊，或形成皮鼓状覆盖着髋臼口，因此复位难以实现。

2）盂唇过大，阻塞了髋臼，影响股骨头的复位。

3）头臼不相称，通常是髋臼过小、过浅，包括圆韧带过长、增宽，影响了股骨头的回纳，造成复位失败。

（3）复位后髋关节发育的观察：股骨头与髋臼同心，创造了髋臼三角软骨与股骨头骨骺发育的基本条件。一般来说，复位后股骨头发育较快，经观察，复位后 1～2 年内两侧股骨头发育相等，达到正常水平。

（二）手术治疗

（1）Salter 骨盆截骨术：Salter 手术除了使股骨头复位之外，主要是使异常的髋臼方向变为正常的生理方向，相对增加了髋臼深度，使股骨头与髋臼达到同心。

1）适应证：年龄在 1～6 岁的髋关节脱位者，包括手法复位失败者。髋臼指数应在 45° 以下，股骨头大小应与髋臼基本适应。

2）术前准备：为了得到良好的手术效果，防止股骨头坏死的并发症发生，术前必须进行股骨髁骨牵引、小腿皮牵引，同时行经皮内收肌切断。牵引重量为每岁 1kg，牵引时间一般以 2 周为宜，直至大转子达到 Nelaton 线上，床边 X 线摄片见股骨头达到髋臼水平。对脱位过高，经大重量牵引而不到位者，应行股骨短缩术。

3）手术步骤：选用全身麻醉或硬膜外麻醉。患者取仰卧位，患侧臀部垫高。取 Smith-Peterson 髋关节前外侧切口，注意保护好股外侧皮神经，于髂骨翼两侧切开至骨膜，行骨膜下分离，切断缝匠肌起点，分离、切断股直肌起点，并向远侧游离，在其下方即可见到旋股外侧动、静脉，注意保护。切开髂腰肌筋膜，其内方为股神经，于髋关节屈曲外展位从小转子附着点切断髂腰肌，然后清除关节囊前方的脂肪组织，“T”形切开关节囊。检查髋臼及股骨头的病理变化，切断圆韧带，切除部分增大的盂唇，清除髋臼脂肪、结缔组织和髋臼横韧带，使股骨头复位，头臼相适应。股骨颈部有粘连时一并处理。此时，游离关节囊，特别是前方、上方、后方，切除多余的关节囊，紧缩缝合。此步骤十分关键，是防止再脱位的重要措施，缝合后以髋关节内收、屈曲不发生脱位为准。然后于髂骨翼两侧骨膜下分离，直达坐骨大孔，通过直角钳，引进线锯，经坐骨大孔至髂前上、下棘之间截骨。将截骨远端用敷布钳牵引，向前方、下方、外方移位。从髂骨翼上取下一个三角形骨块，嵌入截骨间隙。用 2 枚克氏针将三角形骨块与上、下截骨端固定，置硅胶管密闭引流，逐层缝合。术后可用双髋外展位石膏支架固定。如术中前倾角过大，超过 60°，应行股骨旋转截骨术。

4）术后治疗：48 小时后拔除引流管；术后 1 周可令患儿坐起，练习关节功能；术后 4 周拆除石膏，拔出克氏针；3 个月内不能负重，3 个月后如无股骨头无菌性坏死改变，可试行下地，练习功能。

（2）Pemberton 髋臼成形术：是通过髋臼上缘上 1～1.5cm 平行髋臼顶斜坡进行截骨，将髋臼端撬起向下，改变髋臼顶的倾斜度，使髋臼充分包容股骨头，使髋臼达到正常形态。

1）适应证：年龄超过 7 岁，或 6 岁以下髋臼指数超过 46° 者可选用本术式。

2）术前准备：同 Salter 截骨术。

3）手术步骤：麻醉和手术入路与 Salter 截骨术相同。于关节囊上方 1cm 处，用宽的弧形骨刀截开髂骨外侧皮质，从髂前下棘前方开始，向后方呈弧形截骨，直至坐骨大切迹前方。骨刀进入骨质内后，立即使骨刀的方向沿髋臼向下，准确地凿至“Y”形软骨的髋坐骨支的中心点，然后完全切开髂骨外侧骨皮质，于髂前下棘上方向髂骨内侧骨皮质凿一条与髂骨外侧骨皮质相应的截骨线，并至后“Y”形软骨。截骨后矫正髋臼的方向是以髂骨截骨的后部内侧皮质的不同位置来控制，截骨位置靠前时，髋臼顶向前旋转就少些；反之，截骨部位偏后，髋臼顶向前旋转要多些。双侧皮质完全截开后，在截骨端用宽弧形骨刀向下压，使上下两段髂骨前后缘至少有 2～3cm 的距离，这取决于髋臼发育不良的程度。然后，从髂骨面上凿一条前后方向的沟，再从髂前上棘上方取 2～3cm 长的楔形骨块，将此骨块嵌入髂骨两粗糙面内的沟内，使髋臼保持矫正位置。使股骨头复位，缝合关节囊，置一根引流管，逐层缝合。对脱位高者多需短缩截骨。

4）术后处理：也与 Salter 截骨术相同，但石膏固定时间应为 6～8 周，负重时间应推迟至术后 3～6 个月。

（3）股骨旋转截骨术及股骨短缩截骨术：股骨旋转截骨术适用于前倾角在 45°～60° 以上者，应与上述手术同时进行。一般于小转子下截骨，通常用线锯，截骨后近截骨端内旋或远截骨端外旋，用 4 孔钢板固定，但要注意矫正不要过度。

股骨短缩截骨术适于年龄偏大，Ⅲ度脱位，特别是术前牵引未到位者，亦在小转子下截骨，短缩 2cm 左右，也可同时矫正前倾过大，然后也用 4 孔钢板固定。

四、预防与调护

孕妇怀孕期间要仰坐，尽量不要弯腰曲身。以避免出生后的孩子得先天性髋关节脱位。

首先观察新生儿下肢的外形，可见两侧，臀部增宽，大腿短粗，小腿细长，如为单侧脱位，我们可看到两侧腹股沟的皮纹长短不一，而且患侧臀部及大腿皮纹也会增多、加深，会阴部增宽。如发现上述情况，可再进行以下试验，以进一步确定有无髋关节脱位。

（1）让新生儿平卧，将其两足齐平，两踝部靠拢，然后屈膝约 90°，如发现双膝高低不平，则是由于股骨头脱位后上移引起，高侧则为脱位侧。

（2）让新生儿平卧，使其屈膝、屈髋各 90°（成直角），然后握住双膝外展，如为正常，应双膝外侧能够触及床面，如有脱位，则不能触及床面。有的在外展至 75°～80° 时会突然出现“弹跳感”后才触及床面。

（唐　瑞）

第十二节　拇　外　翻

拇外翻是指拇趾骨和第一跖骨之关节倾斜超过 15°。拇外翻由多种情况所造成，如遗传，经常穿着高跟、尖头鞋，使拇趾过分外翻。另外，扁平足患者较容易形成拇趾外翻。预防拇外翻：避免穿尖头高跟鞋，穿有足弓支撑的专业健康鞋，配合拇外翻矫正器以防病情加重和预防并发症，舒缓拇趾外侧韧带的紧张以帮助减轻拇趾外侧的拉扯痛楚，在产生拇外翻后尽可能地保持半年以上的保守治疗，当保守治疗不理想的时候，可采用手术治疗。

一、病因与分类

（一）造成拇外翻的原因

其原因可分为先天因素与后天因素两类。

先天因素：由于关节、神经、肌肉等所造成的。如扁平足、遗传及足底筋膜力量的降低和不平衡等，使脚底功能降低，造成不稳定进而变形。

后天因素：因穿着不合脚鞋子所造成的，通常因穿鞋跟太高、过尖及过窄的鞋，使脚跟不易固定，对脚趾造成挤压摩擦及压迫，不但影响脚趾的伸展与活动，造成不适及疼痛，还会破坏了原本三个立足点的功能，而行走时全身重量落在足部前端，脚趾会因身体重量压迫逐渐变形，就会造成拇趾外翻的现象。

（二）拇外翻的四个阶段

（1）拇外翻可逆阶段：大拇趾外翻10° 左右，影响美观，没有疼痛感，脚掌有轻微脚茧，不会直接影响行走，穿高跟鞋会引起疼痛。

（2）拇外翻挛缩阶段：大拇趾外翻 10°～20°，关节及韧带有炎症，第一、二脚趾明显挤压，脚掌明显变宽，足底脚茧明显，长时间行走易引起大拇趾关节疼痛及脚掌疼痛。

（3）拇外翻严重阶段：大拇趾外翻 20°～40°，脚趾重叠、横弓塌陷、鸡眼、脚垫、扁平足、后跟疼痛使双脚受力难平衡，严重影响站立和行走。

（4）大拇趾畸形阶段：大拇趾外翻 40° 以上，拇趾严重重叠，脚趾不受力，足弓塌陷，难以行走，脚掌直接承受脚趾部分压力，足底有老茧，双足严重负荷，各关节难以协调运作，导致人体生命立负力线改变，引起膝关节炎症、腰酸背疼等。

二、诊断思维

（一）临床表现

拇外翻常在双脚对称出现，主要表现为脚部畸形和疼痛。其畸形表现为脚拇趾外翻，向其他脚趾方向偏斜，而脚拇趾根部的跖骨头明显突出。畸形严重时，跖骨头突出处可呈半球形，第二脚趾也因为挤压而向脚背面突出。

（二）辅助检查

X 线片显示，拇趾向外偏斜，第一、二跖骨间距增大，第一跖骨头内侧形成骨赘。晚期，第一跖趾关节间隙变窄，关节周围骨质有增生。

（三）诊断

根据典型的临床表现诊断，具体内容如下。

（1）患者常合并有平足症，部分有家族史，或长久站立工作，或经常穿尖头鞋史。

（2）足拇趾外翻、旋转畸形，局部疼痛，行走困难。

（3）第二趾锤状趾，第二、三跖骨头跖面形成胼胝，第一跖趾关节突出部形成足拇囊炎（bunions）。

（4）X 线检查

1）第一、二跖骨夹角大于 10° 以上。

2）各跖骨头张开，第一跖骨头跖面的籽骨向外移位。

3）第一跖趾关节内侧关节附近处可有骨赘形成，严重者可产生骨性关节炎。

4）足拇趾的跖趾关节轻度脱位。

三、治疗方略

（一）非手术治疗

非手术治疗适用于轻度的拇外翻，疼痛也比较轻的患者。可通过按摩脚拇趾、向足内侧搬动脚拇趾等方法治疗。也可在脚拇趾和第二脚趾之间夹棉垫，或夜间时在脚拇趾的内侧缚一块直的夹板，使脚拇趾变直。另外，经常在沙土上光脚行走，可以锻炼脚部的肌肉，延缓病情发展。

（二）手术治疗

手术治疗适用于疼痛、畸形严重的患者。手术方法可归纳为五类：①软组织手术，主要将拇收肌在近节趾骨的止点切断，移位于第一跖骨头的腓侧，以 McBirde 手术为代表；②骨切除术，切除部分骨骼，使挛缩的软组织松弛，解除症状。常用的有 Mayo 手术和 Kellel 手术；③矫正第一跖骨内翻截骨术，或同时施行软组织手术和（或）骨切除术；④第一跖趾关节融合术；⑤小切口手术。

四、预防与调护

临床上对中老年拇外翻患者先用保守治疗，目的是减轻或缓解疼痛。患者应减少行走或站立时间，穿鞋要宽松、舒适。每天用温水泡脚，外用樟脑酊、红花油等消肿、止痛。如有严重疾病手术应慎重。手术方法很多，要依据畸形程度选择合适的方法。

（唐　瑞）

第十三节　骨　肿　瘤

骨肿瘤是发生于骨骼或其附属组织（血管、神经、骨髓等）的肿瘤，是常见病，同身体其他组织一样，其确切病因不明。骨肿瘤有良性、恶性之分，良性骨肿瘤易根治，预后良好，恶性骨肿瘤发展迅速，预后不佳，死亡率高，至今尚无满意的治疗方法。恶性骨肿瘤可以是原发的，也可以是继发的，从体内其他组织或器官的恶性肿瘤经血液循环、淋巴系统转移至骨骼或直接侵犯骨骼。还有一类病损称为瘤样病变，肿瘤样病变的组织不具有肿瘤细胞形态的特点，但其生态和行为都具有肿瘤的破坏性，一般较局限，易根治。

祖国医学认为本病的发生由肾气不足、阴阳失调、脏腑功能紊乱，以致寒湿毒邪乘虚而入，气血瘀滞，蕴于骨骼而成。如外邪侵袭，由表及里，深达骨骼，久留积聚而成；跌仆损伤，血络受损，瘀血停聚，不散成瘤；禀赋不足，或劳力过度，房劳过度，耗伤肾气，肾主骨生髓，肾气亏耗则骨骼病变；多食不节，损伤脾胃，脾失健运，生湿生痰，积聚成瘤；精神刺激，情志不畅，五志过极，以致阴阳失调，气血不和，经络阻塞，致成骨瘤。

骨肿瘤在人群中发病率约为 0.01%。在骨肿瘤中：良性占 50%，恶性占 40%，肿瘤样病变占 10%左右。良性骨肿瘤以骨巨细胞瘤、骨软骨瘤、软骨瘤较为多见；恶性骨肿瘤以骨肉瘤、软骨肉瘤、纤维肉瘤为多见。由于骨组织来源于中胚层组织，发生在骨组织的恶性肿瘤称为“肉瘤”，不能称为“骨癌”。骨肿瘤以大腿骨和小腿骨发病最多，如骨肉瘤、骨巨细胞瘤、骨软骨瘤等。发生躯体肿瘤较少，如转移瘤、多发性骨髓瘤及软骨肉瘤等。脊索瘤以脊椎为特发部位，尤以骶椎最多，软骨瘤多发生于手足各骨。骨肿瘤多发生于男性，尤其是多发性骨髓瘤、脊索瘤等，男女之比约为 1.5∶1。从发病的年龄上看，有两个高峰阶段，第一个高峰是在 10～20 岁，第二个高峰是壮年以后，后者主要是转移性骨肿瘤。1/2 的原发性恶性肿瘤患者发生在 10～20 岁，尤其是骨肉瘤患者，2/3 发生在这个年龄组内，说明恶性骨肿瘤多发于青少年，危害较大。一般来讲，年龄越小，恶性骨肿瘤的恶性程度越高。由于在治疗上尚未有重大突破，故预后较差。

骨肿瘤的种类很多，不同的肿瘤其好发部位也不尽相同，如骨瘤和骨血管瘤多发于颅骨和颌骨；骨样骨瘤和成骨细胞瘤多见于胫骨；软骨瘤多见于手骨；一般原发恶性骨肿瘤好发生在四肢的长骨，如骨肉瘤、尤因肉瘤都好发生在膝关节的上下，即股骨的下端或胫骨的上端；脊索瘤多发生于骶骨；骨髓瘤多发生于颅骨和脊柱；继发性骨肿瘤多见于骨盆、脊柱和股骨等。在许多脏器恶性肿瘤的远位转移中，骨转移占第一位，在女性骨转移中，70%来自乳腺癌，其余 30%为肾癌、甲状腺癌及其他肿瘤；男性骨转移中，前列腺癌及肺癌占 80%。骨恶性肿瘤总的预后不佳。

一、病因与分类

骨肿瘤与其他肿瘤相同，其发病因素很复杂，一般来说是内因条件先存在，外因通过内因而发生。内因有素质学说、基因学说、内分泌学说等；外因有化学元素物质和内外照射慢性刺激学说、病毒感染学说等。多发性骨软骨瘤和纤维样增殖症均与家族有关。骨肿瘤多发生于 10～30 岁，说明骨骼发育生长的旺盛，与肿瘤的发生有关。因此，可以认为在骨生长和成熟过程中，机体对上述因素的刺激较敏感，以致容易变为肿瘤或瘤样病变。骨的良性肿瘤可以恶性变：如软骨瘤、骨软骨瘤、成骨细胞瘤等均可恶变为肉瘤，瘤样病变中纤维异常增殖症等亦可以恶变为肉瘤。有些骨肿瘤患者常回忆起患部有外伤史，如扭伤、碰伤等，实际上，这类外伤不致引起骨质变化，在骨折部位发生的骨肉瘤极为罕见；很可能是肿瘤发展到一定程度时，外伤促使症状明显才引起注意。

国际卫生组织（WHO）决定单纯依据组织学的标准，即依据肿瘤细胞的分化类型及其产生的细胞间物质的类型进行分类。凡不符合规范类型者，均属于未分化型的范畴。分类的目的在于有效地预测该肿瘤的生物学行为，为临床处理提供依据。

（一）成骨性肿瘤

1. 良性

（1）骨瘤（osteoma）

（2）骨样骨瘤和骨母细胞瘤（osteoid osteoma and osteoblastoma）

2. 恶性

（1）成骨肉瘤（osteosarcoma）

（2）皮质旁成骨肉瘤（juxtacortical osteosarcoma）

（二）成软骨性肿瘤

1. 良性

（1）软骨瘤（chondroma）

（2）骨软骨瘤（osteochondroma）

（3）软骨母细胞瘤（chondroblastoma）

（4）软骨黏液样纤维瘤（chondromyxoid fibroma）

2. 恶性

（1）软骨肉瘤（chondrosarcoma）

（2）近皮质软骨肉瘤（juxtacortical chondrosarcoma）

（3）间叶性软骨肉瘤（mesenchymal chondrosarcoma）

（三）骨巨细胞瘤

骨巨细胞瘤（giant cell tumor of bone）

（四）骨髓肿瘤

（1）尤因肉瘤（Ewing's sarcoma）

（2）骨网织细胞肉瘤（reticulosarcoma of bone）

（3）骨淋巴肉瘤（lymphosarcoma of bone）

（4）骨髓瘤（myeloma）

（五）脉管肿瘤

1. 良性

（1）血管瘤（hemangioma）

（2）淋巴管瘤（lymphangioma）

（3）血管球瘤（glomangioma）

2. 中间型或未定型

（1）血管内皮瘤（hemangioendothelioma）

（2）血管外皮瘤（hemangiopericytoma）

3. 恶性

血管肉瘤（angiosarcoma）

（六）其他结缔组织肿瘤

1. 良性

（1）成纤维性纤维瘤（desmoplastic fibroma）

（2）脂肪瘤（lipoma）

2. 恶性

（1）纤维肉瘤（fibrosarcoma）

（2）脂肪肉瘤（liposarcoma）

（3）恶性间叶瘤（malignant mesenchymoma）

（4）未分化肉瘤（undifferentiated sarcoma）

（七）其他肿瘤

（1）脊索瘤（chordoma）

（2）长管骨“牙釉质瘤”（adamantinoma of lone bone）

（3）神经鞘瘤（neurilemmoma）

（4）神经纤维瘤（neurofibroma）

（八）未分化类肿瘤

（九）瘤样病变

（1）孤立性骨囊肿（solitary bone cyst）

（2）动脉瘤样骨囊肿（ancurysmal bonc cyst）

（3）近关节性囊肿（juxta articular bone cyst）

（4）干骺端纤维缺损（metaphyseal fibrous defect）

（5）嗜伊红肉芽肿（eosinophilic granuloma）

（6）纤维结构不良（fibrous dysplasia）

（7）骨化性肌炎（myositis ossificans）

（8）甲状旁腺功能亢进性“棕色瘤”（“brown tumor”）

二、诊断思维

（一）早期发现

早期发现骨肿瘤对于医生的诊断和治疗及患者的预后影响非常大，所以熟悉骨肿瘤的常见症状对于早期发现、及时就诊是非常重要的。骨或关节的疼痛（包括脊椎的疼痛）、骨性肿块及肢体功能障碍被认为是骨肿瘤尤其是恶性骨肿瘤的三大主要征兆。另外值得注意的还有皮肤和局部血管的征象，恶性肿瘤往往有丰富的血运，皮肤色泽可有明显变化，皮肤可发热、浅静脉怒张。

良性骨肿瘤，一般发展较缓慢，没有明显的早期症状，疼痛和肿胀不甚明显，只有在近关节处生长到一定程度时，方可引起轻度肢体或活动受限或畸形，所以无症状的良性骨肿瘤可以不做处理。

恶性肿瘤以上三大表现通常会更突出一些。骨关节处的恶性肿瘤，早期症状也可能很轻微，不为人们所重视。为了做到早期发现恶性骨肿瘤应特别注意以下情况并做进一步检查。

（1）青少年突然出现不明原因的膝关节周围疼痛且有进行性加重时。

（2）青少年出现发热、肢痛、肿胀、白细胞增多等急性骨髓炎时，要警惕尤因肉瘤和骨肉瘤的可能。

（3）多发性内生软骨瘤，多发性骨软骨瘤和长管状的单发性骨软骨瘤都容易恶变为软骨肉瘤，有上述病变时，要定期复查以防恶变。

（4）老年人出现不明原因的肢痛、腰背痛，且有进行性加重的趋向时，要警惕有转移性骨肿瘤的可能。

（5）凡四肢软组织中出现肿胀、局部肿块、疼痛，并在腱膜、筋膜及关节邻近处有压痛时，首先应考虑滑膜肉瘤的可能，不要误认为是关节炎、囊肿、纤维瘤等良性病变。此外，脊柱的肿瘤还可能导致麻木等神经症状甚至瘫痪。

在早期发现以上症状，特别是在15～24岁的男性、5～14岁的女性或老年人有以上的症状时，要警惕骨肿瘤的发生并及时到骨肿瘤治疗经验丰富的大医院就诊，进行系统的检查，以免延误病情。

（二）临床表现

骨肿瘤早期往往无明显的症状，即使有轻微的症状也容易被忽略。随着疾病的发展，可以出现一系列的症状和体征，其中以局部的症状和体征更为突出。具体的临床表现因疾病的性质、部位及发病的阶段不同而有较大的差异。常见的有以下几种。

（1）疼痛：这是骨肿瘤早期出现的主要症状，一般在开始时较轻，并往往呈间歇性，随着病情的进展，疼痛可逐渐加重增剧，且由间歇性发展为持续性。多数患者在夜间疼痛加剧以致影响睡眠，其疼痛可限于局部，也可以向远处放射。

（2）肿胀或肿块：一般在疼痛发生了一定的时间后才会出现，位于骨膜下或表浅的肿瘤出现较早，可触及骨膨胀变形。如肿瘤穿破到骨外，可产生大小不等、固定的软组织肿块，表面光滑或者凹凸不平，并常于短期内形成较大的肿块。

（3）功能障碍：骨肿瘤后期，因疼痛肿胀而患部功能将受到障碍，病情发展迅速则功能障碍症状更为明显，可伴有相应部位肌肉萎缩。

（4）压迫症状：向颅腔和鼻腔内生长的肿瘤，可压迫脑组织，因而出现颅脑受压和呼吸不畅的症状；盆腔肿瘤可压迫直肠与膀胱，产生排便及排尿困难；脊椎肿瘤可压迫脊髓而产生瘫痪。

（5）畸形：因肿瘤影响肢体骨骼的发育及坚固性而合并畸形，以下肢最为明显，如髋内翻、膝外翻及膝内翻。

（6）病理性骨折：肿瘤部位只要有轻微外力就易引起骨折，骨折部位肿胀疼痛剧烈，脊椎病理性骨折常合并截瘫。

（7）全身症状：骨肿瘤在早期时一般无明显的全身症状，后期由于肿瘤的消耗、毒素的刺激和痛苦的折磨，因而可出现一系列全身症状，如失眠烦躁，食欲不振，精神萎靡，面色苍白，进行性消瘦、贫血、恶病质等。

（三）影像学

X线检查对明确骨肿瘤性质、种类、范围及决定治疗方针都能提供有价值的资料，是骨肿瘤重要的检查方法。然而X线片仅是骨肿瘤的投影，骨肿瘤的X线表现不恒定，需密切结合临床表现和病理检查，才能做出准确诊断。良性骨肿瘤形态规则，与周围正常骨组织界限清楚，以硬化边为界，骨皮质因膨胀而变薄，但仍保持完整，无骨膜反应，恶性肿瘤的影像不规则，边缘模糊不清，溶骨现象较明显，骨质破坏、变薄、断裂、缺失，原发性恶性肿瘤常出现骨膜反应，其形状可呈阳光放射状、葱皮样及Codman三角。

X线片可为医生提供有关肿瘤发病过程四个信息。

（1）骨肿瘤的位置：肿瘤可位于骨骺，也可位于干骨骺端，可位于长骨，也可位于扁平骨。青少年骨骺发生的肿瘤应首先考虑软骨母细胞瘤，而成年人上述骨骺部的肿瘤应考虑为骨巨细胞瘤。

（2）肿瘤对宿主骨的影响：肿瘤与宿主骨间边界有无浸润性是确定病变性质的首要因素，边界清楚者表明肿瘤生长缓慢且浸润性弱。反之，边界模糊者则表明肿瘤浸润性强。

（3）宿主对肿瘤的反应：宿主总是力图消灭肿瘤，将其包裹，形成纤维组织包膜，生长快速的肿瘤可浸润和破坏这种反应性骨包膜，而仅在肿瘤的一端或两端能见到这种包膜的残余，通常表现为Codman三角。

（4）肿瘤组织的密度：骨组织显像中如有任何密度变化，均可怀疑该组织有病变，有些肿瘤为溶骨性病变，如骨巨细胞瘤，而有些为成骨性病变，成骨不规则或为雪花状，如骨肉瘤、软骨肉瘤。

发生在骨盆、脊柱等部位的肿瘤，普通X线片不能很好地显示时，CT扫描、B超、MRI、ECT等新型显像技术可以帮助判明肿瘤的部位和范围。

骨扫描可以在普通X线尚未有阳性改变时即显示出原发性、继发性骨肿瘤的存在。对可疑者应选择性地做^{99}锝等的骨扫描。

（四）组织学检查

骨肿瘤最终诊断的完成有赖于组织学检查，经常用活检术获取组织标本。活检术需要有经验的医生施行，要保证得到有诊断意义的组织。切口设计应照顾到后续手术，最低限度地减少肿瘤细胞的扩散及对邻近正常组织的污染，绝不可认为活检术为小手术而轻率从之，取材应避开坏死区，多取几个部位。肿瘤的外围部分多为反应区，有时不足以做出肯定的诊断，但是，病理检查也有其局限性，如疲劳骨折、骨化肌炎容易误诊为骨肉瘤；甲状旁腺功能亢进时的棕色瘤易误诊为巨细胞瘤；软骨来源的肿瘤难以区分良恶性等。

某些肿瘤的诊断中，化验检查有一定的帮助，如成骨肉瘤患者碱性磷酸酶可以增高，多发性骨髓瘤患者可有贫血、尿本周氏蛋白阳性，棕色瘤患者有血钙、血磷异常等。

（五）辅助检查

（1）病理检查：病理组织学检查被认为是一种准确率最高的诊断方法，但如取材部位不当，也能造成诊断上的失误，所以病理检查尚须结合临床及X线检查。常用取材及检查方法有针吸活检、切开活检、冰冻切片、石蜡切片等。

（2）放射性核素检查：可用于骨转移瘤的早期诊断。

（3）CT与磁共振：能较早发现病变组织，准确率高。

（4）血沉加快：骨肉瘤、成骨性转移性骨肿瘤碱性磷酸酶可增高。

总之，本病的诊断主要依据临床症状及X线检查，对于难以确诊者，病理检查具有决定性意义，但应注意取材部位要恰当。

（六）类别区分

多数骨肿瘤的诊断较为复杂，有时存在一定的困难，因为不同骨肿瘤可有相近似的表现，良性骨肿瘤可发生恶变；有些骨肿瘤组织学检查显示分化良性，但临床上表现为高度恶性，常常早期出现肺转移。还有一些病变的临床、X线或病理表现与骨肿瘤相似。一般来说，骨肿瘤的诊断必须强调临床、X线表现及病理三者结合，综合分析，才能做出正确诊断。在诊断过程中，应注意区分几个问题：①骨肿瘤与非骨肿瘤病性变；②良性骨肿瘤与恶性骨肿瘤；③原发性骨肿瘤与转移性骨肿瘤。

（七）鉴别诊断

骨肿瘤的诊断有的比较容易，单凭临床检查即可做出初步诊断，如表浅部位的骨瘤或骨软骨瘤等，有的在X线片上有特点，可根据典型的X线所见，得出初步印象诊断，如硬化性骨肉瘤、软骨肉瘤等；有的则须结合临床、X线和病理，综合分析，才能做出正确诊断。因此，临床、X线和病理被认为是诊断骨肿瘤的三个重要步骤，尤其在考虑采用截除肢体的手术之前，一般都要经过上述三个方面的检查确诊，才能决定。在鉴别诊断方面本病首先应与炎症相鉴别。

鉴别要点主要有以下四个方面。

（1）全身反应：急性炎症患者体温常升高，白细胞计数增多，良性骨肿瘤患者体温正常，血象正常。某些恶性骨肿瘤如未分化网状细胞肉瘤或生长迅速的恶性肿瘤的患者也有体温升高和白细胞计数增多的表现。急、慢性炎症和骨结核患者血沉多增快，良性骨肿瘤血沉多正常，恶性骨肿瘤患者血沉常增快。

（2）发展过程：炎症在发展到一定程度或经过抗炎治疗后多逐渐消退，某些良性骨肿瘤在发展到一定程度后可停止发展，恶性骨肿瘤则继续发展破坏，自行停止或消失者极为罕见。

（3）局部触诊：炎症常产生脓肿，一般质软，波动明显。骨肿瘤一般多较坚硬或硬韧，触之有实体感，边界多清楚，其基底多与骨粘连而不能移动。但某些血管丰富或有出血的恶性肿瘤也可有波动感。

（4）穿刺：脓肿穿刺多可吸出脓液，脓液培养或涂片染色有时可查出化脓菌。肿瘤穿刺则仅能吸出血液，用粗针头穿刺有时可吸出肿瘤组织碎片。

三、治疗方略

（一）西医治疗

1. 良性肿瘤

良性肿瘤多以局部刮除植骨或切除为主，如能彻底去除，一般不复发，预后良好。

2. 恶性肿瘤

（1）手术切除：是治疗的主要手段。截肢、关节离断是最常用的方法。但是，由于化疗方法的进步，近年来一些学者开始做瘤段切除或全股骨切除，用人工假体置换。采取保留肢体的“局部广泛切除加功能重建”辅以化疗等措施，是一种可取的方法。

（2）化学治疗分为全身化疗、局部化疗，常用的药物有阿奇霉素及大剂量甲氨蝶呤，但药物的作用选择性不强，肿瘤细胞在分裂周期中不同步，都影响化疗的效果。

（3）局部化疗：包括动脉内持续化疗及区域灌注，其中以区域灌注效果较好。

（4）免疫疗法：干扰素其来源有限，还不能广为应用。

（5）放疗方法对骨肿瘤的治疗只能作为一种辅助治疗。

（二）中医治疗

中医对骨肿瘤的治疗虽然已有较长的历史，历代医家经过不懈的努力，使其逐趋完善和丰富，但由于骨肿瘤恶性程度较高，有的在早期即可发生转移，因而造成了本病的治愈率低及预后不良。所以，在一般情况下须结合现代医学的手术、化疗、放疗等方法。通过中医药的治疗，能起到改善症状、延长生存期、提高生存质量的作用，并能减轻化疗、放疗的不良反应。

1. 药物治疗

（1）阴寒凝滞证：骨瘤初起，酸楚轻痛，遇寒加重，局部肿块，皮色不变，压痛不著，甚至不痛，病程较长。舌淡、脉细沉迟。

治法：温阳开凝，通络化滞。

推荐方药：熟地黄 30g，肉桂 3g，鹿角胶 10g，麻黄 1.5g，白芥子 6g，炮姜 1.5g，生甘草 3g，威灵仙 30g，补骨脂 20g，透骨草 15g，路路通 10g，川乌 2g，草乌 2g。

分析：阴寒入骨，多因体虚之人，三阴不足，寒邪乘机侵入，凝滞为瘤，非阳和不能开凝，故以阳和汤温经散寒、化痰补虚；川乌、草乌温经逐寒；补骨脂、透骨草入骨祛邪；路路通、威灵仙通络祛痰。

（2）毒热蕴结证：骨瘤迅速增大，疼痛加重，刺疼灼痛，皮色紫暗红瘀，肢体活动障碍，有时伴有发热，大便干秘。舌暗红有瘀点，脉细数或弦数。

治法：清热解毒，化瘀散结。

推荐方药：肿节风 30g，龙葵 30g，忍冬藤 30g，蒲公英 30g，威灵仙 30g，透骨草 30g，徐长卿 20g，天花粉 20g，黄柏 15g，刘寄奴 15g，黄芩 10g，土鳖虫 10g，赤芍 10g，乳香 5g，没药 5g，生甘草 3g。

分析：方中肿节风、龙葵、忍冬藤、蒲公英、黄柏、黄芩、天花粉大剂清热解毒搜毒；徐长卿、刘寄奴、土鳖虫、乳香、当归、赤芍活血化瘀、止痛消肿；透骨草入骨搜毒；威灵仙化痰祛湿；生甘草调和诸药。

（3）肾虚火郁证：局部肿块肿胀疼痛，皮色暗红，疼痛难忍，朝轻暮重，身热口干，咳嗽消瘦，面色不华，行走不便，精神萎靡。舌暗唇淡，苔少或干黑。

治法：滋肾填髓，降火解毒。

推荐方药：肿节风 30g，核桃树枝 30g，女贞子 30g，透骨草 20g，生地黄 20g，补骨脂 15g，山茱萸 15g，骨碎补 15g，续断 15g，寻骨风 15g，当归 15g，自然铜 10g，丹皮 10g，黄柏 10g，知母 10g。

分析：方中生地黄、山茱萸、女贞子、丹皮、黄柏、知母滋阴降火；补骨脂、续断、骨碎补、自然铜补肾续骨、行血祛瘀；透骨草、肿节风、寻骨风、核桃树枝祛风除湿、活血止痛；当归补血养血。

2. 毫针疗法

主穴：悬钟、三阴交、曲池、足三里。

配穴：发热加大椎、外关、合谷，咳嗽咯血加列缺、二白。

3. 气功疗法

气功是一种动静结合、动中有静和静中有动的独特锻炼方法，是防病治病的方法之一。气功治疗骨肿瘤，一般仅作为一种辅助疗法，必须与其他治疗方法同时进行，可作为一种辅助疗效、促进康复的手段。

4. 药膳疗法

药膳疗法将治疗融于饮食之中，既可治疗疾病，又能当膳食，且食用方便，无不良反应，患者容易接受。但是，其作用较小，在骨肿瘤的治疗中仅能作为一种辅助性的方法。

（1）核桃仁 150g，黑芝麻 150g，蜂蜜 250g，先将核桃仁及黑芝麻捣成泥状，再加入蜂蜜调匀，口服 1 次 1 匙，每日 3 次，服完后再按上法配制。

（2）薏苡仁 30g，黑豆 30g，赤小豆 30g，加水适量煮熟当粥，喝其汤或当粥食，每日 1 次。

（3）山羊血 30g，猪肉丝 60g，香菇、海米、豆腐、笋片适量，加入佐料煮熟成羹，佐餐食用。

（4）小麦 30g，胡萝卜 30g，加水煮熟成粥，每日 1 次。

（5）杏仁酥 10g，豆腐 100g，羊脑 1 具，加入佐料煮熟，佐餐食用。

（6）小苋菜 50g，核桃 6 枚，加水共煮，喝汤食核桃，每日 1 次。

（7）慈姑片、玉兰片、香菇、猴菇适量，加入佐料同炒，佐餐食用。

（8）附片 9g，瘦猪肉 150g，加入佐料及水，文火焖煮 4 小时，食肉喝汤，1 日内分 2～3 次服下。

（9）杜仲 12g，猪腰 250g，加入佐料煮熟，佐餐食用。

（10）猪脊髓 30g，牛脊髓 30g，煮熟后服，每日 1 次。

5. 傈僳医治疗

方药：阿母辛那冼（白毛藤）30g，补骨脂 30g，大麻药 10g，萆薢 30g，小红参 30g，三七 6g，痄腮树 30g，六方藤 16g，刺五加 15g。

主证：适用于骨癌患者，有扶正固本、消积散结、攻补兼施的作用。

用法：均为干品，切片水煎服，每日 1 剂，日服 3 次。服药期间禁服酸冷、腥躁之物。

四、预防与调护

1. 预后

肿瘤的部位距躯干越近的，病死率越高。至于肿瘤的类型和血管丰富的程度与预后的关系很难判断。患者对所患肿瘤的免疫反应也值得注意。有文献报道，晚期肿瘤做截肢手术的患者，有的可长期存活，经放射治疗后局部不复发，肺部转移也奇迹般地消散。这可能与免疫反应有关，提示治疗后死亡的肿瘤细胞产生了免疫作用。影响预后的因素关键在于就诊早，手术前后的化疗和放疗。此外，还有瘤细胞的组织类型、肿瘤大小、手术前后血清碱性磷酸酶增加的变化及是否累及局部淋巴结等。

2. 日常保健

良性骨肿瘤大多数可以痊愈，其对机体的危害性较小。恶性骨肿瘤根据其病理程度不同预后也不尽相同，但是保持健康乐观的心理、良好的作息习惯、合理膳食和营养，避免过劳过累，对延缓病情的发展和提高生活质量至关重要。

（1）心理与健康预防：除了癌细胞，心理因素正成为扼杀肿瘤患者生命的一个重要因素。肿瘤患者常有 4 种心理问题：角色紊乱、退化和依赖、焦虑及抑郁。事实表明，癌症患者保持乐观的生活态度，树立战胜疾病的信心，坚信自己的康复能力，是克服癌症的首要前提。相反，如果在疾病面前精神颓废，则可反馈性地导致机体的免疫功能下降，使病情恶化。所以骨肿瘤患者要克服以上心理问题。

（2）营养与饮食健康：食物是癌症患者康复的物质基础，重视癌症患者的饮食，提供合理充足的营养，就能增强机体的抵抗力，提高患者对治疗的耐受力，保证治疗计划顺利完成，促进康复。

1）避免食用含有致癌物的食物如含亚硝酸盐类强烈致癌物的蔬菜，发霉食物，腌制、烟熏、火烤、油煎食物。

2）摄取含有丰富的蛋白质、氨基酸、高维生素、高营养食物；多食用有利于毒物排泄和解毒的食物，如绿豆、赤小豆、冬瓜、西瓜等。

3）宜多吃具有抗骨肿瘤作用的食物：山羊血、蟹、羊脑、海参、牡蛎、鳖、龟、沙虫、鹿血、大叶菜、麦片、苋菜、油菜籽、沙枣、香芋、栗、野葡萄。

4）宜吃具有止痛消肿作用的食物：芦笋、藕、慈姑、山楂、蟹、鲎、海龟、海蛇。

5）忌烟、酒，忌辛辣刺激性食物，如葱、蒜、姜、花椒、辣椒、桂皮等，忌肥腻食物。

3. 制动与运动

骨肿瘤患者由于肿块发生在躯干四肢等负重部位，一旦确诊常需要限制肢体活动即制动。骨肿瘤患者经过合理有效的治疗，处于康复期时，可以适当增加活动，不过要量力而行，不宜过劳过累。定期复查，根据具体情况，在医生的指导下进行功能的康复训练。总之，一旦被确诊为骨肿瘤要有勇气面对现实，保持良好的健康心理，积极配合医生的治疗。同时了解必要的日常保健和预防措施，避免并发症的发生。

4. 疾病预防

（1）加强体育锻炼，增强体质，提高对疾病的抵抗力，增强免疫功能，预防病毒感染。

（2）减少和避免放射性辐射，尤其在青少年骨骼发育时期。

（3）避免外伤，特别是青少年发育期的长骨骺部。

（唐　瑞）